L. Töpfer, T. Helfen (Hrsg.)

AINS hoch2

Zur hoch2-Reihe gehören

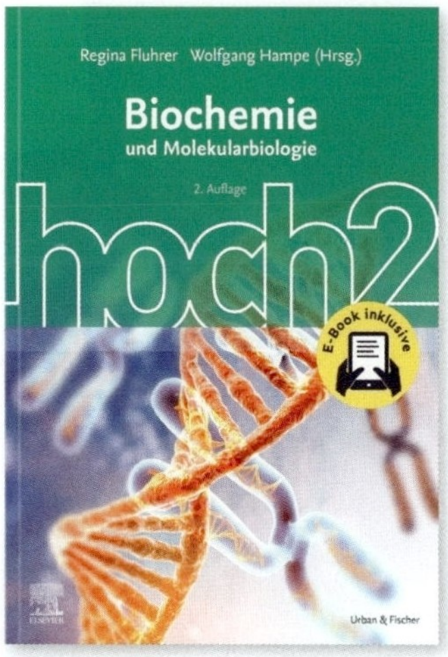

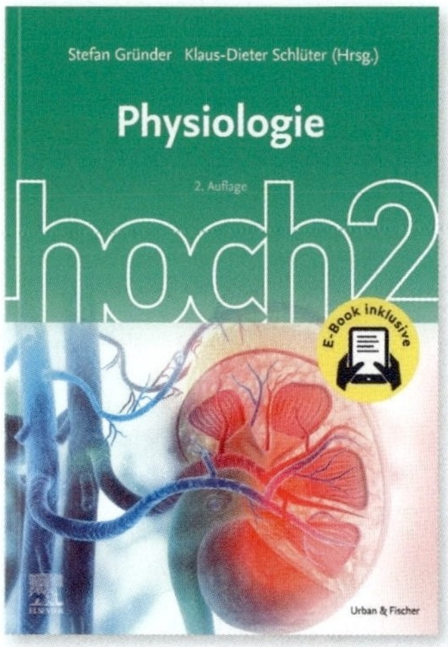

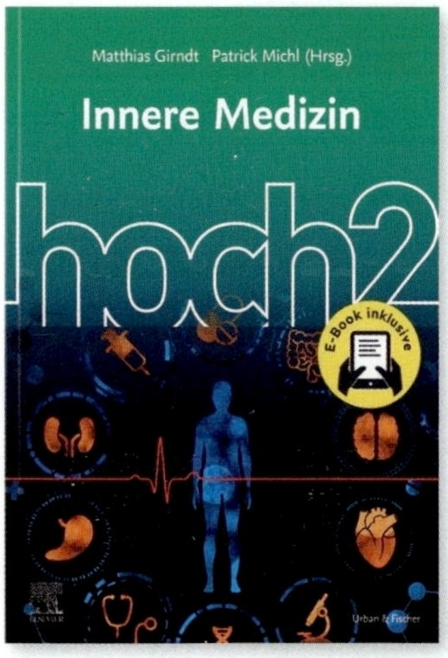

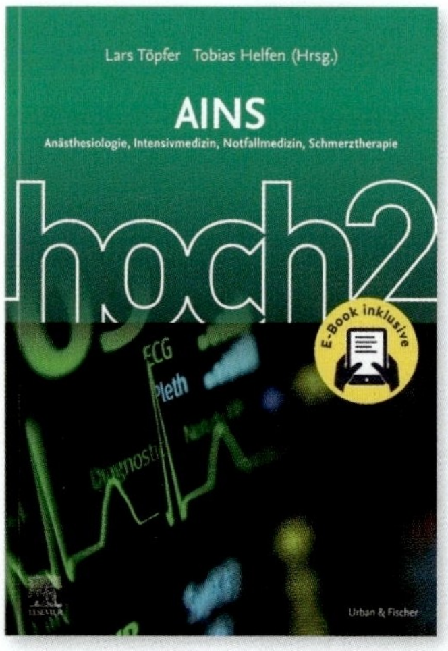

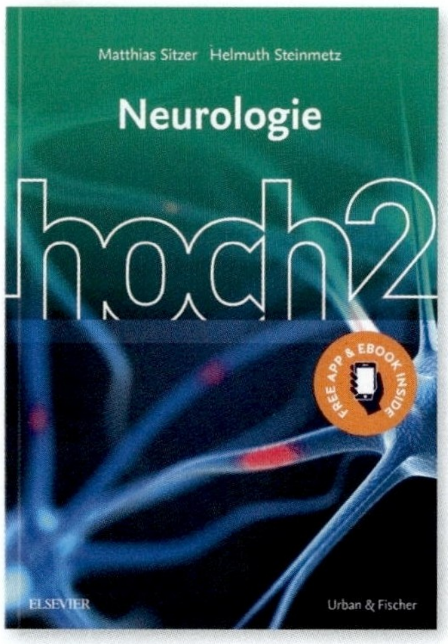

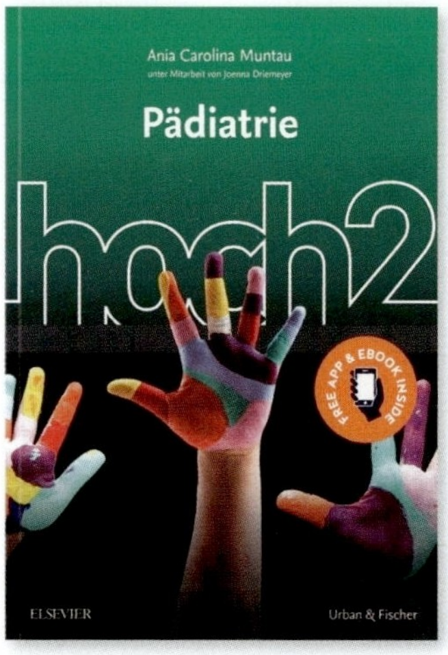

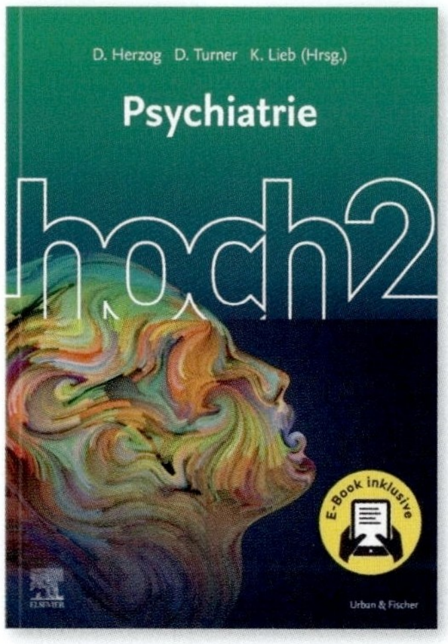

Lars Töpfer, Tobias Helfen (Hrsg.)

AINS hoch2

Anästhesie Intensivmedizin Notfallmedizin Schmerzmedizin

1. Auflage

Unter Mitarbeit von: Dr. med. Andre Remus, Berlin; Dr. phil. Dipl-Psych. Wolfgang Richter, Bielefeld; Dr. med. Julia Schneller, München; Dr. med. Johannes Seiler, Mainz; Priv.-Doz. Dr. med. Wilfried Witte, Bielefeld

ELSEVIER

Elsevier GmbH, Bernhard-Wicki-Str. 5, 80636 München, Deutschland
Wir freuen uns über Ihr Feedback und Ihre Anregungen an kundendienst@elsevier.com

ISBN 978-3-437-41291-2
eISBN 978-3-437-06052-6

1. Auflage 2023

Wichtiger Hinweis
Die medizinischen Wissenschaften unterliegen einem sehr schnellen Wissenszuwachs. Der stetige Wandel von Methoden, Wirkstoffen und Erkenntnissen ist allen an diesem Werk Beteiligten bewusst. Sowohl der Verlag als auch die Autorinnen und Autoren und alle, die an der Entstehung dieses Werkes beteiligt waren, haben große Sorgfalt darauf verwandt, dass die Angaben zu Methoden, Anweisungen, Produkten, Anwendungen oder Konzepten dem aktuellen Wissensstand zum Zeitpunkt der Fertigstellung des Werkes entsprechen.
Der Verlag kann jedoch keine Gewähr für Angaben zu Dosierung und Applikationsformen übernehmen. Es sollte stets eine unabhängige und sorgfältige Überprüfung von Diagnosen und Arzneimitteldosierungen sowie möglicher Kontraindikationen erfolgen. Jede Dosierung oder Applikation liegt in der Verantwortung der Anwenderin oder des Anwenders. Die Elsevier GmbH, die Autorinnen und Autoren und alle, die an der Entstehung des Werkes mitgewirkt haben, können keinerlei Haftung in Bezug auf jegliche Verletzung und/oder Schäden an Personen oder Eigentum, im Rahmen von Produkthaftung, Fahrlässigkeit oder anderweitig übernehmen.

Für die Vollständigkeit und Auswahl der aufgeführten Medikamente übernimmt der Verlag keine Gewähr.
Geschützte Warennamen (Warenzeichen) werden in der Regel besonders kenntlich gemacht (®). Aus dem Fehlen eines solchen Hinweises kann jedoch nicht automatisch geschlossen werden, dass es sich um einen freien Warennamen handelt.

Bibliografische Information der Deutschen Nationalbibliothek
Die Deutsche Nationalbibliothek verzeichnet diese Publikation in der Deutschen Nationalbibliografie; detaillierte bibliografische Daten sind im Internet über https://www.dnb.de abrufbar.

23 24 25 26 27 5 4 3 2 1

In ihren Veröffentlichungen verfolgt die Elsevier GmbH das Ziel, genderneutrale Formulierungen für Personengruppen zu verwenden. Um jedoch den Textfluss nicht zu stören sowie die gestalterische Freiheit nicht einzuschränken, wurden bisweilen Kompromisse eingegangen. Selbstverständlich sind **immer alle Geschlechter** gemeint.

Planung: Inga Schickerling, München
Projektmanagement: Stefanie Schröder, Karin Kühnel, München
Redaktion: Karin Beifuss, Ohmden
Rechteklärung: Lisa Neulinger, München
Herstellung: Dietmar Radünz, München
Satz: Thomson Digital, Noida/Indien
Druck und Bindung: Drukarnia Dimograf Sp. z o. o., Bielsko-Biała/Polen
Covermotiv und Gestaltung Cover: © HildenDesign/Shutterstock.com
Technische Umsetzung des Covers und Klappengestaltung: Spieß-Design, Neu-Ulm

Aktuelle Informationen finden Sie im Internet unter **www.elsevier.de**

Vorwort

Der Grund für mich, Medizin zu studieren, war: Ich wollte Notarzt werden. Für mich war Notfallmedizin der Inbegriff von Medizin. Schnelle Entscheidungen, kein langes Warten auf den Therapieerfolg.

Vielleicht ist die Notfallmedizin auch der Grund, warum Sie zu diesem Buch gegriffen haben. Vielleicht wollen (oder müssen) Sie sich aber auch in die Anästhesie einarbeiten, mehr über die Intensivmedizin erfahren oder stehen vor einem schmerztherapeutischen Seminar. Für all dies haben wir zusammen mit unserer Co-Autorin und unseren Co-Autoren in diesem Buch unser Wissen und unsere klinische Erfahrung zusammengetragen. Neben dem üblichen Lehrbuchtext finden Sie Fallbeispiele, die wir selbst erlebt haben oder die typisch für den Alltag sind. Verschiedene Kästen betonen, was besonders wichtig ist oder wo eine Falle lauert, in die Sie auf gar keinen Fall hineintappen sollten. Und weil all dies ohne eine gesunde Basis nicht funktioniert, haben wir die physiologischen, pharmakologischen und (medizin-)technischen Grundlagen sowie die praktischen Skills in dem Maß eingebaut, dass alles Wesentliche ohne unnötigen Ballast dabei ist.

Trotz noch so guter theoretischer Vorbereitung ist die Medizin und vor allem die AINS ein Gebiet, in dem Sie für Ihre Patientinnen und Patienten das Beste nur erreichen können, wenn Sie ein Teamplayer sind und die (teils ungeschriebenen) Gesetze kennen. Um dem Rechnung zu tragen, finden Sie zusätzlich Hinweise zur Kommunikation und gegenseitigen Zusammenarbeit.

Für mich ist der Traum, Notarzt zu sein, übrigens tatsächlich wahr geworden. Gleichzeitig habe ich im Laufe der Jahre gemerkt, dass ich Menschen auch durch eine gute Narkoseführung oder Intensivtherapie helfen kann. Und im Nachhinein wünsche ich mir, ich hätte anderen Fachdisziplinen schon früher offener gegenübergestanden. Wenn Sie dieses Buch also nur wegen der Notfallmedizin zur Hand genommen haben, blättern Sie gern auch durch eines der anderen Kapitel. Sie können nur gewinnen.

Ein besonderer Dank gilt Inga Schickerling, die das Projekt beim Elsevier-Verlag gestartet, viele großartige Ideen eingebracht und uns vor allem durch regelmäßige Treffen durch alle Höhen und Tiefen hinweg immer wieder ermuntert hat, am Ball zu bleiben. Karin Kühnel hat dies in ähnlicher Weise fortgesetzt und dafür gesorgt, dass Sie das Buch nun in Händen halten können. Ein großes Dankeschön auch an Karin Beifuss, die uns als Lektorin einen weiten Teil des Weges begleitet hat: Danke für die wertvollen Hinweise und für die Arbeit, die am Ende als selbstverständlich gesehen wird, die aber trotzdem viel Zeit in Anspruch genommen hat und dafür sorgt, dass in diesem Buch alles nachvollziehbar, sprachlich richtig und an seinem Platz ist.

Johannes Seiler, der als studentischer Autor gestartet ist und mittlerweile selbst als Arzt arbeitet, gebührt ebenfalls Dank für seine Arbeit und vor allem für seine Offenheit, sich kurzfristig und neben seiner ersten Stelle in der Klinik in das für ihn bis dahin relativ fremde Fachgebiet einzuarbeiten.

Und auch wenn es abgedroschen klingt, weil es in unzähligen Vorworten auftaucht: Danke an alle, die uns die Arbeit an diesem Buch überhaupt erst ermöglicht haben, indem sie uns in der Zeit den Rücken freigehalten haben.

Und zu guter Letzt möchte ich jetzt schon allen aufmerksamen Leserinnen und Lesern danken, die uns eine Rückmeldung zum Buch geben oder uns auf Fehler hinweisen (leider passieren sie, obwohl sehr viele Augenpaare wiederholt jedes einzelne Wort gelesen haben).

Für das Herausgeber- und Autorenteam

Berlin, im November 2022
Lars Töpfer

Die Herausgeber

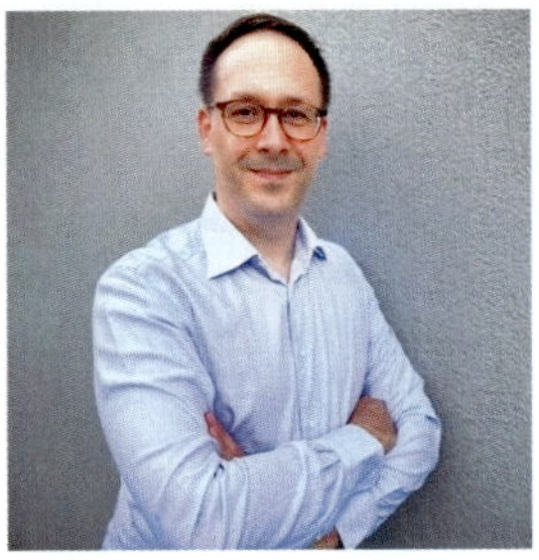

Dr. med. Lars Töpfer, Facharzt für Anästhesiologie, Zusatzbezeichnung Intensivmedizin, Zusatzbezeichnung Notfallmedizin. Neben seiner Tätigkeit im OP und im Notarztdienst spezialisierte er sich auf die Intensivmedizin und fand seinen Schwerpunkt im Einsatz von extrakorporalen Lungenersatzverfahren beim akuten Lungenversagen. Zuletzt war er als Oberarzt auf den Intensivstationen der Charité - Universitätsmedizin Berlin tätig. Mit einem weinenden und einem lachenden Auge hat er kürzlich neue Herausforderungen außerhalb der kurativen Medizin angenommen und ist seither als Führungskraft in den Bereichen DRG-Fallpauschalensystem und Gesundheitspolitik tätig. Abseits des beruflichen Alltags versucht er, so viel Zeit wie möglich mit seinen drei Kindern zu verbringen.

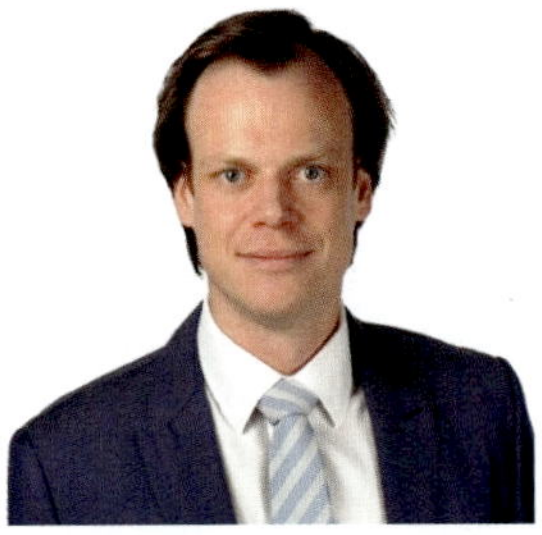

Priv.-Doz. Dr. med. Tobias Helfen, Facharzt für Orthopädie und Unfallchirurgie, Zusatzbezeichnung Spezielle Unfallchirurgie, Zusatzbezeichnung Notfallmedizin. Tobias Helfen ist geschäftsführender Oberarzt am Muskuloskelettalen Universitätszentrum München (MUM) mit den Schwerpunkten Schulter- und Ellenbogenchirurgie sowie Schwerverletztenversorgung. Darüber hinaus ist er ärztlicher Leiter des Notarztstandorts Mitte der Berufsfeuerwehr München. Neben seinem Lehrauftrag ist er bestellter Prüfer für die Fächer Chirurgie und Notfallmedizin in den Bereichen Rettungsdienste, STEX Zahn- sowie Humanmedizin. Seine Bibliografie umfasst die Autorenschaft zweier Fachbücher, die Co-Autorenschaft in 5 Fachbüchern, über 70 wissenschaftliche Publikationen und mehr als 100 wissenschaftliche Vorträge. Dr. Helfen ist Mitglied des Herausgeberboards zweier nationaler Zeitschriften in den Bereichen Unfallchirurgie und Notfallmedizin.

Der Verfasser der Studentenspalte

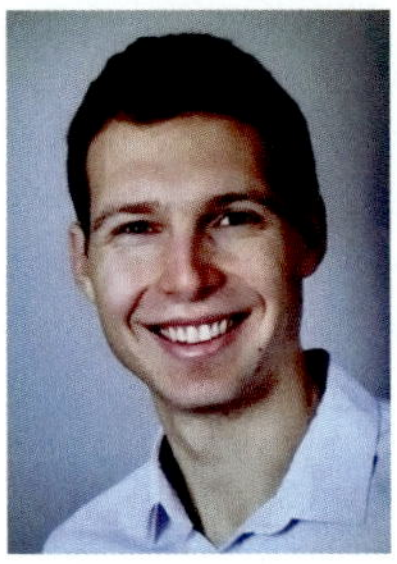

Dr. med. Johannes Seiler, Universitätsmedizin Mainz. *Unter dem Druck des schnelllebigen Klinikalltags in wichtigen Momenten die richtige Entscheidung treffen.* Das war eines der wesentlichen Ziele, die ich vor Augen hatte, als ich in das Praktische Jahr meines Medizinstudiums startete. Schnell habe ich gemerkt, dass dieses Ziel hochgesteckt und das Weiterlernen mit Abschluss des zweiten medizinischen Staatsexamens noch längst nicht abgeschlossen war. Bei all diesen neuen Herausforderungen mit plötzlicher Verantwortlichkeit für Patienten war ich höchst dankbar für die klaren Strukturen und Denklinien, die uns im Studium an die Hand gegeben worden waren und nun in hektischen Situationen die Entscheidungsfindung erleichterten.

Als ich dann nach Antritt meiner ersten Stelle als Assistenzarzt einer psychiatrischen Klinik gefragt wurde, ob ich nicht an den studentischen Kommentaren dieses Lehrbuchs mitarbeiten wolle, sagte ich freudig zu – nicht zuletzt auch deshalb, weil ich selbst ein großer Anhänger vom Lernen mit kompakten Zusammenfassungen bin und mich das Konzept dieser Lehrbuchserie schon im Psychiatrieband überzeugt hat.

Mittlerweile hat sich meinen Arbeitsschwerpunkt auf die Neuro- und Humanphysiologie verschoben, doch auch ohne direkte klinische Arbeit wurde mir immer wieder vor Augen geführt, wie bedeutsam die Grundlagen der Notfallmedizin für die Versorgung von Patienten sind – ganz unabhängig vom konkreten Fachbereich. Denn überall begegnen einem im medizinischen Alltag Situationen, die ein rasches, fokussiertes und zielorientiertes Handeln erforderlich machen. Die Notfallmedizin und Anästhesiologie schulen ein klares Denken sowie die Abwägung und Priorisierung medizinischer Maßnahmen zur schnellen Sicherung einer kritischen Gesundheitslage. Hierbei begeistert mich nach wie vor der enge Bezug zum physiologischen Grundlagenwissen, aus dem sich viele Sachverhalte wie von selbst erklären.

Vor diesem Hintergrund habe ich versucht, die Informationen in diesem Buch so zu filtern und aufzubereiten, dass die wichtigsten Kernpunkte deutlich herausgestellt sind und der Leser dennoch ein vollständiges Bild von den einzelnen Erkrankungsbildern erhält.

Besonders am Herzen liegt mir dabei, ein Verständnis der Akutmedizin zu vermitteln, bei dem sich diese als logische Konsequenz der Biologie der einzelnen Organsysteme ergibt und die darauf abzielt, mögliche Störungsbilder wieder rasch in ein gesundes Gleichgewicht zu bringen.

Herausgeber

Dr. med. Lars Töpfer
Berlin

Priv.-Doz. Dr. med. Tobias Helfen
MUM – Muskuloskelettales Universitäts-
zentrum München
Marchioninistr. 15
81377 München

Weitere Autoren und Gutachter

Dr. med. Andre Remus
Sana Klinikum Lichtenberg
Fanningerstr. 32
10365 Berlin

Dr. phil. Dipl-Psych. Wolfgang Richter
EvKB Johannesstift
Klinik für Anästhesiologie, Intensiv-/
Notfallmedizin und Schmerztherapie
Schildescher Str. 99
33611 Bielefeld

Dr. med. Julia Schneller
MUM – Muskuloskelettales Universitäts-
zentrum München
Marchioninistr. 15
81377 München

Priv.-Doz. Dr. med. Wilfried Witte, M.A.
Universitätskllinik für Anästhesiologie
Evangelisches Klinikum Bethel
Standort Johannesstift
Schildescher Str. 99
33611 Bielefeld

Fehler gefunden?

An unsere Inhalte haben wir sehr hohe Ansprüche. Trotz aller Sorgfalt kann es jedoch passieren, dass sich ein Fehler einschleicht oder fachlich-inhaltliche Aktualisierungen notwendig geworden sind.
Sobald ein relevanter Fehler entdeckt wird, stellen wir eine Korrektur zur Verfügung.
Mit diesem QR-Code gelingt der schnelle Zugriff.

https://else4.de/978-3-437-41291-2

Wir sind dankbar für jeden Hinweis, der uns hilft, dieses Werk zu verbessern. Bitte richten Sie Ihre Anregungen, Lob und Kritik an folgende E-Mail-Adresse: kundendienst@elsevier.com

Abkürzungen

↑	erhöht
↓	erniedrigt
↔	gleichbleibend, unverändert
A(a).	Arteria, -ae
AAPV	allgemeine ambulante Palliativversorgung
ABI	Ankle Brachial Index
ABSI	Abbreviated Burn Severity Index
ACE	angiotensin converting enzyme
ACh	Acetylcholin
ACLS	Advanced Cardiac Life Support
ACP	Advanced Care Planning
ACS	akutes Koronarsyndrom
ADH	antidiuretisches Hormon
AECOPD	akut exazerbierte chronisch-obstruktive Lungenerkrankung
AED	automatisierter externer Defibrillator
AF	Atemfrequenz
AINS	Anästhesiologie, Intensivmedizin, Notfallmedizin und Schmerztherapie
AIS	Abbreviated Injury Score
AKI	acute kidney injury
ALAT/ALT	Alanin-Aminotransferase
ALTE	apparent life-threatening event
ALV	akutes Leberversagen
AMA	antimitochondriale Antikörper
AMV	Atemminutenvolumen
ANA	antinukleäre Antikörper
ANCA	antineutrophile cytoplasmatische Antikörper
ANF	atrialer natriuretischer Faktor
ANP	atriales natriuretisches Peptid
ANV	akutes Nierenversagen
AO	Arbeitsgemeinschaft für Osteosynthesefragen
AP	Angina pectoris alkalische Phosphatase
aPTT	aktivierte partielle Thromboplastinzeit
ARDS	acute respiratory distress syndrome (akutes Atemnotsyndrom)
ASA	American Society of Anesthesiologists
ASAT/AST	Aspartat-Aminotransferase
ASD	Akutschmerzdienst
ASS	Acetylsalicylsäure
AT	Antithrombin
ATLS	Advanced Trauma Life Support
AV	arterioventrikulär
AWMF	Arbeitsgemeinschaft der Wissenschaftlichen Medizinischen Fachgesellschaften
AWR	Aufwachraum
AZ	Allgemeinzustand
AZV	Atemzugvolumen
BAK	Blutalkoholkonzentration
BAL	bronchoalveoläre Lavage
BB	Blutbild
bds.	beidseits
BE	Base Excess
BGA	Blutgasanalyse
BGB	Bürgerliches Gesetzbuch
BIS	Bispectral-Index
BLS	Basic Life Support
BMI	Body-Mass-Index
BNP	brain natriuretic peptide
BtM(VV)	Betäubungsmittel(-Verschreibungsverordnung)
BURP	backward, upward, rightward pressure
BWK	Brustwirbelkörper
BWS	Brustwirbelsäule
BZ	Blutzucker
CAM-ICU	Confusion Assessment Method for the ICU
cAMP	cyclisches Adenosinmonophosphat
CAP	community-acquired pneumonia (ambulant erworbene Pneumonie)
CARS	compensatory anti-inflammatory response syndrome
CBD	Cannabidiol
CBF	cerebral bloodflow (zerebraler Blutfluss)
CCS	Canadian Cardiovascular Society
cCT	kranielle(s) Computertomografie/-gramm
CDT	carbohydrate deficient transferrin
Ch	Charrière
CK(-MB)	Kreatinkinase (Muscle-Brain type)
CLABSI	central line-associated bloodstream infection
cMRT	kranielle(s) Magnetresonanztomografie/-gramm
CMV	Zytomegalievirus
CNTS	chronische Nichttumorschmerzen
CO	Kohlenmonoxid
COPD	chronisch-obstruktive Lungenerkrankung
COX	Cyclooxygenase
CPAP	continuous positive airway pressure
CPP	central perfusion pressure (zerebraler Perfusionsdruck)
CPR	cardiopulmonary resuscitation (kardiopulmonale Reanimation)
CRPS	complex regional pain syndrome (komplexes regionales Schmerzsyndrom)
CSE	kombinierte Spinal-Epidural-Anästhesie
CT	Computertomografie
CTG	Kardiotokografie
CVI	chronisch-venöse Insuffizienz
CVR	cerebrovascular resistance (zerebrovaskulärer Widerstand)
CYP	Cytochrom P
d. F.	der Fälle
d. h.	das heißt
DGAI	Deutsche Gesellschaft für Anästhesiologie und Intensivmedizin
DGP	Deutsche Gesellschaft für Palliativmedizin
diast.	diastolisch
DIC	disseminierte intravasale Gerinnung
DILI	drug-induced liver injury
DKA	diabetische Ketoazidose
DLT	Doppellumentubus
DOAK	direkte orale Antikoagulanzien
DSA	digitale Subtraktionsangiografie
EBV	Epstein-Barr-Virus
ECMO	extrakorporale Membranoxygenierung
ECT	ecarin clotting time
ED	effektive Dosis Einzeldosis
EDA	Epiduralanästhesie
EEG	Elektroenzephalografie/-gramm
EGA	extraglottische Atemwegshilfe
EK	Erythrozytenkonzentrat
EKG	Elektrokardiografie/-gramm
EKZ	extrakorporale Zirkulation
ELV	Einlungenventilation
EMLA	eutectic mixture of local anesthetics
EPMS	extrapyramidalmotorische Störungen
ERC	European Resuscitation Council
ERV	exspiratorisches Reservevolumen
ESA	European Society of Anaesthesiology
ET	Endotrachealtubus
ETC	European Trauma Course
EUG	Extrauteringravidität

F	Faktor
FAST	focussed assessment with sonography for trauma
FATE	focussed assessed transthoracic echocardiography
FEV	forced expiratory volume
FFP	Fresh Frozen Plasma
FKDS	farbkodierte Duplexsonografie
FMS	Fibromyalgiesyndrom
FRC	funktionelle Residualkapazität
FSME	Frühsommer-Meningoenzephalitis
FVC	forcierte Vitalkapazität
G	Gauge
GABA	Gamma-Aminobuttersäure
GCRP	calcitonin gene-related peptide
GCS	Glasgow Coma Scale
GFR	glomeruläre Filtrationsrate
GGT/γ-GT	Gamma-Glutamyl-Transferase
GLDH	Glutamat-Dehydrogenase
GOLD	Global Initiative for Chronic Obstructive Lung Disease
GOT	Glutamat-Oxalacetat-Transaminase
GPT	Glutamat-Pyruvat-Transaminase
h	Stunde
HAP	hospital-acquired pneumonia
Hb	Hämoglobin
HELLP	haemolysis, elevated liver enzyme levels, low platelet count
HES	Hydroxyethylstärke
HF	Herzfrequenz
HFNC	high-flow nasal cannula
HHS	hyperosmolarer hyperglykämischer Status
Hib	Haemophilus influenzae Typ B
HIT	heparininduzierte Thrombozytopenie
HIV	humanes Immundefizienzvirus
Hkt	Hämatokrit
HLM	Herz-Lungen-Maschine
HMV	Herzminutenvolumen
HNO	Hals-Nasen-Ohren
HPV	hypoxische pulmonale Vasokonstriktion
HSV	Herpes-simplex-Virus
HT	Herzton
HUS	hämolytisch-urämisches Syndrom
HWK	Halswirbelkörper
HWS	Halswirbelsäule
HWZ	Halbwertszeit
HZV	Herzzeitvolumen
i. m.	intramuskulär
i. o.	intraossär
i. v.	intravenös
IASP	International Association for the Study of Pain
ICB	intrakranielle/-zerebrale Blutung
ICD	implantierbarer Kardioverter-Defibrillator International Classification of Diseases
ICP	intracranial pressure (intrakranieller Druck)
ICR	Interkostalraum
ICU	Intensive Care Unit
IE	Internationale Einheiten
IfSG	Infektionsschutzgesetz
Ig	Immunglobulin
IMC	Intermediate Care
IMMST	Interdisziplinäre Multimodale Schmerztherapie
IMPP	Institut für medizinische und pharmazeutische Prüfungsfragen
INR	International Normalized Ratio
IOD	intraokularer Druck
IRV	inspiratorisches Reservevolumen
ISS	Injury Severity Score
ITS	Intensivstation
IVRA	intravenöse Regionalanästhesie
KG	Körpergewicht
KHK	koronare Herzkrankheit
KKT	Körperkerntemperatur
KOF	Körperoberfläche
kont.	kontinuierliche Gabe
KTW	Krankentransportwagen
LA	Lokalanästhetikum
LAD	left anterior descending artery
LAE	Lungenarterienembolie
LAST	local anesthetic systemic toxicity
LCA	left coronary artery
LDH	Laktatdehydrogenase
LDL	low density lipoprotein
Lig(g).	Ligamentum, -a
Lj.	Lebensjahr
LMA	Larynxmaske
LONTS	Langzeitanwendung von Opioiden bei nicht tumorbedingten Schmerzen
LOR	loss of resistance
LSD	Lysergsäurediaethylamid
LT	Larynxtubus
LWK	Lendenwirbelkörper
LWS	Lendenwirbelsäule
M(m).	Musculus, -i
MAC	minimale alveoläre Konzentration
MAD	mittlerer arterieller Druck
MAO	Monoaminoxidase
max.	maximal
MDMA	3,4-Methylendioxy-N-methylamphetamin
MET	metabolisches Äquivalent
MH	maligne Hyperthermie
min	Minute
Mio.	Million
MKG	Mund-Kiefer-Gesicht
mod.	modifiziert
MODS	Multiorgandysfunktionssyndrom
MOV	Multiorganversagen
MPSS	Mainzer Pain Staging Score
MRE	multiresistente Erreger
MRSA	multiresistenter *Staphylococcus aureus*
MRT	Magnetresonanztomografie/-gramm
N(n).	Nervus, -i
NAW	Notarztwagen
NDMR	nichtdepolarisierende Muskelrelaxanzien
NEF	Notarzteinsatzfahrzeug
NIBP	non-invasive blood pressure (nichtinvasive Blutdruckmessung)
NIV	non-invasive ventilation (nichtinvasive Beatmung)
NLA	Neuroleptanästhesie
NMDA	N-Methyl-D-Aspartat
NMH	niedermolekulare Heparine
NNR	Nebennierenrinde
NOAK	nicht-Vitamin-K-abhängige orale Antikoagulanzien
NOPA	Nichtopioidanalgetika
NPPE	negative pressure pulmonary edema (Postobstruktionslungen-ödem)
NRS	numerische Ratingskala
NSAR	nichtsteroidale Antirheumatika
NSTEMI	non-ST-elevation myocardial infarction
NW	Nebenwirkungen
NYHA	New York Heart Association
o. Ä.	oder Ähnliches
OP	Operation
OSAS	obstruktives Schlafapnoe-Syndrom
p. i.	per inhalationem
p. m.	Punctum maximum
p. o.	per os
PACU	Post-Anaesthesia Care Unit

PAK Pulmonalarterienkatheter
PAP pulmonalarterieller Druck
pAVK periphere arterielle Verschlusskrankheit
PCA patientenkontrollierte Analgesie
PCEA patientenkontrollierte epidurale Analgesie
PCI perkutane Koronarintervention
PCR polymerase chain reaction (Polymerasekettenreaktion)
PCT Procalcitonin
PDA Periduralanästhesie
PDE Phosphodiesterase
PDK Periduralkatheter
PEA pulslose elektrische Aktivität
PECS Pektoralisblockade
PEEP positiver endexspiratorischer Druck
PGCS Pediatric Glasgow Coma Scale
PiCCO pulse contour cardiac output
PONV postoperative nausea and vomiting
PPI Protonenpumpeninhibitor
PPSB Prothrombinkomplex-Konzentrat
PRIS Propofolinfusionssyndrom
PT Prothrombinzeit
PTA perkutane transluminale Angioplastie
PTBS posttraumatische Belastungsstörung
PVK peripherer Venenverweilkatheter
qSOFA quick SOFA
QST Quantitative Sensorische Testung
RAAS Renin-Angiotensin-Aldosteron-System
RASS Richmond Agitation Sedation Scale
RCA right coronary artery
RCX Ramus circumflexus
RIVA Ramus interventricularis anterior
ROSC return of spontaneous circulation
RR Blutdruck nach Riva-Rocci
RSI Rapid Sequence Induction
RSV respiratorisches Synzytial-Virus
RTH Rettungshubschrauber
RTW Rettungstransportwagen
RV Residualvolumen
s Sekunde
s.c. subkutan
s.l. sublingual
SAB Subarachnoidalblutung
SAPV spezialisierte ambulante Palliativversorgung
SDH Subduralhämatom
SGB Sozialgesetzbuch
SHT Schädel-Hirn-Trauma
SIADH Syndrom der inadäquaten ADH-Sekretion
SIDS sudden infant death syndrome (plötzlicher Kindstod)
SIRS systemic inflammatory response syndrome
SMA smooth muscle antibodies (Antikörper gegen glatte Muskulatur)
SNRI Serotonin-Noradrenalin-Reuptake-Inhibitor (-Wiederaufnahmehemmer)
SOFA Sequential Organ Failure Assessment
SOP Standard Operating Procedure
SPA Spinalanästhesie
SSRI selektiver Serotonin-Reuptake-Inhibitor (-Wiederaufnahmehemmer)
SSW Schwangerschaftswoche
STEMI ST-elevation myocardial infarction
STIKO Ständige Impfkommission
SUP Stressulkusprophylaxe
SV Schlagvolumen
Syn. Synonym
TAP transversus abdominis plane
TCD transkranielle Doppler-Sonografie
TCI target-controlled infusion
TEE transösophageale Echokardiografie
TENS transkutane elektrische Nervenstimulation
TEP Totalendoprothese
TF Tissue Factor
THC Tetrahydrocannabinol
TIA transitorische ischämische Attacke
TIVA totale intravenöse Anästhesie
TK Thrombozytenkonzentrat
TLC totale Lungenkapazität
TMD Tagesmaximaldosis
TNS transiente neurologische Symptome
tNSAR traditionelle nichtsteroidale Antirheumatika
TOF Train of Four
TRALI transfusionsassoziierte akute Lungeninsuffizienz
TSH Thyreoidea-stimulierendes Hormon
TTE transthorakale Echokardiografie
TTP thrombotisch-thrombozytopenische Purpura
TUR transurethrale Resektion
TVT tiefe Venenthrombose
TZA trizyklische Antidepressiva
UAW unerwünschte Arzneimittelwirkung
UFH unfraktionierte Heparine
V(v). Vena, -ae
V.a. Verdacht auf
VAP ventilator-associated pneumonia
VATS videoassistierte Thorakoskopie
VC Vitalkapazität
VF ventricular fibrillation (Kammerflimmern)
VHF Vorhofflimmern
VILI ventilator-induced lung injury
VKOF verbrannte Körperoberfläche
VT ventrikuläre Tachykardie Tidalvolumen
vWF Von-Willebrand-Faktor
VZV Varicella-zoster-Virus
WHO World Health Organization
WPW Wolff-Parkinson-White(-Syndrom)
Z.n. Zustand nach
ZAS zentrales anticholinerges Syndrom
ZNS zentrales Nervensystem
ZVD zentraler Venendruck
ZVK zentralvenöser Katheter

Abbildungsnachweis

Der Verweis auf die jeweilige Abbildungsquelle befindet sich bei allen Abbildungen im Werk am Ende des Legendentextes in eckigen Klammern. Alle nicht besonders gekennzeichneten Grafiken und Abbildungen © Elsevier GmbH, München.

A300–157 Reihe Klinik- und Praxisleitfaden, Elsevier/Urban & Fischer

A400 Reihe Pflege konkret. Elsevier/Urban & Fischer

E292 Hampton JR. The ECG Made Easy. 6th ed. Churchill Livingstone 2003

E306 Wilkinson J, Shaw S, Orton D. Dermatology in Focus. 1st ed. Elsevier 2005

E792-002 Cote C, Anderson B, Lerman J. A Practice of Anesthesia for Infants and Children. 6th ed. Elsevier 2019

E906 Duke J. Anesthesia Secrets. 3rd ed. Elsevier/Mosby 2005

E993 Auerbach PS. Wilderness Medicine. 6th ed. Elsevier 2011

E1041 Feather A, Randall D, Waterhouse M. Kumar and Clark's Clinical Medicine. 10th ed. Elsevier 2021

E1099 Brown D, et al. Lewis's Medical-Surgical Nursing: Assessment and Management of Clinical Problems. 5th ed. Elsevier 2020

E1100 Fields HW, et al. Contemporary Orthodontics. 6th ed. Elsevier 2018

E1101 Darroch S, et al. Pharmacology for Health Professionals. 5th ed. Elsevier 2018

F201-046 Weiss R et al. Akute Nierenschädigung – Ein häufig unterschätztes Problem in der perioperativen Medizin. In: Dtsch Arztebl Int, 2019. Volume 116, Pages 833–42.

F201-047 Böhmer AB et al. Präoperative Risikoevaluation – von der Routinediagnostik zur patientenorientierten Strategie. In: Dtsch Arztebl Int 2014. Heft 25, Volume 111, Pages 437–446

F210-006 Wells PS et al. Value of assessment of pretest probability of deep-vein thrombosis in clinical management. In: The Lancet. Volume 350, Issue 9094, Pages 1795–1798. Elsevier, December 1997.

F210-010 Teasdale G, Jennett B. ASSESSMENT OF COMA AND IMPAIRED CONSCIOUSNESS – A Practical Scale. In: The Lancet. Volume 304, Issue 7872, Pages 81–84. Elsevier, July 1974.

F467 Castillo OA, Vitagliano G, Secion FP, et al. Laparoscopic adrenalectomy for adrenal masses: does size matter? Urology, June 2008. Elsevier

F781-034 Olasveengen TM, Semeraro F, Ristagno G et al. Basismaßnahmen zur Wiederbelebung Erwachsener („Basic Life Support", „BSL"). Leitlinien des European Resuscitation Council 2021. Notfall Rettungsmed (2021); www.springermedizin.de/link/10.1007/s10049-021-00885-x

F781-035 Soar J, Böttiger BW, Carli P et al. Erweiterte lebensrettende Maßnahmen für Erwachsene. Leitlinien des European Resuscitation Council 2021. Notfall Rettungsmed (2021); www.springermedizin.de/link/10.1007/s10049-021-00893-x

F781-040 Madar J, Roehr CC, Ainsworth S et al. Versorgung und Reanimation des Neugeborenen nach der Geburt. Leitlinien des European Resuscitation Council 2021. Notfall Rettungsmed (2021); www.springermedizin.de/link/10.1007/s10049-021-00894-w

F823-006 Löser B et al. 2018 Update ESC/ESH-Leitlinie„Management der arteriellen Hypertonie". In: Der Anaesthesist. Volume 68, Pages 325–328. Springer Nature, 2019.

F857-002 Tobiasen J et al.: The abbreviated burn severity index. In: Annals of Emergeny Medicine. Volume 11, Issue 5, Pages 260–262. Elsevier, 1982

F1038 Bauer TT et al. CRB-65 predicts death from community-acquired pneumonia. J Intern Med. 2006 Jul;260(1):93–101

G045-002 Lowdermilk DL, Perry SE, Cashion K (eds.). Maternity & Women's Health Care. 11th ed. Elsevier/Mosby 2010

G054-002 Cameron JL. Current Surgical Therapy. 13th ed. Elsevier 2020

G160-003 Ferri FF. Ferri's Clinical Advisor 2023. Elsevier 2023

G633 Deakin C. Clinical Notes for the FRCA. Churchill Livingstone 2011

G643-002 Skirven TM, et al. Rehabilitation of the Hand and Upper Extremity. 7th ed. Elsevier 2021

G845 Soni NJ, Arntfield R, Kory P. Point of Care Ultrasound. 2nd ed. Philadelphia, PA : Elsevier 2020

G856 Harding MM, et al. Lewis's Medical-Surgical Nursing: Assessment and Management of Clinical Problems. 11th ed. Elsevier/Mosby 2020

G935-002 Ignatavicius DD, et al. Medical-Surgical Nursing: Concepts for Interprofessional Collaborative Care. 10th ed. Elsevier 2020

G1167 Waldman SD. Atlas of Interventional Pain Management. Elsevier 2015

G1210 Engelmann L et al. Medizinische Klinik - Intensivmedizin und Notfallmedizin. Springer Nature, 2014.

G1211 Benzon, Honorio T et al.: Essentials of Pain Medicine, 3rd edition. Elsevier, 2011.

H017-001 Vincent J-L et al. The SOFA (Sepsis-related Organ Failure Assessment) score to describe organ dysfunction/failure. In: Intensive Care Medicine. Volume 22, Issue 7, Pages 707–710. Springer, July 1996.

H292 Cook TM: A new practical classification of laryngeal view. In: Anaesthesia. Volume55, Issue3, Pages 274–279. John Wiley and Sons, 2002.

H293 Hurwitz E et al. Adding Examples to the ASA-Physical Status Classification Improves Correct Assignment to Patients. In: Anesthesiology. Volume 126, Issue 4, Pages 614–622. Wolters Kluwer Health, Inc, 2017.

L106 Henriette Rintelen, Velbert

L115 R. Dunkel, Berlin

L126 Dr. med. Katja Dalkowski, Erlangen

L127 Jörg Mair, Illustration, München

L138 Martha Kosthorst, Borken

L141 Stefan Elsberger, Planegg

L143 Heike Hübner, Berlin

L157 Susanne Adler, Lübeck

L190 Gerda Raichle, Ulm

L215 Sabine Weinert-Spieß, Neu-Ulm

L231 Stefan Dangl, München

L234 Helmut Holtermann, Dannenberg

L235 Willi Schittek, Duisburg

L241 PD Dr. med. Tobias Helfen, München

M107 Prof. Dr. med. Christoph Dodt, München

M233 U. Meyer-Bothling, Hamburg

M302 A. Lobmüller, Würzburg

M582 Prof. Dr. med. Reinhard Larsen, Homburg

M597 Tobias Matreitz, Bochum

M824 Thomas Frietsch, Mannheim

O646 Dr. med. Jens Vater, Heidenheim a. d. Brenz

O647 Dr. med. Lars Töpfer, Berlin

P070 Dr. Ralf Hillmann, Stuttgart

P100 Stefan Dreesen, Essen

P544 Manfred Breit

R190-003 Michalk D, Schönau E. Differenzialdiagnose Pädiatrie. 3. Aufl. Elsevier/Urban & Fischer 2011

R327 Houghton G. EKG von der Kurve zur Diagnose, 1. Aufl. Elsevier 2001

R356 Götte K, Nicolai T. Pädiatrische HNO-Heilkunde. 1. Aufl. Elsevier 2010
R396 Günther K-P et al. Orthopädie und Unfallchirurgie, 1.Aufl. Elsevier, 2011.
R434 Engelhardt M. Sportverletzungen: Diagnose, Management und Begleitmaßnahmen. 3. Aufl. Elsevier 2016
T517 Dr. med. Martin Jöhr, Adligenswil (CH)
T571 Dr. med. Martin Maurer, Klinik für Radiologie, Charité Berlin
T824 Klinikum Dritter Orden, München
T1099 Prof. Dr. med. Michael Schirmer, Neurochirurgische Klinik, Städtisches Klinikum Solingen
T1264 Dr. phil. Wolfgang Richter, Evangelisches Klinikum Bethel, Bielefeld
U125 Grünenthal GmbH, Stolberg
V346 LMA Deutschland GmbH, Bonn
W162 Deutsche Stiftung Organtransplantation (DSO), Frankfurt am Main
W203 World Health Organzation Genf (WHO): International Travel & Health Map 1998
W917 American Heart Association, Inc., Dallas/USA
W1210-001 Waurick K et al.: S1-Leitlinie Rückenmarknahe Regionalanästhesien und Thromboembolieprophylaxe / antithrombotische Medikation. Deutschen Gesellschaft für Anästhesiologie und Intensivmedizin e.V. (DGAI). AWMF-Register-Nr. 001–005, 2021

Inhaltsverzeichnis

KAPITEL 1 Pharmakologische Grundlagen

Lars Töpfer, André Remus und Wilfried Witte

In kaum einem Bereich der Medizin spielt die schnelle, angemessene und korrekte Auswahl von Medikamenten zur Akutbehandlung eine so zentrale Rolle wie in der Anästhesiologie und Notfallmedizin. Dabei ist es unerlässlich, sich genau mit den Grundlagen der Wirkung und dem Vergleich unterschiedlicher Stoffklassen zu befassen. Dieses Kapitel bietet alle wichtigen Informationen zu den bedeutsamsten Medikamenten der Versorgung von Patienten in- und außerhalb des Operationssaals. Diese Kenntnisse sind auch in vielen anderen Fachbereichen hochrelevant, sodass es sich lohnt, sie gut zu verinnerlichen. Mit diesem Wissen wird es dir im späteren, oft hektischen, Alltag leichter fallen, aus dem großen „Werkzeugkasten der Medikation" eine geeignete Substanz auszuwählen und damit auch die verzwicktesten Situationen zu beherrschen.

1.1 Hypnotika

Hypnotika (Syn. Narkotika) verursachen einen **temporären Bewusstseinsverlust,** wobei dieser **nicht automatisch eine Analgesie** mit sich bringt.
Grundlage hierfür ist zumeist eine **hemmende, pro-GABAerge Wirkung** im zentralen Nervensystem (ZNS).

1.1 Hypnotika

Lars Töpfer

Hypnotika (auch: Narkotika) bewirken den für eine Anästhesie oder eine Sedierung erwünschten **Verlust des Bewusstseins.** Mit Ausnahme von Ketamin weisen sie **keine analgetische Wirkung** auf und müssen bei schmerzhaften Eingriffen mit einem Opioid kombiniert werden. Hypnotika werden zur intravenösen (i. v.) Narkoseeinleitung meist als Bolus verabreicht. Um die Narkose im Rahmen einer i. v. Anästhesie fortzusetzen oder eine längere Sedierung wie z. B. in der Intensivmedizin (➤ Kap. 25.3) zu erreichen, werden sie auch kontinuierlich infundiert (➤ Tab. 1.1).

Tab. 1.1 Intravenöse Hypnotika: Dosierungsempfehlungen[1] und wichtige Kenngrößen

Wirkstoff	Gruppe	Konzentration der unverdünnten Lösung [mg/ml]	Dosierung zur Narkoseeinleitung			Zeit bis zum Wirkbeginn [s]	Wirkdauer [min]	Dosierung zur Narkoseaufrechterhaltung bei kontinuierlicher Applikation [mg/kg KG/h]
			„Merkdosis"[2] [mg/kg KG]	Typische Dosierung für einen Erwachsenen [mg]	Dosisbereich [mg/kg KG]			
Propofol	Phenolderivat	• 0,5 %: 5 mg/ml • 1%: 10 mg/ml • 2%: 20 mg/ml	2	160	1,0–2,5	30–40	5–8	4–8
Thiopental	Barbiturat	25 mg/ml	5	400	3,0–5,0	20–30	6–8	–[3]
Etomidat	Imidazolderivat	2 mg/ml	0,2	16	0,15–0,3	30	4–5	–[3]
Esketamin	Phencyclidinderivat	• 5 mg/ml • 25 mg/ml	1,0	75	0,5–1,0	60	5–10	0,5–3,0
Ketamin	Phencyclidinderivat	• 10 mg/ml • 50 mg/ml	2,0	150	1,0–2,0	60	5–10	1,0–6,0
Midazolam	Benzodiazepin	• 1 mg/ml • 5 mg/ml	0,2	15	0,15–0,3	90	30–45	0,03–0,1

[1] Die Dosierungen gelten für die Narkoseeinleitung und -aufrechterhaltung bei gesunden Erwachsenen. Bei älteren Patienten, Patienten mit Organinsuffizienzen und zur alleinigen Sedierung muss die Dosierung teils deutlich reduziert werden.
[2] Merkdosis: Gerade am Anfang und mit fehlender praktischer Erfahrung ist es schwer, die Dosierungen und Dosisbereiche der zahlreichen Medikamente in der Anästhesiologie auswendig zu lernen. Versuchen Sie daher, zunächst nur diese Merkdosis im Kopf zu behalten. Sie gibt Ihnen eine Orientierung und reicht i. d. R. aus, um eine Prüfung zu bestehen.
[3] Kontinuierliche Gabe wird nicht empfohlen.

Die Wirkungsweise der Substanzen ist nicht gänzlich aufgeklärt. Es gilt aber als sicher, dass die Wirkung der meisten Hypnotika durch direkte oder indirekte Wirkung auf den **$GABA_A$-Rezeptor** vermittelt wird. Das Gleichgewicht inhibitorischer und exzitatorischer Neurotransmitter des ZNS verschiebt sich damit zugunsten der zentral dämpfenden Komponente. Eine Ausnahme bildet Ketamin (➤ Kap. 1.1.4).

INTERPROFESSIONELLE KOMPETENZ

Dosierungsangaben in der Anästhesiologie

Wenn im OP-Saal, auf der Intensivstation (ITS), im Rettungswagen oder in der Schmerzambulanz ein Medikament intravenös (i.v.) verabreicht werden soll, wird die Dosierung üblicherweise in mg oder µg, manchmal auch in g angegeben. Eine Angabe in ml findet sich dagegen nur selten. Das kann gerade für den Anfänger verwirrend sein, da man

- wissen muss, wie viele Milligramm einer Substanz in wie vielen Millilitern enthalten sind, und
- in einem zweiten Schritt berechnen muss, wie viele Milliliter der Patient erhalten soll.

Enthält das Medikament eine Prozentangabe, ist die Berechnung einfach. Wird die Prozentangabe mit 10 multipliziert, erhält man die Menge in mg pro ml. Eine 1-prozentige Propofol-Lösung, wie sie meist im OP verwendet wird, enthält also 10 mg Propofol pro ml, eine 0,75-prozentige Ropivacain-Lösung für die Regionalanästhesie enthält 7,5 mg Ropivacain pro ml und eine 20-prozentige Fettemulsion zur parenteralen Ernährung 200 mg Fette pro ml.
Gerade wenn Sie als Anästhesiepflegekraft neu in den Beruf starten oder die Weiterbildung zum Facharzt für Anästhesiologie begonnen haben, sollten Sie sich schnell auf diese Konvention einstellen, da Ihr Gegenüber Sie nur dann gut versteht, wenn Sie seine Sprache sprechen.
Beispiel: Ein 80 kg schwerer Patient soll zur Narkoseeinleitung 160 mg Propofol erhalten. Bei Verwendung der 1-prozentigen Lösung verabreicht die Anästhesiepflegekraft 16 ml.

INTERPROFESSIONELLE KOMPETENZ

1.1.1 Propofol

Propofol (z. B. Disoprivan®) ist gegenwärtig das am häufigsten eingesetzte Hypnotikum. Es bewirkt ein **angenehmes Einschlafen** und Erwachen. Neben der balancierten Anästhesie, bei der Propofol zur Einleitung appliziert und die Narkose mit Inhalationsanästhetika weitergeführt wird, eignet es sich gut für die totale intravenöse Anästhesie (TIVA, ➤ Kap. 5.1). Es wird außerdem zur Kurz- oder Langzeitsedierung verwendet.

Propofol weist einen **antiemetischen Effekt** auf und wird daher bei erhöhtem Risiko für postoperative Übelkeit und Erbrechen („postoperative nausea and vomiting", PONV) bevorzugt. Zur Platzierung der Larynxmaske ist Propofol anderen Hypnotika überlegen, da es eine ausgeprägte Dämpfung pharyngealer Atemwegsreflexe bewirkt.

Durch seine **kurze Wirkdauer** und **geringe Kumulationsneigung** erlaubt es eine gut steuerbare Narkoseführung. Zudem wird seine Wirkdauer bei Leber- oder Niereninsuffizienz nur geringfügig beeinflusst. Allerdings lassen sich der Abbau in der Leber und die Verteilung im Fettgewebe nicht immer zuverlässig berechnen. Bei einer TIVA wird daher oft ein Monitoring der Narkosetiefe empfohlen.

Propofol ist in Wasser unlöslich. Es löst sich jedoch gut in Fetten, weshalb es in Sojabohnenöl und Triglyzeriden emulgiert wird (➤ Abb. 1.1). Die aufgezogene Lösung muss wegen des hohen Kontaminationsrisikos innerhalb weniger Stunden verbraucht werden. Propofol ist bei Allergien gegen Soja, Erdnüsse oder Ei-Lecithine formal kontraindiziert. Allerdings werden die Allergene im Herstellungsprozess u. a. durch Raffination so stark reduziert, dass dieses Risiko eher theoretischer Natur ist.

1.1.1 Propofol

Propofol besitzt ein gutes narkotisches Wirkprofil (**antiemetische Wirkung, gute Steuerbarkeit wegen kurzer Wirkdauer**), sodass es das gegenwärtig am häufigsten eingesetzte Hypnotikum darstellt.

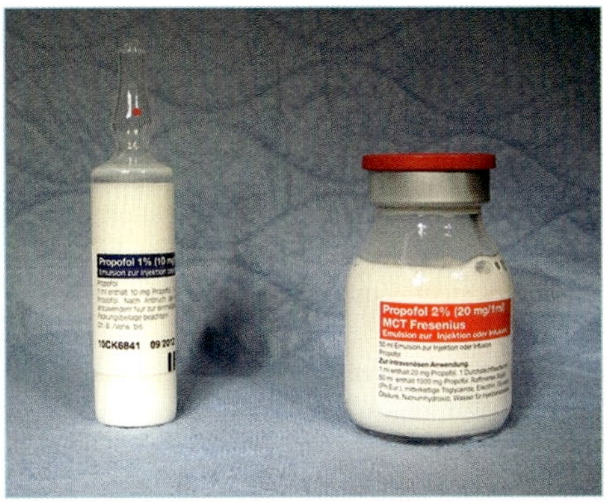

Abb. 1.1 Propofol liegt in einer Fettemulsion vor und erhält dadurch sein milchiges Aussehen [O647]

Zur Narkoseeinleitung wird meist die 1-prozentige Präparation eingesetzt, während bei längerer Verabreichung wie bei sehr langen Eingriffen oder bei der Analgosedierung auf der ITS die 2-prozentige Lösung bevorzugt wird, um die Triglyzeridzufuhr zu begrenzen. Insbesondere für die Narkoseeinleitung bei Kindern gibt es auch eine 0,5-prozentige Lösung.

Die i. v. Gabe von Propofol ruft häufig einen **ausgeprägten Injektionsschmerz** hervor. Dieser lässt sich reduzieren, wenn Propofol langsam über eine möglichst großlumige Vene und vor der Propofol-Gabe ein Opioid oder eine geringe Menge Lidocain verabreicht wird.

Nach Bolusapplikation führt Propofol zu einer **Atemdepression** von wenigen Minuten. Außerdem kommt es durch Vasodilatation zu einer typischen dosisabhängigen Hypotonie. Bereits bei Gesunden sinkt der Blutdruck nach Gabe von Propofol um etwa 25 % ab, in Kombination mit Opioiden sogar noch stärker. Bei älteren Patienten, kardiovaskulären Vorerkrankungen, Patienten mit Hypovolämie oder mit instabiler Hämodynamik (z. B. Schock) ist dieser **Blutdruckabfall** nochmals sehr viel stärker ausgeprägt.

Die unerwünschten Effekte umfassen **Injektionsschmerz, Atemdepression** sowie **Blutdruckabfall.**
Selten treten lebensbedrohliche Kreislaufstörungen im Rahmen eines Propofolinfusionssyndroms auf.

Daher muss die Dosis bei diesen Patienten oft deutlich verringert werden (z. B. auf 0,5–1,0 mg/kg KG), zum anderen muss der Blutdruck engmaschig gemessen und eine Hypotonie frühzeitig behandelt werden (➤ Kap. 7.1).

Wird Propofol zur Analgosedierung bei kritisch Kranken hoch dosiert über mehrere Tage verabreicht, sind Fälle von Laktatazidose, Rhabdomyolyse, akutem Nierenversagen, bradykarden Herzrhythmusstörungen und Kreislaufversagen beschrieben. Die Ursache dieses mit hoher Letalität behafteten **Propofolinfusionssyndroms (PRIS)** ist gegenwärtig unklar. Die Langzeitgabe von Propofol ist daher auf 7 Tage mit einer maximalen Dosierung von 4 mg/kg KG/h beschränkt.

1.1.2 Thiopental

Die Steuerung der Wirkung von Thiopental (einem Barbiturat) ist schwieriger als bei Propofol, es findet aber insbesondere beim **Status epilepticus** noch Anwendung.

Es muss auf eine **korrekte i. v. Applikation** geachtet werden, da sonst schwere Injektionsnekrosen drohen.

Auch hier kann es zu Atemdepression und Hypotonie kommen.

1.1.2 Thiopental

Thiopental (z. B. Trapanal®) gehört zur Gruppe der **Barbiturate,** den ersten i. v. Hypnotika, die weite Verbreitung fanden. Lange Zeit war es das Standardhypnotikum zur Narkoseeinleitung, hat aber seit der breiten Anwendung von Propofol **an Bedeutung verloren.**

Thiopental liegt als gelbes Pulver vor, das vor Verabreichung gelöst werden muss. Die fertige Injektionslösung hat einen **stark alkalischen pH-Wert** und darf nur über einen sicher venösen Zugang appliziert werden. Eine paravenöse oder intraarterielle Gabe (➤ Kap. 3.3.1) führt zu Nekrosen, und es ist sogar ein Verlust der Extremität möglich.

Nach i. v. Gabe kommt es neben dem schnell eintretenden Bewusstseinsverlust zu einer mehrere Minuten andauernden **Atemdepression.** Am Herzen wirkt Thiopental negativ inotrop. Zusammen mit der vasodilatierenden Wirkung führt dies zu einer teils ausgeprägten arteriellen **Hypotonie.** Bei Hypovolämie oder Herzinsuffizienz sollte daher auf andere Präparate ausgewichen oder niedriger dosiert werden.

Aufgrund seiner **antikonvulsiven Wirkung** können Krampfanfälle durchbrochen werden. Bei Patienten mit Schädel-Hirn-Trauma (SHT) und erhöhtem intrakraniellem Druck (ICP) kann Thiopental als Ultima Ratio zur Senkung des Hirndrucks eingesetzt werden. Die Wirkdauer ist bei Leber- und Niereninsuffizienz teils deutlich verlängert. Liegt bei einem Patienten eine Porphyrie (Stoffwechselstörung der Hämsynthese) vor, ist die Gabe von Thiopental absolut kontraindiziert.

1.1.3 Etomidat

Etomidat besitzt **geringe hämodynamische Nebenwirkungen,** sodass es bei kardialen Risikopatienten gerne eingesetzt wird.

Neben Atemdepression können Myoklonien, Übelkeit (oft als „post-operative nausea and vomiting“, PONV) auftreten. Charakteristisch sind außerdem Störungen der Nebennierenfunktion.

1.1.3 Etomidat

Etomidat zeichnet sich gegenüber anderen Hypnotika durch seine **hämodynamische Stabilität** aus und bietet daher bei der Narkoseeinleitung kardialer Risikopatienten Vorteile.

Es liegt entweder als **Emulsion** vor (z. B. Etomidat®-Lipuro) vor, wodurch es wie Propofol milchig aussieht, oder als **wässrige Lösung** (z. B. Hypnomidate®). Letztere ruft häufiger Injektionsschmerz hervor.

Die durch Etomidat vermittelte **Atemdepression** ist nur von kurzer Dauer. Typisch sind teils ausgeprägte **Myoklonien,** die sich durch vorherige Opioid- oder Benzodiazepingabe reduzieren lassen. Häufiger als andere Hypnotika löst Etomidat **PONV** aus. Etomidat hemmt die Kortisolsynthese der Nebennierenrinde (NNR). Es wird nicht für die Narkoseeinleitung bei Patienten mit einer (vermuteten) Sepsis empfohlen, da bereits nach einer Einmalgabe mit einer relativen **NNR-Insuffizienz** zu rechnen ist. Auch für eine längerfristige Anwendung ist es nicht geeignet.

1.1.4 Ketamin, Esketamin

Ketamin hat aufgrund seiner Wirkung als **NMDA-Antagonist** neben dem hypnotischen auch einen **analgetischen Effekt.**

Aufgrund der **psychotropen Wirkung mit Risiko für die Entstehung dissoziativer Zustände** wird Ketamin oft in Kombination mit Benzodiazepinen oder Propofol verabreicht.

1.1.4 Ketamin, Esketamin

Ketamin nimmt unter den Hypnotika eine **Sonderstellung** ein, da es sowohl eine Bewusstlosigkeit als auch eine Analgesie hervorruft. Es **hemmt den NMDA-Rezeptor,** wodurch der exzitatorische Neurotransmitter Glutamat in geringerem Ausmaß zur Verfügung steht. Zusätzlich interagiert es mit verschiedenen anderen Rezeptoren.

Ketamin liegt als Racemat oder als rechtsdrehendes Enantiomer Esketamin (auch: S-Ketamin, z. B. Ketanest® S) vor. Esketamin besitzt etwa eine doppelt so starke Wirkung wie das Racemat, sodass im Vergleich nur die halbe Dosis verabreicht werden muss.

Ketamin besitzt Strukturähnlichkeit mit Halluzinogenen und vermittelt eine nur oberflächliche Bewusstlosigkeit. Bei diesem als **dissoziative Anästhesie** bezeichneten Zustand haben die Patienten die Augen geöffnet, erscheinen aber von der Umwelt „abgekoppelt“, da das Gehirn die äußeren Reize nicht mehr wie üblich verarbeitet. Patienten beschreiben Halluzinationen und Albträume. Zur Milderung dieser **psychotropen Effekte** sollte Ketamin in Kombination mit Benzodiazepinen oder Propofol verabreicht werden. Esketamin soll die psychotropen Nebenwirkungen verringern.

MERKE

MERKE

Im Gegensatz zu anderen Narkotika bleiben Spontanatmung und Schutzreflexe nach Ketaminapplikation erhalten, und die Kreislaufsituation bleibt stabil.

Obwohl die Spontanatmung unter Ketamin erhalten bleibt, kommt es nach Gabe zu einer **leichten Hypoventilation mit Hyperkapnie.** Durch den resultierenden Hirndruckanstieg galt die Substanz beim SHT lange als kontraindiziert. Unter kontrollierter Beatmung kann Ketamin aber auch bei Patienten mit erhöhtem ICP sicher eingesetzt werden.

Die **sympathomimetische Wirkung** führt zur Stabilität oder sogar zu einem Anstieg des Blutdrucks. Jedoch kann dies bei Patienten mit koronarer Herzkrankheit (KHK) über einen erhöhten myokardialen Sauerstoffverbrauch zu Ischämien des Herzmuskels führen.

Bei kardiopulmonal vorerkrankten Patienten sollten die **sympathomimetischen Effekte** von Ketamin berücksichtigt werden.

Darüber hinaus wirkt Ketamin **bronchodilatatorisch** und ist bei Patienten mit obstruktiven Lungenerkrankungen oder im Status asthmaticus vorteilhaft. Problematisch stellt sich eine gesteigerte **Speichelsekretion** dar, weshalb eine Kombination mit Atropin oder Glykopyrronium (Syn. Glykopyrrolat) empfohlen wird.

Ketamin wird aufgrund des Erhalts der Spontanatmung und seiner hämodynamischen Stabilität sowie der Möglichkeit, es auch intramuskulär (i. m.), intranasal oder rektal zu verabreichen, regelmäßig in der **Notfall-, Katastrophen- und Militärmedizin** eingesetzt. Es eignet sich z. B. gut zur Erstversorgung schwer verletzter Patienten, die aus einem Fahrzeug befreit werden müssen.

Aufgrund des guten hämodynamischen Wirkprofils kommt Ketamin oft in der **Notfallversorgung** zum Einsatz.

Bei elektiven Eingriffen in Allgemeinanästhesie wird Ketamin aufgrund seiner psychotropen Nebenwirkungen nur selten angewendet. Öfter wird es eingesetzt, wenn eine Regionalanästhesie nur inkomplett wirkt oder ihre Wirkung nachlässt (**Supplementierung der Regionalanästhesie**). Die hierfür erforderliche Dosis ist deutlich geringer als die in ➤ Tab. 1.1 angegebene. Ketamin kann auch für kurz dauernde Eingriffe mit mittelstarken Schmerzen wie Verbandwechsel oder Manipulationen verwendet werden.

FALLBEISPIEL

Im Dienst soll ein 89-jähriger Patient mit rechtsseitiger Oberschenkelhalsfraktur versorgt werden. Sie nehmen den Patienten an der OP-Schleuse entgegen und sehen, dass er bei jeder kleinen Bewegung das Gesicht verzieht und über stärkste Schmerzen in der Hüfte klagt. Sie überlegen, wie Sie seine Schmerzen für das Umlagern auf den OP-Tisch verringern können.

Da der Patient nicht am Monitor überwacht wird und Sie gegenwärtig keine Möglichkeit der Beatmung haben, entscheiden Sie sich gegen die Gabe eines Opioids. Über den bereits liegenden peripheren Zugang verabreichen Sie 10 mg Esketamin (≙ 0,125 mg/kg KG bei einem geschätzten Körpergewicht von 80 kg). Da der Patient nach kurzer Wartezeit weiterhin über Schmerzen klagt, wiederholen Sie die Gabe. Die Umlagerung ist nun schmerzarm möglich.

Ein weiteres Einsatzfeld von Ketamin liegt in der **Therapie akuter oder chronischer Schmerzen,** die anderweitig nicht beherrschbar sind.

1.1.5 Midazolam

Midazolam (z. B. Dormicum®) gehört zur Gruppe der **Benzodiazepine.** Die Wirkung tritt langsamer und **weniger zuverlässig** ein als bei anderen Hypnotika. Daher wird es fast nie zur alleinigen Narkoseeinleitung verwendet, sondern niedrig dosiert **in Kombination mit anderen Hypnotika.** Letztere können dann ebenfalls deutlich geringer dosiert werden, wodurch sich meist eine stabilere Kreislaufsituation erzielen lässt.

Midazolam weist eine gute **anxiolytische, antikonvulsive** und amnestische Wirkung auf und wird zur Prämedikation sowie zur Sedierung bei diagnostischen Eingriffen oder bei der Regionalanästhesie (bei Erwachsenen meist durch Bolusgabe von 1–2 mg) eingesetzt. Außerdem wird es zur Langzeitsedierung auf der ITS verwendet.

1.1.5 Midazolam

Midazolam ist ein **kurzwirksames Benzodiazepin,** das **sedierend, anxiolytisch** und in höheren Dosen **antikonvulsiv** wirkt. Aufgrund der milden Wirkstärke wird es meist mit anderen Hypnotika kombiniert.

Bei langsamer i. v. Injektion ist es **kreislaufneutral.** Eine Atemdepression tritt erst in höherer Dosierung auf. Midazolam **kumuliert** bei Leber- und Niereninsuffizienz stark, und die Wirkdauer kann unberechenbar verlängert werden.

Wie bei allen Benzodiazepinen können bei älteren Patienten **paradoxe Wirkungen** mit Erregungszuständen und Aggressivität auftreten. Benzodiazepine erhöhen bei älteren Patienten außerdem das Risiko, ein **Delir** zu erleiden. Wegen der zentral muskelrelaxierenden Wirkung ist es bei vorbestehenden **Muskelerkrankungen** wie der Myasthenia gravis, aber auch beim obstruktiven Schlafapnoe-Syndrom (OSAS) kontraindiziert. Die Benzodiazepinwirkung kann durch Flumazenil (Anexate®, fraktionierte Gabe von 0,2 mg) **antagonisiert** werden, wobei zu bedenken ist, dass die Wirkdauer von Flumazenil kürzer ist als die von Midazolam und seinen wirksamen Metaboliten.

Bei Leber- und Nierenschäden kann es zu einer gefährlichen **Kumulation** mit Atemdepression kommen.
Antidot bei Intoxikationen ist **Flumazenil.**

Bei älteren Patienten kann es zu einer **paradoxen Wirkung** und einem **Delir** kommen.

1.1.6 Remimazolam

Nachdem seit Jahrzehnten kein neues Hypnotikum mehr auf den Markt gekommen ist, wurde Remimazolam (Byfavo®) vor Kurzem in Europa für die „prozedurale Sedierung" (z. B. Gastroskopien, Koloskopien) zugelassen. Eine Zulassung für Allgemeinanästhesien und die Langzeitsedierung auf der ITS ist geplant. Wie Midazolam gehört es zur Gruppe der **Benzodiazepine.** Sein Abbau geschieht allerdings **organunabhängig** durch unspezifische Esterasen, sodass die Wirkdauer gut vorhersehbar und zudem keine Kumulation bei länger dauernder Infusion oder bei Leber- oder Niereninsuffizienz zu erwarten ist.

1.1.6 Remimazolam

Das neu entwickelte Benzodiazepin Remimazolam steht kurz vor seiner breiten Zulassung in Europa und verspricht gute Effekte für eine kurzzeitige Sedierung bei nur geringen atemdepressiven und hämodynamischen Nebenwirkungen.

Studentische Sicht

Im Gegensatz zu den meisten anderen Hypnotika führt es **nicht zu einem Atemstillstand,** was seine Anwendung vor allem für diagnostische Eingriffe, bei denen eine Sedierung erforderlich ist (z. B. Gastroskopien), sehr sicher erscheinen lässt. Auch soll die **Hämodynamik** des Patienten nach Gabe **kaum beeinträchtigt** werden. Des Weiteren tritt bei der Gabe kein Injektionsschmerz auf. Wie bei allen Benzodiazepinen kann die Wirkung von Remimazolam durch Flumazenil (➤ Kap. 1.1.5) **antagonisiert** werden.

1.2 Inhalationsanästhetika

Anders als die zuvor vorgestellten Injektionsnarkotika werden Narkosegase über die Atemluft aufgenommen und anschließend über das Blut ins ZNS transportiert, wobei die Dosierung u. a. über die Änderung der eingeatmeten Gasfraktion erfolgen kann.

1.2 Inhalationsanästhetika

Lars Töpfer

Viele Menschen denken beim Begriff Anästhesie zuerst an Narkosegase. Tatsächlich machte die Ethernarkose vor mehr als 175 Jahren erstmals schmerzfreie Operationen möglich und prägte das Bild der Anästhesie für lange Zeit.

Unter den Begriff Inhalationsanästhetika fallen die volatilen (verdampfbaren) Anästhetika und Lachgas.

1.2.1 Pharmakokinetik

Der **MAC_{50}-Wert** gibt die minimale alveoläre Konzentration eines Narkosegases an, bei der 50 % der Patienten keine Schmerzreaktion mehr zeigen, und ist damit ein Maß für die Wirkstärke eines Narkotikums.

Der **Blut-Gas-Verteilungskoeffizient** beschreibt, wie stark sich ein Narkosegas im Blut löst, und ist somit ein Maß für die Steuerbarkeit eines Narkotikums.

1.2.1 Pharmakokinetik

Zum Verständnis der unterschiedlichen pharmakokinetischen Eigenschaften der Inhalationsanästhetika sind folgende Begriffe wichtig:

- **MAC_{50} (minimale alveoläre Konzentration):** Der MAC ist ein Maß für die Wirkstärke eines Narkosegases und ermöglicht einen Vergleich der Potenz von Inhalationsanästhetika. Definitionsgemäß ist 1 MAC die Konzentration eines Inhalationsanästhetikums (Angabe in Volumenprozent), bei der 50 % der Patienten auf einen Hautschnitt nicht mit Abwehrbewegungen reagieren. Der MAC-Wert wird durch zahlreiche Faktoren beeinflusst (➤ Tab. 1.2).
- **Blut-Gas-Verteilungskoeffizient:** Verteilungskoeffizienten geben die Löslichkeit eines Gases in einem bestimmten Kompartiment an. Für die Pharmakokinetik der Inhalationsanästhetika ist der Blut-Gas-Verteilungskoeffizient am wichtigsten. Je höher er ist, umso mehr Anästhetikum wird im Blut gelöst, wodurch weniger Wirksubstanz im Gehirn zur Verfügung steht.

TAB. 1.2

Tab. 1.2 Einflüsse auf den MAC-Wert

Erhöhung	Verringerung
• Säuglinge, Kleinkinder • Chronischer Alkoholabusus • Fieber	• Hohes Lebensalter, Frühgeborene • Gabe von Opioiden, Sedativa (z. B. medikamentöse Prämedikation), Lachgas • Hypothermie • Anämie • Hypothyreose • Schwangerschaft

MERKE

MERKE

Je niedriger der MAC, desto potenter ist ein Inhalationsanästhetikum. Je geringer der Blut-Gas-Verteilungskoeffizient, umso besser steuerbar ist ein Anästhetikum.

Die Pharmakokinetik von Inhalationsanästhetika während einer Allgemeinanästhesie kann anhand von drei Phasen beschrieben werden.

Ein Narkosegas flutet in unterschiedlichen Kompartimenten unterschiedlich stark an. Hierbei wird initial nur wenig Narkosegas abgeatmet.

Narkosebeginn/Anflutung

Das Inhalationsanästhetikum wird zunächst in hoher Konzentration verabreicht und gelangt über das Inspirationsgas in die Lunge. Dort diffundiert es und wird mit dem Blutstrom im Körper verteilt. In Abhängigkeit vom Verteilungskoeffizienten und der Durchblutung wird das Anästhetikum von den einzelnen Kompartimenten mit unterschiedlicher Geschwindigkeit aufgenommen. Für die anästhetische Wirkung ist die Wirkung im Gehirn als Zielorgan entscheidend. Die exspiratorisch gemessene Anästhetikakonzentration ist zu diesem Zeitpunkt noch gering.

MERKE

MERKE

Die Konzentration des Inhalationsanästhetikums, die Sie am Verdampfer einstellen und die im Inspirationsgas gemessene Anästhetikakonzentration sind nicht die, welche die Wirkkonzentration im Körper widerspiegeln. Hierfür ist ausschließlich die exspiratorisch gemessene Konzentration entscheidend.

Es stellt sich mit der Zeit ein Gleichgewicht zwischen Zufuhr und Abgabe des Narkosegases ein.

Aufrechterhaltung

Nach einer gewissen Zeit sind die Gewebe mit Anästhetikum aufgesättigt, und es herrscht ein Gleichgewicht. Es muss also weniger Anästhetikum zugeführt werden. Allerdings benötigen einige Kompartimente wie das Fettgewebe sehr lange, bis ein Gleichgewicht erreicht ist. Die exspiratorische Anästhetikakonzentration hat sich der inspiratorischen angenähert.

Narkoseausleitung/Abflutung

Die inspiratorische Konzentration des Anästhetikums wird reduziert oder die Zufuhr ganz beendet. Über die Lunge wird also weniger oder gar kein Anästhetikum mehr aufgenommen. Aufgrund des Konzentrationsgefälles diffundiert das Anästhetikum nun aus dem Gewebe in das Blut zurück und wird über die Lunge abgeatmet. Die exspiratorisch gemessene Anästhetikakonzentration sinkt, und bei Unterschreiten eines bestimmten Niveaus (sog. MAC_{awake}: Konzentration, bei der 50 % der Patienten die Augen öffnen, ca. ½ MAC_{50}) erwachen die Patienten. Da die Rückdiffusion je nach Kompartiment mehrere Stunden anhalten kann, sind noch für längere Zeit geringe Mengen des Inhalationsanästhetikums im Exspirationsgas nachweisbar.

Nach Beendigung der Gaszufuhr wird das im Körper gelöste Narkosegas schrittweise abgeatmet, wobei in lipophilem Gewebe mehr Gas verbleibt als in hydrophilem.

1.2.2 Volatile Anästhetika

Während die früher eingesetzten Inhalationsanästhetika Ether und Chloroform hypnotische, analgetische und muskelrelaxierende Eigenschaften vereinten und daher als Monoanästhetika eingesetzt werden konnten, vermitteln die heute verwendeten volatilen Anästhetika ausschließlich einen **Bewusstseinsverlust.** Wie die meisten i. v. Hypnotika wirken sie **nicht analgetisch** und müssen für einen operativen Eingriff mit einem Opioid kombiniert werden. Wenn eine Muskelrelaxation erforderlich ist, erhalten die Patienten Muskelrelaxanzien.

Das „ideale" Inhalationsanästhetikum, das sämtliche gewünschten Anforderungen wie optimale Steuerbarkeit, fehlende Toxizität und fehlende Nebenwirkungen vereint, gibt es derzeit leider nicht. Gegenwärtig werden in der klinischen Praxis **Desfluran, Isofluran und Sevofluran** eingesetzt. Halothan und Enfluran wurden wegen ihres Nebenwirkungspotenzials und der schlechteren Steuerbarkeit abgelöst.

Chemisch gesehen sind die volatilen Anästhetika mit Fluor oder Chlor halogenierte Kohlenwasserstoffe.

Die volatilen Anästhetika sind bei Raumtemperatur flüssig. Über **Verdampfer** (auch: Vapor, ➢ Abb. 1.2) wird das gasförmige Anästhetikum dem Inspirationsgasgemisch als Narkosegas zugeführt. Jeder Verdampfer ist nur für ein bestimmtes Anästhetikum kalibriert. Eine Besonderheit bildet der Desfluran-Verdampfer, der im Innern einen erhöhten Druck aufbaut und über eine Beheizung eine konstante Temperatur aufrechterhält.

1.2.2 Volatile Anästhetika

Auch die heutzutage eingesetzten Gasnarkotika (sog. volatile Anästhetika) besitzen **keine analgetische Wirkung,** sodass sie i. d. R. zusammen mit Opioiden verabreicht werden.

Konkret handelt es sich um **halogenierte Kohlenwasserstoffe,** die mittels Verdampfer dem Gasgemisch für die Narkose zugeführt werden.

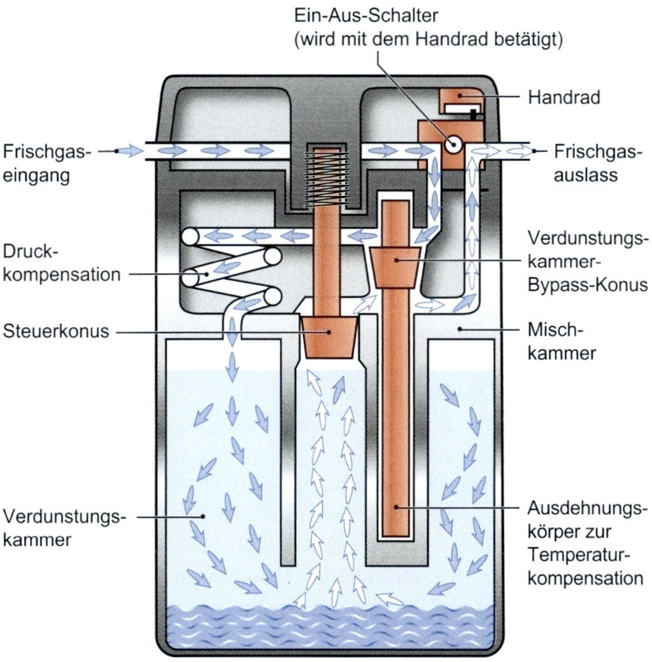

Abb. 1.2 Funktionsprinzip eines Verdampfers für volatile Anästhetika [L141]

Über Änderungen der Konzentrationseinstellung am Verdampfer sind die volatilen Anästhetika gut steuerbar. Die Möglichkeit zur Messung der Narkosegaskonzentration stellt einen Vorteil gegenüber den i. v. Hypnotika dar.

Die volatilen Anästhetika werden im Körper hauptsächlich über das **CYP_{450}-System der Leber** metabolisiert.

Der Abbau der Narkosegase erfolgt überwiegend hepatisch.

Die Wirkungen der volatilen Anästhetika ähneln sich in vielen Bereichen. Unterschiede sind meist durch die Pharmakokinetik bestimmt. Entsprechende Besonderheiten sind in ➢ Tab. 1.3 dargestellt. In ➢ Tab. 1.4 werden die einzelnen volatilen Anästhetika verglichen.

TAB. 1.3

Tab. 1.3 Wichtige Kenngrößen der volatilen Anästhetika

Inhalationsanästhetikum	Charakteristika	MAC (gesunder Erwachsener)	Blut-Gas-Verteilungskoeffizient
Desfluran (z. B. Suprane®)	• Geringe Potenz (im Vergleich zu den anderen volatilen Anästhetika höhere Konzentration erforderlich), aber niedrigster Blut-Gas-Verteilungskoeffizient (schnellstes An- und Abfluten) • Im Vergleich zu den anderen volatilen Anästhetika geringste hepatische Metabolisierung • Siedepunkt bereits bei 23 °C, daher spezieller Verdampfer erforderlich • Bei rascher Dosiserhöhung Tachykardie oder Herzrhythmusstörungen möglich • Kann bronchokonstriktorisch wirken (vor allem bei rascher Dosiserhöhung) • Im Vergleich stärkste Wirkung als Treibhausgas, wird daher in einigen Krankenhäusern nicht mehr eingesetzt	6,0	0,45
Isofluran	• Im Vergleich zu den anderen volatilen Anästhetika langsamste An- und Abflutung • Nur geringe hepatische Metabolisierung • Kostengünstig	1,2	1,4
Sevofluran (z. B. Sevorane®)	• Ermöglicht als einziges volatiles Anästhetikum eine inhalative Narkoseeinleitung, da kein stechender Geruch • Größte hämodynamische Stabilität • Im Vergleich höchste hepatische Metabolisierung • Bildung potenziell nephrotoxischer Stoffe (Compound A) im Atemkalk möglich	2,0	0,65

TAB. 1.4

Tab. 1.4 Vergleich der volatilen Anästhetika

Steuerbarkeit	Desfluran > Sevofluran > Isofluran
Potenz	Isofluran > Sevofluran > Desfluran
Hepatische Metabolisierung	Sevofluran > Isofluran > Desfluran
Kosten	Sevofluran > Desfluran > Isofluran
Umweltbelastung	Desfluran > Isofluran > Sevofluran

Wirkmechanismus

Die molekulare Wirkung volatiler Anästhetika ist komplex und weitgehend unklar.

Wirkmechanismus

Der Wirkmechanismus der Inhalationsanästhetika ist komplex und nicht aufgeklärt. Wahrscheinlich sind Wirkungen auf verschiedene Rezeptorsysteme (u. a. GABA, NMDA) und Ionenkanäle (u. a. Na^+, K^+, Ca^{2+}) im Gehirn.

Nebenwirkungen

Die **Nebenwirkungen** umfassen Hypotonie, reduzierten Atemantrieb mit Reizung der Atemwege, Übelkeit, Hirndruckveränderungen und in seltenen Fällen eine **maligne Hyperthermie.**

Nebenwirkungen

Die Nebenwirkungen der volatilen Anästhetika ähneln sich in vielen Punkten:

- Hypotonie: durch negative Inotropie und verringerten peripheren Gefäßwiderstand, Vorsicht bei hämodynamisch instabilen Patienten!
- Verminderter Atemantrieb bei Spontanatmung.
- Atemwegsreizung: Bei unzureichender Narkosetiefe kann die Gabe von Desfluran und Isofluran zum Laryngospasmus führen.
- Bronchodilatation: bei Patienten mit Asthma bronchiale vorteilhaft (Ausnahme Desfluran: bei Patienten mit hyperreagiblem Bronchialsystem Bronchokonstriktion möglich).
- Anstieg der Leberenzyme: eher historisch bei Halothannarkosen. Außerdem bestand bei wiederholten Halothannarkosen die Gefahr der lebensbedrohlichen Halothanhepatitis. Wegen der Strukturähnlichkeit ist diese Nebenwirkung prinzipiell auch bei den heute verwendeten volatilen Anästhetika möglich, tritt aber nur in seltenen Fällen auf.
- Hirndrucksteigerung: Konzentrationen > 1 MAC führen zu einer Vasodilatation der Hirngefäße und damit zum Hirndruckanstieg.
- Uterusrelaxation: bei Konzentrationen > 1 MAC hohe Blutverluste bei Sectio caesarea möglich.
- Erhöhtes Auftreten von PONV (➤ Kap. 7.4).
- Bildung von reaktiven Molekülen in trockenem Atemkalk.
- Möglicherweise teratogen (Tiermodell), fraglich erhöhte Abortrate → problematisch ist hier auch die Raumluftbelastung bei schwangerem Personal, sodass bei Anwesenheit von Schwangeren eher eine TIVA durchgeführt werden sollte.
- Treibhausgase

Kontraindikationen

Kontraindikationen

- Maligne Hyperthermie
- Akutes Schädel-Hirn-Trauma, erhöhter ICP

CAVE

Alle volatilen Anästhetika sind Triggersubstanzen der malignen Hyperthermie (➤ Kap. 7.7) und daher bei entsprechender Anamnese kontraindiziert.

1.2.3 Lachgas

Lachgas (N_2O oder Distickstoffmonoxid) ist eines von nur einer Handvoll Medikamenten, die schon mehr als ein Jahrhundert lang klinisch eingesetzt werden. Allerdings ist die Nutzung in den letzten Jahren zurückgegangen; so werden bei Krankenhausneubauten häufig gar keine Lachgasleitungen mehr verlegt.

Im Gegensatz zu den volatilen Anästhetika liegt Lachgas bei Raumtemperatur als Gas vor. Es benötigt **keinen Verdampfer,** sondern wird dem Narkosegas wie Sauerstoff über Flaschen oder über die zentrale Gasversorgung zugemischt.

Lachgas besitzt **analgetische und hypnotische Eigenschaften,** wobei Letztere weniger stark ausgeprägt sind.

1.2.3 Lachgas

Lachgas ist bereits bei Raumtemperatur gasförmig, wirkt **hypnotisch und analgetisch.** Seine Verwendung ist in den letzten Jahren rückläufig.

MERKE

Eine Monoanästhesie mit Lachgas ist aufgrund der geringen anästhetischen Potenz nicht möglich, da hierfür eine Konzentration von 105 % (1 MAC) erreicht werden müsste.

MERKE

Meist wird Lachgas in Kombination mit anderen Anästhetika als Bestandteil der balancierten Anästhesie verwendet. Bei Verwendung eines Lachgas-Sauerstoff-Gemischs von 70 % N_2O und 30 % O_2 halbiert sich in etwa der MAC-Wert der volatilen Anästhetika, und es werden auch weniger Opioide benötigt.

Für respiratorisch eingeschränkte Patienten ist Lachgas nicht geeignet, da aufgrund der geringen anästhetischen Potenz für eine gute Wirksamkeit ein hoher Lachgasanteil (etwa 50–70 %) erforderlich ist.

Bei kurz dauernden und wenig schmerzhaften Eingriffen, die keinen vollständigen Bewusstseinsverlust erfordern (z. B. Frakturrepositionen, zahnärztliche Eingriffe, Analgesie zur Spontangeburt), kann Lachgas als alleiniges Analgetikum eingesetzt werden. Hierfür stehen sogar feste Mischungen zur Verfügung, z. B. 50 % N_2O und 50 % O_2 (z. B. Livopan®).

Wegen seines **niedrigen Blut-Gas-Verteilungskoeffizienten** (➤ Tab. 1.5) ist Lachgas sehr gut steuerbar. Bei der Narkoseausleitung kann es zur **Diffusionshypoxie** kommen. Wenn die Lachgaszufuhr beendet wird, verdrängt das sehr schnell zurückdiffundierende N_2O den Sauerstoff in der Lunge. Um dies zu vermeiden, müssen die Patienten nach Beendigung der Lachgasgabe für ca. 5 min mit 100 % O_2 beatmet werden.

Im Gegensatz zu den volatilen Anästhetika ist Lachgas keine Triggersubstanz der malignen Hyperthermie.

Beim **Ausleiten der Narkose** kann es durch ein Diffusionsungleichgewicht zwischen Lachgas und Sauerstoff in der Lunge zu einer **Hypoxie** kommen.

Lachgas löst **keine maligne Hyperthermie** aus.

Tab. 1.5 Wichtige Kenngrößen von Lachgas und Xenon

Inhalationsanästhetikum	Charakteristika	MAC (gesunder Erwachsener)	Blut-Gas-Verteilungskoeffizient
Lachgas (z. B. Niontix®)	• Niedriger Blut-Gas-Verteilungskoeffizient • Gute analgetische Wirkung • Bewusstseinsverlust nur in Verbindung mit anderen Anästhetika • Nur geringe Metabolisierung • Verursacht eine Anosmie während der Gabe	105	0,47
Xenon (z. B. LENOXe®)	• Sehr niedriger Blut-Gas-Verteilungskoeffizient • Keinerlei Metabolisierung • Sehr geringe hämodynamische Auswirkungen • Keine Atemwegsreizung • Teuer, Verabreichung nur in geschlossenem Narkosesystem sinnvoll • Gehäuftes Auftreten von PONV (➤ Kap. 7.4)	70	0,14

TAB. 1.5

Nebenwirkungen und Kontraindikationen

- Gehäuftes Auftreten von PONV (➤ Kap. 7.4).
- Diffusionshypoxie.
- Diffusion in luftgefüllte Räume: kontraindiziert bei Pneumothorax, Ileus, Eingriffen am Mittelohr. Bei Endotrachealtuben oder extraglottischen Atemwegshilfen kann das Cuffvolumen und damit der Cuffdruck zunehmen.

Nebenwirkungen und Kontraindikationen

Wegen der Diffusion in pneumatisierte Räume ist eine Lachgasnarkose bei Operationen dieser Kompartimente kontraindiziert (z. B. Eingriffe am Mittelohr).

- Störung der Blutbildung bei Applikation über > 6 h: Interaktion mit Vitamin-B_{12}-Stoffwechsel.
- Hirndrucksteigerung.
- Treibhausgas.

1.2.4 Xenon

Xenon besitzt ein sehr gutes anästhetisches Wirkprofil, wird jedoch wegen seines hohen Preises selten eingesetzt.

1.2.4 Xenon

Auch das Edelgas Xenon kann als Narkosegas eingesetzt werden (➤ Tab. 1.5). Es besticht u. a. durch eine herausragende Steuerbarkeit. Der hohe Preis und die damit verbundene Notwendigkeit, das Gas in einem geschlossenen Narkosesystem zu applizieren, verhindern einen Routineeinsatz.

1.3 Opioide

Das menschliche Nervensystem besitzt **verschiedene Typen von Opioidrezeptoren,** die unterschiedliche Wirkungen vermitteln.

TAB. 1.6

1.3 Opioide

Wilfried Witte und André Remus

Opioidrezeptoren finden sich im limbischen System, im Thalamus, im Hypothalamus sowie in der Formatio reticularis und der Substantia gelatinosa des Rückenmarks. Es werden μ-, κ- und δ-Rezeptoren unterschieden (➤ Tab. 1.6).

Tab. 1.6 Opioidrezeptoren und ihre Wirkung

Opioidrezeptoren	Wirkung
μ-Rezeptoren	Supraspinale Analgesie, Atemdepression, Abhängigkeit, Euphorie
κ-Rezeptoren	Spinale Analgesie, Miosis, Sedierung
δ-Rezeptoren	Spinale Analgesie, Dysphorie, Halluzinationen, Atemdepression, Toleranz

Opiate sind aus der Milch des Schlafmohns *(Papaver somniferum)* extrahierte Alkaloide und deren Derivate (z. B. Morphin und Codein). **Opioide** sind körpereigene (z. B. Endorphin) und halb- sowie vollsynthetische Substanzen mit opiumähnlichen Wirkungen und morphinartigen Eigenschaften (z. B. Tilidin, Oxycodon, Hydromorphon). Im alltäglichen Sprachgebrauch wird selten zwischen „Opiat" und „Opioid" unterschieden.

Die klassischen Opioidanalgetika (Morphin, Fentanyl u. a.) sind **Agonisten an allen Rezeptoren.** In der Hoffnung, das Abhängigkeitspotenzial der Opioide zu verringern, wurden Partialagonisten und -antagonisten entwickelt. Die Erwartungen haben sich bisher jedoch nicht erfüllt.

Wirkprofile verschiedener Opioide:
- Morphin, Fentanyl: volle μ-, κ- und δ-Agonisten
- Nalbuphin: κ-Agonist, μ-Antagonist
- Tilidin: μ-Agonist, κ- und δ-Antagonist
- Buprenorphin: partieller μ- und κ-Agonist (geringere maximale Wirkung mit verringertem Risiko einer Atemdepression)

Gemischte Agonisten-Antagonisten

- **Pentazocin:** agonistisch an κ-Rezeptoren, antagonistisch an μ-Rezeptoren, seit 2006 in Deutschland nicht mehr im Handel
- **Nalbuphin:** agonistisch an κ-Rezeptoren, partieller Antagonist an μ-Rezeptoren, klinisch nur geringe Bedeutung
- **Tilidin:** voller Agonist an μ-Rezeptoren, schwach antagonistisch an κ- und δ-Rezeptoren

Partialagonisten **Buprenorphin:** keine (bzw. sehr geringe) Wirkung am δ-Rezeptor, starker Partialagonist am μ- und κ-Rezeptor. Hohe therapeutische Breite mit starker Analgesie und geringerer Gefahr der Atemdepression. Es besteht ein „Ceiling"-Effekt, d. h., bei sehr hohen Dosen kann die Wirkung nicht mehr gesteigert werden (Maximum der Dosis-Wirkungs-Beziehung). Durch die hohe Rezeptoraffinität lässt sich die Substanz mit Naloxon nur bedingt antagonisieren.

Aufgrund des partiellen Agonismus bzw. Antagonismus der genannten Substanzen ist eine Kombination mit anderen agonistisch wirkenden Opioiden nur bedingt sinnvoll. Es kann zu einer Wirkungsabschwächung der einzelnen Opioide kommen.

1.3.1 Wirkmechanismus

Opioide **hemmen das Schmerzempfinden** auf spinaler und zentraler Ebene.

1.3.1 Wirkmechanismus

Zentral:
- Aktivierung des absteigenden schmerzhemmenden Systems
- Unterdrückung nozizeptiver Impulse auf spinaler Ebene
- Ausprägung des Schmerzerlebens im limbischen System

Peripher:
- Verzögerung der Magenentleerung durch Pyloruskonstriktion: Übelkeit, Erbrechen
- Spastische Obstipation durch Reduktion der Motilität und Tonuserhöhung des Gastrointestinaltrakts
- Tonussteigerung der Harnblasenmuskulatur und des Harnblasensphinkters sowie der Sphinkteren der Gallenwege
- Tonusreduktion der Blutgefäße mit Hypotonie und Bradykardie
- Histaminfreisetzung mit Hautrötung, Urtikaria, Juckreiz

MERKE

Unerwünschte Arzneimittelwirkungen aller Opioide:
- Atemdepression
- Sedierung, Benommenheit, Verwirrtheit, Euphorie
- Hemmung der Darmperistaltik, Übelkeit und Erbrechen, Obstipation
- Tonuserhöhung intestinaler Sphinkteren
- Miktionsstörungen
- Tonuserniedrigung der Blutgefäße (Orthostase, Nachlastsenkung)
- Histaminfreisetzung, Juckreiz, Kopfschmerzen, Asthma
- Hohes Potenzial physischer und psychischer Abhängigkeit
- Möglich: opioidinduzierte Hyperalgesie (Schmerzverstärkung durch Aktivierung pronozizeptiver Systeme)
- Häufig: Testosteronmangel (unter langfristiger Therapie)

MERKE

1.3.2 Opioide in der Anästhesie und Intensivmedizin

In der Anästhesie und Intensivmedizin verwendete Opioide müssen stark und schnell wirken. Dies erreicht man mit einer i. v. Applikation (➤ Tab. 1.7). Sie sollen gut steuerbar sein; dazu müssen sie kurzwirksam sein. Alle für Narkosen verwendeten Opioide führen zu **Atemdepression** und sollten nur unter **Intubationsbereitschaft** appliziert werden. Eine weitere ungewollte Wirkung der i. v. Opioide ist **Muskelrigidität.** Betroffen ist die Muskulatur von Thorax, Abdomen und Kehlkopf. Ohne die Applikation eines Muskelrelaxans kann die Maskenbeatmung stark erschwert sein.

1.3.2 Opioide in der Anästhesie und Intensivmedizin

In der Anästhesie eingesetzte Opioide **wirken schnell und stark,** sodass bei der operativen Beatmung auf das Risiko einer Atemdepression und eines erhöhten Muskeltonus geachtet werden muss.

Tab. 1.7 Intravenöse Opioide: Dosierungsempfehlungen[1] und wichtige Kenngrößen

Wirkstoff	Konzentration der unverdünnten Lösung [mg/ml]	Dosierung zur Narkoseeinleitung			Wirkdauer [min]	Wiederholungsdosis zur Narkoseaufrechterhaltung bei Bolusgabe [µg/kg KG]	Dosierung zur Narkoseaufrechterhaltung bei kontinuierlicher Applikation [µg/kg KG/h]
		„Merkdosis"[2] [µg/kg KG]	Typische Dosierung für einen Erwachsenen	Dosisbereich [µg/kg KG]			
Alfentanil[3]	0,5 mg	20	1,5 mg	15–30	10	15	20–80
Fentanyl[3]	0,05 mg	2	0,15 mg	1,5–3	30	0,5–1,5	2–10
Remifentanil	–[4]	–[5]	–[5]	0,5–1,0 µg/kg KG/min[4]	5	–[5]	0,05–0,5 µg/kg KG/min
Sufentanil[3]	• 5 µg/ml • 10 µg/ml • 50 µg/ml	0,2	15 µg	0,2–0,4	20	0,15–0,3	0,5

[1] Die Dosierungen gelten für die Narkoseeinleitung und -aufrechterhaltung bei gesunden Erwachsenen. Bei älteren Patienten und Patienten mit Organinsuffizienzen muss die Dosierung teils deutlich reduziert werden.
[2] Merkdosis: Gerade am Anfang und mit fehlender praktischer Erfahrung ist es schwer, die Dosierungen und Dosisbereiche der zahlreichen Medikamente in der Anästhesiologie auswendig zu lernen. Versuchen Sie daher, zunächst nur diese Merkdosis im Kopf zu behalten. Sie gibt Ihnen eine Orientierung und reicht i. d. R. aus, um eine Prüfung zu bestehen.
[3] Fentanyl ist etwa 10 × potenter als Alfentanil und Sufentanil wiederum etwa 10 × potenter als Fentanyl. Die Dosierungen unterscheiden sich daher etwa um den Faktor 10. Sie müssen also für diese Opioide nur eine Zahl im Kopf behalten und können sich die Dosis der anderen leicht errechnen.
[4] Wird nach Bedarf durch den Anwender auf 20–250 µg/ml verdünnt.
[5] Keine Angabe, da Remifentanil i. d. R. nicht als Bolus appliziert wird. In der Praxis wird zur Narkoseeinleitung häufig eine hohe kontinuierliche Dosisrate verabreicht, die dann bei Einsetzen der Wirkung auf die Erhaltungsdosis reduziert wird.

Fentanyl

- 50- bis 100-fache Wirksamkeit von Morphin.
- Wirkungseintritt nach 2–5 min, Wirkdauer ca. 30 min.
- Kontextsensitive Halbwertszeit: Durch Dauerinfusion oder wiederholte Gaben steigt die Wirkdauer von Fentanyl, das deshalb schlecht steuerbar und für die Langzeitsedierung weniger geeignet ist als andere Opioide (➤ Abb. 1.3).

Fentanyl

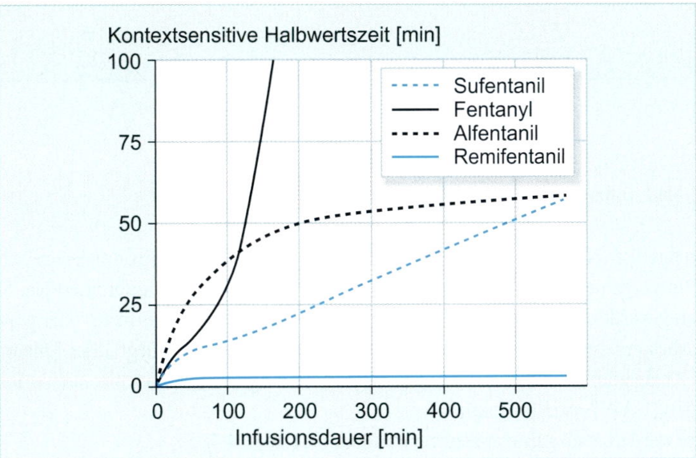

Abb. 1.3 Kontextsensitive Halbwertszeit [L126]

Studentische Sicht

Alfentanil

Alfentanil

- Etwa 25 % der Wirksamkeit von Fentanyl
- Schneller Wirkungseintritt mit kurzer Wirkdauer (ca. 15 min)
- Einsatz im Wesentlichen für kurze Narkosen

Sufentanil

Sufentanil

- 7- bis 10-fach stärkere Wirkung als Fentanyl, stärkste analgetische Potenz aller Opioide
- Schneller einsetzende und kürzere Wirkung als Fentanyl, geringere kontextsensitive HWZ
- Geringe kardiovaskuläre Wirkung
- Häufigstes in der Intensivmedizin eingesetztes Opioid

Remifentanil

Remifentanil

- Kürzeste Anschlagszeit (1,5 min) und kürzeste Wirkdauer aller Opioide, kein Anstieg der kontextsensitiven HWZ (3–4 min) durch kontinuierliche Infusion
- Dadurch sehr gute Steuerbarkeit während der Narkose
- Standard-Opioid bei der TIVA
- Rascher Abbau durch unspezifische Esterasen in Blut und Gewebe
- Wegen schnellen Abbaus postoperative Schmerztherapie zwingend notwendig

Zu Opioiden, die in der **Schmerztherapie** eingesetzt und oral, transdermal oder ähnlich appliziert werden, siehe die zusätzlichen Erläuterungen in ➢ Kap. 27.5.1.

1.3.3 Perioperative Schmerztherapie mit Opioiden

Bei **postoperativen Schmerzen,** die nicht mit anderen Analgetika beherrschbar sind, kommen ebenfalls Opioide in **bedarfsangepasster Dosis** zum Einsatz.

1.3.3 Perioperative Schmerztherapie mit Opioiden

Opioide werden bei postoperativen Schmerzen eingesetzt, wenn Nichtopioidanalgetika nicht ausreichend wirksam sind. Voraussetzung ist, dass die Schmerzen opiatsensibel sind, was bei postoperativen Schmerzen zumeist der Fall ist. Die Gabe erfolgt i. d. R. intravenös im Aufwachraum unter Atemüberwachung und Herz-Kreislauf-Monitoring als **Titration.**

Titration bedeutet, dass das Bedarfsopioid i. v. fraktioniert in kleineren Boli (Einzeldosen) gegeben wird, bis der gewünschte analgetische Effekt erreicht wurde. Die Titration nehmen Ärzte, das Fachpflegepersonal oder der Patient selbst, als patientenkontrollierte Analgesie (PCA) mit speziellen technischen Vorrichtungen (Schmerzpumpen), vor.

Die Gefahr der Atemdepression wird durch die Opioidtitration substanziell gemindert, die im Fall der i. v. Opioidgabe im Aufwachraum obligatorisch ist.

Bei i. v. oder s. c. Gabe sind die gängigen kurzwirksamen Opioide – unter Berücksichtigung der Morphin-Äquivalenz – klinisch nahezu wirkungsgleich. Bei höherem Alter der Patienten ist die Bolusdosis zu reduzieren.

Traditionell wird in vielen Aufwachräumen Morphin eingesetzt (➢ Tab. 1.8). Da es darunter jedoch häufiger zu Juckreiz kommt, wird andernorts vorrangig Piritramid genommen. Piritramid wird fast nur in den deutsch-sprachigen Ländern eingesetzt. Es ist häufig venenreizend, sodass es verdünnt zu spritzen ist. Intravenös (oder subkutan) können auch Oxycodon oder Hydromorphon gegeben werden. Ihre Gabe empfiehlt sich bei Niereninsuffizienz, da sie weniger stark kumulieren. Sie werden aber nicht in jedem OP vorgehalten.

TAB. 1.8

Tab. 1.8 Opioide (i. v., s. c.) im Aufwachraum

Medikament	Morphin-Äquivalent	Einzeldosis [mg]	Wirkdauer [h]
Morphin	1	2–5	4–6
Piritramid	0,7	3–6	4–6
Oxycodon	1,5–1,8	1–5	4–6
Hydromorphon	5–7	1–2	4–6

1.4 Nichtopioidanalgetika und Adjuvanzien

Nichtopioidanalgetika werden trotz ihrer schwächeren Wirkung gerne bei akuten und chronischen Schmerzen eingesetzt, um die opioidassoziierten Nebenwirkungen zu vermeiden.
Man unterscheidet dabei je nach chemischer Struktur verschiedene Substanzgruppen.

1.4 Nichtopioidanalgetika und Adjuvanzien

Wilfried Witte und André Remus

Nichtopioidanalgetika (NOPA) kommen sowohl bei akuten als auch bei chronifizierten Schmerzen zum Einsatz. Ein Einsatzgebiet bei akuten Schmerzen ist die perioperative Schmerztherapie. Stoffe, die i. v. applizierbar sind, werden dabei bevorzugt eingesetzt. Zumeist geschieht dies intra- oder postoperativ. Die intra- und insbesondere die präoperative prophylaktische Gabe unterliegt dem Dilemma, dass die Patienten ein Analgetikum erhalten, das sie evtl. nicht benötigt hätten, das aber unerwünschte Arzneimittelwirkungen (UAW) entfalten kann.

Perioperativ werden auch Adjuvanzien verwendet (➢ Kap. 1.4.4).

Alle Nichtopioidanalgetika können allergische Reaktionen auslösen und für einen arzneimittelinduzierten Bronchospasmus (Analgetikaasthma) verantwortlich sein.

1.4.1 Nichtsaure NOPA

➢ Tab. 1.9.

Tab. 1.9 Nichtsaure Nichtopioidanalgetika

Präparat	Dosierung	Eigenschaften
Paracetamol	ED: 500–1000 mg TMD: 4 g	• Schwach analgetisch, gut antipyretisch, aber nicht antiphlogistisch → bei leichten bis mittelstarken Schmerzen • Intravenöse Gabe wirkt schneller, aber nicht stärker als orale Applikation • In der Kinderanästhesie auch rektale Anwendung gebräuchlich • Max. 4 g, bei Intoxikation von über 6 g drohen Leberzellnekrose mit Leberversagen und Nierenversagen mit Tubulusnekrose • Antidot: N-Acetylcystein als SH-Gruppen-Donator • Kontraindiziert bei Patienten mit bestehenden Leberschäden und Niereninsuffizienz • Relativ kontraindiziert bei Alkoholismus, Mangelernährung
Metamizol	ED: 500–1000 mg TMD: 4 g	• Hohe analgetische und antipyretische Potenz, nicht antiphlogistisch → bei mittelstarken bis starken Schmerzen • Gute spasmolytische Wirksamkeit, bei viszeralen Schmerzen und Koliken indiziert • Blutdruckabfall und anaphylaktoide Reaktion bei zu schneller i. v. Applikation • Leukopenie, sehr selten Agranulozytose (< 0,01%) • Einzelne Fälle eines arzneimittelbedingten Leberschadens („drug-induced liver injury“, DILI) • Sehr selten Nierenschäden

ED: Einzeldosis; TMD: Tagesmaximaldosis

LERNTIPP

Das IMPP fragt gewöhnlich keine Dosierungen ab. Für die Praxis solltest du aber eine Vorstellung von der üblichen Dosierung der gebräuchlichsten Schmerzmedikamente haben.

CAVE

Erhält ein Patient Metamizol und zeigt die Symptome Fieber, Heiserkeit und Schleimhautulzerationen, die sich im Verlauf zu einer Sepsis entwickeln, müssen Sie an eine **Agranulozytose** als seltene, aber lebensbedrohliche Nebenwirkung denken. Das Metamizol muss abgesetzt und der Patient auf eine ITS verlegt werden. Neben der Sepsistherapie erhalten die Patienten granulozytenstimulierende Faktoren. Weitere Medikamente, die eine Agranulozytose auslösen können, sind trizyklische Antidepressiva, Antikonvulsiva sowie NSAR.

1.4.2 Nichtsteroidale Antirheumatika (NSAR)

Nichtsteroidale Antirheumatika sind vorwiegend bei akuten Schmerzen des Bewegungsapparats und bei rheumatischen Erkrankungen indiziert, vor allem, wenn der entzündungshemmende Effekt genutzt werden soll (➢ Tab. 1.10).

Tab. 1.10 Saure NOPA: traditionelle NSAR

Präparat	Dosierung	Eigenschaften
Acetylsalicylsäure (ASS)	ED: 500–1000 mg TMD: 3 g	Kann Auslöser des Reye-Syndroms bei Kindern und Jugendlichen sein
Ibuprofen	ED: 200–800 mg TMD: 2,4 g	Geringste Rate an gastrointestinalen Nebenwirkungen
Diclofenac	ED: 25–100 mg TMD: 150 mg	• Etwas besser analgetisch wirksam als Ibuprofen • Auch als Salben und Gels erhältlich
Naproxen	ED: 250–500 mg TMD 1250 mg	Niedriges kardiovaskuläres, aber hohes gastrointestinales Risiko
Indometacin	ED: 50–150 mg TMD: 150 mg	Erste Wahl bei akutem Gichtanfall

ED: Einzeldosis; TMD: Tagesmaximaldosis

Traditionelle NSAR (tNSAR) wirken über die Hemmung der Cyclooxygenasen COX-1 und COX-2 und damit über die Hemmung der Prostaglandinsynthese analgetisch, antipyretisch und antiphlogistisch. Coxibe sind COX-2-selektiv und sollen somit weniger gastrointestinale Nebenwirkungen haben (➢ Tab. 1.11). **UAW** der NSAR sind:

- Gastrointestinale Ulzera und Blutungen
- Verminderung der renalen Perfusion mit Wasser- und Natriumretention
- Thrombembolische Ereignisse
- Thrombozytenaggregationshemmung (irreversibel durch ASS, reversibel durch die übrigen Substanzen)

1.4.1 Nichtsaure NOPA

TAB. 1.9

CAVE

1.4.2 Nichtsteroidale Antirheumatika (NSAR)

Eine wichtige Substanzgruppe wird aufgrund ihrer schmerz- und entzündungshemmenden Wirkung als nichtsteroidale Antirheumatika (NSAR) bezeichnet (andere Indikation sind rheumatische Erkrankungen).

TAB. 1.10

NSAR **hemmen unselektiv die Cyclooxygenasen COX-1 und COX-2.**

Die gewünschte Schmerz- und Entzündungshemmung wird vor allem über COX-2 vermittelt, wobei die Hemmung der COX-1 zu unerwünschten gastrointestinalen Ulzera (daher oft Kombination mit Protonenpumpeninhibitoren) und Hemmung der Blutgerinnung führt.

Studentische Sicht

Coxibe wurden als **selektive COX-2-Inhibitoren** entwickelt, wirken jedoch nur schwach und steigern das kardiovaskuläre Risiko.

TAB. 1.11

- Selten zentralnervöse Nebenwirkungen wie Schwindel, Hör- und Sehstörungen
- Gefahr des vorzeitigen Ductus-arteriosus-Verschlusses des Ungeborenen

Coxibe erhöhen das Herzinfarkt- und Schlaganfallrisiko und sind somit kontraindiziert bei KHK, pAVK und zerebrovaskulären Erkrankungen.

Tab. 1.11 Saure NOPA: Coxibe

Präparat	Dosierung	Eigenschaften
Celecoxib (Celebrex®)	ED: 100–200 mg TMD: 400 mg	Kontraindiziert bei Sulfonamidallergie
Etoricoxib (Arcoxia®)	ED: 30–120 mg TMD: 120 mg	Langwirksam, Dosisintervall 24 h
Parecoxib (Dynastat®)	ED: 20–40 mg TMD: 80 mg	• Einziger i. v. applizierbarer COX-2-Hemmer • Zur Kurzzeitbehandlung bei postoperativen Schmerzen • Prodrug von Valdecoxib, das bis 2005 zur oralen Langzeitbehandlung der Arthrose verordnet werden konnte (Marktrücknahme wegen UAW: Hautreaktionen, kardiovaskuläre Ereignisse)

ED: Einzeldosis; TMD: Tagesmaximaldosis

NSAR sind wegen ihrer UAW für die längerfristige Therapie von Schmerzen nicht indiziert. Sollte in begründeten Einzelfällen eine längerfristige Therapie geplant sein, werden NSAR mit Protonenpumpenhemmern (PPI) kombiniert.

1.4.3 Perioperative Schmerztherapie mit NOPA

Zum Vorbeugen von Schmerzbeschwerden sollte **perioperativ** rechtzeitig mit einer **Schmerztherapie** (z. B. Metamizol, ggf. auch Opioide) begonnen werden.

1.4.3 Perioperative Schmerztherapie mit NOPA

Wenn keine Kontraindikationen bestehen und die Analgesie nicht durch eine Regionalanästhesie gewährleistet ist, erhalten alle Patienten perioperativ zur Schmerztherapie ein Nichtopioidanalgetikum. Bei mittelstarken und starken postoperativen Schmerzen wird ein NOPA mit einem Opioid kombiniert. Außer im Fall der Gabe von Paracetamol und nachfolgend eines NSAR gibt es keinen Wirksamkeitsbeleg für die perioperative kombinierte Gabe verschiedener NOPA.

Die gängigsten NOPA perioperativ sind Paracetamol und Metamizol. Metamizol, aber auch NSAR sind stärker analgetisch wirksam als Paracetamol. Metamizol wirkt bei nozizeptiven Schmerzen (geringer bis mittlerer Stärke) analgetisch und spasmolytisch. tNSAR werden bei Entzündungsschmerzen angewandt (z. B. im unfallchirurgischen OP). Bei Vorliegen gastrointestinaler Risikofaktoren sollten ggf. Coxibe (COX-2-Inhibitoren) verwendet werden. Bei kardiovaskulären Beeinträchtigungen unterliegt die perioperative Verwendung von NSAR der Einzelfallabwägung (Nutzen/Schaden). Liegt sowohl ein gastrointestinales (Blutungs-)Risiko als auch ein kardiovaskuläres Risiko vor, ist von der perioperativen Gabe eines NSAR Abstand zu nehmen.

1.4.4 Perioperative Schmerztherapie mit Adjuvanzien

Zur Steigerung des analgetischen Effekts können perioperativ auch Adjuvanzien (z. B. Lidocain i. v., Ketamin i. v., Gabapentin p. o.) eingesetzt werden.

1.4.4 Perioperative Schmerztherapie mit Adjuvanzien

Adjuvanzien sind Substanzen, die in einem bestimmten klinischen Kontext die Wirkung anderer Medikamente verstärken sollen. Perioperativ werden sie eingesetzt, um das Auftreten der UAW von Opioiden zu reduzieren und um der Schmerzchronifizierung vorzubeugen.

- In der Abdominalchirurgie kommt **Lidocain** i. v. zum Einsatz, wenn Periduralanalgesie indiziert, aber nicht möglich ist. Gängig sind 1,5 mg/kg vor Schnitt nach Narkoseeinleitung, 1,5 mg/kg/h intraoperativ und 1,33 mg/kg/h für max. 24 h postoperativ. Kontraindikationen sind höhergradige kardiovaskuläre Einschränkungen sowie höhergradige Leber- oder Nierenerkrankungen.
- Patienten mit präoperativ bestehenden chronischen Schmerzen oder Patienten, bei denen ein Wirkverlust von Opioiden vorliegt, können niedrig dosiert **Ketamin** i. v. erhalten, wenn sie sich größeren Eingriffen an Oberbauch oder Thorax unterziehen (unmittelbar vor OP-Beginn 0,5 mg/kg, intraoperativ 0,5–0,75 mg/kg/h Ketaminracemat bis 45 min vor OP-Ende).
- Zur Phantomschmerzprophylaxe bzw. bei Eingriffen, die mit größeren intraoperativen Nervenläsionen einhergehen (Thorakotomie, große Mammachirurgie, Leistenhernien-OP), kann **Gabapentin** p. o. für 48–72 h gegeben werden, wobei die Gabe präoperativ begonnen werden sollte (Dosierung bei Erwachsenen: 3 × 300–600 mg).

CAVE

CAVE

Außer beim iatrogen erzeugten Schmerz (z. B. eine chirurgische Operation), bei dem die **prophylaktische Gabe eines Analgetikums** indiziert ist, gibt es im alltäglichen Leben keine medizinische Indikation für die prophylaktische Einnahme eines Analgetikums. Die im Leistungssport und mittlerweile sogar im Freizeitsport verbreitete Praxis, Diclofenac und Ibuprofen regelmäßig prophylaktisch einzunehmen, um das Erreichen der Schmerzschwelle hinauszuzögern, geschieht nicht nur **off-label,** sondern ist auch gefährlich (Magenblutungen, Niereninsuffizienz bis zum Nierenversagen, Heilungsverzögerung bei Verletzungen).

In der Sportorthopädie gilt für die i. v. Gabe von tNSAR im Übrigen die 100-ml-Regel: Die Volumenbeschränkung von maximal 100 ml Trägerflüssigkeit innerhalb von 12 h darf nicht überschritten werden, es sei denn, die Infusionen werden „*rechtmäßig im Zuge von Krankenhausbehandlungen, chirurgischen Eingriffen oder klinischen diagnostischen Untersuchungen verabreicht*“ (Nationale Anti-Doping Agentur: Verbotsliste 2021).

1.5 Muskelrelaxanzien

Lars Töpfer

Muskelrelaxanzien hemmen die Erregungsausbreitung an der muskulären Endplatte und führen zu einer vollständigen Lähmung der quergestreiften Muskulatur.
In der Anästhesie werden sie aus zweierlei Gründen bei der Allgemeinanästhesie eingesetzt:

- Durch die Muskelrelaxation verbessert sich die Sicht auf den Larynx bei der **Intubation** und das Risiko einer Stimmlippenschädigung verringert sich.
- Die Muskelrelaxation verschafft dem Operateur **optimale Eingriffsbedingungen,** denn trotz tiefer Narkose kann es zu Bewegungen des Zwerchfells kommen, wodurch insbesondere das Operieren im Thorax oder im Bauchraum erschwert wird. Außerdem können plötzliche unwillkürliche und unbewusste Patientenbewegungen bei Eingriffen (z. B. mikrochirurgische Präparation) gefährliche Folgen nach sich ziehen.

Eine Muskelrelaxation ist also kein Muss für eine Allgemeinanästhesie. Eingriffe mit extraglottischen Atemwegshilfen benötigen i. d. R. nur aus chirurgischer Indikation eine Muskelrelaxation, und bei Eingriffen, bei denen eine Muskelrelaxation für die Intubation erforderlich ist, nicht aber für die Operation, ist eine kurz dauernde Relaxation ausreichend.

Muskelrelaxanzien werden anhand ihres Wirkmechanismus in depolarisierende (➤ Kap. 1.5.3) und nichtdepolarisierende Muskelrelaxanzien (NDMR, ➤ Kap. 1.5.4) eingeteilt.

1.5 Muskelrelaxanzien

Muskelrelaxanzien werden i. d. R. intravenös verabreicht und führen zu einer **kompletten Lähmung der Skelettmuskulatur.**
Dies **vereinfacht die Intubation und verbessert die Operabilität** der Patienten.

Man unterscheidet je nach Wirkweise an der neuromuskulären Endplatte **depolarisierende** von **nichtdepolarisierenden Muskelrelaxanzien.**

1.5.1 Grundlagen der neuromuskulären Übertragung

Die Übertragung eines elektrischen Nervenreizes auf eine Muskelfaser wird durch den Neurotransmitter Acetylcholin (ACh) vermittelt. Bei Ankunft eines Reizes wird ACh präsynaptisch freigesetzt und diffundiert durch den synaptischen Spalt an die postsynaptischen nikotinergen ACh-Rezeptoren. Hierdurch werden Natriumkanäle geöffnet, und es wird ein Aktionspotenzial ausgelöst. Das ACh wird anschließend binnen Millisekunden durch die ACh-Esterase in den Einstülpungen der postsynaptischen Membran abgebaut (➤ Abb. 1.4).

1.5.1 Grundlagen der neuromuskulären Übertragung

ABB. 1.4

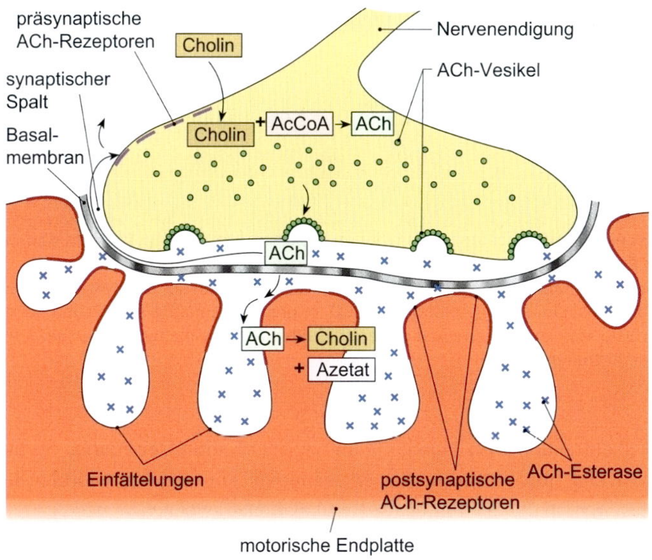

Abb. 1.4 Acetylcholin an der neuromuskulären Endplatte [L141]

1.5.2 Pharmakokinetik

Um die verschiedenen Muskelrelaxanzien vergleichen zu können, sind neben der Wirkdauer und dem Abbauweg zwei wichtige Kenngrößen entscheidend: Anschlagszeit und ED_{95}.

Die **Anschlagszeit** gibt die Zeit bis zur maximalen Wirkung des Muskelrelaxans an. Sie ist dosisabhängig. Eine höhere Dosis verkürzt die Anschlagszeit. Gleichzeitig verlängert eine höhere Dosis auch die Wirkdauer. In der Praxis ist dies bei Rocuronium relevant. In „normaler" Dosierung ist die Anschlagszeit nach etwa 1,5–3 min erreicht. Durch Verdoppelung der Dosis lässt sie sich etwa halbieren, weshalb Rocuronium in dieser hohen Dosis auch zur Rapid Sequence Induction (RSI; ➤ Kap. 5.3) verwendet wird. Aufgrund der hohen Dosis hält die Wirkung jedoch länger an, sodass die Patienten bei kurz dauernden Eingriffen bis zu einem Abbau des Muskelrelaxans nachbeatmet werden müssen.

Die **ED_{95}** ist die Dosis, die zu einer 95-prozentigen neuromuskulären Blockade führt. Die Abkürzung ED steht dabei für effektive Dosis. Zur Intubation wird meist eine zweifache ED_{95} verwendet. Die wiederholte Injektion eines nichtdepolarisierenden Muskelrelaxans führt zu einer Kumulation der Substanz. Die Wiederholungsdosen müssen daher geringer gewählt werden.

Muskelrelaxanzien überwinden die Blut-Hirn- oder die Plazentaschranke kaum.

1.5.2 Pharmakokinetik

Wichtige pharmakokinetische Parameter sind die Dauer bis zur maximalen Wirkung (sog. **Anschlagszeit**) und die Dosis, die zu einer 95 % Muskellähmung führt (sog. **ED_{95}**).

Studentische Sicht

CAVE

CAVE

Vor Verabreichung eines Muskelrelaxans muss immer ein Hypnotikum appliziert werden und die Möglichkeit zur Beatmung vorhanden sein. Ebenso gilt, dass die muskuläre Erholung vor Narkoseausleitung, unabhängig vom eingesetzten Relaxans, durch Relaxometrie (➤ Kap. 3.4.2) überprüft werden muss.

1.5.3 Depolarisierende Muskelrelaxanzien

Depolarisierende Relaxanzien kommen **nur in Notfallsituationen** bei einer sog. Rapid Sequence Induction (RSI) zum Einsatz.

1.5.3 Depolarisierende Muskelrelaxanzien

Es kommt ausschließlich Succinylcholin (auch: Suxamethonium) zum Einsatz (➤ Tab. 1.12). Vorteilhaft sind seine extrem kurze Anschlagszeit (45–60 s) und ultrakurze Wirkdauer (5–8 min). Aufgrund seiner teils schweren Nebenwirkungen wird es nur noch für die Rapid Sequence Induction (RSI, ➤ Kap. 5.3) bei Erwachsenen eingesetzt, und auch dort wird sein Einsatz kritisch diskutiert. Bei Kindern darf es nur in Ausnahmefällen zur Anwendung kommen.

TAB. 1.12

Tab. 1.12 Depolarisierende Muskelrelaxanzien: Dosierungsempfehlungen und wichtige Kenngrößen

Wirkstoff	Dosierung zur Intubation			Anschlagszeit [min]	Wirkdauer [min]	Wiederholungsdosis [mg/kg KG]
	Merkdosis [mg/kg KG][2]	Typische Dosierung für einen Erwachsenen [mg]	Dosisbereich [mg/kg KG]			
Succinylcholin	1	80	1,0–1,5	¾–1	5–8	–[1]

[1] Eine Wiederholungsdosis wird bei Succinylcholin nicht empfohlen, da dies zu einem sog. Phase-II-Block mit unberechenbar langer Wirkdauer führen kann.
[2] Merkdosis: Gerade am Anfang und mit fehlender praktischer Erfahrung ist es schwer, die Dosierungen und Dosisbereiche der zahlreichen Medikamente in der Anästhesiologie auswendig zu lernen. Versuchen Sie daher, zunächst nur diese Merkdosis im Kopf zu behalten. Sie gibt Ihnen eine Orientierung und reicht i. d. R. aus, um eine Prüfung zu bestehen.

Wirkmechanismus

Es kommt an der motorischen Endplatte zur **Aktivierung und anschließenden Blockade von ACh-Rezeptoren.** Dies kann zu einer Hyperkaliämie führen.

Wirkmechanismus

Wenn ein depolarisierendes Muskelrelaxans die postsynaptischen ACh-Rezeptoren besetzt, löst es einmalig ein Aktionspotenzial aus. Klinisch zeigt sich dies durch kurzzeitige Muskelfaszikulationen. Da das Muskelrelaxans nicht von der ACh-Esterase, sondern von der Plasmacholinesterase abgebaut wird, wirkt es länger als ACh.

Nebenwirkungen

Nebenwirkungen

MERKE

MERKE

Succinylcholin ist eine Triggersubstanz der malignen Hyperthermie (➤ Kap. 7.7) und darf bei Patienten mit entsprechenden Risikofaktoren niemals eingesetzt werden.
Bei Patienten, bei denen nach Gabe von Succinylcholin ein unklarer Anstieg der Herzfrequenz oder tachykarde Herzrhythmusstörungen, ein rascher Anstieg des $etCO_2$ oder $paCO_2$ auffällig werden und bei denen sich in der Blutgasanalyse (BGA) eine kombinierte Azidose zeigt, sollten Sie eine maligne Hyperthermie als Differenzialdiagnose in Betracht ziehen.

Die initiale Muskelkontraktion (Faszikulation) führt zu einer **Kaliumfreisetzung,** die für Gesunde meist unproblematisch ist. Liegt aber bereits eine Hyperkaliämie vor, können lebensbedrohliche Herzrhythmusstörungen ausgelöst werden. Zudem führen die Faszikulationen zu einem kurzzeitigen Anstieg des intrakraniellen, des intragastralen und des intraokularen Drucks.

CAVE

CAVE

Bei Patienten nach Brandverletzung, längerer Immobilisation (z. B. bettlägerige Patienten) oder Polytrauma bilden sich ACh-Rezeptoren auch an anderen Stellen als der motorischen Endplatte aus (extrajunktionale ACh-Rezeptoren). Erhalten diese Patienten Succinylcholin, kann es zu einem abnorm hohen K^+-Anstieg mit Kreislaufstillstand kommen.

Nach Applikation hoher Dosen (5–6 mg/kg KG) kann es zur Ausbildung eines sog. Phase-II-Blocks kommen, der dieselben Charakteristika wie ein Block mit NDMR und unberechenbar langer Wirkdauer aufweist. Es wird daher meist nur eine Einzeldosis zur Intubation bei der RSI verabreicht. Für eine längerfristige Muskelrelaxation nach erfolgreicher Intubation werden NDMR eingesetzt.

Bei einem angeborenen oder erworbenen Mangel an Plasmacholinesterase (Leberzirrhose, Unterernährung, Schwangerschaft im letzten Trimenon) ist die Wirkdauer verlängert. Tritt dies auf, werden die Patienten bis zum sicheren Abklingen der Blockade nachbeatmet.

Ein Mangel an Plasmacholinesterase (z. B. genetisch oder bei Leberinsuffizienz) kann die Wirkdauer verlängern.

1.5.4 Nichtdepolarisierende Muskelrelaxanzien (NDMR)

NDMR können chemisch in **Benzylisochinoline** und **Aminosteroide** eingeteilt werden. Benzylisochinoline tragen die Endung *-acurium* und Aminosteroide die Endung *-uronium.*

Aminosteroide werden meist in der Leber metabolisiert und renal ausgeschieden, während die klinisch gebräuchlichen Benzylisochinoline weitgehend organunabhängig abgebaut werden. Bei Patienten mit Leber- und Niereninsuffizienz sind sie daher besser steuerbar.

Pharmakologische Charakteristika und spezifische Nebenwirkungen der auf dem Markt befindlichen NDMR sind ➤ Tab. 1.13 zu entnehmen.

1.5.4 Nichtdepolarisierende Muskelrelaxanzien (NDMR)

Tab. 1.13 Nichtdepolarisierende Muskelrelaxanzien: Dosierungsempfehlungen und wichtige Kenngrößen

Wirkstoff	Dosierung zur Intubation			Anschlagszeit [min]	Wirkdauer [min]	Wiederholungsdosis [mg/kg KG]	Abbau, typische Nebenwirkungen (NW), Bemerkungen
	Merkdosis [mg/kg KG][1]	Typische Dosierung für einen Erwachsenen [mg]	Dosisbereich [mg/kg KG]				
Atracurium (früherer Handelsname: Tracrium®)	0,6	50	0,5–0,6	2–4	30–40	0,1–0,2	Organunabhängiger Abbau durch Hofmann-Elimination und Esterhydrolyse NW: Histaminfreisetzung
Cis-Atracurium (z. B. Nimbex®)	0,1	8	0,1–0,15	3–5	45	0,03	Isomer von Atracurium Organunabhängiger Abbau ausschließlich durch Hofmann-Elimination
Mivacurium (z. B. Mivacron®)	0,2	16	0,2	2–3	15–20	0,1	Metabolisierung über Plasmacholinesterase → stark verlängerte Wirkdauer bei hereditärem oder erworbenem Mangel (z. B. in der Schwangerschaft) NW: Histaminfreisetzung
Pancuronium (früherer Handelsname: Pavulon®)	0,1	8	0,06–0,1	4–6	60–100	0,01–0,02	Hepatische Metabolisierung, vorwiegend renale Elimination, NW: Tachykardie Wird nur noch sehr selten und i. d. R. nur dann eingesetzt, wenn sowieso eine Nachbeatmung geplant ist
Rocuronium[2] (z. B. Esmeron®)	0,6	50	0,6	1,5–3	30–40	0,15	In hoher Dosierung Anschlagszeit 60–90 s, daher Alternative zu Succinylcholin bei RSI, dann jedoch lange Wirkdauer (ca. 45–75 min) Hepatische Elimination, dadurch deutliche Verlängerung bei Leberinsuffizienz
Vecuronium (früherer Handelsname: Norcuron®)	0,1	8	0,08–0,1	3–4	30–40	0,02–0,03	Hepatische Metabolisierung, vorwiegend hepatische Elimination

[1] Merkdosis: Gerade am Anfang und mit fehlender praktischer Erfahrung ist es schwer, die Dosierungen und Dosisbereiche der zahlreichen Medikamente in der Anästhesiologie auswendig zu lernen. Versuchen Sie daher, zunächst nur diese Merkdosis im Kopf zu behalten. Sie gibt Ihnen eine Orientierung und reicht i. d. R. aus, um eine Prüfung zu bestehen.
[2] Bei hoher Dosierung (1 mg/kg KG) kann Rocuronium als Alternative zu Succinylcholin für die RSI eingesetzt werden. Die Anschlagszeit beträgt dann nur etwa 60 s, die Wirkdauer ist jedoch auf 45–75 min verlängert.

Die Auswahl der für den Eingriff am besten geeigneten Substanz richtet sich nach der Eingriffsdauer, den Begleiterkrankungen und Organinsuffizienzen des Patienten und der Verfügbarkeit in der Anästhesie-Abteilung.

Wirkmechanismus

NDMR konkurrieren mit ACh um die Bindungsstellen (kompetitive Antagonisten). Da sie keine intrinsische Aktivität besitzen, lösen sie kein Aktionspotenzial aus. Ihre Wirkung wird durch Umverteilung beendet, d. h., sie diffundieren vom Rezeptor ab. Es können dann wieder zunehmend mehr ACh-Rezeptoren durch ACh besetzt werden, und die Muskelrelaxation geht zurück.

Wirkmechanismus

Nichtdepolarisierende Muskelrelaxanzien sind **kompetitive ACh-Antagonisten.**

1.5.5 Aufhebung der Wirkung

Während man bei Succinylcholin ausschließlich das Ende der Wirkung abwarten kann, lässt sich die Wirkung von NDMR medikamentös aufheben (➤ Tab. 1.14). Hierfür stehen zwei unterschiedliche Methoden zur Verfügung:

- **Antagonisierung:** Durch Gabe der ACh-Inhibitoren Neostigmin oder Pyridostigmin (z. B. Kalymin®, Mestinon®) wird der Abbau von ACh reduziert. Hierdurch steigt die ACh-Konzentration im synaptischen Spalt an, und das NDMR wird vom Rezeptor verdrängt. ACh-Hemmer werden immer in Kombination mit Atropin oder Glykopyrronium verabreicht, da es durch die hohe ACh-Konzentration auch zu einer aktivierenden Wirkung an den muskarinergen Rezeptoren mit Bradykardie, Bronchokonstriktion und erhöhter Speichel- und Bronchialsekretion kommt. Mittlerweile sind auch Kombinationspräparate mit einer festen Mischung auf dem Markt, z. B. Novistig® (Neostigmin plus Glykopyrronium).

1.5.5 Aufhebung der Wirkung

Eine **Antagonisierung** ist durch Erhöhung der ACh-Konzentration (z. B. mittels **Neo- oder Pyridostigmin**) oder durch Applikation des **Antidots Sugammadex** (wirkt nur gegen Rocuronium und Vecuronium) möglich.

Studentische Sicht

CAVE

CAVE

Die Antagonisierung sollte nur durchgeführt werden, wenn in der Train-of-Four-Stimulation (TOF) (➢ Kap. 3.4.2) mindestens zwei Reizantworten nachweisbar sind.

- **Reversierung:** Der Name des Wirkstoffs Sugammadex (Bridion®) leitet sich von der chemischen Struktur **Su**gar **gamma** cyclo**dex**trin ab. Das **ringförmige Oligosaccharid** schließt die freien Relaxansmoleküle aus der Blutbahn irreversibel in seinen zentralen Hohlraum ein (➢ Abb. 1.5). Durch den entstehenden Konzentrationsgradienten werden anschließend die noch an Rezeptoren gebundenen Moleküle gelöst und ebenfalls „enkapsuliert“. Ein großer Vorteil von Sugammadex ist, dass es auch sehr tiefe neuromuskuläre Blockaden aufheben kann. Es muss also nicht wie bei Neostigmin oder Pyridostigmin eine Erholung der neuromuskulären Funktion eingetreten sein. Während Neostigmin und Pyridostigmin bei allen NDMR wirksam sind, kann Sugammadex nur die Wirkung von **Rocuronium und Vecuronium** aufheben. An schweren Nebenwirkungen sind anaphylaktische Reaktionen und Bradykardien bekannt, wobei beide sehr selten auftreten. Der routinemäßige Einsatz wird durch den hohen Preis limitiert.

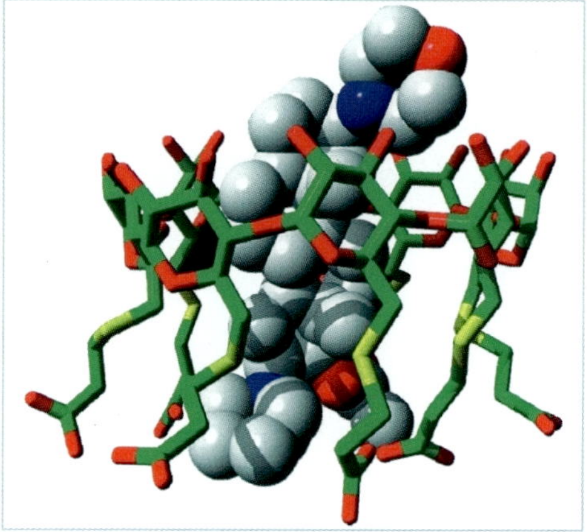

Abb. 1.5 Das Rocuronium-Molekül wird in der Blutbahn durch Sugammadex in einen stabilen Komplex eingefangen und dadurch inaktiviert [U125]

CAVE

Hat ein Patient Sugammadex erhalten und ist innerhalb von 24 h ein weiterer Eingriff notwendig, muss ein anderes Relaxans als Rocuronium/Vecuronium eingesetzt werden.

TAB. 1.14

Tab. 1.14 Antagonisten von Muskelrelaxanzien: Dosierungsempfehlungen und wichtige Kenngrößen

Wirkstoff	Dosierung		Zeit bis zum Wirkmaximum [min]	Wirkdauer [min]
	Dosisbereich [mg/kg KG]	Typische Dosierung für einen Erwachsenen		
Neostigmin[1]	0,04–0,08 plus 0,01 mg/kg KG Atropin[2]	2,5 mg plus 0,5 mg Atropin[2]	10	60
Pyridostigmin[1]	0,1 plus 0,01 mg/kg KG Atropin[2]	5 mg plus 0,5 mg Atropin[2]	15	90
Sugammadex[3]	2–16	200 mg	2	Stunden[4]

[1] Nur einsetzbar, wenn in der Relaxometrie mittels TOF mindestens zwei Reizantworten nachweisbar sind.
[2] Alternativ zu Atropin kann auch Glykopyrronium (z. B. 0,2–0,4 mg Robinul®) eingesetzt werden.
[3] Auch bei tiefer neuromuskulärer Blockade einsetzbar; nur wirksam bei den Muskelrelaxanzien Rocuronium und Vecuronium.
[4] Wirkdauer nicht sicher vorhersehbar, aber teilweise bis 24 h beschrieben → bei erneut erforderlicher Muskelrelaxation (z. B. operative Revision) innerhalb dieses Zeitraums muss ein anderes Relaxans als Rocuronium oder Vecuronium eingesetzt werden.

FALLBEISPIEL

Sie sind im allgemeinchirurgischen Saal eingeteilt. Als Nächstes steht ein 67-jähriger Patient auf dem OP-Plan. Auf dem Prämedikationsprotokoll sehen Sie, dass der Patient an einer hochgradigen Leber- und Niereninsuffizienz leidet. Als Eingriff ist eine Laparotomie geplant, die etwa 2 h dauern wird. Die Anästhesiepflegekraft fragt Sie, welche Medikamente sie für die Allgemeinanästhesie vorbereiten soll.

Als Einleitungshypnotikum wählen Sie Propofol, da Sie hiermit die größte Erfahrung haben und anhand der Angaben auf dem Prämedikationsprotokoll keine Kontraindikationen bestehen. Bei der Auswahl des Opioids bevorzugen Sie ein Präparat mit möglichst geringer Kumulationsneigung bei Leber- oder Niereninsuffizienz und schwanken zwischen Sufentanil und Remifentanil. Da Sie den abrupten Wirkungsverlust von Remifentanil

und die evtl. auftretende Hyperalgesie bei diesem Eingriff mit postoperativ hohem Schmerzniveau für unvorteilhaft halten, entscheiden Sie sich für Sufentanil, das Sie bolusweise verabreichen. Eine Laparotomie erfordert i. d. R. eine Muskelrelaxation. Sie entscheiden sich aufgrund der Organinsuffizienzen für Cis-Atracurium, da es organunabhängig abgebaut wird und aufgrund der Eingriffsdauer davon auszugehen ist, dass das Muskelrelaxans bis zur Narkoseausleitung abgebaut ist. Als Infusionslösung wählen Sie eine balancierte Vollelektrolytlösung, deren Laufrate Sie intraoperativ an die individuelle Patientensituation und den OP-Verlauf anpassen. Da Sie bei dem Patienten einen stärkeren und länger anhaltenden Blutdruckabfall antizipieren, bitten Sie die Anästhesiepflegekraft, einen Noradrenalin-Perfusor vorzubereiten.
Ob eine balancierte Anästhesie oder eine TIVA bei diesem Patienten vorteilhaft ist, lässt sich anhand der vorliegenden Angaben nicht eindeutig sagen. Wegen einer möglichen Wirkverlängerung von Propofol aufgrund der Leberinsuffizienz entscheiden Sie sich für eine balancierte Anästhesie mit Desfluran, da dies am wenigsten metabolisiert wird.

1.6 Lokalanästhetika (LA)

Lars Töpfer

Lokalanästhetika werden zur Lokal- und Regionalanästhesie (➤ Kap. 6) eingesetzt.

Sie werden anhand ihrer chemischen in Aminoamide (auch: LA vom Amid-Typ) und Aminoester (auch: LA vom Ester-Typ) eingeteilt.

Aminoamide machen den Großteil der in Europa verwendeten Lokalanästhetika aus (➤ Tab. 1.15). Sie werden hepatisch metabolisiert, wobei die Metabolisierung für die einzelnen Substanzen unterschiedlich schnell vonstattengeht. Wirkstoffe, die zu den Aminoamiden gehören, tragen meist zwei „i" im Namen, z. B. L*i*docain, Bup*i*vacain, Pr*i*locain.

Aminoester wurden in Europa wegen ihres vergleichsweise hohen Risikos für allergische Reaktionen lange Zeit kaum eingesetzt. Die Anaphylaxien waren teilweise auf das Abbauprodukt *para*-Aminobenzoesäure zurückzuführen, teilweise auf die enthaltenen Konservierungsstoffe. In den letzten Jahren wurden Präparationen ohne Konservierungsstoffe entwickelt, weshalb einige Aminoester wie Chloroprocain wieder zum Einsatz kommen. Aminoester werden über unspezifische Plasmaesterasen abgebaut. Sofern nicht ein Mangel dieser Esterasen vorliegt, verläuft der Abbau daher schneller als der der Aminoamide. Aminoester haben i. d. R. nur ein „i" im Namen, z. B. Proca*i*n, Chloroproca*i*n.

1.6 Lokalanästhetika (LA)

Lokalanästhetika werden i. d. R. **regional appliziert,** wo sie durch **Hemmung von Na-Kanälen** die lokale Schmerzweiterleitung blockieren. Man unterscheidet eine **Amid-** und eine **Ester-Gruppe,** wobei Letztere meist eine kürzere Wirkung zeigen.

Tab. 1.15 Charakteristika klinisch gebräuchlicher Lokalanästhetika

Wirkstoff	Gruppe	Potenz	Anschlagszeit	Wirkdauer	Einsatzgebiet und Besonderheiten
Bupivacain (z. B. Carbostesin®)	Aminoamid	hoch	lang	lang	Lokal- und Regionalanästhesie inkl. rückenmarksnaher Regionalanästhesie
Chloroprocain (z. B. Ampres®)	Aminoester	mittel	kurz	kurz	Regionalanästhesie Spinalanästhesie
Lidocain (z. B. Xylocain®)	Aminoamid	mittel	kurz	mittel	Lokal- und Regionalanästhesie
Mepivacain (z. B. Scandicain®)	Aminoamid	mittel	kurz	mittel	Lokal- und Regionalanästhesie
Prilocain (z. B. Takipril, Xylonest®)	Aminoamid	mittel	kurz	mittel	Lokal- und Regionalanästhesie inkl. Spinalanästhesie
Ropivacain (z. B. Naropin®)	Aminoamid	hoch	lang	lang	Lokal- und Regionalanästhesie inkl. rückenmarksnaher Regionalanästhesie

TAB. 1.15

CAVE

Hohe Dosierungen von Prilocain führen zur Bildung von Methämoglobin mit Hypoxie. Prilocain sollte daher bei Patienten mit kardiopulmonalen Erkrankungen oder einer Anämie nur unter Risikoabwägung und in einer Dosierung < 400 mg verwendet werden.
Eine Methämoglobinämie kann durch eine BGA festgestellt werden. Klinische Symptome sind Zyanose, Kopfschmerzen, Vigilanzminderung bis zum Koma und eine bräunliche Verfärbung des Blutes.
Ist eine Methämoglobinämie aufgetreten, kann das Met-Hb durch Gabe von Methylenblau (z. B. Proveblue®, 1–2 mg/kg KG) wieder in Hämoglobin umgewandelt werden.

CAVE

1.6.1 Wirkmechanismus und Pharmakokinetik

Lokalanästhetika diffundieren durch die Nervenfasermembran, blockieren die dort im Innern gelegenen reversibel **spannungsgesteuerten Na⁺-Kanäle** und verhindern so die Entstehung eines Aktionspotenzials (➤ Abb. 1.6).

1.6.1 Wirkmechanismus und Pharmakokinetik

Das Lokalanästhetikum liegt im Körper in zwei Formen vor, die unterschiedliche Eigenschaften aufweisen:

- **Ungeladen (nichtionisiert):** lipophil → ermöglicht Diffusion durch Nervenfasermembran (Lipidmembran) zum Na^+-Kanal
- **Geladen (ionisiert):** hydrophil → Bindung an Na^+-Kanal an der Innenseite der Membran (aktive Form)

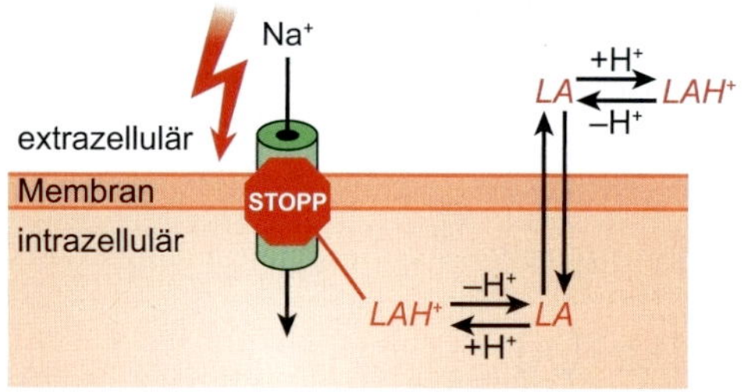

Abb. 1.6 Lokalanästhetika diffundieren im nichtionisierten Zustand (LA) in die Nervenzelle und hemmen von dort aus im ionisierten Zustand (LAH^+) den spannungsabhängigen Natriumkanal. [E906]

Die **Wirkstärke** von Lokalanästhetika hängt vom umgebenden pH-Wert ab und ist **in entzündetem Gewebe mit niedrigem pH nur schwach.**

Welche Form überwiegt, wird durch den pK_a-Wert (gibt den pH-Wert an, bei dem jeweils zur Hälfte ungeladene und geladene Form vorliegt) des Lokalanästhetikums bzw. vom pH-Wert des umliegenden Gewebes bestimmt. Lokalanästhetika wirken in entzündetem Gewebe nicht oder nur schwach. Dort ist der pH-Wert niedrig, und das Lokalanästhetikum liegt nur in der geladenen Form vor. Es kann die Nervenfasermembran daher nicht durchdringen.

MERKE

MERKE

Folgende Faktoren sind für die pharmakokinetischen Unterschiede der Lokalanästhetika entscheidend:

- Lipidlöslichkeit → Potenz
- pK_a-Wert → Anschlagszeit
- Proteinbindung → Wirkdauer

Gelangen Lokalanästhetika in die Blutbahn, können sie zu **kardialen Arrhythmien** und **Krampfanfällen** führen.

Neben den Na^+-Kanälen der Nervenfasern wirken Lokalanästhetika auch auf andere spannungsgesteuerte Na^+-Kanäle. Dies erklärt ihren Einsatz als Antiarrhythmika (z. B. Lidocain) und die kardialen Nebenwirkungen bei einer Intoxikation.

Während die Hauptwirkung der Lokalanästhetika auf die Blockade von Na^+-Kanälen zurückzuführen ist, wirken sie offenbar auch an spannungsabhängigen K^+- und Ca^{2+}-Kanälen sowie an verschiedenen Enzymen und Proteinen. Die klinische Bedeutung ist allerdings noch nicht vollständig aufgeklärt.

1.6.2 Topische Anwendung

Bei Kindern kommt zur Betäubung der Haut zur Anlage einer Venenverweilkanüle und vor kleinen Eingriffen eine Mischung verschiedener Lokalanästhetika (EMLA®) zum Einsatz.

1.6.2 Topische Anwendung

Topisch angewandte Lokalanästhetika bewirken eine oberflächliche Anästhesie der Haut. Sie werden vor allem in der **Kinderanästhesie** zur Venenpunktion verwendet.

Am häufigsten kommt EMLA® zum Einsatz, das als fertiges Pflaster oder Creme, die mit einem Okklusivverband bedeckt wird, zur Verfügung steht. EMLA® besteht aus einer Mischung aus 2,5-prozentigem Lidocain (Schmelzpunkt 67 °C) und 2,5-prozentigem Prilocain (Schmelzpunkt 37 °C). Die Abkürzung steht für **E**utectic **mi**xture of **l**ocal **a**nesthetics. Eutektische Mischungen haben einen geringeren Schmelzpunkt als die enthaltenen Einzelsubstanzen (Schmelzpunkt EMLA® 18 °C).

Zur Vorbereitung einer Venenpunktion wird EMLA® meist auf 2 verschiedene Hautpartien aufgebracht, an denen Venen gut sichtbar sind. Bis die **Wirkung vollständig eingetreten** ist, vergeht **etwa 1 h.** Das Pflaster wird 30 min vor Punktion entfernt, da EMLA® die Haut aufquellen lässt und die Venen schwerer erkennbar sind. Die Wirkung hält nach Entfernen ca. 2 h an. Da EMLA® Prilocain enthält, kann die topische Applikation zur Methämoglobinämie führen, sodass es vor allem bei Säuglingen und sehr kleinen Kindern genau dosiert eingesetzt werden sollte.

Als Alternative zu EMLA® steht Rapydan® zur Verfügung, das Lidocain und Tetracain enthält. Vorteil ist seine kurze Einwirkzeit von ca. 30 min und eine geringere Beeinflussung der Punktionsbedingungen.

1.6.3 LA-Intoxikation

Zur Vermeidung von Intoxikationen sollte auf eine **korrekte extravasale Applikation** geachtet werden und eine kardiopulmonale Überwachung der Patienten sichergestellt sein.

1.6.3 LA-Intoxikation

Intoxikationen mit Lokalanästhetika (LAST für „local anesthetic systemic toxicity") treten glücklicherweise bei weniger als 0,1 % aller Regionalanästhesien auf, sind aber potenziell lebensbedrohlich. Eine LAST wird meist durch einen der folgenden Faktoren hervorgerufen:

- Akzidentelle intravasale Gabe
- Verabreichung einer zu hohen Dosis, z. B. bei beidseitiger Plexusanästhesie
- Akkumulation aufgrund verminderter Metabolisierung
- Hohe Resorptionsraten vom Wirkort

Durch geeignete **präventive Maßnahmen** soll das Auftreten einer LAST verhindert werden: Überwachung mittels Basismonitoring, Punktion möglichst ultraschallgestützt mit einer geringen Dosis eines Lokalanästhetikums, fraktionierte Gabe des Lokalanästhetikums nach Aspirationstest. Da langwirkende lipophile Lokalanästhetika wie Bupivacain ein höheres Risiko für schwerwiegende Komplikationen bergen, sollten sie nur angewendet werden, wenn tatsächlich eine langdauernde Blockade erforderlich ist. Nach Anlage einer Regionalanästhesie werden die Patienten für mind. 30–45 min überwacht.

Empfehlungen für **Höchstdosen** für Lokalanästhetika (➢ Tab. 1.16) bieten eine Orientierung im klinischen Alltag, sind aber nicht vollkommen zuverlässig, da die „kritische Dosis" je nach Alter, Muskelmasse oder Vorerkrankungen interindividuell unterschiedlich ist.

Tab. 1.16 Höchstdosierungen der Lokalanästhetika

Lokalanästhetika	Maximaldosis Einzelinjektion (kontinuierliche Gabe)
Kurzwirksam	
Lidocain	200–400 mg
Mittellangwirksam	
Mepivacain	300–400 mg
Prilocain	400 mg
Langwirksam	
Bupivacain	150 mg (400 mg/24 h)
Ropivacain (kont.)	225 mg (800 mg/24 h)

Mod. nach: Wiesmann T, Schubert A-K, Volk T, Kubulus C, Zausig Y, Graf BM et al: S1-Leitlinie: Prävention & Therapie der systemischen Lokalanästhetika-Intoxikation (LAST). Aktualisierte Handlungsempfehlungen der DGAI. Anästh Intensivmed 2020; 61: 225–238.

Symptome

Eine Intoxikation durch Lokalanästhetika äußert sich meist in **zentralnervösen** oder **kardiovaskulären** Symptomen (➢ Tab. 1.17). Die ZNS-Symptome werden dabei als Erste auffällig. Sie sollten also hellhörig werden, wenn ein Patient diese Symptome zeigt, da sie durch das Wahrnehmen dieser frühen Symptome womöglich Schlimmeres verhindern können.

Symptome

Tab. 1.17 Symptome der Intoxikation durch Lokalanästhetika

ZNS-Symptome	Kardiovaskuläre Symptome
• Schwindel, Ohrensausen, Übelkeit • Periorales Kribbeln oder Taubheit, metallischer Geschmack • „Verwaschene Sprache" • Nystagmus • Somnolenz • Krampfanfall	• Herzrhythmusstörungen, z. B. ventrikuläre Extrasystolen • Initial Hypertonie, im Verlauf Hypotonie • Herz-Kreislauf-Stillstand

TAB. 1.17

Therapie

Es gibt keine Antagonisten oder Antidota, mit denen sich die Wirkung von Lokalanästhetika aufheben lässt. Es wird versucht, die kardialen und zentralnervösen Symptome zu behandeln, bis das Lokalanästhetikum abgebaut ist:

- Zufuhr des LA sofort unterbrechen
- Vermeiden von Azidose oder Hypoxie → z. B. O_2-Gabe, bei Bedarf Intubation
- Therapie von Krampfanfällen durch Gabe von Benzodiazepinen (z. B. Midazolam, Lorazepam) oder Propofol
- Therapie von kardialen Symptomen, z. B. Behandlung ventrikulärer Arrhythmien mit Amiodaron
- Beim Auftreten von Arrhythmien, wiederholten oder anhaltenden Krampfanfällen oder einer raschen Progredienz der Intoxikation Gabe einer 20-prozentigen Lipidlösung
- Bei Herz-Kreislauf-Stillstand CPR nach aktuellen Leitlinien (➢ Kap. 13.1)

Die Gabe von **20-prozentiger Lipidlösung** hat in Tierexperimenten Erfolge gezeigt. Wahrscheinlich bewirken die Lipide eine Umverteilung des lipophilen Lokalanästhetikums von gut durchbluteten Organen wie dem Herz oder dem Gehirn in die Muskulatur und in die Leber („Shuttle-Theorie"). Weitere Effekte, die diskutiert werden, sind die Aktivierung kardioprotektiver Signalwege in den Herzmuskelzellen und ein „kardiotonischer" Effekt, durch den der Gefäßtonus stabilisiert und ein verbessertes Herzzeitvolumen (HZV) erreicht wird. Folgendes Dosierungsschema wird für Erwachsene empfohlen:

- Bolus von 100 ml (Patienten < 70 kg: 1,5 ml/kg KG) innerhalb von 2–3 min, bei ausbleibender Besserung Wiederholung des Bolus nach 5 min
- Parallel Beginn einer kontinuierlichen Infusion mit 200–250 ml (Patienten < 70 kg: 0,25 ml/kg KG/min) über 15–20 min
- Beendigung der Lipidtherapie, wenn der Patient für 10 min hämodynamisch stabil ist oder eine Höchstdosis von ca. 900 ml Lipidlösung (genauer 12 ml Lipidlösung pro kg KG) verabreicht wurde

Therapie

Die Therapie einer Intoxikation richtet sich nach den jeweiligen Symptomen (Arrhythmie → z. B. Amiodaron und Reanimation; Krampfanfall → z. B. Benzodiazepine).

Die bei einer LAST eintretenden Herzrhythmusstörungen sind häufig therapierefraktär. Wird ein Patient reanimationspflichtig, sind lange Reanimationszeiten erforderlich, für eine Intoxikation mit Bupivacain z. B. > 6 h. Daher sollte frühzeitig eine extrakorporale Kreislauftherapie erwogen werden.

1.7 Katecholamine

Während eines operativen Eingriffs werden Katecholamine zur **Stabilisierung der Hämodynamik** eingesetzt.

1.7 Katecholamine

Lars Töpfer

Intraoperativ, z. B. nach Narkoseeinleitung oder nach Anlage einer rückenmarksnahen Regionalanästhesie, und in Notfallsituationen werden Katecholamine und andere hämodynamisch wirkende Substanzen zur Kreislaufstabilisierung eingesetzt. Auch eine Vielzahl der Patienten, die intensivmedizinisch behandelt werden, benötigt eine Therapie mit Katecholaminen.

1.7.1 Wirkmechanismus

Ihre Wirkung ist **sympathomimetisch** und wird über **Stimulation adrenerger Rezeptoren** vermittelt.

1.7.1 Wirkmechanismus

Die Katecholamine Adrenalin und Noradrenalin gehören zu den natürlichen, direkt wirkenden Sympathomimetika. Dopamin ist ebenfalls ein natürliches Katecholamin, das direkt auf Dopaminrezeptoren und in hoher Dosierung über die Freisetzung von Noradrenalin indirekt sympathomimetisch wirkt. Dobutamin ist ein synthetisch hergestelltes Katecholamin. Jedes der Katecholamine wirkt auf einen oder mehrere Adrenozeptoren (➤ Tab. 1.18), wobei die Wirkung oft dosisabhängig ist (➤ Tab. 1.19).

TAB. 1.18

Tab. 1.18 Wirkungen verschiedener Adrenozeptoren

Rezeptoren	Wirkung
α_1/α_2 postsynaptisch	Vasokonstriktion
α_2 präsynaptisch	Noradrenalin (NA)-Freisetzung ↓
β_1 postsynaptisch	Positiv inotrop (Herzkraft), positiv chronotrop (Herzfrequenz), positiv dromotrop (Erregungsleitung), positiv bathmotrop (Erregbarkeit), positiv lusitrop (Relaxation), Lipolyse
β_2 postsynaptisch	Vasodilatation, Bronchialrelaxation, Uterotonus ↓, Insulinsekretion ↑, Glukoneogenese ↑
D_1 postsynaptisch	Renale, mesenteriale Vasodilatation
D_2 postsynaptisch	NA-Freisetzung ↓

TAB. 1.19

Tab. 1.19 Rezeptorwirkungen der Katecholamine bei typischen Dosierungen und Indikationen

Katecholamin	Dosierung in µg/kg/min und Rezeptorwirkung			Indikationen
Adrenalin/Epinephrin (z. B. Suprarenin®)	$< 0{,}02 \rightarrow \beta_2$	$< 0{,}05 \rightarrow \beta_1/\beta_2$	$> 0{,}05–1{,}0 \rightarrow$ α und β	• CPR • Anaphylaktischer Schock • Kardiales Pumpversagen • Bei lokaler Anwendung als Vasokonstriktor zusammen mit Lokalanästhetika
Noradrenalin/ Norepinephrin (z. B. Arterenol®)	$0{,}01–1{,}0 \rightarrow \alpha_1$ und β_1			• Septischer Schock • Andere Schockformen, die mit einer Vasodilatation einhergehen • Kurzzeitige Blutdruckstabilisierung (➤ Kap 1.8)
Dopamin	$0{,}5–4 \rightarrow D_1/D_2$	$4–10 \rightarrow \beta$	$10–50 \rightarrow \alpha$	Wird nur noch selten in der Anästhesie und Intensivmedizin eingesetzt
Dobutamin (z. B. Dobutrex®)	$2{,}5–10 \rightarrow \beta_1$ (weniger: β_2, α_1)			• Kardiogener Schock • Akute Herzinsuffizienz • Intraoperative Steigerung der Inotropie

MERKE

MERKE

Katecholamine weisen eine Halbwertszeit von nur wenigen Minuten auf und müssen daher über Spritzenpumpen verabreicht werden. Bolusgaben sollten nur in µg-Dosierungen erfolgen. Höhere Dosierungen sind Notfällen wie der Reanimation vorbehalten.

1.7.2 Nebenwirkungen

Das unerwünschte **Nebenwirkungsspektrum ist groß,** sodass die Gabe von Katecholaminen **möglichst begrenzt** erfolgen sollte.
Gerade bei zusätzlicher Einnahme von Antidepressiva oder MAO-Hemmern kann es zu schweren kardiovaskulären Krisen kommen.

1.7.2 Nebenwirkungen

Die starke Stimulation des Sympathikus durch Katecholamine führt zu **zahlreichen unerwünschten Wirkungen,** die aber häufig aufgrund des akuten Krankheitsbildes toleriert werden müssen. Dennoch sollte versucht werden, schnellstmöglich auf den Einsatz von Katecholaminen zu verzichten. Sie führen u. a. zu einem erhöhten myokardialen O_2-Verbrauch, der eine Myokardischämie auslösen kann. Zusätzlich wirken sie proarrhythmogen. Insbesondere Adrenalin kann tachykarde Herzrhythmusstörungen auslösen. Noradrenalin kann durch Vasokonstriktion eine Minderperfusion des Gastrointestinaltrakts und der Nieren hervorrufen.

Eine klinisch wichtige Interaktion betrifft die Gabe von Adrenalin und Noradrenalin bei Patienten, die trizyklische Antidepressiva oder MAO-Hemmer einnehmen. Dabei wird die Wiederaufnahme bzw. der Abbau des Katecholamins gehemmt, und es kann zu ausgeprägten Blutdruckkrisen, Tachykardien und lebensbedrohlichen Arrhythmien kommen.

1.8 Andere hämodynamisch wirksame Medikamente

Lars Töpfer

1.8.1 Medikamente zur Behandlung der Hypotonie

Um Blutdruckabfälle zu behandeln, wird meist eines der in ➤ Tab. 1.20 aufgeführten Medikamente verwendet. Die aufgeführten Substanzen werden häufig auch als **Vasopressoren** bezeichnet.

Tab. 1.20 Hämodynamisch wirksame Substanzen (Vasopressoren), die bei kurzzeitigen Blutdruckabfällen verwendet werden

Wirkstoff	Wirkmechanismus	Typische Dosierung
Cafedrin/Theodrenalin (Akrinor®)[1]	β_1- und β_2-Agonist, sowie Hemmung PDE-3 → Kontraktilität ↑, Schlagvolumen ↑, Blutdruck ↑	1 Amp. auf 10 ml verdünnt, davon 2 ml *oder* ¼ Amp. (≙ 0,5 ml) unverdünnt
Ephedrin	Indirektes Sympathomimetikum → wirkt über die Freisetzung von Noradrenalin → wirkt ähnlich wie Noradrenalin	5–10 mg langsam i.v.
Noradrenalin (z.B. Arterenol®)	Starker α_1-Agonist → Vasokonstriktion → Blutdruck ↑, durch gleichzeitige (weniger ausgeprägte) β_1-Wirkung kommt es nicht zu einer Reflexbradykardie	5–20 µg *oder* Kontinuierlich: 0,03–0,1 µg/kg KG/min (bei Bedarf auch höhere Dosierung, s.o.)
Phenylephrin (z.B. Biorphen®)[2]	Reiner α_1-Agonist → Vasokonstriktion → Blutdruck ↑, aber Reflexbradykardie	50–100 µg (≙ 0,05–0,1 mg)

[1] Sonderstellung, da es beinahe ausschließlich in Deutschland verwendet wird und international kaum bekannt ist
[2] Wird weltweit in der geburtshilflichen Anästhesie am häufigsten eingesetzt

1.8.2 Medikamente zur Behandlung der Hypertonie

Ist in einer Akutsituation eine medikamentöse Blutdrucksenkung erforderlich, kommt häufig eines der in ➤ Tab. 1.21 aufgeführten Medikamente zur Anwendung. Jedes davon kann zu einem erheblichen Blutdruckabfall führen und muss vorsichtig unter hämodynamischer Überwachung eingesetzt werden.

Tab. 1.21 Hämodynamisch wirksame Substanzen, die zur medikamentösen Therapie von Hypertonien verwendet werden

Wirkstoff	Wirkmechanismus	Typische Dosierung	Wirkdauer
Clevidipin (Cleviprex®)	Dihydropyridin Ca^{2+}-Antagonist → systemischer Gefäßwiderstand ↓	• Beginn mit 2 mg/h • Alle 90 s Verdoppelung der Dosis bis zum Erreichen des erwünschten Blutdrucks (max. 16 mg/h) • Keine Bolusgabe	5–15 min
Clonidin (z.B. Catapresan®, Paracefan®)[1]	Agonist am präsynaptischen α_2-Rezeptor → Noradrenalin (NA)-Freisetzung ↓ → Sympathikolyse	• 37,5–75 µg (≙ 0,0375–0,075 mg)	6–10 h
Dihydralazin (z.B. Nepresol®)	Relaxation der Gefäßmuskulatur (genauer Wirkmechanismus unklar) → Vasodilatation	• 6,25–12,5 mg langsam über 2 min	3–4 h
Glyceroltrinitrat (z.B. Nitrolingual® infus.)[2, 3]	Freisetzung von Stickstoffmonoxid (NO) → Relaxation der Gefäßmuskulatur → Vasodilatation	• Beginn mit 0,5–1,0 mg/h • Bei Bedarf Erhöhung auf 2–8 mg/h	wenige Minuten
Nitroprussidnatrium (z.B. Nipruss®)[3]	Freisetzung von Stickstoffmonoxid (NO) → Relaxation der Gefäßmuskulatur → Vasodilatation	• Beginn mit 0,2 µg/kg KG/min • Alle 3–5 min Verdoppelung der Dosis bis zum Erreichen des erwünschten Blutdrucks (max. 10 µg/kg KG/min)	wenige Minuten
Urapidil (z.B. Ebrantil®)	Antagonist am α_1-Rezeptor → Vasodilatation	• 10 mg • Wiederholung alle 5 min bis zum Erreichen des erwünschten Blutdrucks	4–6 h

[1] Die Blutdrucksenkung ist nur einer der Effekte von Clonidin. Es wird außerdem zur vegetativen Dämpfung (z.B. bei gleichzeitiger Tachykardie) oder zur Prophylaxe/Therapie von postoperativem Shivering (➤ Kap. 7.5) eingesetzt. Da Clonidin nicht spezifisch am präsynaptischen α_2-Rezeptor wirkt, sondern auch an postsynaptischen α-Rezeptoren, kann es initial zu einem Blutdruckanstieg kommen.
[2] Lebensbedrohliche Blutdruckabfälle sind bei Patienten möglich, die innerhalb der letzten 24 h Sildenafil eingenommen haben.
[3] Bei höherer Dosierung oder mehrtägiger Gabe muss wegen der Gefahr einer Cyanidintoxikation gleichzeitig Natriumthiosulfat infundiert werden.

1.8.3 Medikamente zur Behandlung der Bradykardie

Zur Therapie von Bradykardien kommen primär meist die Parasympatholytika **Atropin** (Dosierung 0,5 mg i.v., Wiederholung bis max. 3 mg) oder **Glykopyrronium** (z.B. Robinul®, Dosierung 0,1 mg i.v., Wiederholung bis max. 0,4 mg) zur Anwendung.

1.8 Andere hämodynamisch wirksame Medikamente

1.8.1 Medikamente zur Behandlung der Hypotonie

Auch andere Substanzen (sog. **Vasopressoren**) können einen (perioperativen) Blutdruckabfall verhindern.

TAB. 1.20

1.8.2 Medikamente zur Behandlung der Hypertonie

Starke Blutdruckerhöhungen bergen ein Risiko für Gefäßrupturen und sollten daher rasch behandelt werden.

1.8.3 Medikamente zur Behandlung der Bradykardie

Gegen Bradykardien kommt Atropin, Glykopyrronium oder Adrenalin zum Einsatz.

Bleibt die Therapie erfolglos, kann die Gabe von **Adrenalin** (Bolus 2–10 µg, kontinuierliche Gabe von 0,02–0,05(–0,1) µg/kg KG/min) erwogen werden.

Neben pharmakologischen Interventionen kommen auch nichtmedikamentöse Therapien wie ein passagerer Schrittmacher infrage.

1.8.4 Medikamente zur Behandlung der Tachykardie

Bei arrhythmischer Tachykardie können elektrische Kardioverter oder Antiarrhythmika zum Einsatz kommen.
Zudem werden **perioperativ Betablocker** zur Behandlung rhythmischer Tachykardien eingesetzt.

1.8.4 Medikamente zur Behandlung der Tachykardie

Je nach Genese und EKG-Bild der Tachykardie kommen die elektrische Kardioversion oder eine medikamentöse Therapie mit **Antiarrhythmika** (➤ Kap. 1.9) in Betracht.

Perioperativ auftretende supraventrikuläre Tachykardien werden unter Monitorkontrolle meist mit dem i. v. **β-Rezeptoren-Blocker** (Betablocker) Metoprolol (z. B. Beloc i. v.®, Dosierung 1–2 mg jede Minute bis max. 10–15 mg) behandelt. Intraoperativ oder auf der Intensivstation kommen mitunter auch die kürzer wirksamen β_1-Antagonisten Esmolol (z. B. Brevibloc®), HWZ 9 min) oder der noch stärker β_1-selektiv wirkende Antagonist Landiolol (Rapibloc®, HWZ 3–4 min) zum Einsatz, die beide kontinuierlich über Spritzenpumpen verabreicht werden.

1.8.5 Weitere anästhesiologisch relevante Medikamente

Vasopressin (entspricht ADH) kann ebenfalls zur Vasokonstriktion und Blutdrucksteigerung eingesetzt werden.

PDE-3-Hemmer (z. B. Milrinon) wirken positiv inotrop und finden bei akuter Herzinsuffizienz Anwendung.

Levosimendan wirkt als „Calciumsensitizer" ebenfalls positiv inotrop und wird kurzzeitig bei akut dekompensierter chronischer Herzinsuffizienz angewendet.

1.8.5 Weitere anästhesiologisch relevante Medikamente

Vasopressin wird in der Kardioanästhesie zur Behandlung des katecholaminrefraktären Schocks oder der Vasoplegie verwendet, wenn durch Noradrenalin allein keine Kreislaufstabilisierung möglich ist. Es wirkt über verschiedene Vasopressinrezeptoren vasokonstriktorisch. Vasopressin wird kontinuierlich in einer Dosierung von 0,01–0,03 IE/min verabreicht.

Zur Behandlung der akuten Herzinsuffizienz, des kardiogenen Schocks oder in der Kardioanästhesie können **PDE-3-Inhibitoren** wie Milrinon (z. B. Corotrop®) eingesetzt werden. Die Hemmung der Phosphodiesterase (PDE) 3 führt zu einer Erhöhung der Konzentration von zyklischem Adenosinmonophosphat (cAMP) und hierüber zu einer erhöhten intrazellulären Ca^{2+}-Konzentration, die eine Zunahme der Inotropie verursacht. PDE-3-Hemmer werden kontinuierlich über mehrere Tage verabreicht.

Ebenfalls positiv inotrop wirkt **Levosimendan** (Simdax®), das zur Behandlung der akut dekompensierten schweren chronischen Herzinsuffizienz verwendet wird, wenn die üblichen Therapieoptionen nicht ausreichen. Sein Wirkprinzip wird mit dem Begriff „Calciumsensitizer" beschrieben. Es erhöht die Empfindlichkeit der Herzmuskelzellen für Ca^{2+}-Ionen und wirkt positiv inotrop. Levosimendan wird über 24 h verabreicht; seine Wirkung hält anschließend für mehrere Tage an.

Alle genannten Medikamente dürfen nur unter intensivstationärer Überwachung verabreicht werden.

1.9 Antiarrhythmika

1.9 Antiarrhythmika

Lars Töpfer

Antiarrhythmika dienen der Therapie akuter oder chronischer Herzrhythmusstörungen.

LERNTIPP

Die Therapie mit Antiarrhythmika erscheint aufgrund der Vielzahl der zur Verfügung stehenden Medikamente zunächst unüberschaubar. In der Anästhesie sowie in der Notfall- und Intensivmedizin reicht es jedoch aus, wenn du dich auf wenige Präparate beschränkst; deren Wirk- und Nebenwirkungsprofil solltest du aber sicher beherrschen. Einen Anhalt kann dir die Therapie akuter Herzrhythmusstörungen (➤ Kap. 14.11, ➤ Kap. 14.12) geben.

1.9.1 Einteilung

Antiarrhythmika helfen gegen tachykarde Herzrhythmusstörungen und werden nach Vaughan Williams **anhand ihres Wirkmechanismus** in vier Gruppen **eingeteilt.**

TAB. 1.22

1.9.1 Einteilung

Zur Klassifikation der Antiarrhythmika existieren verschiedene Einteilungen. Am bekanntesten ist die Klassifikation nach Vaughan Williams, die sich an der Rezeptorwirkung orientiert (➤ Tab. 1.22).

Daneben existieren noch andere Antiarrhythmika, die in dieser „klassischen" Einteilung nicht vorkommen. Hierzu gehören z. B. Adenosin, Digitalispräparate oder Magnesium.

Tab. 1.22 Einteilung der Antiarrhythmika nach Vaughan Williams

Klasse	Wirkmechanismus	Wirkstoffe
I	Na^+-Kanal-Blocker → Inhibition des schnellen Na^+-Einstroms	**Ia:** Ajmalin, Chinidin **Ib:** Lidocain **Ic:** Flecainid, Propafenon
II	Betablocker	Bisoprolol, Esmolol, Landiolol, Metoprolol, Propranolol
III	K^+-Kanal-Blocker → Inhibition des K^+-Ausstroms	Amiodaron, Sotalol
IV	Ca^{2+}-Antagonisten → Inhibition des langsamen Ca^{2+}-Einstroms	Clevidipin, Diltiazem, Verapamil

1.10 Infusionslösungen

Lars Töpfer

Infusionslösungen werden zum Ausgleich physiologischer Flüssigkeitsverluste, zum Ersatz von intravasalem Volumen oder als Trägerlösung von Medikamenten eingesetzt. Die „optimale" Infusionslösung gibt es nicht. Entsprechend groß und anhaltend ist die wissenschaftliche Diskussion über die beste Flüssigkeits- und Volumentherapie. Es werden kristalloide und kolloidale Lösungen unterschieden.

1.10.1 Kristalloide Lösungen

Kristalloide Lösungen enthalten Wasser und gelöste Elektrolyte. **Vollelektrolytlösungen** mit einem Na^+-Gehalt > 120 mmol/l sind die Standardinfusionslösungen in der Medizin. ⅔-, Halb- oder ⅓-Elektrolytlösungen mit deutlich geringerem Na^+-Gehalt werden nur in Ausnahmefällen eingesetzt. 5-prozentige Glukoselösung verhält sich im Körper hypoton, da die Glukose metabolisiert wird und damit „freies Wasser" entsteht.

MERKE

Die „physiologische Kochsalzlösung" besitzt zwar einen physiologischen Na^+-Gehalt. Ihr Chloridanteil ist aber gänzlich unphysiologisch und kann bei Infusion großer Mengen zur hyperchlorämischen Azidose führen. Balancierte Vollelektrolytlösungen ähneln in ihrer Zusammensetzung der des Plasmas, indem statt Chlorid metabolisierbare Anionen (Laktat, Acetat oder Malat) zugesetzt werden (➤ Tab. 1.23). In Europa werden heutzutage zur Infusion fast ausschließlich balancierte Vollelektrolytlösungen verwendet. NaCl 0,9 % wird nur als Trägerlösung für Medikamente oder bei hypotoner Dehydratation eingesetzt.

Kristalloide Lösungen verteilen sich innerhalb kurzer Zeit gleichmäßig auf alle Flüssigkeitsräume (➤ Kap. 2.4). Der Volumeneffekt beträgt somit nur ca. 25 %, d. h., dass nur etwa ¼ der infundierten Flüssigkeitsmenge im Gefäßsystem verbleibt. Daher müssen entsprechend größere Volumina zugeführt werden, um ein intravasales Volumendefizit auszugleichen. Bei hohen Infusionsvolumina kommt es zur Bildung von interstitiellen Ödemen.

Nachdem früher beinahe ausschließlich NaCl 0,9 % verwendet wurde, war die am häufigsten eingesetzte Infusionslösung später Ringer-Laktat. Diese Lösung ist aber hypoton und führt bei einem Schädel-Hirn-Trauma durch den osmotischen Gradienten zur Zellschwellung. Außerdem wird das enthaltene Laktat unter Sauerstoffverbrauch in der Leber metabolisiert und verfälscht die Laktatbestimmung. Das den heute verwendeten balancierten Lösungen meist zugesetzte Acetat wird dagegen unter weniger hohem O_2-Verbrauch in der Muskulatur verstoffwechselt.

Tab. 1.23 Elektrolytgehalt von Plasma und klinisch gebräuchlichen Vollelektrolytlösungen

	Osmolarität [mosm/l]	Kationen [mmol/l]				Anionen [mmol/l]			
		Na^+	K^+	Ca^{2+}	Mg^{2+}	Cl^-	Acetat	Laktat	Malat
Plasma	289	140	4,0	2,4	1,0	105	–	1	
NaCl 0,9 %	308	154	–	–	–	154	–	–	
Ringer-Laktat	278	131	5,4	1,8	-	112	–	28	–
Ringer-Lösung	309	147	4,0	2,2	–	156	–	–	–
E153®	303	140	5,0	2,5	1,5	105	50	–	–
Jonosteril®	291	137	4,0	1,7	1,3	110	37	–	–
Sterofundin®	309	145	4,0	2,5	1,0	127	24	–	5

Auch für Säuglinge und Kleinkinder werden Vollelektrolytlösungen empfohlen. Wegen der geringen Glukosespeicher wird für Operationen im Säuglingsalter aufgrund der Nüchternzeit 1-prozentige Glukoselösung zugesetzt. Die Industrie bietet auch bereits fertig gemischte Lösungen an (z. B. Elektrolyt-Infusionslösung 148 mit Glucose 1 PÄD®)

1.10.2 Kolloidale Lösungen

Kolloidale Lösungen enthalten wie kristalloide Lösungen Wasser und Elektrolyte, zusätzlich aber auch **Makromoleküle,** die wasserbindend wirken. Da diese unter physiologischen Bedingungen das Gefäßendothel nicht passieren können, bleibt der Großteil der infundierten Lösung im Intravasalraum. Nach der Art der Makromoleküle werden **natürliche Kolloide** (Albumin) und **künstliche Kolloide** (Gelatine oder Hydroxyethylstärke [HES] unterschieden. Die Makromoleküle in einer kolloidalen Lösung sind meist unterschiedlich groß; angegeben wird daher meist das mittlere Molekulargewicht in Kilo-Dalton (kDa).

Studentische Sicht

1.10 Infusionslösungen

Zur Flüssigkeits- und Volumensubstitution werden Infusionslösungen eingesetzt, wobei man je nach Art der gelösten Moleküle **kristalloide** von **kolloidalen Lösungen** unterscheidet.

1.10.1 Kristalloide Lösungen

Kristalloid bezieht sich auf **gelöste Salze/Elektrolyte.**

In aller Regel werden sog. **Vollelektrolytlösungen** infundiert, die in ihrem Elektrolytgehalt dem Blutplasma entsprechen.

MERKE

Die infundierte Lösung verteilt sich zu etwa ¾ im Interstitium, was bei großen Infusionsvolumina zu Ödemen führen kann.

Heutzutage werden meist **balancierte Vollelektrolytlösungen** (z. B. Sterofundin®, Jonosteril®) infundiert.

TAB. 1.23

1.10.2 Kolloidale Lösungen

Kolloidale Lösungen beinhalten neben Elektrolyten auch **osmotisch aktive Makromoleküle** (z. B. Proteine wie Albumin, Kohlenhydrate wie Hydroxyethylstärke).

Studentische Sicht

Je nach Menge der osmotisch aktiven Moleküle unterscheidet man in Bezug auf das Blutplasma **hypo-, iso- und hyperosmolare Lösungen.**

Die in der Medizin verwendeten kolloidalen Lösungen können **isoonkotisch (auch: isoosmolar) oder hyperonkotisch (auch: hyperosmolar)** sein:

- Bei isoonkotischen Lösungen entspricht der onkotische Druck dem des Plasmas. Sie werden daher auch als Plasmaersatzmittel bezeichnet.
- Hyperonkotische Lösungen weisen dagegen einen höheren onkotischen Druck als das Blutplasma auf und führen daher zu einer Flüssigkeitsverschiebung nach intravasal. Ihr Volumeneffekt ist größer als das zugeführte Volumen. Diese Lösungen werden auch Plasmaexpander genannt.

CAVE

CAVE

Alle künstlichen Kolloide bergen ein (geringes) Risiko für anaphylaktische Reaktionen.

Albumin

Albumin

Bei Humanalbumin (z. B. Albunorm®, Alburex®) handelt es sich um ein Blutprodukt, das aus menschlichem Poolplasma gewonnen wird. Das Molekulargewicht beträgt ca. 66 kDa. Es kann ohne Berücksichtigung der Blutgruppe transfundiert werden, unterliegt aber der Chargendokumentationspflicht. Im Vergleich zu den künstlichen Kolloiden ist Humanalbumin sehr teuer.

Humanalbumin liegt als 5- oder 20-prozentige Infusionslösung vor, wobei Erstgenannte isoonkotisch und Letztere hyperonkotisch wirksam ist.

Infusionen von Humanalbuminlösungen werden zum Erhalt des intravasalen Volumens, z. B. nach Aszitespunktionen, durchgeführt.

Albumin kann eingesetzt werden, wenn eine Therapie mit Kristalloiden und künstlichen Kolloiden zur hämodynamischen Stabilisierung nicht ausreichend ist. Eine weitere Indikation ist die Volumensubstitution nach einer Aszitespunktion von ≥ 5 Litern. Ferner kommt es bei Patienten mit Leberzirrhose und spontan bakterieller Peritonitis oder bei Leberzirrhose mit hepatorenalem Syndrom Typ 1 zum Einsatz.

Gelatine

Kolloidale Gelatinelösung löst verhältnismäßig häufig allergische Reaktionen aus.

Gelatine

Gelatine (z. B. Gelafundin®, Gelafusal®) wird aus Kollagen der Haut und Knochen von Rindern hergestellt. Im Gegensatz zu anderen kolloidalen Lösungen weisen Gelatinelösungen eine geringere Molekülgröße (mittleres Molekulargewicht ca. 30 kDa) auf. Gelatinemoleküle werden rasch renal eliminiert, was zu einer osmotischen Steigerung der Diurese führt. Der **Volumeneffekt beträgt ca. 50–100 %,** hält allerdings nur für längstens 2 h an. Durch Histaminfreisetzung kann es zu anaphylaktoiden Reaktionen kommen (Inzidenz ca. 0,35 %). Durch die Herstellung aus bovinem Bindegewebe ist das Risiko der Übertragung von Prionenerkrankungen wie der Creutzfeldt-Jakob-Krankheit nicht sicher auszuschließen.

Hydroxyethylstärke (HES)

Lösungen mit Hydroxyethylstärke können für ca. 4 h eine Hypovolämie ausgleichen.

Hydroxyethylstärke (HES)

Hydroxyethylstärke (z. B. Tetraspan®, Vitafusal®, Volulyte®) enthält Amylopektin, das aus Mais- oder Kartoffelstärke gewonnen wird. Da Stärke im Körper normalerweise innerhalb kurzer Zeit durch Amylasen abgebaut wird, werden Hydroxyethylgruppen am C2-oder C6-Atom des Amylopektins substituiert und verzögern so die Aufspaltung.

Die heute verwendeten HES-Lösungen weisen einen **Volumeneffekt von etwa 100 %** auf und bleiben für etwa 4 h intravaskulär.

FALLBEISPIEL

Zur Vorbereitung eines Umzugs des Zentral-OP haben die Anästhesiepflegekräfte alle Lagerräume überprüft. Dabei sind einer Kollegin Kartons mit HES-Lösung aufgefallen, die in einer hinteren Ecke versteckt lagen. Diese tragen die Bezeichnung 6 % HES 450/0,7 und 6 % HES 200/0,5. Die Pflegekraft fragt Sie, welche Unterschiede es zwischen den Lösungen gibt, denn die danebenliegenden Kartons mit den heute verwendeten tragen die Bezeichnung 6 % HES 130/0,42.

Die erste Zahl gibt die HES-Konzentration in Prozent an. Je höher die Zahl, umso höher ist der Volumeneffekt. 6-prozentiges HES ist isoonkotisch. Außerdem gibt es 10-prozentiges HES, das hyperonkotische Eigenschaften hat, aber nur sehr selten eingesetzt wird. Den übrigen Teil einer HES-Lösung machen balancierte Vollelektrolytlösung oder NaCl 0,9 % aus.

Die zweite Zahl steht für das mittlere Molekulargewicht. Je höher das Molekulargewicht, desto länger ist die Halbwertszeit. Mit steigendem Molekulargewicht verändert HES die Fließeigenschaften des Blutes stärker. HES-Präparate der 1. Generation hatten ein Molekulargewicht von 450 kDa, die der 2. Generation 200 kDa und die aktuell verwendeten 130 kDa.

Die dritte Zahl gibt den molekularen Substitutionsgrad an. Dieser steht für den Anteil der Glukoseeinheiten, die Hydroxyethylgruppen sind: In den o. g. Fällen sind dies also 70 %, 50 % und 42 %. Je höher der Substitutionsgrad, umso länger die Halbwertszeit. Im Laufe der Weiterentwicklung der HES-Präparate ist der Substitutionsgrad immer weiter reduziert worden und liegt in den modernen HES-Lösungen bei 0,38–0,45.

Im Kleingedruckten findet sich eine weitere pharmakologisch relevante Zahl: das Substitutionsmuster, das auch als C2/C6-Verhältnis bezeichnet wird. Es gibt an, wie viele Hydroxyethylgruppen am C2- im Verhältnis zum C6-Atom substituiert sind. Je größer das C2/C6-Verhältnis, desto länger ist die Halbwertszeit, da Bindungen am C6-Atom schneller durch α-Amylase gespalten werden als Bindungen am C2-Atom. In den aktuell verwendeten HES-Präparaten liegt das C2/C6-Verhältnis bei ca. 8–12.

Im Lager befanden sich also HES-Lösungen der 1., 2. und 3. Generation. Die früher verwendeten Lösungen beeinträchtigten die Nierenfunktion und verschlechterten die Blutgerinnung stärker als die modernen HES-Lösungen. Durch die Reduktion von Molekulargewicht und Substitutionsgrad sowie von Veränderungen der Substitutionsmuster konnten diese Komplikationen deutlich reduziert werden.

HES wird im mononukleären Phagozytosesystem (MPS) und in der Haut gespeichert. Die Speicherung in der Haut ist vermutlich die Ursache für einen länger anhaltenden **Pruritus,** der bereits nach einmaliger Gabe auftreten kann. Da die HES-Moleküle von der α-Amylase abgebaut werden, kann diese bei Laboruntersuchungen erhöht sein. Die Abbauprodukte werden überwiegend renal ausgeschieden.

Als Nebenwirkung tritt häufig ein länger anhaltender Juckreiz auf.

Durch Hämodilution führt HES zu einer Verbesserung der Mikrozirkulation. Zu einer weiteren Verbesserung der Fließeigenschaften des Bluts (Rheologie) kommt es durch Umhüllung (Coating) der Blutzellen. Dieser Effekt ist im perioperativen Kontext aufgrund eines potenziell höheren Blutverlusts häufig von Nachteil.

Das **Anwendungsgebiet** von HES ist vor ein paar Jahren **stark eingeschränkt** worden. Es darf nur noch bei **Hypovolämie** durch akuten Blutverlust eingesetzt werden, wenn Kristalloide keine Wirkung zeigen. Dann darf es nur bis zur Wiederherstellung einer hämodynamisch stabilen Situation bzw. für maximal 24 h verabreicht werden. Es wird empfohlen, die Nierenfunktion anschließend für 90 Tage zu überprüfen. Das Personal von Krankenhäusern und Rettungsdiensten, die HES verabreichen, muss eine **jährliche Schulung** von ca. 15-minütiger Dauer absolvieren. Ab Ende November 2023 ruht die Zulassung von HES, d. h., es darf ab diesem Zeitpunkt nicht mehr eingesetzt werden.

Bei septischen Patienten und bei Patienten mit Verbrennungen soll HES nicht eingesetzt werden, da sich gezeigt hat, dass häufiger Nierenversagen auftritt und die Sterblichkeit erhöht ist. Außerdem ist der Volumeneffekt durch die Kapillarschrankenstörung in der Sepsis weniger ausgeprägt als bei Gesunden.

1.11 Blutprodukte

Lars Töpfer

1.11 Blutprodukte

Die Therapie mit Blutprodukten, Plasmaderivaten und Gerinnungspräparaten ist in der Anästhesie und Intensivmedizin Alltag. Kenntnisse der Indikationsstellung zur Bluttransfusion (➢ Tab. 1.24) sind daher ebenso wie die in ➢ Kap. 3.7 dargestellten Besonderheiten bzgl. Durchführung und Dokumentation wichtige Aspekte der täglichen Arbeit.

TAB. 1.24

Tab. 1.24 Allgemeine Indikationen der verschiedenen Blutprodukte

Blutprodukt	Indikationen
Erythrozytenkonzentrate (EK)	• Prophylaxe oder Therapie einer anämischen Hypoxie
Therapeutisches Plasma (z. B. FFP)	• Ersatz von Plasmavolumen bei Massivblutungen • Therapie komplexer Koagulopathien • Plasmaaustauschbehandlung, z. B. bei thrombotisch-thrombozytopenischer Purpura (TTP) oder adultem hämolytisch-urämischem Syndrom (HUS) • Angeborener Faktorenmangel (Faktor V, Faktor XI)
Thrombozytenkonzentrate (TK)	• Prophylaxe oder Therapie einer durch Thrombozytenmangel bedingten Blutung
Gerinnungspräparate	• Angeborene oder erworbene Koagulopathien • Antagonisierung von direkten oralen Antikoagulanzien

Erythrozytenkonzentrate und Plasmapräparate müssen (bis auf seltene Ausnahmen) AB0-kompatibel transfundiert werden, um eine lebensbedrohliche hämolytische Transfusionsreaktion zu vermeiden (➢ Tab. 1.25).

Die Kontrolle der **AB0-Kompatibilität** vor einer Transfusion von Blutprodukten ist unerlässlich.

TAB. 1.25

Tab. 1.25 Blutgruppenkompatibilität von Erythrozytenkonzentraten und Plasma

Blutgruppe des Patienten	Kompatible Erythrozytenkonzentrate	Kompatibles Plasma
A	A oder 0	A oder AB
B	B oder 0	B oder AB
AB	AB, A, B oder 0	AB
0	0	0, A, B oder AB

1.11.1 Erythrozytenkonzentrate (EK)

EK enthalten Erythrozyten in einer Stabilisatorlösung (meist CPD: Citrat, Phosphat, Dextrose; ➢ Abb. 1.7a). Bei Fremdbluttransfusion werden in Deutschland nur leukozytendepletierte EK verwendet. EK dienen dem **Ersatz von Sauerstoffträgern** zur Therapie oder Vermeidung einer anämischen Hypoxie. Die **Indikation** zur Transfusion wird anhand folgender Parameter getroffen:

- **Hämoglobin-Wert (Hb-Wert)** (➢ Tab. 1.26): In der Praxis ist das Vorliegen einer Anämie der entscheidendste Parameter zur Indikationsstellung einer Transfusion von EK. Allerdings gibt der Hb-Wert allein nicht verlässlich an, ob das Sauerstoffangebot ausreichend ist. Manchmal wird zur Einschätzung auch der Hämatokrit-Wert (Hkt-Wert) verwendet, der jedoch den gleichen Einschränkungen unterliegt.
- **Volumenstatus:** Die Hb- oder Hkt-Werte sind nur bei Patienten mit einem ausgeglichenen Volumenhaushalt verlässlich verwertbar. Bei einer Hypervolämie erniedrigt sich der Hb-Wert durch Verdünnung. Bei einer Hypovolämie wird der Hb-Wert überschätzt.

1.11.1 Erythrozytenkonzentrate (EK)

Bei der Entscheidung, einem Patienten Erythrozytenkonzentrat (EK) zu verabreichen, werden **Hämoglobin-Wert, Volumenstatus, Allgemeinzustand und kardiovaskuläre Risiken** berücksichtigt.

- **Kompensationsfähigkeit:** Durch verschiedene Mechanismen versucht der Körper, den Verlust von Sauerstoffträgern zu kompensieren. Am entscheidendsten ist die Erhöhung des HZV. Weitere Mechanismen sind die Umverteilung des Blutes in Herz und Gehirn oder eine erhöhte Sauerstoffextraktion. Ist das HZV bei einem Patienten bereits „am Limit", muss die Indikation für eine Transfusion großzügiger gestellt werden.
- **Kardiovaskuläre Risikofaktoren:** Erkrankungen wie KHK, pAVK und Herzinsuffizienz oder zerebrovaskuläre Gefäßerkrankungen gehen mit einer verminderten Kompensationsfähigkeit einher.
- **Hinweise auf eine anämische Hypoxie:** Bei Vorliegen einer Anämie können verschiedene Symptome auf eine anämische Hypoxie hinweisen. Diese werden auch als physiologische Transfusionstrigger bezeichnet (➤ Tab. 1.27). Sie sind wie der Hb-Wert nur unter Normovolämie sinnvoll zu verwerten.

Die Transfusion eines Erythrozytenkonzentrats mit einem Volumen von ca. 280 ml erhöht den Hb-Wert um ca. 1 g/dl bzw. 0,6 mmol/l.

Faustregel: 1 EK erhöht den Hb-Wert um ca. 1 g/dl.

Tab. 1.26 Empfohlene Indikationen zur Transfusion von Erythrozytenkonzentraten anhand des Hb-Werts

Hb-Wert	Transfusion indiziert?
< 7 g/dl (< 4,3 mmol/l)	• Ja • Bei stabilen Kreislaufverhältnissen, Normovolämie, fehlenden Risikofaktoren und gegebener Überwachungsmöglichkeit ggf. auch niedrigere Werte tolerierbar
7–8 g/dl (4,3–5,0 mmol/l)	• Nein bei adäquater Kompensation und fehlenden Risikofaktoren • Ja bei eingeschränkter Kompensation (z. B. kardiochirurgische bzw. ältere orthopädisch-unfallchirurgische Patienten) und Risikofaktoren (z. B. KHK, Herzinsuffizienz, zerebrovaskuläre Insuffizienz) • Ja bei Hinweisen auf anämische Hypoxie (➤ Tab. 1.27)
8–10 g/dl (5,0–6,2 mmol/l)	• Ja bei Hinweisen auf anämische Hypoxie (➤ Tab. 1.27)
> 10 g/dl (> 6,2 mmol/l)	• Nein (außer in begründeten Einzelfällen)

Mod. nach: Querschnitts-Leitlinien (BÄK) zur Therapie mit Blutkomponenten und Plasmaderivaten 2020

INTRAPROFESSIONELLE KOMPETENZ

INTRAPROFESSIONELLE KOMPETENZ

In den letzten Jahren hat das Konzept des Patient Blood Management (PBM) Einzug in zahlreiche Kliniken gehalten. Ziel des Konzepts ist es, Blutprodukte patientenindividuell so zielgerichtet wie möglich einzusetzen. Dadurch sollen die Risiken und Komplikationen, die eine Bluttransfusion mit sich bringen kann, verringert werden. Das PBM erfordert ein Denken „über den eigenen Tellerrand" hinaus und die Beteiligung verschiedener Fachdisziplinen innerhalb eines Krankenhauses und idealerweise auch von niedergelassenen Ärzten. Maßnahmen bei geplanten Operationen sind z. B.:

Präoperativ:
- (Ambulante) Diagnostik und Therapie einer Anämie bei Patienten, die sich einem Eingriff mit hohem Transfusionsrisiko unterziehen, z. B. Eisensubstitution bei Eisenmangelanämie.
- Gerinnungsdiagnostik und ggf. präoperative Optimierung.

Intraoperativ:
- Operateur: Einsatz möglichst minimalinvasiver OP-Techniken, Blutstillung
- Anästhesist: Erhalt physiologischer Rahmenbedingungen für die Blutgerinnung (z. B. Körpertemperatur > 36 °C, pH > 7,2, ionisiertes Ca^{2+} > 1,1 mmol/l), Erhalt der Normovolämie und eines optimalen HZV
- Einsatz der maschinellen Autotransfusion („Cell Saver"), sofern möglich

Postoperativ:
- Blutentnahmen nur bei relevanten Fragestellungen durchführen

MERKE

MERKE

Feste Transfusionsgrenzen („Jeder Patient mit einem Hb < 8 g/dl [< 5 mmol/l] erhält ein EK") sind weitgehend obsolet. Die Indikation zur Transfusion richtet sich nach physiologischen Kriterien (➤ Tab. 1.27), der Kompensationsfähigkeit des Organismus, Vorerkrankungen oder dem Ausmaß des Blutverlusts bei akuten Blutungen.

TAB. 1.27

Tab. 1.27 Physiologische Transfusionstrigger

Kardiopulmonal	• Tachykardie • Hypotonie oder Blutdruckabfall unklarer Genese • Dyspnoe
EKG-Veränderungen	• Neu auftretende ST-Senkung oder ST-Hebung • Neu auftretende Herzrhythmusstörungen
Echokardiografie	• Neue regionale myokardiale Wandbewegungsstörung
Gemischt- oder zentralvenöse Sauerstoffsättigung	• Gemischtvenös < 50 % • Zentralvenös < 65–70 %
Laktatazidose	• pH-Wert < 7,35 und Laktat > 2 mmol/l

Mod. nach: Querschnitts-Leitlinien (BÄK) zur Therapie mit Blutkomponenten und Plasmaderivaten 2020

1.11.2 Therapeutisches Plasma

Gefrorenes Frischplasma (GFP oder engl. Fresh Frozen Plasma, FFP; ➤ Abb. 1.7c) ist das am häufigsten eingesetzte Plasmapräparat. Es ist nach Gewinnung bei unter –30 °C 2 Jahre haltbar. Vor Transfusion muss es zunächst aufgetaut werden, wofür ca. 30 min benötigt werden. Therapeutisches Plasma enthält alle pro- und antikoagulatorischen plasmatischen Gerinnungsfaktoren und ist daher zur **Prophylaxe oder Therapie von Blutungen** indiziert, die durch einen **Faktorenmangel** hervorgerufen werden.

CAVE

Früher wurde der Einsatzbereich für therapeutisches Plasma weiter gefasst. Mittlerweile ist festgelegt, dass therapeutisches Plasma in den folgenden Indikationen nicht eingesetzt werden sollte:

- Volumenersatz
- Parenterale Ernährung
- Substitution von Immunglobulinen
- Mangelzustände von Gerinnungsfaktoren und Inhibitoren, die mit Gerinnungspräparaten/-konzentraten wirksamer und verträglicher behandelt werden können, z. B. Hämophilie A und B, schwere Blutung bei Einnahme von Vitamin-K-Antagonisten
- Verbrennungen ohne Blutungskomplikationen und ohne Koagulopathie
- Thrombozytopenie, Thrombozytopathie, Hyperfibrinolyse (hier ist Plasma schlichtweg nicht wirksam)

Eine Transfusionseinheit enthält ca. 250 ml. In der Praxis werden i. d. R. 15–20 ml Plasma/kg KG verabreicht. Als (etwas genauere) Faustregel gilt, dass 1 ml Plasma pro kg KG den Spiegel der Gerinnungsfaktoren um 1 % erhöht. Die Berechnungsformel für die erforderliche Dosis orientiert sich am Quick-Wert. Um z. B. den Quick-Wert bei einem Erwachsenen mit einem Körpergewicht von 75 kg von 40 auf 60 % (Differenz 20 %) zu erhöhen, sind 75 kg × 20 ml Plasma/kg = 1500 ml erforderlich.

Zu beachten ist das hohe Infusionsvolumen. Dies kann vorteilhaft sein, da im Falle einer akuten Blutung durch die Plasmagabe eine Verdünnungskoagulopathie vermieden und gleichzeitig ein ausreichender Volumenstatus sichergestellt wird. Bei Patienten, bei denen keine akute Blutung vorliegt, kann dieses Infusionsvolumen jedoch zu einer Hypervolämie führen. Zur Antagonisierung von Vitamin-K-Antagonisten und anderen Medikamenten werden daher Gerinnungskonzentrate bevorzugt.

Ebenfalls wichtig ist, dass der Gerinnungseffekt, abhängig von der Stabilität der einzelnen Gerinnungsfaktoren, nur wenige Stunden anhält.

Neben FFP ist Blutplasma auch in Form von lyophilisiertem Plasma verfügbar (➤ Abb. 1.7d), das bei Raumtemperatur gelagert werden kann. Es wird vor Gabe mit Wasser für Injektionszwecke verdünnt. Das Auflösen benötigt einige Minuten Zeit.

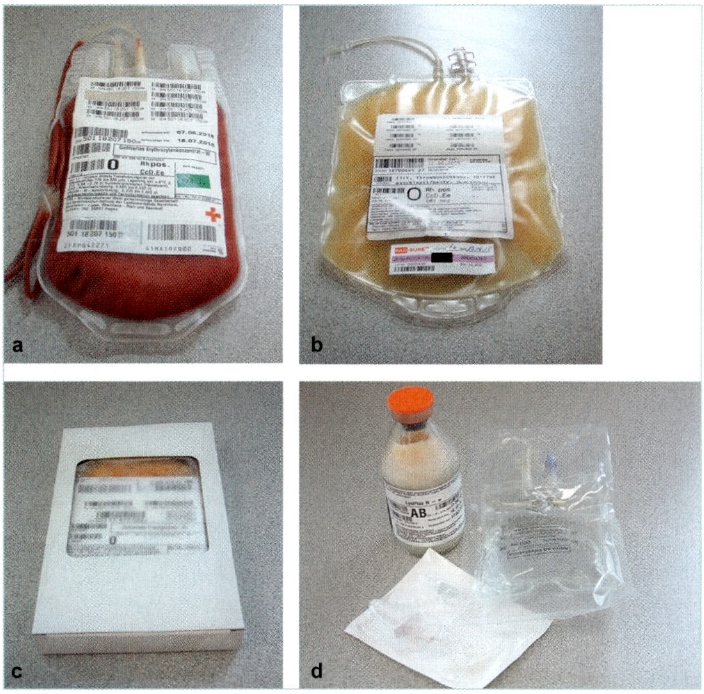

Abb. 1.7 Verschiedene Blutprodukte: a) Erythrozytenkonzentrat, b) Thrombozytenkonzentrat, c) Fresh Frozen Plasma, d) lyophilisiertes Plasma [P544]

Studentische Sicht

1.11.2 Therapeutisches Plasma

Sog. **Fresh Frozen Plasma beinhaltet alle physiologischen Plasmaproteine und Gerinnungsfaktoren** und kann daher bei extensivem Verbrauch oder Verlust von Plasmaproteinen zur Substitution verwendet werden.

CAVE

1.11.3 Thrombozytenkonzentrate (TK)

Thrombozytenkonzentrate dienen dem Ausgleich von mangelnden Blutplättchen.
Sie werden **je nach klinischem Zustand und Thrombozytenzahl** (ab ca. < 50.000–100.000/µl) zur Blutungsprophylaxe bzw. -bekämpfung verabreicht.

Bei starken Blutungen sollte ggf. zudem Tranexamsäure (wirkt gegen Fibrinolyse) oder Desmopressin (aktiviert Thrombozyten) appliziert werden.

1.11.4 Gerinnungspräparate, Gerinnungskonzentrate

Bei **Verlust oder Mangel bestimmter Gerinnungsfaktoren** stehen zur Substitution entsprechende Faktorenkonzentrate zur Verfügung.

Auch hier kommt zum Vorbeugen einer Hyperfibrinolyse **Tranexamsäure** zum Einsatz.

1.11.3 Thrombozytenkonzentrate (TK)

Thrombozytenkonzentrate (➤ Abb. 1.7b) werden zur **Prophylaxe oder Therapie von Blutungen** aufgrund eines absoluten **Thrombozytenmangels** oder des Mangels an funktionsfähigen Thrombozyten verabreicht. Die Konzentrate mit einem Volumen von 200–300 ml sind nach Gewinnung nur wenige Tage bei Raumtemperatur haltbar und müssen bis zur Gabe unter kontinuierlichen Schaukelbewegungen („unter ständiger Agitation") gelagert werden. TK sollten, wenn möglich, AB0-gleich transfundiert werden. Allerdings stellen inkompatible Transfusionen i. d. R. keine Gefahr für den Patienten dar und sind häufiger erforderlich. Vor einer inkompatiblen Transfusion ist eine Rücksprache mit der Blutbank sinnvoll.

Die Indikation zur Gabe orientiert sich an der Thrombozytenzahl, der klinischen Blutungsneigung sowie der vorangegangenen Einnahme von Thrombozytenaggregationshemmern. Für Anästhesie, Notfall- und Intensivmedizin wird eine Thrombozytengabe bei folgenden Grenzwerten empfohlen:

Prophylaxe von Blutungen:

- Allgemein je nach Grunderkrankung < 5000–10.000/µl, bei klinischer Blutungsneigung auch bei höheren Werten
- Vor Anlage eines zentralen Venenkatheters (ZVK): < 10.000/µl (bei klinischer Blutungsneigung < 20.000/µl)
- Vor rückenmarksnaher Anästhesie (gleichzeitig erwägen, ob nicht andere Anästhesieverfahren besser geeignet wären):
  - Periduralanästhesie < 80.000/µl
  - Spinalanästhesie < 50.000/µl
- Vor Operationen:
  - Kleinere Eingriffe mit Möglichkeit der Kompression < 20.000/µl
  - Größere Eingriffe oder Eingriffe mit höherem Blutungsrisiko < 50.000/µl
  - Eingriffe mit besonders hohem Blutungsrisiko, z. B. neurochirurgische Eingriffe < 70.000–100.000/µl

Therapie von Blutungen:

- Bei akuter Blutung mit Gefährdung des Patienten: < 50.000/µl
- Bei weiter anhaltender Blutung und/oder Schädel-Hirn-Trauma 100.000/µl

Bei akuten Blutungen sollte zusätzlich immer die Indikation zur Gabe von Antifibrinolytika wie Tranexamsäure oder die Gabe von Desmopressin zur Aktivierung der Thrombozytenfunktion überprüft werden. Zum empfohlenen Vorgehen bei starken Blutungen ➤ Kap. 3.7.

1.11.4 Gerinnungspräparate, Gerinnungskonzentrate

Gerinnungspräparate dienen dem gezielten Ersatz von Gerinnungsfaktoren bei schweren Blutungen oder bei bekannten Gerinnungsstörungen. Anders als Plasma ist ihre Gabe nicht mit einer Volumenbelastung verbunden. Es befindet sich eine Vielzahl von Präparaten auf dem Markt, von denen in ➤ Tab. 1.28 nur die wichtigsten zusammengestellt sind. Da es sich um Blutprodukte handelt, muss auch bei diesen Präparaten eine patienten- und chargenbezogene Dokumentation erfolgen.

Tab. 1.28 Wichtige Gerinnungspräparate und ihre Einsatzgebiete

Präparat	Indikationen[1]	Zielwerte	Dosierung
PPSB[2] (enthält Faktoren II, VII, IX, X) (z. B. Beriplex®)	• Schwere Blutungen oder dringende Operationen mit Blutungsrisiko bei Einnahme von Vitamin-K-Antagonisten oder bei Überdosierungen • Therapie von Blutungen bei Einnahme von oralen FXa-Inhibitoren[3] wie Rivaroxaban, Apixaban, Edoxaban • Lebererkrankung mit Blutungsneigung oder Massivblutung, wenn therapeutisches Plasma nicht ausreicht	Quick-Wert > 60 %	1 IE/kg KG führt zu einer Erhöhung des Quick-Wertes um ca. 1 % Zur Therapie von Blutungen unter DOAK: 25–50 IE/kg KG
Fibrinogen (z. B. Haemocomplettan®)	• Schwere Blutungen mit Fibrinogenmangel	Fibrinogenkonzentration > 1,5 g/l	Fibrinogendosis (g) = erwünschter Anstieg (g/l) × 0,04 × kg KG
rFVIIa oder **Eptacog alfa (aktiviert)** (NovoSeven®)	• Antikörper gegen Faktor VIII (Hemmkörperhämophilie) mit Blutung • Als Off-Label-Use im Rahmen lebensbedrohlicher therapierefraktärer Blutungen	–	90–120 µg/kg KG
FXIII (z. B. Fibrogammin®)	• Prophylaxe und Therapie von Blutungen bei Mangel an Faktor XIII • Zur Therapie von Wundheilungsstörungen	Faktor-XIII-Aktivität > 50 %	1 IE/kg KG führt zu einem Anstieg der Plasmaaktivität von 1–2 %
Antithrombin (z. B. Kybernin®)	• Disseminierte intravasale Gerinnung (DIC) mit Antithrombinmangel • Antithrombinmangel mit hohem Thromboserisiko • Optimierung der Wirkung einer Heparintherapie	Antithrombinaktivität > 70 %	1 IE/kg KG führt zu einem Anstieg der Plasmaaktivität von 1–2 %

[1] Die genannten Indikationen stellen Beispiele dar, die für die Anästhesie sowie für die Notfall- und Intensivmedizin relevant sind. Einige der Präparate kommen auch bei angeborenen Gerinnungsstörungen zum Einsatz. Hier werden häufig andere Zielwerte angestrebt.
[2] Die Abkürzung PPSB stammt von den Bestandteilen Prothrombin (Faktor II), Proconvertin (Faktor VII), Stuart-Faktor (Faktor X) und antihämophiler Faktor B (Faktor IX). PSSB wird manchmal auch als Prothrombinkomplex-Konzentrat bezeichnet.
[3] Für die Therapie von schweren Blutungen unter Rivaroxaban oder Apixaban steht mit Andexanet alfa auch ein spezifisches Antidot (➤ Kap. 1.13) zur Verfügung, wobei gegenwärtig noch nicht klar ist, welche der Therapieoptionen die bessere ist.

Ein weiteres Präparat, das in die Blutgerinnung eingreift, ist das **Antifibrinolytikum Tranexamsäure** (z. B. Cyklokapron®). Insbesondere bei Eingriffen an bestimmten Organen (z. B. Prostata, Pankreas, Plazenta), bei Kontakt des Blutes mit Fremdoberflächen wie bei Eingriffen unter Einsatz der Herz-

Lungen-Maschine oder insgesamt bei hohem Blutverlust kann sich eine Hyperfibrinolyse ausbilden. Das einmal gebildete Blutgerinnsel löst sich also schnell wieder auf. Klinisch zeigt sich dies beispielsweise, wenn Patienten aus ehemaligen Einstichstellen oder aus trockenen Wunden bluten. Bei Patienten mit Massivblutungen im Rahmen eines Polytraumas und bei postpartalen Blutungen hat die Gabe von Tranexamsäure einen festen Stellenwert.

1.12 Antibiotika

Lars Töpfer

Antibiotika dienen der Therapie **bakterieller Infektionen.** Bei Virus- oder Pilzinfektionen sind sie wirkungslos. Perioperativ werden sie auch prophylaktisch eingesetzt und sollen so nosokomiale Infektionen verhindern.

Antibiotika wirken über verschiedene Mechanismen entweder **bakteriostatisch oder bakterizid,** unterstützen also entweder die körpereigene Immunabwehr oder töten die Bakterien ab. Jedes Antibiotikum bzw. jede Antibiotikagruppe weist ein **unterschiedliches Wirkspektrum** auf. Einige Antibiotika haben ein sehr breites Wirkspektrum. Sie werden daher häufig bei schweren oder lebensbedrohlichen Infektionen eingesetzt, bei denen der auslösende Erreger (noch) nicht bekannt ist. Ebenso gibt es Antibiotika mit sehr begrenztem Wirkspektrum. Ihre Gabe ist bei bekanntem Erreger genauso wirksam und kann dazu beitragen, die Resistenzentwicklung von Bakterien zu verhindern. Bei der Auswahl des richtigen Antibiotikums müssen immer der Zustand des Patienten (z. B. Organinsuffizienzen, Allergien) und die lokale Resistenzsituation beachtet werden.

1.12 Antibiotika

Antibiotika verschiedener Klassen wirken unterschiedlich auf Bakterien (**bakteriostatisch vs. bakterizid**), was ihnen **spezifische Wirkprofile** verleiht.

INTERPROFESSIONELLE KOMPETENZ

Antibiotic-Stewardship-Programme (ABS)

Um eine rationale Antibiotikatherapie sicherzustellen, wurden vielerorts **Antibiotic-Stewardship-Programme (ABS)** implementiert. Dabei arbeiten Infektiologen, Apotheker, Mikrobiologen und Krankenhaushygieniker interprofessionell zusammen und entwickeln lokale Behandlungsleitlinien oder unterstützen die Intensivmediziner im Rahmen von ABS-Visiten.

INTERPROFESSIONELLE KOMPETENZ

1.12.1 Perioperative Antibiotikaprophylaxe

Zur Vermeidung von Wundinfektionen nach operativen Eingriffen oder zur Vermeidung einer septischen Erregerstreuung wird kurz vor oder spätestens während einer Operation einmalig ein Antibiotikum appliziert. Bei lang dauernden Operationen kann eine zweite bzw. dritte Antibiotikagabe notwendig werden. Indiziert ist die perioperative Antibiotikaprophylaxe in folgenden Situationen:

- Hohe Erregerexpositionen im Operationsgebiet: unsaubere Wundverhältnisse, offene Frakturen, Eröffnung von kontaminierten Hohlräumen (Respirations-, Gastrointestinal-, Urogenitaltrakt)
- Eingriffe mit hohem Infektionsrisiko: Notfall-OPs, Osteosynthesen, Wirbelsäulen-OPs, Operationen an großen Gelenken, Einbau von Gefäß- und Gelenkimplantaten, Herzklappen, Ersatz bereits vorhandener Implantate
- Patienteneigene Risikofaktoren: Multimorbidität, Immunsuppression, Bestrahlungen, Unterkühlung

Zur antibiotischen Prophylaxe eignen sich Substanzen mit folgenden Eigenschaften:

- Bakterizid wirksam, nebenwirkungsarm und kostengünstig.
- Erfassung des Spektrums der zu erwartenden Mikroorganismen in Abhängigkeit vom Operationsfeld und seiner unmittelbaren Haut- und Schleimhautumgebung.
- Es muss nicht das gesamte Erregerspektrum potenzieller Wundinfektionen erfasst werden.
- Ausreichende Wirkspiegel im Operationsgebiet müssen erreicht werden.

Die Auswahl der Antibiotika erfolgt empirisch und variiert zwischen den Krankenhäusern und operativen Fachrichtungen. Es werden i. d. R. Antibiotika appliziert, die gegen grampositive Kokken der Haut und gegen gramnegative Stäbchen wirksam sind: (Breitband-)Penicilline, Cephalosporine, Gyrasehemmer, bei Eröffnung von anaeroben Hohlräumen zusätzlich Metronidazol. Bei Penicillinallergie können Clindamycin, Vancomycin oder Erythromycin eingesetzt werden.

1.12.1 Perioperative Antibiotikaprophylaxe

Bei Operationen mit **starker Wundkontamination, hohem Infektionsrisiko** oder am **Gastrointestinaltrakt** sollte eine perioperative Antibiotikaprophylaxe (z. B. mit Cephalosporinen und Metronidazol) erfolgen.

1.13 Antidota

Lars Töpfer

Antidota sollen einen (Gift-)Stoff für den Körper unschädlich machen bzw. seine Wirkung aufheben. Sie wirken dabei auf unterschiedlichen Wegen. Einige Antidota besetzen denselben Rezeptor wie das Toxin, zeigen jedoch keine intrinsische Aktivität. Andere senken den Blutspiegel der toxischen Substanz durch

1.13 Antidota

Ein sog. Antidot hebt **spezifisch** die Wirkung einer anderen Substanz auf.
Wichtig ist dabei, die **jeweilige Wirkdauer** der toxischen Substanz und des Antidots miteinander abzugleichen und die Gabe des Antidots entsprechend anzupassen.

verzögerte Aufnahme, beschleunigte Metabolisierung oder Komplexbildung. Eine Übersicht über die verfügbaren Antidota gibt ➤ Tab. 1.29.

Bei der Antidottherapie muss stets beachtet werden, dass eine unterschiedliche Pharmakokinetik von Antidot und Gift vorliegen kann. So ist z. B. die Wirkdauer von Naloxon im Vergleich zu den meisten Opioiden sehr kurz. Der Patient muss daher immer längere Zeit überwacht und das Antidot ggf. wiederholt verabreicht werden.

TAB. 1.29

Tab. 1.29 Antidota und ihre Wirkmechanismen bei verschiedenen Intoxikationen

Intoxikation/Überdosierung durch	Antidot	Wirkmechanismus des Antidots
Alkylphosphate (auch: Organophosphate oder Phosphorsäureester): (E605, Parathion®), Kampfstoffe (z. B. Sarin, Nowitschok)	1. Atropin plus 2. Obidoxim (Toxogonin®)	1. Rezeptorantagonist 2. Cholinesterase-Reaktivator
Anticholinergika (z. B. Tollkirsche, Atropin, Antihistaminika, Scopolamin)	Physostigmin (Anticholium®)	Acetylcholinesterase-Inhibitor (tertiäres Amin, überwindet daher anders als quartäre Amine die Blut-Hirn-Schranke)
Benzodiazepine	Flumazenil (z. B. Anexate®, **cave:** kurze HWZ)	Rezeptorantagonist
Blausäure (HCN, Cyanide), z. B. durch Rauchgasinhalation	Hydroxocobalamin (Vitamin-B_{12}-Derivat), z. B. Cyanokit®)	Komplexbildner → bindet Cyanid als ungiftiges Cyanocobalamin
	1. 4-DMAP (Dimethylaminophenol) 2. Na-Thiosulfat	1. Bildung von Met-Hb → Cyanidionen binden an das Fe^{3+} des Met-Hb 2. Schwefeldonator → Umwandlung von Cyanid zu nichttoxischem Rhodanid
DOAK: **Dabigatran (Pradaxa®)**	Idarucizumab (Praxbind®)	Monoklonales Antikörperfragment (Fab) mit sehr hoher Affinität zu Dabigatran und seinen Metaboliten → Bildung eines unwirksamen Idarucizumab-Dabigatran-Komplexes
DOAK: **direkte FXa-Inhibitoren Apixaban (Eliquis®) oder Rivaroxaban (Xarelto®), wahrscheinlich auch Edoxaban (Lixiana®)**	Andexanet alfa (Ondexxya®) Falls Andexanet alfa nicht verfügbar: PPSB	Andexanet alfa: rekombinante inaktive Form des menschlichen Faktor-Xa-Proteins → bindet Apixaban oder Rivaroxaban kompetitiv
Kohlenmonoxid	Sauerstoff, ggf. hyperbare Oxygenierung	Verdrängung von CO aus den Bindungsstellen des Hb-Moleküls
Methanol	Fomepizol oder Ethanol (weniger gebräuchlich)	Kompetitive Hemmung der Alkoholdehydrogenase → verhindert Bildung der toxischen Abbauprodukte
Opiate/Opioide (z. B. Morphin, Heroin, Methadon)	Naloxon (früherer Handelsname Narcanti®; **cave:** kurze HWZ)	Rezeptorantagonist
Paracetamol	(N-)Acetylcystein (z. B. Fluimucil Antidot 20 %®)	Beschleunigte Glutathionsynthese
Quecksilber und andere Schwermetalle (Arsen, Gold, Wismut, Antimon)	Dimercaptopropansulfonat (DMPS, Dimaval®) oder D-Penicillamin (Metalcaptase®)	Komplexbildung
Thallium, Cäsium	Eisen(III)hexacyanoferrat = Berliner Blau	Komplexbildung
Trizyklische Antidepressiva	Natriumbikarbonat	Membranstabilisierende Wirkung, höhere Proteinbindung des Antidepressivums

ÜBUNGSFRAGEN FÜRS MÜNDLICHE MIT LÖSUNGSHILFEN

1. Warum heißt es oft, dass Propofol dem „idealen“ Hypnotikum sehr nahekommt? Und was spricht dagegen, dass Propofol tatsächlich das ideale Hypnotikum ist?

Propofol bewirkt ein angenehmes Einschlafen und Aufwachen. Es ist durch seinen schnellen Wirkungseintritt und die kurze Wirkdauer gut steuerbar, und auch nach längerer Gabe kommt es kaum zur Kumulation. Dennoch führt es zu einer teils starken Kreislaufdepression, zu Atemdepression, zur Kumulation bei Leberinsuffizienz und bei Gabe häufig zu einem Injektionsschmerz.

2. Sie führen eine balancierte Allgemeinanästhesie zur laparoskopischen Versorgung einer Leistenhernie bei einem 35-jährigen Mann durch. Der Patient ist gesund und hat keine Vorerkrankungen (ASA I). Zur Aufrechterhaltung der Anästhesie haben Sie die Konzentration von Desfluran so eingestellt, dass endexspiratorisch 6,0 Vol.-% erreicht werden. Sie verabreichen also Desfluran in einer Konzentration von 1 MAC. Ein Medizinstudent fragt Sie, warum Sie die Konzentration nur auf 1 MAC einstellen, da dies doch bedeutet, dass die Hälfte der Patienten auf einen Hautschnitt noch reagieren würde.

Es ist zwar richtig, dass 1 MAC die Konzentration eines Inhalationsanästhetikums angibt, bei der die Hälfte der Patienten nicht mit Abwehrbewegungen auf einen Hautschnitt reagiert. Allerdings gilt diese Angabe für Anästhesien, die mit dem Inhalationsanästhetikum allein durchgeführt werden. In der Praxis werden Allgemeinanästhesien dagegen nicht als Mononarkosen durchgeführt, sondern es werden i. d. R. zusätzlich Opioide verabreicht, die den MAC-Wert senken.

3. In Ihrer operativen Abteilung ist es nicht üblich, bei Leistenhernien-OPs Regionalanästhesieverfahren anzuwenden (z. B. einen TAP-Block), da die Chirurgen davon ausgehen, dass dies zur Infektion des Situs führen könne. Sie narkotisieren einen 73-jährigen Patienten für eine Leistenhernien-OP (77 kg KG). Bekannt sind eine Niereninsuffizienz (GFR von 67 ml/min), ein medikamentös gut eingestellter Bluthochdruck und eine Herzinsuffizienz NYHA II. Der Patient hatte vor 2 Jahren ein Magenulkus. Er hat angegeben, dass er Metamizol nicht gut vertrage. Er nimmt kein ASS ein. Der intraoperative Blutverlust war vernachlässigenswert. Welches periphere Analgetikum verabreichen Sie dem Patienten intraoperativ, um dem postoperativen Auftreten von Schmerzen vorzubeugen?

Infrage kommt in diesem Fall zum einen Paracetamol (1 g als Kurzinfusion), zum anderen das potentere Parecoxib (40 mg in 50 ml NaCl als Kurzinfusion). Das kardiovaskuläre Risiko ist, als Gruppeneffekt, auch bei der einmaligen Gabe eines tNSAR zu beachten. Da die kardiovaskuläre Pathologie in diesem Fall als kompensiert angesehen werden kann, ist die einmalige Gabe von Parecoxib als Option in Betracht zu ziehen.

Die meisten Studien, die zu Warnhinweisen in Bezug auf die Gabe von tNSAR/Coxiben bei kardialer Pathologie geführt haben, beziehen sich auf eine Langzeittherapie chronischer Schmerzen. Gleichwohl ist davon auszugehen, dass das kardiovaskuläre Risiko auch bei kurzzeitiger Gabe zu beachten ist, wenn klinisch relevante vaskuläre Vorschäden vorliegen. Im konkreten Fall sollten postoperative Schmerzen antizipiert werden, und es liegt keine gute Alternative zur Gabe eines NOPA vor. Die kardiovaskuläre Pathologie kann als kompensiert angesehen werden. Insofern liegt es nahe, Parecoxib einmalig zu verabreichen.

Beachten sollten Sie aber auf jeden Fall zweierlei: 1) Die Entscheidung sollte durch einen Fach-/Oberarzt vorgenommen werden oder entsprechend abgestimmt sein; 2) die perioperative Schmerztherapie sollte nach Patienteninformation (Information über alternative Analgesieverfahren) präoperativ geplant worden sein.

4. Bei einem Patienten mit liegendem Schmerzkatheter im Bereich eines Nervenplexus soll eine Revisionsoperation in Regionalanästhesie durchgeführt werden. Hierfür wollen Sie den Schmerzkatheter „aufspritzen“ und verabreichen fraktioniert in 5-ml-Schritten Bupivacain 0,75 %. Bei der dritten Gabe fällt Ihnen auf, dass der Patient plötzlich undeutlich spricht, über komische Geräusche im Ohr klagt und einen Nystagmus entwickelt. Woran denken Sie, und was unternehmen Sie?

Die Symptome deuten auf eine Lokalanästhetika-Intoxikation hin. Ursächlich kann z. B. eine sekundäre Dislokation des Schmerzkatheters sein. Sie stoppen sofort die weitere Gabe des Lokalanästhetikums und überwachen den Patienten auf zentralnervöse oder kardiovaskuläre Symptome.

IMPP-Schwerpunkte

!! Indikationen der Katecholamine, Blutprodukte und Bluttransfusion, Hypnotika, Succinylcholin, Symptome und Therapie der Lokalanästhetika-Intoxikation

Sollten diese auftreten, behandeln Sie symptomatisch, stellen die Oxygenierung sicher und verabreichen frühzeitig Lipidlösungen. Erleidet der Patient einen Herz-Kreislauf-Stillstand, führen Sie die CPR durch und stellen die Indikation für eine extrakorporale Kreislauftherapie frühzeitig und großzügig.

5. Sie wurden als Notarzt zu einem Wohnungsbrand gerufen und versorgen einen schwer brandverletzten Patienten. Wegen des Verdachts auf ein Inhalationstrauma planen Sie, ihn zu intubieren. Sie wollen eine RSI durchführen und bitten die Notfallsanitäter, hierfür Propofol, Fentanyl und Succinylcholin aufzuziehen. Einer der Notfallsanitäter fragt, ob Sie wirklich sicher sind, dass Sie Succinylcholin verwenden wollen, da dieses Medikament nach einer Brandverletzung kontraindiziert sei.

Der Notfallsanitäter bezieht sich auf die Ausbildung von extrajunktionalen ACh-Rezeptoren, die zu einer massiven (und lebensbedrohlichen) K^+-Freisetzung nach Gabe von Succinylcholin führen kann. Da sich diese Rezeptoren allerdings erst nach einigen Tagen ausbilden, ist Succinylcholin in der Akutphase nicht kontraindiziert.

6. Geben Sie an, welches Katecholamin in welcher Situation das Medikament der ersten Wahl ist: a) septischer Schock, b) Reanimation, c) kardiogener Schock, d) anaphylaktischer Schock

a) Noradrenalin, b) Adrenalin, c) Dobutamin, d) Adrenalin

7. Sie behandeln einen 66-jährigen Patienten nach einer traumatischen Milzruptur intensivmedizinisch. Er hatte initial einen hohen Blutverlust, die Blutung konnte jedoch operativ gestoppt werden. Der Hb-Wert beträgt 7,2 g/dl (4,5 mmol/l). Der Patient hat eine bekannte KHK. Die Herzfrequenz beträgt 123/min, der Blutdruck ist grenzwertig niedrig, und der Patient hat eine Atemfrequenz von 22/min. Sie überlegen, ob Sie transfundieren. Wenn ja, welches Blutprodukt und wie viel verabreichen Sie?

Die Indikation zur Transfusion von 1 EK ist gegeben, da bei dem Patienten neben der Anämie mit der KHK auch ein zusätzlicher Risikofaktor und Hinweise auf eine anämische Hypoxie vorliegen.

KAPITEL 2 Physiologische Grundlagen

Lars Töpfer, André Remus und Wilfried Witte

Welche Kenngrößen sind bei einem Patienten vor Einleitung einer Beatmung zu beachten? Und wie lässt sich eigentlich erklären, dass ein Patient mit starkem Gewebsschaden Symptome entwickelt, die weit über die Funktionen des geschädigten Organs hinausreichen? Die Antworten auf diese Fragen ergeben sich aus dem Verständnis der physiologischen Grundlagen des menschlichen Körpers. Hier kann eine Grenze zwischen gesunden und pathologisch veränderten Mechanismen gezogen werden, anhand derer sich therapeutische Überlegungen ableiten lassen. Aus diesen Grundkenntnissen ergeben sich viele medizinische Sachverhalte von selbst, sodass dir dieses Kapitel – auch wenn die genauen Mechanismen im klinischen Studienabschnitt nur eine hintergründige Rolle spielen – das Verständnis in verschiedenen anderen Fächern erleichtern und Zeit beim Lernen sparen wird.

2.1 Atmung und Beatmung

Lars Töpfer

Die Hauptaufgabe der Lungen besteht in der **Aufnahme von Sauerstoff** (O_2) und der **Abgabe von Kohlendioxid** (CO_2). Dabei bilden die oberen Atemwege das luftleitende System, in dem die Atemluft befeuchtet und gereinigt wird, wo aber kein Gasaustausch stattfindet. Dieser Anteil wird als **Totraumvolumen** bezeichnet. Er beträgt bei Erwachsenen ca. 150 ml bzw. 2 ml/kg KG. Die Atemwege gabeln sich im Verlauf etwa 20-mal in jeweils zwei Teile auf (sog. dichotome Aufteilung). Etwa ab der 17. Aufzweigung des Bronchialbaums beginnt der eigentliche Diffusionsprozess und damit der Gasaustausch.

2.1 Atmung und Beatmung

Die Lunge dient im Wesentlichen dem Gasaustausch (O_2-Aufnahme, CO_2-Abgabe).
Der obere Teil der Atemwege, in dem kein Gasaustausch erfolgt, wird als Totraumvolumen bezeichnet.

2.1.1 Atemmechanik

Unter Spontanatmung ist die Einatmung (**Inspiration**) ein aktiver Prozess. Hauptatemmuskel ist das Zwerchfell. Die Ausatmung (**Exspiration**) geschieht dagegen passiv durch die elastischen Rückstellkräfte von Thorax und Lunge. Ausnahmen bestehen bei forcierter Exspiration, bei denen die exspiratorische Atemhilfsmuskulatur eingesetzt wird.

Vergleichbar mit einem Luftballon, besitzt die Lunge elastische Fasern, welche die isolierte Lunge kollabieren lassen. Verhindert wird dies durch eine geringe Menge seröser Flüssigkeit, die sich zwischen den beiden Pleurablättern befindet und die Lunge an der Thoraxwand fixiert. In Atemruhelage entsteht so ein **Unterdruck im Pleuraraum,** der bei Inspiration stärker negativ wird. Der Unterdruck schwankt daher während des Atemzyklus zwischen Werten von etwa –3 bis –7 cmH_2O (–0,3 bis –0,7 kPa). Nur bei starker Exspiration wird er positiv. Gelangt Luft in den Pleuraspalt, kollabiert die Lunge, und es kommt zu einem Pneumothorax (➢ Kap 15.4).

2.1.2 Lungenvolumina

Unter Ruhebedingungen wird nur ein kleiner Teil des Gasvolumens in der Lunge ausgetauscht. Dieses **Atemzugvolumen** (AZV) oder **Tidalvolumen** (VT) bezeichnet das Volumen eines normalen Atemzugs und beträgt bei Erwachsenen etwa 500 ml oder 6–7 ml/kg KG.

Bei Anstrengung oder durch forcierte Atemmanöver kann sich das ausgetauschte Gasvolumen eines Atemzugs deutlich erhöhen. Die folgenden Volumina sind wichtig (➢ Abb. 2.1):

- **Inspiratorisches/Exspiratorisches Reservevolumen (IRV bzw. ERV):** Volumen, das nach einer normalen In- bzw. Exspiration noch ein- bzw. ausgeatmet werden kann, IRV = 2,5 l, ERV = 1,5 l.
- **Residualvolumen (RV):** Volumen, das nach einer maximalen Exspiration noch in der Lunge verbleibt. Dieses kann nicht ausgeatmet werden (ca. 1,5 l).

Durch Addition verschiedener Volumina lassen sich die sog. Kapazitäten errechnen:

- **Totale Lungenkapazität (TLC):** Gesamtheit aller Volumina (ca. 6 l)
- **Vitalkapazität (VC):** Gesamtheit aller mobilisierbaren Volumina, also AZV plus IRV plus ERV (ca. 4,5 l)
- **Funktionelle Residualkapazität (FRC):** Volumen, das nach einer normalen Ausatmung noch in der Lunge verbleibt, also RV plus ERV (ca. 3 l)

Die Parameter können größtenteils mittels **Spirometrie** bestimmt werden. Zur Bestimmung des Residualvolumens sind dagegen spezielle Verfahren erforderlich.

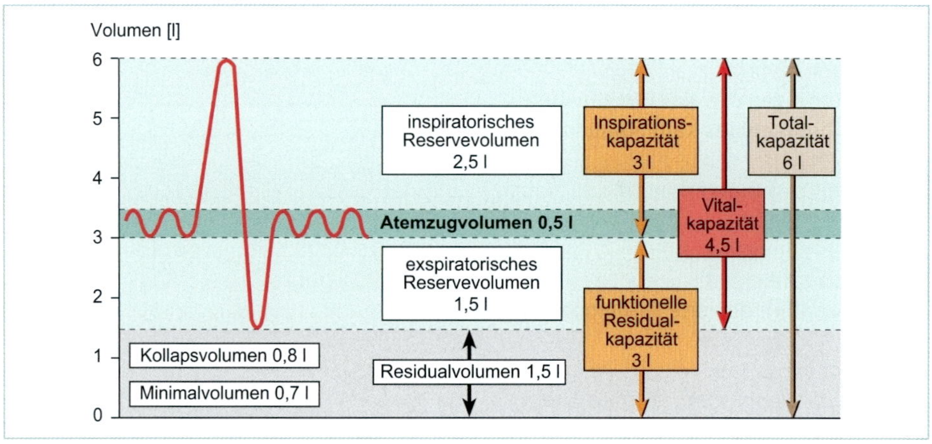

Abb. 2.1 Lungenvolumina und -kapazitäten [L106]

Die normale **Atemfrequenz** eines Erwachsenen beträgt in Ruhe 12–18/min. Eine schnellere Atmung wird als Tachypnoe, eine langsamere als Bradypnoe bezeichnet. Das Atemminutenvolumen kann durch Multiplikation der Atemfrequenz mit dem Atemzugvolumen berechnet werden. Es beträgt in Ruhe 6–10 l/min, kann aber bei Anstrengung bis auf > 100 l/min ansteigen.

2.1.3 Verteilung von Ventilation und Perfusion

Die Verteilung von Ventilation und Perfusion über der Lunge ist nicht einheitlich. Aufgrund der Schwerkraft ist die Perfusion (Q) der apikal gelegenen Lungenanteile geringer als der basalen. Auch die Ventilation (V) nimmt von apikal nach basal zu, jedoch in geringerem Ausmaß als die Perfusion. Das **Ventilations-Perfusions-Verhältnis** (V/Q) spiegelt diese Unterschiede wider. Bei einem optimalen Verhältnis wären Ventilation und Perfusion gleich, das Verhältnis betrüge also 1. In der Realität dagegen resultiert ein V/Q-Verhältnis von 0,8, da die Perfusion der Lunge in Ruhe größer als die Ventilation ist.

Das Ventilations-Perfusions-Verhältnis lässt sich gut an zwei Extremen nachvollziehen: Bei einer Lungenarterienembolie wird eine Alveole zwar ventiliert, jedoch nicht perfundiert; das V/Q-Verhältnis wird

Studentische Sicht

2.1.1 Atemmechanik

Inspiration ist ein **aktiver Prozess** durch Muskelarbeit der Atemmuskulatur.
Exspiration ist ein **passiver Prozess** durch die Elastizität von Lunge und Thorax.

Um die Lunge mechanisch an den Thorax zu koppeln, herrscht im Pleuraraum ein Unterdruck.

2.1.2 Lungenvolumina

Im Normalzustand wird nur ein **geringer Teil des Lungenvolumens** für den Gasaustausch **genutzt (pro Atemzug ca. 500 ml)**.

Das unter Ruhebedingungen ungenutzte Volumen steht bei Bedarf als Reserve für besonders tiefes Ein- und Ausatmen zur Verfügung (**inspiratorisches Reservevolumen** = 2,5 l; **exspiratorisches Reservevolumen** = 1,5 l).
Der Volumenanteil der Lunge, der selbst nach maximaler Ausatmung mit Luft gefüllt bleibt, wird als **Residualvolumen** bezeichnet und umfasst ca. 1,5 l.
Insgesamt ergibt sich damit ein **Gesamtlungenvolumen von ca. 6 l.**

Die Atemfrequenz in Ruhe beträgt etwa 15/min. Bei körperlicher Anstrengung kann diese so stark ansteigen, dass das Atemminutenvolumen auf > 100 l/min wächst.

2.1.3 Verteilung von Ventilation und Perfusion

Das Verhältnis aus Ventilation und Perfusion ist ein Maß für die Güte der Blutoxygenierung in bestimmten Bereichen der Lunge.

Ein wichtiger Aspekt der pulmonalen Autoregulation ist der **Euler-Liljestrand-Mechanismus,** der eine **Senkung der Perfusion in schlecht belüfteten Lungenarealen** beschreibt.

unendlich groß. Im Fall einer Atelektase findet zwar Perfusion statt, jedoch keinerlei Ventilation. Das resultierende V/Q-Verhältnis beträgt 0. Beide Fälle führen zu einer unzureichenden Sauerstoffversorgung.

Ein Mechanismus des Körpers, das V/Q-Verhältnis zu optimieren, ist die **hypoxisch-pulmonale Vasokonstriktion** (HPV, auch: Euler-Liljestrand-Mechanismus). Bei Abfall des Sauerstoffpartialdrucks kommt es zu einer Vasokonstriktion der betreffenden Strombahn, wodurch auch die regionale Perfusion abnimmt.

2.1.4 Compliance der Lunge

Die beatmete Lunge ähnelt tatsächlich einem Luftballon. Ist sie komplett zusammengefallen, wird sehr viel Druck benötigt, um sie zu eröffnen. Oberhalb eines bestimmten Punktes nimmt die Dehnbarkeit (Compliance) zu. Auch ein Ballon ist wesentlich leichter aufzublasen, wenn man den Anfang erst überwunden hat. Wenn man also einen Druck über diesem sog. **unteren Inflektionspunkt** aufrechterhält, benötigt man nur geringe Druckänderungen, um ein großes Volumen zu bewegen. Dies bleibt über einen gewissen Bereich bestehen. Überschreitet man einen weiteren Punkt (**oberer Inflektionspunkt**), nimmt die Dehnbarkeit der Lunge wieder ab, und es ist wieder sehr viel Druck notwendig, um mehr Luft in den Ballon zu pusten. Irgendwann würde der Ballon platzen. Wird die Lunge überdehnt, werden die Alveolen schwer geschädigt, und es kann außerdem durch Platzen von Emphysemblasen zu einem Pneumothorax kommen. Ziel ist es, im Bereich der größten Compliance zwischen den beiden Inflektionspunkten zu beatmen (➤ Abb. 2.2). Dies wird erreicht, indem man die Lunge durch einen PEEP offenhält und Spitzendrücke oberhalb des oberen Inflektionspunktes vermeidet.

2.1.4 Compliance der Lunge

Die Dehnbarkeit (Compliance) der Lunge ist bei mittleren Füllvolumina am höchsten.

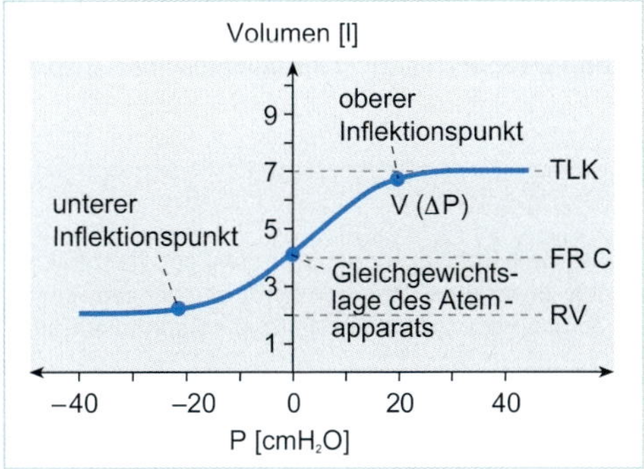

Abb. 2.2 Compliancekurve der Lunge [L106]

2.1.5 Sauerstofftransport im Blut

Der größte Teil des über die Lunge aufgenommenen Sauerstoffs wird im Blut **an Hämoglobin (Hb) gebunden.** Nur ein kleiner Teil ist physikalisch gelöst.

Hat Hb bereits ein O_2-Molekül gebunden, wird die Anlagerung weiterer O_2-Moleküle erleichtert (kooperativer Effekt). Die O_2-Bindungskurve des Hb ist daher S-förmig. Ein Molekül Hb kann vier Moleküle O_2 transportieren. Sind alle Hb-Moleküle mit O_2 gesättigt (arterielle O_2-Sättigung [SaO_2] 100 %), kann eine Erhöhung des O_2-Angebots nur durch Erhöhung des physikalisch gelösten Anteils oder durch Erhöhung der Anzahl an Sauerstoffträgern (z. B. durch Transfusion von EKs) erreicht werden.

Der Sauerstoffgehalt im Blut ctO_2 kann wie folgt berechnet werden:

ctO_2 =	Hb [g/l] × SaO_2 × 1,34*	+	paO_2 [mmHg] × 0,03
Sauerstoffgehalt im Blut	an Hb gebundener Anteil	+	physikalisch gelöster Anteil

* Hüfner-Zahl: 1 g Hb kann 1,34 ml O_2 transportieren.

Der Sauerstoffpartialdruck im arteriellen Blut (paO_2) erreicht bei Gesunden etwa 100 mmHg (13,3 kPa) und im gemischtvenösen Blut 40 mmHg (5,3 kPa). Ein paO_2 von 100 mmHg entspricht einer SpO_2 von 98 %. Der paO_2 ist altersabhängig. Als Faustregel sagt man, dass der Normwert bei 100 mmHg – (Alter ÷ 3) liegt.

2.1.5 Sauerstofftransport im Blut

Sauerstoff wird im Blut größtenteils an **Hämoglobin** gebunden und so durch das Gefäßsystem in die Körperperipherie transportiert.

Die **Sättigungskurve** des Hämoglobins ist **sigmoidal,** wobei die Sauerstoffsättigung (SpO_2) im gesunden Normalzustand zwischen 95 und 99 % liegt.

2.1.6 Beatmung

Beatmungsformen

Zur Beatmung eines Patienten wird heutzutage ausschließlich eine **Überdruckbeatmung** angewandt. Der vom Beatmungsgerät (Respirator) oder auch vom Handbeatmungsbeutel aufgebaute Überdruck „pustet" die Lunge ähnlich wie einen Luftballon auf. Die Eiserne Lunge, mit der ein Unterdruck in der Lunge erzeugt werden konnte, hat sich in der Praxis nicht durchgesetzt.

Grundsätzlich können folgende Beatmungsformen unterschieden werden:

- **Kontrollierte Beatmung:** Beatmungsgerät übernimmt die Beatmung anhand der eingestellten Parameter vollständig. Die Beatmung wird volumen- oder druckkontrolliert durchgeführt (➤ Tab. 2.1). Dies ist die typische Beatmungsform während einer Narkose und in der Notfallmedizin.

2.1.6 Beatmung

Beatmungsformen

Beatmungsgeräte erzeugen einen Überdruck, der einen Luftstrom in die Lunge bewirkt.
Man unterscheidet **assistierte** (eigene Atmung des Patienten wird von Beatmungsgerät unterstützt) von **kontrollierter Beatmung** (Beatmungsgerät steuert die komplette Atmung).
Die angewandte Beatmungsform richtet sich nach dem **Ausmaß an Spontanatmung** beim jeweiligen Patienten.

- **Assistierte Beatmung:** Der Atemzug wird durch den Patienten ausgelöst (getriggert) und vom Respirator unterstützt. Diese Beatmungsform wird häufig in der Intensivmedizin eingesetzt, um die Eigenatmung des Patienten so weit wie möglich zu erhalten.

TAB. 2.1

Tab. 2.1 Unterschiede zwischen volumen- und druckkontrollierter Beatmung

Beatmungsform	Volumenkontrolliert	Druckkontrolliert
Einstellgröße	Tidalvolumen	Inspiratorischer Beatmungsdruck
Sich aus der Einstellung ergebende Größe	Beatmungsdruck	Tidalvolumen
Vorteile	Das gewünschte Tidalvolumen wird tatsächlich verabreicht.	Nur die Höhe des eingestellten Beatmungsdrucks wird erreicht und somit eine mögliche Lungenschädigung durch zu hohe Drücke vermieden. Außerdem wird die Atemluft anders verabreicht („dezelerierender Fluss"). Die Beatmung soll daher schonender sein als eine volumenkontrollierte Beatmung.
Nachteile	Bei Veränderungen der Compliance oder plötzlicher Obstruktion kann der Beatmungsdruck gefährlich ansteigen. Um Schäden am Lungenparenchym zu vermeiden, muss immer ein Maximaldruck (meist 30–40 cmH_2O) eingestellt werden.	Durch Lagerungsmanöver oder die Anlage eines Pneumoperitoneums bei der Laparoskopie ändert sich die Compliance der Lunge, wodurch sich die Tidalvolumina schnell verändern können. Atemhubvolumen und CO_2 müssen daher immer im Auge behalten werden. Zusätzlich müssen die Alarmgrenzen sinnvoll eingestellt werden.

In der Intensivmedizin werden häufig komplexere Beatmungsmodi eingestellt, die aber grundsätzlich auf den genannten Beatmungsformen basieren.

LERNTIPP

Manche Prüfer achten sehr genau auf deine Worte. Achte deshalb auf Folgendes: Bei einem spontanatmenden Patienten spricht man von Atem*zug*volumen, bei einem beatmeten Patienten heißt es dagegen Atem*hub*volumen. Alternativ kannst du den Begriff Tidalvolumen nutzen: Er passt sowohl für die Spontanatmung als auch für die Beatmung.

Einstellung des Beatmungsgeräts

Die Einstellung eines Beatmungsgeräts richtet sich u. a. nach bestimmten **Zielwerten für die gelösten Blutgase.**

Einstellung des Beatmungsgeräts

Das Beatmungsgerät wird so eingestellt, dass die in ➤ Tab. 2.2 genannten physiologischen Zielgrößen erreicht werden. Die Einstellungen werden anhand von CO_2 (endexspiratorisches $etCO_2$ oder das mittels arterieller BGA bestimmte $paCO_2$) und O_2 (pulsoxymetrisch gemessene SpO_2 oder das mittels arterieller BGA bestimmte paO_2) getroffen.

Der Beatmungsdruck wird entweder in cmH_2O oder in mbar angegeben. In der Praxis ist glücklicherweise keine größere Umrechnung erforderlich, denn 1 cmH_2O entspricht 0,98 mbar; die Einheiten sind also annähernd gleich.

TAB. 2.2

Tab. 2.2 Zielgrößen der Beatmung bei gesunden Patienten

Parameter	Zielgröße
$etCO_2$, $paCO_2$	35–45 mmHg (4,7–6,0 kPa) → Einstellung über Atemfrequenz, bei Erwachsenen meist 10–18/min
SpO_2 (paO_2)	> 95 % → Einstellung über den Sauerstoffanteil in der Inspirationsluft, genannt FiO_2 (100 % O_2 = FiO_2 1,0)
Tidalvolumen	6–8(–10) ml/kg KG (Idealgewicht) Hohe Tidalvolumina können schädlich sein, in der Intensivmedizin wird ein Tidalvolumen von 6 ml/kg KG empfohlen
PEEP	Meist 5–10 cmH_2O, bei bestimmten Erkrankungen (z. B. ARDS ➤ Kap. 26.2) auch höher
Atemzeitverhältnis Inspiration zu Exspiration (I : E)	1 : 1,5–1 : 2, bei obstruktiven Lungenerkrankungen evtl. verlängerte Exspiration notwendig

Positiver endexspiratorischer Druck (PEEP)

Um die Compliance, Belüftung und Perfusion der Lunge in einem guten Bereich zu halten, kann ein konstanter **positiver endexspiratorischer Druck** (PEEP) mit dem Beatmungsgerät erzeugt werden.

Positiver endexspiratorischer Druck (PEEP)

Wird das PEEP-Niveau oberhalb des unteren Inflektionspunktes eingestellt, führt dies zur Verschiebung auf der Lungendehnungskurve und damit zu einer Zunahme der Compliance. Die Auswirkungen eines PEEP sind:

- Verhinderung eines Alveolarkollapses
- Eröffnung nicht belüfteter Alveolen (Rekrutierung)
- Erhöhung der funktionellen Residualkapazität (FRC)

- Verbesserung des Ventilations-Perfusions-Verhältnisses
- Erhöhung des intrathorakalen Drucks → verminderter venöser Rückstrom

2.2 Herz-Kreislauf-System

Lars Töpfer

Das Blut wird aus dem linken Ventrikel des Herzens durch das arterielle Hochdrucksystem in die peripheren Kapillaren gepumpt. Von dort gelangt es in das venöse Niederdrucksystem, wo sich der Großteil des Blutes befindet. Über das rechte Herz wird das Blut in den Lungenkreislauf gepumpt, wo der Gasaustausch stattfindet. Es fließt stets das gesamte Herzzeitvolumen durch den Lungenkreislauf.

2.2 Herz-Kreislauf-System

Das Kreislaufsystem unterteilt man in Lungen- und Körperkreislauf sowie in Zu- (Venen) und Abflusssystem (Arterien) zum Herzen.

2.2.1 Elektrophysiologie des Herzens

Oberster Schrittmacher des Herzens ist der **Sinusknoten.** Der dort ausgelöste Impuls wird über die Vorhofmuskulatur zum AV-Knoten und von dort über His-Bündel, Tawara-Schenkel und Purkinje-Fasern auf das Myokard übertragen. Die Erregungsausbreitung kann durch das EKG überwacht werden. Jedes der dem Sinusknoten untergeordneten Schrittmachersysteme bis hin zu den Myokardzellen kann selbst einen Erregungsimpuls auslösen. Unter physiologischen Bedingungen sind die untergeordneten Schrittmacher allerdings im Refraktärzustand, sodass die Aktivität des Sinusknotens überwiegt.

2.2.1 Elektrophysiologie des Herzens

Erregungsausbreitung des Herzens: Sinusknoten (Schrittmacher) → AV-Knoten (Frequenzfilter) → His-Bündel → Tawara-Schenkel → Purkinje-Fasern

2.2.2 Koronarperfusion

Das Myokard wird über zwei Koronararterien mit Blut und Sauerstoff versorgt. Dabei teilt sich die **linke Koronararterie** (LCA) in den Ramus interventricularis anterior (RIVA oder LAD) und den Ramus circumflexus (RCX) auf. Die **rechte Koronararterie** (RCA) versorgt Teile des rechten Ventrikels sowie den Sinus- und AV-Knoten. Die koronare Gefäßversorgung ist allerdings interindividuell unterschiedlich.

Die Koronarien versorgen das Myokard in der Diastole. Während der Systole kommt die Perfusion durch die hohe Wandspannung fast vollständig zum Erliegen. Bereits unter Ruhebedingungen weisen die Koronarien eine **hohe Sauerstoffextraktionsrate** auf, weshalb eine Steigerung kaum möglich ist.

2.2.2 Koronarperfusion

Die **Versorgung** des Herzens erfolgt über die **rechte und linke Koronararterie** während der **Diastole.**

MERKE

Eine Tachykardie führt zur Abnahme der Diastolendauer und damit auch zu einer reduzierten Koronarperfusion.

MERKE

2.2.3 Herzzeitvolumen (HZV)

Das Herzzeitvolumen (HZV bzw. Herzminutenvolumen, HMV) ist von den Faktoren **Vorlast, Kontraktilität, Nachlast** und der **Herzfrequenz** (HF) abhängig. Es wird durch die Formel HMV = HF × Schlagvolumen berechnet und beträgt in Ruhe 4,5–5,0 l/min.

Die Herzfrequenz kann durch Auszählen der Pulsfrequenz oder mittels EKG bzw. Pulsoxymetrie bestimmt werden. Sie beträgt in Ruhe 60–80 Schläge/min. Zur Bestimmung des Schlagvolumens und zur Berechnung des HZV ist ein erweitertes hämodynamisches Monitoringverfahren (➤ Kap. 3.4.3) erforderlich. In der Praxis ist die genaue Kenntnis des HZV in den meisten Fälle nicht notwendig. Hier behilft man sich mit der nichtinvasiven oder invasiven Messung des arteriellen Blutdrucks.

Die verschiedenen Organsysteme erhalten einen unterschiedlich großen Anteil am HZV (➤ Tab. 2.3). Unter Belastungsbedingungen können sich die Verhältnisse drastisch ändern, da der Körper z. B. die Perfusion des Gastrointestinaltrakts reduziert und im Gegenzug die der Herz- und Skelettmuskulatur erhöht.

2.2.3 Herzzeitvolumen (HZV)

Die **Auswurfleistung** des Herzens innerhalb eines definierten Zeitraums (meist gemessen als Herzzeitvolumen) hängt von der Vor- und Nachlast, der Kontraktilität und der Herzfrequenz ab.

Wie viel Sauerstoff ein Organ benötigt, kann über seinen Anteil am Herzzeitvolumen abgeschätzt werden.

Tab. 2.3 Anteil der Organsysteme am Herzzeitvolumen in Ruhe in %

Gastrointestinaltrakt inkl. Leber	30
Niere	20
Gehirn	15
Skelettmuskulatur	15
Knochen, Drüsen	7
Haut	6
Herz	5

TAB. 2.3

2.3 Säure-Basen-Haushalt

Für eine regelrechte Organfunktion sind ein ausgeglichener Säure-Basen-Status und pH-Wert vonnöten.

2.3.1 Regulation des pH-Werts

Azidose: „Übersäuerung", zu viel H^+, erniedrigter pH-Wert
Alkalose: „Säuremangel", zu wenig H^+, erhöhter pH-Wert

MERKE

Um den pH-Wert auch bei körperlichem Stress **in einer Balance zu halten,** haben sich verschiedene **Puffersysteme** entwickelt, die in der Lage sind, einen Überschuss oder Mangel an H^+-Ionen auszugleichen.
Ein wichtiges System ist der sog. **Bikarbonatpuffer,** der über die beidseitige Umwandlung von Kohlensäure zu Wasser und CO_2 (das über die Atemluft aufgenommen oder abgeatmet werden kann) agiert.

Auch verschiedene **Plasmaproteine** (z. B. Hämoglobin, Albumin) und **andere Anionen** (z. B. Phosphate) besitzen eine Pufferaktivität.

2.3.2 Blutgasanalyse (BGA)

Die für den Säure-Basen-Status wichtigen Blutparameter können mittels Blutgasanalyse bestimmt werden.

TAB. 2.4

2.3 Säure-Basen-Haushalt

Lars Töpfer

Die Aufrechterhaltung eines ausgeglichenen Säure-Basen-Haushalts ist entscheidend für den Großteil der Funktionen des menschlichen Körpers. Der Körper besitzt verschiedene Regulationsmechanismen und kann die Homöostase innerhalb gewisser Grenzen daher auch im Falle einer Abweichung aufrechterhalten.

Die Funktion des Säure-Basen-Haushalts wird durch die Blutgasanalyse (➤ Kap. 2.3.2) überprüft.

2.3.1 Regulation des pH-Werts

Der pH-Wert gibt die **Wasserstoffionenkonzentration** im Blut an. Diese beträgt normalerweise 40 nmol/l. Aufgrund dieser geringen Konzentration hat sich die Angabe als pH-Wert durchgesetzt. Der normale pH-Wert liegt bei 7,35–7,45. Ein pH-Wert darunter wird als **Azidose** bezeichnet, bei darüberliegenden Werten spricht man von einer **Alkalose.**

MERKE

Der pH-Wert entspricht dem negativen dekadischen Logarithmus der Wasserstoffionenkonzentration und beschreibt damit keinen linearen Verlauf. Ein Abfall des pH-Werts von 7,4 auf 6,4 entspricht einem Anstieg der Konzentration an H^+-Ionen auf das Zehnfache, also von 40 auf 400 nmol/l. Eine Verdoppelung der Konzentration an H^+-Ionen tritt schon bei einem Abfall von 7,4 auf 7,1 auf.

Viele physiologische Prozesse des menschlichen Körpers hängen von einem normwertigen pH-Wert ab. Kurzfristige Abweichungen werden durch Puffersysteme ausgeglichen. Puffersysteme bestehen aus einer Säure und einer Base. Die Säure kann H^+-Ionen abgeben, während die Base H^+-Ionen aufnehmen kann, wodurch ein kurzfristiger Ausgleich der H^+-Ionen-Konzentration geschaffen wird und der pH-Wert konstant bleibt.

Wichtigstes Puffersystem des Körpers ist der **Bikarbonatpuffer.** Seine Besonderheit liegt darin, dass es sich um ein **offenes System** handelt. Die chemische Gleichung der Bindung der H^+-Ionen lautet:

$$H^+ + HCO_3^- \leftrightarrow H_2CO_3 \leftrightarrow H_2O + CO_2$$

Das bei der Reaktion entstehende CO_2 kann rasch über die Lungen abgeatmet werden, wodurch die Pufferkapazität stark erhöht wird. Neben der Atmung liegt die Funktion der Lunge somit auch in der Aufrechterhaltung eines normwertigen Säure-Basen-Haushalts.

Der pH-Wert wird durch das Verhältnis der Pufferbase (Bikarbonatkonzentration) zur Puffersäure (Konzentration des physikalisch gelösten CO_2) bestimmt. Dies wird in der **Henderson-Hasselbalch-Gleichung** ausgedrückt:

$$pH = 6{,}1 + \log (HCO_3^-/CO_2)$$

Bei gleichem Verhältnis von Pufferbase zu Puffersäure bleibt der pH-Wert gleich.

Weitere Puffer bilden das **Hämoglobin** und **Plasmaproteine** sowie **Phosphate.**

Störungen des Säure-Basen-Haushalts können durch respiratorische oder metabolische Einflüsse entstehen. Sie werden vom Körper jeweils durch das andere System kompensiert, wobei die Nieren für den Großteil der metabolischen **Kompensation** verantwortlich sind.

2.3.2 Blutgasanalyse (BGA)

Die Normwerte des Säure-Basen-Haushalts sind in ➤ Tab. 2.4 dargestellt. Bei der BGA werden der pH-Wert, der pO_2 und der pCO_2 direkt gemessen. Die Bikarbonatkonzentration wird über die Henderson-Hasselbalch-Gleichung berechnet.

Tab. 2.4 Normwerte des Säure-Basen-Haushalts

Parameter	Normwert
pH-Wert	7,35–7,45
paO_2	70–100 mmHg (9,3–13,3 kPa)
$paCO_2$	35–45 mmHg (4,7–6,0 kPa)
Base Excess (BE)	–3 bis + 3 mmol/l
Standardbikarbonat (HCO_3^-)	22–26 mmol/l

Interpretation einer Blutgasanalyse

Der erste Blick gilt dem **pH-Wert:** Azidose oder Alkalose? Der zweite betrachtet den **pCO_2:** Hypokapnie oder Hyperkapnie? Ist der pCO_2 entgegengesetzt zum pH-Wert verändert (also pCO_2 ↑ und pH ↓), ist die Störung respiratorisch. Veränderungen in die gleiche Richtung sprechen für eine metabolische Störung.Zuletzt wird der metabolische Einfluss anhand des **Base Excess** beurteilt: Ist der BE gleichsinnig zum pH-Wert verändert (also BE ↑ und pH ↑), liegt eine metabolische (oder je nach pCO_2 eine gemischt respiratorisch-metabolische) Störung vor. Andernfalls ist die Störung respiratorisch bedingt.

FALLBEISPIEL

Ein bewusstseinsgetrübter 25-jähriger Mann wird in die Notaufnahme eingeliefert. In der arteriellen BGA zeigen sich folgende Werte: pH 7,16, pCO_2 28 mmHg, BE –15 mmol/l. Um welche Störung handelt es sich?
Die vorliegende Störung ist eine metabolische Azidose mit respiratorischer Teilkompensation. Ursächlich könnte z. B. eine diabetische Ketoazidose sein.

Interpretation einer Blutgasanalyse

Zur Interpretation einer Blutgasanalyse sollte zuerst der **pH-Wert** (Azidose vs. Alkalose) und danach **pCO_2** (respiratorische Ursache oder Kompensation?) und **Base Excess** (metabolische Ursache oder Kompensation?) beurteilt werden.

2.3.3 Ursachen für Störungen im Säure-Basen-Haushalt

- **Respiratorische Azidose:** Lungenerkrankung mit eingeschränktem Gasaustausch (Pneumonie, COPD, Aspiration, Lungenödem), Ventilationsstörung (Atemwegsverlegung, Thoraxtrauma, Pleuraerguss), Hypoventilation (Narkose, SHT, Intoxikation, neuromuskuläre Erkrankung)
- **Respiratorische Alkalose:** fehlerhafte Beatmung, Hyperventilation bei Hypoxie (Lungenerkrankung, Aufenthalt in großer Höhe, Sepsis), zentralnervös (Schädel-Hirn-Trauma, Meningitis), psychogen
- **Metabolische Azidose:** Diarrhö, Einfuhr großer Mengen NaCl 0,9 %, Ketoazidose, Urämie, Laktatazidose, Salicylatintoxikation, hormonell (Hyper-/Hypoaldosteronismus, Morbus Addison, primärer Hyperparathyreoidismus, Spironolacton, Triamteren)
- **Metabolische Alkalose:** Verlust von Säuren (Erbrechen, hoher Magensaftreflux, renale Verluste durch Diuretikatherapie); vermehrte Bildung von Bikarbonat (Cushing-Syndrom, Mineralokortikoide), Proteinverlust (postoperativ, interstitielle Ödeme), erhöhte Bikarbonatzufuhr

2.3.3 Ursachen für Störungen im Säure-Basen-Haushalt

Typische Störungsursachen:

- **Respiratorische Azidose:** zu geringe Abatmung von CO_2 (z. B. bei Lungenerkrankungen, Atemstörungen)
- **Respiratorische Alkalose:** zu starke Abatmung von CO_2 (z. B. bei Hyperventilation)
- **Metabolische Azidose:** zu große Zufuhr oder Bildung von Säuren (z. B. bei Ketoazidose, Intoxikation, endokrinen Störungen)
- **Metabolische Alkalose:** zu großer Verlust von Säuren (z. B. bei starkem Erbrechen, Diuretikatherapie)

2.3.4 Therapie von Störungen des Säure-Basen-Haushalts

Wichtiger als eine sofortige Normalisierung des pH-Werts ist immer eine Behebung der auslösenden Ursache. Eine medikamentöse Pufferung sollte nur bei einer schweren metabolischen Azidose (pH-Wert < 7,1) erwogen werden, wenn das Problem nicht anders behoben werden kann. Zur Therapie einer schweren Azidose können folgende Medikamente eingesetzt werden:

- Natriumbikarbonat 8,4 % ($NaHCO_3$, „NaBic“ oder „NaBi“):
  Dosis in ml = negativer BE × kg KG × 0,3
  (z. B. 240 ml bei einem BE von –10 mmol/l und einem Körpergewicht von 80 kg)
- Trometamol 36,34 % (Trishydroxyaminomethan, auch: Tham oder Tris-Puffer):
  Dosis in ml = (negativer BE × kg KG) ÷ 10
  (z. B. 80 ml bei einem BE von –10 mmol/l und einem Körpergewicht von 80 kg)

In der Praxis wird empfohlen, zunächst nur die Hälfte der mit den genannten Formeln berechneten Dosis zu verabreichen und vor einer weiteren Therapie eine erneute BGA durchzuführen.

2.3.4 Therapie von Störungen des Säure-Basen-Haushalts

Zentrale Behandlung ist die **Ursachenbekämpfung.** Nur bei schwerer pH-Entgleisung sollten medikamentöse Puffer (z. B. Natriumbikarbonat-Lösung) eingesetzt werden.

CAVE

Eine respiratorische Azidose sollte nicht mit Natriumbikarbonat behandelt werden, weil die Azidose durch das entstehende CO_2 noch verstärkt wird.

CAVE

Metabolische Alkalosen können zwar grundsätzlich auch medikamentös durch Infusion von Salzsäure behandelt werden. Dies ist jedoch selten erforderlich, da ein Flüssigkeitsausgleich oder eine NaCl-Infusion i. d. R. bereits zum Ziel führt.

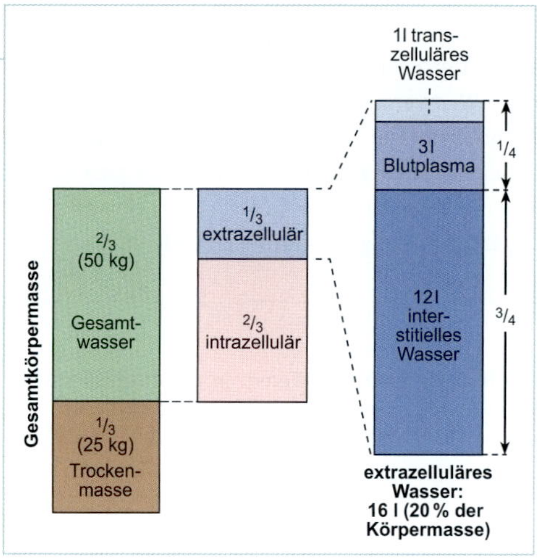

Abb. 2.3 Verteilung der Flüssigkeitsräume bei Erwachsenen [L106]

2.4 Wasser- und Elektrolythaushalt

Lars Töpfer

Der Körperwasseranteil eines Erwachsenen beträgt etwa 50–60 % und ist auf verschiedene Kompartimente verteilt (➤ Abb. 2.3).

Der Wasser- und Elektrolythaushalt des Körpers wird durch die Hormone Renin, ADH und ANP reguliert, die wiederum andere hormonelle Systeme wie das Renin-Angiotensin-Aldosteron-System beeinflussen.

In der Anästhesie kommt es bei umfangreichen Eingriffen häufig zur Verschiebung großer Flüssigkeitsvolumina, die entsprechend ersetzt werden. In der Intensivmedizin sind Störungen des Wasser- und Elektrolythaushalts häufige Begleitumstände oder sogar der Grund für den Intensivaufenthalt. Dabei kommt es oft zu Fehlverteilungen der Flüssigkeitskompartimente. So besteht bei einer Sepsis (➤ Kap. 26.1) z. B. ein intravasaler Volumenmangel, während im Interstitium ein Volumenüberschuss mit deutlich sichtbaren Ödemen auffällig ist.

2.4.1 Störungen des Natriumhaushalts

Hyponatriämie

Von einer Hyponatriämie spricht man bei einem Abfall des Serum-Na^+ < **130 mmol/l.** In den meisten Fällen ist ein **Syndrom der inadäquaten ADH-Sekretion** (SIADH) ursächlich, das durch zahlreiche Faktoren wie ZNS-Erkrankungen, aber auch durch Stresszustände wie schwere Erkrankungen oder operative Eingriffe hervorgerufen werden kann. Auch eine Vielzahl von Medikamenten kann Störungen im Natriumhaushalt hervorrufen. Eine typische Komplikation eines operativen Eingriffs, die mit einer Hyponatriämie einhergeht, ist das TUR-Syndrom (➤ Kap. 9.4.1).

Klinisch werden die Patienten meist durch vielgestaltige **neurologische Symptome** wie Kopfschmerzen, Übelkeit oder Desorientiertheit auffällig. Schwere Symptome reichen bis zu Bewusstseinsstörungen mit Krampfanfällen.

Neben der kausalen Behandlung besteht die Therapie in einer **Flüssigkeitsrestriktion** und im Absetzen von Medikamenten, die für die Hyponatriämie verantwortlich sein könnten. Dies ist bei leichten Hyponatriämien (Serum-Na^+ 130–135 mmol/l) fast immer ausreichend. Bei schweren Hyponatriämien (Serum-Na^+ < 130 mmol/l) und deutlichen Symptomen kann unter mehrfach täglicher Elektrolytkontrolle hypertone Kochsalzlösung infundiert werden.

CAVE

Der Ausgleich des Serum-Natriums muss immer langsam erfolgen. Ein Anstieg des Serum-Na^+ um mehr als 10 mmol/l innerhalb von 24 h sollte nicht überschritten werden. Wird eine Hyponatriämie zu schnell ausgeglichen, droht eine zentrale pontine Myelinolyse.

Hypernatriämie

Eine Hypernatriämie ist durch ein Serum-Na^+ > **145 mmol/l** definiert. Ursächlich ist meist ein Verlust von freiem Wasser mit einem verringerten intrazellulären Flüssigkeitsvolumen. Auch ein Diabetes insipidus kann ein entsprechendes Bild hervorrufen. Da einige Medikamente große Mengen Natrium enthalten, können Hypernatriämien auch als Nebenwirkung auftreten.

Hypernatriämien äußern sich im klinischen Bild vornehmlich durch **neurologische Symptome.** Therapeutisch wird bei ausgeprägten Formen 5-prozentige Glukoselösung infundiert.

Studentische Sicht

ABB. 2.3

2.4 Wasser- und Elektrolythaushalt

Die Wassermenge im Körper ist für verschiedene Gewebe unterschiedlich.

Wichtige Regulatoren sind ADH und das Renin-Angiotensin-Aldosteron System.

2.4.1 Störungen des Natriumhaushalts

Hyponatriämie

Ursache einer Hyponatriämie (< 130 mmol/l) ist **meist eine „Blutverdünnung“,** z. B. durch zentralnervöse Schäden oder eine erhöhte ADH-Sekretion (**SIADH**).
Dabei kommt es zu Kopfschmerzen, Übelkeit und Bewusstseinsstörungen.

Neben einer Flüssigkeitsrestriktion kann Natrium auch als Salztablette oder hypertone Lösung substituiert werden.

CAVE

Hypernatriämie

Eine Hypernatriämie (> 145 mmol/l) tritt **meist bei starkem Flüssigkeitsverlust** (z. B. **Diabetes insipidus)** auf und kann ebenfalls zu verschiedenen neurologischen Störungen führen.

2.4.2 Störungen des Kaliumhaushalts

Hypokaliämie

Hypokaliämien (Serum-Kalium < **3,5 mmol/l**) kommen in der Praxis häufig vor. Die Ursachen sind vielfältig und reichen von einer verringerten Kaliumaufnahme über einen erhöhten Bedarf, erhöhte Verluste durch Diarrhöen bis zu einer vermehrten Kaliumausscheidung, z. B. durch Gabe von Schleifendiuretika. Eine Alkalose geht regelhaft mit einer Hypokaliämie einher.

Milde Hypokaliämien sind häufig symptomlos. Bisweilen sind **Muskelschwäche,** Krämpfe oder ein paralytischer Ileus auffällig. Schwere Hypokaliämien mit einem Kaliumspiegel < 2,5 mmol/l können zu lebensbedrohlichen **Herzrhythmusstörungen** führen. Diese äußern sich meist in Extrasystolen oder im Auftreten von Vorhofflimmern. In ausgeprägten Fällen kann es zu Kammerflimmern kommen. Die typischen EKG-Veränderungen einer Hypokaliämie zeigt ➤ Abb. 2.4.

2.4.2 Störungen des Kaliumhaushalts

Hypokaliämie

Ursachen für eine Hypokaliämie (< 3,5 mmol/l) sind häufig und umfassen **metabolische Veränderungen, Alkalose und Elektrolytverlust** (z. B. bei Diarrhö oder Diuretika-Einnahme).

Es kann zu neurologischen Störungen wie Muskelschwäche und **kardialen Arrhythmien** kommen.

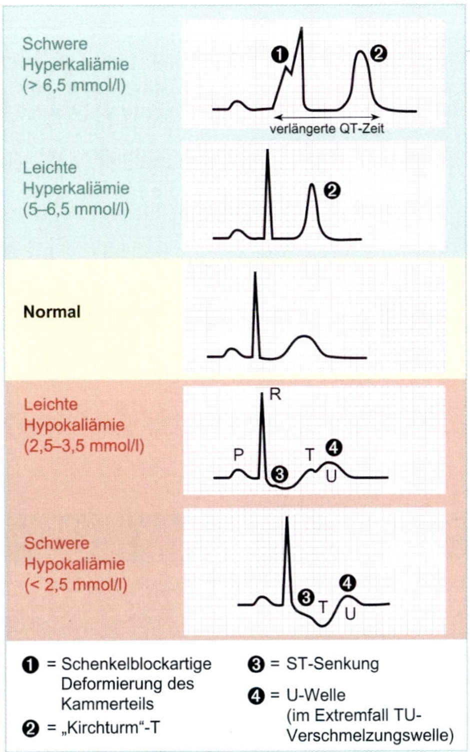

Abb. 2.4 EKG-Veränderungen bei Hypo- und Hyperkaliämie [A400]

ABB. 2.4

Bei einer leichten Hypokaliämie (Serum-K^+ 3,0–3,5 mmol/l) ist meist eine **orale Substitution** (z. B. mit Kalinor® Brausetabletten) ausreichend. Die trinkfertige Lösung enthält 40 mmol K^+. Außerdem gibt es Retardkapseln. Die orale Substitution ist die sicherste Variante der Substitution. Der Anstieg des Serum-K^+ ist gering, und sofern die Nierenfunktion des Patienten regelrecht ist, besteht kaum ein Risiko einer Übertherapie, da der Körper überschüssiges Kalium einfach ausscheidet.

Bei einer stärker ausgeprägten Hypokaliämie (Serum-K^+ < 3,0 mmol/l) wird meist eine **i. v. Substitution** durchgeführt. Das Serum-K^+ darf nur langsam erhöht werden, da andernfalls Herzrhythmusstörungen drohen. Es wird empfohlen, maximal 20 mmol Kalium (z. B. 20 ml Kaliumchlorid 7,45 %) pro Stunde zu infundieren. Kalium ist venenreizend und wird bei periphervenöser Gabe immer in Vollelektrolytlösung verdünnt, z. B. 20 ml KCl 7,45 % in 500 ml Vollelektrolytlösung oder 40 ml KCl 7,45 % in 1000 ml Vollelektrolytlösung. Bei schweren Hypokaliämien erfolgt die Substitution über einen ZVK.

Besteht eine Hypokaliämie, liegt häufig außerdem eine Hypomagnesiämie vor, die parallel ausgeglichen werden sollte.

Eine Substitution (meist mit Kaliumchlorid) kann oral oder intravenös erfolgen.

Hyperkaliämie

Eine Hyperkaliämie (Serum-Kalium > **5,5 mmol/l**) ist eine potenziell **lebensbedrohliche** Elektrolytstörung. Sie entsteht durch:

- Verminderte Ausscheidung von Kalium:
  - Akutes oder chronisches Nierenversagen
  - Als Nebenwirkung von Medikamenten (z. B. ACE-Hemmer, Spironolacton oder andere K^+-sparende Diuretika)
- Umverteilung von intra- nach extrazellulär:
  - Gewebstrauma: Muskel- oder Zellschädigung durch Verbrennungen, längere Ischämie, Tourniquet-Syndrom, Hämolyse, Tumorlyse-Syndrom

Hyperkaliämie

Eine Hyperkaliämie (> 5,5 mmol/l) kann durch **gestörte Nierenfunktion, metabolische Störungen** (z. B. Azidose, starker Zelluntergang) oder **übersteigerte Kaliumzufuhr** entstehen.

- Azidose (Merkspruch: „Wo K^+ ist, ist auch H^+.“)
- Medikamente (z. B. Betablocker)
- Vermehrte Zufuhr:
  - Übermäßige Substitution
  - Nahrung (bei Nierengesunden vernachlässigbar)
  - Gabe von Erythrozytenkonzentraten

Typische EKG-Veränderungen einer Hyperkaliämie zeigt ➤ Abb. 2.4. Klinisch kann sich eine Hyperkaliämie in einer muskulären Schwäche äußern. Bedrohlicher sind Herzrhythmusstörungen, die einen **Herz-Kreislauf-Stillstand** hervorrufen können. Dabei folgt die Symptomatik keinem stufenhaften Verlauf. Sie können sich also nicht sicher sein, dass ein Patient mit einer schweren Hyperkaliämie (> 6,5 mmol/l), der aktuell keine EKG-Zeichen aufweist, nicht in der nächsten Minute ein Kammerflimmern entwickelt!

Neben unspezifischen neurologischen Störungen kann es zu Herzrhythmusstörungen bis hin zu einem **Herz-Kreislauf-Stillstand** kommen.

CAVE

CAVE

Bevor Sie die Therapie einer Hyperkaliämie bei einem asymptomatischen Patienten einleiten, sollten Sie das Serum-K^+ kontrollieren. Nicht selten kommt es durch längeres Stauen bei der Venenpunktion oder beim „Herauspressen“ von Blut bei einer kapillären BGA zu einer Hämolyse, durch die K^+ freigesetzt wird (Pseudohyperkaliämie).

MERKE

MERKE

Eine Hyperkaliämie werden Sie in Ihrem Berufsleben sicher mehr als einmal behandeln müssen. Prägen Sie sich daher die in ➤ Tab. 2.5 dargestellte **medikamentöse Therapie** ein.
Viele der genannten Medikamente bewirken nur eine Umverteilung von K^+. Sie gewinnen also vor allen Dingen Zeit. Zur Therapie der lebensbedrohlichen Hyperkaliämie sollten Sie immer auch an eine Akutdialyse denken. Hierdurch wird das K^+ unmittelbar entfernt.

TAB. 2.5

Tab. 2.5 Medikamentöse Therapie der Hyperkaliämie

Präparat	Dosierung	Wirkmechanismus	Zeit bis zum Wirkeintritt	Ungefähre Wirkdauer
Furosemid (nur bei erhaltener Nierenfunktion und fehlenden Hinweisen auf eine Hypovolämie)	40 mg i. v.	Ausscheidung von K^+	15–30 min	4–8 h
Kalzium	30 ml Kalziumglukonat 10 % i. v. über 2–5 min	Membranstabilisierung am Herzen („Kardioprotektion“)	1–3 min	ca. 30 min
	10 ml Kalziumchlorid 10 % i. v. über 2–5 min			
Glukose-Insulin-Infusion	60 ml Glukose 40 % (≙ 24 g Glukose) plus 10 IE Insulin in 500 ml Vollelektrolytlösung oder 20 IE Insulin in 500 ml Glukose 10 % rasch infundieren	Umverteilung von K^+-Ionen aus dem Extrazellulärraum in die Zelle	15–30 min	4–6 h
Beta-2-Mimetika	10–20 mg Salbutamol vernebeln		15–30 min	4–6 h
	0,5 mg Terbutalin s. c.			
Natriumbikarbonat (nur, wenn gleichzeitig eine Azidose vorliegt)	50 ml Natriumbikarbonat 8,4 % i. v.		10 min	2 h
Kationenaustauscher	15 g Polystyrolsulfonat (z. B. Resonium® A) in 100 ml Wasser p. o. (auch rektale Gabe möglich, diese wirkt etwas schneller, ist aber weniger effektiv)	Verhindert die Aufnahme von K^+ durch Austausch gegen andere Ionen und anschließende Ausscheidung	8 h	8–12 h

2.5 Blut und Blutgerinnung

2.5 Blut und Blutgerinnung

Lars Töpfer

Das Blut besitzt eine **Fülle von Funktionen:** von Stofftransport über Immunaktivität bis hin zur Gerinnung. Seine Menge entspricht etwa **7 % des Körpergewichts** (rund 6 l).

Das Blut dient dem Transport von Sauerstoff und Kohlendioxid ebenso wie dem Transport von zahlreichen Stoffwechselprodukten, Elektrolyten, Hormonen und vielen weiteren Stoffen. Es nimmt zudem eine entscheidende Rolle bei der Immunabwehr ein.

Das Blutvolumen beträgt bei Erwachsenen etwa 7 % des Körpergewichts und befindet sich größtenteils im venösen Kapazitätssystem. Erythrozyten machen fast 40 % des Blutvolumens aus. Ihr Anteil am Blutvolumen wird mit dem Hämatokrit (Hkt) gemessen. Das restliche Blutvolumen wird durch Plasma gebildet.

Das komplex regulierte System der Blutgerinnung minimiert Blutverluste bei Verletzungen, indem die Läsion durch einen Thrombus abgedichtet wird. Als Gegenregulation dient das Fibrinolysesystem, das eine übermäßige Thrombusbildung verhindert und auch kleinere Thromben aufzulösen vermag.

2.5.1 Gerinnungssystem

Ziel des Körpers ist es, eine Gewebeläsion rasch durch ein stabiles Fibrinnetz zu verschließen, um eine anschließende Wundheilung zu ermöglichen.

Lange Zeit wurde das Gerinnungssystem aus didaktischen Erwägungen in ein extrinsisches und ein intrinsisches System unterteilt. Dieses hat zum Verständnis der gängigen Labortests zwar weiterhin seine Berechtigung, die Prozesse im Körper laufen allerdings weniger schematisch ab, sodass sich zwischenzeitlich das **zellbasierte Gerinnungsmodell** (➤ Abb. 2.5, ➤ Tab. 2.6) als Erklärungsmodell durchgesetzt hat. Es unterstreicht, dass die Gerinnungsprozesse am aktivierten Thrombozyten und an der subendothelialen Zelle stattfinden. Die Vorgänge im Körper spiegelt es jedoch auch nicht komplett wider, da die geschilderten Prozesse parallel stattfinden.

2.5.1 Gerinnungssystem

Die Blutgerinnung dient dem **schnellen Verschluss von Läsionen des Gefäßsystems** und bezieht daher vor allem **Subendothelzellen** und **Thrombozyten** ein.

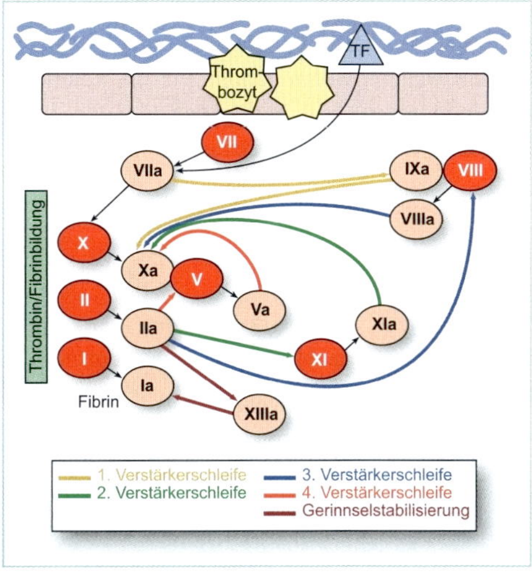

Abb. 2.5 Zellbasiertes Gerinnungsmodell [O646/L141]

ABB. 2.5

Tab. 2.6 Ablāufe der primären und sekundären Hämostase im zellbasierten Gerinnungsmodell

Bezeichnung	Beschreibung
Primäre Hämostase	
Adhäsion	Gewebeverletzung → freiliegendes Kollagen → Anlagerung von Thrombozyten über den Von-Willebrand-Faktor (vWF)
Thrombozyten-aktivierung	Freisetzung zahlreicher Mediatoren aus den Thrombozytengranula → Vasokonstriktion, Aktivierung der Thrombozyten und „Anlocken" weiterer Thrombozyten („Chemotaxis") → Ausbildung von Glykoprotein-IIb/IIIa-Rezeptoren → Bindung von Fibrinogen an die Thrombozytenoberfläche und Aggregation benachbarter Thrombozyten
Sekundäre Hämostase	
Initiation	Durch die Gewebeverletzung freigesetzter Tissue Factor (TF) im Bereich der Verletzungsstelle bildet mit dem im Blut vorhandenen aktivierten FVII einen Komplex und aktiviert die Faktoren IX, X → Aktivierung einer geringen Menge Prothrombin (FII) zu Thrombin (FIIa)
Amplifikation	Thrombin aktiviert Thrombozyten und die Faktoren XI, VIII und IX → Aktivierung FX
Propagation	Die aktivierten Faktoren FVa und FXa führen zur Freisetzung großer Mengen Thrombin („thrombin burst") → Umwandlung von Fibrinogen in Fibrin
Stabilisierung	Quervernetzung durch FXIII

TAB. 2.6

MERKE

Halten Sie sich bei der Versorgung von Patienten mit akuten Blutungen immer vor Augen, dass Sie eine Blutung nur stillen können, wenn Sie die Umgebungsbedingungen für die Gerinnungsfaktoren optimieren. Diese arbeiten als Enzymsysteme nur unter bestimmten Voraussetzungen optimal. Erfüllen Sie diese Voraussetzungen nicht, können Sie unendlich viele und kostspielige Gerinnungspräparate verbrauchen, ohne dass sich die Blutung stillen lässt. Achten Sie daher unbedingt auf:

- pH-Wert > 7,2
- Normothermie bzw. Körpertemperatur mindestens > 34 °C
- Ionisiertes Kalzium > 1 mmol/l

MERKE

2.5.2 Labordiagnostik

Laborchemische **Globaltests** überprüfen unspezifisch die Funktion der **zellulären** (→ Thrombozytenzahl, Blutungszeit) und **humoralen Gerinnungsaktivität** (→ Quick/INR, aPTT).

CAVE

Davon ausgehend kann auch die Aktivität bestimmter Gerinnungsfaktoren bestimmt werden.

Das Ausmaß an **Fibrinolyse** lässt sich über das **D-Dimer** (Spaltprodukt des Fibrins) abschätzen.

2.5.3 Heparininduzierte Thrombozytopenie (HIT)

Unter einer **Therapie mit Heparin** kann sich eine **autoimmun vermittelte Thrombozytopenie** ausbilden (sog. HIT).
Je nach Symptomschwere unterscheidet **man zwei Typen der HIT.**

TAB. 2.7

2.5.2 Labordiagnostik

Die Standardtests der Gerinnungsdiagnostik (auch: Globaltests) umfassen:

- Bestimmung der Thrombozytenzahl
- Aktivierte partielle Thromboplastinzeit (aPTT)
- Prothrombinzeit (Quick-Wert, INR)

Die aPTT dient in der Praxis meist der Überprüfung einer Therapie mit unfraktioniertem Heparin. Der Quick-Wert bzw. INR wird zur Kontrolle einer Therapie mit Vitamin-K-Antagonisten eingesetzt.

CAVE

Das Standardgerinnungslabor erfasst weder die häufigsten Störungen der Blutgerinnung (hämorrhagische Diathesen) noch eine Therapie mit Thrombozytenaggregationshemmern oder oralen Antikoagulanzien (DOAK). Eine standardisierte Blutungsanamnese (➤ Kap. 4.1) besitzt daher größeren Stellenwert als die Bestimmung der Laborparameter.

Bei bestimmten Indikationen ist es sinnvoll, eine **weitergehende Gerinnungsdiagnostik** durchzuführen. Dies umfasst z. B. die Bestimmung der Fibrinogenkonzentration bei akuten Blutungen, die Messung der Anti-FXa-Aktivität zur Überprüfung einer Therapie mit niedermolekularen Heparinen und einigen DOAK oder eine Einzelfaktoranalyse bei klinischem Verdacht auf eine Gerinnungsstörung.

Erhöhte **D-Dimere** zeigen eine Aktivierung des Fibrinolysesystems an, wie sie z. B. durch Thrombose/Embolie oder in der Intensivmedizin durch eine Hyperfibrinolyse und intravasale Gerinnung entsteht.

Seit einigen Jahren stehen für besondere Indikationen weitere Messverfahren wie die Rotationsthrombelastografie (z. B. ROTEM®) oder Thrombozytenfunktionstests (z. B. Multiplate® oder PFA-100®/PFA-200®) zur Verfügung. Vorteil dieser Geräte ist eine **bettseitige Messung,** sodass die Analyseergebnisse innerhalb kurzer Zeit vorliegen.

2.5.3 Heparininduzierte Thrombozytopenie (HIT)

Die heparininduzierte Thrombozytopenie (HIT) ist eine mögliche **Nebenwirkung** einer Therapie mit **Heparinen.** Klinisches Leitsymptom ist ein **Abfall der Thrombozytenzahl.** Sie tritt in zwei Formen auf (➤ Tab. 2.7), wobei nur die **HIT-2** klinisch bedeutsam ist.

Tab. 2.7 Charakteristika der verschiedenen Typen der heparininduzierten Thrombozytopenie (HIT)

	HIT Typ 1	HIT Typ 2 (kurz: HIT-2)
Zeitpunkt des Auftretens	1.–2. Tag nach Beginn der Heparintherapie	5.–10. Tag nach Beginn der Heparintherapie
Häufigkeit	10–20 % der mit Heparin behandelten Patienten	0,5–3 % der mit Heparin behandelten Patienten
Pathophysiologie	nichtimmunologisch	immunologisch
Symptome	Abfall der Thrombozytenzahl < 30 % Keine klinische Relevanz	Abfall der Thrombozytenzahl > 50 % auf meist 15–150/nl Venöse Thrombosen, Lungenembolie, im späteren Verlauf auch arterielle Gefäßverschlüsse Typische Hautnekrosen an subkutanen Injektionsstellen und Extremitäten
Therapie	Nicht erforderlich, Normalisierung der Thrombozytenzahlen auch unter Fortführung der Heparintherapie	Heparintherapie sofort beenden Alternative Antikoagulation

Heparin bindet an den Plättchenfaktor 4 und bildet mit ihm einen Komplex, der bei der HIT-2 als Antigen wirkt. Die sich daraufhin bildenden **Anti-PF4/Heparin-Antikörper** (HIT-Antikörper) aktivieren Thrombozyten und können so zu thrombembolischen Ereignissen führen. Da die Bildung der Antikörper einige Tage dauert, tritt eine HIT-2 i. d. R. erst **5–10 Tage nach einer Heparingabe** auf. Bei einer Reexposition mit Heparin innerhalb von 90 Tagen verläuft die Antikörperbildung viel schneller und Symptome können bereits innerhalb eines Tages auftreten.

Folgende Faustregeln zur Häufigkeit einer HIT-2 können Sie sich merken:

- Das HIT-Risiko ist bei Verwendung von unfraktioniertem Heparin (UFH) 10-mal höher als bei Verwendung von niedermolekularem Heparin (NMH).
- Das HIT-Risiko ist bei chirurgischen Patienten höher als bei internistischen.
- Das HIT-Risiko ist nach größeren Eingriffen höher als nach kleineren.

Das Auftreten bzw. der Nachweis von HIT-Antikörpern ist nicht beweisend für das Vorliegen einer HIT-2. So lassen sich bei ca. 65 % der Patienten nach großen Operationen unter Verwendung der Herz-Lungen-Maschine Antikörper nachweisen, ohne dass Symptome einer HIT auftreten.

Die klinischen Symptome sind leider nicht immer eindeutig. Anhand des Ausmaßes der Thrombozytopenie, dem Tag des Auftretens des Thrombozytenabfalls, dem Vorliegen von Thrombosen und potenziellen Differenzialdiagnosen kann die Wahrscheinlichkeit abgeschätzt werden (4T-Score).

Bis zum Ausschluss der Diagnose oder bei nachgewiesener HIT-2 muss die **Heparintherapie unmittelbar beendet** und die Antikoagulation auf ein **heparinfreies Präparat** wie Argatroban (Argatra®), Danaparoid (Orgaran®), Fondaparinux (Arixtra®) oder ein DOAK umgestellt werden. Keinesfalls dürfen Thrombozytenkonzentrate verabreicht werden.

Entscheidend ist es, beim schnellen Abfall der Thrombozytenzahl (sinnvolle Kontrollintervalle: vor der Heparingabe sowie 5, 7 und 9 Tage nach der ersten Heparindosis) oder beim Auftreten von Thrombosen unter Heparintherapie an das Krankheitsbild einer HIT-2 zu denken und im Zweifelsfall Fachexpertise hinzuzuziehen.

Die HIT-Antikörper sind nach etwa 3 Monaten bei den meisten Patienten nicht mehr nachweisbar. Unter bestimmten Voraussetzungen ist eine spätere (kurzzeitige) Heparingabe daher wieder denkbar.

2.6 Schmerz

André Remus und Wilfried Witte

MERKE

„Schmerz ist durch die International Association for the Study of Pain (IASP) wie folgt definiert: „Schmerz ist ein unangenehmes Sinnes- und Gefühlserlebnis, das mit einer tatsächlichen oder potenziellen Gewebeschädigung einhergeht oder ihr ähnelt."

Diese revidierte Definition, die im Jahr 2020 die ursprüngliche Definition aus dem Jahr 1979 ablöste, wurde mit sechs Grundgedanken versehen:

- „Schmerz ist immer eine persönliche Erfahrung, die in unterschiedlichem Maße von biologischen, psychologischen und sozialen Faktoren beeinflusst wird;
- Schmerz und Nozizeption sind unterschiedliche Phänomene. Schmerz lässt sich nicht allein aus der Aktivität der sensorischen Neurone ableiten;
- durch ihre persönliche Lebensgeschichte lernen Individuen ihr Schmerzkonzept;
- der Bericht einer Person über die Erfahrung eines Schmerzes sollte respektiert werden;
- obwohl Schmerz normalerweise eine adaptive Aufgabe erfüllt, kann er negative Auswirkungen auf die Funktion und das soziale sowie psychische Wohlbefinden haben;
- die verbale Beschreibung ist nur eine Verhaltensweise, um Schmerz auszudrücken; die Unfähigkeit, zu kommunizieren, schließt nicht aus, dass ein Mensch oder ein nicht-menschliches Tier Schmerzen empfindet."

Mit ihrer Definition betonte die IASP, dass Schmerzen nicht in jedem Fall eine Schädigung von Gewebe voraussetzen und dass Emotionen integraler Bestandteil des Schmerzerlebnisses sind und nicht einfach als Folge des Schmerzes aufgefasst werden können. Körperschmerzen sind Empfindung und Gefühl gleichermaßen.

LERNTIPP

Schau dir die neue Schmerzdefinition im Original an: „IASP Announces Revised Definition of Pain" (www.iasp-pain.org/). Die „Key Notes" betreffen vieles, was die Schmerzforschung in den letzten Jahrzehnten erarbeitet hat.

2.6 Schmerz

Schmerz hat mehrere Komponenten:

1. Die Erregung des **neuronalen Schmerzleitungssystems** (Nozizeption)
2. Die **individuelle psychische Bewertung** dieser Schmerzempfindung
3. Die **Zuschreibung** des Schmerzes zu einer bestimmten Ursache (Schmerzkonzept)

2.6.1 Nozizeptorschmerz

Schmerzrezeptoren (Nozizeptoren) sind freie Nervenendigungen von langsamen C- oder schnelleren A-Delta-Nervenfasern. C-Fasern sind nicht myelinisiert und verantwortlich für dumpfe, brennende Schmerzen. Aδ-Fasern sind myelinisiert und dünn; sie vermitteln stechende, scharfe Schmerzen.

Nozizeptoren werden durch mechanische, biochemische oder thermische Reize aktiviert. Durch die Gewebeschädigung kommt es über die Freisetzung von ATP, H^+, O_2-Radikalen, NO und Arachidonsäure zur Aktivierung der Cyclooxygenasen, die Arachidonsäure in Prostaglandin E2 umwandeln. Prostaglandin E2 sensibilisiert die Nozizeptoren und senkt die Aktivierungsschwelle für die Entstehung von Aktionspotenzialen, was zur Auslösung nozizeptiver Signale führt.

Vereinfacht gesagt gilt folgendes Modell: Die erste Umschaltung erfolgt im Rückenmark. Hier kann es zu einer Reflexverschaltung kommen, die Fluchtreflexe auslösen kann. Die Weiterleitung der Impulse zum Gehirn erfolgt über den Tractus spinothalamicus zum Thalamus und zum sensiblen Kortex der Großhirnrinde, dem Gyrus postcentralis. Hier wird der Schmerz lokalisiert und über weitere Schritte emotional bewertet, was das eigentliche Empfinden von Schmerzen auslöst.

2.6.1 Nozizeptorschmerz

Die Schmerzempfindung (Nozizeption) beginnt an Nervenendigungen mit Rezeptoren für verschiedene Schmerzreize (z. B. mechanische Kraft, Säure, etc.) und wird über kaum myelinisierte Nervenfasern an das Rückenmark und von dort aus über die Vorder-Seitenstrang-Bahn an den Thalamus und weiter bis zum Neokortex geleitet.

Studentische Sicht

MERKE

MERKE

Nozizeptorschmerz lässt sich wie folgt unterteilen:
- **Somatischer Schmerz:**
  - Haut, Bindegewebe, Muskulatur, Periost
  - Dumpf, bohrend, stechend, ziehend
  - Gut lokalisierbar
- **Viszeraler Schmerz:**
  - Peritoneale Reizung durch Kompression, Dehnung, Infiltration
  - Drückend, krampf- oder kolikartig
  - Schlecht lokalisierbar, Projektion auf Dermatome möglich, Sonderform: übertragener Schmerz

2.6.2 Übertragener Schmerz

Durch die **gemeinsame spinale Verschaltung von Schmerzfasern aus dem Bauchraum und sensiblen Hautnerven** bestimmter Dermatome, wird der viszerale Schmerz einiger Organe auf bestimmte Hautzonen (sog. **Head-Zonen**) projiziert.

2.6.2 Übertragener Schmerz

Diese Sonderform des **viszeralen** Schmerzes zeichnet sich durch eine Wahrnehmung der Schmerzen in teilweise entfernten Körperregionen aus. Dieses Phänomen erklärt sich durch die Verschaltung der viszeralen Schmerzafferenzen auf spinaler Ebene, wo sie auf Afferenzen der entsprechenden Dermatome oder Myotome des jeweiligen Spinalnervs treffen. Bei schmerzhaften viszeralen Ereignissen erfolgt die Zuordnung der Lokalisation dann zum entsprechenden Dermatom. Diese Bereiche an der Körperoberfläche werden **Head-Zonen** genannt (➤ Abb. 2.6). Übertragener Schmerz kann sowohl nozizeptive als auch neuropathische Schmerzqualitäten besitzen, meist wird er deutlicher beschrieben und räumlich besser eingegrenzt als sonstiger viszeraler Schmerz.

ABB. 2.6

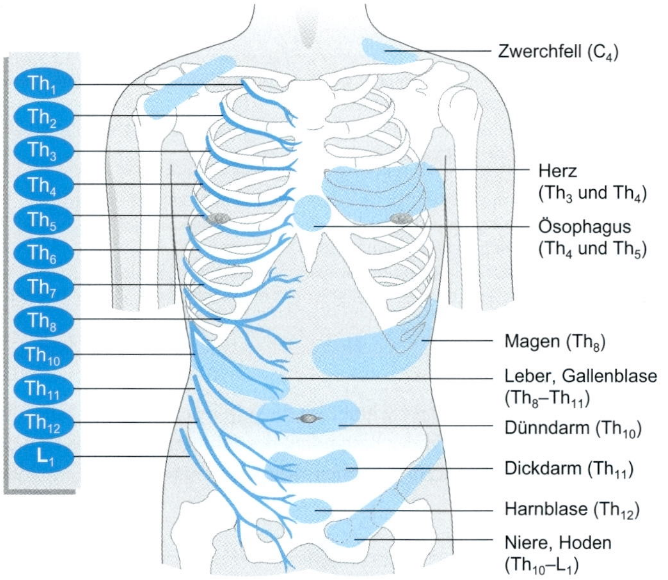

Abb. 2.6 Head-Zonen [A300–157]

Beispiele für übertragenen Schmerz:
- Myokardinfarkt, z. B. als linksthorakaler Schmerz mit Ausstrahlung in die linke Schulter und in den linken (Ober-)Arm
- Oberbauchperitonitis, Zwerchfellaffektionen: Schulterschmerzen
- Pankreatitis: meist linksseitiger gürtelförmiger Oberbauchschmerz (Th 6–9) mit Ausstrahlung in den Rücken

MERKE

MERKE

Schmerztherapeutische Verfahren bei Nozizeptorschmerz:
- Hemmung der Prostaglandinsynthese durch Cyclooxygenase-Inhibitoren: tNSAR, Coxibe
- Periphere Blockade sensibler Fasern durch Lokalanästhetika
- Zentrale Blockade der Weiterleitung nozizeptiver Signale durch rückenmarksnahe Regionalanästhesie
- Aktivierung hemmender Interneurone auf spinaler Ebene durch Opioide
- Hemmung aktivierender Interneurone auf spinaler Ebene durch Antagonisten am NMDA-Rezeptor: Ketamin
- Modulierung der zentralen Schmerzverarbeitung durch Opioide

2.6.3 Neuropathischer Schmerz

Neuropathischer Schmerz entsteht im Gegensatz zum Nozizeptorschmerz nicht durch Aktivierung der peripheren Schmerzrezeptoren, sondern durch eine Irritation oder Schädigung des sensiblen Nervs in dessen Verlauf oder zentralnervös (somatosensorisches System). Die Schmerzqualität ist eher ziehend, reißend, einschießend oder brennend. Er tritt als Schmerzattacke oder als Dauerschmerz in Erscheinung. Begleitend können Dysästhesien, Parästhesien, Hyp- und Hyperästhesien oder **Allodynien** auftreten.

Eine (mechanische) Allodynie bezeichnet eine Schmerzauslösung durch taktile Reize, die beim Gesunden keine Schmerzen auslösen würden (z. B. Wattebausch, Luftzug). Hierbei kommt die „**Sensibilisierung**" zum Tragen. Eine periphere Sensibilisierung bezeichnet eine Überempfindlichkeit von Neuronen nach einer peripheren Nervenschädigung; eine zentrale Sensibilisierung ist eine erhöhte Ansprechbarkeit der Neurone des ZNS auf noxische Reize.

Beispiele für neuropathische Schmerzen:

- Neuralgien, insbesondere Trigeminus- oder Post-Zoster-Neuralgien
- Periphere Neuropathien, z. B. diabetische Polyneuropathie
- Zentrale Neuropathien: z. B. Wurzelkompressionssyndrome bei Bandscheibenvorfällen
- Thalamusschmerz (zerebraler Post-Insult-Schmerz)
- Phantomschmerz: nach Extremitätenamputation
- Komplexes regionales Schmerzsyndrom (CRPS): Morbus Sudeck (CRPS Typ 1), Kausalgie (CRPS Typ 2)

Diagnostik

In der Schmerzuntersuchung werden die festgestellten somatosensorischen Symptome unterschieden in:

- Negativsymptome → Sensibilitätsausfälle, z. B. vermindertes Vibrationsempfinden = Pallhypästhesie oder verminderte/fehlende Schmerzwahrnehmung = Hypalgesie/Analgesie; motorische Defizite; Reflexausfälle
- Positivsymptome → Überempfindlichkeit, z. B. Parästhesien = Missempfindungen im Verlauf eines Hautnervs, Kribbelparästhesien oder Jucken; auch: Hyperästhesie = verstärkte Wahrnehmung eines üblicherweise nicht als schmerzhaft empfundenen Reizes

Neurophysiologische Verfahren zur Messung von Negativ- und Positivsymptomen sind die Quantitative Sensorische Testung (QST, im Wesentlichen einigen Zentren vorbehalten) und elektrophysiologische Labortests (z. B. Messung der Nervenleitgeschwindigkeit, im Rahmen der neurologischen Funktionsdiagnostik).

Therapie

Aufgrund der Ätiologie neuropathischer Schmerzen wirken periphere Analgetika wie tNSAR, Coxibe, Paracetamol oder Metamizol nicht oder nicht ausreichend. Zur Therapie zugelassen sind Substanzen aus den Gruppen der Antidepressiva, Antiepileptika und Opioide. Zu Einzelheiten der Therapie neuropathischer Schmerzen ➤ Kap. 27.6.2.

2.6.4 Noziplastischer Schmerz

Schmerzen, die sowohl Nozizeptor- als auch neuropathische Anteile haben, werden als „Mixed Pain" bezeichnet. Schon länger wird darüber debattiert, dass die Unterteilung von Schmerzen nach dem Mechanismus in Nozizeptor- und neuropathischen Schmerz nicht ausreichend ist. Daraus hervorgegangen ist die Definition einer dritten Schmerzform: Der **noziplastische Schmerz** wird wie folgt definiert:

„Schmerzen, die durch eine veränderte Nozizeption entstehen, obwohl es keine eindeutigen Hinweise auf eine tatsächliche oder drohende Gewebeschädigung gibt, die die Aktivierung der peripheren Nozizeptoren verursacht, oder Hinweise auf eine Erkrankung oder Läsion des somatosensorischen Systems, die den Schmerz verursacht."

International Association for the Study of Pain (IASP) (2017)

Es gibt Überlegungen, z. B. arthrosebedingte Gelenkschmerzen oder tumor- oder therapiebedingte chronische Schmerzen bei Krebsüberlebenden („cancer survivors") als noziplastische Schmerzen aufzufassen.

2.6.3 Neuropathischer Schmerz

Bei **Schädigung von sensiblen Nerven in ihrem Verlauf** (z. B. durch Amputation einer Extremität) kann es zu sog. **neuropathischem Schmerz** kommen, der einen **brennenden, einschießenden Charakter** hat und mit **Empfindungsstörungen** im rezeptiven Feld des Nervs einhergeht (z. B. Dys-, Hypästhesie und Allodynie).

Diagnostik

Diagnostisch können **elektrophysiologische Tests** durchgeführt werden.

Therapie

Neuropathischer Schmerz **spricht nur wenig auf konventionelle Schmerzmittel an** und bedarf oft des Einsatzes **psychotroper Medikamente** wie bspw. Antiepileptika (z. B. Pregabalin), Antidepressiva (z. B. Amitriptylin) und bestimmter Opioide (z. B. Tramadol).

2.6.4 Noziplastischer Schmerz

Durch chronische gemischte Schmerzempfindung kommt es zu **Neuverknüpfungen der Schmerzneurone** mit einer Schmerzform, die als **noziplastisch** bezeichnet wird.

IMPP-Schwerpunkte
!!! Interpretation einer Blutgasanalyse
! Physiologie von Atmung und Beatmung

ÜBUNGSFRAGEN FÜRS MÜNDLICHE MIT LÖSUNGSHILFEN

1. An einem Beatmungsgerät ist eine Atemfrequenz (AF) von 15/min und ein Tidalvolumen (VT) von 500 ml eingestellt. Wie hoch ist das Atemminutenvolumen (AMV)?

Das AMV beträgt 7,5 l/min.

Berechnung: VT × AF = AMV → 500 [ml] × 15 [/min] = 7500 [ml/min]

2. Sie führen bei einem Patienten in der Thoraxchirurgie eine Allgemeinanästhesie mit Einlungenventilation durch. Kurz nachdem Sie von der Zweilungen- auf die Einlungenventilation gewechselt haben, verschlechtert sich die Oxygenierung. Die Sauerstoffsättigung sinkt von 98 % auf 89 %. Ohne dass Sie die FiO_2 oder andere Beatmungsparameter verändern, steigt die Sauerstoffsättigung nach etwa 15 min wieder auf 95 %. Worauf führen Sie dies zurück?

Ursächlich ist die hypoxisch-pulmonale Vasokonstriktion. In der nicht mehr beatmeten Lunge kommt es zu einem Absinken des Sauerstoffpartialdrucks. Dadurch verengen sich dort die Blutgefäße, und das Blut wird zugunsten der besser ventilierten Lunge umverteilt.

3. In der Rettungsstelle sehen Sie einen Patienten mit einer akuten Exazerbation einer COPD. Der Notarzt hat den Patienten bereits mit Bronchodilatatoren behandelt. Nach Aufnahme wird der Patient zunehmend schwerer erweckbar. Sie nehmen eine arterielle BGA ab und sehen folgenden Befund: pH 7,24, pCO_2 67 mmHg, BE +2 mmol/l. Welche Störung liegt vor? Wie behandeln Sie diese?

Es liegt eine respiratorische Azidose vor. Anhand der angegebenen Informationen wäre bei diesem Patienten eine nichtinvasive Beatmung die Therapie der Wahl. In der Praxis würden Sie natürlich weitere Informationen wie die Oxygenierung oder die Atemfrequenz in Ihre Überlegungen einbeziehen.

4. Welche Voraussetzungen müssen unbedingt gegeben sein, damit eine Blutung zum Stillstand kommt?

pH-Wert > 7,2, Normothermie bzw. Körpertemperatur mindestens > 34 °C, ionisiertes Kalzium > 1 mmol/l.

5. Was vermuten Sie: Welche Schmerzsymptome sind neurophysiologischen Messverfahren besser zugänglich? Welches erscheint Ihnen als das wichtigste Untersuchungsverfahren?

Sensibilitätsausfälle sind den Messverfahren besser zugänglich als Überempfindlichkeiten. Sensibilitätsausfälle können mit klinischer Untersuchung, QST und elektrophysiologischen Labortests bestimmt werden. Überempfindlichkeiten können mit QST und klinischer Untersuchung dokumentiert werden. Das wichtigste Untersuchungsverfahren ist die klinische Untersuchung.

KAPITEL

3 Praktische Grundlagen

Lars Töpfer

Die Kenntnis der theoretischen Grundlagen relevanter Untersuchungsmethoden und Notfallmaßnahmen ist ein wichtiger Baustein der medizinischen Ausbildung. Doch mindestens ebenso wichtig ist es, ihre praktische Anwendung zu erlernen und einzuüben. Auf den kommenden Seiten werden dir die Grundlagen und Funktionsweisen einer breiten Palette von anästhesiologischen, notfall- und intensivmedizinischen Methoden präsentiert und dabei hilfreiche Tricks und Kniffe an die Hand gegeben, um diese später einmal korrekt umzusetzen. Insbesondere im Praktischen Jahr deines Studiums kann dies von großem Nutzen sein. Dabei erleichtert es das Lernen und ist eine spielerische Übung, wenn du die Fallbeispiele in diesem Kapitel schrittweise durchgehst, dir die dabei verwendeten Geräte, Untersuchungsmethoden und Versorgungstechniken vor Augen führst und nachvollziehst.

3.1 Körperliche Untersuchung

3.1 Körperliche Untersuchung

Die körperliche Untersuchung ist Bestandteil jeder Untersuchung in der Anästhesie, der Notfall- und Intensivmedizin und auch der Schmerztherapie. Da der Schwerpunkt in jedem dieser Gebiete anders liegt, wird auf ➢ Kap. 4.2 (Anästhesie), ➢ Kap. 12.5 (Notfallmedizin), ➢ Kap. 25.2 (Intensivmedizin) und ➢ Kap. 27.3 (Schmerztherapie) verwiesen.

3.2 Atemwegssicherung

3.2 Atemwegssicherung

Bewusstseinsgetrübte oder narkotisierte Patienten atmen nicht mehr selbst oder die Spontanatmung ist reduziert. So sollten gerade hier die Atemwege untersucht und ggf. mit einem Tubus o. Ä. gesichert werden.

Bei einer Allgemeinanästhesie führen die verabreichten Opioide, Muskelrelaxanzien und Anästhetika zum Sistieren der Eigenatmung des Patienten und zum Verlust der Schutzreflexe. Gleiches gilt für bewusstseinsgetrübte Patienten in der Notfall- und Intensivmedizin. Die Atemwege müssen daher gesichert und der Patient muss beatmet werden. Da eine schwierige oder unmögliche Atemwegssicherung katastrophale Folgen nach sich ziehen kann, steht zuvor immer die Untersuchung des Atemwegs im Vordergrund (➢ Kap. 4.2.1), wobei die Untersuchung in einer Notfallsituation nur orientierend durchgeführt werden kann. Ein Konzept für die Beherrschung eines schwierigen Atemwegs (➢ Kap. 7.6) sollte aber jeder Anästhesist, Notfall- und Intensivmediziner im Kopf haben.

Die verschiedenen Möglichkeiten der Atemwegssicherung und die dabei zum Einsatz kommenden Tubusarten (➢ Tab. 3.1) werden im Folgenden beschrieben.

TAB. 3.1

Tab. 3.1 Übersicht über verschiedene Tubusarten

Eigenname	Beschreibung	Einsatzgebiet
Pharyngealtuben (liegen im Pharynx oberhalb der Glottisebene, bieten keinen Aspirationsschutz)		
Guedel-Tubus	Oropharyngealer Tubus ohne Cuff	Offenhalten der oberen Luftwege beim bewusstlosen oder soporösen Patienten sowie zur Erleichterung der Beatmung mit dem Beatmungsbeutel
Wendl-Tubus	Nasopharyngealer Tubus ohne Cuff	Offenhalten der oberen Luftwege beim somnolenten Patienten (wird besser toleriert als ein Guedel-Tubus)
Extraglottische Atemwegshilfen		
Larynxmaske 1. Generation	Maske mit aufblasbarem Randwulst, die im Pharynx vor dem Kehlkopf zu liegen kommt	Allgemeinanästhesie bei geeigneten Eingriffen und Patienten (meist kürzere Eingriffe bei nüchternen Patienten)
Larynxmaske 2. Generation	Wie 1. Generation, aber mit zusätzlichem Drainagekanal zur Platzierung einer Magensonde, außerdem verbesserte Abdichtung des Ösophagus	Wie 1. Generation, aber höhere Atemwegsdrücke (bis ca. 30 statt 20 cmH_2O) möglich, damit bei optimaler Lage auch Eingriffe bei Laparoskopien, in Bauchlage oder bei Adipositas möglich sind
Larynxtubus®	Tubus mit einem oberen pharyngealen und einem unteren Cuff, der ösophageal zu liegen kommt. Zwischen beiden Cuffs befindet sich das Lumen zur Beatmung	Ähnlich wie Larynxmaske, aber in der Anästhesie weniger verbreitet, wird dafür häufiger in der Notfallmedizin und beim schwierigen Atemweg eingesetzt
Endotrachealtuben (liegen unterhalb der Glottisebene in der Trachea)		
Magill-Tubus	Standard-Endotrachealtubus	Eingriffe, bei denen die Intubation erforderlich ist, Atemwegssicherung beim Notfallpatienten, Kurzzeitbeatmung in der Intensivmedizin
Woodbridge-Tubus	Wie Magill-Tubus, jedoch mit eingearbeiteter Drahtspirale	Wie Magill-Tubus, aber für bestimmte Lagerungen im OP-Saal sinnvoll, da der Tubus nicht abknicken kann
Doppellumentubus (DLT, ➤ Kap. 9.10.2)	Tubus mit zwei getrennten Lumina, die jeweils einen eigenen Cuff besitzen. Das distale Lumen wird in einen der Hauptbronchien eingeführt, das proximale liegt in der Trachea	Einlungenbeatmung in der Thoraxanästhesie oder bei einseitiger bronchialer Blutung
Trachealkanüle	Kanüle, die über ein Tracheostoma eingeführt wird	Bei langzeitbeatmeten Patienten oder nach Laryngektomie

3.2.1 Maskenbeatmung

3.2.1 Maskenbeatmung

Die Beatmung über eine Gesichtsmaske dient in der Anästhesie zur Überbrückung während der Anschlagszeit eines Muskelrelaxans, kann aber bei kurzen Eingriffen ohne Aspirationsgefahr auch den gesamten Eingriff über durchgeführt werden.

MERKE

MERKE

Die Maskenbeatmung ist in beinahe jeder Notfallsituation die Methode der Wahl bis zur definitiven Atemwegssicherung.

Um eine gute Maskenbeatmung zu garantieren, sollte der Patientenkopf **leicht rekliniert,** die Atemwege sollten geweitet (mithilfe von **Esmarch-Handgriff** und **C-Griff**) und die Maske dicht am Gesicht gehalten werden. Zusätzlich kann ein oro-/nasopharyngealer Tubus eingesetzt werden.

Außerhalb des OP-Saals wird die Beatmung meist als **Beutel-Masken-Beatmung** durchgeführt. Dabei ist die Gesichtsmaske mit einem Handbeatmungsbeutel (z. B. Ambu®-Beutel) verbunden. Der Überdruck wird durch Komprimieren des Beutels aufgebaut. Wegen des Risikos, den Magen mit Luft „aufzublähen", sollte ein Beatmungsdruck von 20 cmH_2O nicht überschritten werden.

Eine suffiziente Maskenbeatmung durchzuführen ist schwieriger, als es aussieht, da es bei nur wenigen Patienten ausreicht, die Maske zur Beatmung einfach auf das Gesicht aufzusetzen. Neben Übung erfordert es verschiedene Techniken:

- **Positionierung am Kopfende** hinter dem Patienten
- **Leichte Reklination** des Kopfes des Patienten, sofern keine HWS-Verletzung vermutet wird
- Durchführung des **Esmarch-Handgriffs** (➤ Abb. 3.1): Dazu werden beide Hände in den Kieferwinkel gelegt, anschließend wird der Mund des Patienten mit den Daumen geöffnet. Nun wird der Oberkiefer so weit nach ventral gezogen, dass die untere Zahnreihe vor der oberen liegt. Hierdurch werden die oberen Atemwege geöffnet, und ein Zurückfallen der Zunge wird verhindert. Diese Position wird schließlich mit einer Hand gehalten.
- Aufsetzen der Gesichtsmaske und Halten mit dem **C-Griff** (➤ Abb. 3.2): Dabei wird die Gesichtsmaske mit Daumen und Zeigefinger gehalten, während die restlichen Finger der Hand den Unterkiefer weiter halten.

- Bei der Beutel-Masken-Beatmung wird nun der Beatmungsbeutel komprimiert. Durch leichten Druck und Kippbewegungen wird dabei versucht, die **Maske so dicht wie möglich** auf dem Gesicht zu positionieren. Bei der Beatmung sollte keine Luft aus der Maske nach außen entweichen.
- Gelingt die Beatmung mit dem C-Griff nicht, können Sie die Maske mit beiden Händen abdichten. Die Beatmung muss dann eine andere Person übernehmen.
- Bei Bedarf **Einführen eines oro- oder nasopharyngealen Tubus:** Dies kann die Beatmung erleichtern. Der Guedel-Tubus wird dabei zunächst mit nach oben zeigender Öffnung eingeführt und um 180° gedreht, wenn er etwa halb in den Mund eingeführt wurde. Der Guedel-Tubus sollte so groß sein wie der Abstand zwischen Mundwinkel und Ohrläppchen des Patienten. Der Wendl-Tubus wird entlang eines Nasenlochs eingeführt. Die optimale Größe entspricht dem Abstand zwischen Nasenloch und Ohrläppchen des Patienten.

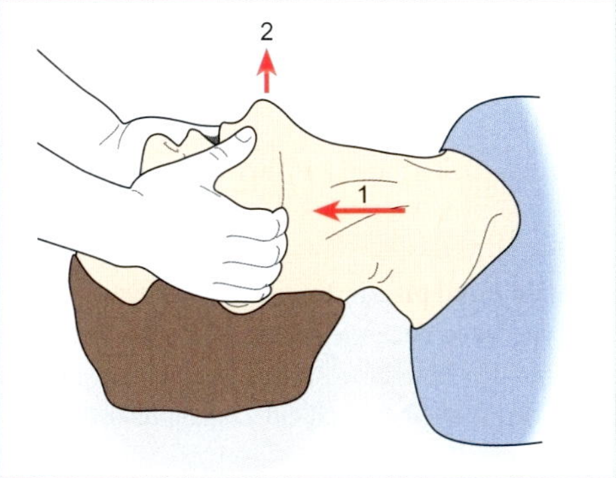

Abb. 3.1 Durchführung des Esmarch-Handgriffs [L106]

ABB. 3.1

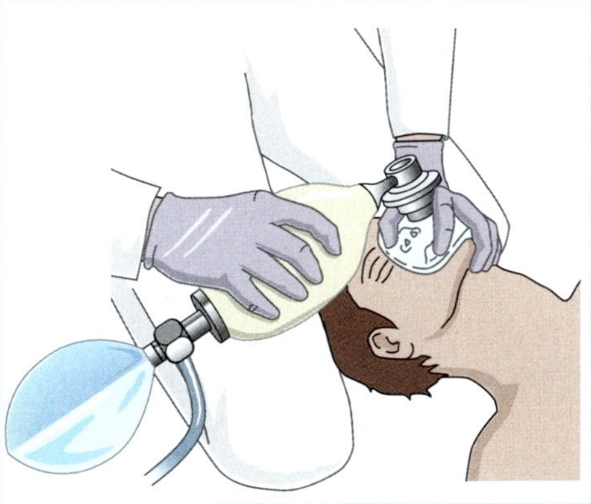

Abb. 3.2 C-Griff zur optimalen Haltung der Beatmungsmaske [L157]

ABB. 3.2

Dem Beatmungsbeutel kann Sauerstoff zugeführt werden. Um einen hohen Sauerstoffanteil in der Beatmungsluft zu erreichen, wird ein hoher Fluss von z. B. 15 l/min eingestellt. Besser noch sind Demand-Ventile, die an eine Sauerstoffflasche angeschlossen werden; bei diesen öffnet sich im Moment des Zusammendrückens des Beatmungsbeutels ein Ventil und die Atemluft wird ohne Beimischung von Umgebungsluft aus der O_2-Flasche entnommen.

3.2.2 Endotrachealtubus und Intubation

Endotrachealtuben (ET) gelten als sicherste Form der Atemwegssicherung. Sie besitzen an ihrem distalen Ende einen Blockungsballon (Cuff), der bei korrekter Platzierung unterhalb der Stimmlippen (subglottisch) in der Trachea liegt. Über einen Kunststoffschlauch am proximalen Ende wird der Cuff nach Intubation mit einer Spritze aufgeblasen und dichtet die Atemwege ab. Dies gewährleistet einen weitestgehenden **Schutz vor Aspiration.** Lediglich bei Kindern werden Tuben ohne Cuff verwendet.

3.2.2 Endotrachealtubus und Intubation
Ein Endotrachealtubus dichtet die Atemwege mittels subglottischem Cuff (Ballonblockade) gut ab und **schützt damit vor Aspiration.**

Indikationen zur Intubation

Die Intubation ist bei Eingriffen oder Patienten mit Aspirationsgefahr und bei Unzugänglichkeit des Kopfes während der Narkose indiziert.

Indikationen zur Intubation

> **MERKE**
> Die Intubation mit einem Endotrachealtubus gilt trotz aller verfügbaren Alternativen weiterhin als „Goldstandard" der Atemwegssicherung im Notfall. Da die Intubation jedoch nicht leicht zu erlernen ist, sollte sie nur von erfahrenem Personal durchgeführt werden.

MERKE

Auch in der Intensivmedizin werden viele Patienten über einen Endotrachealtubus beatmet.

Endotrachealtuben

Endotrachealtuben

ET werden in verschiedenen Größen angeboten. Die **Größenangabe** bezieht sich auf den **Innendurchmesser,** der in mm angegeben wird. Ein 7,5er-Tubus hat also einen Innendurchmesser von 7,5 mm. Die Abstufungen zwischen den Größen betragen 0,5 mm. Für erwachsene Frauen werden meist ET der Größe 7,0–7,5 mm verwendet, für Männer 7,5–8,0 mm. Zu große ET können zu einer Schädigung von Larynx und Trachea führen, zu kleine können durch den Cuff meist trotzdem abgedichtet werden, besitzen aber einen höheren Atemwegswiderstand (➤ Kap. 3.3.1, Gesetz von Hagen-Poiseuille).

MERKE

> **MERKE**
> Bei Erwachsenen kann man mit einem Endotrachealtubus der Größe 7,5 mm i. d. R. nichts falsch machen.

Eine **Ausnahme** für die Größenangabe bilden Doppellumentuben. Bei ihnen wird der Außendurchmesser in Charrière angegeben (➤ Kap. 9.10.2).

Der am häufigsten verwendete ET ist der **Magill-Tubus** (➤ Abb. 3.3).

Die Anlage eines Endotrachealtubus erfolgt stets **unter Sicht** (z. B. mit Laryngoskop oder Fiberoptik).

Bedingt durch die menschliche Anatomie können ET **nicht blind platziert** werden. Es ist entweder ein konventionelles Laryngoskop (➤ Abb. 3.3), ein Videolaryngoskop oder wie bei der fiberoptischen Intubation ein Bronchoskop erforderlich. Ein ET wird meist über den Mund (orotracheal) eingeführt, bei bestimmten Eingriffen wie in der Mund-Kiefer-Gesichts-Chirurgie ist aber auch ein Zugang über die Nase (nasotracheal) möglich.

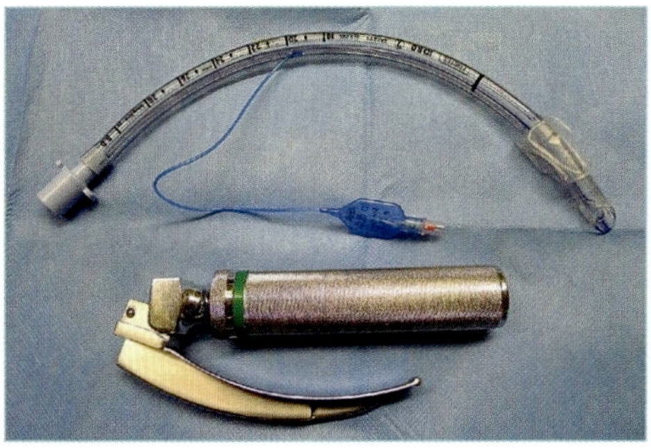

Abb. 3.3 Endotrachealtubus und Laryngoskop [O647]

Konventionelle Laryngoskope
Ein herkömmliches Laryngoskop besitzt einen Spatel zum Positionieren der Zunge (meist in sog. Macintosh-Form) und eine Lichtquelle.

Konventionelle Laryngoskope

Ein für die endotracheale Intubation eingesetztes Laryngoskop besteht aus einem Griff und einem Spatel. Der Spatel ist auswechselbar, sodass verschiedene Größen und Formen genutzt werden können; im letzten Drittel des Spatels befindet sich eine **Lichtquelle.**

Die am häufigsten verwendete Spatelform ist der **Macintosh-Spatel.** Er ist anatomisch gekrümmt, und seine spezielle umgekehrte Z-Form erlaubt es, die Zunge „aufzuladen" und zur Seite zu schieben, wodurch die Sicht durch den Mund auf die Glottis frei wird. Da der Larynxeingang direkt visualisiert wird, spricht man auch von **direkter Laryngoskopie.** Macintosh-Spatel gibt es in verschiedenen Größen, wobei für Erwachsene meist die Größe 4 oder 5 verwendet wird.

Eine weitere Spatelform, die vor allem bei Kindern verwendet wird, ist der gerade Miller-Spatel.

Für die Tubusanlage sollte der Kopf leicht rekliniert werden.

Die richtige **Positionierung des Kopfes** ist für den Intubationserfolg entscheidend. Dies gelingt am besten, wenn der Kopf des Patienten erhöht gelagert und leicht rekliniert wird. Diese Position wird auch als **verbesserte Jackson-Position** oder **Schnüffelstellung** bezeichnet.

Ein Laryngoskop wird standardmäßig in der linken Hand gehalten, während die rechte Hand den Endotrachealtubus durch die Glottis führt.

Videolaryngoskope
Bei der Videolaryngoskopie findet sich zudem eine Kamera neben der Lichtquelle, die mittels Live-Bildaufnahme eine Navigation im Rachenraum ermöglicht.

Videolaryngoskope

Bei der Videolaryngoskopie befindet sich am Ende des Spatels eine Kamera, deren Bild auf einen Monitor übertragen wird. Der Anästhesist sieht den Larynx so nur über den Bildschirm ein, weshalb diese Form auch als **indirekte Laryngoskopie** bezeichnet wird. Die Videolaryngoskopie weist zahlreiche Vorteil gegenüber der direkten Laryngoskopie auf, z. B.: verbesserte Sicht auf die Glottis, Rate fehlgeschlagener Intubationen ↓, Atemwegstrauma ↓, Heiserkeit ↓. Zudem verbessert sie die Ausbildung.

Wie bei konventionellen Intubationslaryngoskopen gibt es bei Videolaryngoskopen zwei unterschiedliche **Spateltypen:**

- **Spatel mit leichter Krümmung:** Sie sind ähnlich geformt wie ein Macintosh-Spatel. Bei einem Ausfall des Monitorbildes oder einer Verlegung der Kamera mit Schleim oder Blut kann auch eine direkte Laryngoskopie durchgeführt werden.
- **Hyperangulierte Spatel:** Diese Spatel weisen eine sehr starke Krümmung auf. Sie werden mittig in den Mund eingeführt, und die Zunge wird nicht aufgeladen. Hyperangulierte Spatel können bei schwierigem Atemweg hilfreich sein, da man mit ihnen „um die Ecke" schauen kann. Allerdings ist die Platzierung des ET häufig schwieriger, da der Tubus der Krümmung nicht automatisch folgt.

Hilfsmittel zur Intubation

Um die Krümmung des ET der Anatomie des Patienten anpassen zu können, wird ein **Führungsstab** in den ET eingeführt. Der Tubus kann nun beinahe beliebig geformt werden. Nach der erfolgreichen Intubation wird der Führungsstab entfernt. Woodbridge-Tuben können nur mithilfe eines Führungsstabs platziert werden. Der Führungsstab sollte nicht über das Tubusende hinausragen, da er die Atemwege verletzen kann.

Vor allem bei der nasotrachealen Intubation kann eine **Magill-Zange** hilfreich sein. Damit wird der Tubus nach Eintritt in den Rachenraum gefasst und hinter die Glottis geschoben.

Hilfsmittel zur Intubation

Ein Führungsstab oder eine Magill-Zange können beim Einführen des Tubus in die Trachea helfen.

Durchführen der Intubation

Das Einbringen eines ET in die Trachea verursacht einen **sehr starken Reiz** der Atemwege. Laryngoskopie und Intubation dürfen daher nur in tiefer Narkose eingebracht werden. Bewusstlose Patienten benötigen keine Anästhetika.

Ein konventionelles Laryngoskop mit Macintosh-Spatel wird bei ausreichender Narkosetiefe mit der linken Hand seitlich am rechten Rand des Mundes des Patienten eingeführt. Die Zunge wird aufgeladen und das Laryngoskop nun mittig entlang dem Verlauf der Zunge eingeführt, bis die Spitze des Spatels in der Vallecula epiglottica, dem Raum **zwischen Zungengrund und Epiglottis,** positioniert ist (➤ Abb. 3.4). Das Laryngoskop lädt die Epiglottis nicht direkt auf.

Durchführen der Intubation

Bei der Intubation wird die Epiglottis durch Zug am Zungengrund mit dem Laryngoskop aufgerichtet, sodass die **Stimmritze freigelegt** wird (Einteilung der Sichtbarkeit nach **Cormack und Lehane**). Hierbei ist darauf zu achten, dass sich der Patient in tiefer Narkose bzw. Bewusstlosigkeit befindet und dass **keine Zähne beschädigt** werden.

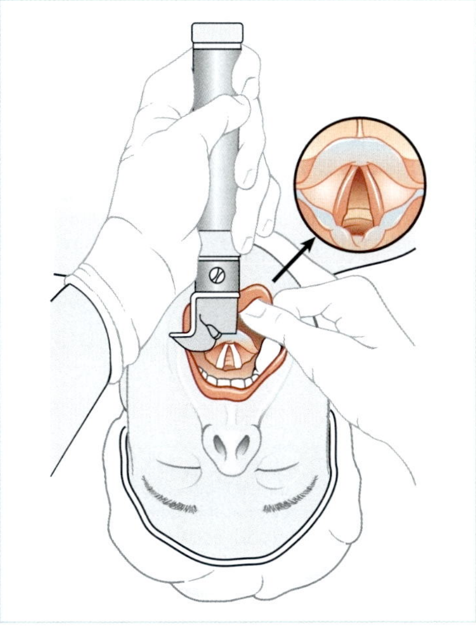

Abb. 3.4 Blick auf den Larynx bei der Intubation [L126]

ABB. 3.4

Nun wird die **Epiglottis aufgerichtet,** wodurch die Stimmritze einsehbar wird. Dazu wird Zug am Griff des Laryngoskops ausgeübt. Die **Zugrichtung** ist entscheidend: Zug darf nur **in Richtung des Laryngoskopgriffs** erfolgen. **Keinesfalls** darf das Laryngoskop gekippt werden, weil die Schneidezähne durch dieses **Hebeln** beschädigt werden könnten. Je nach Anatomie ist die Stimmritze (Glottis) nun mehr oder weniger gut zu sehen. Welche Anteile einsehbar sind, wird mit der Klassifikation nach Cormack und Lehane beschrieben (➤ Tab. 3.2). In der Praxis spricht man z. B. davon, dass ein Patient „Cormack I" zu intubieren war, was für optimale Intubationsbedingungen spricht.

TAB. 3.2

Tab. 3.2 Klassifikation nach Cormack und Lehane [H292, L126]

Grad I	Grad II	Grad III	Grad IV
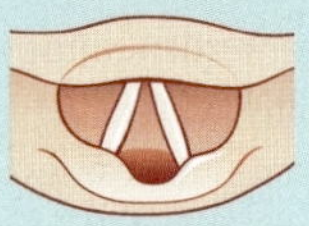	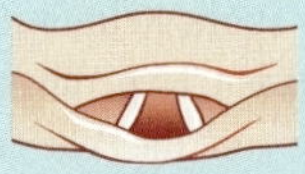	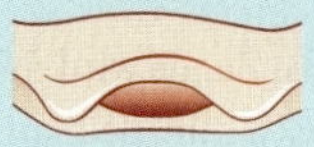	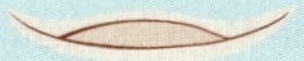
Gesamte Stimmritze sichtbar	Stimmritze nur teilweise sichtbar (hinteres Drittel/ hintere Kommissur)	Stimmritze nicht einstellbar, nur Epiglottis sichtbar	Auch Epiglottis nicht einstellbar, nur Zungengrund sichtbar

Die linke Hand hält das Laryngoskop weiter in dieser Position, und der ET wird nun mit der rechten Hand **durch die Stimmlippen eingeführt,** bis der Cuff wenige Zentimeter hinter der Glottis verschwunden ist. Bei Erwachsenen ist eine Einführtiefe von 21–23 cm, gemessen ab der Zahnreihe, üblich.

Das Laryngoskop wird vorsichtig entfernt. Dabei hält die rechte Hand den ET in Position. Der **Cuff des ET** wird vorsichtig mit einer luftgefüllten Spritze **geblockt.** Ein übermäßiges Blocken des Cuffs kann zu einer Trachealruptur führen. Deshalb darf bei den meisten Tubusarten maximal eine 10-ml-Spritze zum Blocken verwendet werden, wobei für eine ausreichende Blockung üblicherweise weniger als 10 ml Luft notwendig sind.

Nun wird das Beatmungsgerät angeschlossen und auf zurückströmendes CO_2 in der Kapnografie geachtet. Anschließend wird die Lunge auskultiert. Liegt der Tubus korrekt, wird er fixiert. Der Cuffdruck wird gemessen und ggf. optimiert. Er sollte zwischen 20–30 cmH_2O liegen.

MERKE

MERKE

Nach Intubation muss eine Fehllage des Tubus im Ösophagus ausgeschlossen werden. Es gibt nur drei sichere **Zeichen der korrekten Tubuslage:**

- Nachweis von CO_2 in der Ausatemluft durch die Kapnometrie oder Kapnografie (➤ Kap. 3.4.2) über mehrere Atemzüge.
- Bei der Laryngoskopie passiert der Tubus sichtbar die Stimmlippen.
- In der Bronchoskopie durch den Endotrachealtubus kann die Trachea sicher identifiziert werden.

Alle anderen Zeichen wie Beschlagen des Tubus oder seitengleiches Heben und Senken des Thorax sind unzuverlässig. Die pulsoxymetrische Sauerstoffsättigung und auch eine Blutgasanalyse reagieren bei einer Fehlintubation erst mit Verzögerung. Ein Anstieg des Atemwegsdrucks ist nicht eindeutig. Zwar hat auch die Auskultation eine hohe Fehlerquote und gilt daher nicht als sicheres Intubationskriterium. Dennoch wird der Thorax des Patienten nach Intubation auskultiert, um eine zu tiefe Intubation und damit eine einseitige Tubuslage auszuschließen. In den meisten Fällen liegt der Tubus bei einer zu tiefen Intubation im rechten Hauptbronchus.

FALLBEISPIEL

Hypoxämie nach Intubation

Vom Notarzt übernehmen Sie im Schockraum einen 29-jährigen Patienten, der sich bei einem Arbeitsunfall schwere Verletzungen beider unterer Extremitäten und des Beckens zugezogen hat. Im Rahmen der Erstversorgung wurde der Patient vom Notarzt intubiert: Das habe sich nicht einfach gestaltet, man habe den Patienten zwischen den drei Intubationsversuchen aber problemlos mit der Maske beatmen können. Nachdem der Gasaustausch nach Intubation anfangs unproblematisch gewesen sei, habe die SpO_2 auf der Fahrt ins Krankenhaus zunehmend abgenommen. Sie messen eine SpO_2 von 88 % bei einer FiO_2 von 1,0 und überlegen, was die Ursache für die Hypoxämie sein könnte. Hierbei hilft Ihnen das Akronym DOPES (➤ Kap. 7.8), das die möglichen Ursachen zusammenfasst.

In diesem Fall sehen Sie eine regelrechte Kurvenform in der Kapnografie. Ein Absaugkatheter lässt sich problemlos und ohne Widerstand einführen. Auch die aus Ihrer Sicht aufgrund des Verletzungsmusters wahrscheinlichste Verdachtsdiagnose eines Pneumothorax können Sie auskultatorisch und nach der im Rahmen des Polytraumamagements durchgeführten Röntgenaufnahme des Thorax ausschließen. Da sich das Problem sowohl bei der Beatmung im Rettungswagen als auch im Schockraum zeigt, halten Sie einen Gerätedefekt für sehr unwahrscheinlich. Sie beatmen den Patienten dennoch mit dem Handbeatmungsbeutel, können dadurch aber auch keine Besserung erzielen. Letztlich legen Sie eine Magensonde, worauf sich eine große Menge Luft mit einem pfeifenden Geräusch entleert. Danach verbessert sich die Oxygenierung schlagartig.

Vermutlich ist im Rahmen der erschwerten Intubation bei der überbrückenden Maskenbeatmung viel Luft in den Magen gelangt. Die Magenblase hat sich dann derart ausgedehnt, dass sie die Lunge verdrängt hat. Durch das strukturierte Vorgehen haben Sie die wichtigsten Differenzialdiagnosen innerhalb kürzester Zeit „abgearbeitet".

3.2.3 Extraglottische Atemwegshilfen

Extraglottische (auch: supraglottische) Atemwegshilfen (EGA) werden **ohne Hilfsmittel** durch den Mund eingeführt und kommen **vor dem Larynx** zu liegen. Ein aufblasbarer oder fester Cuff ermöglicht eine höhere Dichtigkeit als bei der Maskenbeatmung. Außerdem hat der Anästhesist die Hände für andere Tätigkeiten frei. Das Einführen von EGA kann **schneller erlernt** werden als die endotracheale Intubation. Dies bedeutet aber nicht, dass das korrekte Einführen nicht auch Training erfordert.

3.2.3 Extraglottische Atemwegshilfen

Extra-/supraglottische Atemwegshilfen (z. B. Larynxmaske oder -tubus) werden **ohne Hilfsmittel und ohne Sicht vorgeschoben** und sind somit vergleichsweise leicht zu handhaben.

AMBULANTER PATIENT

EGA in der ambulanten Anästhesie

Bei einem Großteil der Eingriffe, die ambulant in Allgemeinanästhesie durchgeführt werden, können EGA verwendet werden. Für das Einführen ist **keine Muskelrelaxation** erforderlich, was die Abläufe beschleunigt. Der **Atemwegsreiz** ist gegenüber dem Endotrachealtubus **deutlich geringer,** sodass das Einführen zu geringeren Blutdruckschwankungen führt. Auch ist mit der EGA eine Spontanatmung während einer Allgemeinanästhesie oft gut möglich und das Aufwachen für den Patienten meist angenehmer.

Da ein Passieren der Glottis nicht erforderlich ist, werden die Stimmbänder geschont; es kommt weniger häufig zu Heiserkeit oder postoperativen Halsschmerzen. Jedoch bietet eine EGA **keinen sicheren Aspirationsschutz.** In der Regel muss daher wie bei der Maskenbeatmung versucht werden, den Atemwegsdruck < 20 cm H_2O zu halten. Einige EGA sind auch bei höheren Atemwegsdrücken dicht.

Der **Aspirationsschutz ist geringer** als bei der endotrachealen Intubation.

Bei Krankheitsbildern, die mit einem **Larynxödem** einhergehen (z. B. schwere allergische Reaktion, Inhalationstrauma), ist eine Beatmung mit einer EGA oft nur unzureichend und bei starker Ausprägung gar **nicht mehr möglich.**

Bei geschwollenem Larynx sollte auf eine andere Methode der Atemwegssicherung zurückgegriffen werden.

Es gibt zahlreiche verschiedene EGA in unterschiedlichen Größen. Am häufigsten wird die **Larynxmaske** eingesetzt.

Auf der Intensivstation kommen EGA nur in Notfallsituationen zum Einsatz.

Larynxmaske

Die auch als Kehlkopfmaske bezeichnete Larynxmaske (LMA oder LAMA, ➤ Abb. 3.5) wurde in den 1980er-Jahren entwickelt und hat seither große Verbreitung gefunden. Mittlerweile werden für die Anästhesie häufiger LMA als Endotrachealtuben verwendet. LMA sind in unterschiedlichen Varianten erhältlich und unterscheiden sich z. B. in der Art des verwendeten Materials, im Vorhandensein eines Cuffs oder in der Form. Zur besseren Vergleichbarkeit werden sie in **zwei Generationen** eingeteilt (➤ Tab. 3.1). Außerdem sind Intubationslarynxmasken verfügbar, durch die ein Endotrachealtubus blind vorgeschoben werden kann.

Larynxmaske

Die Auswahl der richtigen Größe richtet sich nach dem Körpergewicht (➤ Tab. 3.3). Bei erwachsenen Frauen wird i. d. R. eine LMA der Größe 4 und bei erwachsenen Männern eine der Größe 5 gewählt. Wenn ein Cuff vorhanden ist, ist das Cuffvolumen deutlich größer als das eines Endotrachealtubus.

Narkosevorbereitung und Präoxygenierung werden bei einer Allgemeinanästhesie mit LMA wie üblich durchgeführt. Ist der Lidreflex des Patienten nach Gabe des Opioids und des Hypnotikums erloschen, wird der Mund des Patienten weit geöffnet und die LMA mit nach unten gerichteter Öffnung entlang des Gaumens vorgeschoben, bis ein Widerstand auftritt. Der Kopf liegt beim Einführen in Neutralposition oder wird leicht nach hinten gekippt (➤ Abb. 3.6). Anschließend wird der Cuff mit der empfohlenen Menge Luft geblockt. Dabei sollte die LMA ein kleines Stück aus dem Mund heraustreten. Sie sollte nun vor dem Kehlkopf liegen.

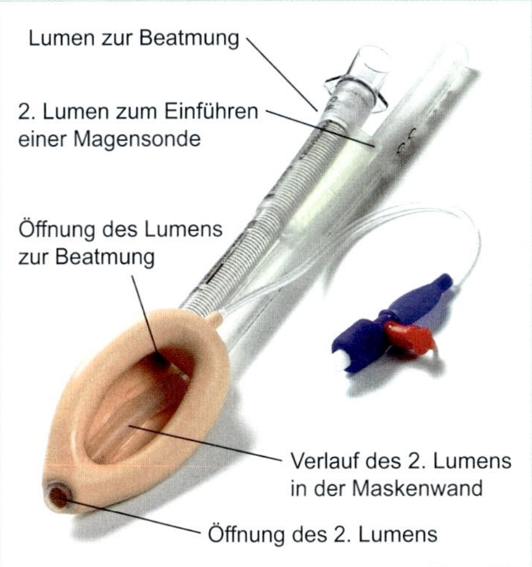

Abb. 3.5 Larynxmaske der 2. Generation (LMA ProSeal®) [V346]

ABB. 3.5

Tab. 3.3 Größenauswahl bei Larynxmasken und maximales Cuffvolumen[1]

Größe	Körpergewicht [kg]	Max. Cuffvolumen [ml]
1	< 5	4
1,5	5–10	7
2	10–20	10
2,5	20–30	14
3	30–50	20
4	50–70	30
5	70–100	40
6[2]	> 100	50

[1] Herstellerbedingte Abweichungen möglich
[2] Größe wird nicht von allen Herstellern angeboten; dann auf Größe 5 ausweichen

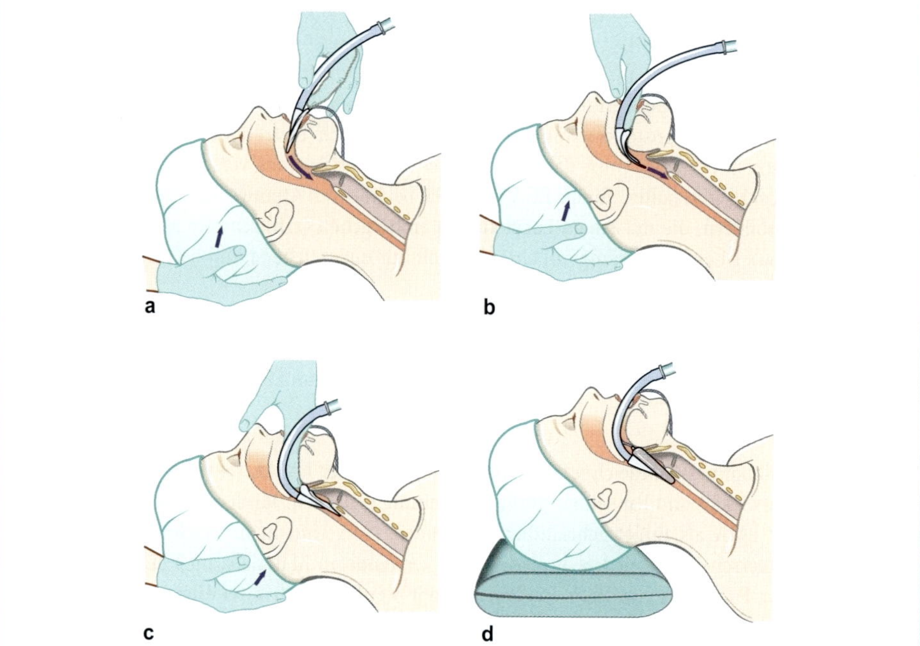

Abb. 3.6 Einführen der Larynxmaske [L141]

Wenn die LMA erfolgreich platziert wurde, sollte der Cuffdruck gemessen werden. Er sollte i. d. R. < 60 cmH_2O betragen, da es ansonsten zu Nervenschäden kommen kann. Bei LMA mit gastralem Kanal sollte nach der Platzierung eine Magensonde eingeführt werden.

Um die sichere Lage und ausreichende Dichtigkeit einer **LMA der 2. Generation** zu testen, werden nach erfolgreicher Platzierung folgende **Tests** durchgeführt:

- **Einführtiefe:** visuelle Überprüfung, ob die Einführtiefe plausibel erscheint. Bei LMA einiger Hersteller ist auch ein Bereich vermerkt, in dem sich die Zahnreihe des Patienten befinden sollte.
- **Magenleckagetest (Bubble-Test):** In den gastralen Drainagekanal werden 1–2 ml Gleitgel eingebracht und der Patient beatmet. Wenn das Gel bei der Beatmung aus dem Drainagekanal herausgedrückt wird oder Blasen („bubbles") heraustreten, ist dies ein Zeichen für eine Fehllage.
- **Anlage der Magensonde:** Die Einlage soll ohne Widerstand möglich sein; evtl. ist die Aspiration von Magensaft möglich.

Wie bei einem Endotrachealtubus muss außerdem kapnometrisch CO_2 nachweisbar sein. Darüber hinaus gibt es weitere Tests wie den Jugulumtest („suprasternal notch test"), den Maximaler-Minuten-Ventilationstest und die Bestimmung des oropharyngealen Leckagedrucks.

Anschließend wird die LMA mit einem Pflaster fixiert, und die Vorbereitungen für den Eingriff können beginnen.

Bei der Beatmung über eine LMA kann je nach Dichtigkeit auch ein PEEP eingestellt werden.

Larynxtubus

Larynxtubus

Anders als bei einer LMA liegt die **Spitze** eines Larynxtubus (LT) **im Ösophagus.** Ein dort liegender Cuff dichtet den Ösophagus gegen den Pharynx ab, ein weiterer kranial liegender pharyngealer Cuff sichert die Dichtigkeit in Richtung Mundhöhle. Die Öffnung für die Beatmung befindet sich zwischen den Cuffs. Zusätzlich besitzt der LT einen gastralen Drainagekanal.

Bei Erwachsenen wird die korrekte Größe anhand der Körpergröße bestimmt.

3.2.4 Trachealkanüle

Trachealkanülen dienen meist der **Langzeitbeatmung** von Patienten mit längerfristig fehlenden Schutzreflexen oder anhaltender Gasaustauschstörung. Die Trachealkanüle liegt unterhalb der Glottisebene und besitzt i. d. R. einen Cuff.

Abzugrenzen von der i. d. R. geplant durchgeführten Tracheotomie ist der notfallmäßige Luftröhrenschnitt, der meist als Koniotomie, also mittels Durchtrennung des Lig. cricothyroideum, erfolgt. Durch diesen Zugang kann nur ein Tubus mit geringem Durchmesser eingeführt werden. Außerdem darf er nur kurze Zeit in situ verbleiben, da die Gefahr einer Larynxschädigung hoch ist.

3.2.4 Trachealkanüle

Ist eine **langfristige Beatmung** vonnöten, kann eine Trachealkanüle bzw. ein Tracheostoma angelegt werden.

3.3 Gefäßzugänge

In der Anästhesie, Notfall- und Intensivmedizin sowie in der Akutschmerztherapie sind venöse Gefäßzugänge Voraussetzung, um eine schnelle Wirksamkeit und Steuerbarkeit der verabreichten Medikamente zu erreichen. In den meisten Fällen ist ein peripherer Venenkatheter ausreichend, bei speziellen Indikationen wird ein zentraler Venenkatheter angelegt. Für Notfallsituationen eignet sich auch ein intraossärer Zugang.

Die arterielle Katheterisierung dient der Überwachung des Blutdrucks und der Durchführung von arteriellen Blutgasanalysen.

3.3 Gefäßzugänge

3.3.1 Periphere Venenverweilkatheter

Periphere Venenverweilkatheter oder periphere Venenverweilkanülen (PVK) sind die **Standardzugänge** zum venösen Gefäßsystem. Sie können (meist) schnell angelegt werden und besitzen ein geringes Komplikationspotenzial. Meist werden sie an **Handrücken, Unterarm und Ellenbeuge** angelegt, seltener an Fußrücken oder Unterschenkel.

Grundsätzlich erhält **jeder Patient** für ein Anästhesieverfahren unabhängig davon, ob eine Allgemein- oder Regionalanästhesie oder eine Analgosedierung durchgeführt wird, **vor Beginn des Anästhesieverfahrens** zumindest einen gut liegenden PVK. Im Fall von Komplikationen sichert dies die Möglichkeit zum schnellen Handeln. Eine Ausnahme bilden Kinder, bei denen eine Allgemeinanästhesie inhalativ eingeleitet wird; mit ausreichender Narkosetiefe erhalten aber auch sie einen PVK. In der Notfallmedizin benötigen ebenfalls viele Patienten einen oder mehrere PVK. Auf der ITS haben viele Patienten mit längerer Liegedauer einen zentralvenösen Katheter (ZVK, ➤ Kap. 3.3.2), während Patienten, die nur kurzzeitig überwacht oder behandelt werden, häufig mit einem PVK versorgt sind.

Je nach Durchmesser des Katheters ist auch eine rasche Volumensubstitution möglich.

3.3.1 Periphere Venenverweilkatheter

Um leicht intravenöse Medikamente verabreichen zu können, werden in vielen Situationen **standardmäßig** periphere Venenzugänge angelegt (meist an Handrücken oder Unterarm).

WISSENSCHAFTSKOMPETENZ

Der Innendurchmesser eines Katheters ist die entscheidende Größe für die Durchflussrate, da das Durchflussvolumen von der vierten Potenz des Innendurchmessers abhängt. Aus einer Verdoppelung des Durchmessers resultiert eine 16-fach höhere Durchflussrate, aus einer Verdreifachung eine 81-fache (2^4 bzw. 3^4). Ein weiterer, allerdings weniger entscheidender Einflussfaktor ist die Katheterlänge. Dies verdeutlicht aber, warum ein ZVK, der ein Lumen mit 18 Gauge (ausgesprochen: „gäjdsch") aufweist, einen wesentlich geringeren Volumendurchfluss erlaubt als ein deutlich kürzerer PVK mit demselben Innendurchmesser. Diese Zusammenhänge werden durch das Gesetz von Hagen-Poiseuille beschrieben.

WISSENSCHAFTSKOMPETENZ

In ➤ Tab. 3.4 sind die gebräuchlichen PVK mit der entsprechenden Farbkodierung dargestellt. Die am häufigsten verwendete Größe ist 18 G.

Einige Medikamente sind aufgrund ihrer hohen Osmolarität, ihres pH-Werts oder aus anderen Gründen venenreizend (z. B. Katecholamine, parenterale Ernährungslösungen, hochprozentige Glukoselösungen, Kalium). Periphervenös werden sie daher nur stark verdünnt verabreicht. Ist eine längerfristige Gabe not-

Manche Substanzen (z. B. Katecholamine, parenterale Ernährungslösungen etc.) sind **venenreizend** und sollten daher über einen **zentralen Venenkatheter** verabreicht werden.

Tab. 3.4 Farbkodierung der gebräuchlichen peripheren Venenverweilkatheter

Farbkodierung	Größe [Gauge, G]	Außendurchmesser [mm]	Max. Flussrate [ml/min bzw. l/h]
Gelb	24 G	0,7	13 = 0,8
Blau	22 G	0,9	36 = 2,2
Rosa	20 G	1,1	61 = 3,7
Grün	18 G	1,3	96 = 5,8
Weiß	17 G	1,5	128 = 7,7
Grau	16 G	1,7	196 = 11,8
Orange	14 G	2,2	343 = 20,6

TAB. 3.4

wendig, wird i. d. R. ein ZVK angelegt, da das hohe Blutvolumen in der V. cava automatisch für eine Verdünnung sorgt.

MERKE

MERKE

In der Notfallsituation kann jedes lebensrettende Medikament (Adrenalin, Glukose 40 %) über eine periphere Vene verabreicht werden.

Feste Regeln, wann Katecholamine periphervenös und wann zentralvenös verabreicht werden, gibt es nicht. Als Faustregel hat sich im klinischen Alltag durchgesetzt, dass ein ZVK angelegt werden sollte, wenn Noradrenalin oder Adrenalin längerfristig in Dosierungen von > 0,1 µg/kg KG/min erforderlich sind. Für die periphervenöse Gabe werden die Katecholamine Noradrenalin oder Adrenalin meist in einer Verdünnung von 1 mg auf 50 ml NaCl 0,9 % vorbereitet.

Typische **Komplikationen** von PVK sind Fehllagen mit paravasaler Infusion; gelegentlich kommen auch lokale Entzündungsreaktionen oder eine Thrombophlebitis vor.

FALLBEISPIEL

Im Anästhesie-Bereitschaftsdienst haben Sie seit dem Abend bereits ohne Unterbrechung Notfälle versorgt. Mittlerweile ist es spät in der Nacht und Sie wollen eine Allgemeinanästhesie bei einer hochbetagten und motorisch unruhigen Patientin einleiten. Die Anästhesiepflegekraft hat mehrere Punktionsversuche benötigt, um einen rosafarbenen Zugang (20 G) anzulegen, da die Venen sehr fragil waren und die Patientin den Arm mehrfach weggezogen hat. Letztlich konnte sie einen Zugang in der Ellenbeuge legen. Sie berichtet, dass dieser erst gut laufe, seit sie die Infusion mittels Druckbeutel verabreiche. Beim Durchspülen mit Kochsalzlösung zeigt sich der Zugang zwar schwergängig, aber er läuft.

Die Pflegekraft hat als Hypnotikum Thiopental vorbereitet, da sie der Patientin den bei Injektion von Propofol auftretenden Injektionsschmerz ersparen wollte. Sie hätten sich eher für Propofol entschieden, wollen der Diskussion um das ideale Hypnotikum aber aus dem Weg gehen. Zur Narkoseeinleitung bitten Sie die Pflegekraft, zunächst 10 µg Sufentanil und anschließend 300 mg Thiopental zu verabreichen. Nachdem die Pflegekraft die ersten Milliliter der Thiopental-Lösung appliziert hat, zieht die Patientin ihren Arm weg und sagt: „Hören Sie auf! Mein Arm brennt!" Sie sehen, wie die Hand der Patientin blass wird.

In diesem Moment wird Ihnen klar, dass die Kanüle intraarteriell liegt und es zuvor eindeutige Hinweise für die Fehllage gab, die Sie nicht bemerkt haben. Zudem haben Sie mit Thiopental ein stark gewebetoxisches Medikament verwendet. Sie weisen die Anästhesiepflegekraft an,

- die Injektion von Thiopental sofort zu stoppen,
- möglichst viel der verabreichten Medikamente zu aspirieren,
- 20 ml Kochsalzlösung zur Verdünnung und 5 ml Lidocain 1 % zur Vasodilatation über den liegenden Katheter zu geben.

Danach belassen Sie den Katheter in situ und nehmen Kontakt zu den gefäßchirurgischen Kollegen auf, um die weitere Therapie (z. B. Gabe von Prostaglandinen, Heparin) und Überwachung zu besprechen.

In Notfallsituationen ist es nicht immer leicht, in kurzer Zeit einen periphervenösen Zugang zu legen. Es kann daher sinnvoll sein, die häufig gut sichtbare V. jugularis externa zu punktieren. Alternativ sollte im Notfall frühzeitig an die Anlage einer intraossären Kanüle (➤ Kap. 3.3.3) gedacht werden.

3.3.2 Zentralvenöse Katheter (ZVK)

Ein zentraler Venenkatheter (ZVK) wird meist sonografisch gesteuert mittels **Seldinger-Technik** (Punktion mit Führungsdraht) über die **V. jugularis interna** eingeführt und kommt mit der **Spitze vor dem rechten Vorhof** zu liegen.

3.3.2 Zentralvenöse Katheter (ZVK)

Bei einem zentralvenösen Katheter (ZVK) liegt die Katheterspitze in der V. cava. Dies ermöglicht:

- eine sichere längerfristige Applikation kreislaufwirksamer Medikamente auch in höherer Dosierung (Verdünnung von Noradrenalin und Adrenalin meist 5 mg auf 50 ml NaCl 0,9 %),
- die Zufuhr von gewebereizenden oder -schädigenden Medikamenten wie parenteralen Ernährungslösungen oder Chemotherapeutika,
- die Bestimmung der zentralvenösen Sauerstoffsättigung ($ScvO_2$),
- eine langfristige Antibiotikatherapie.

Je nach Indikation werden ZVK mit einem Lumen oder mit bis zu 7 Lumina verwendet. Über die einzelnen Lumina können separat Medikamente verabreicht werden, um etwaige Inkompatibilitäten der einzelnen Pharmaka zu vermeiden. Im OP ist meist ein ZVK mit 2 oder 3 Lumina ausreichend, auf der ITS werden bei schwer erkrankten Patienten oft standardmäßig 5-lumige Katheter gelegt.

MERKE

MERKE

Ist die schnelle Zufuhr von Volumen oder Blutprodukten erforderlich, sind i. d. R. mehrere großlumige periphere Kanülen sinnvoller als ein ZVK. In Einzelfällen kann aber auch die Anlage eines speziellen großlumigen ZVK oder einer venösen Schleuse sinnvoll sein.

Des Weiteren gibt es spezielle großlumige ZVK, z. B. Shaldon-Katheter (➢ Abb. 26.4), über die eine Infusion großer Flüssigkeitsmengen in kurzer Zeit oder temporär eine Dialyse möglich ist. Sie werden auch als Akutdialysekatheter bezeichnet. Über ein zentralvenöses Gefäß kann außerdem eine Schleuse eingeführt werden, die es ermöglicht, einen Pulmonalarterienkatheter oder einen transvenösen Herzschrittmacher einzuschwemmen.

CAVE

Die Punktion und spätere Liegephase sind bei ZVK mit einem deutlich höheren Risiko verbunden als eine periphervenöse Punktion. Die Indikation für einen ZVK sollte entsprechend streng gestellt und der ZVK entfernt werden, sobald er nicht mehr erforderlich ist. Wegen der Gefahr einer nosokomialen Infektion, die auch als „central line-associated bloodstream infection" (CLABSI) bezeichnet wird, sind außerdem strenge Hygienemaßnahmen bei der Anlage und der täglichen Nutzung des Katheters einzuhalten.

CAVE

Standardzugangsweg für einen ZVK ist die **V. jugularis interna.** Früher erfolgte die Punktion anhand anatomischer Landmarken. Allerdings ist die Anatomie des Halses vor allem nach Operationen oder Bestrahlungen sehr variabel. Wegen der höheren Erfolgs- und der geringeren Komplikationsrate wird daher heutzutage die **sonografiegestützte** Punktion über die V. jugularis interna empfohlen (➢ Abb. 3.7). Andere Gefäße wie die V. subclavia sind der Sonografie weniger gut zugänglich. Die typischen Punktionsorte für die zentralvenöse Katheterisierung sind in ➢ Tab. 3.5 aufgeführt.

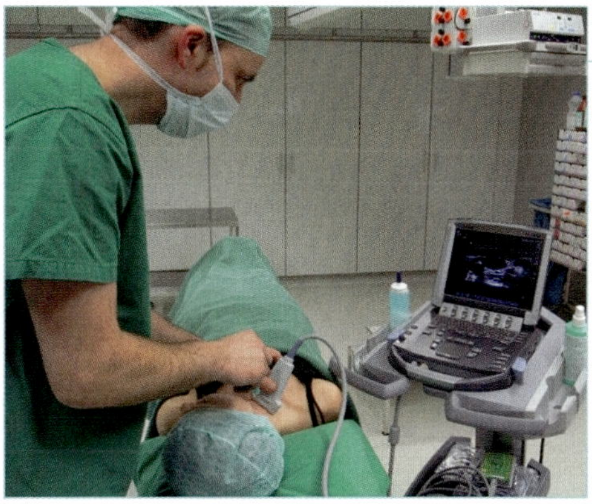

Abb. 3.7 Vorbereitung der sonografiegestützten Anlage eines ZVK. Für die eigentlichen Punktion würde das Punktionsgebiet mit einem Lochtuch abgedeckt und der Ultraschallkopf steril bezogen werden. Der Anästhesist würde sterile Handschuhe und einen sterilen Kittel tragen. [P070]

ABB. 3.7

Tab. 3.5 Typische Punktionsorte für die zentralvenöse Katheterisierung

Zugangsweg	Punktionsort bei Landmarkentechnik	Vorteile	Nachteile
V. jugularis interna	Auf Höhe des Schildknorpels, lateral der A. carotis in Richtung der ipsilateralen Mamille	• Rechtsseitig der „Standardzugang" für einen ZVK • Vergleichsweise einfache Punktion	• Risiko der arteriellen Fehlpunktion mit möglichen schweren Komplikationen (Thrombose/Embolie der A. carotis → Schlaganfall)
V. subclavia	1–2 cm unterhalb der Clavicula, am Übergang vom lateralen zum medialen Drittel oder in der Medioklavikularlinie; Kanüle wird unterhalb der Clavicula mit Knochenkontakt in Richtung Jugulum vorgeschoben	• Gefäß wird auch bei Volumenmangel offengehalten • Geringe Infektionsrate • Katheterlage für wache Patienten am angenehmsten	• Pneumothoraxgefahr • Bei Fehlpunktion keine Gefäßkompression möglich • Hämatothorax, bei linksseitiger Punktion Chylothorax • Erhöhtes Risiko einer Luftembolie
V. femoralis	Unterhalb des Leistenbands medial der A. femoralis laufende Vene (Merkhilfe „IVAN": innen, Vene, Arterie, Nerv)	• Einfache Punktion	• Hohe Thromboserate • Abknicken des Katheters bei Mobilisation möglich • Keine valide Bestimmung der $ScvO_2$ möglich • Erhöhte Infektionsrate (umstritten)
Periphere Venen (z. B. V. basilica)	Direktpunktion der sicht-/tastbaren Venen	• Relativ einfache Punktion	• Katheter häufig nur schlecht vorzuschieben • Häufig Fehllagen • Hohe Thromboserate

TAB. 3.5

Bei der ZVK-Anlage mit der üblicherweise verwendeten **Seldinger-Technik** gehen Sie wie folgt vor:

- Indikationsstellung, Auswahl des Zugangswegs, Ausschluss von Kontraindikationen, Aufklärung des Patienten
- Lagerung des Patienten (bei Punktion der V. jugularis interna und der V. subclavia Kopftieflage zur besseren Venenfüllung und zum Schutz vor Luftaspiration)

- Kopfhaube und Mund-Nasen-Schutz anlegen, hygienische Händedesinfektion, Anziehen von sterilen Handschuhen und sterilem Kittel, Hautdesinfektion, ggf. Sono-Schallkopf steril beziehen
- Katheter und weitere Materialien vorbereiten
- Bei wachem Patienten Lokalanästhesie, z. B. mit 2–5 ml Mepivacain oder Prilocain
- Punktion mit einer auf die Kanüle aufgesetzten und zur Hälfte mit NaCl gefüllten Spritze
- Bei sicherer venöser Lage Seldinger-Führungsdraht vorschieben
- Punktionskanüle entfernen, dabei Seldinger-Draht belassen, Hautinzision, Einführen des Dilatators und Aufdilatieren
- Katheter über Draht einführen, dabei Seldinger-Draht niemals loslassen, ggf. Lagekontrolle durch EKG
- Seldinger-Draht entfernen
- Katheter durch Naht oder Pflasterstreifen fixieren

Eine **Kontrolle der korrekten Lage** erfolgt mittels Sonografie, Röntgen-Thorax, BGA und EKG-Ableitung von der ZVK-Spitze.

Bevor ein ZVK zur Medikamentengabe benutzt werden darf, müssen Sie Folgendes sicherstellen:

- **Sichere intravenöse Lage:**
  - durch sonografische Visualisierung des Drahtes bzw. Katheters in der Vene oder
  - durch den Nachweis einer venösen BGA aus dem Katheter oder
  - durch Infusionsprobe, d. h., eine Infusion tropft frei und erst beim Absenken unter das Herzniveau fließt Blut zurück (bei einer arteriellen Lage würde Blut bereits über dem Herzniveau zurückströmen)
- **Herznahe Position:**
  - Röntgen-Aufnahme des Thorax oder
  - während der Anlage durch intraatriale EKG-Ableitung am Seldinger-Draht (z. B. Alphacard®). Dabei werden Katheter und Seldinger-Draht zunächst so weit vorgeschoben, bis sich die P-Welle am Monitor hoch und spitz darstellt. Anschließend wird der Katheter zurückgezogen, bis sich die P-Welle normalisiert hat.

Im Anschluss an die Punktion der V. subclavia sollte ein Pneumothorax sonografisch oder durch Röntgenkontrolle ausgeschlossen werden. Dieser tritt allerdings oft erst mehrere Stunden nach Anlage auf.

CAVE

CAVE

Wegen der Gefahr eines Pneumothorax darf nach Fehlpunktion der V. subclavia auf einer Seite nicht die V. subclavia der Gegenseite punktiert werden.

3.3.3 Intraossärer Zugang

In einer **Notfallsituation** ohne Möglichkeit zur Anlage eines Venenkatheters kann mit speziellen Bohrern auch ein intraossärer Gefäßzugang geschaffen werden.

3.3.3 Intraossärer Zugang

Bei einem intraossären (i. o.) Zugang wird eine Metallkanüle durch die Kortikalis des Knochens in die Markhöhle eingebracht. Da die Markhöhle Verbindung zum Systemkreislauf hat, ist die Medikamentenwirkung mit der einer i. v. Gabe vergleichbar.

Der i. o. Zugang steht alternativ zur Verfügung, wenn in einer **Notfallsituation,** bei der eine Medikamentengabe zwingend indiziert ist, kein i. v. Zugang angelegt werden kann oder die Anlage z. B. aufgrund schlechter Venenverhältnisse zu einer starken Verzögerung führen würde. Typische Indikationen sind:

- Herz-Kreislauf-Stillstand
- Ausgeprägter hypovolämischer Schockzustand
- Schwere Hypothermie (24–28 °C)
- Kritisch Kranke oder Verletzte, bei denen zur Wiederherstellung der Vitalfunktionen eine Medikamenten- und/oder Volumengabe notwendig ist

In der Regel wird hierbei die **proximale Tibia** punktiert.

Unabhängig vom Alter des Patienten ist die **proximale mediale Tibia** etwa 1–2 cm unterhalb der Tuberositas tibiae der Punktionsort der ersten Wahl. Alternativer Punktionsort ist die distale mediale Tibia ca. 1–2 cm proximal des Malleolus medialis. Sehr selten wird das distale Femur oder der proximale Humerus punktiert. Die im militärmedizinischen Bereich übliche Punktion des Sternums wird im zivilen Rettungsdienst nicht durchgeführt.

Die früher verwendeten manuellen Kanülen (z. B. Cook®-Nadel) wurden zwischenzeitlich fast vollständig von **halbautomatischen oder automatischen Systemen** wie der Bohrmaschine EZ-IO® oder Systemen mit Federmechanismus (z. B. Bone Injection Gun, BIG®) abgelöst (➤ Abb. 3.8).

Die Medikamentengabe über einen i. o. Zugang ist sehr schmerzhaft. Wache oder somnolente Patienten erhalten daher als erstes Medikament meist ein Lokalanästhetikum (z. B. 2–4 ml Lidocain 1 %) über den i. o. Zugang. Dies kann bei bewusstlosen Patienten vernachlässigt werden.

Die verabreichte Medikamentendosis entspricht der einer intravenösen Gabe.

Bei vitaler Bedrohung kann **jedes Notfallmedikament** über einen i. o. Zugang verabreicht werden. Die Dosierung muss nicht angepasst werden.

In der Markhöhle herrscht ein Druck von 20–30 mmHg. Infusionslösungen werden daher mit einem Druckbeutel verabreicht, der auf 300 mmHg aufgeblasen ist.

Da ein i. o. Zugang schwerwiegende Komplikationen wie eine **Osteomyelitis** oder ein Kompartmentsyndrom verursachen kann, sollte eine Liegedauer von 24 h nicht überschritten werden. Präklinisch angelegte i. o. Zugänge sind nach Krankenhausaufnahme möglichst schnell zu entfernen.

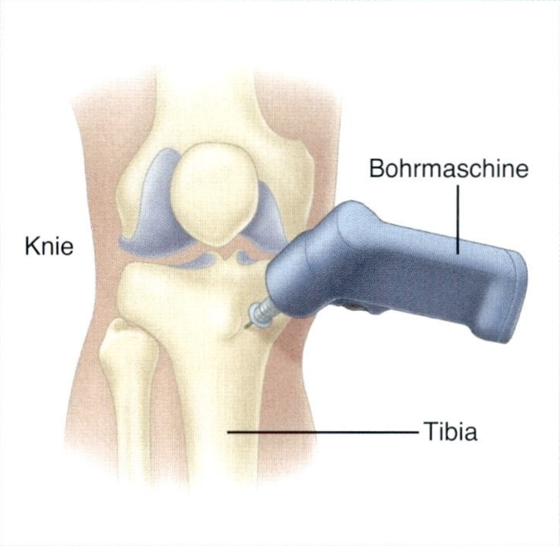

Abb. 3.8 Anlage eines intraossären Zugangs mit einem halbautomatischen System [G935-002]

3.3.4 Arterielle Katheter

Durch arterielle Kanülierung kann der **Blutdruck** invasiv und ohne zeitliche Unterbrechung bestimmt werden. Darüber hinaus kann unkompliziert Blut für arterielle **Blutgasanalysen** (BGA; ➤ Kap. 2.3.2) und die Labordiagnostik entnommen werden. Über spezielle arterielle Katheter (z. B. PiCCO®-Katheter) ist in Verbindung mit einem ZVK eine Überwachung des Herzzeitvolumens (➤ Kap. 3.4.3) möglich.

3.3.4 Arterielle Katheter

Arterielle Katheter dienen einer kontinuierlichen Blutdruckmessung und dem wiederholten Abnehmen von arteriellen Blutproben.

CAVE

Arterielle Katheter müssen immer an ein Druckspülsystem angeschlossen sein, das den Katheter konstant mit einer geringen Menge an NaCl 0,9 % oder Vollelektrolytlösung spült. Im Falle einer Thrombosierung besteht die Gefahr des Extremitätenverlustes.

CAVE

Indikationen:

- Invasive Blutdruckmessung, z. B. bei:
  - kardiovaskulären Risikopatienten
  - Patienten mit instabiler Hämodynamik
  - Eingriffen mit zu erwartendem hohem Volumenumsatz
  - Eingriffen, bei denen eine genaue Blutdrucksteuerung erforderlich ist, z. B. bei intrakraniellen Eingriffen
  - Überwachung einer Therapie mit vasoaktiven Substanzen
- Regelmäßige arterielle BGA, z. B. bei
  - Patienten mit respiratorischer Insuffizienz
  - Eingriffen unter Einlungenventilation

Für die Messung wird ein **Druckaufnehmer** benötigt, der **auf Herzhöhe** (für neurochirurgische Indikationen äußerer Gehörgang) angebracht sein muss, da die Messwerte sonst falsch gemessen werden. Hängt er zu tief, sind die Messwerte zu hoch. Hängt er zu hoch, werden zu niedrige Werte angezeigt. Dies ist vor allem beim Umlagern oder bei Transporten relevant. Außerdem ist ein sog. **Nullabgleich** erforderlich.

Meist wird die **A. radialis** an der nichtdominanten Hand punktiert: eine Alternative ist die Kanülierung der A. femoralis. Selten werden auch andere Gefäße wie z. B. die A. brachialis oder die A. dorsalis pedis kanüliert.

Häufigster Punktionsort ist die **A. radialis** der nichtdominanten Hand.

WISSENSCHAFTSKOMPETENZ

Vor Punktion der A. radialis wird die Durchführung des **Allen-Tests** am wachen Patienten empfohlen. Damit überprüfen Sie vor einer arteriellen Punktion die Gefäßversorgung der Hand und simulieren, was bei einem thrombotischen Gefäßverschluss der A. radialis passieren würde. Hierzu komprimieren Sie die A. radialis und die A. ulnaris des Patienten von außen kräftig. Der Patient schließt währenddessen mehrfach seine Faust. Wegen der verringerten Perfusion blasst die Hand nun ab. Nach kurzer Zeit geben Sie die A. ulnaris frei. Zeigt sich die Hand nach < 6 s wieder normal durchblutet, kann die A. radialis punktiert werden. Die Idee ist, dass die Perfusion auch bei einer Thrombosierung des punktierten Gefäßes ausreichen würde.

Die Durchführung des Allen-Tests vor einer arteriellen Punktion galt viele Jahrzehnte als Standard. Schon wenn Sie nur eine sehr einfache und unsystematische Literaturrecherche durchführen, also z. B. „allen test" unter https://pubmed.gov eingeben und unter „Article Type" „Review" anklicken, erhalten Sie neben vielen thematisch nicht relevanten Einträgen einige Übersichtsarbeiten, in denen dargestellt wird, dass die Aussagekraft des Allen-Tests derart eingeschränkt ist, dass er nicht mehr empfohlen werden kann. Und auch die Zeitangaben, bis wann die Hand wieder normal durchblutet sein sollte, reicht von 3–12 s. Wissenschaft und Realität liegen beim Thema Allen-Test also weit auseinander.

WISSENSCHAFTSKOMPETENZ

Studentische Sicht

3.4 Monitoring

Eine engmaschige **Überwachung** (Monitoring) von Patienten ist zentral, um Veränderungen der Vitalfunktionen rasch erkennen und darauf reagieren zu können.

3.4.1 Klinische Beobachtung

Der klinische Zustand umfasst Wachheit, Reagibilität, Hautkolorit sowie Untersuchungsbefunde (z. B. Auskultation, Perkussion) und erlaubt eine **Abschätzung des Allgemeinzustands** eines Patienten.

3.4.2 Apparatives Basismonitoring

Das apparative Basismonitoring umfasst **EKG, Messung von Blutdruck, Sauerstoffsättigung und Temperatur.**

Bei einer Narkose kommen zudem Relaxometrie, Kapnografie und Bestimmung des Atemwegsdrucks hinzu.

TAB. 3.6

3.4 Monitoring

Die Überwachung des Patienten nimmt in Anästhesie, Notfall- und Intensivmedizin einen entscheidenden Stellenwert ein und ist ein Grundwerkzeug, um schnell auf Veränderungen reagieren zu können. In vielen Fällen ist eine klinische Überwachung in Verbindung mit einem apparativen Basismonitoring ausreichend. Bei schwerer Erkrankung ist oft ein erweitertes Monitoring sinnvoll.

3.4.1 Klinische Beobachtung

Trotz aller Fortschritte bei der apparativen Überwachung sollte der klinische Blick nicht nur dem Überwachungsmonitor, sondern vor allem dem Patienten selbst gelten. Sämtliche apparativ gewonnenen Messwerte unterliegen Fehlerquellen und müssen immer hinterfragt werden. Dazu gehören insbesondere:

- Beurteilung des **Wachheitsgrades** bzw. unter Narkose das Auftreten von **vegetativen Reaktionen** wie Schwitzen, Augentränen oder weiten Pupillen als Hinweis auf unzureichende Narkosetiefe (➤ Kap. 7.13)
- Beobachtung regelmäßiger seitengleicher **Thoraxexkursionen** und unauffälliger **Auskultationsbefund** als Hinweise auf eine suffiziente Ventilation
- Veränderungen des **Hautkolorits,** z. B. Zyanose, als (spätes) Zeichen einer unzureichenden Oxygenierung
- Hautturgor, Urinausscheidung, Blutverlust, Rekapillarisierungszeit und Gefäßinjektion der Konjunktiven als Hinweise auf Volumenstatus oder das Vorliegen einer Blutungsanämie
- In der Anästhesie intraoperative Überprüfung der Lagerung des Patienten zum Schutz vor Nerven- und Plexusschäden (➤ Kap. 5.4)

3.4.2 Apparatives Basismonitoring

Zum apparativen Basismonitoring zählen:

- 3-Kanal-EKG
- Nichtinvasive Blutdruckmessung (NIBP)
- Messung der Sauerstoffsättigung (SpO_2)
- Messung der Körpertemperatur

Zusätzlich kommen hinzu:

- Messung von Atemwegsdruck, FiO_2, $etCO_2$ bei Beatmung
- Relaxometrie bei Anwendung von Muskelrelaxanzien in der Anästhesie oder Intensivmedizin
- Messung von Narkosegasen in der Atemluft, wenn Inhalationsanästhetika verwendet werden

Messprinzipien und häufige Fehlerquellen der apparativen Überwachungsverfahren sind in ➤ Tab. 3.6 dargestellt.

Tab. 3.6 Apparative Überwachungsverfahren in der Anästhesiologie

Verfahren	Überwachung von	Messprinzip	Fehlerquellen
EKG	Herzfrequenz und -rhythmus, Auftreten von Myokardischämien (über Analyse der ST-Strecke)	Messung der bei der Erregungsbildung und -leitung auftretenden elektrischen Spannungen (Herzstromkurve) über Hautelektroden	Muskelzittern, Einsatz anderer elektrischer Geräte (z. B. Elektrokauter)
Nichtinvasive Blutdruckmessung (NIBP)	Blutdruck	Messung der beim Ablassen einer luftgefüllten Blutdruckmanschette durch die arterielle Pulsation entstehenden Schwingungen (oszillometrische Messung); die maximale Amplitude entspricht dabei dem arteriellen Mitteldruck	Andere Schwingungen (z. B. während eines Transports oder Kompression der Blutdruckmanschette von außen, z. B. durch den Operateur), falsche Manschettengröße
Sauerstoffsättigung (SpO_2)	Sauerstoffsättigung, Herzfrequenz	Messung der Lichtabsorption zweier Wellenlängen (oxygeniertes Hb 660 nm, desoxygeniertes Hb 940 nm)	Nagellack, i. v. Injektion von Farbstoffen wie Methylenblau; Kohlenmonoxid, Met-Hb, periphere Minderperfusion, Bewegungsartefakte
Kapnometrie, -grafie	CO_2-Konzentration in der Ausatemluft	Messung der Lichtabsorption von Infrarotlicht, Messung findet am Ende der Ausatmung statt (endtidal, daher $etCO_2$,), nach dem Ort der Messung unterscheidet man Seitenstrom- und Hauptstrommessung	Undichtigkeit im Beatmungssystem, Tubusverlegung
Neuromuskuläres Monitoring (Relaxometrie)	Wirkung und Abbau von Muskelrelaxanzien	Externe elektrische Stimulation eines Nervs mit spezifischen Stimulationsmustern → Messung der Beschleunigung (Akzelerometrie) am Kennmuskel	M. adductor pollicis nicht repräsentativ für das gesamte muskuläre System (Zwerchfell erholt sich z. B. von neuromuskulärer Blockade schneller), Hypothermie

Tab. 3.6 Apparative Überwachungsverfahren in der Anästhesiologie *(Forts.)*

Verfahren	Überwachung von	Messprinzip	Fehlerquellen
Invasive Druckmessung	z. B. arterieller Blutdruck, ZVD, Hirndruck (ICP)	Druckwellen werden über einen mit Kochsalz gefüllten luftleeren Schlauch fortgeleitet und an der Membran eines Druckwandlers (Transducer) in elektrische Impulse umgewandelt	Luftblasen im System, fehlerhafter Nullabgleich oder falsches Höhenniveau

EKG

Das EKG dient mit der dreipoligen Ableitung der Überwachung von **Herzfrequenz** und **Herzrhythmus.** Meist bietet Einthoven II die besten Ableitungsbedingungen. Bei Patienten mit Herzerkrankung wird die Überwachung um die **Analyse der ST-Strecke** erweitert, um intraoperative Myokardischämien zu erkennen. Der Einfachheit halber beschränkt man sich auf eine zusätzliche Ableitung von V_5 mit dem 5-Kanal-EKG, wodurch ein Großteil der Ischämien erfasst wird.

EKG
Ein 3-Kanal-EKG erlaubt eine Analyse von Herzfrequenz, -rhythmus und großen ischämischen Ereignissen (ST-Strecke).

CAVE
Ein Rhythmus auf dem Bildschirm ist kein Garant für eine tatsächliche Herzaktion, da nur elektrische, nicht aber mechanische Phänomene abgeleitet werden.

CAVE

Nichtinvasive Blutdruckmessung (NIBP)

Zusammen mit der Herzfrequenz lässt die Messung des Blutdrucks einen Rückschluss auf die Perfusion zu. In vielen Fällen reicht die intermittierende (meist alle 2,5–5 min) automatische nichtinvasive Blutdruckmessung („non-invasive blood pressure“, NIBP) an einer Extremität aus. Zu kurze Messintervalle können zu Druckläsionen führen.

Nichtinvasive Blutdruckmessung (NIBP)
Der Blutdruck kann als **Maß für die durchschnittliche Perfusion** herangezogen werden.

CAVE
Zu schmale Blutdruckmanschetten messen einen falsch hohen Blutdruck, zu breite einen falsch niedrigen. Die Manschettenbreite sollte ⅔ der Oberarmlänge betragen.

CAVE

Sauerstoffsättigung (SpO_2)

Die Sauerstoffsättigung (**Normwert 95–99 %**) wird meist peripher durch einen Messfühler am Finger bestimmt, ebenso möglich sind Zehen, Nase und Ohrläppchen.

Mit großer Genauigkeit entspricht sie der **Sauerstoffsättigung des Hämoglobins** (Hb) im arteriellen Blut. Das Messprinzip basiert auf der unterschiedlichen Lichtabsorption von oxygeniertem und nichtoxygeniertem Hb. Zur Messung wird Licht zweier Wellenlängen verwendet und die gemessene Lichtabsorption in das Verhältnis gesetzt. Anhand von Eichdaten berechnet das Gerät hieraus einen Sättigungswert. Da nur pulsatile Flüsse betrachtet werden, wird die Sauerstoffsättigung in Venen und Kapillaren nicht berücksichtigt. Die Geräte mitteln die gemessene Sauerstoffsättigung der letzten 15–30 s; Veränderungen werden also mit dieser **Verzögerung** angezeigt.

Sauerstoffsättigung (SpO_2)
Eine physiologische Sauerstoffsättigung liegt **zwischen 95 und 99 %.**

Kapnometrie und Kapnografie

Die **Kapnometrie** misst die **Kohlendioxidkonzentration der Ausatemluft.** Da zu Beginn der Exspiration Totraumvolumen mit Frischluft abgeatmet wird, betrachtet man ausschließlich das endexspiratorische oder endtidale Kohlendioxid ($etCO_2$) als Ausdruck des alveolären Kohlendioxids. Wird zusätzlich die Kurve des ausgeatmeten Kohlendioxids dargestellt, spricht man von **Kapnografie.**

Ein über mehrere Atemzüge bestehendes Kohlendioxid bzw. die typische Kohlendioxidkurve in der Kapnografie gehören zu den **sicheren Zeichen der endotrachealen Tubuslage.** Die Beatmung wird meist anhand der $etCO_2$-Konzentration gesteuert. Meist strebt man eine **Normokapnie** (35–45 mmHg bzw. 4,6–6,0 kPa) an. Langsame Veränderungen werden sehr häufig durch die Beatmung hervorgerufen; plötzliche Änderungen sind Hinweise auf Komplikationen (➤ Tab. 3.7). Die Kapnografie gibt durch die Kurvenform zusätzliche Informationen.

Kapnometrie und Kapnografie
Mittels Kapnografie wird die CO_2-Konzentration der Ausatemluft bestimmt, was einen Rückschluss auf die Atemfunktion erlaubt.
Zudem lässt sich so die **Tubuslage** kontrollieren.

Tab. 3.7 Ursachen von Veränderungen des $etCO_2$

Anstieg	Abnahme
• Hypoventilation • Vermehrter CO_2-Anfall (z. B. maligne Hyperthermie, Öffnen eines Tourniquets) • HZV ↑ • Kapnoperitoneum bei Laparotomie	• Hyperventilation • Diskonnektion, Leckage • Verlegung, Abknicken des Tubus • Perfusionsstörungen (z. B. Lungenarterienembolie, HZV ↓, Herzstillstand) • Technischer Defekt, Kalibrierung

TAB. 3.7

Temperatur

Um in der Intensivmedizin eine kontinuierliche Temperaturmessung zu ermöglichen, kann diese über einen Katheter in der Harnblase erfolgen.

Neuromuskuläres Monitoring (Relaxometrie)

Die Relaxometrie **erfasst die Tiefe einer medikamentösen Muskelrelaxation** über die Muskelantwort auf wiederholte elektrische Nervenreize (sog. Train of Four, TOF).

Temperatur

Bei Operationen von > 30 min Dauer und in der Intensivmedizin gilt die Temperaturmessung als Standard-Monitoringverfahren. Bei anästhesierten Patienten sind Nasopharynx und Ösophagus geeignete und gut zugängliche Messorte. Durch Messung der Rektaltemperatur wird nicht in allen Fällen die korrekte Körperkerntemperatur ermittelt. Ist wie in der Intensivmedizin eine dauerhafte Temperaturmessung erforderlich, kann die Temperatur über spezielle Katheter auch in der Harnblase oder im Blut gemessen werden.

In der Notfallmedizin wird die Temperaturmessung bei gegebener Indikation nichtinvasiv durchgeführt.

Neuromuskuläres Monitoring (Relaxometrie)

Durch die Relaxometrie werden **Wirkung und Abbau von Muskelrelaxanzien** (➤ Kap. 1.5) überwacht. In der Anästhesie wird intraoperativ überprüft, ob die erforderliche chirurgische Relaxierung erreicht wurde, während vor der Narkoseausleitung die sichere Rückkehr der **Schutzreflexe** im Vordergrund steht. In der Notfallmedizin ist die Überwachung nicht üblich.

MERKE

MERKE

Jeder Patient, der ein Muskelrelaxans erhalten hat, muss durch ein neuromuskuläres Monitoring überwacht werden. Dies gilt auch nach Gabe von kurzwirksamen Substanzen, da es nach wiederholter Gabe zur Kumulation gekommen oder der Abbau durch eine veränderte Metabolisierung verlängert sein kann. Die klinische Überprüfung (z. B. Kopf anheben oder Zunge herausstrecken > 5 s) ist obsolet. Ein postoperativer Relaxansüberhang erhöht wegen der eingeschränkten Schutzreflexe die Rate pulmonaler Komplikationen und kann zu einer psychischen Traumatisierung führen.

Zur Extubation sollte ein TOF-Quotient von > 90 % erreicht sein.

Für die Relaxometrie werden zwei Elektroden am distalen Unterarm über den Verlauf des N. ulnaris aufgeklebt. Der Nerv wird durch einen angeschlossenen Stimulator (➤ Abb. 3.9) supramaximal elektrisch stimuliert und die Kontraktion des M. adductor pollicis (Beugung und Adduktion des Daumens) ausgewertet. Da die Kraft nur durch aufwendige Apparaturen messbar ist, wird in der Praxis die Beschleunigung gemessen (Akzelerometrie). Diese ist zur Kraft proportional. Die Stimulation ist schmerzhaft und sollte nur am narkotisierten Patienten durchgeführt werden.

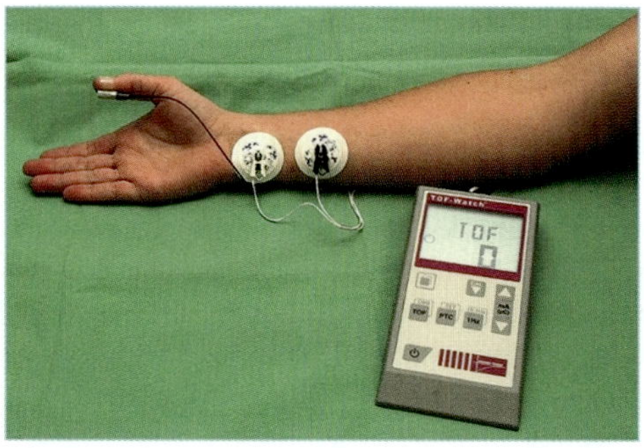

Abb. 3.9 Relaxometer mit korrekter Platzierung der Elektroden [M582]

Bei der **TOF-Stimulation** wird eine **Sequenz von vier Nervenreizen** abgegeben, wobei die **Muskelantwort aufgezeichnet** wird. Bei tiefer Relaxation tritt keine Muskelantwort auf, bei mittlerer Relaxation steigt die Muskelantwort über die Reizwiederholungen an und bei fehlender Relaxation sind alle Muskelantworten etwa gleich stark.

Um das Prinzip der bei der Relaxometrie verwendeten Stimulationsmuster zu verstehen, müssen Sie zunächst verstehen, was **Fading** bedeutet: Bei einer tiefen Muskelrelaxation durch ein nichtdepolarisierendes Muskelrelaxans (NDMR) sind sämtliche Acetylcholinrezeptoren (ACh-Rezeptoren) durch das Relaxans besetzt. Eine elektrische Stimulation führt daher nicht zu einer Reizantwort. Nach einer Zeit ist aufgrund von Umverteilungsphänomenen nur noch ein Teil der ACh-Rezeptoren (ca. 70 %) durch das Relaxans besetzt. Die Wirkung des Relaxans lässt entsprechend nach, und mit der Relaxometrie ist nun eine (schwache) Reaktion am Kennmuskel detektierbar. NDMR blockieren aber neben den postsynaptischen auch präsynaptische ACh-Rezeptoren. Diese sorgen für die Bereitstellung von ACh, wenn die Speicher aufgebraucht sind. Da ein Teil der ACh-Rezeptoren noch mit Muskelrelaxans besetzt sind, steht aber nicht so viel ACh zur Verfügung wie üblich. Werden daher kurz nach der Kontraktion weitere Reize ausgelöst, nimmt die Kontraktionskraft mit jedem Reiz ab. Dies wird als Fading zeichnet.

Am häufigsten wird die **Train-of-Four-Stimulation** (TOF) verwendet, bei der vier Reize in jeweils 0,5 s Abstand (2 Hz) appliziert werden. Der Nervenstimulator misst zum einen, wie viele der vier Reize detektiert werden können (TOF-Zahl). Kann er bei allen vier Reizen eine Muskelkontraktion feststellen, wird die Kontraktionsstärke des vierten mit der des ersten Reizes ins Verhältnis gesetzt (TOF-Quotient oder TOF-Ratio).

Wird einem narkotisierten Patienten erstmals ein NDMR verabreicht, nimmt der TOF-Quotient zunächst von 1,0 (d. h., alle 4 Reize sind gleich stark auslösbar) ab (➤ Abb. 3.10). Bei tiefer neuromuskulärer Blockade ist keine Kontraktion nachweisbar (TOF-Zahl = 0). Lässt die Blockade dann nach, sind zunächst eine, dann zwei, drei und später vier Kontraktionen auslösbar (TOF-Zahl jeweils 1–3, ab vier Kontraktionen Angabe des TOF-Quotienten).

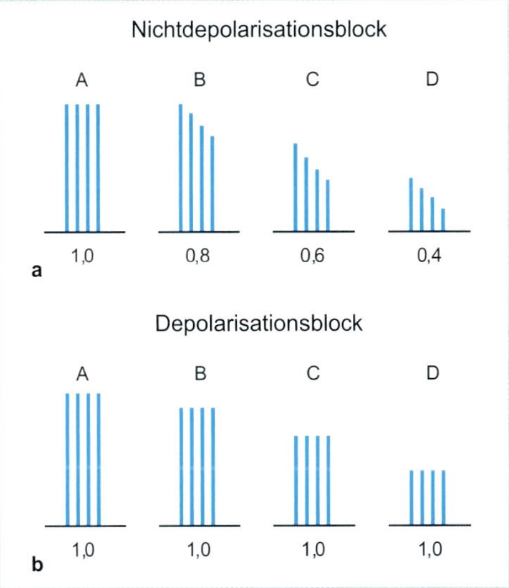

Abb. 3.10 TOF-Stimulation
a) nach Gabe eines NDMR
b) nach Gabe von Succinylcholin [L126]

ABB. 3.10

Nach Gabe des depolarisierenden Muskelrelaxans Succinylcholin bleibt ein Fading aus; die Kontraktionsamplituden sind also gleich stark vermindert. Der TOF-Quotient zeigt den Wert 1 bei beginnender oder nachlassender Blockade bzw. den Wert 0 bei tiefer Relaxation.

Neben der TOF-Stimulation gibt es weitere Stimulationsmuster, die gelegentlich eingesetzt werden.

3.4.3 Erweitertes Monitoring

Invasive Blutdruckmessung

➤ Kap. 3.3.4

Hämodynamisches Monitoring

Bei chirurgischen Eingriffen mit hohem Volumenumsatz, schwer vorerkrankten Patienten sowie zahlreichen Krankheitsbildern in der Intensivmedizin ist die Messung des Herzzeitvolumens (HZV) sinnvoll, um den Volumen- und Flüssigkeitshaushalt sowie eine Therapie mit vasoaktiven Substanzen zu steuern. Grundlegendes Ziel ist dabei stets die **Optimierung des Sauerstoffangebots im Gewebe.** Lange Zeit wurde für die HZV-Messung der Pulmonalarterienkatheter (PAK, Rechtsherz- oder Swan-Ganz-Katheter) verwendet. Da es sich hierbei jedoch um ein Verfahren mit großem Komplikationspotenzial handelt (u. a. Pulmonalarterienruptur mit hoher Letalität), wurden in den letzten Jahren zahlreiche weniger invasive Methoden entwickelt. Einige von ihnen erlauben neben der Bestimmung statischer Parameter wie Vor- oder Nachlast auch die Beantwortung der Frage, ob das HZV nach Volumengabe steigt oder ob diese wegen einer Volumenüberlastung eher schadet (Volumenreagibilität). Beispiele für alternative Techniken sind die PiCCO®-Technologie, der Ösophagus-Doppler und die Überwachung durch die transösophageale Echokardiografie (TEE).

PiCCO®-System

Das PiCCO®-System (Abkürzung für „pulse contour cardiac output") verbindet die Methoden der transpulmonalen Thermodilution und der Pulskonturanalyse. Dabei wird ein Kältebolus (meist 20 ml gekühltes NaCl 0,9 %) über einen liegenden ZVK verabreicht. Die Injektattemperatur wird über einen Messfühler am Injektionsschenkel des ZVK bestimmt. Der Kältebolus vermischt sich mit dem Blutstrom und gelangt über das rechte Herz, die Lungenstrombahn und das linke Herz in den arteriellen Kreislauf. Hier wird die Temperatur über eine spezielle „PiCCO®-Arterie" gemessen, die gleichzeitig den Blutdruck invasiv bestimmt. Dieser Messkatheter liegt meist in der A. femoralis. Das Herzzeitvolumen lässt sich dann über die Stewart-Hamilton-Gleichung aus der Indikatormenge und der Fläche unter der Temperaturkurve berechnen. Mithilfe verschiedener mathematischer Algorithmen können außerdem verschiedene Blutvolumina wie das globale enddiastolische Volumen (GEDV), das extravaskuläre Lungenwasser (EVLW) und das Schlagvolumen (SV) bestimmt werden. Die Pulskonturanalyse erlaubt eine kontinuierliche Überwachung des HZV.

Neuromonitoring

Die Dosierung von Narkotika und die Einschätzung der Narkosetiefe beruht meist auf der Erfahrung des Anästhesisten. Ein apparatives Neuromonitoring kann daher helfen, intraoperative Wachheitsphasen (Awareness) im Rahmen der Anästhesie zu vermeiden und gleichzeitig die Risiken durch eine zu tiefe Narkose zu verringern. Dies ist vor allem bei einer **TIVA** relevant, da hierbei anders als bei den In-

3.4.3 Erweitertes Monitoring

Invasive Blutdruckmessung

Hämodynamisches Monitoring

Bei kardiopulmonal schwer vorerkrankten Patienten ist eine **Messung des Herzzeitvolumens** häufig wichtig, um die **periphere Sauerstoffversorgung zu optimieren** (z. B. durch vasoaktive Substanzen oder Volumensubstitution).

Beim PiCCO®-System („pulse contour cardiac output") werden ein zentralvenöser und ein arterieller Katheter eingebracht. Über den ZVK wird dann ein Bolus an kalter Flüssigkeit verabreicht, wobei diese durch das Herz nach peripher gepumpt wird. An der peripheren Arterie kann dann über eine Temperaturmessung auf das Herzzeitvolumen rückgeschlossen werden.

Neuromonitoring

Ein Neuromonitoring mittels EEG-Ableitung kann dabei helfen, die Narkosetiefe zu überwachen.

halationsanästhetika keine Konzentrationen gemessen werden können. Die Verfahren basieren meist auf der Analyse von **EEG oder evozierten Potenzialen.**

Ein Beispiel für ein EEG-basiertes Verfahren ist der Bispectral-Index (BIS-Monitoring). Beim BIS-Monitoring wird über Klebelektroden auf der Stirn ein Roh-EEG abgeleitet, das in eine Zahl zwischen 0 und 100 umgerechnet wird. Die Zahl 0 entspricht dabei einem Nulllinien-EEG bzw. einer fehlenden Hirnaktivität, während der Wert 100 bei einem wachen Patienten erreicht wird. Für eine **Allgemeinanästhesie** wird ein **Zielwert zwischen 40 und 60** angestrebt. Der BIS wird alle 15–30 s errechnet, hat also eine gewisse Latenz. Ketamin oder eine Hypothermie verfälschen den berechneten Wert.

Neben der Steuerung der Narkosetiefe wird das Neuromonitoring eingesetzt, um mögliche Schädigungen des Gehirns z. B. während eines Eingriffs an den hirnversorgenden Gefäßen zu erkennen oder eine hirndrucksenkende Therapie in der Intensivmedizin (Burst-suppression-Muster im EEG) zu kontrollieren.

3.5 Sonografie

3.5 Sonografie

Ultraschallaufnahmen können **schnell, unkompliziert und ohne Patienten zu schaden** angefertigt werden, was sie für die orientierende Bildgebung unverzichtbar macht.

Ultraschallverfahren haben in den letzten Jahren zunehmend Einzug in den Alltag der Anästhesie, der Notfall- und Intensivmedizin und der Schmerztherapie gehalten. Sie erhöhen nicht nur die **Patientensicherheit,** sondern auch den Patientenkomfort bei invasiven Verfahren wie Gefäßpunktionen oder bei der Regionalanästhesie. In Notfallsituationen erlauben sie eine rasche bettseitige Diagnostik der wichtigsten Pathologien. Anders als bei Röntgenuntersuchungen ist der Patient keiner Strahlenbelastung ausgesetzt.

Wie bei jeder Untersuchungstechnik ist nicht nur eine **strukturierte Ausbildung,** sondern vor allem die **regelmäßige praktische Anwendung** entscheidend, um eine verlässliche Diagnose stellen zu können.

3.5.1 Technische Grundlagen

3.5.1 Technische Grundlagen

Entstehung des Ultraschallbilds

Piezoelektrische Kristalle im Ultraschallkopf senden durch Anlegen einer Spannung Schallwellen im Ultrafrequenzbereich aus. Diese **Ultraschallwellen werden von** verschiedenen **Geweben je nach Zusammensetzung unterschiedlich stark reflektier**t und das entsprechende Signal am Ultraschallkopf wieder abgenommen.

Entstehung des Ultraschallbilds

In der Ultraschallsonde befinden sich **piezoelektrische Kristalle.** Sie verformen sich durch Anlegen einer elektrischen Spannung und senden dabei Ultraschallwellen aus (direkter Piezoeffekt). Die Signale breiten sich in verschiedenen Geweben unterschiedlich aus und werden im Körper reflektiert, absorbiert, gebrochen oder gestreut. Die Kristalle in der Ultraschallsonde detektieren die auftreffenden Wellen und wandeln sie wieder in elektrische Impulse um (inverser Piezoeffekt). Die Daten werden im Ultraschallgerät zu einem Bild verrechnet. In der Medizin werden meist Ultraschallfrequenzen von 2–20 MHz eingesetzt. Dabei gilt: je höher die Frequenz, umso höher die Auflösung, aber desto niedriger die Eindringtiefe und umgekehrt.

CAVE

> **CAVE**
> Die piezoelektrischen Kristalle in den Ultraschallsonden sind sehr empfindlich. Die Schallköpfe sollten daher nicht herunterfallen. Viele Ultraschallsonden dürfen darüber hinaus nicht mit alkoholhaltigen Desinfektionsmitteln gereinigt werden, sodass andere Reinigungsmittel eingesetzt werden müssen.

Untersuchungsmodi

Verschiedene Signal- und Filtereinstellungen am Ultraschallgerät (z. B. B-Mode, M-Mode, Doppler-Signal) erlauben die Beantwortung unterschiedlicher Fragestellungen.

Untersuchungsmodi

Die meisten Ultraschalluntersuchungen werden im **B-Mode** (B für *brightness*) durchgeführt. Dabei entsteht ein zweidimensionales Querschnittsbild mit unterschiedlichen Graustufen. Luft und Flüssigkeiten stellen sich dabei schwarz (echoarm) dar, Knochen reflektieren den Schall beinahe vollständig und erscheinen weiß (echoreich). Insbesondere in der Echokardiografie wird zusätzlich der **M-Mode** (M für *motion*) eingesetzt. Er stellt kontinuierlich nur eine einzelne Bildzeile dar. Aufgrund der hohen zeitlichen Auflösung können z. B. die Bewegungen der Herzklappen gut dargestellt und ausgemessen werden. Mithilfe von **Doppleruntersuchungen** werden Blutflüsse visualisiert und vermessen.

Ultraschallsonde (Schallkopf)

Für verschiedene Untersuchungsregionen existieren **unterschiedlich geformte Ultraschallköpfe** (konvex für Abdomen; linear für Gefäße und Nerven; Sektorschallkopf für eine transthorakale Echokardiografie).

Ultraschallsonde (Schallkopf)

Leider lassen sich nicht alle Fragestellung mit nur einer Ultraschallsonde beantworten. Die Sonden unterscheiden sich in ihrem **Frequenzbereich** und in ihrem **Aufbau.** In der AINS kommen folgende Schallköpfe am häufigsten zum Einsatz:

- Konvexschallkopf: Abdomen, Pleura (Erguss)
- Linearschallkopf: Gefäßpunktionen, Regionalanästhesie, Gefäßdiagnostik (Thrombose/Embolien), Pleura (Pneumothorax)
- Sektorschallkopf: transthorakale Echokardiografie

Da Ultraschallwellen in der Luft nicht fortgeleitet werden, muss ein **Kopplungsmedium** auf die Haut aufgetragen werden. Typischerweise wird spezielles Ultraschallgel eingesetzt. Man kann aber auch Kochsalzlösung, Lokalanästhetikum oder nichtalkoholisches Desinfektionsmittel verwenden.

Jede Ultraschallsonde weist eine **Seitenmarkierung** auf, die sich in ähnlicher Form auch auf dem Bildschirm wiederfindet. Dies erleichtert die Orientierung und ist zum Einstellen von Standardschnittebenen notwendig.

3.5.2 Grundlagen der Bedienung

Vor einer Ultraschalluntersuchung oder einer sonografisch gestützten Punktion sollte das Ultraschallgerät in der **Blickachse des Untersuchers** positioniert werden, um Blickwendungen oder ein Verdrehen des Kopfes zu vermeiden.

Bei sonografisch durchgeführten Punktionen oder Kathetereinlagen muss strenge **Asepsis** eingehalten werden.

Bei **ultraschallgestützten Punktionen** wird die Zielstruktur entweder längs (lange Achse) oder quer (kurze Achse) dargestellt. Die Punktionsnadel wird in der Schallebene (in-plane) oder senkrecht zum Schallkopf (out-of-plane) geführt (➤ Abb. 3.11). Bei der In-plane-Darstellung wird die gesamte Nadel dargestellt, out-of-plane nur die Nadelspitze.

Die Darstellung der Punktionsnadel und insbesondere der Nadelspitze ist nicht immer einfach. Durch Bewegung des Schallkopfes und Optimierung des Anschallwinkels lassen sich die Bedingungen oft verbessern.

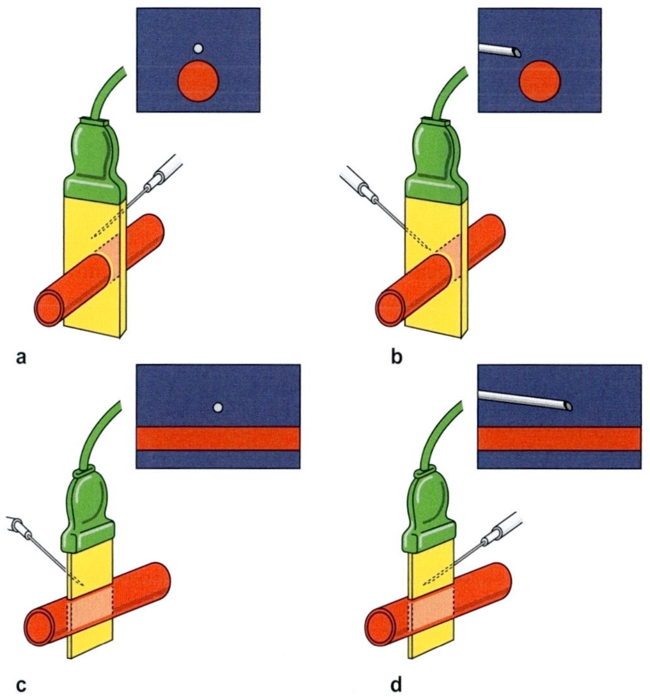

Abb. 3.11 Darstellung der Zielstruktur in der kurzen (a, b) und langen Achse (c, d). Führung der Punktionsnadel in-plane (b, d) und out-of-plane (a, c) [L106]

> **MERKE**
> Die Nadel darf immer nur vorgeschoben werden, wenn klar ist, wo sich die Spitze befindet.

3.5.3 Einsatzgebiete

Intraoperatives Monitoring

Bei der transösophagealen Echokardiografie (TEE) wird beim anästhesierten Patienten eine spezielle Ultraschallsonde über den Mund in den Ösophagus eingeführt. Sie kommt so unmittelbar an der Rückseite des Herzens zu liegen. Intraoperative Veränderungen der globalen oder regionalen Pumpfunktion, der Klappenfunktionen oder des Blutflusses können so intraoperativ in Echtzeit dargestellt und zielgerichtet behandelt werden. Das Verfahren wird als **semi-invasive** Untersuchungstechnik bezeichnet, da schwere Verletzungen wie Ösophagusrupturen äußerst selten sind.

3.5.2 Grundlagen der Bedienung

Eine Sonografie kann auch zur Punktion bestimmter Kompartimente unter Sicht genutzt werden (z. B. bei Gefäßpunktion oder Regionalanästhesie).

3.5.3 Einsatzgebiete

Intraoperatives Monitoring

Zur besseren Darstellung der Herzaktion kann eine **Echokardiografie auch transösophageal** erfolgen. Bei herzchirurgischen OPs oder Risikopatienten wird sie auch intraoperativ durchgeführt.

Die TEE wird bei den meisten **kardiochirurgischen Eingriffen** standardmäßig durchgeführt. Bei anderen Eingriffen wird sie bei schwer **kardiovaskulär vorerkrankten Patienten,** bei **Risikoeingriffen** oder beim Auftreten einer **unklaren hämodynamischen Instabilität** eingesetzt.

Regionalanästhesie

Die Plexusblockaden der oberen und unteren Extremität (➢ Kap. 6.3) sowie die Blockaden einzelner Nerven lassen sich ultraschallgesteuert durchführen. Die Sonografie kann mit der elektrischen Nervenstimulation kombiniert werden. Andere Regionalanästhesieverfahren wie die Paravertebralblockade oder der TAP-Block (➢ Kap. 6.3.5) sollten sogar sonografisch gesteuert durchgeführt werden, da hierdurch schwere Komplikationen vermieden werden können. Das Punktionsareal wird sonografisch untersucht und die **optimale Punktionsstelle** festgelegt. Um das Gewebetrauma zu minimieren, wird ein möglichst kurzer Weg bis zur Zielstruktur angestrebt. Eine Orientierung an anatomischen Landmarken ist nicht erforderlich.

Nach Punktion und Darstellung der Nadelspitze wird das **Lokalanästhetikum** verabreicht. Dabei muss die **Ausbreitung immer beobachtet** werden. Nur so kann man den Erfolg der Blockade sicherstellen und Komplikationen wie eine intravasale oder intraneurale Injektion vermeiden. Durch den Einsatz der Sonografie kann die Menge des erforderlichen Lokalanästhetikums reduziert werden.

Gefäßpunktionen

Bei zentralvenösen Punktionen lässt sich die Gefahr zahlreicher Komplikationen (z. B. arterielle Fehlpunktion oder Verletzung umgebender Strukturen) durch den Einsatz von Ultraschall verringern. Da die Gefäße direkt dargestellt werden, können **anatomische Varianten oder Gefäßthrombosen** vor einer Punktion visualisiert und der **Punktionsort oder** die **Punktionsrichtung angepasst** werden.

Für die sonografisch kontrollierte **zentralvenöse Punktion** (➢ Kap. 3.3.2) bieten sich die Vv. jugulares internae oder die Vv. femorales an. Für die ZVK-Anlage in der V. jugularis interna sollte die sonografisch kontrollierte Anlage sogar der Standard sein. Nach Einbringen des Seldinger-Drahtes wird der Drahtverlauf sichtbar gemacht, sodass eine intravenöse Lage garantiert ist.

Arterielle Katheter (➢ Kap. 3.3.4) oder im Falle von schwierigen Venenverhältnissen auch **PVK** (➢ Kap. 3.3.1) können sonografisch kontrolliert platziert werden.

Notfallversorgung

Auch bei der Notfallversorgung kann mittels Ultraschall schnell eine Übersicht über Blutungen und innere Traumata gewonnen werden (sog. **FAST-Sonografie** von intraperitonealen Pouches, Pleuraraum und Perikard).

Notfallversorgung

Bei der Versorgung von Traumapatienten wird unmittelbar nach Aufnahme im Schockraum die **FAST-Sonografie** („focussed assessment with sonography for trauma") durchgeführt. Dabei wird in einem **standardisierten Untersuchungsablauf** an definierten Stellen nach freier Flüssigkeit im Abdomen und Pleuraraum gesucht, wodurch bei instabilen Patienten die Indikation zur Anlage einer Thoraxdrainage oder einer explorativen Laparotomie ohne weitergehende Diagnostik gestellt werden kann. Die Untersuchung dauert weniger als 2 min.

Bei kardialen Notfällen oder akut aufgetretener hämodynamischer Instabilität ermöglicht die **transthorakale Notfallechokardiografie** („focussed assessed transthoracic echocardiography", **FATE**) eine schnelle Einschätzung über die wichtigsten Pathologien wie Myokardinfarkt, Herzinsuffizienz, Klappenvitium, Lungenembolie, Aortendissektion oder Perikardtamponade.

Vereinzelt wird die Sonografie auch in der präklinischen Notfallmedizin eingesetzt.

Intensivmedizin

Andere diagnostische Einsatzgebiete umfassen die **Suche nach Ergüssen** (pleural oder peritoneal) und die **Perfusionsdarstellung** (z. B. als transkranielle Doppler-Sonografie).

Intensivmedizin

Viele Fragestellungen auf der ITS können unmittelbar bettseitig mittels Ultraschall geklärt werden. Die Sonografie von **Pleura und Lunge** kann **Pleuraergüsse** und **Infiltrate** darstellen. Zur Diagnose eines **Pneumothorax** ist sie der konventionellen Röntgenaufnahme sogar überlegen, da auch ventrale Pneumothoraces detektiert werden können.

Echokardiografische Untersuchungen liefern transthorakal (TTE) oder transösophageal (TEE) zahlreiche Informationen über die Hämodynamik des Patienten und können auch weitere Fragen Vorliegen einer Endokarditis beantworten.

Mit der **Abdomensonografie** kann ein Großteil der Oberbauchorgane dargestellt werden, und es lassen sich wichtige Fragen wie z. B. das Vorliegen einer Cholezystitis beantworten. Ein postrenales Nierenversagen kann sonografisch meist sicher ausgeschlossen werden.

Die **transkranielle Doppler-Sonografie** (TCD) erlaubt eine Einschätzung der Hirnperfusion.

3.6 Andere bildgebende Verfahren

Andere wichtige Bildgebungsmethoden umfassen einfaches Röntgen, Computer- und Magnetresonanztomografie.

3.6 Andere bildgebende Verfahren

Bildgebende Verfahren ermöglichen durch einen „Blick in den Körper" die Diagnostik an Stellen, die einer klinischen Untersuchung nicht zugänglich sind oder bei denen die klinische Diagnostik nur geringe Aussagekraft hat. Dabei kommen häufig Röntgenstrahlen zum Einsatz (konventionelles Röntgen, Computertomografie, Angiografie), weshalb die Indikation immer eng gestellt werden und der Befund eine therapeutische Konsequenz nach sich ziehen muss. Wann immer möglich, sollten Untersuchungsverfahren ohne Strahlenbelastung wie die Sonografie (➤ Kap. 3.5) oder die Magnetresonanztomografie (MRT) zum Einsatz kommen.

LERNTIPP

In der Regel versuchen die Prüfer in einer mündlichen Prüfung nicht, „Kolibris" abzufragen, sondern zeigen dir eindeutige Bilder häufiger Erkrankungen. Ein Klassiker ist z. B. ein Pneumothorax in der Thorax-Röntgenaufnahme nach Anlage eines ZVK über die V. subclavia. Auch wenn du den pathologischen Befund sofort siehst, solltest du versuchen, das Bild systematisch zu beurteilen. Das vermittelt einen professionellen Eindruck und hilft dir auch, wenn du den eigentlichen Befund einmal nicht auf den ersten Blick erkennst.

Die häufigste konventionelle Röntgenuntersuchung ist die Röntgenaufnahme des Thorax. Ein mögliches **Schema** zur Beurteilung eines Röntgen-Thorax ist:

- **Bildqualität:** Strukturen vollständig abgebildet? Schärfe? Belichtung? Gerade Aufnahmeposition? Liegende oder stehende Aufnahme?
- **Beschriftung:** Datum, Patientenname, Seitenbeschriftung vorhanden?
- **Zwerchfell:** Lage, Sinus einsehbar?
- **Pleura:** Ergüsse? Pneumothorax?
- **Lungenparenchym:** Infiltrate? Zuordnung zu einzelnen Lungenlappen möglich? Emphysem? Rundherde?
- **Lungenhilus:** Stauungszeichen?
- **Herz:** Konfiguration? Verhältnis Herz/Thorax
- **Mediastinum:** Größe? Lage der Trachea? Verlauf der Aorta?
- **Knöcherner Thorax und Weichteile:** Frakturen von Clavicula oder Rippen? Hautemphysem?
- **Fremdmaterial:** Endotrachealtubus? Katheter? Magensonde? Thoraxdrainagen? Schrittmachersonden?

3.7 Transfusion

3.7 Transfusion

Die Indikationsstellung und Durchführung der Transfusion von Blut und Blutprodukten gehören zu den regelmäßigen Aufgaben in der Anästhesie und Intensivmedizin. In der Notfallmedizin werden regelhaft keine Blutprodukte vorgehalten.

Auf die einzelnen Blutprodukte und ihre Indikationen wird in ➤ Kap. 1.11 näher eingegangen.

INTERPROFESSIONELLE KOMPETENZ

Sowohl das Stellen der Indikation für eine Transfusion als auch deren Durchführung sind ärztliche Tätigkeiten, die nicht an Pflegefachkräfte delegiert werden dürfen. Teilschritte dagegen wie den Transport der Blutprodukte von der Blutbank zur Station oder in den OP können andere Berufsgruppen übernehmen.
Der Bedside-Test darf nur vom Arzt oder unter seiner direkten Aufsicht vorgenommen werden.
Die klinische Überwachung des Patienten während oder nach der Transfusion darf an Pflegefachkräfte delegiert werden.

INTERPROFESSIONELLE KOMPETENZ

Vor geplanten Eingriffen mit erhöhter Transfusionswahrscheinlichkeit werden bei der Blutbank eine Blutgruppenbestimmung und ein aktueller Antikörpersuchtest angefordert („Type and screen"). Der Antikörpersuchtest ist maximal 3 Tage gültig. Im Notfall können dann AB0-gleich ungekreuzte Erythrozytenkonzentrate (EK) verabreicht werden. Bei Eingriffen mit hohem Transfusionsrisiko können auch vorab EK „eingekreuzt" werden, d. h., das Patientenplasma wird mit einer bestimmten Anzahl an EK auf Verträglichkeit geprüft. Bei einer Notfalltransfusion kann auf die Durchführung der Kreuzprobe verzichtet werden („ungekreuzte EK").

Vor einer Bluttransfusion muss beim Patienten eine **Blutgruppenanalyse** durchgeführt und das passende Spenderblut angefordert werden. Zusätzlich erfolgt kurz vor der Transfusion **zwingend eine Testung auf AB0-Kompatibilität** am Patientenbett (sog. **Bedside-Test**).
Der Patient muss rechtzeitig über die Transfusion und mögliche Komplikationen **aufgeklärt** werden.

Ist die Indikation für eine Transfusion von EK gegeben, wird folgendermaßen vorgegangen:

- **Aufklärung:** Außer in Notfallsituationen dürfen Transfusionen nur durchgeführt werden, wenn der Patient zuvor über die Maßnahme aufgeklärt wurde und sein Einverständnis erteilt hat. Wurden Blutprodukte in einer Notfallsituation verabreicht, muss eine nachträgliche Sicherungsaufklärung erfolgen.
- **Patientenidentifikation:** Durch Abfragen von Namen und Geburtsdatum wird sichergestellt, dass der richtige Patient das Blutprodukt erhält. Dabei soll die Frage offen formuliert werden (Wie ist Ihr Name, Ihr Vorname und Ihr Geburtsdatum?). Geschlossene Fragen (Sind Sie Herr Müller?) sind zu vermeiden.
- **Überprüfen der Blutkonserve:** Überprüfen des Verfallsdatums und Sichtkontrolle, z. B. auf Beschädigungen oder Verfärbungen.

- **Abgleich von Konservenbegleitschein und Blutkonserve:** Anhand der Chargennummer der Blutkonserve wird überprüft, ob diese mit dem Konservenbegleitschein übereinstimmt.
- **Übereinstimmung der Blutgruppenmerkmale von Patient und Blutkonserve:** Vor einer Transfusion wird die Blutgruppe des Patienten bestimmt und auf einem Blutgruppenbefund dokumentiert. Es wird überprüft, ob die angegebene Blutgruppe des Patienten mit der der Blutkonserve übereinstimmt oder kompatibel ist (➤ Tab. 1.25).

MERKE

MERKE

In einer Notfallsituation mit unbekanntem Blutgruppenstatus werden Erythrozytenkonzentrate der Blutgruppe 0 negativ und Plasma der Blutgruppe AB verabreicht.

- **Überprüfen der Gültigkeit der Verträglichkeitsprobe (Kreuzprobe):** Ist die Verträglichkeitsprobe bei gekreuzten EK noch gültig?
- **Durchführen des Bedside-Tests:** Zur Durchführung des AB0-Identitätstests wird dem Patienten eine kleine Menge Blut entnommen und auf eine Testkarte aufgebracht. Der Bedside-Test ist die letzte Möglichkeit, einen lebensbedrohlichen Transfusionszwischenfall noch zu vermeiden. Bei den üblicherweise verwendeten Testkarten hat der Patient die Blutgruppe A, wenn das Blut im Feld Anti-A verklumpt, oder die Blutgruppe B, wenn es im Feld Anti-B zur Verklumpung kommt (➤ Abb. 3.12). Das Ergebnis des Tests wird in der Patientenakte dokumentiert; der Test selbst wird entsorgt.

ABB. 3.12

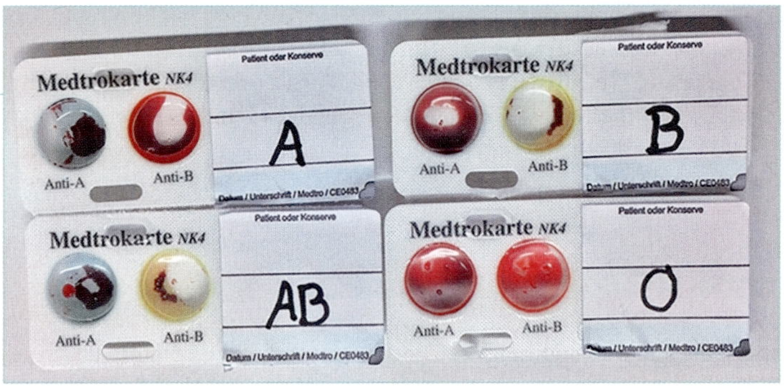

Abb. 3.12 Bedside-Test und Interpretation der möglichen Ergebnisse [O646]

MERKE

MERKE

Jeder Arzt muss vor einer Transfusion einen AB0-Identitätstest (Bedside-Test) am Patientenbett durchführen.

Sind alle Bedingungen erfüllt, kann das EK innerhalb von maximal 6 h nach Beendigung der Kühlung transfundiert werden. Hierfür werden **spezielle Transfusionssysteme mit Filtern** verwendet, durch die etwaige Partikel zurückgehalten werden sollen. Blutprodukte sollten, wenn möglich, über einen eigenen venösen Zugang verabreicht werden. Der Patient muss während der Gabe des Blutprodukts klinisch überwacht werden. Datum und Uhrzeit der Anwendung werden vermerkt. Die vorgeschriebene Dokumentation sichert, dass jede Transfusionseinheit auch Jahre später noch rückverfolgt werden kann. Nach Ende der Transfusion müssen der Konservenbeutel und das Transfusionssystem steril abgeklemmt noch 24 h im Kühlschrank aufbewahrt werden.

LERNTIPP

Alles Wissenswerte über die Indikationen für die einzelnen Blutprodukte und das Vorgehen bei Transfusionen enthalten die „Querschnittsleitlinien zur Therapie mit Blutkomponenten und Plasmaderivaten" der Bundesärztekammer (www.bundesaerztekammer.de). Diese werden regelmäßig aktualisiert und fassen die verfügbaren Informationen in gut lesbarer Form zusammen.

FALLBEISPIEL

Akute Blutung

Sie übernehmen einen Patienten mit einer akuten Nachblutung nach pyloruserhaltender partieller Pankreatoduodenektomie (PPPD) vor 10 Tagen wegen V. a. Pankreaskarzinom in den OP.
Postoperativ hatte sich eine Pankreasfistel gebildet, die durch die intraoperativ eingelegte Zieldrainage als suffizient behandelt erschien. Nun habe sich über die Drainage plötzlich viel Blut entleert, und der Patient habe über stärkste Abdominalschmerzen und eine starke Zunahme des Bauchumfangs geklagt.
Ihr Krankenhaus verfügt nicht über die Möglichkeit einer interventionsradiologischen Therapie, sodass der instabile Patient sofort in den OP-Saal gefahren wird. Die Vitalparameter sind: HF 122/min, Blutdruck 94/49 mmHg, SpO_2 98 %. Es liegt ein grüner periphervenöser Zugang (18 G). Der Patient hat keine wegweisenden Begleiterkrankungen und lediglich eine analgetische Medikation mit NSAR und vor 16 h ein niedermolekulares Heparin zur Thromboseprophylaxe erhalten.
Sie leiten die Allgemeinanästhesie unmittelbar im OP-Saal ein. Kurz nach der Intubation eröffnen die chirurgischen Kollegen das Abdomen, aus dem sich unmittelbar ein großer Blutschwall ergießt. Trotz eines unübersichtlichen Situs wird eine Arrosionsblutung der A. gastroduodenalis als Ursache für die Blutung erkannt. Der chirurgische Sauger füllt sich schnell mit 1,5 l Blut.
Zwischenzeitlich haben Sie bereits Unterstützung durch zwei weitere Anästhesiepflegekräfte und einen weiteren Anästhesisten erhalten. Zwei Teammitglieder legen jeweils einen großlumigen periphervenösen Zugang (1 × 14 G orange und 1 × 16 G dunkelgrau). Ihr Kollege entnimmt bei der Anlage Blut für die Kreuzprobe der Blutbank, die weitere Labordiagnostik (Blutbild, Quick, PTT, Fibrinogen) und für eine venöse BGA.
Während über den liegenden 18-G-Zugang Noradrenalin läuft, infundieren Sie über die neu angelegten Zugänge 1000 ml Kristalloide und zusätzlich 500 ml einer kolloidalen Lösung mit einem Druckbeutel. Noradrenalin läuft in einer Dosierung von 0,8 µg/kg/min. Damit erreichen Sie gerade einen arteriellen Mitteldruck von > 60 mmHg. Diesen Wert lassen Sie in dieser Situation kurzzeitig zu (permissive Hypotonie), da bei dem Patienten keine schweren Begleiterkrankungen wie z. B. eine KHK bekannt sind.
Sie erfahren, dass Sie das Ergebnis der ersten BGA wohl niemals zu Gesicht bekommen werden, da sich das Gerät im OP gerade gespült hat und die Probe auf der ITS wegen einer weiteren unbeschrifteten Probe nicht mehr zuordenbar war.
Sie stimmen sich kurz mit Ihrem ärztlichen Kollegen ab. Er wird sich auf die Bestellung und Gabe der Blutprodukte konzentrieren und Sie auf die Narkoseführung, die hämodynamische Stabilisierung und alles weitere. Aufgrund des hohen Blutverlustes bestellt Ihr Kollege 4 ungekreuzte EK und lässt 6 FFP auftauen. Da es an Ihrer Klinik aufgrund des Transportweges erfahrungsgemäß etwas mehr als 30 min dauert, bis FFP verfügbar sind, entschließt sich Ihr Kollege, zur Überbrückung 4 Einheiten lyophilisiertes Plasma aufzulösen. Ein ROTEM-Gerät ist an Ihrer Klinik nicht verfügbar. Die chirurgischen Kollegen berichten zwischenzeitlich, dass die Blutung nicht nur lokalisiert, sondern diffus auftritt. Sie beschließen daher unter der Annahme einer Hyperfibrinolyse, 1 g Tranexamsäure zu verabreichen.
Eine Pflegekraft baut parallel ein Schnellinfusionsgerät auf und schließt es an den Zugang mit dem größten Durchmesser an.
Sie legen eine arterielle Kanüle zur invasiven Blutdruckmessung. Die erste BGA (dieses Mal hat alles funktioniert) ist in folgender Tabelle dargestellt:

Erste Blutgasanalyse (arteriell)

pO_2	111 mmHg 14,8 kPa	**Hb**	4,9 g/dl 3,0 mmol/l	**Na^+**	137 mmol/l
pCO_2	36 mmHg 4,8 kPa	**Hkt**	14,9 %	**K^+**	3,8 mmol/l
pH	7,14	**sO_2**	99,1 %	**Ca^{2+}**	0,72 mmol/l
BE	−13,9 mmol/l	**Glukose**	134 mg/dl 7,44 mmol/l	**Laktat**	60 mg/dl 6,7 mmol/l

Sie verabreichen langsam 10 ml Kalziumchlorid 10 % und 100 ml Natriumbikarbonat 8,4 %. Parallel treffen die Notfallkonserven ein. Ihr Kollege verabreicht sie, nachdem er sich durch einen Bedside-Test von der korrekten Blutgruppe überzeugt hat. Nach diesen Maßnahmen und nachdem die ersten EK eingelaufen sind, können Sie die Noradrenalindosis auf 0,6 µg/kg/min verringern.
Sie führen eine nasopharyngeale Temperatursonde ein und messen eine Körpertemperatur von 34,8 °C. Sie bedecken die Arme des Patienten daher mit einer Wärmedecke und verbinden diese mit dem Warmluftgebläse.
Als sich die Situation etwas entspannt, schauen Sie, ob die Laborergebnisse (Abnahme vor Gabe jeglicher Blutprodukte) schon vorliegen, und haben Glück: Hb 4,8 g/dl (3,0 mmol/l), Thrombozyten 60/nl, Quick 32 %, aPTT 56 s, Fibrinogen 0,9 g/l. Sie verabreichen daraufhin 4 g Fibrinogen, 2 Thrombozytenkonzentrate (TK), 1000 Einheiten PPSB und streben folgende Zielwerte an: Fibrinogen > 2 g/l, Thrombozyten > 100/nl, Quick > 50 %, aPTT < 50 s.
Nach 1,5 h OP-Zeit entscheiden sich die Kollegen der Allgemeinchirurgie für ein Packing mit acht Bauchtüchern, da sie aufgrund des fragilen Gewebes keine Möglichkeit einer chirurgischen Intervention sehen. Damit scheint die Blutung aber zunächst gestillt. Intraoperativ hat der Patient in Summe 14 EK, 10 FFP, 400 ml Wundblut über die maschinelle Autotransfusion, 2 TK sowie die o. g. gerinnungsaktiven Präparate erhalten. Die hämodynamische Situation hat sich weiter stabilisiert, und Sie streben nun bereits längere Zeit wieder einen arteriellen Mitteldruck von 65 mmHg an, wofür eine Noradrenalindosis von 0,3 µg/kg/min erforderlich ist. Sie messen folgende Vitalparameter: HF 105/min, Blutdruck 104/51 mmHg, SpO_2 99 %. Die Körpertemperatur hat immerhin 35,2 °C erreicht.
Sie entnehmen noch einmal Blut für die Laborkontrolle und für eine BGA. Diese sieht wie folgt aus:

Blutgasanalyse unmittelbar vor Verlegung auf die Intensivstation (arteriell)

pO_2	105 mmHg 14,0 kPa	**Hb**	9,4 g/dl 5,8 mmol/l	**Na^+**	135 mmol/l
pCO_2	36 mmHg 4,8 kPa	**Hkt**	28,8 %	**K^+**	4,8 mmol/l
pH	7,33	**sO_2**	99,2 %	**Ca^{2+}**	1,18 mmol/l
BE	−4,3 mmol/l	**Glukose**	91 mg/dl 5,1 mmol/l	**Laktat**	33 mg/dl 3,7 mmol/l

Anschließend verlegen Sie den Patienten auf die ITS. Die chirurgischen Kollegen haben bereits Kontakt mit einem Krankenhaus aufgenommen, in dem eine interventionelle Stenteinlage durchgeführt werden kann, und die Verlegung mit dem Hubschrauber gebahnt.

IMPP-Schwerpunkte
- !! Durchführung der Maskenbeatmung, Unterschiede der einzelnen Tubusarten
- ! Basismonitoring, Therapie schwerer Blutungen

ÜBUNGSFRAGEN FÜRS MÜNDLICHE MIT LÖSUNGSHILFEN

1. Bei der endotrachealen Intubation eines Patienten können Sie laryngoskopisch die gesamte Stimmritze einsehen. Wie beschreiben Sie diesen Befund?

Cormack Grad I

2. Bei einer 36-jährigen professionellen Sängerin soll eine laparoskopische Myomenukleation durchgeführt werden. Sie ist gesund und voll belastbar. Woran denken Sie hinsichtlich der Atemwegssicherung?

Sie müssen das Risiko einer (womöglich dauerhaften) Schädigung der Stimmlippen, die durch den Endotrachealtubus auftreten kann, gegen das Risiko einer Aspiration abwägen, wenn Sie den Eingriff in Allgemeinanästhesie mit einer extraglottischen Atemwegshilfe durchführen. Larynxmasken (LMA) der 2. Generation erlauben bei einem guten Sitz auch die Durchführung von Laparoskopien. In einem Krankenhaus, das regelhaft Laparoskopien in LMA-Anästhesie durchführt, wäre dies das Verfahren der Wahl bei dieser Patientin.

3. Auf der Intensivstation verschlechtert sich der Gesundheitszustand eines Patienten rasch, und es ist offensichtlich, dass er schnell viel Volumen erhalten muss. Sie gehen davon aus, dass der Kreislauf bis zum Volumenausgleich zumindest kurzfristig mit Katecholaminen unterstützt werden muss. Aktuell hat der Patient einen grünen periphervenösen Zugang (18 G). Die Pflegekraft fragt, ob sie alles für die Anlage eines zentralvenösen Katheters (ZVK) vorbereiten soll. Was antworten Sie?

Im Vordergrund steht bei dem Patienten die schnellstmögliche hämodynamische Stabilisierung. Dies erreichen Sie i. d. R. durch die Anlage weiterer peripherer Venenverweilkanülen (PVK) schneller als durch eine länger dauernde ZVK-Anlage. In dieser Akutsituation würden Sie also versuchen, zwei weitere periphervenöse Zugänge zu legen. So hätten Sie zwei PVK für die Gabe von Volumen und weiteren Medikamenten und einen für die Gabe von Noradrenalin in einer Verdünnung von 1 mg auf 50 ml, das über eine Spritzenpumpe verabreicht wird. Erst wenn sich der Patient stabilisiert hat, nehmen Sie die ZVK-Anlage in Angriff. Natürlich gibt es immer wieder Situationen, in denen man von dieser Regel abweichen sollte, z. B. bei sehr schlechtem Venenstatus.

4. In der Prämedikationssprechstunde stellt sich ein 70-jähriger Patient vor. Bei ihm wurde vor 2 Jahren ein akuter Myokardinfarkt durch einen Stent versorgt. Seither ist der Patient beschwerdefrei und fährt regelmäßig Fahrrad. Weitere Begleiterkrankungen sind nicht bekannt. Bei welchem der folgenden Eingriffe wäre aus Ihrer Sicht bei diesem Patienten eine invasive Blutdruckmessung sinnvoll?
   a) Thorakotomie mit Einlungenventilation
   b) Materialentfernung am Fuß in Allgemeinanästhesie
   c) Laparoskopische Gastrektomie aufgrund eines Magenkarzinoms

Zu a) Sinnvoll, da schon aufgrund des Eingriffs indiziert.
Zu b) Nicht sinnvoll, da Patient klinisch gut kompensiert und kein erhöhter Volumenumsatz zu erwarten ist.
Zu c) Hier gibt es leider keine eindeutige Antwort, und es gibt gute Gründe für und gegen die Anlage einer arteriellen Kanüle. Der Eingriff an sich hat ein geringes Risiko für einen erhöhten Volumenumsatz; gleichzeitig sind durch das Kapnoperitoneum aber hämodynamische Veränderungen möglich, die Sie aufgrund des Risikoprofils des Patienten schnell bemerken wollen. Im Zweifel kann es besser sein, die Indikation großzügig zu stellen, denn wenn der Kreislauf intraoperativ doch instabil werden sollte, ist die Anlage oft deutlich schwieriger.

5. Sie haben bei einer älteren Patientin eine Allgemeinanästhesie wegen eines Augeneingriffs durchgeführt. Die Narkose haben Sie als TIVA in Intubationsnarkose mit Propofol, Remifentanil und Mivacurium geführt. Mivacurium haben Sie nur einmal zur Narkoseeinleitung verabreicht. Der Eingriff neigt sich nach etwas mehr als 1,5 h dem Ende zu, und Sie überprüfen den Relaxierungsgrad vor der Narkoseausleitung. Das Gerät zeigt bei Überprüfung des TOF den Wert 2 an. Was bedeutet dies?

Das Gerät hat zwei von vier Reizantworten detektiert. Die letzten beiden Reize haben aufgrund des Fadings nicht zu einer muskulären Reizantwort geführt. Daher hat es keinen TOF-Quotienten errechnet. Entscheidend ist, dass Sie die Patientin keinesfalls extubieren dürfen! Sie setzen die Narkose so lange fort, bis die Wirkung des Muskelrelaxans so weit abgebaut ist, dass das Gerät einen TOF-Quotienten von 90 % misst. Vermutlich liegt bei der Patientin ein Mangel an Plasmacholinesterase vor, der aufgrund des verzögerten Abbaus aus dem eigentlich kurzwirksamen Relaxans Mivacurium ein langwirksames macht.

KAPITEL 4 Präoperative Untersuchung und Prämedikation

Lars Töpfer

Ein Patient wird stationär aufgenommen, um sich am nächsten Tag einer elektiven Operation zu unterziehen. Auch wenn alles bereits geplant zu sein scheint, sind bei genauerem Hinschauen noch viele wichtige Fragen offen, bei deren Beantwortung die Arbeit der Anästhesisten beginnt: Welches individuelle Risiko für Komplikationen während der Narkose und Operation hat der Patient? Was passiert mit seiner Blutdruckmedikation? Und wie sollte man damit umgehen, wenn er in der Nacht vor der OP vor lauter Aufregung noch einen Schokoriegel verschlungen hat?
Die Antworten auf diese Fragen gibt dieses - Kapitel. Falls du also mit dem Gedanken spielst, später als Anästhesist oder Chirurg zu arbeiten, erwarten dich viele hilfreiche Informationen und Tipps für den präoperativen Umgang mit Patienten. Doch auch für andere Fachbereiche werden wichtige Klassifikationswerkzeuge zum Abschätzen des klinischen Allgemeinzustands von Patienten vorgestellt.

Die **präoperative anästhesiologische Visite** verfolgt mehrere Ziele:

- Einschätzung des Gesundheitszustands des Patienten
- Beurteilung des Anästhesierisikos und der Narkosefähigkeit
- Auswahl des am besten geeigneten Anästhesieverfahrens mit dem Patienten
- Rechtsgültige Aufklärung des Patienten

Neben den medizinischen und juristischen Aspekten dient das Gespräch mit dem Patienten auch dazu, Vertrauen aufzubauen und etwaige Angst vor der Narkose zu mindern.

Wesentliche Ziele einer präoperativen anästhesiologischen Visite sind die Auswahl des **je nach Gesundheits- und Risikoprofil** des Patienten **geeignetsten Narkoseverfahrens** und die **Aufklärung** hierüber.

4.1 Anamnese

Vor dem Gespräch mit dem Anästhesisten werden die Patienten gebeten, einen **Anästhesiefragebogen** auszufüllen, auf dem sie ihren Gesundheitszustand selbst einschätzen sollen. Er umfasst wichtige Fragen wie Komplikationen bei Vornarkosen, Allergien oder die Neigung zu Übelkeit und Erbrechen.

Im Anästhesievorgespräch verschafft sich der Anästhesist anhand dieses Fragebogens und einer anästhesiologischen Anamnese einen Eindruck vom Zustand des Patienten. Dabei liegt das besondere Augenmerk auf den in ➤ Tab. 4.1 dargestellten Aspekten.

4.1 Anamnese

Wichtige Gesundheitsaspekte werden mithilfe **standardisierter Fragebögen** abgefragt.

TAB. 4.1

Tab. 4.1 Inhalte der anästhesiologischen Anamnese

Allgemeine Informationen	
Demografische Daten	Alter, Größe, Gewicht
Aktuelle Medikation	z. B. gerinnungshemmende Medikamente, antianginöse Therapie, Schmerzmedikation
Bereits durchgeführte Operationen oder Anästhesien und hiermit verbundene Komplikationen oder Probleme	z. B. erschwerte Atemwegssicherung (siehe auch ➤ Tab. 4.4), vermehrte Blutungsneigung (siehe Blutungsanamnese), verzögertes Aufwachen, Übelkeit und Erbrechen (PONV), allergische Reaktionen, Reaktion auf Bluttransfusionen
Kardiopulmonale Belastbarkeit	Körperliche Belastbarkeit (Angabe in MET), Treppensteigen (z. B. Etagen ohne anhalten zu müssen), sportliche Aktivität
Allergien, Unverträglichkeiten	z. B. Antibiotika, Lokalanästhetika, NSAR; wenn Frage bejaht wird, unbedingt Symptome und Zeitdauer bis zum Auftreten der Symptome erfragen
Erkrankungen oder Anzeichen für Erkrankungen von Organsystemen	
Herz-Kreislauf	Arterielle Hypertonie, Herzrhythmusstörungen, Vitien, Angina pectoris, KHK, Herzinsuffizienz (Dyspnoe, Ödeme, Nykturie, Schlafposition)
Lunge, Atmungssystem	COPD, Asthma bronchiale, Pneumonie, Husten, Auswurf
Gefäßsystem	Varikose, arterielle Verschlusskrankheit, Thrombose, Embolie
Leber, Galle	Hepatitis, Ikterus, Zirrhose, Gallensteine
Niere	Niereninsuffizienz, Dialysepflicht, Nierensteine
Speiseröhre, Magen, Darm	Reflux, Gastritis, Ulkus, Strikturen, Verdauungsstörungen, Ernährungsstatus
Stoffwechsel	Diabetes mellitus, Hyperurikämie
Schilddrüse	Hyperthyreose
Skelettsystem	Skoliose, Arthritis, Einschränkungen der Beweglichkeit
Muskulatur	Myasthenie, familiäre Muskelerkrankungen, maligne Hyperthermie
Nerven, Psyche	Epilepsie, Kopfschmerzen, Parästhesien, Depression
Blutgerinnung	Standardisierte Gerinnungsanamnese (➤ Tab. 4.2)
Augen	Katarakt, Glaukom, vorbestehende Pupillendifferenz
Ohren	Hypakusis, Hörgerät
Mund, Kiefer, Gesicht	Lockere Zähne, Prothesen, Brücken, Kronen
Gynäkologie	Bestehende oder mögliche Schwangerschaft
Konsumverhalten	Nikotin (Pack Years), Alkohol, Drogen

Mod. nach: Böhmer AB, Wappler F, Zwißler B. Präoperative Risikoevaluation – von der Routinediagnostik zur patientenorientierten Strategie. Dtsch Ärztebl 2014; 111: 437–446.

TAB. 4.2

Tab. 4.2 Standardisierte Gerinnungsanamnese*

Frage	Positiv, wenn ...
Ist bei Ihnen jemals eine **Blutungsneigung** oder **Thrombose** festgestellt worden?	Antwort „Ja“
Beobachten Sie folgende **Blutungsarten** auch **ohne erkennbaren Grund:** • Nasenbluten ohne andere Ursache • Blaue Flecken oder punktförmige Blutungen • Gelenkblutungen, Blutungen in Weichteile oder Muskel?	Blutungen dauerhaft und nicht nur saisonal oder nach Medikamenteneinnahme auftreten
Beobachten Sie bei Schnittwunden oder Schürfwunden ein längeres **Nachbluten?**	Dauer > 5 min oder bei Nassrasur
Gab es in der Vorgeschichte längeres/verstärktes **Nachbluten beim Zahnziehen?**	Deshalb (zahn-)ärztliche Nachbehandlung erforderlich
Gab es in der Vorgeschichte eine **verstärkte Blutung** nach während oder nach **Operationen?**	Blutung ohne chirurgische Ursache aufgetreten ist
Heilen **Wunden** schlecht ab?	Wunde lange nässend oder klaffend ist oder Wunden zur Keloidbildung neigen
Gab es in der **Familie** bei Blutsverwandten Fälle von Blutungsneigung?	Diagnose bekannt
Nehmen Sie **Medikamente zur Blutverdünnung** ein?	Bekannte blutverdünnende Medikamente inkl. pflanzlicher Präparate, die z. B. Ginkgo enthalten
Nur für Patientinnen: Sind **Monatsblutungen** verlängert (> 7 d) und/oder verstärkt (häufiger Wechsel von Tampons/Binden)?	Nur, wenn bereits seit der Menarche bestehend

* Vereinfacht nach: Empfehlung der Arbeitsgruppe Perioperative Gerinnung der ÖGARI zum Thema: Fragebogen zur Detektion einer Blutungsneigung (Erwachsene), Version 2.0, 2018

Die **kardiopulmonale Belastbarkeit** im Alltag ist ein entscheidender Punkt für die Beurteilung des Anästhesierisikos. Sie wird in metabolischen Äquivalenten (MET) angegeben (➤ Tab. 4.3). Ist der Patient ≥ **4 MET** belastbar, ist i. d. R. eine **ausreichende Belastbarkeit** für eine Allgemeinanästhesie gegeben. Eine Belastungsfähigkeit von ≥ 4 MET entspricht in etwa einer Leistung von > 100 W auf einem Fahrradergometer. Die Angabe in MET ist leider nicht immer trennscharf möglich. Sie bietet aber einen guten Anhalt, wann weitergehende (apparative) Untersuchungen zur Beurteilung der körperlichen Leistungsfähigkeit angeschlossen werden sollten.

Studentische Sicht

Um die **kardiopulmonale Leistungsfähigkeit** eines Patienten abschätzen zu können, wird seine Alltagsbelastbarkeit in sog. **metabolischen Äquivalenzwerten (MET)** erfasst.

TAB. 4.3

Tab. 4.3 Körperliche Belastbarkeit in metabolischen Äquivalenten (MET)

Anamnestische Angaben	Korrespondierende MET
Keine Belastung möglich, Ruhe-, Sprechdyspnoe	1
Bewegen nur in der Ebene (100–150 m ohne Pause), einfache Hausarbeit und Körperpflege möglich, rasch Belastungsdyspnoe	2–3
Gehen mit normaler Geschwindigkeit, Walking, kurzzeitiges Rennen, langsames Schwimmen, 1–2 Stockwerke ohne Pause und ohne limitierende Dyspnoe	4–5
Sportliche Aktivitäten (Golf, Kegeln, Tanzen, Fahrradfahren)	6–10
Ausdauer-, Leistungssport (Fußball, Tennis)	> 10

Mod. nach: Österreichische Quellleitlinie zur präoperativen Patientenevaluation, 2011

Zur Abschätzung des **Risikos für postoperative Übelkeit und Erbrechen (PONV)** wird der **Risikoscore nach Apfel** herangezogen (➤ Abb. 4.1). Dabei wird jeder der vier Hauptrisikofaktoren mit je 1 Punkt bewertet.

ABB. 4.1

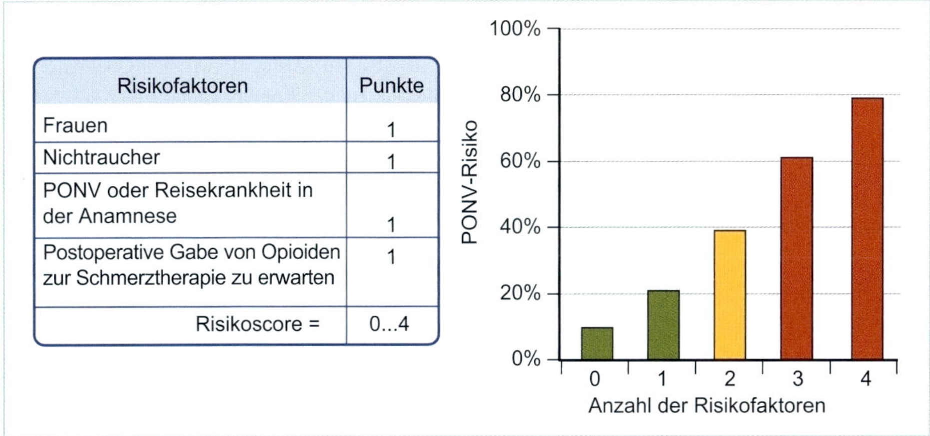

Abb. 4.1 Apfel-Score zur Ermittlung des PONV-Risikos [G054-002]

4.2 Körperliche Untersuchung

Bei der körperlichen Untersuchung fokussiert der Anästhesist auf die Untersuchung des Atemwegs, der Lunge und des kardiovaskulären Systems. Außerdem inspiziert er Punktionsstellen für erforderliche Gefäßzugänge oder die Regionalanästhesie.

4.2 Körperliche Untersuchung

Der Untersuchungsfokus sollte auf dem respiratorischen und kardiopulmonalen System liegen.

4.2.1 Untersuchung des Atemwegs

Die Untersuchung des Atemwegs und das „Airway Management" sind das tägliche Brot des Anästhesisten. Der Atemweg wird mit verschiedenen Tests untersucht. Jeder Test ist für sich nur bedingt sensitiv und spezifisch. Erst die Kombination ermöglicht eine sinnvolle Abschätzung. Manche Tests wurden auch zu Scoresystemen zusammengefügt. Am besten ist es, bei der Untersuchung immer **strukturiert vorzugehen** (➤ Tab. 4.4).

4.2.1 Untersuchung des Atemwegs

Zur Abschätzung der Atemwegsweite sollte die Untersuchung schrittweise erfolgen.

TAB. 4.4

Tab. 4.4 Strukturierte Untersuchung der Atemwege und Hinweise für eine erschwerte Atemwegssicherung

Untersuchungsablauf		Hinweis für schwierige Atemwegssicherung
1.	**Anamnese**	• Erschwerte Atemwegssicherung in der Vergangenheit, evtl. -vermerkt in einem Anästhesieausweis; Zahnschäden im Rahmen von Anästhesieverfahren • Erkrankungen wie HWS-Trauma, Morbus Bechterew
2.	**Mallampati-Score und Inspektion der Mundhöhle**	• Maximale Mundöffnung < 4 cm • Mallampati-Score III oder IV • Zahnstatus: vorstehende Schneidezähne, lockere Zähne
3.	**Oberlippen-Beiß-Test**	• Berühren der Oberlippe mit den unteren Schneidezähnen nicht möglich • Fliehendes Kinn (➤ Abb. 4.3)
4.	**HWS-Beweglichkeit und Hals**	• Kurzer, kräftiger Hals • Veränderungen der Anatomie (z. B. Hämatom, Abszess, Z. n. Neck Dissection, Z. n. Radiatio im Halsbereich) • Eingeschränkte HWS-Beweglichkeit, vor allem eingeschränkte Reklination
5.	**Patil-Test**	• ≤ 6,5 cm

Erschwerte Intubationsbedingungen können durch **klinische Tests** vorhergesehen werden, z. B. durch Sichtbarkeit von Gaumen und Uvula (Mallampati-Klassifikation), Beißen auf die Oberlippe oder den maximalen thyromentalen Abstand (Patil-Test).

Bei der **Klassifikation nach Mallampati** in der Modifikation von Samsoon und Young (➤ Tab. 4.5) wird die Einsehbarkeit von Gaumen und Uvula beurteilt. Dazu wird der Patient aufgefordert, den Mund bei gerader Kopfhaltung so weit wie möglich zu öffnen und die Zunge herauszustrecken. Wichtig ist, dass der Test ohne Phonation durchgeführt wird (kein „Ah!"-Sagen).

Beim **Oberlippen-Beiß-Test** („upper lip bite test") wird der Patient aufgefordert, mit den unteren Schneidezähnen so weit wie möglich (sanft) auf die Oberlippe zu beißen. Im Idealfall schafft es der Patient, das Lippenrot mit seinen Zähnen zu bedecken. Können seine Zähne die Lippen dagegen nicht berühren, ist dies ein starker Hinweis für eine erschwerte Intubation.

Beim **Patil-Test** (➤ Abb. 4.2) wird der thyromentale Abstand (Abstand zwischen Oberkante des Schildknorpels und Kinn) bestimmt. Dabei überstreckt der Patient den Kopf maximal.

TAB. 4.5

Tab. 4.5 Klassifikation nach Mallampati [L106]

Mallampati	I	II	III	IV
	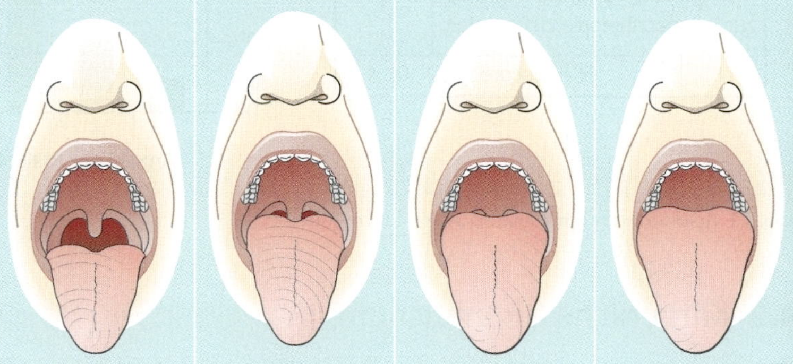			
Gaumen sichtbar?	weicher und harter Gaumen sichtbar			nur harter Gaumen sichtbar
Uvula sichtbar?	komplett sichtbar	Spitze nicht sichtbar	nur Basis sichtbar	nicht sichtbar
Seitliche Gaumenbögen sichtbar?	komplett sichtbar	teilweise sichtbar	nicht sichtbar	

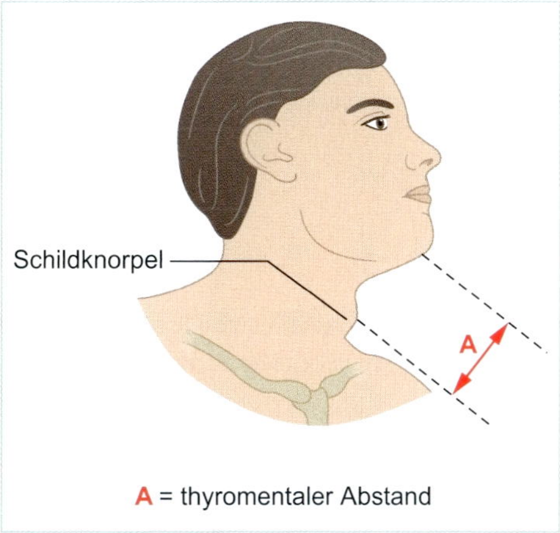

Abb. 4.2 Patil-Test (thyromentaler Abstand) [G633]

4.2.2 Untersuchung des kardiovaskulären Systems

Neben einer Beurteilung von Herzrhythmus und Herzfrequenz sind von anästhesiologischer Seite vor allem die Untersuchung auf **Zeichen der Herzinsuffizienz** und die Identifikation bislang unbekannter Herzgeräusche von Bedeutung. Der typische Untersuchungsgang umfasst:

- **Inspektion:** Zeichen der Zyanose oder Dyspnoe, Stauungszeichen (Ödeme, gestaute Halsvenen)
- **Palpation:** Herzrhythmus, Herzfrequenz, Pulsdefizit, Herzspitzenstoß
- **Auskultation:** Herztöne, Herzgeräusche, Strömungsgeräusche über den großen Blutgefäßen

Außerdem sollte eine beidseitige Blutdruckmessung erfolgen.

4.2.2 Untersuchung des kardiovaskulären Systems

Insbesondere sollte in der Untersuchung auf **Zeichen einer Herzinsuffizienz** (z. B. Zyanose, periphere Ödeme, Nykturie) und **Klappenvitien** geachtet werden.

4.2.3 Untersuchung von Lunge und Thorax

Für den Anästhesisten steht die Frage nach dem Vorliegen einer respiratorischen Insuffizienz im Vordergrund. Die körperliche Untersuchung beinhaltet:

- **Inspektion:** Atemfrequenz, Atemrhythmus, Thoraxform (z. B. Fassthorax), Trommelschlegelfinger/Uhrglasnägel, Einsatz der Atemhilfsmuskulatur, Zyanose
- **Palpation:** Klopfschall, Verschieblichkeit der Lungengrenzen
- **Auskultation:** Atemgeräusch

Zeichen der Dyspnoe sind bei Säuglingen und Kleinkindern neben einer Tachypnoe vor allem interkostale, juguläre und sternale Einziehungen bei der Inspiration sowie Nasenflügeln (Mitbewegen der Nasenflügel bei der Atmung).

4.2.3 Untersuchung von Lunge und Thorax

Eine suffiziente pulmonale Ventilation kann durch Auskultation und Perkussion getestet werden.

4.2.4 Inspektion von Punktionsstellen

Hierbei sollte das Augenmerk auf dem **Venenstatus** des Patienten liegen. Bei Kindern, die am gleichen oder am Folgetag operiert werden, hat es sich bewährt, die Punktionsstellen zu markieren.

Ist eine Regionalanästhesie, eine invasive Blutdruckmessung oder eine ZVK-Anlage vorgesehen, sollten auch die **potenziellen Punktionsstellen** in Augenschein genommen werden.

4.2.4 Inspektion von Punktionsstellen

Es sollte ein peripherer Venenstatus erhoben und auf mögliche Punktionsstellen geachtet werden.

4.3 Weiterführende Diagnostik

Weiterführende Untersuchungen sollten vor einer Anästhesie nur durchgeführt werden, wenn die **Anamnese oder körperliche Untersuchung auffällige Befunde** gezeigt oder sich der Hinweis ergeben hat, dass eine **neue Erkrankung** aufgetreten ist oder dass sich eine **bestehende Symptomatik verschlechtert** hat. In diesen Fällen können eine Anpassung und Optimierung der bisherigen Therapie Vorteile für den Verlauf bringen. Auch wenn **bestimmte Eingriffe** geplant sind, kann es sinnvoll sein, eine weiterführende Diagnostik zu indizieren.

4.3 Weiterführende Diagnostik

MERKE

Anamnese und körperliche Untersuchung sind die Grundpfeiler der Bewertung des Anästhesierisikos. Weitere Untersuchungen werden nur bei auffälligen Befunden angeordnet.
Ein generelles laborchemisches Screening oder feste Vorgaben wie „EKG bei jedem Patienten über 40" bringen fast nie zusätzliche Erkenntnisse.

MERKE

CAVE

CAVE
Notfalleingriffe dürfen nicht durch zusätzliche Untersuchungsmaßnahmen verzögert werden.

4.3.1 Laboruntersuchungen

Bei schwereren Vorerkrankungen sollte eine Labordiagnostik erfolgen.

4.3.1 Laboruntersuchungen

Ein „Standardlabor" ist bei gesunden Patienten nicht erforderlich.

Bei **Vorerkrankungen** wird die Bestimmung **bestimmter Laborparameter** empfohlen (➤ Tab. 4.6). Diese Empfehlungen gelten als Minimalstandard; in der Praxis werden meist mehr Parameter bestimmt.

TAB. 4.6

Tab. 4.6 Empfohlene präoperative Laboruntersuchungen bei Vorerkrankungen* [F201-047]

	(V. a.) Erkrankung von			
	Herz/Lungen (➤ Kap. 8.1, ➤ Kap. 8.2)	Leber (➤ Kap. 8.5)	Niere (➤ Kap. 8.4)	Blut
Hämoglobin	X	X	X	X
Leukozyten				X
Thrombozyten		X		X
Na^+, K^+	X	X	X	X
Kreatinin	X	X	X	X
ASAT, Bilirubin, aPTT, INR		X		

* Basierend auf den Empfehlungen der deutschen Fachgesellschaften für Anästhesiologie und Intensivmedizin, Innere Medizin und Chirurgie

Gerinnungsstörungen sollten anamnestisch gut abgefragt werden.

Bei schweren pulmonalen Erkrankungen kann eine arterielle oder kapilläre Blutgasanalyse (BGA) indiziert sein.

Durch das „Standardgerinnungslabor" (➤ Kap. 2.5.2) werden die häufigsten Störungen der Blutgerinnung nicht erfasst, da diese die primäre Hämostase (Thrombozytenfunktion, Von-Willebrand-Faktor) betreffen. Viel sensitiver ist eine **standardisierte Blutungsanamnese** (➤ Tab. 4.2). Ist einer der dort vermerkten Punkte positiv, sollten die Umstände genauer geklärt und der Patient z. B. einer Gerinnungsambulanz zur weiteren Diagnostik vorgestellt werden.

4.3.2 Apparative Untersuchungen

4.3.2 Apparative Untersuchungen

Die häufigsten apparativen Untersuchungen und ihre Indikation im anästhesiologischen Kontext sind ➤ Tab. 4.7 zu entnehmen.

TAB. 4.7

Tab. 4.7 Präoperative apparative Untersuchungen und ihre Indikationen

Apparative Untersuchung	Indikationen
12-Kanal-EKG	• Asymptomatische Patienten, aber – Eingriff mit hohem kardialem Risiko (Aortenchirurgie, große periphere arterielle Gefäßeingriffe) oder – Vorliegen von kardialen Risikofaktoren: Herzinsuffizienz, KHK, pAVK, zerebrovaskuläre Insuffizienz, Diabetes mellitus, Niereninsuffizienz • Symptomatische Patienten mit ischämischer Herzerkrankung, Herzrhythmusstörungen, Herzvitien, Herzinsuffizienz, ICD-Träger
Röntgen-Thorax	• Neu aufgetretene oder akut symptomatische Erkrankung, z. B. Pneumonie, Pleuraerguss, Atelektase • V. a. OP- oder anästhesierelevanten Befund, z. B. ausgeprägte Struma oder Thoraxdeformität
Echokardiografie	• Neu aufgetretene Dyspnoe unklarer Genese • Bekannte Herzinsuffizienz und Symptomverschlechterung innerhalb der letzten 12 Monate • Bislang nicht bekanntes oder nicht abgeklärtes Herzgeräusch auch bei normaler Belastbarkeit (umstritten) • Sonderform: Dobutamin-Stressechokardiografie bei Patienten mit mehreren kardiovaskulären Risikofaktoren, deren Belastbarkeit klinisch oder anamnestisch nicht überprüft werden kann
Lungenfunktion	• Neu aufgetretene bzw. V. a. akut symptomatische pulmonale Erkrankung zur Einschätzung des Schweregrads und der Therapiekontrolle
Sonografie der Halsgefäße	• Schlaganfall oder TIA in den letzten 6 Monaten • Geplanter großer arterieller gefäßchirurgischer Eingriff

4.4 Beurteilung des Anästhesierisikos

Das Anästhesierisiko wird maßgeblich durch die Vorerkrankungen des Patienten und den Umfang des Eingriffs bestimmt.

MERKE

Folgende patientenseitige Faktoren erhöhen das Anästhesierisiko entscheidend:

- KHK
- Herzinsuffizienz
- Zerebrovaskuläre Insuffizienz
- Insulinpflichtiger Diabetes mellitus
- Niereninsuffizienz

Eingriffe mit hohem Risiko für kardiale Komplikationen sind z. B. Operationen der Aorta oder kardiochirurgische Eingriffe unter Verwendung der Herz-Lungen-Maschine.

Zur Einstufung des Gesundheitszustands eines Patienten wird am häufigsten die **ASA-Klassifikation** (nach American Society of Anesthesiologists, ➤ Tab. 4.8) verwendet. Sie fasst den Gesundheitszustand des Patienten in einer Zahl zusammen. Auch wenn die Klassifikation im Laufe der Zeit **mehrfach überarbeitet** wurde, so halten sich die Inhalte älterer Versionen z. T. noch immer – z. B., dass die ASA-Klasse V bedeute, dass ein Patient mit oder ohne Operation vermutlich innerhalb von 24 h verstirbt. Dieser Punkt der Klassifikation wurde jedoch mittlerweile revidiert.

Bei **Notfalleingriffen** mit Lebensbedrohung oder Gefahr des Verlustes einer Extremität wird der Klasse ein **„E" für Emergency** angefügt.

Die ASA-Klassifikation wird für **alle Altersklassen** verwendet. Für Kinder und Schwangere gibt es eigene spezifische Beispiele.

Während die Einstufung in vielen Fällen eindeutig ist, gibt es in der täglichen Anwendung **Unsicherheiten,** vor allem bzgl. der Einstufung in die Klassen II und III.

Tab. 4.8 ASA-Klassifikation[1, 2] [H293]

ASA-Klasse	Bedeutung	Erläuterung und Beispiele (Erwachsene)
I	Gesunder Patient	Keine akute oder chronische Erkrankung
II	Patient mit leichter Allgemeinerkrankung	Keine maßgeblichen Einschränkungen des täglichen Lebens, z. B. gut eingestellte arterielle Hypertonie, gut eingestellter Diabetes mellitus, leichte Lungenerkrankung, Nikotinabusus, Übergewicht (BMI 30–40 kg/m²), „sozialer Alkoholkonsum", Schwangerschaft ohne Komplikationen (wegen physiologischer Umstellungen)
III	Patient mit schwerer Allgemeinerkrankung	Eine oder mehrere Erkrankungen mit maßgeblicher Einschränkung des täglichen Lebens, z. B. schlecht eingestellte arterielle Hypertonie, schlecht eingestellter Diabetes mellitus, COPD, Adipositas (BMI ≥ 40 kg/m²), aktive Hepatitis, Alkoholmissbrauch oder -abhängigkeit, implantierter Schrittmacher, mittelgradig eingeschränkte Ejektionsfraktion, terminale Niereninsuffizienz mit regelmäßiger Dialyse, > 3 Monate zurückliegender Myokardinfarkt, TIA/Schlaganfall, KHK, Stentimplantation
IV	Patient mit schwerer Allgemeinerkrankung, die eine ständige Lebensbedrohung darstellt	< 3 Monate zurückliegender Myokardinfarkt, TIA/Schlaganfall, KHK, Stentimplantation, fortbestehende kardiale Ischämie oder schwere Herzklappendysfunktion, hochgradig eingeschränkte Ejektionsfraktion, Schock, Sepsis, disseminierte intravasale Gerinnung (DIC), akutes Nierenversagen oder terminale Niereninsuffizienz ohne regelmäßige Dialyse
V	Moribunder Patient, der ohne Operation wahrscheinlich nicht überleben wird	Rupturiertes abdominales/thorakales Aortenaneurysma, Polytrauma, intrakranielle Blutung mit raumfordernder Wirkung, ischämische Darmerkrankung auf dem Boden einer schweren kardialen Pathologie oder einer Multiorgandysfunktion bzw. eines Multiorganversagens
VI	Hirntoter Patient, dessen Organe zur Transplantation entnommen werden	–

[1] Mod. nach www.asahq.org/standards-and-guidelines/asa-physical-status-classification-system (Stand Dezember 2020)
[2] Bei Notfalleingriffen mit Lebensbedrohung oder Gefahr des Verlustes einer Extremität wird der Klasse ein „E" für Emergency angefügt

LERNTIPP

Die ASA-Klassifikation ist ein wichtiges Werkzeug zum Abschätzen des Allgemeinzustands eines Patienten und wird daher gern abgefragt. Beim Lernen können die stufenweise zunehmende Erkrankungsschwere und Alltagsbelastung eine Hilfe darstellen.

4.4 Beurteilung des Anästhesierisikos

MERKE

Eine **allgemeine Einstufung des Gesundheitsstatus** von Patienten erlaubt die **ASA-Klassifikation** (der American Society of Anesthesiologists).

TAB. 4.8

FALLBEISPIEL

In der Prämedikationssprechstunde sehen Sie einen 62-jährigen Patienten, bei dem in 4 Tagen eine transurethrale Resektion der Prostata (TUR-P) geplant ist. Er ist 175 cm groß und wiegt 128 kg (BMI 42 kg/m^2).
Sie entnehmen der Patientenakte folgende anästhesierelevante Vorerkrankungen: arterielle Hypertonie, Diabetes mellitus Typ 2, LDL-Hypercholesterinämie, obstruktives Schlafapnoe-Syndrom mit nächtlicher CPAP-Therapie.
Die Dauermedikation des Patienten umfasst: Metoprolol 50 mg 1-0-1, Candesartan 8 mg 1-0-0, Metformin 850 mg 1-0-1, Glibenclamid 7 mg 1–0-½, Atorvastatin 20 mg 0-0-1, ASS 100 1-0-0.
Der Patient berichtet, dass er nach einer Voroperation vor etwa 5 Jahren mehrere Tage starke Halsschmerzen hatte und es nach Auskunft des Anästhesisten „nicht ganz einfach gewesen sei, den Beatmungsschlauch zu legen". Bei der Untersuchung des Atemwegs stellen Sie bei eingeschränkter Mundöffnung einen Mallampati IV fest. Der Patient kann die unteren Schneidezähne nicht vor die oberen führen. Er hat einen kurzen, massigen Hals („no neck"), und der thyromentale Abstand beträgt 6 cm. Die Reklination ist nur gering eingeschränkt. Der Patient trägt einen Vollbart.
Der Patient wohnt in der 2. Etage und kann die Treppen bis zu seiner Wohnung ohne Pause laufen. Sie gehen also von einer Belastbarkeit > 4 MET aus. Veränderungen in seiner Belastbarkeit seien ihm in letzter Zeit nicht aufgefallen. Sie sehen daher keine Veranlassung für weiterführende apparative Untersuchungen.
An Ihrem Krankenhaus wird allen Patienten ein standardisierter Fragebogen zur Gerinnungsanamnese vorgelegt. Sie sehen keine Auffälligkeiten. Der Patient hat zwar angekreuzt, dass er häufig blaue Flecken hat. Auf Nachfrage können Sie jedoch eingrenzen, dass diese dem handwerklichen Beruf des Patienten zuzuschreiben sind.
Sie stufen den Patienten in die ASA-Klasse III ein. Vor dem Hintergrund der Anamnese und der Untersuchung des Atemwegs rechnen Sie mit einer deutlich erschwerten Atemwegssicherung. Aufgrund der erhobenen Befunde und des Vollbarts gehen Sie davon aus, dass auch bereits die Maskenbeatmung herausfordernd wird. Sie empfehlen dem Patienten eine Spinalanästhesie, da dies in Ihrem Haus das übliche Vorgehen für den vorgesehenen Eingriff ist und Sie so die erschwerte Atemwegssicherung umgehen können. Der Patient ist damit einverstanden.
Sie vermerken, dass Metoprolol und Atorvastatin am OP-Tag weitergegeben werden sollen. Candesartan und Glibenclamid pausieren Sie am OP-Tag, Metformin 48 h vor dem Eingriff. In Ihrem Haus gibt es eine übergreifende SOP zur Kontrolle und ggf. Korrektur des Blutzuckerspiegels, sodass Sie diesbezüglich keine weiteren Anordnungen treffen müssen. Die Medikation mit ASS wurde vom niedergelassenen Arzt bereits pausiert. Aus anästhesiologischer Sicht hätte die Gabe fortgeführt werden können. Wenn kein anderes Antikoagulans verabreicht wird, ist die Gabe auch bei einer rückenmarksnahen Regionalanästhesie möglich. Sie notieren außerdem, dass der Patient das CPAP-Gerät auf die Station mitbringen soll. Da eine Spinalanästhesie geplant ist, gehen Sie nicht davon aus, dass ein Aufenthalt auf einer Überwachungsstation erforderlich sein wird.
Der Patient sagt, dass ihm ein bisschen „flau im Magen" sei, wenn er an die OP denke, und fragt, ob Sie ihm eine „Schlaftablette" aufschreiben könnten. Diese habe ihm bei der Vor-OP gut geholfen. Sie erläutern ihm, dass eine Prämedikation mit Benzodiazepinen nur noch in absoluten Ausnahmefällen verordnet wird und diese Medikamente aufgrund des Schlafapnoe-Syndroms außerdem kontraindiziert sind. Dies kann der Patient nachvollziehen und sagt: „Na dann, Augen zu und durch!"

4.5 Nüchternheitsgrenzen

Nüchternheit vor einer Narkose **reduziert das Aspirationsrisiko** deutlich, weshalb ein entsprechendes nahrungs- und flüssigkeitsfreies Intervall eingehalten werden muss.

TAB. 4.9

4.5 Nüchternheitsgrenzen

Ein **leerer Magen** senkt das Risiko einer Aspiration beim Erlöschen der Schutzreflexe deutlich. Vor jedem Anästhesieverfahren wird daher empfohlen, ein Intervall einzuhalten, in dem ein Patient **weder Nahrung noch Getränke** zu sich nimmt. Dieser Zeitraum wird als Nüchternheit bezeichnet (➤ Tab. 4.9).

Tab. 4.9 Empfohlene Nüchternheitszeiten vor operativen Eingriffen*

	Klare Flüssigkeiten	Feste Nahrung, Milch
Erwachsene	2 h	6 h
Kinder > 1 Jahr		6 h
Säuglinge		Muttermilch 4 h, feste Nahrung/Brei/Kuhmilch 6 h

* Tabletten können mit einem Schluck Wasser zu jeder Zeit vor dem Eingriff eingenommen werden.

Nüchternheit wird **vor jedem Anästhesieverfahren** empfohlen, also nicht nur vor Allgemeinanästhesien, sondern auch vor einer (Analgo-)Sedierung oder einer Regionalanästhesie, da es jederzeit erforderlich sein kann, eine Vollnarkose einzuleiten.

Die Schlussfolgerung, es könnte womöglich besser sein, den Patienten über den empfohlenen Zeitraum hinaus nüchtern zu lassen, um das Aspirationsrisiko noch weiter zu verringern, ist nicht korrekt. Vielmehr überwiegen dann die **Nebenwirkungen der Nüchternheit.**

Bei vital bedrohlichen Eingriffen versucht der Anästhesist, die fehlende Nüchternheit durch eine Regionalanästhesie zu umgehen, oder führt bei einer Allgemeinanästhesie eine Rapid Sequence Induction (RSI, ➤ Kap. 5.3) durch. Dies gilt auch für Krankheiten, die mit einer verzögerten Magenentleerung einhergehen.

Bei Kindern weiß man, dass ein **Trauma die Magenentleerung verzögert.** Daher wird als Nüchternheitszeit bei verunfallten Kindern der Abstand zwischen der letzten Nahrungsaufnahme und dem Unfallereignis gezählt.

4.6 Umgang mit Dauermedikation

Die Dauermedikation des Patienten kann mit den Medikamenten interagieren, die während einer Anästhesie verabreicht werden, oder im Rahmen der intraoperativen Volumenverschiebungen, der Nahrungskarenz oder des perioperativen Stressstoffwechsels nachteilig sein. Diese Medikamente müssen daher perioperativ pausiert werden. Gleichzeitig gibt es zahlreiche Medikamente wie Betablocker, die perioperativ unbedingt weitergegeben werden sollen, weil das Absetzen zu schwerwiegenden Komplikationen führen kann. Den Umgang mit den wichtigsten Medikamenten zeigt ➤ Tab. 4.10.

Tab. 4.10 Empfehlungen zum Umgang mit perioperativer Dauermedikation

Medikamentengruppe	Perioperatives Vorgehen	Bemerkungen
Betablocker, Ca^{2+}-Antagonisten, Nitrate, Molsidomin, α_2-Agonisten, Digitalis	Fortführen	Absetzen kann zu Rebound-Phänomenen führen
ACE-Hemmer, AT_1-Antagonisten	Individuelle Abwägung	• In Verbindung mit Anästhetika, bei Sympathikolyse und bei Volumenverschiebungen therapieresistente Hypotonien möglich • Bei kleinen Eingriffen weitergeben, bei großen Eingriffen, zu erwartendem hohem Volumenumsatz oder rückenmarksnaher Regionalanästhesie (Sympathikolyse) am OP-Tag pausieren
Diuretika	Am OP-Tag pausieren	Fortführen, wenn Patient hypervoläm oder Diuretika wegen Niereninsuffizienz verordnet
Pulmonale Antiobstruktiva, Bronchodilatanzien	Fortführen	Beim Absetzen ↑ Risiko für Bronchospasmus und Lungenversagen
Metformin	48 h präoperativ pausieren	• Gefahr der Laktatazidose (↑ Risiko bei Niereninsuffizienz) • Bei kleinen Eingriffen evtl. präoperative Pause von 24 h ausreichend
Andere orale Antidiabetika und GLP1-Agonisten	Am OP-Tag pausieren	Beim Fortführen Gefahr der Hypoglykämie
Insulin	Fortführen in angepasster Dosis	• Bei konventioneller Insulintherapie Dosierung des Mischinsulins morgens um 50 % reduzieren • Bei intensivierter Insulintherapie morgens übliche Dosis oder Reduktion um 20–50 % des Basalinsulins • Regelmäßige Blutzuckerkontrollen (alle 2–3 h präoperativ)
Statine	Fortführen	• Fortführen vorteilhaft wegen plaquestabilisierender und antiinflammatorischer Wirkung • Bei gefäßchirurgischen Patienten Medikation 14 Tage präoperativ beginnen, wenn noch nicht Teil der Dauermedikation
Steroide	Fortführen	• Absetzen kann zu Addison-Krise führen (Hypotonie, Schock, Vigilanz ↓) • Bei Patienten mit einer Dauermedikation ≥ 5 Tage wird eine zusätzliche „Stressdosis" in Abhängigkeit vom Eingriff empfohlen: – Bei kleinen operativen Eingriffen: 25 mg Hydrocortison zu OP-Beginn – Bei mittleren Eingriffen: 100 mg Hydrocortison über 24 h – Bei großen operativen Eingriffen: 100 mg Hydrocortison über 24 h, am Folgetag 50 mg über 24 h, am 3. postoperativen Tag 25 mg Hydrocortison
Antikoagulanzien, Thrombozytenaggregationshemmer	Individuelle Abwägung	Abwägung zwischen Blutungsrisiko und Risiko für thromboembolische Ereignisse in Kooperation mit dem Operateur
Antikonvulsiva	Fortführen	Evtl. ↑ Bedarf an Muskelrelaxanzien und Opioiden
Trizyklische Antidepressiva, MAO-Hemmer der 2. Generation (reversibel), SSRI, SNRI	Fortführen	• Entzugserscheinungen beim Absetzen möglich • Medikamente, die ebenfalls Einfluss auf das serotonerge System nehmen (z. B. Ephedrin, Tramadol, Pethidin, Pentazocin), sind absolut kontraindiziert, da lebensbedrohliches Serotonin-Syndrom möglich • Zahlreiche Interaktionen durch Metabolisierung über CYP_{450}-System möglich
MAO-Hemmer der 1. Generation (irreversibel)	14 Tage präoperativ umstellen	Umstellung auf reversible MAO-Hemmer in Kooperation mit Psychiatern
Neuroleptika	Fortführen	**Cave:** QTc-Zeit ↑
Lithium	Individuelle Abwägung	• Bei kleinen Eingriffen fortführen (Spiegelkontrolle) • Bei großen Eingriffen 72 h präoperativ pausieren • **Cave:** verlängerte Wirkung von Muskelrelaxanzien, geringere Anästhetikadosis erforderlich, kardiale Erregungsbildung und -leitung ↑
Antiparkinson-Medikamente	Fortführen	• Absetzen kann zur akinetischen Krise mit Bewegungsunfähigkeit, Gefahr von Pneumonien und respiratorischem Versagen führen • Wegen der kurzen Wirkdauer bei längeren Eingriffen über Magensonde verabreichen • Keine Gabe von Serotoninantagonisten, Metoclopramid oder Droperidol

4.6 Umgang mit Dauermedikation

Manche Medikamente in der **Dauertherapie** von Patienten können **negative Auswirkungen auf eine Narkose oder den Patientenzustand während und nach einer OP** haben, sodass diese Substanzen vor einem Eingriff pausiert werden.
Andere Substanzen hingegen können (und sollten sogar) perioperativ weiterverabreicht werden.

TAB. 4.10

4.7 Medikamentöse Prämedikation

Bei großer Angst vor einer Narkose oder Operation kann **ausgewählten Patienten eine sedierende Medikation** verabreicht werden. Dies erhöht jedoch das postoperative Delirrisiko.

MERKE

Durch präoperative Gabe von Histamin-Antagonisten und Kortikoiden kann einem erhöhten Allergierisiko entgegengewirkt werden.

ABB. 4.3

4.8 Auswahl des Anästhesieverfahrens

Die Auswahl des Anästhesieverfahrens sollte **partizipativ,** d. h. unter Berücksichtigung des Patientenwunsches, geschehen.

4.7 Medikamentöse Prämedikation

Die Angst vor einer Operation oder Narkose ist nur allzu leicht nachvollziehbar. Bis vor einigen Jahren haben daher beinahe alle Patienten am OP-Tag bzw. kurz vor dem Eingriff eine anxiolytische Medikation erhalten. Meist wurden hierfür Benzodiazepine wie Midazolam eingesetzt.

Mittlerweile werden diese Medikamente deutlich weniger flächendeckend angewendet. Denn es konnte gezeigt werden, dass eine Anxiolyse in vielen Fällen nicht erreicht wurde. Dagegen traten aber insbesondere bei älteren Patienten vermehrt Nachteile wie eine Verlängerung der Aufwachzeit oder eine prodelirogene Wirkung in den Vordergrund.

MERKE

Eine sedierende Prämedikation mit Benzodiazepinen sollte nur bei Angstpatienten und unter Abwägung von Nutzen und Risiko verordnet werden.
Bei Patienten mit Bewusstseinsstörung oder hämodynamischer Instabilität ist eine sedierende medikamentöse Prämedikation absolut kontraindiziert.

In bestimmten Fällen kommen auch andere Medikamente zur Prämedikation in Betracht:

- **Erhöhtes Aspirationsrisiko:** Antazida ohne Partikel, PPI, H_2-Blocker, Metoclopramid
- **Allergische Diathese:** H_1- und H_2-Blocker, ggf. Kortikoide

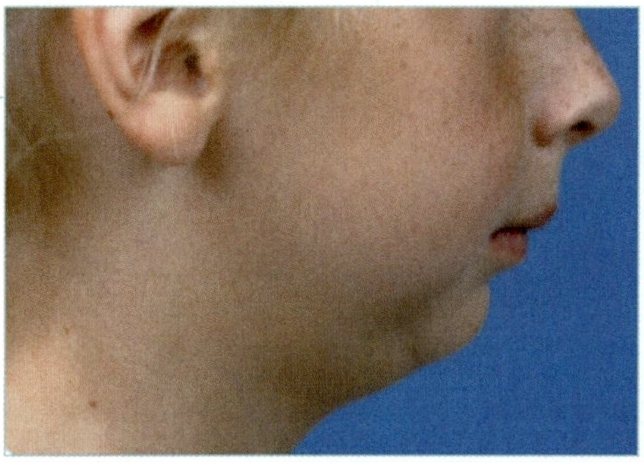

Abb. 4.3 Ein fliehendes Kinn wie hier bei einem Mädchen mit Pierre-Robin-Syndrom kann ein Zeichen für eine erschwerte Atemwegssicherung darstellen. [E1100]

4.8 Auswahl des Anästhesieverfahrens

Der Anästhesist hat die Aufgabe, dem Patienten mögliche geeignete Anästhesieverfahren zu erläutern und ihn damit in die Lage zu versetzen, eine eigenständige Wahl zu treffen. Die Auswahl hängt dabei sowohl von den patienteneigenen Faktoren (z. B. Vorerkrankungen, Nüchternheit) als auch vom geplanten Eingriff ab (➤ Abb. 4.4). So werden laparoskopische Eingriffe bis auf wenige Ausnahmen in Allgemeinanästhesie durchgeführt.

DER AMBULANTE PATIENT

Durch die Entwicklung schonenderer OP-Techniken, die Verfügbarkeit kurzwirksamer und gut steuerbarer Anästhetika und nicht zuletzt durch gesetzliche Vorgaben („ambulant vor stationär") werden heute ca. 25 % der operativen Eingriffe ambulant durchgeführt. In einigen Fachgebieten wie der Augenheilkunde liegt die Quote noch höher.
Bei einer ambulanten Operation sucht der Patient die Behandlungseinrichtung i. d. R. am Morgen auf, wird im Laufe des Tages operiert und am Nachmittag oder Abend in Begleitung entlassen.
Nicht jeder Eingriff ist ambulant durchführbar, weshalb bei der Entscheidung für eine ambulante Operation immer die folgenden Aspekte zu berücksichtigen sind:

- Operativ: z. B. minimales Nachblutungsrisiko, keine spezielle postoperative Pflegebedürftigkeit
- Medizinisch: z. B. ASA-Risikoklasse I oder II, nach Entscheidung des Anästhesisten auch ASA III, BMI < 40 m/kg^2
- Sozial: Begleitperson für Heimtransport und für die postoperative Überwachung zu Hause vorhanden, Wohnung mit Minimalstandard

Für die Anästhesie gilt, dass bei erwachsenen Patienten üblicherweise auf eine medikamentöse Prämedikation verzichtet wird und für die Narkose kurzwirksame Substanzen bevorzugt werden. Es gelten die üblichen Nüchternheitsgrenzen. Die Verfahren und Medikamente, die am häufigsten für ambulante Eingriffe eingesetzt werden, sind in ➤ Tab. 4.11 dargestellt.
Ein besonderes Augenmerk muss auf die Prophylaxe von Übelkeit und Erbrechen sowie auf eine suffiziente Schmerztherapie gelegt werden, denn diese Komplikationen führen am häufigsten zu einer verzögerten Entlassung oder dazu, dass am Ende doch ein stationärer Aufenthalt notwendig wird.

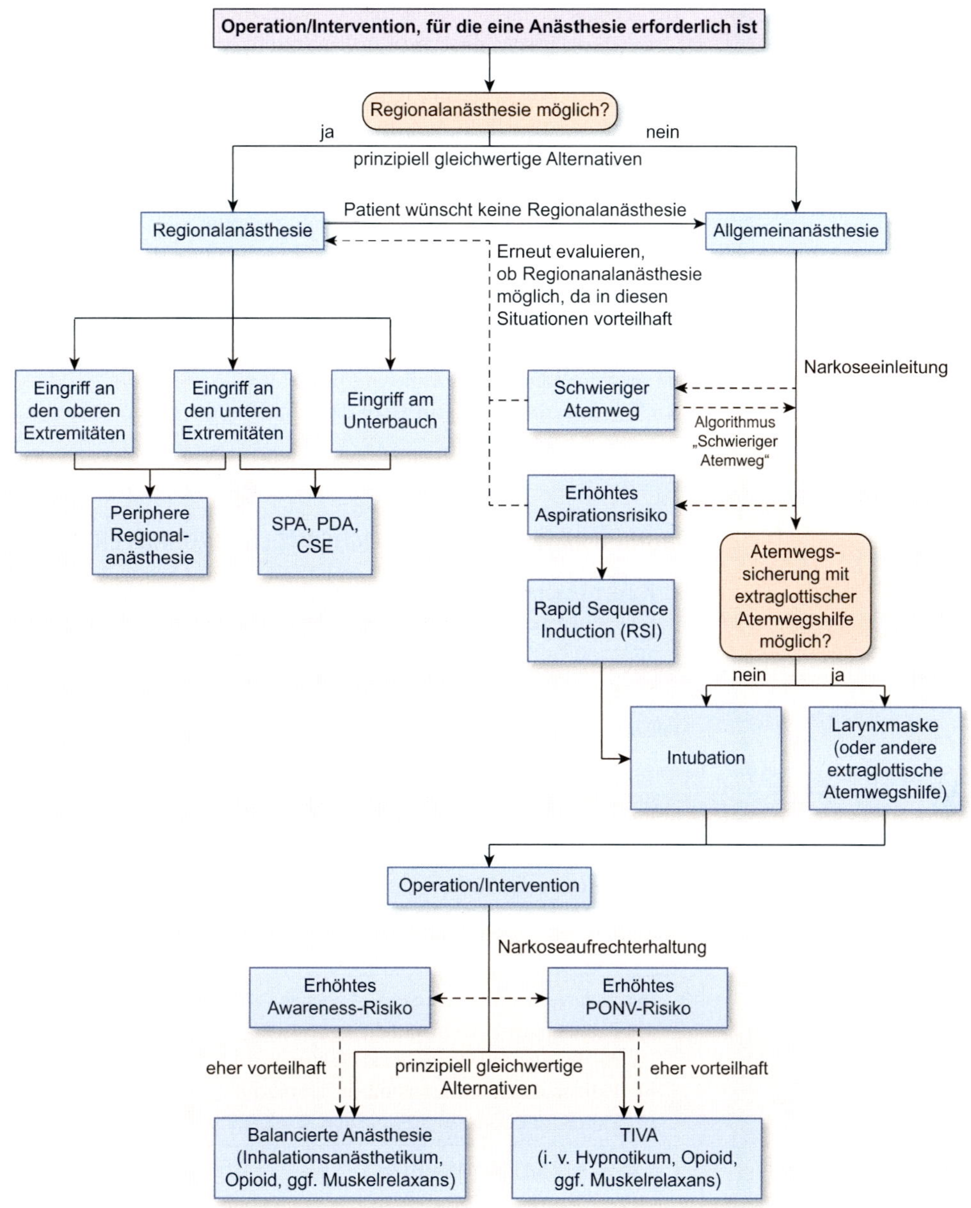

Abb. 4.4 Flussschema zur Auswahl des Narkoseverfahrens [L231]

Tab. 4.11 Verfahren und Medikamente, die am häufigsten für ambulante Eingriffe eingesetzt werden

Narkoseverfahren	Allgemeinanästhesie, periphere Regionalanästhesie, Spinalanästhesie
Atemwegssicherung bei Allgemeinanästhesie	Häufiger Larynxmaske als Endotrachealtubus
Hypnotikum	Propofol, Etomidat, Esketamin
Inhalationsanästhetikum	Sevofluran, Desfluran
Opioid	Remifentanil, Alfentanil, Sufentanil
Muskelrelaxans	Mivacurium

TAB. 4.11

4.9 Rechtsgültige Aufklärung

Jeder Patient muss vor einem Anästhesieverfahren rechtsgültig aufgeklärt werden und in das Verfahren einwilligen. Eine Anästhesie stellt sonst eine Körperverletzung dar. Aufklärung und Einwilligung werden üblicherweise schriftlich dokumentiert.

Die Aufklärung muss i. d. R. bis zum Vorabend des Eingriffs erfolgen. Ausgenommen sind Notfalleingriffe, für die je nach Dringlichkeit eine Einwilligung unmittelbar vor der Narkose oder ggf. auch keinerlei Einwilligung erforderlich ist. Bei einem bewusstlosen Patienten wird angenommen, dass er behandelt werden will (mutmaßlicher Patientenwille), es sei denn, es liegt eine anderslautende Verfügung vor.

4.9 Rechtsgültige Aufklärung

Die Aufklärung eines Patienten über ein Anästhesieverfahren ist ebenso verpflichtend wie seine Aufklärung über einen operativen Eingriff und beinhaltet **typische Nebenwirkungen und Komplikationen** des Eingriffs. Dabei ist dem Patienten **genügend Bedenkzeit** einzuräumen. In **Notfallsituationen** ist selbstverständlich **keine Aufklärung vonnöten;** es sollte sofort die akute Gefährdungslage abgewendet werden.

Der Anästhesist muss im Aufklärungsgespräch grundsätzlich über alle möglichen Anästhesieverfahren informieren, auch wenn diese nicht an dem entsprechenden Krankenhaus durchgeführt werden.

Nicht die Häufigkeit entscheidet, ob ein Risiko im Aufklärungsgespräch erwähnt werden muss, sondern die Frage, ob die Komplikation für das Verfahren typisch ist. Eine Querschnittlähmung nach einem rückenmarksnahen Anästhesieverfahren ist zum Glück äußerst selten, aber eben typisch. Das Aufklärungsgespräch sollte auf die patientenspezifischen Risiken eingehen, z. B. ein erhöhtes Risiko für Zahnverlust bei lockeren Zähnen.

Bei Kindern müssen beide Elternteile in die Durchführung des Anästhesieverfahrens einwilligen. Bei kleineren Eingriffen reicht es allerdings aus, wenn ein Elternteil die Einwilligung des anderen bestätigt.

Einwilligungsfähigkeit ist nicht das Gleiche wie Geschäftsfähigkeit. Ab dem Alter von ca. 14 Jahren können Jugendliche bei kleineren Interventionen selbst einwilligen. Der Anästhesist muss sich aber von der Einwilligungsfähigkeit überzeugen (Kann der Jugendliche die Tragweite der Entscheidung überblicken?) und diese auch dokumentieren.

Bei Patienten, die im Aufgabenkreis der Gesundheitssorge betreut sind, muss der Betreuer in das Anästhesieverfahren einwilligen.

IMPP-Schwerpunkte

!!! Nüchternheitsgrenzen, Untersuchung des Atemwegs, ASA-Klassifikation

!! Umgang mit Dauermedikation, Indikation für weiterführende Diagnostik

! Apfel-Score

ÜBUNGSFRAGEN FÜRS MÜNDLICHE MIT LÖSUNGSHILFEN

1. Bei der Untersuchung des Atemwegs eines Patienten wollen Sie den Mallampati-Score erheben. Sie können den weichen und harten Gaumen sehen. Die Uvula ist sichtbar, nicht jedoch ihre Spitze, und die seitlichen Gaumenbögen sind nur teilweise sichtbar. Welchen Scorewert geben Sie an?

Mallampati II

2. Ein bettlägeriger Patient soll sich einem großen operativen Eingriff unterziehen. Er leidet an arterieller Hypertonie, KHK sowie Diabetes mellitus Typ 2. Sie können seine Belastbarkeit klinisch und anamnestisch nicht abschätzen. Welche Untersuchung hilft Ihnen am ehesten bei der Abschätzung weiter?

Echokardiografie, ggf. mit Dobutamin-Stressechokardiografie

3. In welche ASA-Klasse ordnen Sie folgende Patienten ein?
   a) Patient nach Verkehrsunfall mit beidseitigem Hämatopneumothorax, Milzruptur, Beckenringfraktur und Oberschenkelfraktur links
   b) Patient ohne Vorerkrankungen, der raucht
   c) Patient mit Diabetes mellitus und HbA_{1c} 11,0 % (97 mmol/mol)

a) ASA V, b) ASA II, c) ASA III

4. Bei einem Patienten ist eine Whipple-OP geplant. Er nimmt seit 1 Jahr unverändert Betablocker, ACE-Hemmer, Kortison sowie Serotonin-Noradrenalin-Wiederaufnahmehemmer ein. Wie verfahren Sie für die vorgesehene Operation mit der Dauermedikation?

Betablocker unverändert fortführen, ACE-Hemmer pausieren, Kortison weiter plus „Stressdosis" (zusätzliches Hydrocortison 100 mg am OP-Tag über 24 h, am Folgetag 50 mg über 24 h, dann 25 mg), SNRI fortführen (**cave:** kein Ephedrin, Tramadol, Pethidin oder Pentazocin).

5. Sie führen das Aufklärungsgespräch für eine Hüft-TEP. Vor Ihnen sitzt
   a) ein 65-jähriger Mann: Er raucht, hat bei Vornarkosen niemals PONV erlebt und keine Reisekrankheit.
   b) eine 65-jährige Frau: Sie ist Nichtraucherin, hat bei mehreren Vornarkosen Übelkeit verspürt und sich bei einigen auch übergeben müssen.

   Wie viele Risikofaktoren nach dem Apfel-Score haben die beiden Patienten?

a) 1 (postoperative Opioidgabe zur Schmerztherapie zu erwarten)
b) 4 (alle Risikofaktoren positiv)

6. Nach einem Sturz von einer Schaukel soll ein Kind operativ versorgt werden. Es hat um 9 Uhr gefrühstückt, der Unfall ist um 11 Uhr geschehen. Zum Zeitpunkt der Einleitung der Allgemeinanästhesie ist es 15 Uhr. Gilt das Kind als nüchtern? Was tun Sie?

Das Kind gilt nicht als nüchtern, da zwischen Nahrungsaufnahme und Trauma nur 2 h lagen. Sie führen eine RSI zur Narkoseeinleitung durch.

KAPITEL

5 Allgemeinanästhesie

Lars Töpfer

Die Vorstellung, das Bewusstsein oder gar die Kontrolle über die eigenen Bewegungen zu verlieren, löst bei vielen Menschen Angst aus. Dennoch ist genau dieser Zustand für die erfolgreiche Durchführung vieler chirurgischer Eingriffe erwünscht, ja sogar nötig. Die Planung und Durchführung solcher Narkosen ist die tägliche Aufgabe der Anästhesiologie, ohne die unsere moderne medizinische Versorgung nicht denkbar wäre. Dabei ist jede Narkose, egal ob bei einer Darmspiegelung oder Herzoperation, ein eigenes kleines Kunststück, das pharmakologisch genau auf den Patienten maßgeschneidert und in enger Zusammenarbeit mit den jeweiligen chirurgischen und interventionellen Fachbereichen umgesetzt wird. In diesem Kapitel lernst du die Grundbausteine einer Narkose kennen und erfährst, wie sie in der Routine- oder Notfallsituation zusammenzusetzen sind. Dies ist nicht nur im Hinblick auf die Vielfalt an pharmakologischen Tricks spannend, sondern ist auch die Grundlage, um Patienten aller medizinischen Fachbereiche sicher durch komplizierte Eingriffe zu leiten.

5.1 Ziele einer Allgemeinanästhesie und Möglichkeiten der Narkoseführung

Mit einer Allgemeinanästhesie (Vollnarkose) sollen grundsätzlich drei Ziele erreicht werden:

- **Bewusstseinsverlust und Amnesie:** Der Patient soll in einen tiefschlafähnlichen Zustand versetzt werden und auch später keine Erinnerung an den Eingriff haben.
- **Schmerzfreiheit:** Zahlreiche Phasen eines operativen Eingriffs führen zu einer Aktivierung von Nozizeptoren. Der Patient soll jedoch keinen Schmerz verspüren.
- **Vermeidung von (unwillkürlichen) Muskelbewegungen und Reflexen:** Abwehrbewegungen können auch bei einer tiefen Bewusstlosigkeit auftreten, gefährden aber den Patienten, das Operationspersonal und natürlich das Operationsergebnis.

Eine Allgemeinanästhesie wurde erstmals durch die Narkotika Ether bzw. Chloroform möglich. Dazu tropfte man das Narkotikum auf ein Stück Stoff, das auf ein speziell geformtes Drahtgeflecht (Schimmelbusch-Maske ➤ Abb. 5.1) über Mund und Nase des Patienten gelegt wurde. Dort verdampfte das Narkotikum, der Patient atmete die Dämpfe ein und wurde so in Narkose versetzt. Mit Ether und Chloroform wurden alle oben genannten Ziele durch nur eine Substanz erreicht. Man nennt diese Art der Allgemeinanästhesie daher auch Mononarkose.

5.1 Ziele einer Allgemeinanästhesie und Möglichkeiten der Narkoseführung

Eine **Allgemeinanästhesie** soll Patienten von schweren medizinischen Eingriffen abschirmen. Hierfür greifen Narkotika pharmakologisch auf der Ebene von **Bewusstsein, Schmerzwahrnehmung** und **Muskeltonus** an.

Meist werden mehrere Substanzen für eine Narkose eingesetzt. Eine Mononarkose mit nur einem Anästhetikum ist heutzutage die Ausnahme.

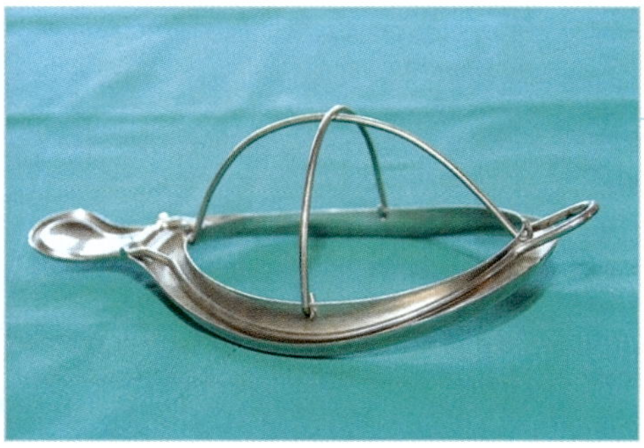

Abb. 5.1 Schimmelbusch-Maske [O646]

ABB. 5.1

So einfach sich eine Mononarkose in der Theorie anhört, so schwierig war die praktische Durchführung. Das optimale Narkosestadium war schwer zu erreichen; zudem waren die Substanzen Ether und Chloroform nicht ungefährlich.

Heutzutage wird daher eine **Kombination verschiedener Substanzen** eingesetzt. Dadurch sind Allgemeinanästhesien heute viel besser und individuell steuerbar, risikoarm und gut verträglich. Die dafür in der modernen Anästhesie verwendeten Medikamente sind in ➢ Tab. 5.1 aufgeführt.

Tab. 5.1 In der modernen Anästhesie eingesetzte Medikamente

Ziel	Heutzutage eingesetzte Medikamente
Bewusstseinsverlust, Amnesie	Hypnotika (➢ Kap. 1.1) und/oder Inhalationsanästhetika (➢ Kap. 1.2)
Schmerzfreiheit	Hochpotente Opioide (➢ Kap. 1.3.2)
Muskelrelaxation, Areflexie	Muskelrelaxanzien (➢ Kap. 1.5) *Eine Muskelrelaxation ist nur bei bestimmten Eingriffen oder zur Verbesserung der Intubationsbedingungen erforderlich, da Hypnotika, Inhalationsanästhetika und Opioide ebenfalls eine gewisse Muskelerschlaffung bewirken.*

Eine Vollnarkose kann entweder **total intravenös** (sog. TIVA) oder **balanciert** (intravenöser Beginn und inhalative Aufrechterhaltung) erfolgen.
Beide Ansätze haben je eigene Vor- und Nachteile.

In den meisten Fällen wird eine Vollnarkose **intravenös eingeleitet** und dann entweder als
- **balancierte Anästhesie** oder als
- **totale intravenöse Anästhesie (TIVA)** fortgesetzt.

Die dafür verwendeten Pharmaka sind in ➢ Abb. 5.2 dargestellt.

ABB. 5.2

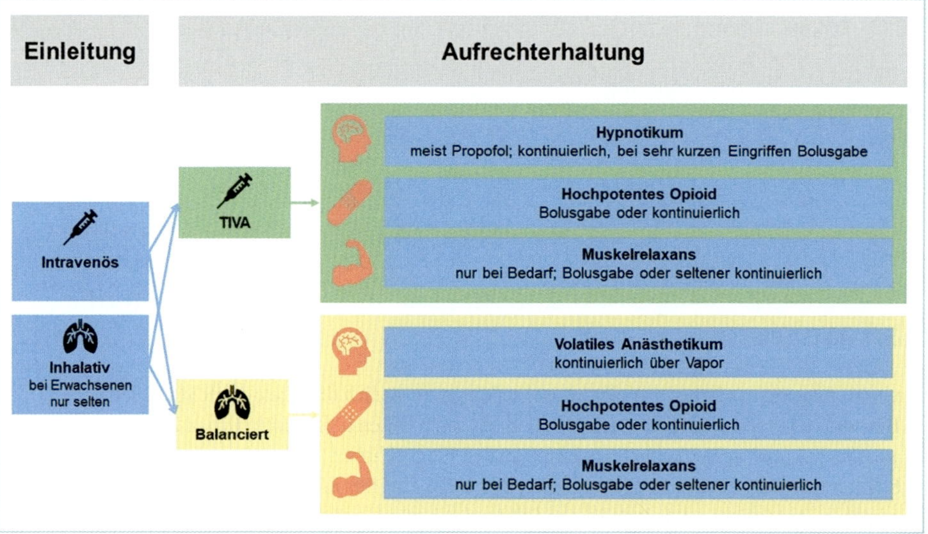

Abb. 5.2 Für die balancierte Anästhesie und die totale intravenöse Anästhesie (TIVA) eingesetzte Medikamente [O647]

Prinzipiell sind die balancierte Anästhesie und die TIVA als gleichwertig anzusehen. Die Begriffsdefinition sowie die Vor- und Nachteile der einzelnen Verfahren sind in ➢ Tab. 5.2 zusammengefasst. Diese resultieren aus technischen Aspekten sowie aus den Charakteristika der jeweils verwendeten Medikamente.

TAB. 5.2

Tab. 5.2 Begriffsdefinition sowie Vor- und Nachteile von balancierter Anästhesie und TIVA

	Balancierte Anästhesie	TIVA
Definition	Aufrechterhaltung der Narkose durch Inhalationsanästhetika und/oder Lachgas in Kombination mit Opioiden	Aufrechterhaltung der Narkose durch kontinuierliche Infusion (seltener auch Bolusgabe) eines i. v. Anästhetikums
Vorteile	• Messung der Konzentration des Inhalationsanästhetikums in der Ausatemluft (endtidale Konzentration) möglich, die annähernd der Konzentration im Blut entspricht • Abbau der modernen Inhalationsanästhetika weitgehend unabhängig von Leber- oder Nierenfunktion • Inhalationsanästhetika haben vergleichsweise gute muskelrelaxierende Eigenschaften	• Reduziert das PONV-Risiko • (Beinahe) überall durchführbar, wo eine Möglichkeit zur Überwachung und Beatmung besteht • Sichere Anästhesie bei Eingriffen an den Atemwegen (z. B. Bronchoskopien oder Jet-Ventilation) • Bei maligner Hyperthermie sicher einsetzbar, da keine Triggersubstanzen verwendet werden • Keine Raumluftbelastung
Nachteile	• Erhöht das PONV-Risiko • Verdampfer und Narkosegasabsaugung erforderlich • Triggersubstanzen für maligne Hyperthermie • Raumluftbelastung • Bei Kindern manchmal Exzitationsphase in der Aufwachphase („emergence delirium")	• Konzentration nicht messbar, daher Unterdosierung oder unbemerkte Kumulation möglich • Unterbrechung der Narkose (z. B. durch paravenös laufende Venenverweilkanüle) kann unbemerkt bleiben

MERKE

Ob sich ein Anästhesist für eine balancierte Anästhesie oder eine TIVA entscheidet, ist von den verfügbaren technischen Voraussetzungen, dem geplanten Eingriff und seiner Erfahrung mit den Verfahren abhängig. Sie sollten aber die Indikationen kennen, bei denen das eine Verfahren vorteilhafter ist als das andere:

- **Maligne Hyperthermie:** Bei einem anamnestischen Hinweis auf eine maligne Hyperthermie oder verwandte Muskelerkrankungen darf ausschließlich eine TIVA ohne Verwendung von Triggersubstanzen (➤ Kap. 7.7) durchgeführt werden.
- **Hohes PONV-Risiko:** Bei einem erhöhten Risiko für postoperative Übelkeit und Erbrechen (➤ Kap. 7.4) ist eine TIVA vorteilhaft, da Inhalationsanästhetika und Lachgas das PONV-Risiko erhöhen.
- **Intrakranielle Eingriffe:** Propofol senkt den intrakraniellen Druck, während durch Inhalationsanästhetika in hoher Dosierung (> 1 MAC) die Hirngefäße geweitet werden und der intrakranielle Druck steigen kann. Eine TIVA ist daher vorteilhaft.
- **Asthma bronchiale:** Aufgrund ihres bronchodilatativen Effekts sind die Inhalationsanästhetika Sevofluran und Isofluran vorteilhaft.
- **Kein i. v. Zugang vorhanden:** Dies betrifft meist Kinder und i. d. R. auch nur die Phase der Narkoseeinleitung. Hier ist eine inhalative Narkoseeinleitung mit Sevofluran möglich. Desfluran oder Isofluran sind wegen ihres stechenden Geruchs nicht geeignet.

MERKE

Die größte „Schwäche“ einer TIVA ist die fehlende Möglichkeit, die Konzentration im Blut bzw. im Gehirn als Zielorgan zu messen. Um dem beizukommen, wird zum einen häufig ein EEG-basiertes Narkosetiefenmonitoring (➤ Kap. 3.4.3) empfohlen. Zum anderen wird in einigen Kliniken eine sog. Target-Controlled Infusion (TCI) eingesetzt. Hierzu wird die gewünschte Zielkonzentration in eine spezielle TCI-Spritzenpumpe eingebracht. Diese berechnet und reguliert dann anhand eines pharmakologischen Modells die erforderliche Dosierung.

Um die Tiefe einer Narkose zu bestimmen, kann eine EEG-Messung erfolgen.
Bei der genauen Dosierung der Narkotika helfen theoretische pharmakologische Modelle („target-controlled infusion“).

CAVE

Behalten Sie den venösen Zugang, über den Propofol und das Opioid verabreicht werden, bei einer TIVA immer im Blick! Ihr Patient könnte sonst bei Dislokation der Venenverweilkanüle oder durch das unabsichtliche Lösen einer der Verbindungen der Infusionsleitungen unerwartet wach werden.
Im Alltag ist das manchmal nicht einfach, wenn z. B. für eine Operation beide Arme eng an den Körper angelagert werden und der Zugang durch sterile Tücher verdeckt ist. In solchen Fällen kann es sich anbieten, einen Zugang an den Beinen oder in die V. jugularis externa zu legen und vor der Narkoseausleitung wieder zu entfernen.

CAVE

Neben der balancierten Anästhesie und der TIVA gibt es noch weitere Anästhesieverfahren, die aber in der Praxis (fast) nicht mehr eingesetzt werden:

- (Modifizierte) Neuroleptanästhesie (NLA): eher eine Form der Analgosedierung; klassische Neuroleptanästhesie mit einer Kombination aus Neuroleptikum, Opioid und Lachgas, bei der modifizierten NLA wird statt des Neuroleptikums ein Benzodiazepin verabreicht.
- Monoanästhesie mit Opioiden: hoch dosierte Opioidgabe, früher manchmal bei kardiochirurgischen Eingriffen wegen der besseren hämodynamischen Stabilität (aber leider um den Preis einer hohen Rate intraoperativer Wachheit).

Selten kommen auch **andere Anästhesieverfahren,** u. a. mit Opioiden und Neuroleptika, zum Einsatz.

5.2 Ablauf einer Allgemeinanästhesie

5.2 Ablauf einer Allgemeinanästhesie

Im Folgenden wird der typische Narkoseablauf für einen elektiven Eingriff beschrieben.

5.2.1 Vorbereitung

Nach der Begrüßung des Patienten im Einleitungsraum fragt die Anästhesiepflegekraft oder der Anästhesist zunächst die **präoperative Checkliste** ab. Dazu wird der Patient i. d. R. zunächst nach seinem Namen und dem geplanten Eingriff und ggf. der zu operierenden Körperseite gefragt. Außerdem sieht der Anästhesist das während der Prämedikationsvisite ausgefüllte Protokoll durch und erfragt nochmals vorliegende Allergien und die letzte Nahrungsaufnahme. Ergeben sich auch jetzt keine Kontraindikationen für die Anästhesie, wird das **Basismonitoring** (➤ Kap. 3.4.2) angeschlossen und eine **periphere Venenverweilkanüle** gelegt.

Die benötigten Medikamente werden aufgezogen und die Spritzen beschriftet. Anästhesist und Anästhesiepflegekraft prüfen, ob die Ausrüstung vollständig und funktionsfähig ist.

Für die **Überprüfung des Narkosegeräts** gehen Sie wie folgt vor:

- Ist ein Handbeatmungsbeutel am Narkosegerät vorhanden?

5.2.1 Vorbereitung

Eine Vollnarkose ist immer auf den jeweiligen Patienten ausgerichtet. Ihre **Vorbereitung** umfasst:

- Abgleich der Patienten- und OP-Daten
- Basismonitoring
- Anlegen eines Venenzugangs
- Überprüfung der Narkosegeräte

- Beatmungsmodus auf „manuell/spontan" und das Druckbegrenzungsventil („APL-Ventil") auf 30 cmH_2O stellen
- Frischgasfluss einschalten (z. B. auf 12 l/min mit FiO_2 1,0)
- Verschließen des Patientenanschlussstücks mit der einen Hand, Handbeatmungsbeutel des Narkosegeräts in die andere Hand nehmen
- O_2-Flush-Taste gedrückt halten
- Damit beginnt der eigentliche „Druck- und Flusstest" (PaF-Test für „Pressure and flow"-Test). Wenn der Beatmungsbeutel des Anästhesiegeräts zusammengedrückt wird, muss dieser gefüllt bleiben (Druck). Wird das Patientenanschlussstück geöffnet, muss Luft entweichen (Fluss).

CAVE

CAVE

Auch bei Verwendung einer extraglottischen Atemwegshilfe müssen Laryngoskop, Endotrachealtuben und eine Absaugvorrichtung bereitliegen.

Eine **Präoxygenierung** (minutenlanges Einatmen von reinem Sauerstoff) füllt die Sauerstoffreserven des Patienten und beugt Komplikationen durch Hypoxie vor.

Der Patient atmet nun mehrere Minuten Sauerstoff in hoher Konzentration (FiO_2 1,0) über eine dicht sitzende Gesichtsmaske. Durch diese **Präoxygenierung** wird der Stickstoff aus der Lunge ausgewaschen, wodurch eine größere Sicherheitsreserve im Falle einer erschwerten Atemwegssicherung geschaffen wird. Es wird empfohlen, die Präoxygenierung so lange durchzuführen, bis die exspiratorisch gemessene Sauerstoffkonzentration > 90 % beträgt.

INTERPROFESSIONELLE KOMPETENZ

INTERPROFESSIONELLE KOMPETENZ

Zusammenarbeit mit der Anästhesiepflegekraft

Die Narkoseein- und -ausleitung wird regelhaft zu zweit, in Deutschland üblicherweise durch einen Anästhesisten und eine Anästhesiepflegekraft durchgeführt. Sie sollten eine Narkose niemals ohne eine Assistenzperson einleiten! Denn auch eine zunächst unkomplizierte Narkose kann innerhalb kurzer Zeit durch unerwartete Dislokation des Tubus zu einem kritischen Ereignis werden.

Vor der Narkoseeinleitung besprechen Anästhesist und Anästhesiepflegekraft das Anästhesieverfahren, die erforderlichen Medikamente und Besonderheiten des Patienten oder des Eingriffs.

Es gibt eine ganze Reihe von (Beinahe-)Zwischenfällen in der Anästhesie, die auf Missverständnisse bei der Kommunikation zurückzuführen sind. Zum Beispiel ordnet der Anästhesist die Gabe von „10 Sufenta" an und geht davon aus, dass die Anästhesiepflegekraft 10 µg Sufentanil appliziert, diese verabreicht aber 10 ml Sufentanil (= 50 µg Sufentanil).

Um derartige Missverständnisse zu vermeiden, eignet sich das Readback- und Hearback-Verfahren. Dabei nennt der Anästhesist die Dosierung in µg oder mg, den Wirkstoff und ggf. die Applikationsart, sofern diese nicht ohnehin klar ersichtlich ist. Wie so eine Kommunikation aussehen könnte, ist im Fallbeispiel dargestellt (➤ Kap. 5.2.2).

Die Anästhesiepflegekraft sollte sich neben der Ein- und Ausleitung auch bei kritischen Phasen des Eingriffs im OP-Saal aufhalten.

5.2.2 Narkoseeinleitung

Schritte einer **Narkoseeinleitung** sind:

1. **Analgesie (z. B. Sufentanil)**
2. **Bewusstseinsverlust (z. B. Propofol)**
3. **Bei Bedarf Muskelrelaxation (z. B. Mivacurium)**
4. **Atemwegssicherung**
5. **Anschluss an Beatmungsgerät und Aufrechterhaltung der Narkose**
6. **Ggf. erweitertes Monitoring**

5.2.2 Narkoseeinleitung

Dem Patienten wird zunächst das **Opioid** und kurze Zeit später das **intravenöse Hypnotikum** verabreicht. Die Dosierung hat der Anästhesist zuvor berechnet, titriert sie aber individuell in Abhängigkeit von ihrer Wirkung. Wenn der Patient nicht mehr erweckbar ist, wird er mit der Gesichtsmaske beatmet. Oft überprüft der Anästhesist die Narkosetiefe durch Bestreichen der Wimpern. Kneift der Patient die Augen zusammen, ist noch keine ausreichende Narkosetiefe erreicht, und Sie müssen entweder warten, bis die Medikamente angeflutet sind, oder eine Wiederholungsdosis applizieren.

Eine **extraglottische Atemwegshilfe** kann bei ausreichender Narkosetiefe unmittelbar platziert werden. Muss der Patient **intubiert** werden, wird das **Muskelrelaxans** verabreicht. Während der Anschlagszeit wird der Patient weiter über die Maske beatmet.

MERKE

MERKE

Über dieses Dogma wird heiß diskutiert. Bislang wird aber noch empfohlen, dass ein Patient nur dann ein Muskelrelaxans erhalten darf, wenn er gut mit der Maske zu beatmen ist.

Die korrekte Lage des Tubus wird mittels Auskultation und Kapnometrie überprüft.

Anschließend intubiert der Anästhesist den Patienten, sichert die korrekte Tubuslage (Kapnometrie, Auskultation) und fixiert den Tubus.

Der Patient wird nun über das Anästhesiebeatmungsgerät beatmet und die Narkose inhalativ oder als TIVA **aufrechterhalten** (➤ Kap. 5.2.3). Sofern der Zustand des Patienten es nicht schon vor Narkoseeinleitung erforderlich gemacht hat, wird ein notwendiges erweitertes Monitoring (➤ Kap. 3.4.3) etabliert (z. B. Anlage von ZVK und arterieller Kanüle). Im Anschluss wird der Patient in den OP gefahren, wo der Eingriff stattfinden kann.

LERNTIPP

Die einzelnen Schritte bei der Narkoseeinleitung und ihre Reihenfolge sind für den Alltag in der Anästhesie wichtig und werden gerne abgefragt. Führe dir beim Lernen vor Augen, dass die einzelnen Handlungen jeweils den Folgeschritt erleichtern und ihn für den Patienten angenehmer machen: So erleichtert z. B. Schmerzfreiheit durch die Analgesie die folgende Verabreichung anderer Medikamente, der Bewusstseinsverlust nimmt die Angst beim Verlust der Willkürmotorik, und die Relaxation wiederum erleichtert die Intubation.

FALLBEISPIEL

Bei einer 54-jährigen Patientin (172 cm, 80 kg) mit symptomatischer Cholezystolithiasis soll elektiv eine laparoskopische Cholezystektomie durchgeführt werden. Bis auf einen Nikotinabusus bestehen keine Risikofaktoren und die Patientin ist gut belastbar. Ihr prämedizierender Kollege hat die Patientin als ASA II eingestuft. Frühere Narkosen hat sie gut vertragen.
Sie entscheiden sich aufgrund des minimalinvasiven Eingriffs für eine Intubationsnarkose und eine balancierte Narkoseführung. Nach den üblichen Vorbereitungen beginnen Sie mit der Narkoseeinleitung.
Sie weisen die Anästhesiepflegekraft an, 20 µg Sufentanil i. v. zu verabreichen. Die Pflegekraft wiederholt die Anweisung (Readback: „Ich gebe 20 µg Sufentanil i. v.“). Sie bestätigen, dass die Anästhesiepflegekraft die Anordnung richtig verstanden hat (Hearback: „Ja, 20 µg Sufentanil.“). Nach etwa 30 s fängt die Patientin zunehmend an zu blinzeln und wird leicht schläfrig. Sie ordnen die Gabe von 160 mg Propofol an. Auch hier und bei allen folgenden Medikamenten wenden die Anästhesiepflegekraft und Sie das Readback- und Hearback-Verfahren an. Wenige Sekunden nach Verabreichung des Propofols reagiert die Patientin nicht mehr auf das Bestreichen der Wimpern. Sie beginnen nun die Maskenbeatmung über das Narkosegerät. Dafür stellen Sie das APL-Ventil auf 15 cmH_2O und komprimieren den Beatmungsbeutel mit einer normalen Atemfrequenz. Die Patientin lässt sich problemlos per Maske beatmen. Das Narkosegerät zeigt eine plausible Sauerstoffkonzentration und rückströmendes CO_2 an. Sie lassen nun 50 mg Rocuronium applizieren und starten die Relaxometrie. Nach etwa 3 min sind die Reizantworten in der TOF-Stimulation erloschen und Sie intubieren die Patientin problemlos. Da der Eingriff laparoskopisch erfolgt, legen Sie auch gleich eine Magensonde.
Nun starten Sie die kontrollierte maschinelle Beatmung. Sie entscheiden sich in diesem Fall für eine volumenkontrollierte Beatmung (FiO_2 0,4, Tidalvolumen 500 ml, PEEP 8 cmH_2O, Atemfrequenz 12/min, Alarmgrenze für oberen Druck 30 cmH_2O) und drehen den Vapor für das Inhalationsanästhetikum Sevofluran auf. Sie streben eine endtidale Konzentration von 2,0 Vol.-% an. Als PONV-Prophylaxe verabreicht die Anästhesiepflegekraft auf Ihre Anordnung 4 mg Dexamethason.
Nun fahren Sie in den OP-Saal und geben den Chirurgen Bescheid, dass sie mit ihren Vorbereitungen und dem Eingriff beginnen können.

5.2.3 Aufrechterhaltung

Die Narkose wird während des Eingriffs als **TIVA oder inhalativ** weitergeführt. Die noch hohe Gasflussrate am Narkosegerät reduzieren Sie bei einer balancierten Anästhesie nach etwa 10 min, da erst dann das Inhalationsanästhetikum angeflutet ist. Bei einer TIVA können Sie den Frischgasfluss früher reduzieren. Üblicherweise werden folgende Einstellungen verwendet:

- Low-Flow-Anästhesie: Frischgasfluss 1,0 l/min, FiO_2 0,5
- Minimal-Flow-Anästhesie: Frischgasfluss 0,5 l/min, FiO_2 0,6

Ein niedriger Frischgasfluss führt durch einen höheren Anteil an Rückatemluft zu einer besseren Atemgasklimatisierung und einer effektiveren Nutzung der Narkosegase. Allerdings benötigen Dosisänderungen eines Inhalationsanästhetikums deutlich länger als bei höheren Frischgasflüssen.

Da zwischen dem Zeitpunkt der Narkoseeinleitung und dem Hautschnitt der Operation durch Lagerungs- und Vorbereitungsmaßnahmen oft einige Zeit vergeht, wird meist kurz vor dem Hautschnitt noch einmal eine Wiederholungsdosis eines Opioids gegeben. Anschließend werden je nach Bedarf Wiederholungsdosen von Opioiden oder Muskelrelaxanzien gegeben. Um einen Medikamentenüberhang und damit ein verzögertes Aufwachen zu vermeiden, muss während des Eingriffs aber immer der Fortschritt der Operation im Auge behalten werden.

Neben der apparativen Überwachung muss der Patient immer auch klinisch beobachtet werden. Weite Pupillen, Tränenfluss und starkes Schwitzen z. B. sind typische Zeichen einer zu geringen Narkosetiefe.

5.2.3 Aufrechterhaltung

Im Laufe einer Narkose wird nach dem zentralnervösen Anfluten des Narkotikums der **Frischgaszufluss** über das Narkosegerät reduziert. Dieser Gasfluss bestimmt bei einer Inhalationsnarkose den Verbrauch und die Wirkgeschwindigkeit des Narkotikums.
Man unterscheidet **Low Flow** (1,0 l/min, FiO_2 0,5) und **Minimal Flow** (0,5 l/min, FiO_2 0,6).

Im Laufe einer langen Operation werden Analgesie und ggf. auch Muskelrelaxation durch wiederholte Medikamentengabe aufrechterhalten.

Bei zu geringer Narkosetiefe finden sich klinische Zeichen einer Sympathikusaktivierung.

5.2.4 Narkoseausleitung

Neigt sich der Eingriff dem Ende zu, wird die Anästhetikadosierung reduziert und schließlich beendet. Der niedrige Frischgasfluss wird erhöht und der Sauerstoffanteil auf 0,8–1,0 eingestellt. Sofern der Patient ein Muskelrelaxans erhalten hat, überprüft der Anästhesist vorher durch Relaxometrie (➤ Kap. 3.4.2), ob

5.2.4 Narkoseausleitung

Zur Ausleitung einer Narkose wird die Dosis des Narkotikums reduziert und der Frischgaszufluss erhöht.

Vor einer **Extubation** muss mittels Relaxometrie sichergestellt sein, dass **kein Überhang von Muskelrelaxanzien** besteht und der Patient **ausreichende Spontanatmung, Schutzreflexe** sowie **stabile Vitalzeichen** zeigt.

das Muskelrelaxans ausreichend abgebaut wurde. Die langsam einsetzende Spontanatmung des Patienten muss häufig anfangs noch unterstützt werden.

Vor Entfernung des Endotrachealtubus wird der Mund-Rachen-Raum abgesaugt. Bei Verwendung einer extraglottischen Atemwegshilfe ist dies nicht erforderlich.

Bei einem Überhang von Muskelrelaxanzien oder Opioiden (➤ Kap. 7.13) darf der Patient nicht extubiert werden. Das Abklingen der Wirkung wird unter fortgeführter niedrig dosierter Anästhetikagabe abgewartet, oder es wird in bestimmten Fällen eine Antagonisierung erwogen.
Ein Patient kann extubiert werden, wenn folgende Kriterien erfüllt sind:

- Hämodynamisch stabiler Patient
- Körpertemperatur > 36 °C
- Erweckbarer Patient mit vorhandenen Schutzreflexen
- Spontanatmung mit normaler Atemfrequenz und einem Atemzugvolumen > 4 ml/kg KG

Der Cuff wird entleert und der Endotrachealtubus oder die extraglottische Atemwegshilfe entfernt. Anschließend wird die Atmung des Patienten noch für kurze Zeit im Operationssaal überwacht. Ist der Patient weiterhin stabil, wird er postoperativ im Aufwachraum oder bei größeren Eingriffen auf einer ITS überwacht (➤ Kap. 10). Eine adäquate postoperative Schmerztherapie muss bereits vor Narkoseausleitung sichergestellt werden.

5.3 Rapid Sequence Induction (RSI)

5.3.1 RSI bei Erwachsenen

In **Notfallsituationen** und bei **hoher Aspirationsgefahr** (z. B. nichtnüchterner Patient) kommt eine komprimierte Narkoseeinleitung (sog. Rapid Sequence Induction) zum Tragen.

5.3 Rapid Sequence Induction (RSI)

5.3.1 RSI bei Erwachsenen

Bei Patienten mit erhöhtem Aspirationsrisiko muss eine Rapid Sequence Induction (RSI; Syn.: Ileus-, Blitz-, Crush-Einleitung) durchgeführt werden. Damit soll verhindert werden, dass Magensaft oder andere Flüssigkeiten (z. B. Blut bei oberer gastrointestinaler Blutung) in die Lunge gelangen. Ziel ist es, die Atemwege nach Gabe des Anästhetikums ohne Zwischenbeatmung schnellstmöglich durch Intubation zu sichern.

Die RSI ist auch beim nichtnüchternen Patienten in der Notfallmedizin die Methode der Wahl, um eine Narkose einzuleiten.

INTERPROFESSIONELLE KOMPETENZ

Zusammenarbeit bei der RSI

Mehr noch als bei der üblichen Narkoseeinleitung ist die Vorbereitung und Absprache mit der Anästhesiepflegekraft bei einer RSI ungemein wichtig. Liegen alle benötigten Medikamente bereit, funktioniert das Laryngoskop, steht eine leistungsfähige Absaugeinrichtung bereit?
Bei Letzterem können Sie die Kollegen der OP-Pflege oft gut unterstützen. Denn die Absauggeräte, die von den Operateuren genutzt werden, sind oft leistungsfähiger oder haben größere Auffangbehälter. Patienten mit einem Ileus haben trotz vorheriger Anlage einer Magensonde häufig große Flüssigkeitsmengen im Magen. Bei Risikopatienten lohnt es sich daher, die chirurgischen Geräte zu verwenden oder sie zumindest als Alternative verfügbar zu haben.

MERKE

MERKE

Mit einem erhöhten Aspirationsrisiko gehen z. B. einher:

- Ileus
- Schwangerschaft
- Unzureichende Nüchternheit (➤ Kap. 4.5)
- Adipositas

Besonderheiten einer **Rapid Sequence Induction** (RSI):

- Schnell wirksame Muskelrelaxanzien (z. B. Succinylcholin, Rocuronium)
- Keine Beatmung zwischen den Medikamentengaben
- Ggf. Anlage einer Magensonde
- Zwingend intravenöse Narkoseeinleitung und endotracheale Intubation
- Selten auch Sellick-Manöver (Druck auf Krikoid, um eine Regurgitation zu verhindern)

Im Vergleich zu dem in ➤ Kap. 5.2.2 geschilderten Ablauf der Narkoseeinleitung müssen bei aspirationsgefährdeten Patienten folgende Unterschiede beachtet werden (➤ Abb. 5.3):

- **Magensonde:** Mit einer Magensonde kann flüssiger Mageninhalt abgesaugt und damit das Aspirationsrisiko gesenkt werden. Bei einem Ileus ist die Anlage ein „Muss". Bei den anderen Indikationen für eine RSI wird die Indikation eher zurückhaltend gestellt, da feste Partikel nicht abgesaugt werden können.
- **Narkoseeinleitung:** Gabe von i. v. Anästhetikum und schnell wirkendem Muskelrelaxans (Succinylcholin 1,0–1,5 mg/kg KG oder Rocuronium 1,0 mg/kg KG) unmittelbar hintereinander. Ob zuvor ein Opioid gegeben wird, wird in der Fachwelt kritisch diskutiert.
- **Intubation ohne Zwischenbeatmung:** Bei der RSI wird auf die Zwischenbeatmung über die Gesichtsmaske verzichtet. Umso wichtiger ist die vorhergehende Präoxygenierung. Wegen der schnellen Anschlagszeit der bei der RSI verwendeten Muskelrelaxanzien muss nach der Gabe von Succinylcho-

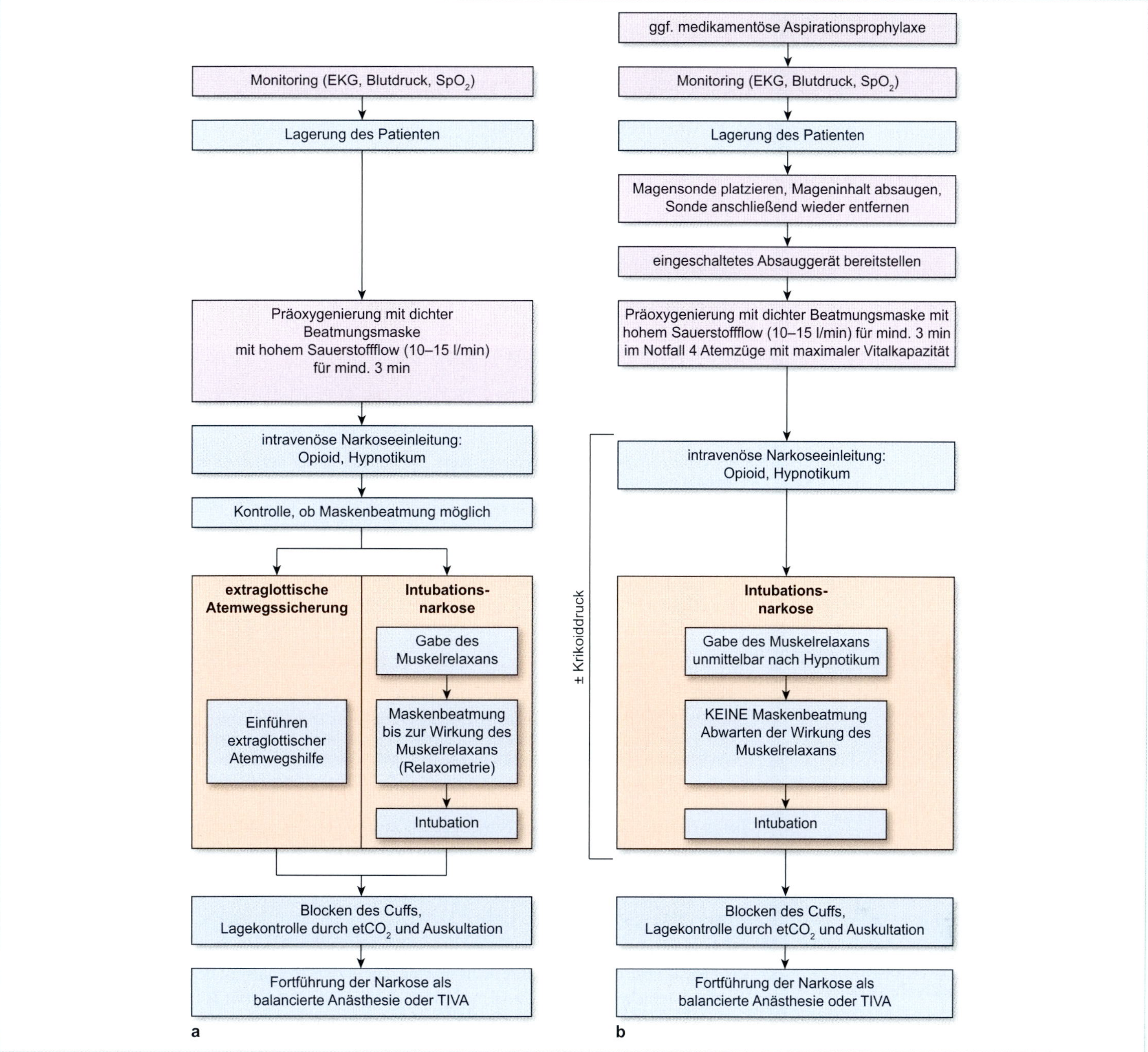

Abb. 5.3 Ablaufschema der Narkoseeinleitung: a) beim nüchternen Patienten, b) beim aspirationsgefährdeten Patienten [L231]

lin etwa 30–60 s, nach Rocuronium-Gabe 60–90 s abgewartet werden. Der Patient wird dann intubiert, der Tubus sofort geblockt und die Tubuslage kapnografisch und auskultatorisch überprüft.

- Manchmal wird für die RSI auch die Durchführung des Sellick-Handgriffs empfohlen. Dabei drückt eine Person von außen auf den Ringknorpel des Larynx. Er heißt deshalb auch Krikoiddruck. Dadurch soll der Ösophagus komprimiert und gegen die harte zervikale Wirbelsäule verschlossen werden, wodurch eine passive Regurgitation von Mageninhalt verhindert werden soll (➤ Abb. 5.4a). Wegen nur fraglicher Wirksamkeit und deutlich eingeschränkter Laryngoskopiebedingungen verzichten mittlerweile viele Anästhesisten auf den Krikoiddruck.

LERNTIPP

Das IMPP fragt den Sellick-Handgriff dennoch vereinzelt ab, und auch in der mündlichen Prüfung bist du gut beraten, wenn du zumindest schon einmal davon gehört hast.
Nicht zu verwechseln ist der Sellick-Handgriff dagegen mit dem BURP-Manöver („backward, upward, rightward pressure"). Denn dabei wird von außen Druck auf den Schild- und nicht auf den Ringknorpel des Larynx ausgeübt (➤ Abb. 5.4b). Das BURP-Manöver mit nach hinten, nach oben und nach rechts gerichtetem Druck verbessert die Intubationsbedingungen oft deutlich.

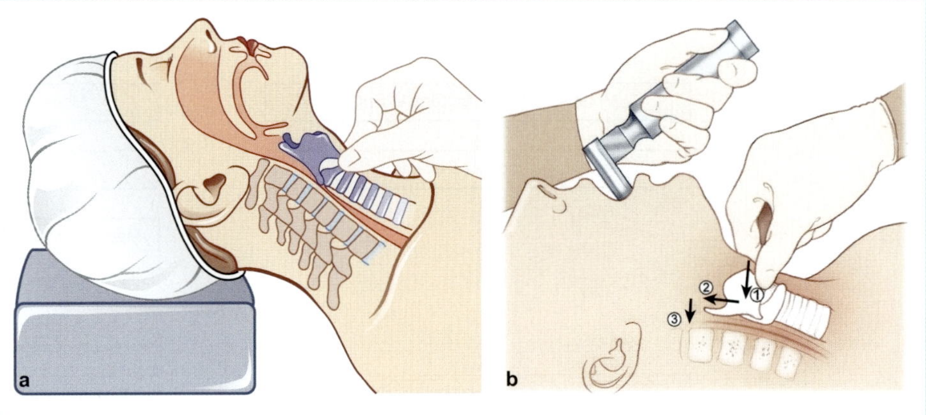

Abb. 5.4 a) Sellick-Handgriff, b) BURP-Manöver [L126]

MERKE

Bei aspirationsgefährdeten Patienten muss die Narkose immer intravenös eingeleitet werden; sie darf niemals inhalativ erfolgen.

Schwieriger Atemweg und RSI

Schwieriger Atemweg und RSI

Da bei einer RSI bewusst auf eine Zwischenbeatmung verzichtet wird, ist das Risiko für das Eintreten einer „Cannot intubate, cannot ventilate"-Situation erhöht (➤ Kap. 7.6).

MERKE

MERKE

Auch bei einer RSI hat im Falle einer erschwerten Atemwegssicherung die Versorgung des Körpers mit Sauerstoff Vorrang. Daher muss nach einem fehlgeschlagenen Intubationsversuch überbrückend eine Maskenbeatmung mit niedrigen Beatmungsdrücken durchgeführt werden.

Bei zu erwartenden Intubationsschwierigkeiten ist schon bei der Anästhesieplanung eine Regionalanästhesie oder eine fiberoptische Wachintubation zu erwägen.

5.3.2 RSI bei Kindern

Erwachsene gelten nach 6 h ohne Konsum von fester Nahrung und milchigen Flüssigkeiten sowie nach 2 h ohne Trinken klarer Flüssigkeiten als **nüchtern.**
Bei Kindern kann eine Verletzung zu **verzögerter Magenentleerung** führen, sodass nur der Zeitraum zwischen letzter Nahrungsaufnahme und dem Trauma zur Nüchternheitsbestimmung herangezogen wird. Erfolgt eine RSI, so wird diese mit einer schonenden Zwischenbeatmung durchgeführt.

5.3.2 RSI bei Kindern

Da sich nach einem Trauma die Magenentleerung bei Kindern unberechenbar verzögert, ist ein Abwarten der üblichen Nüchternheitsgrenze nicht sinnvoll. Für die Nüchternheit ist der Zeitraum zwischen letzter Nahrungsaufnahme und dem Unfall maßgeblich. Liegt diese unter 6 h (für Milch und feste Nahrung) bzw. unter 2 h (für klare Flüssigkeit) oder liegen andere Indikationen vor, muss eine RSI durchgeführt werden.

Wegen der geringen Sauerstoffreserven würde eine „klassische" RSI bei Kindern schnell zu einer bedrohlichen Hypoxämie führen. Da zudem auf den Einsatz von Succinylcholin verzichtet werden soll, wird die RSI in **modifizierter Form** durchgeführt (➤ Tab. 5.3).

Größter Unterschied zur Erwachsenen-RSI ist die **schonende Zwischenbeatmung** nach Gabe des Muskelrelaxans bis zur Intubation. Um den Magen nicht aufzublähen, sollte während der Maskenbeatmung ein möglichst geringer Druck aufgebaut werden. Schonender als die manuelle Beatmung ist eine druckkontrollierte Maskenbeatmung über das Narkosegerät mit einem Inspirationsdruck von 10–12 cmH_2O. Da die Zeit bis zur Intubation nicht entscheidend ist, kann **jedes nichtdepolarisierende Muskelrelaxans** eingesetzt werden. Eine ausreichende Narkosetiefe muss aber, wie bei Erwachsenen, immer sichergestellt sein.

TAB. 5.3

Tab. 5.3 Unterschiede zwischen der RSI bei Kindern und Erwachsenen

	Erwachsene	Kinder
Narkoseeinleitung	i.v.	i.v., zuvor topische Lokalanästhesie (z.B. EMLA®-Pflaster) an Punktionsstelle
Muskelrelaxans	Succinylcholin, wenn keine Kontraindikationen, sonst Rocuronium in hoher Dosierung	jedes NDMR möglich; Succinylcholin nicht empfohlen
Zwischenbeatmung	nein	ja, schonend
Sellick-Handgriff	nur in Ausnahmesituationen empfohlen	nicht empfohlen

5.4 Intraoperative Lagerung

5.4.1 Lagerung zur Operation

Eine Allgemeinanästhesie wird in fast allen Fällen in Rückenlage eingeleitet. Um dem Operateur optimale Eingriffsbedingungen zu ermöglichen, ist bei bestimmten Eingriffen nach Narkoseeinleitung eine Umlagerung notwendig (➤ Tab. 5.4).

Tab. 5.4 Häufige Operationslagerungen und typische Eingriffe

Lagerung	Typische Eingriffe	[L141]
Rückenlage (häufigste Lagerung)	HNO-Bereich, Thorax, Laparotomie/Laparoskopie, Extremitäten Modifikationen: Trendelenburg-(Kopftieflage) bzw. Anti-Trendelenburg-Lagerung (Fußtieflage)	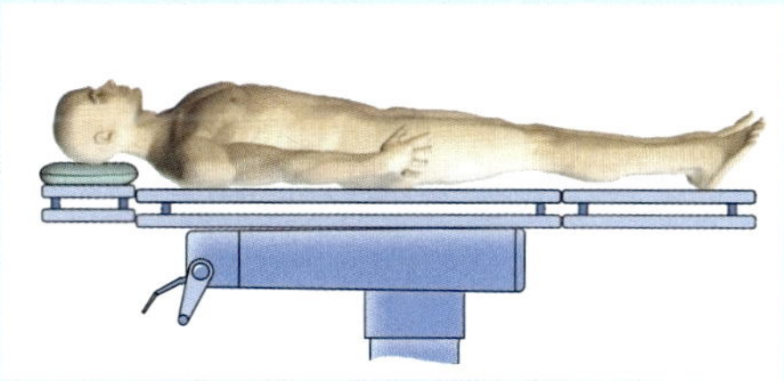
Bauchlage	Wirbelsäule, Humerus	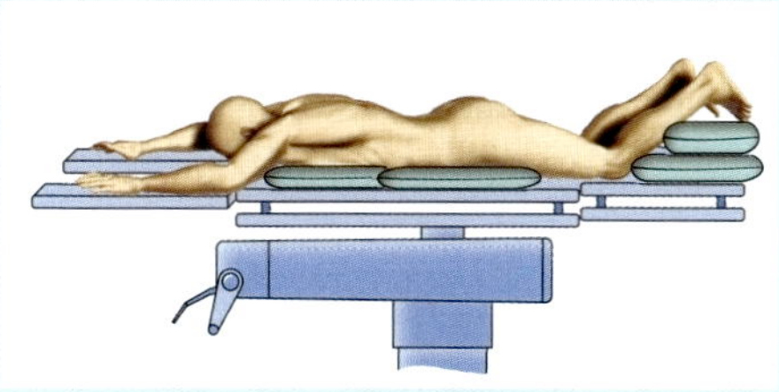
Seitenlage	Thorakotomie, Nieren, Hüftgelenk	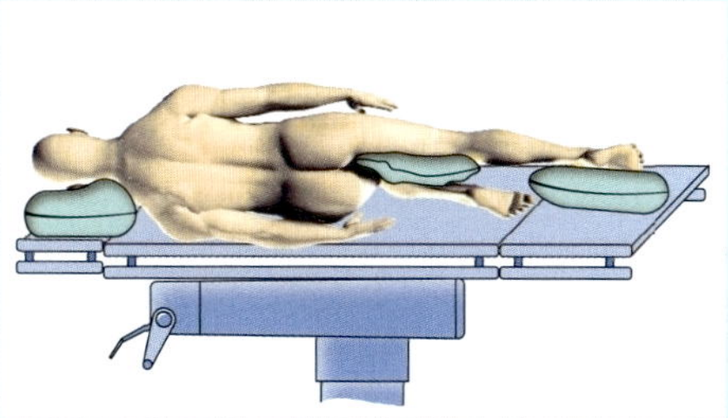
Steinschnittlage	Gynäkologische, urologische, proktologische Eingriffe	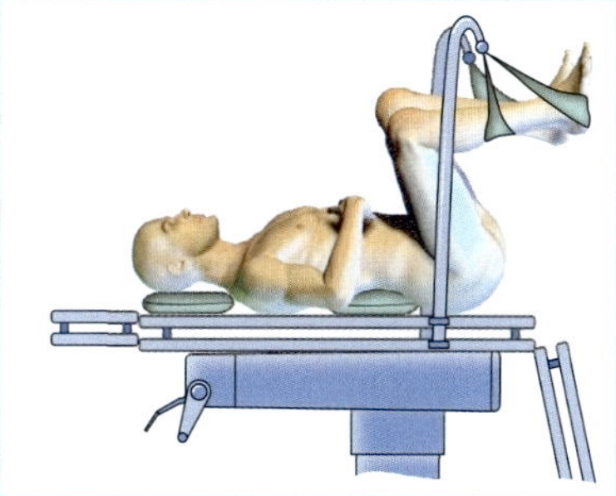
Sitzende Position	Hintere Schädelgrube, HWS Modifikation: Beach-Chair-Lagerung für Schultereingriffe	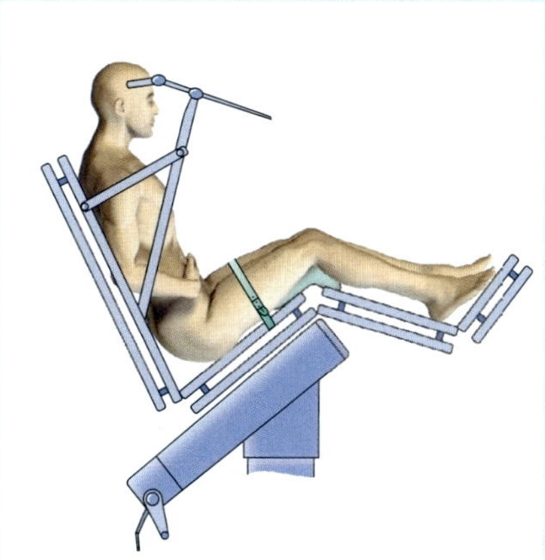

Studentische Sicht

5.4 Intraoperative Lagerung

5.4.1 Lagerung zur Operation

Die Lagerung eines Patienten birgt **Risiken** für mechanische Druckschäden und Einschränkungen des Monitorings.
Zur Einleitung erfolgt meist eine Rückenlagerung, wobei im Laufe einer OP auch eine Umlagerung stattfinden kann.

TAB. 5.4

INTERPROFESSIONELLE KOMPETENZ

Vorgehen bei Lagerung und Umlagerungen

Eine gute Kommunikation und Aufgabenteilung ist vor Lagerungsmaßnahmen unentbehrlich. Üblicherweise steht der Anästhesist am Kopf des Patienten, wo er den Atemwegszugang während der Umlagerungsmaßnahme sichert und im Anschluss die Tubuslage überprüft (etCO_2, Auskultation).
Er ist auch derjenige, der den „Startschuss" für eine Umlagerungsmaßnahme gibt. Vom Kopf aus hat er den besten Überblick und sieht, ob alle am richtigen Ort sind und er kann einschätzen, wann der Patient stabil genug für die Umlagerung ist.

Ist für eine Umlagerung eine Dekonnektion des Monitorings notwendig, sollte die Zeit, in der der Patient nicht überwacht wird, auf ein Minimum reduziert werden. Die Pulsoxymetrie stört i. d. R. bei Lagerungsmaßnahmen nicht, liefert wertvolle Informationen und kann während der Umlagerung fast immer belassen werden.

Jede Position birgt Besonderheiten für den Anästhesisten. Stets muss darauf geachtet werden, Lagerungsschäden und eine Dislokation von Kathetern oder des Endotrachealtubus bzw. der Larynxmaske zu vermeiden.

CAVE

CAVE

Jede Umlagerung kann zu ausgeprägten Veränderungen der Hämodynamik und teilweise auch des respiratorischen Systems führen. Eine Umlagerung darf daher nur durchgeführt werden, wenn der Patient stabil ist.

5.5 Perioperatives Flüssigkeitsmanagement

Im Rahmen einer Operation kommt es beim Patienten zu einem Flüssigkeitsverlust, der nichtinvasiv (z. B. Blutdruck, Herzfrequenz) oder invasiv (z. B. intraarterielle Druckmessung) abgeschätzt und i. d. R. durch Vollelektrolytlösungen ausgeglichen wird.

5.5 Perioperatives Flüssigkeitsmanagement

Das perioperative Flüssigkeitsmanagement ist seit vielen Jahren Gegenstand wissenschaftlicher Diskussion. Das „richtige" Konzept bleibt weiterhin unklar, und so ist ungewiss, ob ein liberales, restriktives oder zielorientiertes Flüssigkeitsmanagement die Methode der Wahl ist.

Nachgewiesen ist aber, dass sich sowohl zu viel als auch zu wenig Flüssigkeit negativ auswirken kann. Eine Hypervolämie bei einem großen abdominalchirurgischen Eingriff ist z. B. mit einem verlängerten Krankenhausaufenthalt und einer verlängerten Zeit bis zur Normalisierung der gastrointestinalen Funktion vergesellschaftet. Ebenso konnte gezeigt werden, dass chirurgische Anastomosen durch die ödematöse Schwellung weniger gut belastbar sind. Eine Hypovolämie kann dagegen zu einer verminderten Perfusion führen, die wiederum zu vermehrten Wundinfektionen oder zu einer Sepsis führen kann.

Perioperative Flüssigkeits- und Volumenverluste entstehen z. B. durch präoperative Nüchternheitsperioden, intraoperativen Blutverlust, Urinproduktion oder Verluste in den sog. dritten Raum.

Nur ein Teil dieser Verluste ist tatsächlich sicher messbar. Die klinische Beurteilung des Flüssigkeitshaushalts umfasst u. a. die Beurteilung von Herzfrequenz, Blutdruck und Urinausscheidung. Apparative Methoden wie die invasive arterielle Druckmessung mit Beurteilung der Pulsdruckvariation oder des arteriellen Swings, das PiCCO®-System, die Messung der $S_{cv}O_2$, der Ösophagus-Doppler, die Echokardiografie und die Bestimmung des Elektrolytstatus können die klinisch gewonnenen Informationen ergänzen.

WISSENSCHAFTSKOMPETENZ

WISSENSCHAFTSKOMPETENZ

Indikationen zur ZVK-Anlage

In vielen älteren Fachbücher wird empfohlen, einen ZVK anzulegen, um durch die Messung des zentralen Venendrucks (ZVD) den intravasalen Volumenstatus abschätzen zu können. Mittlerweile wurde aber gezeigt, dass der ZVD vor allem unter OP-Bedingungen von zahlreichen Variablen beeinflusst wird und somit kein guter Parameter für die kardiale Vorlast ist.
Aktuell wird eine ZVK-Anlage daher bei folgenden Indikationen empfohlen:
- Notwendigkeit zur Bestimmung der zentralvenösen Sättigung ($S_{cv}O_2$), durch die man die Sauerstoffausschöpfung messen kann
- Katecholamintherapie
- Postoperative parenterale Ernährung

Als Volumenzugang eignen sich großlumige periphere Verweilkanülen besser als ein ZVK.

Als Faustformel zur Berechnung des Flüssigkeitsbedarfs werden 1,5 ml/kg KG/h plus Blut- und Flüssigkeitsverluste während der Operation angenommen.
Bei Kindern liegt der Flüssigkeitsbedarf pro kg Körpergewicht höher.

Traditionelle Konzepte zur Flüssigkeitstherapie kalkulieren mit einem **Erhaltungsbedarf** von 1,5 ml/kg KG/h. Hinzu kommen ein Nachholbedarf durch präoperative Nüchternheit (Berechnung: Anzahl der

Stunden ohne Flüssigkeitszufuhr × Erhaltungsbedarf), ein zusätzlicher operativ bedingter **Flüssigkeitsverlust** (bei Eingriffen mit offenem Peritoneum bis 8 ml/kg KG/h) und der **intraoperative Blutverlust.**

CAVE

Bei einigen Eingriffen lässt sich die Blutmenge im chirurgischen Sauger nicht zuverlässig beurteilen, da relevante Mengen über Kompressen oder Bauchtücher aufgesaugt werden. Das Abschätzen des tatsächlichen Blutverlusts allein durch die Blutmenge im Sauger ist daher unzuverlässig.

CAVE

In der **Kinderanästhesie** wird der Erhaltungsbedarf häufig durch die **4-2-1-Regel** berechnet, die aber auch bei Erwachsenen eingesetzt werden kann. Dabei gilt ein Erhaltungsbedarf von:

- 4 ml/kg KG/h für die ersten 10 kg
- 2 ml/kg KG/h für die zweiten 10 kg
- 1 ml/kg KG/h für jedes weitere kg KG

Berechnungsbeispiele:

- Kind mit 23 kg KG:
  10 × 4 ml/h + 10 × 2 ml/h + 3 × 1 ml/h = 40 ml/h + 20 ml/h + 3 ml/h = 63 ml/h
- Erwachsener mit 98 kg KG:
  10 × 4 ml/h + 10 × 2 ml/h + 78 × 1 ml/h = 40 ml/h + 20 ml/h + 78 ml/h = 138 ml/h

Der **Ausgleich des Flüssigkeitsdefizits** erfolgt primär mit kristalloiden Flüssigkeiten. Volumenverluste durch Blutverluste werden durch kristalloide, seltener auch durch kolloidale Lösungen ausgeglichen. Bei stärkerem Blutverlust kann abhängig vom Zustand des Patienten eine Bluttransfusion erforderlich sein. Außerdem sollte die Gerinnung kontrolliert werden, um eine Verlustkoagulopathie zu vermeiden.

ÜBUNGSFRAGEN FÜRS MÜNDLICHE MIT LÖSUNGSHILFEN

1. Bei einem 3-jährigen Kind soll ein elektiver Eingriff durchgeführt werden. Leider gelingt Ihnen die Anlage eines venösen Zugangs auch nach mehrfachen Punktionsversuchen nicht. Das Kind zeigt keine Hinweise auf einen schwierigen Atemweg, und es sind keine Vorerkrankungen bekannt. Wie könnten Sie in dieser Situation vorgehen?

Inhalative Narkoseeinleitung mit Sevofluran. Unter Narkose kommt es zu einer Vasodilatation, und die Punktionsbedingungen verbessern sich oft deutlich.

2. Was versteht man unter dem Begriff TIVA?

Totale intravenöse Anästhesie = Aufrechterhaltung der Narkose ausschließlich durch intravenös verabreichte Medikamente (meist Propofol plus Opioid)

3. In einem ambulanten Operationszentrum soll die Überleitungszeit (Zeit zwischen OP-Ende des einen und OP-Freigabe des nächsten Patienten) möglichst kurz gehalten werden. Wenn keine Kontraindikationen vorliegen, wird in der Einrichtung eine balancierte Anästhesie durchgeführt. Die Eingriffe erfolgen in Larynxmaskenanästhesie. Postoperativ sind keine oder nur wenig Schmerzen zu erwarten. Welche Medikamente sind für diese Situation besonders gut geeignet?

Einleitungshypnotikum: Propofol (schnelles angenehmes Einschlafen, kurze Wirkdauer), Aufrechterhaltung: Desfluran oder Sevofluran (schnelles An- und Abfluten), Opioid: Remifentanil (sehr kurze HWZ)

4. Nennen Sie die Indikationen für eine RSI und erläutern Sie, was bei einer RSI anders gemacht wird als bei der Narkoseeinleitung eines nüchternen Patienten.

Ileus, Schwangerschaft, unzureichende Nüchternheit, Adipositas
Gabe von Hypnotikum und Muskelrelaxans kurz hintereinander, Verzicht auf Zwischenbeatmung, bei Ileus vorherige Anlage einer Magensonde

IMPP-Schwerpunkte
!! Indikationen und Besonderheiten der RSI

5. Wie hoch ist der stündliche Flüssigkeitsbedarf (Erhaltungsbedarf) eines 16 kg schweren Kindes?

52 ml/h (10 × 4 ml/h + 6 × 2 ml/h = 52 ml/h)

KAPITEL

6 Regionalanästhesie

Lars Töpfer

Für viele Menschen ist der Bewusstseinsverlust während einer Vollnarkose beängstigend, sodass sie u. U. vor wichtigen operativen Eingriffen zurückschrecken. Glücklicherweise existiert heutzutage eine Vielzahl alternativer Anästhesieverfahren, bei denen selektiv einzelne Körperregionen so betäubt werden, dass dort ein Eingriff durchgeführt werden kann, und dabei ein geringeres Risiko für systemische Nebenwirkungen besteht. Die Regionalanästhesie hat ein breites Anwendungsspektrum, das von der Geburtshilfe bis hin zu gefäßchirurgischen Eingriffen und Schmerztherapie reicht. Die hier vorgestellten Verfahren sind also für verschiedene Disziplinen relevant und ihre Prinzipien auch in Prüfungen ein beliebtes Thema. Insbesondere die Spinal- und Periduralanästhesie machen sich Eigenheiten verschiedener anatomischer Kompartimente zunutze, deren Verständnis dir auch bei den unerwünschten Wirkungen und Komplikationen dieser Verfahren helfen kann.

6.1 Allgemeine Aspekte der Regionalanästhesie

Mit der Regionalanästhesie ist es durch medikamentöse Blockade eines Nervenstrangs oder eines einzelnen Nervs möglich, Eingriffe bei **erhaltenem Bewusstsein** durchzuführen. Die möglichen Komplikationen einer Allgemeinanästhesie, des schwierigen Atemwegs oder von PONV können so umgangen werden. Die hämodynamischen Auswirkungen der Regionalanästhesie sind i. d. R. geringer als die einer Allgemeinanästhesie. Ein weiterer Vorteil ist die meist **länger anhaltende postoperative Analgesie.** Umgangssprachlich wird häufig der Begriff „örtliche Betäubung" verwendet. Dieser beschreibt aber eher eine Lokalanästhesie (➤ Tab. 6.1). Sowohl bei der Lokal- als auch bei der Regionalanästhesie werden aber Lokalanästhetika eingesetzt.

6.1 Allgemeine Aspekte der Regionalanästhesie

Grundprinzip der Regionalanästhesie ist eine **selektive Blockade einzelner Nervenbahnen,** sodass ein operativer Eingriff bei **erhaltenem Bewusstsein** erfolgen kann.
Vorteile sind **geringere systemische Nebenwirkungen** (z. B. hämodynamisch) und eine postoperativ anhaltende **Analgesie.**

Tab. 6.1 Unterschiede zwischen Lokal- und Regionalanästhesie

Lokalanästhesie	Regionalanästhesie
Wird meist durch den Operateur selbst durchgeführt	Wird i. d. R. durch einen Anästhesisten durchgeführt und überwacht
Wird i. d. R. unmittelbar an der zu operierenden Stelle durchgeführt	Wird durch Blockade eines Nervenplexus oder eines Einzelnervs abseits des Operationsgebiets durchgeführt
Anästhesie erstreckt sich meist auf ein kleineres Areal und wirkt typischerweise nur oberflächlich	Anästhesie erstreckt sich meist auf ein größeres Areal und ist tiefreichender
Beispiele: Oberflächenanästhesie, Infiltrationsanästhesie	Beispiele: rückenmarksnahe Anästhesieverfahren, Leitungsblockaden, Plexusanästhesien, intravenöse Regionalanästhesie

TAB. 6.1

Die Anwendung von **Katheterverfahren** macht einen weiteren Vorteil der Regionalanästhesie aus. Die Analgesie kann hierdurch nahezu beliebig verlängert werden und ermöglicht außerdem eine frühe schmerzarme Mobilisation und Physiotherapie. Die Regionalanästhesie wird in einigen Fälle auch zusätzlich zu einer Allgemeinanästhesie durchgeführt.

Durch Einbringen von Kathetern an eine Nervenbahn ist die wiederholte Applikation von Anästhetika möglich.

Grundsätzlich unterscheidet man **rückenmarksnahe Verfahren** (➤ Kap. 6.2), die auch als zentrale oder neuroaxiale Blockaden bezeichnet werden, und **periphere Anästhesieverfahren** (➤ Kap. 6.3). Eine weitere Technik stellt die **intravenöse Regionalanästhesie** dar (➤ Kap. 6.4).

Je nach Applikationsort unterscheidet man **rückenmarksnahe** von **rückenmarksfernen/peripheren** Verfahren.

Studentische Sicht

6.1.1 Voraussetzungen

Wie bei jeder Form der Anästhesie muss vor dem Eingriff eine Aufklärung und während des Eingriffs ein Basismonitoring erfolgen.

6.1.2 Kontraindikationen

Kontraindikationen umfassen ausgeprägte Hypotonien, lokale Infektionen und Blutgerinnungsstörungen.

6.1.1 Voraussetzungen

Die Patienten müssen wie vor einer Allgemeinanästhesie über das Verfahren und typische Risiken aufgeklärt werden. Das Basismonitoring (➤ Kap. 3.4.3) ist auch während einer Regionalanästhesie notwendig. Für den Fall auftretender Komplikationen erhält jeder Patient vor Anlage der Regionalanästhesie einen periphervenösen Zugang.

Die Anästhesie wird immer am wachen Patienten bzw. nur unter leichter Sedierung durchgeführt, um Hinweise auf Komplikationen sofort zu erfassen. Bei einer kombinierten Regional- und Allgemeinanästhesie wird regelhaft zunächst das Regionalanästhesieverfahren durchgeführt und erst dann die Allgemeinanästhesie eingeleitet.

6.1.2 Kontraindikationen

- Ablehnung des Verfahrens durch den Patienten; unkooperativer Patient
- Blutgerinnungsstörung oder unzureichende Zeitabstände bei der Gabe von Antikoagulanzien (entsprechend den DGAI/ESA-Leitlinien, ➤ Tab. 6.2) bei rückenmarksnahen Anästhesieverfahren und stammnahen Blockaden

Tab. 6.2 Empfohlene Zeitabstände vor/nach rückenmarksnaher Punktion[1], Katheteranlage und Katheterentfernung (mod. nach Empfehlungen der Deutschen Gesellschaft für Anästhesiologie und Intensivmedizin [DGAI] und European Society of Anaesthesiology [ESA]) [W1210-001]

Wirkstoffgruppe	Wirkstoff	Zeitabstand seit der letzten Gabe vor Punktion oder Katheterentfernung	Zeitabstand bis zur nächsten Gabe nach Punktion oder Katheterentfernung	Laborkontrolle/Besonderheiten
Unfraktionierte Heparine (UFH)	UFH (Prophylaxe)	4 h	1 h	Thrombozyten, falls Therapie > 5 d
	UFH (Therapie)	i. v. 4–6 h s. c. 8–12 h	1 h (kein i. v. Bolus)	aPTT („activated clotting time", ACT), Thrombozyten
Niedermolekulare Heparine (NMH)	NMH (Prophylaxe)	12 h	4 h	Thrombozyten, falls Therapie > 5 Tage
	NMH (Therapie)	24 h	4 h	Thrombozyten, anti-Faktor-Xa-Aktivität (anti-Xa)
Fondaparinux	Fondaparinux (1 × 2,5 mg/d)	36–42 h	6–12 h	(anti-Xa)
Thrombozytenaggregationshemmer	ASS (100 mg/d)	keine **Cave:** Während ASS weitergegeben wird, sollen zusätzliche Antikoagulanzien für 4–5 HWZ pausiert werden.	keine	Platelet Function Analyzer®/Multiplate®
	Clopidogrel	7–10 Tage	nach Katheterentfernung	Platelet Function Analyzer®/Multiplate®
	Prasugrel	7–10 Tage	6 h	Platelet Function Analyzer®/Multiplate®
	Ticagrelor	5 Tage	6 h	
DOAK	Apixaban (2 × 2,5 mg/d)	26–30 h	5–7 h	Prothrombinzeit (PT), anti-Xa (kalibriert für Apixaban)
	Apixaban (2 × 5 mg/d)	40–75 h	5–7 h	PT, anti-Xa (kalibriert für Apixaban)
	Dabigatran (max. 1 × 150–220 mg/d)	28–34 h	6 h	aPTT, Ecarin Clotting Time (ECT), Thrombinzeit (TT)
	Dabigatran (max. 2 × 150 mg/d)	56–85 h	6 h	aPTT, ECT, TT
	Edoxaban[2] (1 × 60 mg/d)	40–60 h	6–7 h	PT, anti-Xa (kalibriert für Edoxaban)
	Rivaroxaban (1 × 10 mg/d)	22–26 h	4–5,5 h	PT, anti-Xa (kalibriert für Rivaroxaban)
	Rivaroxaban (2 × 15 mg/d, 1 × 20 mg/d)	44–65 h	4–5,5 h	PT, anti-Xa (kalibriert für Rivaroxaban)
Vitamin-K-Antagonisten	Cumarine, z. B. Phenprocoumon	INR < 1,4	nach Katheterentfernung	INR

Cave: Da zahlreiche Präparate renal verstoffwechselt werden und die Wirkdauer hierdurch deutlich verlängert sein kann, muss bei Vorliegen einer höhergradigen Niereninsuffizienz eine Risikoabwägung und ggf. eine Verlängerung der Intervalle vorgenommen werden.

[1] Einige Autoren fordern diese Zeitintervalle auch für periphere Blockaden.

[2] Zu diesem Präparat existieren keine Leitlinienempfehlungen oder Empfehlungen aus der Fachinformation. Die genannten Zeiträume basieren ausschließlich auf den pharmakokinetischen Eigenschaften des Präparats.

- Lokale Infektion im Bereich der Einstichstelle, unbehandelte Bakteriämie
- Unbehandelte Hypovolämie
- Erhöhter intrakranieller Druck (ICP) bei rückenmarksnahen Anästhesieverfahren
- Nachgewiesene Allergie gegen die zu verwendenden Lokalanästhetika

LERNTIPP

Aufgrund der Entwicklung der nicht-Vitamin-K-abhängigen oralen Antikoagulanzien (NOAK) wie Apixaban, Dabigatran, Edoxaban und Rivaroxaban ist die Entscheidung für oder gegen eine rückenmarksnahe Anästhesie und vor allem für die relevanten Zeitabstände komplexer geworden. Kein vernünftiger Prüfer wird dich in der Prüfung nach den exakten Stundenzahlen für die verschiedenen NOAK fragen! Versuche aber, dir die Zeiten für UFH, NMH, die Thrombozytenaggregationshemmer und die Besonderheiten für ASS und die Vitamin-K-Antagonisten zu merken. Bei den NOAK merkst du dir, dass die Zeitspannen sehr lang sind (vor Punktion oder Katheterentfernung ca. zwischen 24–48 h) und dass sich diese Zeiten i. d. R. mit höherer Dosierung verdoppeln, während die Zeitspanne nach Punktion oder Katheterentfernung bei beinahe allen NOAK unabhängig von der Dosis um 6 h liegt.

6.1.3 Ausbreitung der Anästhesie

Wirkung und Ausbreitung der Anästhesie laufen unabhängig vom durchgeführten Verfahren in **charakteristischer Weise** ab:

- Zunächst Ausbildung eines Wärmegefühls, danach erlöschen Schmerz- und Temperaturwahrnehmung und letztlich die Motorik. Ursache ist die schnellere Blockade von dünnen und unmyelinisierten Nervenfasern durch das Lokalanästhetikum.
- Die Anästhesie breitet sich von proximal nach distal aus, da das Lokalanästhetikum seine Wirkung zuerst an den außen liegenden Nervenfasern entfaltet und dann nach innen diffundiert. Die Rückbildung verläuft von distal nach proximal.

6.1.3 Ausbreitung der Anästhesie

Die anästhetische Wirkung folgt einem charakteristischen Muster, wobei zuerst die leicht myelinisierten Nervenfasern (Temperatur-, Schmerzempfinden) und später die stärker myelinisierten Fasern (Druckwahrnehmung, Motorik) betäubt werden.

AMBULANTER PATIENT

Die Vorteile der Regionalanästhesie lassen sich auch bei ambulanten Patienten ausnutzen und ermöglichen Eingriffe an der oberen und unteren Extremität. Ambulant werden üblicherweise periphere Nervenblockaden und Plexusanästhesien, die intravenöse Regionalanästhesie und Spinalanästhesien durchgeführt.
Bei Nerven- und Plexusanästhesien entscheidet sich der Anästhesist meist für die kurz-bzw. mittellang wirksamen Lokalanästhetika Lidocain, Mepivacain oder Prilocain, da die Blockade von Sensorik und Motorik zum Zeitpunkt der Entlassung rückläufig sein muss. Bestimmte Zugangswege zum Plexus brachialis sind mit dem Risiko eines Pneumothorax verbunden. Die ambulante Durchführung ist daher kritisch abzuwägen, zumindest sollte ein Pneumothorax vor Entlassung aber sonografisch ausgeschlossen werden.
Für die Spinalanästhesie waren bis vor einigen Jahren ausschließlich mittel- bis langwirksame Lokalanästhetika zugelassen. Da der Patient vor einer Entlassung sicher gehfähig sein und Urin gelassen haben muss, hätte er erst nach vielen Stunden entlassen werden können. Vor allem aber war der Zeitraum bis zur Entlassung nicht verlässlich planbar. Mit der Zulassung der kurzwirksamen Lokalanästhetika Chloroprocain und Prilocain für die Spinalanästhesie änderte sich dies, sodass die Spinalanästhesie mittlerweile für den ambulanten Patienten gut geeignet ist.
Natürlich müssen auch im ambulanten Bereich alle Vorkehrungen getroffen werden, um Komplikationen wie eine Lokalanästhetika-Intoxikation behandeln zu können. Ebenso muss bei einer unzureichend wirksamen oder nachlassenden Regionalanästhesie eine zusätzliche Analgosedierung oder die Einleitung einer Allgemeinanästhesie möglich sein.

6.2 Rückenmarksnahe Anästhesieverfahren

Zu den rückenmarksnahen Anästhesieverfahren zählen **Spinalanästhesie** (SPA) und **Periduralanästhesie** (PDA, auch Epiduralanästhesie [EDA] genannt) (➤ Tab. 6.3). Die Kombination beider Verfahren, die **kombinierte Spinal-Epidural-Anästhesie (CSE),** verbindet deren Vorteile. Bei Säuglingen und Kleinkindern kann die Kaudalanästhesie, eine spezielle Form der PDA, durchgeführt werden.

Durch die Ausschaltung der Erregungsleitung in den Spinalnervenwurzeln wird eine reversible sympathische, sensible und motorische Nervenblockade erzielt.

Bei der PDA und CSE lässt sich die Anästhesie über **Katheterverfahren** durch die Gabe von Wiederholungsdosen verlängern. Häufiger werden Katheter in den Periduralraum eingebracht, um eine postoperative Analgesie zu erzielen. Durch Verwendung niedriger Lokalanästhetika-Konzentrationen lässt sich i. d. R. eine hervorragende Schmerzlinderung bei nur geringer motorischer Beeinträchtigung erreichen.

6.2 Rückenmarksnahe Anästhesieverfahren

Rückenmarksnahe Regionalanästhesieverfahren beruhen auf der **Blockade von Rückenmarkssegmenten.**
Man unterscheidet je nach punktiertem Kompartiment die **Spinalanästhesie** (SPA) von der **Periduralanästhesie** (PDA, ggf. auch längerfristig mittels Katheteranlage).

TAB. 6.3

Tab. 6.3 Unterschiede zwischen SPA und PDA

	SPA	PDA
Punktionshöhe	ausschließlich lumbal unterhalb L2/3	zervikal, thorakal, lumbal
Wirkeintritt	beinahe sofort	ca. 20 min, Blockadehöhe besser steuerbar
Durchführung	fast immer Single-Shot-Verfahren	fast immer Katheterverfahren
Beeinträchtigung der Hämodynamik	ausgeprägt	geringer (abhängig von Dosis und Lokalisation)
Medikamente	Lokalanästhetikum, gelegentlich Opioid	Lokalanästhetikum, häufig Opioid, ggf. andere Zusätze
Dosis des LA	niedrig	hoch
Motorische Blockade	ausgeprägt (dosisabhängig)	geringer (dosisabhängig)

6.2.1 Anatomie

Spinalanästhesie: Punktion des Spinalraums; zwingend unterhalb des Conus medullaris; Dura mater wird punktiert.
Periduralanästhesie: Punktion des Periduralraums; an jedem Rückenmarkssegment möglich; Dura mater wird nicht punktiert.

6.2.1 Anatomie

Auch wenn im Volksmund häufig von einer „Rückenmarksnarkose" die Rede ist, wird das Rückenmark selbst bei keinem der Anästhesieverfahren punktiert. Bei der SPA wird immer unterhalb des Conus medullaris eingestochen. Die Spinalnerven verlaufen hier als Einzelfaserbündel in der Cauda equina und weichen der Nadelspitze aus. Das Lokalanästhetikum wird in den Liquor cerebrospinalis des Subarachnoidalraums injiziert.

Da das Rückenmark bei Erwachsenen oberhalb des Zwischenwirbelraums L2/L3 endet, sind für die SPA nur die darunterliegenden Zwischenwirbelräume geeignete Punktionsorte.

Bei der PDA dagegen wird die Dura mater nicht durchstochen, sondern das Lokalanästhetikum in den Periduralraum injiziert. Sie kann daher auf jeder Höhe durchgeführt werden. Die Punktion zur PDA ist wegen des engen Periduralraums technisch anspruchsvoller als bei der SPA.

MERKE

MERKE

Bei einer rückenmarksnahen Anästhesie passiert die Nadel folgende Strukturen (➤ Abb. 6.1):
- Haut, subkutanes Fettgewebe
- Lig. supraspinale
- Lig. interspinale
- Lig. flavum: Periduralraum → PDA
- Dura mater, Arachnoidea: Subarachnoidalraum → SPA

Bei der Bestimmung der Punktionshöhe orientiert sich der Anästhesist an **anatomischen Hilfslinien;** eine Linie zwischen den Beckenkämmen schneidet die Wirbelsäule auf Höhe von LWK 4 bzw. L4/L5 (➤ Abb. 6.2). Zudem lässt sich der optimale Punktionsweg sonografisch bestimmen.

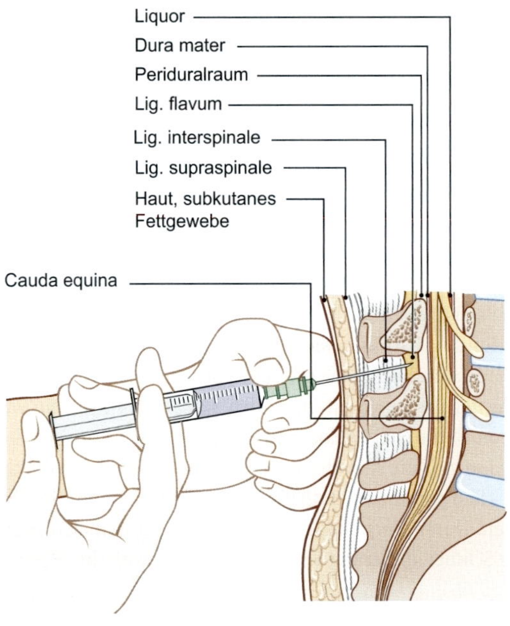

Abb. 6.1 Querschnitt durch die lumbale Wirbelsäule [L126]

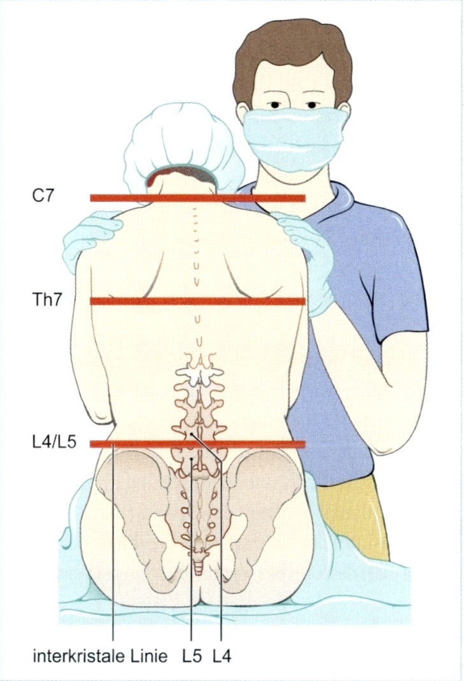

Abb. 6.2 Anatomische Hilfslinien für die rückenmarksnahe Regionalanästhesie [L141]

ABB. 6.2

6.2.2 Spinalanästhesie (SPA)

Indikationen

Eingriffe im Bereich der **unteren Körperhälfte,** insbesondere an den Extremitäten, aber auch am Perineum und Unterbauch, können mittels SPA durchgeführt werden.

Für die **Sectio caesarea** hat die SPA die Allgemeinanästhesie als Standardverfahren abgelöst. Bei einer **transurethralen Prostataresektion (TUR-P)** kann das sog. TUR-Syndrom unter einer SPA schneller erkannt werden als bei einer Allgemeinanästhesie.

Da fast ausschließlich eine Single-Shot-Technik angewandt wird, sollte der operative Eingriff eine Dauer von ungefähr 2 h nicht überschreiten.

Aufbau von Spinalkanülen

Für die Spinalanästhesie werden üblicherweise sehr **dünne Spinalkanülen** (25–27 G, manchmal auch 29 G) verwendet. Je größer die Zahl, desto dünner ist die Kanüle.

Dünnere Spinalkanülen sollen seltener postspinalen Kopfschmerz auslösen, erschweren aber die Punktion aufgrund der geringeren Stabilität etwas. Außerdem ist der Liquorrückfluss und damit die Bestätigung der richtigen Kanülenposition weniger eindeutig.

Aufgrund des geringen Durchmessers haben Spinalkanülen meist eine Führungskanüle (auch: Introducer), die bis kurz vor die Dura mater geführt wird. Des Weiteren besitzen sie in ihrer Mitte einen Führungsmandrin. Beides soll ein Abknicken oder Abbrechen der Nadel bei Punktion der Bänder verhindern.

Spinalkanülen gibt es in **unterschiedlichen Schliffformen,** wobei heutzutage meist solche eingesetzt werden, die die Durafasern nicht zerschneiden, sondern seitlich verdrängen (➤ Abb. 6.3). Zur Vermeidung der Bildung von Stanzzylindern befindet sich die Öffnung meist seitlich.

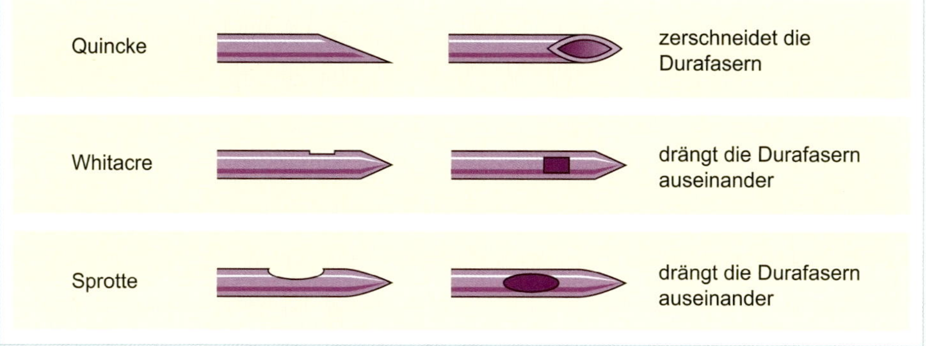

Abb. 6.3 Verschiedene Schliffformen von Spinalkanülen [G1167]

6.2.2 Spinalanästhesie (SPA)

Indikationen

Die SPA bietet sich für Eingriffe an den **unteren Extremitäten,** am **Unterbauch** oder **Perineum** an. Sie ist das **Standardverfahren für die Sectio caesarea.**

Aufbau von Spinalkanülen

Um die Duraverletzung durch die Punktion gering zu halten, werden **möglichst dünne Kanülen** verwendet.

Medikamente und Dosierungen für die SPA

Die Ausbreitung der Anästhesie hängt von der verabreichten Gesamtdosis des Lokalanästhetikums ab.
Oft werden zur Verbesserung der Analgesie auch zusätzlich Opioide injiziert.

Einsatzfelder sind z. B. die **Geburtshilfe** oder urologische Operationen (hier oft als „Sattelblock" der Sakralnervenwurzeln).

Medikamente und Dosierungen für die SPA

Eine SPA wird mit **Lokalanästhetika** durchgeführt, wobei neben zahlreichen anderen Faktoren dessen **Gesamtdosis für die Höhenausbreitung entscheidend** ist (➤ Tab. 6.4). Die erforderliche Höhe der Anästhesie hängt von der durchzuführenden Operation ab. Für Operationen an den unteren Extremitäten reicht ein Anästhesieniveau bis zum Dermatom Th10 (Höhe des Bauchnabels) aus. Für einen Kaiserschnitt muss ein Niveau bis Th4–6 erreicht werden. Je nach zu erreichender Höhenausbreitung orientiert man sich an der oberen oder an der unteren Dosisempfehlung.

Abhängig von der Indikation werden **isobare oder hyperbare Lokalanästhetika** verwendet. Hyperbare Lokalanästhetika benötigen i. d. R. eine längere Fixierungszeit, d. h. ihre Ausbreitung kann für eine gewisse Zeit durch Änderung der Körperposition beeinflusst werden. So werden z. B. einseitige Spinalanästhesien möglich.

Einen Spezialfall stellt der **Sattelbock** dar, der bei urologischen oder proktologischen Eingriffen durchgeführt wird. Dabei wird bei der SPA nur eine sehr geringe Menge eines hyperbaren Lokalanästhetikums (z. B. 0,5–1 ml Bupivacain 0,5 % hyperbar) appliziert. Anschließend bleibt der Patient noch etwa 15 min sitzen. Die Anästhesie breitet sich dadurch nur sakral (S1–S5) aus, also etwa in dem Bereich, in dem ein Reiter auf einem Sattel sitzt. Die Motorik der Beine bleibt dagegen i. d. R. unbeeinträchtigt.

Insbesondere in der **Geburtshilfe** wird zusätzlich zum Lokalanästhetikum ein Opioid (meist Sufentanil) appliziert. Dadurch kann man die Dosis des Lokalanästhetikums und damit auch die durch das Lokalanästhetikum verursachten Nebenwirkungen reduzieren. Außerdem verbessert und verlängert ein **Opioidzusatz** die Qualität der Analgesie.

Überprüft wird die Ausbreitung des sensiblen Anästhesieniveaus über Kältereize oder durch die Pin-Prick-Methode.

Tab. 6.4 Beispielhafte Dosierungen für die SPA

Lokalanästhetikum	Dosierung [mg]	Wirkdauer [min]
Bupivacain 0,5 % (z. B. Carbostesin®)	10–20 (≙ 2–4 ml)	90–180
Chloroprocain 1 % (z. B. Ampres®)	40–50 (≙ 4–5 ml)	80–100
Prilocain 2 % (z. B. Takipril®)	40–60 (≙ 2–3 ml)	100–130
Ropivacain 0,5 % (z. B. Naropin®)	15–25 (≙ 3–5 ml)	120–360

FALLBEISPIEL

Sie sind für den Kreißsaaldienst eingeteilt. An erster Stelle des Programms steht eine Schwangere in SSW 38 zur primären Sectio caesarea aufgrund einer kindlichen Beckenendlage. Die Patientin wurde im Rahmen der Anästhesiesprechstunde von Ihrem Kollegen aufgeklärt und hat sich für eine Spinalanästhesie entschieden. Sie entnehmen dem Prämedikationsbogen, dass bei der Patientin keine Vorerkrankungen oder Allergien bekannt sind. Aufgrund der Schwangerschaft ist die Patientin als ASA II eingestuft.
Sie begrüßen die Patientin und arbeiten die OP-Checkliste ab, während die Anästhesiepflegekraft das Basismonitoring anschließt und einen venösen Zugang anlegt. Die Vitalparameter der Patientin sind der Situation entsprechend (HF 102/min, Blutdruck 110/58 mmHg, SpO_2 99 %). Die Patientin erhält nun zunächst eine Antibiotikaprophylaxe mit 1,5 g Cefuroxim. Im Anschluss setzt sie sich auf den OP-Tisch. Parallel dazu startet die Anästhesiepflegekraft die Infusion eines Kristalloids und lässt dieses zügig einlaufen. Durch dieses sog. Co-Loading soll ein starker Blutdruckabfall vermieden werden. Nach den entsprechenden Vorbereitungen punktieren Sie den Spinalraum problemlos auf Höhe L4/L5. Während der Punktion stützt die Anästhesiepflegekraft die Patientin, damit sie im Fall einer plötzlich auftretenden hämodynamischen Instabilität nicht stürzt. Sie sehen, dass klarer Liquor zurückfließt und verabreichen eine Mischung aus 2 ml hyperbarem Bupivacain 0,5 % (≙ 10 mg Bupivacain) und 1 ml Sufentanil (≙ 5 µg Sufentanil), die Sie zuvor in einer Spritze vorbereitet haben. Die Pflegekraft verabreicht 4 mg Ondansetron. Hintergrund der Gabe bei Schwangeren ist, dass das Medikament nicht nur Übelkeit verhindert, sondern auch einer Hypotonie vorbeugt und den Bezold-Jarisch-Reflex hemmt, der zu Hypotonie und Bradykardie mit entsprechender Gefährdung von Mutter und Kind führen kann. Nach Entfernung der Kanüle und Kleben eines Pflasters auf die Punktionsstelle legt sich die Patientin mit Unterstützung auf den Rücken. Sie kippen den OP-Tisch in eine leichte Linksseitenlagerung, um einem aortokavalen Kompressionssyndrom vorzubeugen. Die Blutdruckmessung stellen Sie auf minütliche Messung ein. Der Ehemann der Patientin wird nun in den OP-Saal geholt und nimmt neben dem Kopf seiner Frau Platz.
Die Patientin ist plötzlich kaltschweißig und äußert starke Übelkeit und Brechreiz. Sie verabreichen daraufhin unmittelbar 0,5 ml unverdünntes Akrinor®, da dies typische Zeichen einer ausgeprägten Hypotonie sind. Die Blutdruckmessung bestätigt Ihren Verdacht: 72/44 mmHg. Kurz darauf gibt die Patientin an, dass sich die Symptome gebessert hätten.
Sie testen die Höhe der SPA, indem Sie Desinfektionsspray von den Beinen aufwärts auf die Haut der Patientin sprühen. Die Patientin gibt etwas unterhalb der Mamillenebene an, den Kältereiz zu spüren. Da die Ausbreitung der SPA für den Eingriff ausreichend ist, geben Sie den Gynäkologen das Signal zum Beginn der Operation. Sie weisen die Patientin darauf hin, dass sie trotz der SPA spüren wird, dass „etwas in ihrem Bauch passiert", dass sie aber keine Schmerzen empfinden wird. Sollten doch Schmerzen auftreten, könnten Sie jederzeit eine Allgemeinanästhesie einleiten oder ein zusätzliches Schmerzmittel wie Ketamin verabreichen. Im Verlauf müssen Sie nur noch ein weiteres Mal Akrinor® verabreichen, anschließend bleibt der Blutdruck stabil. Die Blutdruckmessung stellen Sie nun auf ein 5-minütiges Intervall.

Nach Entwicklung des Kindes wird es von den Geburtshelfern vorsichtig dem Kinderarzt übergeben, der es kurz untersucht. Dem Kind geht es gut, sodass nun auch die Mutter das Kind in den Arm nehmen kann.
Der weitere Anästhesieverlauf ist unkompliziert, und Sie bringen Mutter, Kind und Vater im Anschluss zur weiteren Überwachung in den Aufwachraum.

Durchführung

- Überprüfung auf bestehende Kontraindikationen, Anlegen des Basismonitorings und Schaffen eines periphervenösen Zugangs, Überprüfung der OP-Checkliste (Patientenidentität, richtiger Eingriff, Vorliegen von Kontraindikationen etc.).
- Lagerung des Patienten mit maximaler Kyphosierung der Wirbelsäule („Katzenbuckel"): entweder sitzend auf dem Operationstisch, alternativ auf der Seite liegend mit angezogenen Beinen.
- Festlegung des Punktionsortes mittels Palpation und/oder Ultraschall.
- Händedesinfektion, Anlegen von Mund-Nasen-Schutz, Kopfhaube und sterilen Handschuhen, sorgfältige Desinfektion der Punktionsstelle.
- Steriles Abdecken des Gebiets um die Punktionsstelle mit einem Lochtuch.
- Lokalanästhesie des Punktionsgebiets.
- Punktion mit Führungskanüle in leicht kranialer Richtung von median oder paramedian bis vor die Dura mater.
- Punktion von Dura mater und Arachnoidea mit der dünnen Spinalkanüle (Spinalnadel dabei nie ohne Führungsmandrin vorschieben!); ein Zurückfließen klaren Liquors zeigt die korrekte Lage der Spinalkanüle an.
- Applikation des Lokalanästhetikums, Entfernen der Kanüle, Versorgen der Einstichstelle mit einem Pflaster.
- Abwarten der Fixierungszeit (hyperbares Lokalanästhetikum) oder Beginn der Operationsvorbereitungen (isobares Lokalanästhetikum).

CAVE

Beim Einstechen der Nadel bzw. bei Injektion des Lokalanästhetikums dürfen keine Schmerzen oder Parästhesien auftreten.

Viele Patienten empfinden es als angenehm, intraoperativ zusätzlich eine sedierende Medikation zu erhalten, um möglichst wenig vom Operationsgeschehen wahrzunehmen. Intraoperativ wird eine SPA vom Anästhesisten genauso überwacht wie eine Allgemeinanästhesie.

Die Patienten werden im Anschluss an die Operation überwacht, bis die motorische und sensorische Blockade rückläufig ist. Bei ausreichender sensorischer und motorischer Funktion können die Patienten (zunächst in Begleitung) aufstehen.

Komplikationen

Kardiovaskuläre Komplikationen Wegen des Risikos vasovagaler Synkopen muss der sitzende Patient während des „Stechens" der SPA von einer Assistenzperson gesichert werden. Durch die Sympathikolyse sind im weiteren Verlauf erhebliche Blutdruckabfälle möglich. Das Risiko einer Hypotonie steigt bei vorbestehender Hypovolämie. Hypotonien werden, wie in ➤ Kap. 1.8 und ➤ Kap. 7.1 dargestellt, i. d. R. mit Akrinor®, Ephedrin oder Phenylephrin, seltener auch mit einer geringen Dosis Noradrenalin behandelt.

Außerdem kann es bei einer SPA zu Bradykardien, in seltenen Fällen zu Asystolien kommen.

Totale SPA Die totale SPA ist eine lebensbedrohliche Komplikation, die auftritt, wenn das Lokalanästhetikum Strukturen des Hirnstamms erreicht. Es kommt zu Koma, Blutdruckabfall, Atemstillstand und u. U. zu einer Asystolie. Unter symptomatischer Therapie, ggf. mit Intubation und Reanimation, wird ein Abklingen der SPA abgewartet.

Harnverhalt Da auch die für eine Miktion verantwortlichen Fasern blockiert werden, kommt es nach SPA öfter zu einer passageren Harnretention, die ggf. eine Einmalkatheterisierung erfordert.

Postspinaler (postpunktioneller) Kopfschmerz („postdural puncture headache", PDPH) Typisch sind ein Auftreten 24–48 h nach Punktion, eine Schmerzverstärkung in aufrechter Körperhaltung, eine okzipitale Schmerzlokalisation und ein oft vollständiges Verschwinden des Schmerzes nach dem Hinlegen. Als Ursache geht man von einem mechanischen Zug an Hirnstrukturen durch Liquorverlust aus. Durch Verwendung dünnerer atraumatischer Kanülen konnte die Inzidenz postspinaler Kopfschmerzen gesenkt werden. Meist sistieren die Beschwerden spontan, und viele Patienten sind allein schon deshalb beruhigt, wenn sie dies erfahren. Bis zu einer Besserung sind Bettruhe, sofern sie für den Patienten Erleichterung bringt, eine ausreichende Trinkmenge und die Gabe von Nichtopioidanalgetika sinnvoll. Bei ausgeprägten Beschwerden können Koffein, Theophyllin oder Gabapentin helfen. Alternativ kann in schweren Fällen ein Therapieversuch mit einem Blutpatch erwogen werden. Dabei werden dem Patienten

Durchführung

CAVE

Komplikationen

Begleitend zur Anästhesie kommt es zu einer **Sympathikolyse,** die mit **Hypotonie und Bradykardie** einhergehen kann.
Die Injektion einer zu großen Menge an Anästhetikum kann eine sog. **totale SPA** (mit drohendem Koma durch Hirnstammbetäubung) verursachen.
Zudem können ein **neurogener Harnverhalt** und **postspinale Kopfschmerzen** (durch Liquorverlust aufgrund der Duraläsion) auftreten.

ca. 20 ml steril entnommenes Eigenblut in den Periduralraum injiziert. Oft setzt bereits kurze Zeit nach der Injektion eine deutliche Besserung ein.

CAVE

CAVE

Bei der Diagnose postspinaler Kopfschmerzen ist Vorsicht geboten: Hinter jedem Kopfschmerz nach SPA können sich ernsthafte Komplikationen wie ein subdurales Hämatom, eine Meningitis, eine intrazerebrale Blutung oder eine Sinusvenenthrombose verbergen.

Verletzungen des Rückenmarks oder der Spinalnervenwurzeln sind bei korrekter Durchführung selten.

Neurologische Komplikationen Spinale Hämatome, Meningitiden oder direkte Nervenschädigungen sind nach einer SPA glücklicherweise seltene Ereignisse. Sie können dramatische Konsequenzen bis hin zur Querschnittlähmung haben, wenn nicht rechtzeitig interveniert wird.

MERKE

MERKE

Jede nicht zeitgerecht abklingende Blockade und jede neu aufgetretene motorische oder sensible Störung muss umgehend durch ein MRT evaluiert werden.

Außerdem können in Einzelfällen wenige Stunden nach einer Spinalanästhesie dumpfe Rückenschmerzen auftreten, die in die Beine ausstrahlen und nach einem bis wenigen Tagen wieder verschwinden. Diese als transiente neurologische Symptome (TNS) bezeichnete Komplikation wird auf neurotoxische Wirkungen der Lokalanästhetika zurückgeführt. Lokalanästhetika wie Lidocain oder Mepivacain lösen diese häufiger aus und werden daher nicht mehr zur SPA eingesetzt.

6.2.3 Periduralanästhesie (PDA/EDA)

6.2.3 Periduralanästhesie (PDA/EDA)

Indikationen

Mittels PDA können einzelne spinale Dermatome betäubt werden, z. B. in der Geburtshilfe, bei Abdominal- oder Gefäßoperationen.

Indikationen

Die Periduralanästhesie wird i. d. R. als Katheterverfahren bei folgenden **Indikationen** durchgeführt:

- Zur Analgesie unter der vaginalen Geburt
- Bei großen abdominalen oder thorakalen Eingriffen in Kombination mit einer Allgemeinanästhesie
- Zur Prophylaxe von Phantomschmerzen bei geplanter Amputation
- Zur Optimierung der Durchblutung bei Gefäßeingriffen

Durchführung

Durchführung

Vorbereitung und Lagerung des Patienten erfolgen wie bei der SPA, zusätzlich wird ein steriler Kittel getragen. Als Punktionshöhe wird die Mitte des zu operierenden Gebiets gewählt (➤ Tab. 6.5).

Für eine PDA wird eine spezielle Nadel, die sog. **Tuohy-Kanüle** (ausgesprochen: „Tuhi"), verwendet (➤ Abb. 6.4).

TAB. 6.5

Tab. 6.5 Empfohlene Punktionshöhen in Abhängigkeit vom geplanten Eingriff

Eingriff	Punktionshöhe
Thorakotomie	Th2–6
Laparotomie (Oberbauch)	Th6–10
Laparotomie (Unterbauch)	Th8–10
Geburtshilfliche Analgesie	L2–3
Untere Extremität	L1–4

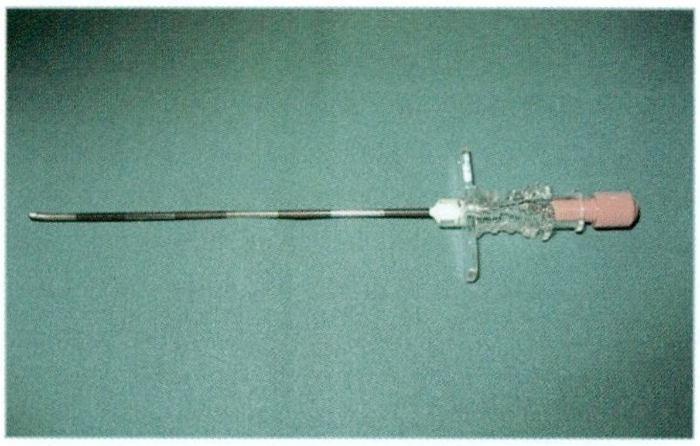

Abb. 6.4 Tuohy-Kanüle zur PDA [O647]

Diese ist großlumiger als eine Spinalkanüle, damit der Periduralkatheter (PDK) eingeführt werden kann. Außerdem zeichnet sie sich durch eine abgestumpfte Spitze aus.

Die Tuohy-Kanüle wird nach Lokalanästhesie median oder paramedian eingestochen und bis in das Lig. flavum vorgeschoben; dann wird der innen liegende Mandrin entfernt. Während die Stichrichtung im lumbalen Bereich wie bei der SPA annähernd horizontal ist, stehen die Wirbelkörper thorakal steiler. Der Punktionswinkel beträgt daher ca. 60° zur Haut.

Zum Aufsuchen des Periduralraums ist die **Loss-of-Resistance-Technik** üblich: Aufsetzen einer mit NaCl 0,9 % gefüllten leichtgängigen Spritze, langsames Vorschieben der Tuohy-Nadel unter kontinuierlichem Druck auf den Spritzenstempel; ein Widerstandsverlust nach Durchstechen des Lig. flavum zeigt die korrekte Lage der Kanüle im Periduralraum an.

Bei der PDA werden zur Punktion etwas dickere Kanülen, sog. Tuohy-Kanülen, verwendet.

Beim langsamen Vorschieben der Nadel kann der Periduralraum durch einen verringerten Widerstand bei gleichzeitiger NaCl-Injektion ermittelt werden (sog. **Loss-of-Resistance-Methode**).

CAVE

Die Tuohy-Nadel darf nach dem Widerstandsverlust nicht weiter vorgeschoben werden.

CAVE

Meist muss die Kanüle 4–8 cm tief eingeführt werden, um den Periduralraum zu erreichen.

Die Tuohy-Nadel wird nun so gedreht, dass ihre Öffnung nach kranial zeigt. Über die Kanüle wird der Katheter etwa 3–5 cm tief in den Periduralraum eingeführt. Die Punktionskanüle wird vorsichtig entfernt und der Katheter an der Haut fixiert. Lässt man den Katheter nach unten hängen, dürfen weder Blut noch Liquor zurückfließen. Außerdem muss bei Aspiration mit einer 5-ml-Spritze ein deutliches Vakuum spürbar sein.

Nach Aufsetzen des Bakterienfilters wird eine Testdosis (z. B. 3 ml Bupivacain 0,5 % isobar) appliziert, um eine etwaige Lage im Subarachnoidalraum zu erkennen. Sind nach 5 min keine Zeichen einer SPA zu beobachten, kann die eigentliche Dosis des Lokalanästhetikums fraktioniert in Schritten von 4–5 ml verabreicht werden. Bei derart fraktionierter Gabe verzichten einige Anästhesisten auch auf die vorherige Gabe einer Testdosis, da jede Einzeldosis wie eine Testdosis wirkt.

Oftmals wird dann ein **Katheter** in den Periduralraum vorgeschoben, um kontinuierlich Anästhetika applizieren zu können.

CAVE

Ein PDK kann auch sekundär dislozieren. Die initiale Testdosis schützt also nicht vor einer späteren spinalen oder intravasalen Fehllage. Jede Bolusgabe über den PDK muss daher fraktioniert erfolgen.

CAVE

Meist kommen langwirksame **Lokalanästhetika** wie Bupivacain, Levobupivacain oder Ropivacain zum Einsatz.

Höher konzentrierte Lokalanästhetika (z. B. Ropivacain 0,75 %) führen zu einer ähnlichen Anästhesiewirkung wie eine SPA; der Wirkeintritt benötigt im Vergleich zur SPA aber deutlich länger.

Durch eine niedrige Konzentration des Lokalanästhetikums (z. B. Bupivacain 0,125 % oder Ropivacain 0,1–0,2 %) lässt sich zwar keine Anästhesie, aber eine Analgesie erreichen. Häufig wird eine sog. Differenzialblockade angestrebt. Dabei wird die Motorik nicht beeinträchtigt, gleichzeitig aber eine gute sensorische Blockade erzielt. Dies ist für die geburtshilfliche Analgesie oder für die postoperative Schmerztherapie wünschenswert, da die Patienten weiter mobil sein können („walking epidural").

Da das Lokalanästhetikum die Dura mater um die Spinalnervenwurzeln überwinden muss und sie nicht direkt umspült, ist bei der PDA eine **höhere Dosis** notwendig als bei der SPA. Als Faustregel gilt, dass als Erstbolus etwa 1,2–1,5 ml Lokalanästhetikum für jedes zu blockierende Segment (z. B. lumbale PDA 12–15 ml für eine Ausbreitung Th10 –S2) appliziert werden muss. Bei Schwangeren und älteren Patienten wird dieser Wert um mindestens 30 % reduziert.

Häufig, in der Geburtshilfe nahezu immer, werden bei der PDA auch **Opioide** angewandt. Für eine periduale Anwendung ist derzeit nur Sufentanil zugelassen.

Zur Fortführung der Schmerztherapie ist die patientenkontrollierte epidurale Analgesie (PCEA) besonders geeignet. Auf Knopfdruck erhält der Patient über eine Pumpe eine bedarfsgerechte Schmerztherapie. Überdosierungen können durch Sperrzeiten und Einstellung von Maximaldosen vermieden werden (➢ Tab. 6.6).

Zur Schmerztherapie ist es möglich, die Anästhetikagabe über den Katheter **durch den Patienten selbst steuern zu lassen** („patient-controlled epidural anaesthesia", PCEA).

Tab. 6.6 Beispiele zur Bestückung einer PCEA-Pumpe

	Basalrate	Einzelbolus	Bolussperrzeit
Bupivacain oder Ropivacain 0,125 % + Sufentanil 0,5–0,75 µg/ml	4–6 ml/h	4 ml	20 min
Bupivacain oder Ropivacain 0,125 % + Sufentanil 0,5–0,75 µg/ml	keine	4 ml	15 min

Komplikationen

Die möglichen Komplikationen entsprechen denen einer Spinalanästhesie. Hinzu kommt die versehentliche Verletzung der Dura mater.

Komplikationen

Die Komplikationen sind die gleichen wie bei der SPA. Zusätzlich kommt die **akzidentelle Perforation der Dura mater** hinzu. Wird die hohe Anästhetikadosis einer PDA vollständig subarachnoidal appliziert, kommt es zur Ausbildung einer hohen bzw. totalen SPA. Eine Schädigung des Rückenmarks ist ebenfalls nicht ausgeschlossen. Zusätzlich ist das Risiko postpunktioneller Kopfschmerzen aufgrund des größeren Durchmessers der Tuohy-Nadel ausgesprochen hoch, sodass nach einer akzidentellen Duraperforation häufig ein epiduraler Blutpatch notwendig wird.

Auch eine intravasale **Fehllage** in einem Blutgefäß des Periduralraums ist möglich, sodass es zur Intoxikation durch Lokalanästhetika (➢ Kap. 1.6.4) kommen kann. Besonders bei Patienten mit erhöhtem intraabdominalem Druck (Schwangerschaft, Aszites) ist Vorsicht geboten. Die Venengeflechte des Periduralraums dienen als Kollateralen zwischen V. cava superior und inferior und sind entsprechend erweitert.

Prinzipiell ist die Anästhesiewirkung einer PDA etwas weniger zuverlässig als die einer SPA. So kommt es z. B. häufiger zu einer nur einseitigen Wirkung.

Werden neben Lokalanästhetika Opioide appliziert, ist die Atemfunktion des Patienten sorgfältig zu überwachen. Es kommt gehäuft zu einem Pruritus. Auslösend ist vermutlich eine Histaminfreisetzung. Er ist ungefährlich, für den Patienten aber oft sehr störend. Das PONV-Risiko ist erhöht, gelegentlich tritt ein Harnverhalt auf. Die genannten Nebenwirkungen lassen sich durch fraktionierte i. v. Gabe des Opioidantagonisten Naloxon, Juckreiz auch durch die Gabe von Antihistaminika therapieren.

6.2.4 Kombinierte Spinal-Epidural-Anästhesie (CSE)

Auch die **Kombination beider rückenmarksnahen Verfahren** (SPA für einen schnellen Wirkeintritt, PDK für eine nachfolgende lang anhaltende Anästhesie) ist möglich.

6.2.4 Kombinierte Spinal-Epidural-Anästhesie (CSE)

Die CSE vereint die Vorteile der beiden zuvor beschriebenen rückenmarksnahen Anästhesieverfahren. Die Wirkung tritt ebenso schnell ein wie bei einer SPA, und es gibt zusätzlich die Möglichkeit einer Nachinjektion über den PDK. Vor allem wird aber eine gut steuerbare und systemisch wenig belastende postoperative Schmerztherapie möglich. Wie die SPA eignet sich die CSE ausschließlich für Eingriffe an der unteren Körperhälfte.

Durchführung

Durchführung

Zunächst wird der Periduralraum mittels LOR-Technik aufgesucht. Über die liegende Tuohy-Kanüle wird dann die Dura mater mit einer Spinalkanüle punktiert und das Lokalanästhetikum zur SPA verabreicht. Nach Entfernung der Spinalkanüle wird der PDK wie bei der PDA eingeführt.

Da bei diesem Vorgehen die Gefahr der Katheterabscherung gegeben ist, wurden spezielle CSE-Kanülen mit zwei Lumina oder einer als „back eye“ bezeichneten Öffnung für die Spinalkanüle entwickelt.

Nach durchgeführter SPA kann die Lage des PDK nicht mehr durch eine Testdosis verifiziert werden.

6.3 Periphere Nervenblockaden

Bei peripheren Nervenblockaden werden die entsprechenden **Nerven mittels Ultraschall detektiert** und dann **mit einem örtlich applizierten Lokalanästhetikum betäubt.** Werden nach dem Eingriff größere Schmerzen erwartet, sollte auch hier ein **Katheter** angelegt werden.

6.3 Periphere Nervenblockaden

Mit Die peripheren Regionalanästhesieverfahren werden traditionell in **Plexusblockaden** und **Blockaden einzelner peripherer Nerven** unterteilt (➢ Kap. 6.3.3 und ➢ Kap. 6.3.4). Durch den zunehmenden Einsatz des **Ultraschalls** haben die Verfahren deutlich an Bedeutung gewonnen.

Unter die peripheren Nervenblockaden fallen auch **Rumpfblockaden** (➢ Kap. 6.3.5), die lange Zeit ein Nischendasein fristeten und durch die Sonografie ebenfalls stärkere Verbreitung finden.

Die meisten Nervenblockaden lassen sich als Single-Shot- und/oder als Katheterverfahren durchführen. Durch den Einsatz von Kathetern lässt sich oft eine hervorragende und langfristige Analgesie erzielen, die z. B. nach orthopädisch-unfallchirurgischen Eingriffen eine frühe Mobilisation und Physiotherapie ermöglicht. Als Faustregel gilt, dass eine Regionalanästhesie als **Katheterverfahren** durchgeführt wird, wenn zu erwarten ist, dass nach dem Eingriff > 24 h starke Schmerzen bestehen.

INTRAPROFESSIONELLE KOMPETENZ

INTRAPROFESSIONELLE KOMPETENZ

Für die Regionalanästhesie ist eine Abstimmung mit dem Operateur über das Ausmaß des geplanten Eingriffs und die voraussichtliche Dauer außerordentlich wichtig. Am besten sollten diese Informationen schon zum Prämedikationsgespräch vorliegen, damit gemeinsam mit dem Patienten das am besten geeignete Anästhesieverfahren gewählt werden kann. Eine axilläre Blockade kann noch so gut „sitzen“, bringt dem Patienten aber wenig Nutzen, wenn sich im Operationssaal herausstellt, dass für den Eingriff eine Blutsperre am Oberarm erforderlich ist, die durch die Regionalanästhesie nicht erfasst wird. Stimmen Sie sich also im Zweifelsfall vorher ab. Das gilt natürlich nicht nur für den Anästhesisten. Wenn die Operateure ein neues Operationsverfahren einsetzen wollen, das mit einer verlängerten Eingriffsdauer oder einem anderen Zugangsweg verbunden ist, ist dies für den Anästhesisten eine entscheidende Information.

Ein wesentlicher Vorteil dieser Methode sind die **geringen hämodynamischen Nebenwirkungen.**

Die periphere Regionalanästhesie hat die geringsten hämodynamischen Auswirkungen und kann neben den bereits erwähnten allgemeinen Vorteilen der Regionalanästhesie bei Patienten mit hohem kardialen Risikoprofil vorteilhaft sein.

Neben der Analgesie bei operativen Eingriffen dienen periphere Nervenblockaden häufig der schmerztherapeutischen Behandlung, z. B. bei der Therapie des CRPS (➤ Kap. 27.6.3) oder der Prophylaxe eines Phantomschmerzes (➤ Kap. 27.6.2).

6.3.1 Durchführung

Bei der Durchführung von Plexusblockaden oder der Blockade einzelner Nerven kann die Punktionsstelle meist gut komprimiert werden. Der zeitliche Abstand zu Antikoagulanzien kann daher oft geringer sein als bei rückenmarksnahen Anästhesieverfahren. Eine Ausnahme bilden die Rumpfblockaden, die wie rückenmarksnahe Punktionen eingestuft werden sollten und bei denen die in ➤ Tab. 6.2 empfohlenen Zeitabstände eingehalten werden sollten.

Um Nervenschäden zu vermeiden und eine wirkungsvolle Anästhesie zu gewährleisten, kommen folgende Techniken zum Einsatz:

- **Sonografie:** Bietet zahlreiche Vorteile, u. a. kann die zu punktierende Region direkt visualisiert werden, sodass anatomische Varianten vor der Punktion auffällig werden. Anders als bei Verwendung eines Nervenstimulators ist man in der Wahl des Punktionsortes freier, da der anatomisch beste Zugangsweg gewählt werden kann. Außerdem ist es möglich, die Ausbreitung des Lokalanästhetikums und die Lage eines Katheters visuell zu überprüfen. Die Durchführung der Regionalanästhesie mit Ultraschalltechnik erfordert Übung und natürlich ein verfügbares Ultraschallgerät. Manchmal werden die Nervenstimulation und die Sonografie auch kombiniert eingesetzt („dual guidance"). Ein Vorteil konnte hierdurch jedoch nicht nachgewiesen werden.
- **Nervenstimulation** (➤ Abb. 6.5): Bei der Punktion mit dem Nervenstimulator wird die Nadelspitze der Punktionsnadel mit einem Nervenstimulator verbunden. Der Anästhesist orientiert sich bei der Punktion i. d. R. an markanten anatomischen Punkten („Landmarken"). Bei ausreichender Nähe zum Nerv bzw. Nervenplexus kommt es auch bei reduzierter Stromstärke zur Kontraktion von Kennmuskeln oder zum impulssynchronen Auftreten von Parästhesien im Zielgebiet des Nervs. Eine zu geringe Nähe zum Nerv und damit die Gefahr einer intraneuralen Injektion kann ebenfalls detektiert werden. In der Praxis können am Nervenstimulator drei Parameter eingestellt werden: Impulsamplitude (0–1 bzw. 0–5 mA), Impulsbreite (0,1–1 ms) und Impulsfrequenz (1–2 Hz). Häufig wird mit einer Einstellung von 2 mA, 0,1 ms und 2 Hz begonnen. Wenn sich eine impulssynchrone Reizantwort im Kennmuskel oder Parästhesien im Zielgebiet zeigen, wird die Stromstärke (Impulsamplitude) langsam reduziert. Unterhalb von 0,5 mA (bei 0,1 ms Impulsbreite) sollten keine Kontraktionen erkennbar sein, andernfalls müssen Sie die Nadel zurückziehen, da der Abstand zum Nerv zu gering ist. Trotz zunehmender Verdrängung durch die sonografische Technik hat die Nervenstimulation weiterhin ihre Berechtigung, z. B. wenn sich die Zielstrukturen sonografisch nicht ausreichend darstellen lassen.

Der Ablauf einer Leitungsanästhesie ist wie folgt:

- Lagerung und Aufsuchen einer geeigneten Punktionsstelle
- Anlegen von Mundschutz, Kopfhaube und sterilen Handschuhen, bei Katheterverfahren zusätzlich eines sterilen Kittels
- Sorgfältige Desinfektion der Punktionsstelle
- Steriles Abdecken des Gebiets um die Punktionsstelle, ggf. steriler Bezug des Ultraschallkopfes

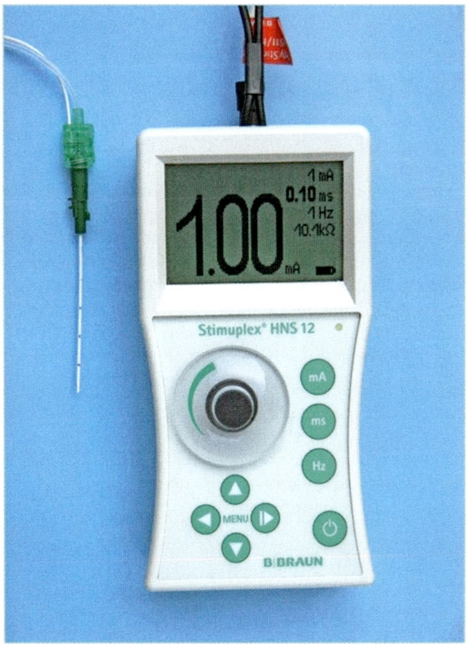

Abb. 6.5 Nervenstimulator [M582]

6.3.1 Durchführung

Blutungskomplikationen sind aufgrund der geringen Invasivität und guten Komprimierbarkeit selten.

Alternativ zur **Sonografie** kann der Verlauf eines Nervs auch durch eine **Nervenstimulation** (mit feinen Nadelelektroden) bestimmt werden.

- Lokalanästhesie des Punktionsgebiets
- Punktion und langsames Vorschieben der Punktionskanüle unter Kontrolle mit dem Ultraschallgerät und/oder dem Nervenstimulator
- Ggf. Einführen des Regionalanästhesiekatheters
- Applikation des Lokalanästhetikums:
  - Für eine Plexusanästhesie sind anfangs mit 20–40 ml hohe Injektionsvolumina an Lokalanästhetika sowie eine hohe Konzentration erforderlich (z. B. 10–20 ml Ropivacain 0,5–0,75 % plus 10–20 ml Mepivacain 1 % oder 30–40 ml Ropivacain 0,5–0,75 %). Bei sonografisch gesteuerter Punktion kann die Menge des erforderlichen Lokalanästhetikums meist auf 20 ml reduziert werden.
  - Für die postoperative Katheteranalgesie wird eine niedrigere Konzentration (z. B. Ropivacain 0,2 %) verwendet. Die Laufrate beträgt meist zwischen 5 und 10 ml/h.
- Steriler Verband der Punktionsstelle, Extremität vor Verletzungen (z. B. durch Herabfallen) schützen
- Weitere Monitorüberwachung

Bis zur vollständigen Ausbreitung der Anästhesie vergehen etwa 15–30 min.

MERKE

MERKE

Eine Intoxikation durch Lokalanästhetika (➤ Kap. 1.6.3) ist lebensbedrohlich. Das höchste Risiko entsteht durch eine versehentliche intravasale Injektion. Um dies zu vermeiden, gelten bei der Regionalanästhesie die Grundsätze:
- Wiederholte Aspirationskontrollen während der Gabe
- Lokalanästhetikum immer langsam verabreichen
- Gesamtdosis in mehrere Dosen aufteilen (fraktionierte Gabe)

6.3.2 Komplikationen

Zusätzlich zu einer **Lokalanästhetika-Intoxikation** kann es zu **allergischen Reaktionen** und lokalen **Gewebsschäden** kommen.

6.3.2 Komplikationen

- Verletzung von Nerven und Blutgefäßen
- Allergische Reaktionen
- Lokalanästhetika-Intoxikation
- Methämoglobinämie bei Verwendung hoher Dosen von Prilocain (bei Erwachsenen ab ca. 400 mg)
- Spezifische Risiken bestimmter Verfahren (➤ Tab. 6.7, ➤ Tab. 6.8 und ➤ Abb. 6.6)

TAB. 6.7

Tab. 6.7 Übersicht der Plexusblockaden der oberen Extremität

Bezeichnung	Indikationen	Besondere Risiken oder Nebenwirkungen	Spezielle Kontraindikationen
Interskalenäre Blockade	OP an Schulter, lateraler Clavicula, proximalem Humerus	Horner-Syndrom, Phrenikusparese, Rekurrensparese, Verletzung A. carotis, Vv. jugulares (selten: Pneumothorax, intraspinale Injektion)	Kontralaterale Phrenikusparese, kontralaterale Rekurrensparese
Infraklavikuläre Blockade	OP an distalem Oberarm, Unterarm, Hand	Pneumothorax, Verletzung A. und V. subclavia	Dislozierte Claviculafraktur
Axilläre Blockade	OP an Ellenbogen, Unterarm, Hand	Blutsperre am Oberarm nicht möglich	–

TAB. 6.8

Tab. 6.8 Übersicht der Plexusblockaden der unteren Extremität

Bezeichnung	Indikationen	Besondere Risiken oder Nebenwirkungen	Spezielle Kontraindikationen
Psoas-Blockade (früher: Psoas-Kompartment)	In Kombination mit proximalem Ischiadikus: OP unterhalb des Hüftgelenks, insbesondere komplexe Knieeingriffe oder Bypass-OP; Analgesie nach Hüft-OP	Verletzung intraabdominaler Organe, insbesondere Nierenverletzungen, retroperitoneales Hämatom, Psoasabszess, SPA oder PDA	Gerinnungsstörung (P. gilt als rückenmarksnahe Anästhesie)
Femoralis-Blockade (früher: 3-in-1-Block, ➤ Abb. 6.7)	OP am Oberschenkel (ventral, medial, lateral); in Kombination mit proximalem Ischiadikus: OP unterhalb des Hüftgelenks	–	–
Ischiadikus-Blockade	Proximal: OP an dorsalem Oberschenkel, Unterschenkel (außer Innenseite), Fuß; in Kombination mit Psoas/Femoralis: OP unterhalb des Hüftgelenks, Sprunggelenk, Fuß	–	–

LERNTIPP

Wenn dir die Symptome der Lokalanästhetika-Intoxikation nicht mehr einfallen, schau am besten gleich noch einmal in ➤ Kap. 1.6.3 nach. Sie werden sowohl im schriftlichen Examen als auch in der mündlichen Prüfung gern gefragt. Beim Lernen hilft es, sich daran zu erinnern, wo die Lokalanästhetika (allesamt Natriumkanalblocker) noch wirken können bzw. an welchen Organen sich eine hohe Dichte an Natriumkanälen findet (z. B. Herz, Gehirn etc.).

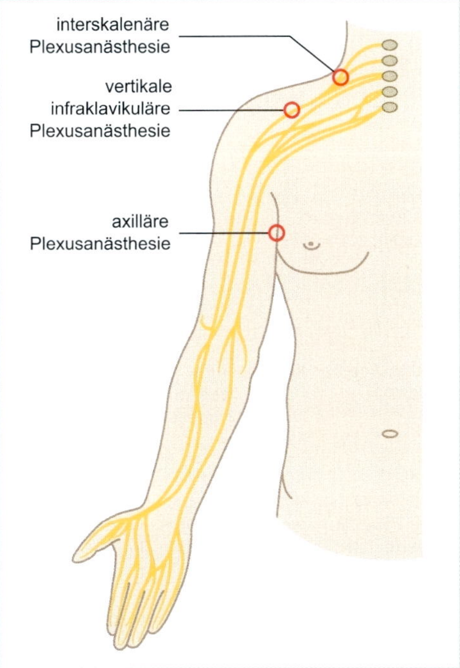

Abb. 6.6 Nerven des Plexus brachialis und mögliche Punktionsstellen häufig eingesetzter Plexusblockaden [L231]

ABB. 6.6

6.3.3 Blockaden der oberen Extremität

Die Form des Plexus brachialis wird häufig mit der einer Sanduhr verglichen. Je nach geplantem Eingriff kann er auf unterschiedlichen Höhen (➤ Tab. 6.7, ➤ Abb. 6.6) punktiert werden.

Neben der Blockade des Plexus brachialis können die Einzelnerven auf Höhe des Oberarms, des Ellenbogens oder im Bereich des Handgelenks selektiv anästhesiert werden. Hierfür sind meist etwa 5 ml eines Lokalanästhetikums (z. B. Prilocain 1 %, Mepivacain 1 % oder Ropivacain 0,5 %) ausreichend. Blockaden im Ellenbogenbereich dienen meist dazu, eine nicht optimal wirkende Plexusanästhesie zu komplettieren.

6.3.3 Blockaden der oberen Extremität

6.3.4 Blockaden der unteren Extremität

Im Gegensatz zur oberen Extremität ist die Blockade des Plexus lumbosacralis deutlich schwieriger, da eine einzelne Injektion nicht ausreicht, um den gesamten Plexus zu erfassen. Außerdem liegt der Nervenplexus weit von der Hautoberfläche entfernt und weist zahlreiche anatomische Varianten auf. Darüber hinaus stehen mit der rückenmarksnahen Regionalanästhesie einfach durchzuführende „Konkurrenzverfahren" zur Verfügung. Diese wirken allerdings i. d. R. beidseitig und bergen das Risiko potenziell schwerwiegenderer Komplikationen.

Trotz dieser anatomischen Besonderheiten kann durch eine Blockade des Plexus lumbalis und N. ischiadicus das Bein komplett betäubt werden (➤ Tab. 6.8).

Für Eingriffe am Unterschenkel, oberen Sprunggelenk und Fuß sind Blockaden im Bereich des Kniegelenks möglich. Hier wird meist eine distale Blockade des N. ischiadicus mit einer Blockade des N. saphenus kombiniert. Für Operationen am Fuß (z. B. Hallux-valgus-OP, Grenzzonenamputation) bietet sich ein Fußblock an, bei dem durch die Kombination aus zwei ringförmigen und zwei Einzelblockaden eine exzellente Anästhesie erreicht werden kann.

6.3.4 Blockaden der unteren Extremität

Aufgrund mehrerer Faktoren ist der Plexus lumbosacralis schwieriger lokal zu blockieren als der Plexus brachialis.

6.3.5 Rumpfblockaden, Faszienblockaden

Der Gedanke von Rumpfblockaden (➤ Tab. 6.9) ist, das Lokalanästhetikum zwischen zwei Faszienschichten zu injizieren. Sie werden daher auch als Faszienblockaden bezeichnet. In diesem begrenzten Kompartiment befinden sich die relevanten Nerven und werden vom Lokalanästhetikum umspült. Die Punktion wird beinahe ausschließlich sonografisch durchgeführt. Während einige Verfahren wie die Blockade des Plexus cervicalis oder die Paravertrabralblockade eine Allgemeinanästhesie (nahezu) kom-

6.3.5 Rumpfblockaden, Faszienblockaden

Bei sog. Rumpf-/Faszienblockaden wird das Lokalanästhetikum ultraschallgesteuert gezielt in ein Kompartiment zwischen zwei Faszien injiziert, um selektiv alle dort befindlichen Nerven zu betäuben.

plett ersetzen können, dienen die meisten anderen Verfahren vor allem dazu, die intra- oder postoperative Analgesie zu verbessern und den Bedarf an systemischen Analgetika zu reduzieren.

TAB. 6.9

Tab. 6.9 Übersicht ausgewählter Rumpfblockaden (Faszienblockaden)

Bezeichnung	Kompartiment, in das das LA injiziert wird	Was wird betäubt?	Vorschlag zur Dosierung des LA	Indikationen	Spezielle Risiken oder Nebenwirkungen
Plexus-cervicalis-Blockade	Zervikale „Nervenstraße"	Plexus cervicalis	15–25 ml Ropivacain 0,375 %	Karotis-(Thromb-) Endarteriektomie (TEA), Hemithyreoidektomie	Punktion der A. carotis mit Ablösen von Plaques, intravasale Injektion
Pektoralisblockade (PECS)	• PECS I: zwischen M. pectoralis major und M. pectoralis minor • PECS II: wie PECS I plus zwischen M. pectoralis minor und M. serratus anterior	• PECS I: N. pectoralis • PECS II: N. thoracicus longus, Rr. laterales der Interkostalnerven, N. intercostobrachialis	• PECS I: 10 ml Ropivacain 0,2 % • PECS II: wie PECS I plus 10–20 ml Ropivacain 0,2 %	Mammachirurgie	Pneumothorax
Paravertebralblockade	Paravertrebralraum	Spinalnervenwurzeln	15–20 ml Ropivacain 0,2–0,5 %	Rippenserienfraktur, Thorakoskopie, Mammachirurgie	Pneumothorax, Durapunktion
Transversus-abdominis-plane-Block (TAP-Block)	zwischen M. transversus abdominis und M. obliquus internus	Interkostalnerven Th11–L1	je Seite 15–30 ml Ropivacain 0,2–0,5 % (**cave:** Höchstdosis LA beachten)	Sectio caesarea, abdominale Hysterektomie, kolorektale Eingriffe (Laparotomie und Laparoskopie), Appendektomie, Leistenhernie	Verletzung von Peritoneum und intraabdominalen Organen (Leber, Darm)

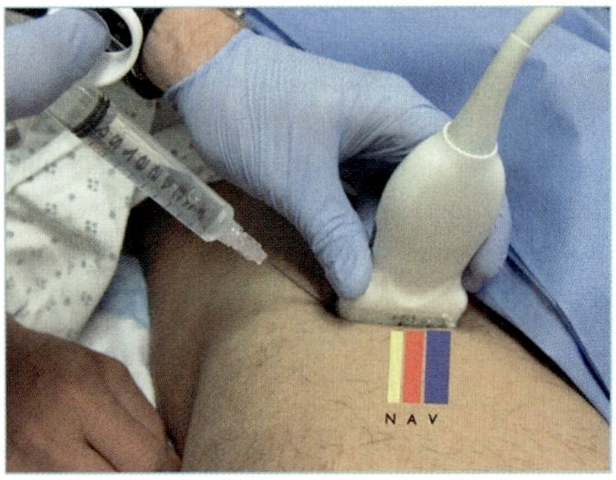

Abb. 6.7 Durchführung eines Femoralisblocks in In-plane-Technik [G845]

6.4 Intravenöse Regionalanästhesie (IVRA)

Für **periphere Eingriffe an den Extremitäten** kommt auch eine intravenöse Regionalanästhesie infrage.
Hierbei wird der **Blutstrom an der entsprechenden Extremität durch eine enge Manschette unterbunden** und danach **weiter distal ein Lokalanästhetikum i. v. appliziert.** Dieses diffundiert dann in den perivaskulären Bereich, wo es seine Wirkung entfaltet. Bei ausreichender Ausbreitung wird eine etwas weiter distal liegende Blutsperre angelegt, und der Eingriff kann beginnen.

Das Risiko einer Lokalanästhetika-Intoxikation ist im Vergleich zu anderen Verfahren der Regionalanästhesie erhöht.

6.4 Intravenöse Regionalanästhesie (IVRA)

Die IVRA wird häufig auch nach ihrem Erstbeschreiber Bier-Blockade genannt. Sie bietet die Vorteile eines schnellen Wirkeintritts und einer kurzen Erholungszeit. Meist wird sie bei Eingriffen am Unterarm oder an der Hand, seltener an der unteren Extremität, durchgeführt. Zur Vorbereitung wird die zu operierende Extremität hochgehalten, ausgewickelt und anschließend eine spezielle doppelte Blutsperrmanschette suprasystolisch auf 250–300 mmHg aufgeblasen. Diese Manschette besteht aus einer proximalen und einer wenige Zentimeter weiter distal gelegenen Manschette (➤ Abb. 6.8).

Anfangs wird nur die proximale Manschette aufgeblasen. An derselben Extremität wird dann ein kurzwirksames Lokalanästhetikum, meist Prilocain 0,5 % oder Lidocain, über einen möglichst weit peripher liegenden venösen Zugang langsam verabreicht. Für die obere Extremität sind etwa 40 ml Lokalanästhetikum erforderlich, für die untere 50–60 ml. Bis zum Wirkeintritt vergehen etwa 5–10 min. Der venöse Zugang am zu operierenden Arm kann entfernt werden, wenn die Wirkung zuverlässig eingetreten ist. Danach wird auch die distale Manschette suprasystolisch aufgepumpt und erst dann die Luft aus der proximalen Manschette abgelassen. Die nun weiter distal anliegende Blutsperre befindet sich somit im anästhesierten Gebiet.

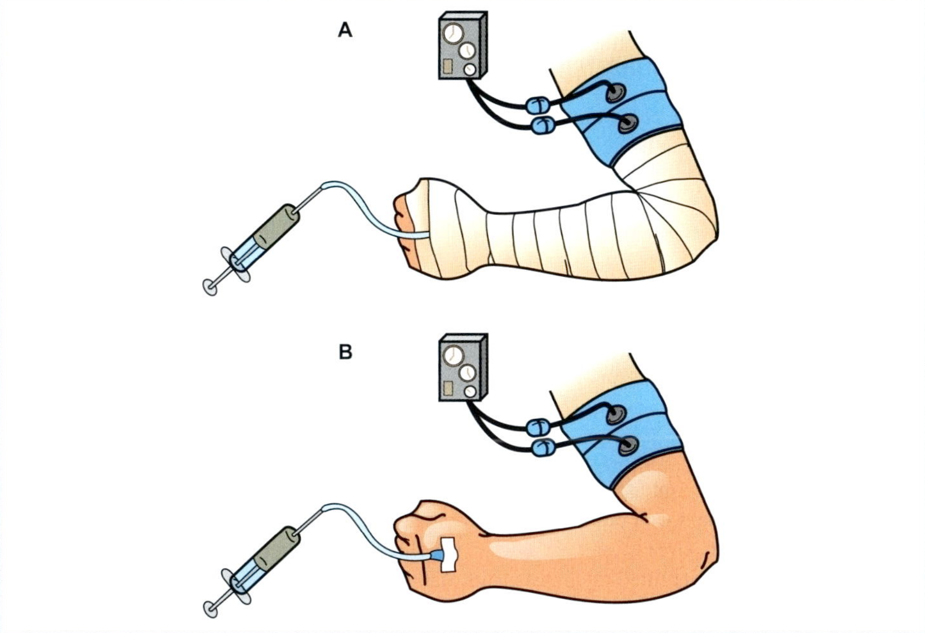

Abb. 6.8 Intravenöse Regionalanästhesie: a) Auswickeln der Extremität bei noch nicht aufgeblasener Manschette, b) aufgeblasene Manschette und Injektion des Lokalanästhetikums [E1101]

MERKE

Bei der IVRA muss vor Anlage der Blockade immer ein zusätzlicher venöser Zugang am nicht zu operierenden Arm angelegt werden.

MERKE

Da hohe Volumina der Lokalanästhetika verabreicht werden müssen, besteht beim Öffnen der Blutsperre ein hohes Risiko einer Lokalanästhetika-Intoxikation. Die Manschette darf frühestens nach 30 min geöffnet werden, und das Öffnen sollte in mehreren Intervallen erfolgen, damit das Lokalanästhetikum Zeit hat, sich im Körper zu verteilen. Die Wirkdauer der IVRA ist auf etwa 1 h begrenzt.

IMPP-Schwerpunkte

!!! Komplikationen der rückenmarksnahen Regionalanästhesie; Lokalanästhetika-Intoxikation (➤ Kap. 1.6.3)

! Zeitabstand zwischen Einnahme von Antikoagulanzien und Anlage einer rückenmarksnahen Regionalanästhesie

ÜBUNGSFRAGEN FÜRS MÜNDLICHE MIT LÖSUNGSHILFEN

1. Sie haben im Spätdienst eine lange Liste von Aufgaben abzuarbeiten. Als Sie später als geplant auf die Station kommen, um bei einem Patienten den PDK zu ziehen, berichtet die Pflegekraft Ihnen, dass sie dem Patienten gerade die „Thrombosespritze" verabreicht habe. Was tun Sie?

PDK auf keinen Fall jetzt ziehen, da der Katheter erst 12 h nach der Gabe eines NMH in prophylaktischer Dosierung entfernt werden darf.

2. Sie führen bei einem 32-jährigen Patienten eine Spinalanästhesie für eine Arthroskopie des Kniegelenks nach einer Sportverletzung durch. Der Patient ist ansonsten gesund, und die Anlage der SPA verläuft problemlos. Etwa 30 min nach der Punktion fällt die Herzfrequenz des Patienten plötzlich von 55/min auf 25/min ab, und der Patient berichtet über Luftnot. Was könnte die Ursache sein und was unternehmen Sie?

Am ehesten hohe SPA, 0,5 ml Atropin. Wenn kein Erfolg, Gabe wiederholen, wenn erneut kein Erfolg 50–100 µg Adrenalin. Bei weiter bestehender Bradykardie Adrenalin-Perfusor, bei Asystolie CPR. Austesten des sensiblen Niveaus, andere Ursachen wie allergische Reaktion etc. bedenken. Dyspnoe meist durch Anästhesie der Interkostalmuskulatur, während Anästhesie des Zwerchfells nur bei weiter höher steigender SPA eintritt; ggf. überbrückend nichtinvasive Beatmung, bei noch höher steigender SPA invasive Beatmung.

3. Eine Schwangere hat vor mehreren Stunden einen PDK zur schmerzarmen Geburt erhalten, der gut liegt und eine suffiziente Analgesie gewährleistet. Nun soll eine nicht dringliche sekundäre Sectio caesarea durchgeführt werden. Was tun Sie? Was wäre anders, wenn die Sectio aus einer Notfallindikation erfolgen müsste?

Aufspritzen der PDA mit 12 ml Ropivacain 0,75 % plus 10 µg Sufentanil, wobei alle 3 min 4 ml verabreicht werden, um eine spinale Fehllage detektieren zu können. Angestrebtes Anästhesieniveau Th4. Wenn dies 10 min nach der letzten Gabe nicht erreicht ist, nochmals 3 ml Ropivacain 0,75 % verabreichen. Bei Notfallindikation Allgemeinanästhesie, da Zeitdauer bis zum Wirkeintritt der PDA zu lang.

4. Sie führen eine Plexusanästhesie durch. Während der Gabe des Lokalanästhetikums sagt der Patient, dass sein Mund sich komisch anfühlen und er ein seltsames Kribbeln um den Mund herum spüren würde. Was tun Sie?

Injektion des Lokalanästhetikums sofort stoppen, da V. a. Lokalanästhetika-Intoxikation. Weitere Therapie wie in Kap. 1.6.3 beschrieben.

5. Ein 55-jähriger Mann ist auf dem Weg zur Arbeit auf Glatteis ausgerutscht und hat sich eine geschlossene Mittelhandfraktur zugezogen, die jetzt operativ versorgt werden soll. Der Patient wünscht eine Regionalanästhesie. Welche Verfahren schlagen Sie ihm vor?

Mögliche Anästhesieverfahren sind die infraklavikuläre oder axilläre Plexusanästhesie. Durch eine interskalenäre Blockade wird die Hand nicht zuverlässig erreicht. Theoretisch wäre auch eine intravenöse Regionalanästhesie möglich, die allerdings kontraindiziert ist, wenn zu erwarten ist, dass der Eingriff > 1 h dauert (➤ Kap. 6.4).

KAPITEL

7 Narkosekomplikationen

Lars Töpfer

Wie jeder medizinische Eingriff besitzt auch eine Narkose einige Risiken. Dabei ist vor allem die durch den Bewusstseinsverlust bedingte Hilflosigkeit der Patienten zu beachten, die zu einer Reihe von Komplikationen führen kann. Von Unterkühlung bis zu Lagerungsschäden und Veränderungen der Herz-Kreislauf-Funktion sollten alle möglichen Veränderungen anästhesiologisch bedacht und entsprechende Vorsorgemaßnahmen getroffen werden. Durch eine angemessene Prophylaxe können die allermeisten Komplikationen verhindert werden. Die folgenden Seiten geben dir einen nützlichen Einblick in akute intraoperative Problemstellungen und ihre Lösung. Diese Information ist neben der anästhesiologischen Perspektive auch von chirurgischer Seite relevant und bietet ein Feld spannender Interprofessionalität.

Die Narkoseführung bei einfachen Anästhesien kann i. d. R. in kurzer Zeit erlernt werden. Anfänger entwickeln daher häufig schnell ein Gefühl von (unberechtigter) Sicherheit. Man muss sich allerdings immer vor Augen halten, dass Anästhesieverfahren einen Einfluss auf **lebenswichtige Funktionen** wie Atmung und Kreislauf ausüben und der Grat von einem stabilen zu einem instabilen System schmal ist.

Nicht alle Komplikationen, die in diesem Kapitel genannt werden, sind lebensbedrohlich oder benötigen ein großes Behandlungsteam. Aber Patienten in einer „Cannot intubate, cannot ventilate“-Situation, mit einer malignen Hyperthermie oder einer bedrohlichen Allgemeinreaktion einer Anaphylaxie können nur in einem erfahrenen und **eingespielten Team** gut versorgt werden.

INTER- UND INTRAPROFESSIONELLE KOMPETENZ

INTER- UND INTRAPROFESSIONELLE KOMPETENZ

Ein entscheidender Faktor bei der Bewältigung schwerwiegender Narkosekomplikationen ist, zunächst **Hilfe herbeizuholen.** Ärzte in Weiterbildung holen den für ihren OP-Saal zuständigen Fach- oder Oberarzt hinzu. Die Situation wird gemeinsam evaluiert und eine Verdachtsdiagnose formuliert. Wenn erforderlich, wird Hilfe durch zusätzliches Personal angefordert.

In den Konzepten des *Team Ressource Management* bzw. *Crew* oder *Crisis Ressource Management* (CRM) wird oft das 10-für-10-Konzept verwendet. Während eines **Team-Time-out** von ca. 10 s Dauer unterbrechen alle Teammitglieder ihre Tätigkeit, und es wird der Fahrplan für die nächsten 10 min festgelegt.

In der Regel übernimmt ein erfahrener Anästhesist die Funktion des Teamleiters und geht im Team-Time-out folgende Punkte durch:

- Welches Problem ist das wichtigste, und wie lautet die Verdachtsdiagnose?
- Gibt es aus dem Team Zweifel an der Verdachtsdiagnose, oder sind andere Differenzialdiagnosen wahrscheinlicher?
- Was ist jetzt zu tun?
- Wie werden die Aufgaben verteilt?
- Gibt es Fragen?

Es klingt trivial, aber es ist wichtig, die **Verdachtsdiagnose** einmal laut auszusprechen. So wissen alle, dass es sich um eine Notfallsituation handelt und außerdem hat jeder eine grobe Vorstellung, was die erforderlichen Schritte sind und was auf gar keinen Fall getan werden sollte.

Der **Teamleiter** weist den einzelnen Teammitgliedern Aufgaben zu und versucht, die Arbeitsbelastung ausgeglichen zu verteilen. Wenn sich die Teammitglieder nicht kennen, stellen sich alle kurz mit Namen und Funktion vor, damit klar ist, wer welche Aufgaben übernehmen kann.

Das Vorgehen sollte **regelmäßig reevaluiert** werden. Ein typisches Vorgehen ist, nach 10 min eine erneute 10-für-10-Runde durchzuführen.

Da auch erfahrene Anästhesisten in Stresssituationen wichtige Differenzialdiagnosen oder Behandlungsschritte vergessen können, halten einige Krankenhäuser Checklisten für Notfälle vor. Mittlerweile gibt es auch **digitale Unterstützung.** Die Web-App eGENA (https://egena-app.de) bietet Gedächtnis- und Entscheidungshilfen für die Diagnose und Therapie bei Komplikationen und kann zudem an die spezifischen Gegebenheiten eines Krankenhauses angepasst werden, indem dort z.B. wichtige Telefonnummern hinterlegt werden.

7.1 Hypotonie

Da viele **Anästhetika vasodilatierend wirken** und es intraoperativ zu **Blutverlust** kommen kann, ist die **Hypotonie (um mindestens 20 %)** eine häufige Narkosekomplikation.
Da es in der Folge zu Schädigung von Herzmuskel oder Nieren kommen kann, sollte ein **intraoperativer arterieller Mitteldruck von mind. 65 mmHg** angestrebt werden.

7.1 Hypotonie

Hypotonien sind häufige Nebenwirkungen von Anästhesien. Bei Allgemeinanästhesien tritt nach Narkoseeinleitung aufgrund der vasodilatierenden Eigenschaften der Anästhetika beinahe regelhaft eine Hypotonie auf, die häufig auch therapiert werden muss. Bei größeren Eingriffen benötigt beinahe jeder Patient mindestens einmal eine Vasopressortherapie zur hämodynamischen Stabilisierung. Für die intraoperative Hypotonie ist bei größeren Eingriffen meist ein Blutverlust oder eine Flüssigkeitsumverteilung verantwortlich. Bei einigen Operationen kann es durch Freisetzung von Mediatoren zusätzlich zur Vasoplegie oder zur Abnahme der Inotropie kommen. Auch die Ausbreitung einer rückenmarksnahen Regionalanästhesie kann durch den abnehmenden systemischen Widerstand zu einer Hypotonie führen.

Von einer intraoperativen Hypotonie spricht man bei einem **Absinken des systolischen Blutdrucks um mehr als 20 %** gegenüber dem Ausgangswert.

Bei Risikopatienten führt ein Abfall des mittleren arteriellen Drucks (MAD) auf < 55–65 mmHg für nur 5 min häufiger zum **Nierenversagen oder zur kardialen Schädigung.**

Um eine adäquate Organperfusion aufrechtzuerhalten, wird intraoperativ ein **MAD > 65 mmHg** angestrebt. Bei kardialen **Risikopatienten** oder erhöhten Ausgangsblutdruckwerten kann auch ein **höherer Mitteldruck** erforderlich sein.

MERKE

MERKE

Hypotonien treten häufig auf und können in der Mehrzahl der Fälle rasch behandelt werden. Kommt es jedoch zu einer ausgeprägten oder unerwarteten Hypotonie oder lässt sich die Hämodynamik nicht schnell stabilisieren, sollten Sie sich immer fragen, welche **Ursache** zugrunde liegt:

- Zu tiefe Narkose, Medikamentenverwechslung, fehlerhafte Dosierung
- Hypovolämie: absolut (Blutverlust, unzureichende Flüssigkeitszufuhr), relativ (Sepsis, Anaphylaxie, PEEP-Beatmung)
- Kardiale Ursachen (Myokardischämie, dekompensiertes Vitium, Perikardtamponade)
- Chirurgische Manipulation (insbesondere bei Abdominaleingriffen), Eventerationssyndrom
- Spannungspneumothorax
- Lungenarterienembolie
- Bei Schwangeren: V.-cava-Kompressionssyndrom

Therapie

Die Hypotonie kann durch **vasokonstriktive Substanzen** (z. B. Noradrenalin) behandelt werden. Zudem sollte eine **Volumensubstitution** erfolgen und ggf. die **Narkotikadosis reduziert** werden.
Eine kardiale Ausschlussdiagnostik erfolgt mittels Echokardiografie.

Therapie

Zur medikamentösen Blutdrucksteigerung stehen verschiedene Medikamente zur Verfügung (➤ Kap. 1.8.1). In Deutschland wird zur Therapie häufig **Akrinor®** verwendet. Wenn sich der Blutdruck auch nach einer oder mehreren Wiederholungsdosen nicht stabilisiert, wird die Therapie häufig mit **Noradrenalin** fortgeführt (z. B. Bolus von 5–20 µg, anschließend Gabe über Spritzenpumpe, Beginn mit 0,05 µg/kg KG/min und Anpassung nach Wirkung).

Parallel wird versucht, die Ursache der Hypotonie zu identifizieren und kausal zu behandeln: Die **Dosierung der Narkotika** wird überprüft und ggf. angepasst. Liegt der Hypotonie eine Hypovolämie zugrunde, wird dem Patienten zügig **kristalloide oder ggf. auch kolloidale Lösung infundiert.** Wenn von chirurgischer Seite möglich, kann auch eine Autotransfusion durch **Anheben der Beine** bzw. eine **Kopftieflage** durchgeführt werden.

Bei therapierefraktärer Hypotonie sollte frühzeitig eine **Echokardiografie** durchgeführt werden, um herauszufinden, ob das Symptom Hypotonie auf einer Einschränkung von kardialer Vorlast, Nachlast, Inotropie, Herzfrequenz oder peripherem Gefäßwiderstand beruht.

7.2 Hypertonie

Eine intraoperative Hypertonie liegt vor bei einem **Blutdruckanstieg > 15 % über den Ausgangswert** oder bei Blutdruckwerten > **160 mmHg systolisch bzw. > 100 mmHg diastolisch.**

MERKE

Bei Hypertonie unter Narkose müssen immer folgende mögliche **Ursachen** überprüft werden:
- Unzureichende Narkosetiefe oder Analgesie, Medikamentenverwechslung, fehlerhafte Dosierung (dabei meist zusätzliche Tachykardie)
- Hypoxie, Hyperkapnie
- Hypervolämie
- Chirurgische Manipulation
- Gefüllte Harnblase

Therapie

Die intraoperative Hypertonie wird primär kausal behandelt. Im Vordergrund steht die **Überprüfung der Narkotikadosierung.** Besteht der Verdacht auf eine **unzureichende Analgesie,** wird erneut ein **Opioid** verabreicht, bei Unsicherheit kann probatorisch ein kurzwirksames Präparat gegeben werden. Können die o. g. Differenzialdiagnosen ausgeschlossen werden, kann der Blutdruck medikamentös, z. B. durch Gabe von 10 mg **Urapidil,** gesenkt werden. Eine Alternative besteht bei gleichzeitiger Tachykardie in der Gabe von 50–150 µg **Clonidin.**

7.2 Hypertonie

Eine intraoperative Hypertonie ist definiert als **Steigerung um mind. 15 %** bzw. systolischen Werten > 160 mmHg oder diastolischen Werten > 100 mmHg.

MERKE

Therapie

Oft ist die Ursache ein **erhöhter Sympathikotonus** im Rahmen einer Schmerzreaktion, der durch eine **Vertiefung der Narkose** entgegengewirkt wird.
Zusätzlich können **Urapidil oder Clonidin** eingesetzt werden.

7.3 Herzrhythmusstörungen

Bei tachykarden Herzrhythmusstörungen während einer Allgemeinanästhesie sollte zunächst wie beim Auftreten einer Hypertonie überprüft werden, ob eine ausreichende Narkosetiefe und Analgesie sichergestellt sind. Bei bradykarden Herzrhythmusstörungen sollte ähnlich wie bei einer Hypotonie zunächst eine zu tiefe Narkose ausgeschlossen werden. Die weitere Therapie von Herzrhythmusstörungen ist in Kap. 14.11 und Kap. 14.12 dargestellt und gilt auch für die perioperative Situation.

7.3 Herzrhythmusstörungen

Herzrhythmusstörungen können durch eine Anpassung der Narkosetiefe behandelt werden.

7.4 Postoperative Übelkeit und Erbrechen (PONV)

Eine Vielzahl von Patienten fürchtet weniger Operation und Narkose als vielmehr das Auftreten von postoperativer Übelkeit und Erbrechen („postoperative nausea and vomiting“, **PONV**). Auch viele Jahre nach der Ära von Ether (mit einer nahezu 100-prozentigen Wahrscheinlichkeit für das Auftreten von PONV) haben auch heute noch **30 % aller Patienten ein PONV-Risiko,** Risikopatienten sogar noch deutlich mehr.

Pathophysiologie

Trotz zahlreicher Untersuchungen ist die **komplexe Pathophysiologie** nicht vollständig aufgeklärt. Bekannt ist, dass Übelkeit von anderen Hirnregionen vermittelt wird als Erbrechen. So existiert ein **Brechzentrum in der Medulla oblongata,** das von zahlreichen afferenten Neuronen beeinflusst wird. Eines davon ist die **Chemorezeptortriggerzone,** die u. a. für das emetogene Potenzial der Opioide verantwortlich ist. Über Efferenzen moduliert das Brechzentrum das vegetative Nervensystem und vermittelt damit z. B. die typische Blässe beim Erbrechen.

7.4 Postoperative Übelkeit und Erbrechen (PONV)

Etwa jeder dritte Patient hat ein **Risiko für PONV** (postoperative Übelkeit und Erbrechen).

Pathophysiologie

Die Übelkeit wird über **Erregung von Chemorezeptoren des medullären Brechzentrums** durch Opioide und andere Gewebsmediatoren (z. B. Serotonin, Histamin) vermittelt.

Studentische Sicht

Prophylaxe und Therapie

Bei einem erhöhten PONV-Risiko (z. B. ermittelt über den klinischen Apfel-Score) kann eine **medikamentöse Prophylaxe** erfolgen.

TAB. 7.1

TAB. 7.2

AMBULANTER PATIENT

Prophylaxe und Therapie

In der Praxis wird zur Abschätzung des PONV-Risikos am häufigsten der Apfel-Score eingesetzt (vgl. ➤ Abb. 4.1). Bei Patienten mit ≥ 2 PONV-Risikofaktoren wird eine meist **medikamentöse Prophylaxe** mit einem oder mehreren Antiemetika durchgeführt, die – je nach Wirkstoff – bereits zur Narkoseeinleitung oder kurz vor Narkoseausleitung verabreicht werden. Auch die Durchführung einer **TIVA** statt einer Inhalationsanästhesie wirkt antiemetisch und hat den Stellenwert wie die Gabe eines Antiemetikums (➤ Tab. 7.1).

Tab. 7.1 Antiemetika* zur Prophylaxe und Therapie von PONV

Substanzklasse	Wirkstoff	Zeitpunkt der Gabe	Dosierung [mg][1]	Bemerkungen
Serotoninantagonisten (5-HT_3-Antagonisten, „Setrone")	Granisetron	zur Narkose*aus*leitung	1	• Häufige Nebenwirkung (NW): Kopfschmerzen • Kontraindiziert bei QT-Verlängerungen
	Ondansetron	zur Narkose*aus*leitung	4	
Kortikoide	Dexamethason[2]	zur Narkose*ein*leitung	4–8	• Häufige NW: Blutzucker ↑ • Kontraindiziert bei entgleistem Diabetes mellitus
Antihistaminika	Dimenhydrinat	zur Narkose*aus*leitung	62	• Sedierende Wirkung
Neuroleptika	Droperidol	zur Narkose*aus*leitung	0,625–1,25	• NW: extrapyramidalmotorische Störungen • Kontraindiziert bei Parkinson-Syndrom und QT-Zeit-Verlängerungen
Neurokininantagonisten[3]	Aprepitant	zur *Prämedikation*	40	• Nur als Tablette verfügbar
	Fosaprepitant	zur Narkose*aus*leitung	50–150	• Steht als i. v. Präparat zur Verfügung, ist aber nicht für die Prophylaxe oder Therapie von PONV zugelassen

* Die hier aufgeführten Antiemetika sind in ihrer Wirkung prinzipiell gleichwertig. In der Praxis wird am häufigsten Dexamethason verabreicht, wenn keine Kontraindikationen wie ein entgleister Diabetes mellitus vorliegen.
[1] Für Erwachsene ohne Organinsuffizienzen
[2] Lange Zeit bis zum Wirkeintritt, daher nur für Prophylaxe und nicht für die Therapie sinnvoll
[3] Hochpreisig, daher nur als Reservemedikamente oder bei Patienten mit sehr hohem PONV-Risiko

Eine am Risikoprofil orientierte Prophylaxe (➤ Tab. 7.2) soll das Entstehen von PONV vermeiden. Kommt es dennoch zu Übelkeit oder Erbrechen und hat der Patient bereits eine medikamentöse Prophylaxe erhalten, wird ein Antiemetikum einer anderen Substanzklasse verabreicht. Ein Medikament der gleichen Substanzklasse sollte frühestens nach 6 h erneut verabreicht werden.

Tab. 7.2 Maßnahmen zur Vermeidung von PONV in Abhängigkeit von der Anzahl an Risikofaktoren

Anzahl der Risikofaktoren	Maßnahmen
0 oder 1	• Keine Prophylaxe
2	• Narkoseführung als TIVA, zusätzliche Prophylaxe mit 1 Antiemetikum oder • 2 Antiemetika als Prophylaxe
3 oder 4	• Narkoseführung als TIVA, zusätzliche Prophylaxe mit 2 Antiemetika oder • 3 Antiemetika als Prophylaxe

Wenn keines der verwendeten Medikamente Erfolg zeigt, kann als „Rescue-Medikation" unter Monitorüberwachung Propofol in subanästhetischer Dosierung (meist 10–20 mg) verabreicht werden.

AMBULANTER PATIENT

Das Auftreten von PONV kann ein Grund sein, einen Patienten postoperativ ungeplant stationär aufzunehmen. Um dies zu vermeiden, sollte das anästhesiologische Vorgehen bereits von Anfang an auf eine Vermeidung von PONV ausgerichtet sein.
Da die Wirkdauer der meisten Antiemetika auf etwa 6 h begrenzt ist, können Übelkeit und Erbrechen aber auch erst auftreten, wenn der Patient schon wieder zu Hause ist. Man spricht dann von „postdischarge nausea and vomiting" (PDNV). Es hat sich bewährt, Risikopatienten zur Entlassung ein Antiemetikum mit nach Hause zu geben. Ondansetron ist z. B. auch als Schmelztablette verfügbar und kann so bei Übelkeit oder Erbrechen sicher eingenommen werden.

7.5 Perioperative Hypothermie und Shivering

Im Rahmen von Allgemein- und Regionalanästhesien kommt es regelhaft zu einem Absinken der Körperkerntemperatur. Mehr noch als Erwachsene sind Kinder und insbesondere Neugeborene betroffen. Bis zu **70 % aller Patienten** sind postoperativ hypotherm.

Pathophysiologie

Hauptursache für den initialen Temperaturabfall nach Einleitung einer Allgemeinanästhesie ist die **anästhetikabedingte Vasodilatation.** Es kommt zur Umverteilung von Wärme aus dem Körperkern in die Peripherie. Zusätzlich **erniedrigt sich der Temperatursollwert** im Hypothalamus. Auch Regionalanästhesien, insbesondere rückenmarksnahe Verfahren, bedingen eine Umverteilung von warmem Blut in die Körperperipherie.

Nach der Narkoseeinleitung wird die Hypothermie u. a. durch eine reduzierte Stoffwechselaktivität, freiliegende Wundflächen, die Infusion ungewärmter Lösungen und vor allem eine niedrige Umgebungstemperatur erhalten.

KOMMUNIKATIONSKOMPETENZ

Die Raumtemperatur im OP-Saal ist ein häufiger Konfliktpunkt zwischen Operateuren und Anästhesisten. Für die Anästhesisten steht der bestmögliche Wärmeerhalt des Patienten im Vordergrund. Und nicht selten ist es Anästhesisten selbst im OP-Saal zu kalt. Die Operateure tragen dagegen während des Eingriffs zusätzlich zur Bereichskleidung sterile Kittel (in einigen Fachdisziplinen zusätzlich noch Röntgenschürzen) und leisten oft körperliche schwere Arbeit. So ist es kein Wunder, dass sie ins Schwitzen kommen.
Oft hilft es, diese unterschiedlichen Bedürfnisse in einer ruhigen Minute abseits des Tagesgeschäfts zu besprechen und gemeinsam Lösungen und allgemeine Vorgehensweisen zu suchen. Grundlage für eine solche Diskussion kann z. B. die S3-Leitlinie „Vermeidung von perioperativer Hypothermie“ sein. Hier wird auf Basis zahlreicher Studiendaten eine Raumtemperatur von mindestens 21 °C für OP-Säle empfohlen.
In der Anästhesie von Neugeborenen und Kleinkindern gilt dagegen die Devise, dass der OP-Saal so warm sein sollte, wie es gerade noch auszuhalten ist.

Die hypothermiebedingten **Komplikationen** können schwerwiegend sein:
- Kardiale Morbidität (Herzrhythmusstörungen, Myokardinfarkte) ↑
- Störungen der Blutgerinnung → perioperativer Blutverlust ↑
- Wundinfektionen ↑ und Wundheilungsstörungen
- Krankenhausaufenthalt ↑
- Metabolisierung von Medikamenten ↓

Prophylaxe und Therapie

Die Prophylaxe der Hypothermie beginnt bereits vor der Narkoseeinleitung. Die Patienten werden mittels Warmluftgebläse konvektiv gewärmt (**Prewarming**) oder mit vorgewärmten Decken großflächig bedeckt.

Die Körpertemperatur wird intraoperativ z. B. durch eine ösophageale **Temperatursonde** ermittelt. Je nach OP-Gebiet können andere Messorte gewählt werden, z. B. sublingual, oro- oder nasopharyngeal oder unter Verwendung spezieller Thermometer auf der Stirn. Auch spezielle Blasenkatheter ermöglichen eine zuverlässige Messung der Körperkerntemperatur. Eine rektale Temperaturmessung wird nur bei Kindern empfohlen.

Intraoperativ ist die Vermeidung einer Auskühlung vordringliches Ziel. Dabei stellen **Warmluftgebläse** mit passenden Decken die effektivste Methode des Wärmeerhalts dar. Bei **Kindern** muss der hohe **Wärmeverlust über den Kopf** berücksichtigt werden, der daher ebenfalls mit Decken umwickelt werden sollte. Sind hohe Infusionsvolumina zu erwarten, sollten **Infusionswärmegeräte** eingesetzt werden.

MERKE

Eine Allgemeinanästhesie sollte erst ausgeleitet werden, wenn der Patient normotherm ist. Da die Grenze für eine Normothermie nicht eindeutig definiert ist, wird in der Praxis meist eine Körperkerntemperatur von > 36 °C als ausreichend angesehen. Bei einer niedrigeren Körperkerntemperatur sollte der Patient im OP-Saal oder im Aufwachraum unter Fortführung der Wärmezufuhr nachbeatmet werden.

Bei einigen Patienten tritt nach Narkoseausleitung ein teils ausgeprägtes Kältezittern (**Shivering**) auf. Die Patienten empfinden dies als sehr unangenehm. Neben den Maßnahmen zum Wärmeerhalt wie dem Auflegen weiterer Bettdecken und der Wärmezufuhr kann Shivering auch medikamentös behandelt werden, wenngleich die Medikamente hierfür nicht zugelassen sind:
- Clonidin 10–25 µg oder
- Pethidin 25–50 mg.

7.5 Perioperative Hypothermie und Shivering

Eine Vielzahl von Patienten, **insbesondere Kinder,** entwickelt perioperativ eine Hypothermie.

Pathophysiologie

Ursachen sind vor allem eine **anästhetikabedingte periphere Vasodilatation** und die **kühle Raumtemperatur.**

KOMMUNIKATIONSKOMPETENZ

Folgekomplikationen können verschiedene Organsysteme betreffen und reichen von Störungen der Gerinnung und Immunantwort bis hin zu kardialen Erkrankungen.

Prophylaxe und Therapie

Bereits vor einer OP sollte eine Wärmekontrolle mittels **Temperatursonde** und **Warmluftgebläse bzw. Infusionswärmesystem** vorbereitet werden.

MERKE

Im Rahmen einer Hypothermie kann es zu **starkem Zittern** (sog. Shivering) kommen, das mit **Wärmezufuhr** und bei Bedarf auch medikamentös mit **Clonidin oder Pethidin** behandelt werden kann.

CAVE

CAVE

Tritt Shivering auf, steigt der Sauerstoffverbrauch um ca. 40 % an und kann bei Patienten mit eingeschränkter Koronarreserve myokardiale Ischämien auslösen.

7.6 Schwieriger Atemweg

Fast die Hälfte aller schweren Narkosekomplikationen hängen mit erschwerten Atemwegsbedingungen zusammen.

MERKE

Gründe für einen sog. **schwierigen Atemweg** sind anatomische Veränderungen, welche die Maskenbeatmung, das Einbringen einer extraglottischen Atemwegshilfe oder die Laryngoskopie bzw. die endotracheale Atemwegssicherung erschweren. Diese können über klinische Scores (z. B. nach Mallampati) abgeschätzt werden.
Zum Teil stellt sich ein Atemweg aber auch erst bei der Laryngoskopie als schwierig heraus.

7.6.1 Prävention

Eine **Präoxygenierung** kann einer Hypoxie bei erschwerten Beatmungsbedingungen vorbeugen.

7.6.2 Management des unerwartet schwierigen Atemwegs

Schwierige Maskenbeatmung

Die Maskenbeatmung kann mittels **Esmarch-Handgriff** oder **Einbringen eines naso-/oropharyngealen Tubus** verbessert werden.
Bei ausbleibendem Erfolg sollte eine extraglottische Beatmungshilfe (z. B. Larynxmaske) angelegt werden.

Schwierige Laryngoskopie und Intubation

Eine Optimierung der Lagerung, das BURP-Manöver und die Videolaryngoskopie können die Intubation in komplizierten Fällen erleichtern.

7.6 Schwieriger Atemweg

Die Sicherung des Atemwegs ist eine zentrale Aufgabe der Anästhesie. Der Anästhesist muss das Airway Management nicht nur in Routinesituationen beherrschen, sondern auch im Fall eines schwierigen Atemwegs Abläufe und Ausrüstung kennen. Probleme bei der Maskenbeatmung und/oder Intubation können schnell zum schweren Narkosezwischenfall führen. Noch immer entsteht etwa die **Hälfte aller schwerwiegenden Komplikationen** in der Anästhesie durch Atemwegsprobleme.

MERKE

Bei allen Maßnahmen steht die Sicherstellung der Oxygenierung des Patienten im Vordergrund, nicht die Intubation.

Der Begriff „schwieriger Atemweg" ist ein Oberbegriff für die verschiedenen Möglichkeiten der Atemwegssicherung oder Beatmung. Er umfasst:

- **Schwierige Maskenbeatmung/schwierige Beatmung mit einer extraglottischen Atemwegshilfe:** insuffiziente Beatmung, z. B. durch Unmöglichkeit, die Maske abzudichten
- **Schwierige Platzierung einer extraglottischen Atemwegshilfe:** mehrfaches Einführen erforderlich
- **Schwierige Laryngoskopie:** Cormack III und IV (➤ Kap. 3.2.2)
- **Schwierige endotracheale Intubation:** mehrfache Intubationsversuche erforderlich

Zum Management des schwierigen Atemwegs haben die anästhesiologischen Fachgesellschaften Algorithmen entwickelt, deren Grundgerüst den klinikinternen Gegebenheiten und der vorhandenen Ausrüstung angepasst wird (➤ Abb. 7.1). Dabei wird zwischen dem Management des **erwarteten** schwierigen Atemwegs und der **unerwartet** schwierigen Atemwegssicherung unterschieden.

Während eine schwierige endotracheale Intubation mit einer Häufigkeit von bis zu 8 % nicht selten ist, stellt die Notfallsituation, in der weder Maskenbeatmung noch Intubation möglich sind („Cannot intubate, cannot ventilate"), mit 1 : 10.000 Narkosen glücklicherweise die Ausnahme dar. Durch Einführung der Videolaryngoskopie mit Verwendung hyperangulierter Spatel konnten in den letzten Jahren viele brenzlige Situationen entschärft werden.

7.6.1 Prävention

Ziele der präoperativen anästhesiologischen Visite sind die **Identifizierung von Patienten mit schwierigem Atemweg** durch Anamnese und klinische Untersuchung (➤ Kap. 4.2.1) sowie die Auswertung alter Narkoseprotokolle.

Grundsätzlich wird jeder Patient vor Einleitung einer Allgemeinanästhesie **suffizient präoxygeniert.** Für die Laryngoskopie werden stets schon beim ersten Versuch optimale Bedingungen wie die Lagerung in verbesserter Jackson-Position geschaffen.

7.6.2 Management des unerwartet schwierigen Atemwegs

Schwierige Maskenbeatmung

Eine Maskenbeatmung wird meist auch bei schwierigen Verhältnissen durch Reklination des Kopfes, Durchführung des **Esmarch-Handgriffs** und Einlage eines **Guedel- oder Wendl-Tubus** ermöglicht. Gelingt es nicht, die Maske abzudichten, wird sie mit beiden Händen fest auf das Gesicht des Patienten gedrückt, und eine andere Person übernimmt die Beatmung. Ist die Ventilation auch hierunter nicht möglich, wird eine extraglottische Beatmungshilfe eingeführt.

Schwierige Laryngoskopie und Intubation

Wenn Laryngoskopie und Intubation nicht möglich sind, der Patient sich aber über die Maske beatmen lässt, können die nächsten Schritte in Ruhe erfolgen. Die Hilfe eines erfahrenen Anästhesisten wird frühzeitig angefordert und ein nochmaliger Intubationsversuch unter **optimierten Bedingungen,** am besten mit einem Videolaryngoskop, durchgeführt.

Häufig kann der Kehlkopfeingang durch das **BURP-Manöver** (➤ Kap. 5.3.1) besser dargestellt werden. Gelingt eine Intubation durch diese Maßnahmen nicht, steht eine Reihe weiterer Hilfsmittel und

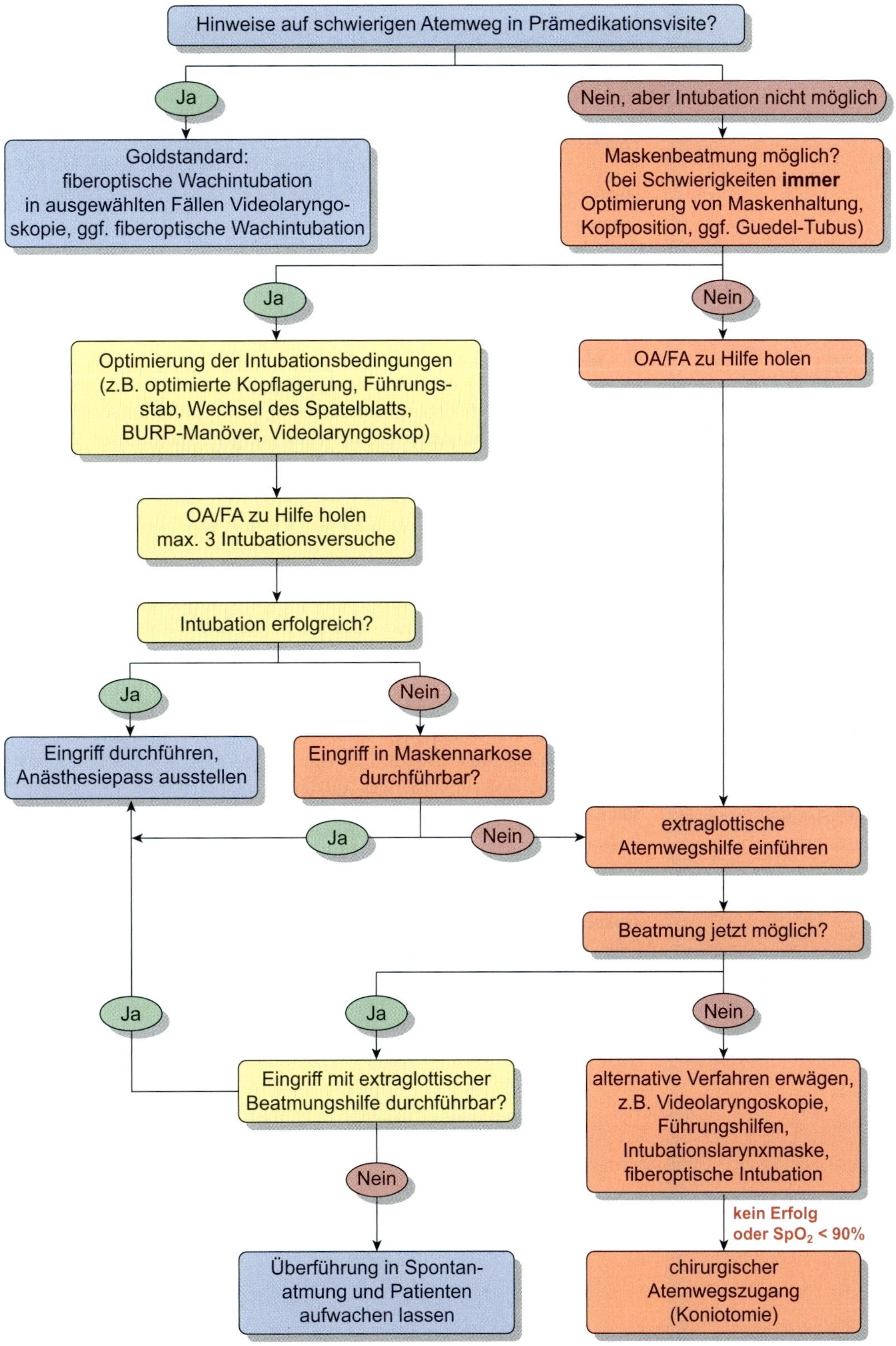

Abb. 7.1 Flussdiagramm des schwierigen Atemwegsmanagements [O647/L141]

Strategien (➤ Tab. 7.3) zur Verfügung. Deren Vielzahl sollte nicht dazu verleiten, alle in einer Akutsituation auszuprobieren. Vielmehr gilt es, sich **auf wenige zu beschränken,** diese aber sicher zu beherrschen. Die **Kapnografie** dient der Lagekontrolle.

Grundsätzlich sollte die Anzahl der Intubationsversuche so niedrig wie möglich gehalten werden, um Schwellungen und Verletzungen der empfindlichen Schleimhaut zu vermeiden.

Je nach geplanter Operation ist zu entscheiden, ob der Eingriff mit einer extraglottischen Atemwegshilfe durchgeführt werden kann oder ob ein Wiedereinsetzen der Spontanatmung und das Erwachen des Patienten abgewartet werden, sodass die Narkoseeinleitung zu einem späteren Zeitpunkt wie bei erwartet schwierigem Atemweg durchgeführt wird. Über einige extraglottische Atemwegshilfen ist auch das Einführen eines Endotrachealtubus möglich.

TAB. 7.3

Tab. 7.3 Hilfsmittel für den schwierigen Atemweg

Hilfsmittel	Beispiele
Extraglottische Atemwegshilfe	Larynxmaske, Larynxtubus, i-gel®, ösophagotrachealer Kombitubus
Intubationslarynxmaske	z. B. LMA Fastrach® (bietet Möglichkeit der blinden Intubation), Ambu Aura-i® (Intubation über Fiberbronchoskop)
Endoskop	Flexibles Fiberbronchoskop (erlaubt auch Intubation über liegende Larynxmaske), starres Intubationsendoskop nach Bonfils
Führungshilfen	Aintree-Katheter, Eschmann-Stab®, Frova-Stab®, Trachlight®
Sonstiges	Blinde nasale Intubation, retrograde Intubation

Cannot intubate, cannot ventilate

Wenn eine Intubation nicht möglich ist und der Patient auch über eine Maske oder extraglottische Atemwegshilfe nicht beatmet werden kann, sollte bei fallender Sauerstoffsättigung **als Ultima Ratio eine Koniotomie** erfolgen.

Cannot intubate, cannot ventilate

Sind weder Maskenbeatmung noch Intubation möglich, liegt eine **Notfallsituation** vor. **Extraglottische Beatmungshilfen** können die Oxygenierung in vielen Fällen sichern. Bei stabiler O_2-Sättigung kann eine erneute Intubation mit dem **Videolaryngoskop** versucht werden. Gelingt die Ventilation weiterhin nicht, muss die Sauerstoffversorgung ohne Zeitverzug durch ein chirurgisch-invasives Verfahren sichergestellt werden. Für die **Koniotomie** stehen industriell gefertigte Sets zur Verfügung. Alternativ kann das zwischen Schild- und Ringknorpel gespannte Lig. cricothyroideum mit einem Skalpell inzidiert und ein Beatmungstubus (bei Erwachsenen bis 5,0 mm Innendurchmesser) eingeführt werden.

7.6.3 Management des erwarteten schwierigen Atemwegs

Zeichnet sich bereits präoperativ ein erschwerter Atemweg ab, sollte – falls möglich – eine **Regionalanästhesie** erwogen werden.

7.6.3 Management des erwarteten schwierigen Atemwegs

Bei erwartet schwierigem Atemweg kann die Atemwegssicherung durch eine Regionalanästhesie umgangen werden. Ist diese nicht möglich, erfolgt die Atemwegssicherung unter **Spontanatmung** und bei **erhaltenen Schutzreflexen.** Das Standardverfahren hierfür ist die fiberoptische Wachintubation.

Fiberoptische Wachintubation

Zudem kann eine **Intubation im Wachzustand mittels flexibler Fiberoptik** erfolgen. Hierbei sind eine **suffiziente Analgesie** und die **lokale Gabe von Vasokonstriktoren** zur Vorbeugung von Schleimhautödemen unverzichtbar.

Fiberoptische Wachintubation

Mit dem flexiblen Bronchoskop können Patienten unter Spontanatmung ggf. unter niedrig dosierter Analgosedierung intubiert werden. Da eine Manipulation an den Atemwegen im Wachzustand sehr unangenehm ist, sind ein **vorheriges Aufklärungsgespräch** über Notwendigkeit und Ablauf sowie eine suffiziente **Oberflächenanästhesie** unverzichtbar. Die fiberoptische Wachintubation wird z. B. auch bei instabiler Halswirbelsäule durchgeführt.

Vor Einführen des Bronchoskops werden die **Nasenschleimhäute** bei geplanter nasaler Intubation mit einem **Vasokonstriktor** eingesprüht, und es wird eine **Oberflächenanästhesie** bis in den tiefen Pharynxbereich durchgeführt. Zusätzlich wird Sauerstoff insuffliert. Nach einer Einwirkzeit fädelt man den Tubus auf die Fiberoptik und führt das Bronchoskop über Nase oder Mund langsam bis vor den Larynxeingang. Über den Arbeitskanal des Geräts können die Stimmlippen nun mit Lokalanästhetikum benetzt werden. Bei offener Glottis wird das Bronchoskop unter Sicht in die Trachea eingeführt und der Endotrachealtubus vorgeschoben (➤ Abb. 7.2).

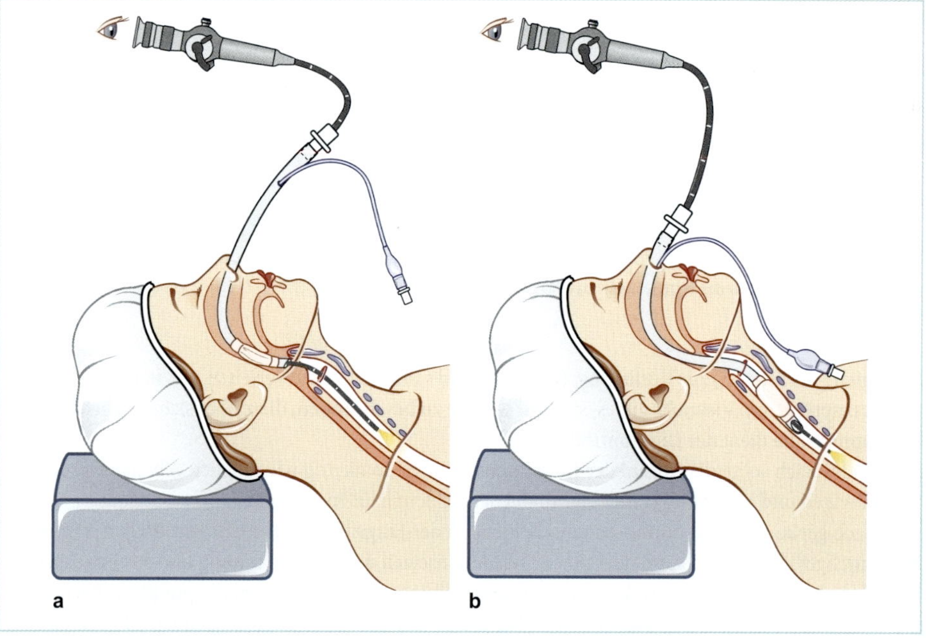

Abb. 7.2 Fiberoptische Intubation [L231]

MERKE
Die Narkose darf erst nach Feststellung der sicheren intratrachealen Tubuslage eingeleitet werden.

7.6.4 Extubation nach schwieriger Intubation

Die Extubation darf nach einer schwierigen Intubation nur am wachen, spontan atmenden Patienten erfolgen. Schwellungen im Atemwegsbereich müssen ausgeschlossen sein. Die Beatmung erfolgt zuvor mit 100 % Sauerstoff. Zusätzlich muss die **Ausrüstung für eine Reintubation** vorbereitet sein. In diesem Fall kann der Tubus über ein eingeführtes Bronchoskop oder einen Tubuswechselstab entfernt werden, sodass zur Intubation nur der Beatmungstubus entlang der Führungshilfe vorgeschoben werden muss.

Für nachfolgende Anästhesien werden die Patienten aufgefordert, den Anästhesisten im Narkosevorgespräch auf die schwierige Atemwegssicherung hinzuweisen. Zur Sicherheit erhalten sie einen **Anästhesiepass.**

7.6.4 Extubation nach schwieriger Intubation

Nach einer erschwerten Intubation sollte auch bei der Extubation auf Risiken einer Hypoxie geachtet werden. Hierfür sollte **mit reinem Sauerstoff beatmet** und eine **etwaige Reintubation vorbereitet** werden.

7.7 Maligne Hyperthermie

Die maligne Hyperthermie (MH) ist eine **autosomal-dominant** vererbte **Anomalie der Skelettmuskelzelle** mit einer geschätzten Prävalenz von 1 : 10.000. Im Alltag sind die betroffenen Patienten symptomfrei und wissen daher häufig nicht, dass Allgemeinanästhesien für sie lebensbedrohlich sein können.

Wenn im Rahmen einer Allgemeinanästhesie bestimmte Pharmaka (sog. **Triggersubstanzen**) verwendet werden, kann dies eine MH-Episode auslösen.

Lange galt die MH als der am häufigsten tödlich verlaufende Narkosezwischenfall. Seitdem die Pathophysiologie verstanden ist und Dantrolen als kausale Therapie zur Verfügung steht, ist die Letalität einer MH-Krise auf unter 3 % gesunken.

7.7 Maligne Hyperthermie

Bei der **autosomal-dominant vererbten** malignen Hyperthermie finden sich **veränderte Kalziumkanäle der Skelettmuskelzellen,** was bei Kontakt mit bestimmten Triggersubstanzen zu einem **Hypermetabolismus** mit **unkontrollierter Muskelaktivität, Erhöhung der Körpertemperatur und Rhabdomyolyse** führen kann.

MERKE
Triggersubstanzen einer MH-Episode sind:
- Succinylcholin
- Volatile Anästhetika: Isofluran, Sevofluran, Desfluran, Halothan, Enfluran, Ether

In Einzelfällen sind auch atypische Auslösemechanismen wie physische Belastungszustände oder Drogenkonsum möglich.

Pathophysiologie

Die **normale Muskelkontraktion** wird durch Kalziumfreisetzung aus den intrazellulären Speichern im sarkoplasmatischen Retikulum (SR) ausgelöst, die über Dihydropyridinrezeptoren (DHPR) und Ryanodinrezeptoren (RYR1) reguliert wird. Die Kalziumfreisetzung ist nur von kurzer Dauer. Anschließend wird das Kalzium durch membranständige ATPasen (SERCA) zurück in die Speicher transportiert, wodurch eine Muskelrelaxation eintritt (➤ Abb. 7.3a).

Während einer **MH-Episode** sistiert die Kalziumfreisetzung durch eine genetisch bedingte **Funktionsstörung des RYR1 oder DHPR** nicht, und auch ein Zurückpumpen des Kalziums bleibt aus. Daraus resultiert eine **Dauerkontraktion der Muskulatur,** und es kommt zu einer immens gesteigerten Stoffwechselaktivität (**Hypermetabolismus,** ➤ Abb. 7.3b). Kann in der Folge der massiv gesteigerte Bedarf an ATP nicht mehr gedeckt werden, entstehen Zellschäden.

Pathophysiologie

Symptomatik

Der einer MH zugrunde liegende Mechanismus ist ein **Hypermetabolismus,** also eine massive Steigerung des Stoffwechsels. Dies spiegelt sich in den Symptomen wider:

Frühsymptome:
- Tachykarde Herzrhythmusstörungen, hohes $etCO_2$ oder Hyperventilation unter Spontanatmung, kombinierte Azidose.
- Muskelrigidität: Typisch ist der Masseterspasmus (Synonym: Trismus) nach Gabe von Succinylcholin, bei dem sich die Kiefermuskulatur tonisch kontrahiert und nicht wie erwartet erschlafft. Dies kann eine Intubation unmöglich machen.

Spätsymptome:
- Hyperthermie
- Rhabdomyolyse mit Freisetzung großer Mengen an Kalium, Myoglobin, Kreatinkinase und weiteren Proteinen; dadurch akutes Nierenversagen möglich
- Beeinträchtigung anderer Organfunktionen durch das Schockgeschehen

Symptomatik

Je nach Stadium der Muskelaktivität unterscheidet man **Frühsymptome** (z. B. Tachykardie, Azidose, Muskelspasmen) und **Spätsymptome** (Hyperthermie, Rhabdomyolyse, Organversagen).

ABB. 7.3

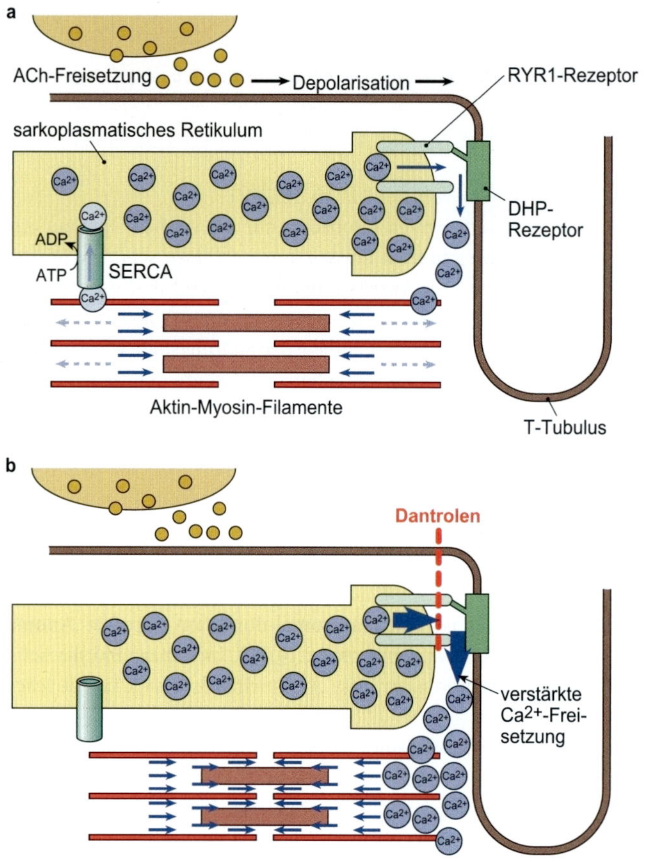

Abb. 7.3 Mechanismen der Muskelkontraktion bei Gesunden (a) und bei der MH (b) [O647/L141]

CAVE

> **CAVE**
> Die Hyperthermie ist ein Spätsymptom der MH. Sie gab der Krankheit zwar den Namen, es wäre aber ein Kunstfehler, die einzige kausale Therapie mit Dantrolen und die weitere supportive Therapie bei begründetem Verdacht nicht sofort zu beginnen, sondern erst auf den Temperaturanstieg zu warten.

Bei maligner Hyperthermie können sich anamnestisch auch unkomplizierte Narkosen in der Vorgeschichte finden.

Die Diagnose einer MH-Episode ist nicht einfach, da sie nicht immer gleich verläuft. Selbst unter dem Einfluss von Triggersubstanzen müssen die typischen Symptome nicht in allen Fällen auftreten. Vorhergehende Narkosen können also ohne Komplikationen verlaufen sein. Auch **abortive Verlaufsformen** sind beschrieben. Darüber hinaus können beinahe alle klinischen Symptome einer MH auch Hinweise auf andere wichtige Erkrankungen sein. Eine MH-Krise manifestiert sich nicht immer sofort nach Narkoseeinleitung, sondern kann auch noch im späteren Verlauf einer Narkose oder sogar erst im Aufwachraum auftreten.

Therapie

Neben der **Beendigung der Anästhesie mit Triggersubstanzen** (vor allem Inhalationsnarkotika und Succinylcholin) muss **Dantrolen** (Kalziumkanalblocker) infundiert und müssen die **Vitalwerte stabil gehalten** werden.

Therapie

Schon bei dem Verdacht einer MH-Episode muss schnellstmöglich therapeutisch interveniert werden.

- **Stopp sämtlicher Triggersubstanzen** (Desfluran, Isofluran, Sevofluran; Succinylcholin nicht erneut verabreichen), Frischgasfluss maximal erhöhen, Narkose mit sicheren Substanzen weiterführen, z. B. als TIVA mit Propofol und Sufentanil, Relaxierung mit NDMR
- Beatmung mit 100 % Sauerstoff
- Steigerung des Atemminutenvolumens mit dem Ziel, eine Normokapnie zu erreichen (meist Erhöhung um das 3- bis 4-Fache notwendig)
- Schnellinfusion von **Dantrolen:**
  - Hemmt die Kalziumfreisetzung aus dem SR
  - Erstdosis 2,5 mg/kg KG, danach fortsetzen bis sich Herzfrequenz, Azidose und Körpertemperatur normalisiert haben, max. 10 mg/kg KG
  - Dantrolen ist selbst ein Muskelrelaxans
- Hämodynamische Stabilisierung durch Volumengabe und Katecholamintherapie
- OP schnellstmöglich beenden
- Therapie von kardialen Arrhythmien, soweit erforderlich, dabei keine Kalziumantagonisten einsetzen
- Pufferung der metabolischen Azidose mit Tris-Puffer oder Natriumbikarbonat, Senkung der Kaliumplasmaspiegel

- Aktive Kühlung
- Anlage eines arteriellen Katheters und eines ZVK
- Intensivmedizinische Therapie für mindestens 24 h

KOMMUNIKATIONSKOMPETENZ

MH-Episoden sind heute glücklicherweise seltene Ereignisse geworden. Selbst die meisten Anästhesisten und Anästhesiepflegekräfte kennen das Krankheitsbild nur aus dem Lehrbuch (➤ Abb. 7.4), und die operativ oder interventionell tätigen Kollegen anderer Fachdisziplinen haben vielleicht noch nie etwas von einer MH gehört. Wenn der Verdacht auf eine MH-Episode besteht (zusammengefasst: Verwendung von Triggersubstanzen, unklarer Anstieg der Herzfrequenz oder tachykarde Herzrhythmusstörungen, rascher Anstieg des $etCO_2$ oder $paCO_2$, Vorliegen einer kombinierten Azidose in der BGA bei gleichzeitig unwahrscheinlichen Differenzialdiagnosen), holen Sie sich Unterstützung von einem oder mehreren Anästhesisten. Teilen alle Teammitglieder die Verdachtsdiagnose, müssen Sie den operierenden Kollegen anschließend eindringlich klarmachen, dass es sich um eine lebensbedrohliche Notfallsituation handelt und der Eingriff so schnell wie möglich beendet werden muss.

Außerdem müssen Sie dafür sorgen, dass möglichst viel Personal vor Ort ist, da Sie jede helfende Hand brauchen werden. Die Patienten sind oft sehr instabil.

Der Umgang mit Dantrolen ist für viele ungewohnt. Es liegt als Pulver mit 20 mg pro Flasche vor. In jede dieser Flaschen müssen 60 ml Wasser für Injektionszwecke eingefüllt und die Flaschen anschließend so lange geschüttelt werden, bis die Lösung klar ist. Allein dies dauert mehrere Minuten. Für die Behandlung Erwachsener werden für die Erstdosis je nach Körpergewicht des Patienten 7–12 Flaschen benötigt (➤ Abb. 7.5). Außerdem darf Dantrolen nur über einen separaten Zugang verabreicht werden.

Diagnostik

Die Bestätigung einer Verdachtsdiagnose kann durch den **In-vitro-Konktrakturtest (IVKT)** einer Muskelbiopsie erfolgen, der europaweit an einigen MH-Zentren durchgeführt wird. Da die Erkrankung

Diagnostik

Ob eine maligne Hyperthermie vorliegt, kann in vitro durch einen Kontrakturtest einer Muskelbiopsie untersucht werden.

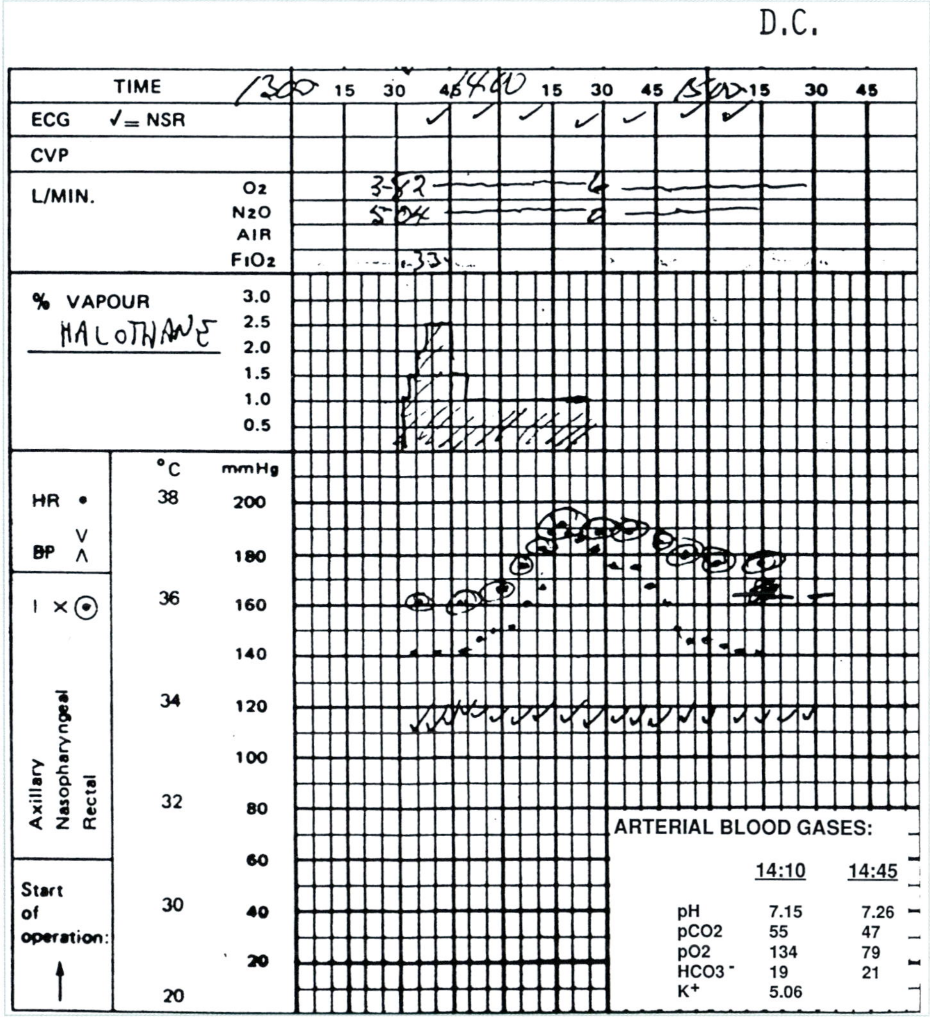

Abb. 7.4 Historisches Anästhesieprotokoll einer MH-Episode: 5-jähriges Kind zur Korrektur einer Ptosis. Nach inhalativer Einleitung (damals noch mit Halothan) entwickelt sich innerhalb von ca. 30 min eine MH mit Anstieg der Herzfrequenz von 140/min auf 190/min (HF als Punkt dargestellt) und raschem Temperaturanstieg von 36,0 °C auf 37,5 °C (rektale Temperatur als eingekreister Punkt dargestellt). Die arteriellen Blutgase zeigen eine kombinierte metabolisch-respiratorische Azidose. Die Gabe von Halothan wird beendet, die Beatmung auf 100 % O_2 umgestellt und Dantrolen appliziert. Nach kurzer Zeit normalisieren sich die Vitalparameter [E792-002]

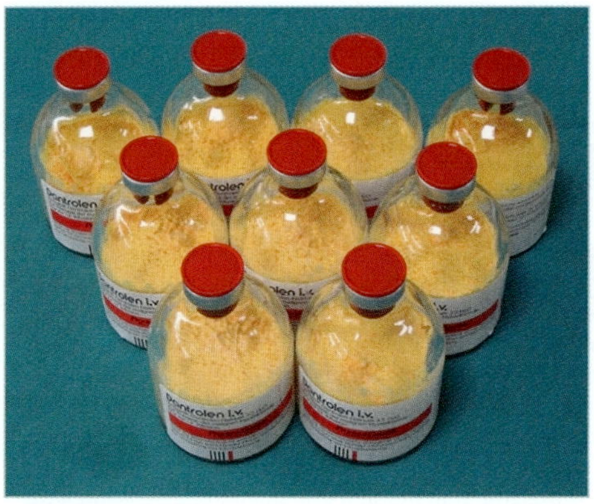

Abb. 7.5 Benötigte Dantrolenflaschen für die Akutbehandlung eines 70 kg schweren Erwachsenen [O647]

vererbt wird, müssen auch andere Familienmitglieder auf die Veranlagung zur MH hingewiesen und untersucht werden. Wurde in der Familie eine der bisher bekannten Mutationen gefunden, ist auch eine weniger invasive molekulargenetische Diagnostik möglich, die bereits im Säuglingsalter durchgeführt werden kann.

Narkoseführung bei bekannter MH

Ist eine Narkose unumgänglich, kann eine Regionalanästhesie oder eine total intravenöse Anästhesie (ohne Succinylcholin) komplikationslos angewandt werden.

Narkoseführung bei bekannter MH

Regionalanästhesien mit Lokalanästhetika können bei Patienten mit bekannter MH sicher durchgeführt werden. Liegt eine MH-Anamnese oder eine verwandte neuromuskuläre Erkrankung (z. B. Central-Core-Myopathie, King-Denborough-Syndrom) vor und ist eine Allgemeinanästhesie notwendig, sind **Succinylcholin** und **alle volatilen Anästhetika absolut kontraindiziert.** Die Narkose muss „**triggerfrei**" als TIVA mit i. v. Anästhetika und Opioiden durchgeführt werden. Die Verwendung von Lachgas ist möglich. Für eine Allgemeinanästhesie muss das Narkosegerät vor Narkoseeinleitung so vorbereitet werden, dass sich kein Inhalationsanästhetikum mehr im Kreissystem befindet. Dafür werden die Narkosegasverdampfer entfernt, das komplette Schlauchsystem und der CO_2-Absorber erneuert und das Gerät gründlich mit Frischgas gespült.

7.8 Hypoxämie

Eine Hypoxämie ist definiert als ein $pO_2 < 60$ mmHg bzw. eine **$SpO_2 < 90$ %.**

Die Ursachen sind vielfältig und umfassen pulmonale Ventilations-, Perfusions- und Diffusionsstörungen.

7.8 Hypoxämie

Sinkt der Sauerstoffgehalt im Blut unter 60 mmHg (8,0 kPa), spricht man von einer Hypoxämie. Dies entspricht einer Sauerstoffsättigung von ca. 90 %.

Eine Hypoxämie kann zahlreiche Ursachen wie **Ventilations-, Perfusions- oder Diffusionsstörungen** haben, die chronisch oder akut auftreten können. Im perioperativen Bereich oder in der Notfallmedizin kommen **weitere mögliche Ursachen** hinzu.

Kommt es bei einem Patienten mit vorher normwertigem Blutsauerstoffgehalt zu einer Hypoxie, hilft das **Akronym DOPES.** Es fasst häufige Ursachen strukturiert zusammen:

- **D**islokation → Kontrolle $etCO_2$, Auskultation, Inspektion
- **O**bstruktion → Absaugkatheter einführen (Okklusion? Abknicken?)
- **P**neumothorax → Auskultation (einseitiges Atemgeräusch?) Perkussion (hypersonorer Klopfschall?)
- **E**quipment → Beatmung mit Handbeatmungsbeutel und O_2 bis zum Ausschluss eines Gerätedefekts, ggf. Wechsel des Beatmungs- oder Narkosegeräts
- **S**tomach → Anlage Magensonde

Wenn Sie all diese Faktoren ausschließen konnten und der Patient weiterhin hypoxämisch ist, sollten Sie an andere Ursachen wie eine Lungenarterienembolie denken.

MERKE

MERKE

Fehlfunktionen von Narkose- oder Beatmungsgeräten treten zwar selten auf, können aber das Leben von Patienten gefährden. Sie können unbemerkt z. B. durch Vertauschen von Schläuchen beim Aufrüsten der Geräte oder bei der Wartung geschehen. Tückisch ist, dass einige Fehler von den internen Diagnoseprogrammen der Geräte nicht erfasst werden.

Ein Kurzcheck des Narkosegeräts, den Sie jedes Mal unmittelbar vor dem Anschluss eines Patienten durchführen, ist daher kein überflüssiger Luxus.

Dabei überprüfen Sie zunächst, ob ein zusätzlicher Handbeatmungsbeutel vorhanden ist. Anschließend führen Sie den in Kap. 5.2.1 beschriebenen PaF-Test durch, beatmen den Patienten anschließend manuell über das Beatmungsgerät und starten erst dann die maschinelle Beatmung. Achten Sie darauf, ob das Gerät O_2 und CO_2 misst, ob also Sauerstoff fließt und CO_2 zurückkommt.

Falls Sie auch nur geringe Zweifel an der korrekten Funktion des Beatmungsgeräts haben, nutzen Sie den Handbeatmungsbeutel, wenn Sie im DOPES-Schema bei „E" angekommen sind. Allein durch diese einfache Maßnahme hätten in den letzten Jahren Menschenleben bei Narkosezwischenfällen gerettet werden können.

Ein Beispiel für das praktische Vorgehen können Sie im Fallbeispiel in ➤ Kap. 3.2.2 nachlesen.

7.9 Aspiration

Im Wachzustand werden die Atemwege durch **Reflexe** vor einer Aspiration geschützt. Erlöschen diese, z. B. bei einer Allgemeinanästhesie oder im Zuge einer Vigilanzminderung, können Sekrete aus dem Gastrointestinaltrakt oder dem Pharynx in die Trachea und das Bronchialsystem gelangen.

Das Aspirationsrisiko gesunder Patienten, die sich einem elektiven Eingriff unterziehen und ein Nüchternheitsintervall eingehalten haben (➤ Kap. 4.5), ist gering. Beim Vorliegen von Risikofaktoren (➤ Kap. 5.3.1) und bei Notfalleingriffen steigt die Inzidenz aber deutlich an.

Pathophysiologie

- **Aspiration von Mageninhalt:** Der niedrige pH-Wert führt zu einer chemisch-toxischen Schädigung des Bronchialsystems. Hierdurch wird die Wirkung des Surfactant aufgehoben, und es bilden sich **Atelektasen.** Die lokale Entzündungsreaktion wird als Aspirationspneumonitis (**Mendelson-Syndrom**) bezeichnet. Hieraus können sich innerhalb kurzer Zeit das Vollbild eines **ARDS** (➤ Kap. 26.2) und ein Multiorganversagen mit hoher Letalität entwickeln. Die Schädigung des Lungenepithels begünstigt bakterielle Superinfektionen.
- **Aspiration von Eiter, bakteriell kontaminiertem Sekret oder Darminhalt:** Hierbei gelangen zusätzlich infektiöse Erreger in die Atemwege und können eine Pneumonie verursachen.

Symptomatik

Bei sichtbarem Sekret im Bereich von Pharynx und Larynx ist ein Aspirationsgeschehen offensichtlich. Oft dominieren jedoch weniger deutliche Symptome:

- Pulmonale Rasselgeräusche
- Anstieg des Atemwegsdrucks
- Laryngospasmus

Gelegentlich wird die Diagnose auch erst durch endotracheales Absaugen zur Abklärung einer Hypoxämie gestellt.

Therapie

MERKE

Eine Aspiration ist nicht nur eine Erkrankung, mit der der Anästhesist konfrontiert wird. Jeder Arzt sollte eine Vorstellung davon haben, welche Patienten aspirationsgefährdet sind, wie eine Aspiration vermieden wird und wie die Erstbehandlung aussieht.

Tritt während der Narkoseeinleitung aktives Erbrechen auf, wird der Patient sofort zur Seite gedreht, um eine Aspiration zu vermeiden.
Hat ein Patient aspiriert, wird folgendermaßen vorgegangen:

- Intubation, blindes endotracheales Absaugen, erst dann beatmen
- Bronchoskopie mit gezieltem Absaugen des Aspirats, keine Lavage
- Intensivmedizinische Überwachung
- Röntgen-Thorax
- Antibiotikatherapie nur bei Aspiration von infiziertem Material oder bei Zeichen der bakteriellen Superinfektion

7.10 Laryngospasmus

Bei einem Laryngospasmus (Synonym: Stimmritzenkrampf) kommt es durch einen Spasmus der Kehlkopfmuskulatur zu einem **akuten Verschluss der Glottis.** Da weder Spontanatmung noch Beatmung möglich sind, handelt es sich um eine Notfallsituation. Kinder sind häufiger als Erwachsene betroffen. Besonders gefährlich ist ein Laryngospasmus, wenn er bei einem Kind während einer inhalativen Narkoseeinleitung auftritt und noch kein i. v. Zugang liegt.

Ursachen

- Reizung der oberen Atemwege (Blut, Speichel, Mageninhalt, Intubation oder Platzierung einer Larynxmaske) in einem zu flachen Narkosestadium

---

Studentische Sicht

7.9 Aspiration

Bei einer Anästhesie kommt es zu einem **Erlöschen der Schutzreflexe,** was ein erhöhtes Aspirationsrisiko mit sich bringt.

Pathophysiologie

Eine Aspiration von **Mageninhalt** sorgt aufgrund des stark sauren pH-Werts für eine lokale Entzündungsreaktion der Atemwege (sog. **Mendelson-Pneumonitis**).
Bei Aspiration von **infektiösen Sekreten** (z. B. Eiter) entsteht in der Folge oft eine **Pneumonie.**

Symptomatik

Klinische Hinweise sind pulmonale **Rasselgeräusche** und **Laryngospasmen.**

MERKE

Neben einer Seitenlagerung sollten rasch **Intubation, Absaugung des Aspirats und intensivmedizinische Überwachung** (inkl. Röntgen-Thorax) erfolgen.

7.10 Laryngospasmus

Bei einem Laryngospasmus kommt es zu einem akuten **muskulären Verschluss der Glottis,** bei der **weder Spontanatmung noch Beatmung möglich** ist.

Ursachen

Auslöser ist eine **Reizung der Atemwege** (z. B. durch Intubationsversuche bei zu flacher Narkose, Speichel oder Inhalationsnarkotika wie Desfluran).

Studentische Sicht

- Starke chirurgische Stimuli bei unzureichender Narkosetiefe
- Atemwegsreizung durch Isofluran und Desfluran

Symptomatik

Eine Kapnografiekurve ist wegen des Stimmritzenverschlusses meist nicht mehr erhebbar. Oft finden sich ein **inspiratorischer Stridor,** eine **inverse Atmung** sowie **interkostale Einziehungen.**

Symptomatik

Beim beatmeten Patienten ist durch den Glottisverschluss keine oder nur noch eine minimale Beatmung möglich. Die Kapnografiekurve ist aufgrund des fehlenden Atemgasflusses nicht mehr ableitbar.

Beim spontan atmenden Patienten treten die klassischen Symptome für eine Verlegung der oberen Atemwege auf:

- Inspiratorischer Stridor
- Inverse Atmung (allgemeines Zeichen für Verlegung der oberen Atemwege)
- Bei Kindern interkostale Einziehungen bei der Einatmung

Häufig kommt es vor einem Laryngospasmus zum Husten oder Pressen des Patienten als Zeichen einer zu flachen Narkose.

Therapie

Eine **Beendigung der Atemwegsreizung** und **Vertiefung der Narkose** führt oft zur Remission des Spasmus.
Im Notfall sollte ein schnell wirksames **Muskelrelaxans** verabreicht werden.

Therapie

In den meisten Fällen gelingt es, den Spasmus durch Unterbrechung des auslösenden Stimulus, intravenöse **Vertiefung der Narkose** (z. B. mit Propofol), Erhöhung der FiO_2 auf 1,0, positive Atemwegsdrücke (Maske dicht aufsetzen und einen Atemwegsdruck von 10 cmH_2O aufbauen) zu beenden; ggf. kann eine geringe Dosis eines schnellwirksamen Muskelrelaxans verabreicht werden. Liegt bei Kindern noch kein i. v. Zugang und kann dieser nicht schnell gelegt werden, sollten Sie so früh wie möglich an einen intraossären Zugang denken. Mitunter wird auch eine intramuskuläre Gabe von Succinylcholin in hoher Dosierung (3–5 mg/kg KG i. m.) empfohlen.

Häufig löst sich der Spasmus unter der Hypoxie von selbst. Die Ultima Ratio wäre eine Koniotomie, auf die aber glücklicherweise fast immer verzichtet werden kann.

Komplikationen

Als Komplikation kann es zu einer Hypoxämie und einem Postobstruktionsödem der Lunge kommen.

Komplikationen

Neben den dramatischen Komplikationen, die sich aus der **Hypoxämie** ergeben können, kann sich unmittelbar oder wenige Stunden nach einem Laryngospasmus ein **Postobstruktionslungenödem** (Negativdrucklungenödem, engl. „negative pressure pulmonary edema“, NPPE) entwickeln.

FALLBEISPIEL

Sie betreuen einen 23-jährigen Patienten im Aufwachraum nach der operativen Therapie eines Analabszesses. Der Patient ist gesund (ASA I) und treibt Sport. Der betreuende Anästhesist hat eine Allgemeinanästhesie in LMA-Narkose durchgeführt. Ihnen wurde übergeben, dass es intraoperativ im Moment der Abszessexzision zu einem Laryngospasmus gekommen war, der erst nach vier Propofol-Boli à 50 mg durchbrochen werden konnte. Die minimale SpO_2 betrug kurzzeitig 75 %, normalisierte sich jedoch rasch.
Jetzt zeigt der Patient eine Tachypnoe von 28/min, eine SpO_2 von 84 % unter 4 l O_2/min und hustet schaumiges, rosa gefärbtes („fleischwasserfarbenes“) Sekret ab. Bei der Auskultation hören Sie feinblasige Rasselgeräusche.
Was ist geschehen, und wie gehen Sie vor?
Der Patient hat vermutlich während des Laryngospasmus forciert gegen die geschlossene Glottis eingeatmet (Müller-Manöver). Hierdurch entsteht ein stark negativer intrapleuraler Druck (–50 bis –100 cmH_2O, normal –3 bis –7 cmH_2O), der zu einem Einstrom von Flüssigkeit in das Lungeninterstitium führt. Sie haben den Verdacht auf ein NPPE, der sich in der Röntgenaufnahme des Thorax auch bestätigt.
Das Krankheitsbild betrifft i. d. R. junge kräftige Männer, da diese körperlich in der Lage sind, einen hohen Druckgradienten aufzubauen.
Sie veranlassen eine Masken-CPAP-Therapie mit einem PEEP von 10 cmH_2O und passen die FiO_2 so an, dass eine $SpO_2 > 92\,\%$ erreicht wird. Sie entscheiden sich aufgrund der ausgeprägten Symptomatik des Patienten zur Gabe von 10 mg Furosemid i. v., obwohl Sie wissen, dass dies in der Literatur kritisch diskutiert wird. Nach etwa einer Stunde kann die CPAP-Therapie beendet werden, und drei weitere Stunden später ist der Patient ohne O_2-Insufflation stabil und kann auf die Normalstation verlegt werden.

7.11 Bronchospasmus

Ein Bronchospasmus bezeichnet eine **Verengung der unteren Atemwege** durch Kontraktion der Bronchialmuskulatur.
In der Regel bleibt eine Beatmung, anders als beim Laryngospasmus, trotz des erhöhten Widerstands möglich.

Ursachen

Der häufigste Auslöser ist ein **hyperreagibles oder chronisch gereiztes Bronchialsystem** (z. B. bei Asthma bronchiale oder COPD).

7.11 Bronchospasmus

Unter einem Bronchospasmus versteht man eine **Obstruktion der unteren Atemwege** durch **Kontraktion der glatten Bronchialmuskulatur.** Der Atemwegswiderstand nimmt hierdurch deutlich zu. Anders als bei einem Laryngospasmus ist die Beatmung erschwert, meist aber nicht völlig unmöglich.

Ursachen

Ein Bronchospasmus tritt meist bei Patienten mit **chronisch entzündetem Bronchialsystem** (Asthma bronchiale, COPD) auf. Das Bronchialsystem dieser Patienten ist hyperreagibel, weshalb Manipulationen wie die Intubation, aber auch Reize unter zu flacher Narkose eine Obstruktion auslösen können.

Auch akute Atemwegsinfektionen erhöhen das Risiko eines Bronchospasmus. Elektive Eingriffe sollten daher bei Fieber, produktivem Husten und allgemeinem Krankheitsgefühl verschoben werden.

Zahlreiche **Medikamente** (z. B. Cholinesterasehemmer, Desfluran) wirken ebenfalls bronchokonstriktorisch. Allergische Reaktionen (➢ Kap. 7.12) oder eine Histaminfreisetzung, wie sie z. B. bei Injektion von Thiopental oder Morphin auftritt, können ebenfalls mit einem Bronchospasmus einhergehen.

Symptomatik

- Exspiratorisches Giemen
- Leises Atemgeräusch, im Extremfall kein Atemgeräusch („silent lung")
- Bei volumenkontrollierter Beatmung: Atemwegsdruck ↑, bei druckkontrollierter Beatmung: Tidalvolumen ↓
- Typische, verzögert ansteigende Kapnografiekurve (➢ Abb. 7.6)
- SpO_2 ↓, $paCO_2$ ↑ (Das $etCO_2$ ist oft nicht sicher verwertbar, da die Ausatmung in schweren Fällen unvollständig ist.)

Symptomatik

Typische Symptome umfassen ein **exspiratorisches Giemen,** ein **leises Atemgeräusch,** eine Erhöhung des Atemwegswiderstands und eine **Hypoxämie** sowie **Hyperkapnie.**

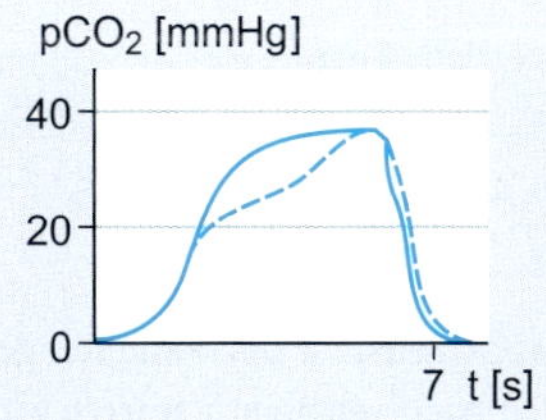

Abb. 7.6 Normale Kapnografiekurve (durchgezogene Linie) und typische Form der Kapnografiekurve bei Bronchospasmus (gestrichelte Linie) [L126]

ABB. 7.6

LERNTIPP

Die klinische Symptomatik von Laryngo- und Bronchospasmen kann man sich im gegenseitigen Vergleich besser merken. Der Laryngospasmus ist nicht durch Beatmung überwindbar und geht mit inspiratorischen Atemgeräuschen und beim spontanatmenden Patienten mit Einziehungen des Thorax einher. Der Bronchospasmus dagegen ist bei der Beatmung meist überwindbar und imponiert mit exspiratorischen Atemgeräuschen und überblähtem Thorax.

Therapie

In vielen Fällen lässt sich eine Stabilisierung allein durch **Unterbrechung des auslösenden Stimulus,** z. B. durch Unterbrechung der operativen Maßnahmen und Vertiefung der Narkose (z. B. mit Propofol oder volatilen Anästhetika, **cave:** nicht mit Desfluran), erreichen. Die FiO_2 wird auf 1,0 erhöht, die Atemfrequenz der maschinellen Beatmung auf ca. 6/min verringert und das Atemzeitverhältnis zugunsten der Exspiration verlängert (I : E = 1 : 3 bis 1 : 4), um eine vollständige Ausatmung zu ermöglichen und eine Überblähung der Lunge zu vermeiden.

Verbessert sich die Beatmung hierdurch nicht, werden **Bronchodilatatoren** verabreicht. Über spezielle Konnektoren oder Vernebler können kurzwirksame inhalative β_2-Agonisten wie Salbutamol auch intubierten Patienten verabreicht werden. Wenn diese nicht kurzfristig verfügbar sind oder nur eine geringe Ventilation möglich ist, werden β_2-Agonisten systemisch verabreicht, z. B.

- 0,25–0,5 mg Terbutalin s. c. (z. B. Bricanyl®) oder
- 90 µg Reproterol langsam i. v. (z. B. Bronchospasmin®).

Gibt es Anhaltspunkte, dass dem Bronchospasmus eine anaphylaktische Reaktion zugrunde liegt, werden 0,5 mg Adrenalin i. m. bzw. 0,5–1 µg/kg KG i. v. verabreicht.

Häufig dauert es längere Zeit, bis sich die Situation bei einem stärker ausgeprägten Bronchospasmus vollständig normalisiert. Bleibt eine Besserung aus, können i. v. Kortikoide (z. B. 250–500 mg Prednisolon i. v.) oder Magnesium (2 g Mg-Sulfat über 20 min) erwogen werden.

Muskelrelaxanzien wirken nur an der quergestreiften Muskulatur. Sie haben bei der Therapie des Bronchospasmus keinen Stellenwert.

Therapie

Auch hier ist in der Behandlung die **Meidung der auslösenden Noxe** zentral. Zudem sollten **Bronchodilatatoren** (z. B. Salbutamol) verabreicht werden.

Differenzialdiagnosen

In einigen Fällen kann schlicht ein abgeknickter Tubus die Ursache einer Obstruktion sein. Denken Sie also immer an das Akronym DOPES (Kap. 3.2.2 und ➢ Kap. 7.8).

Differenzialdiagnostisch sollten Sie auch immer daran denken, dass dem Bronchospasmus eine Anaphylaxie (➢ Kap. 7.12) zugrunde liegen kann. Ebenfalls sollten Sie eine Aspiration in Betracht ziehen, die sich klinisch ähnlich manifestiert.

Differenzialdiagnosen

Insbesondere eine allergische Reaktion und Tubusobstruktion sollten differenzialdiagnostisch ausgeschlossen werden.

7.12 Anaphylaktische Reaktionen

Jedes Medikament kann prinzipiell eine allergische Reaktion auslösen.

7.12 Anaphylaktische Reaktionen

Zahlreiche in der Anästhesie verwendete Medikamente, aber auch andere Substanzen und Materialien können anaphylaktische Reaktionen auslösen. Lebensbedrohliche Anaphylaxien treten schätzungsweise bei 1 : 13.000 Allgemeinanästhesien auf. Prinzipiell können alle Medikamente eine allergische Reaktion auslösen, wobei nicht immer der eigentliche Wirkstoff, sondern auch Lösungsmittel oder Konservierungsstoffe Auslöser sein können (➤ Tab. 7.4). Zur Pathophysiologie ➤ Kap. 13.4.

TAB. 7.4

Tab. 7.4 Häufige Allergene in der Anästhesie

Immunologisch	Nichtimmunologisch
• Muskelrelaxanzien • Latex • Antibiotika (insbesondere Penicilline) • Kolloidaler Volumenersatz (Gelatine > HES) • Lokalanästhetika (hauptsächlich vom Estertyp) • Hypnotika (z. B. Propofol, Barbiturate)	• Röntgenkontrastmittel • Opioide (insbesondere Morphin) • Muskelrelaxanzien (hauptsächlich Benzylisochinoline) • Knochenzement • NSAR

Prophylaxe

Durch ein **ausführliches Visitengespräch** und Bedenken möglicher **Kreuzallergien** kann eine Vielzahl von Komplikationen vermieden werden.

Prophylaxe

Die wichtigste Maßnahme zur Vermeidung perioperativer Anaphylaxien ist das Patientengespräch im Rahmen der **präoperativen Visite.** Hier muss ausdrücklich auch nach vermeintlich irrelevanten Allergien gefragt werden.

Bekannte Allergene müssen selbstverständlich vermieden werden. Ebenso zu beachten sind **Kreuzallergien.** Eine perioperative Antibiotikaprophylaxe sollte nicht in direktem Zusammenhang mit den Einleitungsmedikamenten verabreicht werden, um die typischen Nebenwirkungen der Anästhetika von einer anaphylaktischen Reaktion abzugrenzen.

Liegt eine Sensibilisierung gegen Latex vor, ist auf die ausnahmslose Verwendung latexfreier Produkte zu achten. Da die Latexpartikel typischerweise über die Luft aufgenommen werden, sollten Patienten mit bekannter Latexallergie als Erste in einem über Nacht nicht genutzten Operationssaal operiert werden.

Symptomatik

Man unterscheidet anhand der Symptomschwere verschiedene Grade anaphylaktischer Reaktionen.
Die Symptome treten i. d. R. **rasch** auf.

Symptomatik

Ausgehend von der Ausprägung der klinischen Symptome werden anaphylaktische Reaktionen in verschiedene Schweregrade eingeteilt (➤ Tab. 13.9). Unter einer Allgemeinanästhesie können zentralnervöse und gastrointestinale Symptome nicht sicher beurteilt werden. Die Patienten sind zusätzlich durch sterile Tücher abgedeckt, was die Beurteilung von Hautveränderungen erschwert.

MERKE

MERKE
Bei einer Schocksymptomatik mit Blutdruckabfall und Anstieg der Herzfrequenz sollte eine anaphylaktische Reaktion unbedingt als Differenzialdiagnose in Betracht gezogen werden. Ein Flush oder ein Bronchospasmus mit Erhöhung des Beatmungsdrucks erhärtet die Diagnose zusätzlich.

Die meisten anaphylaktischen Reaktionen manifestieren sich **innerhalb weniger Minuten** nach Medikamentenapplikation. Eine Ausnahme bildet die Latexallergie, die typischerweise erst nach 30 min symptomatisch wird.

Therapie

Therapie

➤ Kap. 13.4.

7.13 Medikamentenüberhang

Bei wiederholtem Verabreichen von Medikamenten können diese **akkumulieren** und zu einer **unerwünschten verlängerten Wirkung** führen (sog. Überhang).

Meist kann der Überhang durch **Zuwarten** beendet werden.
Bei starker Akkumulation können auch **Antidota** verabreicht werden, die jedoch oft eine kurze Wirkdauer haben und daher zu sog. Rebound-Phänomenen führen können.

7.13 Medikamentenüberhang

Zahlreiche Medikamente können bei längerer oder wiederholter Gabe **akkumulieren.** Meist reichern sie sich im Fettgewebe an und werden von dort verzögert freigesetzt. Bei einem Überhang ist eine Extubation kontraindiziert, da die Schutzreflexe nicht sicher wiederhergestellt sind oder die Eigenatmung des Patienten insuffizient sein kann. Während die Wirkung von Muskelrelaxanzien durch das neuromuskuläre Monitoring (Relaxometrie, ➤ Kap. 3.4.2) überprüft werden kann, steht für andere Medikamente lediglich die klinische Überwachung zur Verfügung. Je nach Medikament gibt es charakteristische Symptome eines Überhangs (➤ Tab. 7.5).

Die Antagonisierung eines Medikamentenüberhangs sollte **Ausnahmefällen** vorbehalten bleiben. Ein Problem ist die **oft kurze Wirkdauer der Antagonisten,** die dazu führen kann, dass sich die Intoxikation bei nachlassender Wirkung des Antagonisten wieder (unbemerkt) manifestiert. Außerdem können die

Tab. 7.5 Typische Symptome und Antagonisten bei einem Medikamentenüberhang

Überhang hervorgerufen durch	Symptome	Antagonist
Muskelrelaxans	• Atemfrequenz ↑, Atemzugvolumina ↓ • Unkoordinierte Atmung • Zyanose, SpO_2 ↓ • Unruhe, Stress, unruhige Bewegungen der Extremitäten	Neostigmin, Pyridostigmin (z. B. Kalymin®, Mestinon®) Nur bei Rocuronium und Vecuronium: Sugammadex (Bridion®)
Opioid	• Atemfrequenz ↓, Atemzugvolumina ↑ • Kommandoatmung • Zyanose, SpO_2 ↓ • Enge Pupillen • Verminderte Vigilanz	Naloxon (früherer Handelsname Narcanti®)
Benzodiazepin	• Verminderte Vigilanz • Atemfunktion ↔	Flumazenil (z. B. Anexate®)
Inhalationsanästhetika, Propofol	• Atemfrequenz ↔ oder ↑, Atemzugvolumina ↓	Kein Antagonist verfügbar

TAB. 7.5

Antagonisten **Nebenwirkungen** verursachen: Das Antagonisieren einer Opioidwirkung mit Naloxon führt z. B. auch zu einem Nachlassen oder vollständigen Aufheben der analgetischen Wirkung. Die NDMR-Antagonisten Neostigmin und Pyridostigmin führen zu Bradykardie, Bronchokonstriktion und erhöhter Speichel- und Bronchialsekretion. Sie können insbesondere bei Patienten mit obstruktiven Atemwegserkrankungen schwerwiegende Komplikationen hervorrufen. Und das Antagonisieren einer Benzodiazepinwirkung mit Flumazenil kann Krampfanfälle verursachen.

Eine Anästhesistenweisheit besagt: **„Time is non-toxic."** Im Zweifelsfall sollte der Patient also bis zum sicheren Abklingen der Medikamentenwirkung nachbeatmet werden.

FALLBEISPIEL

Sie übernehmen einen 56-jährigen Patienten nach einem Abdominaleingriff in den Aufwachraum. Der betreuende Anästhesist berichtet von einer unkomplizierten Allgemeinanästhesie. Da der chirurgische Wundverschluss schwierig war, haben die chirurgischen Kollegen darum gebeten, Husten oder Pressen des Patienten unbedingt zu vermeiden. Sonst gebe es keine Besonderheiten.
Sie bemerken, dass der Patient äußerst unruhig ist und die Arme ruckartig bewegt. Die Atemfrequenz beträgt 40/min, die Atmung ist flach und der Patient zeigt nur einen geringen Hustenstoß. Um eine $SpO_2 > 90\,\%$ zu erreichen, müssen 6 l O_2/min über eine Gesichtsmaske verabreicht werden.

1. **Wie lautet Ihre Verdachtsdiagnose?**
2. **Welches sind die möglichen therapeutischen Optionen, und wofür entscheiden Sie sich?**

Es liegt der Verdacht auf einen Muskelrelaxansüberhang nahe. Insbesondere bei längeren Eingriffen, die eine Muskelrelaxation erfordern, kann das Relaxans kumulieren. In diesem Fall hat der betreuende Anästhesist seinen chirurgischen Kollegen beim Verschluss des Abdomens wahrscheinlich durch Vertiefung der Muskelrelaxation „helfen" wollen. Das Muskelrelaxans war jedoch zur Narkoseausleitung nicht vollständig abgebaut, und es wurde offensichtlich kein Relaxometer eingesetzt.
Die zur Verfügung stehenden Möglichkeiten sind: Abwarten, Antagonisieren, erneute Narkoseeinleitung und Intubation. Da der Zustand des Patienten deutlich eingeschränkt ist, kommt ein Abwarten nicht infrage. Eine notfallmäßige Atemwegssicherung könnte erwogen werden; allerdings zeigt der Patient einen Hustenstoß, die Schutzreflexe sind also nicht vollständig erloschen. Sie entscheiden sich daher für eine Antagonisierung des Muskelrelaxans und verabreichen langsam 2,5 mg Neostigmin in Kombination mit 0,5 mg Atropin. Die Symptomatik bessert sich langsam, und nach 10 min hat sich die Situation vollständig normalisiert. Sie bieten dem Patienten ein Gespräch zu diesem Vorfall an und besprechen den Fall anschließend auch noch einmal mit dem narkoseführenden Kollegen.

7.14 Intraoperative Wachheit

Viele Patienten nehmen während einer Allgemeinanästhesie unterbewusst Reize wahr, an die sie sich jedoch später nicht mehr erinnern können. Bewusste intraoperative Wachheit (engl. „awareness") tritt mit einer Häufigkeit von 0,1–0,4 % auf.

Das Risiko eines Wachheitserlebnisses ist besonders **bei bewusst flacher Narkoseführung** erhöht. Risikopatienten sind daher z. B. Schwangere unter Kaiserschnittentbindung bis zum Zeitpunkt der Kindsentwicklung oder hämodynamisch instabile polytraumatisierte Patienten.

Aus einer Awareness-Episode kann sich eine **posttraumatische Belastungsstörung** (PTBS) entwickeln.

7.14 Intraoperative Wachheit

Insbesondere bei einer **flachen Anästhesie** kann es zum Wahrnehmen von Reizen während eines operativen Eingriffs kommen. Oft wird dies von Patienten als **stark traumatisch** erlebt.

Prophylaxe und Therapie

Zur Vermeidung eines intraoperativen Wachheitserlebnisses wird auf eine **adäquate Dosierung** der Anästhetika sowie **vegetative Zeichen** einer zu flachen Narkose geachtet. Wenn von operativer Seite möglich, sollte nach der Intubation auf eine Muskelrelaxation verzichtet werden. Bei **Risikopatienten** kann der Awareness durch eine **intraoperative EEG-Überwachung** vorgebeugt werden.

Prophylaxe und Therapie

Mittels **kontinuierlicher Überwachung der Vitalzeichen** und ggf. zusätzlicher **EEG-Ableitung** mit **entsprechender Dosisanpassung** der Narkotika kann einer intraoperativen Wachheit entgegengewirkt werden.

MERKE

Bei einer TIVA müssen Sie den Zugang, über den die Anästhetika verabreicht werden, immer im Auge behalten. Eine Diskonnektion, ein falsch gedrehter Dreiwegehahn oder eine paravenöse Lage können sonst innerhalb kurzer Zeit dazu führen, dass der Patient keinerlei Narkotika mehr erhält.

Berichtet ein Patient postoperativ von einem Wachheitserlebnis, können diese Wahrnehmungen meist in einem **Gespräch** eingeordnet und erläutert werden. Bestehen Anzeichen für die Entwicklung einer PTBS, sollte dem Patienten **psychologische Hilfe** angeboten werden.

7.15 Perioperative neurokognitive Störungen

Perioperative neurokognitive Störungen sind ein Sammelbegriff für verschiedene Krankheitsbilder, die die postoperative Hirnfunktion des Patienten betreffen. Sie kommen bei etwa 10–15 % der Patienten nach nichtkardiochirurgischen Eingriffen vor, bei kardiochirurgischen Eingriffen sogar bei 50–70 %. Als Hauptrisikofaktor wurde ein **höheres Lebensalter** identifiziert. Weitere Risikofaktoren sind Alkoholabusus, ein niedriger Bildungsstatus, unbehandelte postoperative Schmerzen, Elektrolytstörungen, hoher Blutverlust oder eine intraoperative Hypotonie.

Man geht davon aus, dass das operative Trauma eine generalisierte Entzündungsreaktion auslöst, die auch das Gehirn betrifft. Diese **Neuroinflammation** kann sich unmittelbar, oft aber auch erst einige Tage nach einem operativen Eingriff manifestieren. Das Auftreten perioperativer neurokognitiver Störungen ist mit einer **höheren Morbidität** und einer **höheren Sterblichkeit** vergesellschaftet.

Die häufigsten Manifestationen perioperativer neurokognitiver Störungen sind das postoperative **Delir** und die **postoperative kognitive Dysfunktion (POCD),** bei der sich die Gedächtnisfunktion und die Konzentrationsfähigkeit nach einem operativen Eingriff teils über mehrere Monate lang verschlechtern.

Das Auftreten perioperativer neurokognitiver Störungen kann nicht sicher vermieden werden, und es ist keine spezifische Therapie bekannt. Das Risiko des Auftretens kann jedoch durch geeignete **multimodale Maßnahmen** wie Screening von Risikopatienten, angepasste Narkoseführung, Auswahl des am wenigsten invasiven operativen Vorgehens, möglichst kurze Nüchternheit, Reorientierungsmaßnahmen wie Uhr oder Kalender um bis zu 40 % reduziert werden.

7.15 Perioperative neurokognitive Störungen

Gerade bei längeren und größeren operativen Eingriffen kann es im Anschluss zu Störungen der Kognition kommen.
Auch das **Delirrisiko** ist deutlich erhöht und sollte insbesondere bei **älteren Patienten** bedacht werden.

7.16 Lagerungsschäden

Bei einer Allgemeinanästhesie ist das Bewusstsein des Patienten und damit die Wahrnehmung von Schmerzen oder Parästhesien und die Möglichkeit der Kommunikation ausgeschaltet. Die Schutzfunktion der Muskulatur ist durch den reduzierten Muskeltonus herabgesetzt. Entsprechend ist es die Aufgabe von Operateur, Anästhesist und Assistenzpersonal, Lagerungsschäden durch eine **möglichst physiologische Lagerung** zu vermeiden. Dies gilt auch für das anästhesierte Areal bei einer Regionalanästhesie.

Viele Patienten weisen **Risikofaktoren** für Lagerungsschäden wie eine Kachexie oder Erkrankungen mit reduzierter Mikrozirkulation wie einen Diabetes mellitus auf. Auch eine intraoperative Hypotonie oder eine Hypothermie kann zu trophischen Störungen führen.

Es können vielfältige Lagerungsschäden auftreten, u. a.:

- **Nervenschäden:** Entstehen am häufigsten durch eine Schädigung des N. ulnaris, aber auch des Plexus brachialis, meist durch übermäßige Abduktion des Arms. Perioperativ aufgetretene Nervenschäden sind glücklicherweise oft reversibel.
- **Druckschäden der Haut und der Weichteile:** Ungenügende Unterpolsterung von Prädilektionsstellen kann binnen kurzer Zeit zu Dekubitalulzera führen.
- **Augenverletzungen:** Hornhauterosionen durch unvollständigen Lidschluss bis zum Visusverlust durch eine ischämische Optikusneuropathie, die insbesondere bei längerer Bauchlage mit hohem Blutverlust auftritt, sind beschrieben.
- **Verbrennungen:** können z. B. bei feuchter Haut (nicht getrocknetes Desinfektionsmittel) in Verbindung mit Elektrochirurgie entstehen.

Zur Vermeidung dieser Schäden muss die Lagerung intraoperativ regelmäßig überprüft und ggf. optimiert werden.

7.16 Lagerungsschäden

Typische Lagerungsschäden **betreffen Nerven, Haut und Augen.** Zur Vermeidung sollte das gesamte OP-Team beitragen (z. B. durch Polsterung und Verhinderung von Elektrizitätsbrücken).

ÜBUNGSFRAGEN FÜRS MÜNDLICHE MIT LÖSUNGSHILFEN

1. Eine Patientin unterzieht sich einer Materialentfernung in Allgemeinanästhesie. Sie ist Nichtraucherin und hat nach mehreren Vornarkosen erbrechen müssen. Trotz des erhöhten PONV-Risikos hat sie sich für eine Allgemeinanästhesie entschieden. Wie führen Sie die Narkose, um das Risiko für das Auftreten von PONV zu minimieren?

Die Patientin hat einen Apfel-Score von 3 (weibliches Geschlecht, Nichtraucherin, PONV in der Anamnese; eine postoperative Gabe von Opioiden erwarten Sie bei diesem Eingriff nicht). Sie führen die Allgemeinanästhesie als TIVA durch und verabreichen zwei Antiemetika prophylaktisch, z. B. zur Narkoseeinleitung 4 mg Dexamethason und kurz vor der Narkoseausleitung 4 mg Ondansetron. Als Bedarfsmedikation verordnen Sie ein Antiemetikum aus einer anderen Substanzklasse, z. B. 1,25 mg Droperidol. Alternativ hätten Sie auch eine balancierte Anästhesie durchführen und drei Antiemetika prophylaktisch verabreichen können. Wenn allerdings PONV auftreten würde, hätten Sie weniger Optionen.

2. Sie haben eine Allgemeinanästhesie für einen elektiven Eingriff mit Propofol, Sufentanil und Rocuronium eingeleitet. Die Maskenbeatmung gelingt mehr schlecht als recht und verbessert sich auch nach Relaxierung nicht. Sie schaffen es, die Zeit bis zu einer suffizienten Relaxanswirkung zu überbrücken, und wollen den Patienten nun intubieren. Der Laryngoskopiebefund zeigt einen Grad IV nach Cormack und Lehane. Eine endotracheale Intubation gelingt Ihnen nicht. Was tun Sie?

Hilfe holen, den Patienten weiter über Maske beatmen, ggf. extraglottische Atemwegshilfe einführen, Lagerung überprüfen und optimieren, erneuter Intubationsversuch mit Videolaryngoskop durch einen erfahrenen Kollegen. Wenn weiterhin keine Intubation möglich, aber Beatmung über extraglottische Atemwegshilfe suffizient: Entscheidung, ob Eingriff hiermit durchgeführt werden kann. Wenn nicht, aber Beatmung über die extraglottische Atemwegshilfe suffizient: Abwarten bis zum Wirkende des Muskelrelaxans und bis dahin Anästhesie mit Propofol oder volatilen Anästhetika. Wenn Beatmung zwar möglich, aber nicht zufriedenstellend: Antagonisieren mit Sugammadex und Naloxon und Patienten aufwachen lassen. Eingriff erneut mit fiberoptischer Wachintubation planen.

3. Sie führen eine Allgemeinanästhesie als RSI für einen allgemeinchirurgischen Eingriff durch. Der Patient ist jung, es sind keine Vorerkrankungen bekannt, und er wurde bislang nie operiert. Sie haben die Narkose mit Propofol, Fentanyl und Succinylcholin eingeleitet und den Patienten problemlos mit einem Endotrachealtubus intubiert. Die Anästhesie erhalten Sie mit Sevofluran sowie Fentanyl- und Rocuronium-Bolusgaben aufrecht. Als perioperative Antibiotikaprophylaxe haben Sie Cefuroxim und Metronidazol verabreicht. Etwa 30 min nach Narkoseeinleitung steigt die Herzfrequenz des Patienten von 82/min auf 144/min, und es treten tachykarde Herzrhythmusstörungen auf. Auch nach einem Fentanyl-Bolus kommt es nicht zu einer Senkung der Herzfrequenz. Gleichzeitig steigt das endtidale CO_2 von 36 mmHg (4,8 kPa) auf 70 mmHg (9,3 kPa), obwohl Sie das Atemminutenvolumen bereits deutlich erhöht haben. Sie führen eine arterielle BGA durch und messen folgende Werte: pH 7,12, $paCO_2$ 72 mmHg (9,7 kPa), BE –13 mmol/l. Nennen Sie eine mögliche Verdachtsdiagnose und ein Medikament, das Sie sofort holen lassen.

Aufgrund der Zeichen eines Hypermetabolismus (Tachykardie, Anstieg des $etCO_2$, kombinierte Azidose in der BGA) und des Einsatzes der Triggersubstanzen Succinylcholin und Sevofluran vermuten Sie eine maligne Hyperthermie. Das einzig kurativ wirksame Medikament ist Dantrolen.

4. Bei einem Bronchospasmus führt häufig eine Vertiefung der Narkose zu einer Besserung der Symptomatik. Warum sollte Desfluran hierfür nicht eingesetzt werden?

Desfluran wirkt bronchokonstriktorisch und könnte den Bronchospasmus verstärken.

IMPP-Schwerpunkte

!!! PONV, maligne Hyperthermie, Medikamentenüberhang

! Erschwerte Atemwegssicherung

5. Sie betreuen einen Patienten nach einer mehrstündigen Allgemeinanästhesie mit Propofol, Fentanyl und Cis-Atracurium im Aufwachraum. Der Monitor alarmiert wegen eines Sättigungsabfalls < 90 % immer wieder. Die Pflegekraft verabreicht dem Patienten bereits 6 l O_2/min über eine Gesichtsmaske. Er ist sehr schläfrig und öffnet die Augen nur auf Schmerzreiz. Dann macht er mehrere tiefe Atemzüge und schläft kurze Zeit später wieder ein, wobei die Atemfrequenz auf 5/min sinkt. Bei der Pupillenkontrolle sehen Sie eine Miosis. Anamnestisch sind eine Leber- und Niereninsuffizienz bekannt. Eine sedierende Prämedikation wurde nicht verabreicht. Sie messen einen Blutzuckerwert von 102 mg/dl (5,7 mmol/l). Was ist Ihre Verdachtsdiagnose, und was tun Sie?

Sie vermuten einen Opioidüberhang durch Fentanyl, das aufgrund der Leber- und Niereninsuffizienz kumuliert ist. Wenn der Patient durch äußere Reize erweckbar ist und suffizient atmet, kann die äußere Stimulation fortgeführt und das Nachlassen der Opioidwirkung abgewartet werden. In diesem Fall ist der Patient allerdings offensichtlich respiratorisch stark eingeschränkt. Daher entscheiden Sie sich, ihm vorsichtig Naloxon in 0,1-mg-Schritten zu verabreichen, bis die Atemfrequenz normwertig ist. Die vorsichtige Titration führen Sie durch, da Sie andernfalls die analgetische Wirkung vollständig aufheben würden. Da die Wirkung des Antagonisten vermutlich kürzer ist als die von Fentanyl bzw. seiner Metaboliten, überwachen Sie den Patienten länger als üblich im Aufwachraum.

KAPITEL 8 Besonderheiten bei Vorerkrankungen und bei hohem Lebensalter

Lars Töpfer

Kein Patient ist wie der andere: Jeder bringt seine eigene Vorgeschichte mit eigenem Risikoprofil mit, das auch bei der Planung einer Operation und Narkose von großer Bedeutung ist. Dabei spielen insbesondere chronische Vorerkrankungen eine wichtige Rolle, weil man durch deren frühzeitiges Erkennen vielen Komplikationen vorbeugen kann. Welche Vorerkrankungen mit welchen Risiken einhergehen und wie man diesen entgegenwirkt, ist Thema dieses Kapitels. Obgleich die Inhalte großenteils offensichtlich erscheinen mögen, wenn man die Pathophysiologie der einzelnen Störungsbilder verstanden hat, so finden sich auf den folgenden Seiten doch noch einige zusätzliche Tricks und Kniffe, die dir in der klinischen Handhabung der Erkrankungen helfen werden.

Neben den Besonderheiten des operativen Eingriffs (➤ Kap. 9) beeinflussen die Begleiterkrankungen eines Patienten das Anästhesieregime maßgeblich.

8.1 Herz-Kreislauf-Erkrankungen

8.1.1 Arteriosklerose, arterielle Hypertonie, koronare Herzerkrankung (KHK) und Herzinsuffizienz

Eine arterielle Hypertonie führt unbehandelt oder im Falle einer unzureichenden medikamentösen Einstellung zu einer **Arteriosklerose** mit langfristigen Auswirkungen auf nahezu sämtliche Organsysteme. Die Manifestation an den Koronarien wird als koronare Herzerkrankung (KHK) bezeichnet.

Der operative Eingriff selbst, aber auch andere Faktoren wie postoperative Schmerzen lösen im Körper eine **Stressreaktion** aus. Die resultierende endogene Katecholaminausschüttung führt zu einem **erhöhten Sauerstoffbedarf** bei ohnehin schon verminderter Koronarreserve. Bei höhergradiger KHK kann ein Angina-pectoris-Anfall, im Extremfall ein **perioperativer Myokardinfarkt** die Folge sein.

8.1 Herz-Kreislauf-Erkrankungen

8.1.1 Arteriosklerose, arterielle Hypertonie, koronare Herzerkrankung (KHK) und Herzinsuffizienz

Im Rahmen einer arteriellen Hypertonie kann es zu einer Arteriosklerose kommen, die sich am Herzen als koronare Herzerkrankung manifestiert.

Während eines operativen Eingriffs kann es durch den **erhöhten Sauerstoffbedarf** zu einem Myokardinfarkt kommen.

Studentische Sicht

MERKE

Die **antihypertensive und antianginöse Dauermedikation** wird auch am OP-Tag fortgeführt, um eine Rebound-Hypertonie zu vermeiden. Dies gilt insbesondere für eine Therapie mit Betablockern.

Eine perioperative Fortführung der Therapie mit ASS zur Thrombozytenaggregationshemmung ist daher sinnvoll.

Bei ACE-Hemmern und AT_1-Antagonisten hängt die Entscheidung vom geplanten Eingriff ab: Ist ein hoher Volumenumsatz oder sind große intraoperative hämodynamische Schwankungen zu erwarten, wird die Gabe am OP-Tag pausiert. In vielen Fällen ist es gerechtfertigt, die **Dauermedikation mit ASS** fortzusetzen, insbesondere, wenn ASS zur Sekundärprophylaxe nach einem Myokardinfarkt oder nach einer Stentimplantation verabreicht wird. Nach Implantation eines Drug-eluting-Stents sollten die Patienten auch Clopidogrel/Prasugrel für 12 Monate ohne Unterbrechung einnehmen. Elektive Operationen sollten frühestens 6 Wochen nach einem Myokardinfarkt durchgeführt werden.

Insbesondere während der Narkoseeinleitung kann es zu Blutdruckschwankungen kommen. Um diesen vorzubeugen, kann eine Regionalanästhesie oder eine Narkoseeinleitung mit Etomidat erwogen werden.

Die **Regionalanästhesie** besitzt aufgrund ihrer größeren hämodynamischen Stabilität zumindest theoretische Vorteile, allerdings kann es insbesondere bei der Spinalanästhesie auch zu einem deutlichen Blutdruckabfall kommen.

Bei der Narkoseeinleitung kommt es häufig zu einem signifikanten Blutdruckabfall. Oft wird bei schwer erkrankten Patienten daher eine **opioidbetonte Einleitung** vorgezogen, um geringere Mengen des Hypnotikums applizieren zu müssen. **Etomidat** kann aufgrund der geringeren Auswirkung auf die Hämodynamik Vorteile haben. Nach Gabe von Ketamin bleibt die Kreislaufsituation zwar ebenfalls stabil, das Präparat führt aber zu einer unvorteilhaften Sympathikusaktivierung. Eine weitere **kritische Phase** der Narkoseeinleitung ist die **Laryngoskopie und Intubation.** Um den ausgeprägten sympathoadrenergen Reiz zu vermeiden, sollte die Narkose zu diesem Zeitpunkt ausreichend tief sein.

Je nach Zustand des Patienten und geplantem Eingriff wird eine **invasive Blutdruckmessung** in Betracht gezogen.

Intraoperativ ist die **verschobene Blutdruckregulationskurve** zu bedenken. Die Patienten sind meist an einen höheren arteriellen Mitteldruck (MAD) gewöhnt und tolerieren einen Blutdruckabfall schlechter als Gesunde. In Abhängigkeit vom Zustand des Patienten und von der anstehenden Operation kann daher eine **invasive Blutdruckmessung** sinnvoll sein. Ist der Patient hämodynamisch stark eingeschränkt, sollte die arterielle Blutdruckmessung bereits im Wachzustand unter Lokalanästhesie durchgeführt werden. Neben der Aufrechterhaltung eines **adäquaten Perfusionsdrucks** steht das Vermeiden **starker Blutdruckschwankungen** im Vordergrund.

Zur Detektion perioperativer Myokardischämien wird der Patient mit einem 5-poligen EKG überwacht und die **ST-Strecke** kontinuierlich analysiert.

CAVE

Muskelzittern (Shivering) erhöht den myokardialen O_2-Bedarf drastisch. Ein hypothermer Patient sollte daher erst nach Erreichen einer Körpertemperatur von > 36 °C extubiert werden. Tritt dennoch Shivering auf, sollte dies umgehend behandelt werden (➤ Kap. 7.5).

8.1.2 Herzklappenerkrankungen

Aortenstenose

Der erhöhte Auswurfwiderstand bei einer Aortenklappenstenose führt zu einer **konzentrischen Linksherzhypertrophie mit erschwerter myokardialer Perfusion.**

Bei einer Aortenstenose muss der linke Ventrikel das Blut gegen einen erhöhten Widerstand auswerfen. Diese Druckbelastung führt zu einer konzentrischen Linksherzhypertrophie. Die Patienten haben bereits im Alltag eine deutlich eingeschränkte Koronarperfusion und zeigen häufig Angina-pectoris-Beschwerden, Herzrhythmusstörungen oder Zeichen einer Herzinsuffizienz. Im Verlauf resultieren meist zusätzlich Mitralklappenvitien.

MERKE

Bei der Aortenstenose muss intraoperativ vor allem eine **Tachykardie vermieden** werden, da die verkürzte Diastolendauer zu einer weiteren Verschlechterung der koronaren Durchblutung führt. Die ideale Herzfrequenz sollte bei 50–70/min liegen.

Damit eine **ausreichende Vorlast und ein guter Perfusionsdruck** gewährleistet werden, sollten bei ausgeprägter Aortenstenose **rückenmarksnahe Regionalanästhesieverfahren** (wegen der damit verbundenen Sympathikolyse) **vermieden** werden.

Gleichzeitig muss auf eine **suffiziente Vorlast** und einen **adäquaten Perfusionsdruck** geachtet werden. Hypotonien werden daher durch **Volumen** ausgeglichen, ggf. ist **Noradrenalin** das Katecholamin der Wahl. Eine Aortenklappenstenose stellt wegen der durch Sympathikolyse ausgelösten peripheren Vasodilatation eine **(relative) Kontraindikation für eine rückenmarksnahe Regionalanästhesie** dar.

Mitralklappenstenose

Die Mitralklappenstenose führt aufgrund des erhöhten Drucks im linken Vorhof zu einer atrialen Überdehnung. Langfristig kommt es zu einem Rückstau von Blut in den Lungenkreislauf mit pulmonaler

Hypertonie und daraus folgender Rechtsherzinsuffizienz. Aufgrund der Gefügedilatation des Vorhofs leiden die Patienten häufig an einem Vorhofflimmern.

Auch bei diesem Vitium gilt es, intraoperativ eine **ausreichende Vorlast** sicherzustellen, da der linke Ventrikel durch die Stenose bereits in Ruhe relativ zu wenig mit Blut gefüllt ist. Eine Hypervolämie kann jedoch schnell zu einem Lungenödem führen. Nachlasterhöhungen oder die Gabe stark negativ inotroper Medikamente sollten vermieden werden. **Tachykardien und Bradykardien sind ungünstig.** Ziel ist eine Herzfrequenz von 60–80/min. Bestand zuvor ein Sinusrhythmus, ist bei einer akut auftretenden Tachyarrhythmia absoluta ein **Rhythmisierungsversuch** gerechtfertigt.

Leidet der Patient an einer pulmonalen Hypertonie, müssen **Hypoxämie, Hyperkapnie und Azidose vermieden** werden. Sie erhöhen den pulmonalvaskulären Widerstand und können zu einem **akuten Rechtsherzversagen** führen.

Eine Mitralklappenstenose führt zu einem **Rückstau des Blutes** in den Lungenkreislauf. Auch hier sollte eine **adäquate Vorlast sichergestellt** und starke **Veränderungen der Herzfrequenz vermieden** werden.

Aorten- und Mitralklappeninsuffizienz

Aorten- und Mitralklappeninsuffizienz verursachen eine chronische Volumenbelastung des linken Ventrikels bzw. des linken Vorhofs und führen so zu einer exzentrischen Hypertrophie.

Bradykardien sollten vermieden werden, da eine verlängerte Ventrikelfüllung in der Diastole das Regurgitationsvolumen erhöht. Angestrebt wird eine **moderate Tachykardie** (90–100/min). Eine Erhöhung der Nachlast und eine Hypertonie sind unbedingt zu vermeiden, da auch sie die Ventrikelentleerung verschlechtern.

Bei einer Aorten- oder Mitralklappeninsuffizienz mit stark eingeschränkter Hämodynamik sind **Dobutamin** und ggf. **Phosphodiesterase-Inhibitoren** (z. B. Milrinon, Enoximon) sinnvolle Therapieoptionen. Sie wirken positiv inotrop, ohne die Nachlast zu erhöhen. Dobutamin verursacht zusätzlich eine erwünschte moderate Tachykardie.

Aorten- und Mitralklappeninsuffizienz

Insuffizienzen der Aorten- oder Mitralklappe führen zu einer **Volumenbelastung mit exzentrischer Hypertrophie** des linken Herzens. Bei starker hämodynamischer Störung kann die kardiale Auswurfleistung mit **Dobutamin** oder **Phosphodiesterasehemmern** (z. B. Milrinon) gesteigert werden.

8.1.3 Patienten mit Herzschrittmacher/ICD

Indikationen für die Implantation eines Herzschrittmachers sind bradykarde Herzrhythmusstörungen wie ein AV-Block III° oder ein Sick-Sinus-Syndrom. Neben den Schrittmachern mit ihrer antibradykarden Funktion werden bei Patienten mit bekannten lebensbedrohlichen tachykarden Herzrhythmusstörungen (z. B. ventrikuläre Tachykardie) oder hohem Risiko für einen plötzlichen Herztod (z. B. Ejektionsfraktion < 35 %) ein implantierbarer Kardioverter-Defibrillator (ICD) eingesetzt. Im Falle einer interventionsbedürftigen tachykarden Rhythmusstörung lösen sie einen internen Kardioversionsimpuls aus. Zusätzlich besitzen sie Schrittmacherfunktion, um bradykarde Herzrhythmusstörungen nach einer Schockabgabe zu therapieren.

Während der präanästhesiologischen Visite eines Patienten mit einem Schrittmacher/ICD muss ein Blick in den **Schrittmacherausweis** geworfen werden. Hier ist u. a. die Schrittmacherindikation notiert; ferner sind der eingestellte Modus, die minimale Herzfrequenz und das Datum der letzten kardiologischen Kontrolle hinterlegt. Liegt die letzte **Schrittmacherkontrolle** < 12 Monate zurück und ist der Zustand des Patienten unverändert, müssen mit Ausnahme eines **präoperativen EKG** keine weiteren Untersuchungen durchgeführt werden.

Die Anästhesie kann als **Regional- oder Allgemeinanästhesie** geführt werden. Da es durch den Einsatz **elektrochirurgischer Instrumente** zu **Fehlinterpretationen** des Aggregats kommen kann, sollten möglichst ausschließlich bipolare Kauter zum Einsatz kommen. Bei Patienten mit ICD können derartige Artefakte im Extremfall sogar eine Schockabgabe auslösen, weshalb intraoperativ auf jeden Fall ein **Magnet** unmittelbar verfügbar sein sollte. Dieser führt zur temporären Deaktivierung der antitachykarden Funktionen, während die Schrittmacherfunktionen erhalten bleiben. In dieser Phase ist der Patient allerdings nicht vor möglichen tachykarden Rhythmusstörungen geschützt. Daher darf das Auflegen eines Magneten nur in **Defibrillationsbereitschaft** erfolgen.

Azidose, Hypoxie und Hyperkapnie können die **Reizschwelle am Myokard** verändern. Hieraus kann ein Funktionsverlust des Schrittmachers resultieren. Dem Erhalt der **Homöostase** sollte daher besondere Aufmerksamkeit geschenkt werden.

8.1.3 Patienten mit Herzschrittmacher/ICD

Ein kardiales Schrittmachersystem sollte vor einem operativen Eingriff nochmals kontrolliert werden.
Es kann außerdem zu **Störungen durch elektrische Geräte** kommen, weshalb ein **Magnet** (hemmt die antitachykarde Funktion eines ICD) und ein **externer Defibrillator** bereitgehalten werden sollten.

8.1.4 Phäochromozytom

Ein Phäochromozytom ist ein benigner Tumor, der meist im Nebennierenmark lokalisiert ist und, je nach Lage, Noradrenalin oder Adrenalin sezerniert. Betroffene Patienten unterziehen sich meist einem Eingriff, um den Tumor entfernen zu lassen. Eine längerfristige präoperative Planung ist unabdingbar. Um die Katecholaminausschüttung zu begrenzen, werden die Patienten einschleichend mit einem Alphablocker (z. B. Phenoxybenzamin) behandelt.

Während der intraoperativen Manipulation am Tumor kann es zu **ausgeprägten hämodynamischen Schwankungen** mit Hypo- und Hypertonie sowie (tachykarden) Arrhythmien kommen. Eine **invasive Blutdruckmessung** ist daher unbedingt notwendig. Außerdem werden sowohl **kurzwirksame blutdrucksenkende Medikamente** wie Glyceroltrinitrat, Nitroprussidnatrium sowie **Vasopressoren** wie Noradrenalin bereitgehalten. Auch kurz wirksame Betablocker wie Esmolol oder Landiolol können erforderlich sein. Um eine herznahe Applikation und damit schnelle Wirkung dieser Medikamente zu gewährleisten, ist ein ZVK sinnvoll.

8.1.4 Phäochromozytom

Im Rahmen eines Phäochromozytoms kommt es zu einer vermehrten **Freisetzung von Katecholaminen** aus der Nebenniere mit dem Risiko für **Blutdruckveränderungen** und **Tachykardien.** Eine operative Entfernung des Phäochromozytoms wird langfristig geplant und die Patienten werden i. d. R. mit Phenoxybenzamin, einem α-Rezeptoren-Blocker, vorbehandelt, dessen Dosis in kleinen Schritten erhöht wird.
Neben einer engmaschigen Überwachung der Vitalfunktion müssen intraoperativ alle Medikamente zur Behandlung akuter hämodynamischer Schwankungen bereitgehalten werden.

Nach der Entfernung des Tumors resultiert häufig ein schneller und anhaltender Blutdruckabfall, der oft mit hoch dosierten Katecholaminen behandelt werden muss. Die Patienten werden postoperativ auf einer **Intensiv- oder Überwachungsstation** betreut.

8.2 Atemwege und Lunge

Pulmonale Vorerkrankungen erhöhen das **Risiko für postoperative Atelektasen und Pneumonien.**

Eine bronchodilatatorische Therapie sollte perioperativ weitergeführt werden.

Um postoperativ eine gute Lungenventilation zu erreichen und **Schonatmung** zu **vermeiden,** sollte eine ausreichende Schmerztherapie (bei umfangreichen Eingriffen z. B. mittels Periduralkatheter) erfolgen.

8.2 Atemwege und Lunge

Neben intraoperativen Komplikationen sind Patienten mit Erkrankungen der Atemwege und Lunge vor allem in der postoperativen Phase durch die Ausbildung von Atelektasen und konsekutive Pneumonien gefährdet. Bei sämtlichen Erkrankungen der Lunge nimmt die Atemgymnastik daher einen entscheidenden Stellenwert in der perioperativen Versorgung ein. Sinnvoll ist es, die Patienten bereits präoperativ anzuleiten. Die postoperative Atemgymnastik u. a. mit „incentive spirometry" sowie eine postoperative Masken-CPAP-Therapie können die Atelektasenbildung verhindern.

In der präoperativen Diagnostik kann eine Spirometrie, bei einer kürzlichen Verschlechterung der Belastbarkeit im Alltag auch eine Röntgenaufnahme des Thorax sinnvoll sein. Vor einer Operation wird häufig zu einer präoperativen Rauchpause von 6–8 Wochen geraten, die aber nur selten verwirklicht werden kann. Eine **antiobstruktive Dauermedikation** sollte perioperativ unbedingt weitergeführt werden.

Bei den meisten Atemwegs- und Lungenerkrankungen ist der Verzicht auf eine Überdruckbeatmung wahrscheinlich vorteilhaft. Verfahren der **Regionalanästhesie** sind daher sinnvolle Alternativen oder Ergänzungen zur Allgemeinanästhesie. Insbesondere die **Periduralanästhesie** verhindert nach intrathorakalen oder intraabdominalen Eingriffen eine schmerzbedingte Schonatmung, einen insuffizienten Hustenstoß und damit Atelektasen.

Intraoperativ kann bei schwerer pulmonaler Vorerkrankung eine **arterielle Blutdruckmessung** sinnvoll sein, um den Gasaustausch durch BGA überwachen zu können.

8.2.1 Obstruktive Atemwegserkrankungen

Bei Atemwegsobstruktion bieten sich bronchodilatatorische Anästhetika wie **Propofol** und **Ketamin** an.

8.2.1 Obstruktive Atemwegserkrankungen

Bei Patienten mit obstruktiven Atemwegserkrankungen eignen sich zur Narkoseeinleitung bronchodilatatorisch wirksame Medikamente wie **Propofol** oder **Ketamin.** Thiopental dagegen führt häufig zu einem Bronchospasmus, Desfluran kann bronchokonstriktorisch wirken. Histamin freisetzende Präparate wie Morphin oder Atracurium sollten perioperativ vermieden werden.

Es hat sich bewährt, Patienten mit obstruktiven Lungenerkrankungen ihr eigenes kurzwirksames **„Asthmaspray"** in den OP mitzugeben. Sie können sich das Medikament so selbst kurz vor der Narkoseeinleitung oder bei einer postoperativen Spastik auf bekannte Art verabreichen.

Im Falle eines Muskelrelaxansüberhangs sollte das Ende der Wirkung abgewartet werden, da durch Gabe von Acetylcholinesterasehemmern ebenfalls eine Bronchokonstriktion hervorgerufen wird. Die Therapie eines Bronchospasmus ist in ➤ Kap. 7.11 dargestellt.

Intraoperativ werden die Patienten mit einer ausreichenden Exspirationszeit beatmet. In der Regel ist ein Atemzeitverhältnis I : E von 1 : 2 ausreichend. Bei unvollständiger Exspiration muss die Exspirationszeit ggf. auf 1 : 3 verlängert werden.

8.2.2 Obstruktives Schlafapnoe-Syndrom (OSAS)

Ein obstruktives Schlafapnoesyndrom ist durch **kurze Phasen der Atemwegsverlegung mit Apnoe** im Schlaf (durch hyperlaxe Rachenmuskulatur) gekennzeichnet.
Es finden sich oft **kardiovaskuläre Begleiterkrankungen** und ein deutlich gestörter Schlaf mit **geringer Erholungsqualität.**

8.2.2 Obstruktives Schlafapnoe-Syndrom (OSAS)

Bei einem obstruktiven Schlafapnoe-Syndrom (OSAS) kommt es während des Schlafs zu einer Erschlaffung der oropharyngealen Muskulatur. Der Luftweg wird hierdurch eingeengt oder vollständig verlegt, was zu Hypopnoen bzw. zur Apnoe führt. Die resultierende Hypoxie bewirkt eine Aufwachreaktion, die der Patient selbst meist nicht bemerkt („micro-arousal"). Dennoch ist der **Schlaf nicht erholsam;** die Patienten beklagen eine ausgeprägte Tagesmüdigkeit. Gleichzeitig ist insbesondere das Risiko für **kardiovaskuläre Begleiterkrankungen** erhöht. Häufig sind adipöse Patienten (➤ Kap. 8.6) betroffen. Die **Komplikationsrate** dieser Patientengruppe ist nach einer Operation erhöht. Sie müssen häufiger ungeplant auf eine ITS verlegt und öfter reintubiert werden, und sie zeigen eine erhöhte Frequenz kardialer Ereignisse.

CAVE

CAVE

Eine sedierende medikamentöse Prämedikation sollte bei Patienten mit OSAS vermieden oder nur unter Monitorkontrolle verabreicht werden (z. B. im Einleitungsraum), da insbesondere Benzodiazepine neben ihrer sedierenden auch eine muskelrelaxierende Wirkung haben.

Oft ist auch die **Intubation erschwert.**

Für die Anästhesie ist neben einem signifikant erhöhten Risiko einer **erschwerten Intubation** insbesondere die postoperative Phase relevant. Betroffene Patienten neigen in der Zeit nach einer Allgemeinanästhesie zu **Desaturationen** und sollten daher verlängert mittels **Pulsoxymetrie** überwacht werden. Besitzt der Patient ein **CPAP-Gerät,** sollte dieses in den OP mitgegeben und postoperativ so früh wie möglich eingesetzt werden. Durch eine **Regionalanästhesie** lassen sich zahlreiche Komplikationen umgehen.

8.3 Diabetes mellitus

Ein Diabetes mellitus ist für den Anästhesisten aus vielen Gründen von Bedeutung: Zum einen hat ein länger bestehender Diabetes aufgrund von **Mikro- und Makroangiopathie sowie Polyneuropathie** einschließlich der autonomen Neuropathie zahlreiche Auswirkungen auf andere Organsysteme. Die Patienten leiden an arteriosklerotischen Erkrankungen (➢ Kap. 8.1.1) mit Gefahr der Minderperfusion von z. B. Gehirn, Herz und Nieren. Die Gefahr von Lagerungsschäden ist durch verminderte Hautdurchblutung und Polyneuropathie höher. Postoperativ ist die Rate von Wundinfektionen und Wundheilungsstörungen erhöht. Bei Diabetikern ist darüber hinaus häufiger mit einer erschwerten Atemwegssicherung zu rechnen. Ein Grund dafür ist die eingeschränkte Gelenkbeweglichkeit. Das Aspirationsrisiko kann erhöht sein, wenn eine diabetische Gastroparese vorliegt.

Zum anderen ist die **Vermeidung** einer perioperativen **Hypo- oder Hyperglykämie** vordringliches Ziel bei betroffenen Patienten. Dabei ist zu bedenken, dass nicht nur Patienten mit einem manifesten Diabetes betroffen sind, sondern dass auch Menschen mit einer gestörten Glukosetoleranz im Rahmen der perioperativen Stressreaktion eine Blutzuckerentgleisung erleiden können. Elektive Eingriffe sollten bei instabilem Blutzucker oder bei einer Blutzuckerentgleisung verschoben werden.

Prinzipiell gibt es bei Patienten mit Diabetes mellitus **keine Einschränkung bzgl. einzelner Narkoseverfahren oder Medikamente.** Bei kardiovaskulären Erkrankungen oder eingeschränkter Belastbarkeit sollte die Indikation zur **invasiven Blutdruckmessung** großzügig gestellt werden.

Eine diabetische Gastroparese bleibt häufig asymptomatisch. Bei Risikofaktoren (länger bestehender und schlecht eingestellter Diabetes, diagnostizierte diabetische Polyneuropathie, Dyspepsie) sollte eine RSI (➢ Kap. 5.3) durchgeführt werden.

MERKE

Es ist nicht das Ziel, perioperativ streng normwertige Blutzuckerwerte einzuhalten, da der perioperative Stressstoffwechsel und die Nüchternheit zu deutlichen Schwankungen des Blutzuckerspiegels führen können. Als Ziel sollte man sich daher vor allem die **Vermeidung von Hypoglykämien** setzen und gleichzeitig stärkere Hyperglykämien verhindern. Ein sinnvoller Zielbereich ist 140–180 mg/dl (7,8–10,0 mmol/l). Ist die Gefahr einer Hypoglykämie gering, so ist auch ein Bereich von 108–180 mg/dl (6,0–10,0 mmol/l) akzeptabel. Grundsätzlich sollte der Blutzuckerwert bei Patienten mit bekanntem Diabetes **regelmäßig kontrolliert** werden. Auf der Normalstation sind Messungen prä- und postoperativ alle 2–3 h indiziert, intraoperativ und im Aufwachraum jede Stunde.

8.3.1 Patienten ohne Insulintherapie

Die betroffenen Patienten leiden an einem Typ-2-Diabetes und erhalten entweder keine medikamentöse Therapie (diätetische Therapie) oder orale Antidiabetika. Die **oralen Antidiabetika** sollten am OP-Tag nicht mehr eingenommen werden, da sie Hypoglykämien hervorrufen können.

CAVE

Eine Therapie mit Metformin sollte wegen der Gefahr einer Laktatazidose (24–)48 h vor einem elektiven Eingriff pausiert werden.

In Einzelfällen ist eine **präoperative Umstellung auf Insulin** und auch eine intraoperative Insulintherapie erforderlich.

8.3.2 Patienten mit Insulintherapie

Eine Insulintherapie ist bei allen Patienten mit Typ-1-Diabetes und bei einigen Typ-2-Diabetikern erforderlich. Aufgrund des absoluten Insulinmangels besteht bei Typ-1-Diabetikern neben dem Risiko der Hypo- oder Hyperglykämie die Gefahr einer **Ketoazidose.**

Es ist sinnvoll, Patienten unter Insulintherapie möglichst früh am OP-Tag zu operieren, um die Nüchternheitsphase so kurz wie möglich zu halten.

8.3 Diabetes mellitus

Ein Diabetes mellitus **wirkt sich auf viele Organsysteme aus (über mikro- und makroangiopathische Veränderungen)** und erhöht das Komplikationsrisiko bei Operationen und Anästhesien.

Insbesondere Hypoglykämien sollten rasch erkannt und entsprechend behandelt werden.

Kontraindikationen gegen bestimmte Anästhetika gibt es nicht.

MERKE

8.3.1 Patienten ohne Insulintherapie

CAVE

In schweren Fällen ist eine **präoperative Umstellung auf Insulin** notwendig.

8.3.2 Patienten mit Insulintherapie

Ein **Basalinsulin** sollte am OP-Tag noch verabreicht werden, um einer **Ketoazidose vorzubeugen.**

Intra- und postoperativ schließt sich eine engmaschige Überwachung mit eventueller kombinierter Substitution von Glukose, Insulin und Kalium an.

Studentische Sicht

Patienten, die mit einer Basis-Bolus-Therapie behandelt werden, spritzen sich morgens das **Basalinsulin** in unveränderter Dosierung. Träger einer Insulinpumpe lassen diese nur mit der Basalrate laufen.

Zur intra- und postoperativen Einstellung wird häufig eine Therapie mit Glukose, Insulin und Kalium (**GIK-Therapie**) durchgeführt. Über mehrere Spritzenpumpen kann so jede Einzelkomponente sicher gesteuert werden.

8.4 Nierenerkrankungen

8.4.1 Chronische Niereninsuffizienz

Viele Nierenschädigungen sind durch chronische Hypertonie oder Hyperglykämie verursacht.
Aufgrund der gestörten renalen Ausscheidung ergeben sich **veränderte Wirkzeiten für viele Medikamente** (z. B. verlängerte Wirkung von Benzodiazepinen und einigen Muskelrelaxanzien).

Es bieten sich Substanzen an, die unabhängig von der Nierenfunktion abgebaut werden (z. B. Remifentanil und Cis-Atracurium).

8.4 Nierenerkrankungen

8.4.1 Chronische Niereninsuffizienz

Der Großteil der Nierenerkrankungen entsteht durch langjährigen Bluthochdruck oder im Rahmen eines Diabetes mellitus. Während geringe Einschränkungen der Nierenfunktion asymptomatisch bleiben, zeigen Patienten mit chronischem Nierenversagen Begleitsymptome wie z. B. renale Anämie, arterielle Hypertonie oder Störungen des Elektrolyt- und Säure-Basen-Haushalts. Umfangreiche operative Eingriffe können bei Patienten mit vorgeschädigter Niere zum akuten Nierenversagen (➤ Kap. 26.3) führen.

Durch die **veränderte Pharmakokinetik** ergibt sich für Medikamente, die **renal ausgeschieden** werden, eine **verlängerte Wirkdauer.** Dies gilt z. B. für zahlreiche Benzodiazepine, Muskelrelaxanzien vom Aminosteroid-Typ und einen pharmakologisch wirksamen Metaboliten des Morphins.

Gut geeignet sind Pharmaka, die organunabhängig abgebaut werden, z. B. Remifentanil als Opioid und Cis-Atracurium als Muskelrelaxans.

CAVE

CAVE

Succinylcholin kann durch die K^+-Freisetzung bei schon bestehender Hyperkaliämie zu schweren Herzrhythmusstörungen bis hin zur Reanimationspflichtigkeit führen und ist daher kontraindiziert.

Nephrotoxische Medikamente (z. B. NSAR) sind zu vermeiden.

Auch **Flüssigkeitshaushalt** und **Kreislauffunktion** sollten **gut überwacht** werden.

Bei schwerem Nierenversagen und Dialysepflicht sollte eine **Volumensubstitution nur zurückhaltend** erfolgen.
Auch **Elektrolytveränderungen** (z. B. Hyperkaliämie) müssen zwingend kontrolliert werden.

Nephrotoxische Medikamente wie NSAR sollten perioperativ vermieden werden. Die Indikation von Untersuchungen mit i. v. Kontrastmittel muss immer kritisch gestellt werden.

Aufgrund der häufig langjährig vorbestehenden Hypertonie ist die Autoregulationskurve der Patienten verschoben. Sie sind an höhere Mitteldrücke adaptiert, sodass der **hämodynamischen Stabilität** während der Narkose besondere Aufmerksamkeit gelten muss.

Die Niere ist auf eine ausreichende Perfusion angewiesen, gleichzeitig schadet ihr eine Hypervolämie. Dem **Volumen- und Flüssigkeitshaushalt** sollte daher ebenfalls besondere Beachtung geschenkt werden. Um eine Abnahme der Diurese frühzeitig zu bemerken, sollte eine **Urinbilanzierung** erfolgen.

8.4.2 Hämodialyse

8.4.2 Hämodialyse

Patienten, die wegen eines chronischen Nierenversagens eine regelmäßige Hämodialysetherapie benötigen, haben häufig keinerlei oder nur noch eine geringe Eigendiurese. Die **Flüssigkeitsgabe** sollte daher **zurückhaltend** erfolgen. Besteht eine **Hyperkaliämie,** sollte diskutiert werden, ob eine zusätzliche Dialyse vor oder nach dem Eingriff erfolgen sollte. Der **Dialyseshunt** ist intraoperativ besonders gefährdet und seine Funktion daher immer wieder zu überprüfen. Das charakteristische „Schwirren" des Shunts zeigt eine gute Perfusion an.

CAVE

CAVE

Am Shuntarm dürfen keine Punktionen oder Blutdruckmessungen durchgeführt werden. Der Shunt ist intraoperativ besonders vor Druck- und Lagerungsschäden zu schützen. Hierzu wird der Arm locker mit Watte umwickelt.

Bei dialysepflichtigen Patienten sollten folgende Punkte immer erfragt werden:

- Vorhandene Eigendiurese
- Erlaubte tägliche Trinkmenge
- Dialyseintervall, letzte Dialysetherapie
- Shuntarm

Zusätzlich sollte ein aktueller Serum-K^+-Spiegel vorliegen.

8.5 Lebererkrankungen

Chronische Lebererkrankungen und Leberzirrhose entstehen am häufigsten durch übermäßigen Alkoholkonsum und chronische Virushepatitiden. Seltenere Ursachen sind Stoffwechsel- und Autoimmunerkrankungen.

Die Leber ist ein zentrales Stoffwechselorgan; entsprechend umfangreich sind die pathophysiologischen Veränderungen bei einer eingeschränkten hepatischen Funktion. Aufgrund der **verringerten Syntheseleistung** stehen weniger Plasmaproteine zur Verfügung. Die freien Plasmakonzentrationen von proteingebundenen Pharmaka sind daher höher. Die **verminderte Metabolisierungsleistung** führt zum **verzögerten Medikamentenabbau.** Bei höhergradigen Funktionseinschränkungen kommt es durch Akkumulation toxischer Metaboliten zur **hepatischen Enzephalopathie.** Weitere pathophysiologische Veränderungen betreffen die Ausbildung von **portokavalen Umgehungskreisläufen,** die Entstehung von **Aszites** sowie **pulmonaler und renaler Dysfunktion.** Bei manifester Leberzirrhose liegt eine **hyperdyname Kreislaufsituation** mit hohem HZV und niedrigem peripherem Widerstand vor.

Für eine Allgemeinanästhesie sollten Substanzen bevorzugt werden, die keiner oder nur einer geringen hepatischen Metabolisierung unterliegen. Bei Opioiden kann daher die Gabe von **Remifentanil** oder **Sufentanil** sinnvoll sein. Die Wirkung von **Cis-Atracurium** wird durch eine eingeschränkte hepatische Funktion nicht beeinflusst. Auch die **Inhalationsanästhetika** Desfluran oder Isofluran werden nur gering hepatisch metabolisiert.

Liegt ein **Aszites** vor, sollte wegen des erhöhten intraabdominalen Drucks eine **RSI** (➤ Kap. 5.3) durchgeführt werden. Die Anlage einer Magensonde sollte aufgrund möglicher Ösophagusvarizen vorsichtig erfolgen. Patienten mit manifester Zirrhose erhalten ein **invasives Monitoring** zur Beurteilung der Hämodynamik und sollten auch postoperativ auf einer **Überwachungsstation** betreut werden. Vor einer Regionalanästhesie ist die mögliche **Einschränkung der Blutgerinnung** zu evaluieren.

8.5 Lebererkrankungen

Narkosekomplikationen bei vorgeschädigter Leber resultieren vor allem aus der **verringerten Syntheseleistung** (z. B. mit Gerinnungsstörung) sowie der **gestörten Metabolisierung** von toxischen Substanzen (mit hepatischer Enzephalopathie) und Medikamenten.

Es sollten daher vorwiegend Substanzen verwendet werden, die nicht oder nur wenig in der Leber metabolisiert werden (z. B. Sufentanil, Cis-Atracurium, Desfluran).

Bei **erhöhtem intraabdominalem Druck aufgrund von Aszites** sollte eine Rapid Sequence Induction (RSI) erfolgen.

8.6 Adipositas

Neben dem üblichen Spektrum operativer Eingriffe begegnen adipöse Patienten dem Anästhesisten auch im Rahmen der bariatrischen Chirurgie.

Adipöse Patienten leiden häufig an einer Vielzahl von **Begleiterkrankungen** (➤ Tab. 8.1), die teilweise unter dem Begriff **metabolisches Syndrom** zusammengefasst werden.

8.6 Adipositas

Übergewicht ist oft mit einem gestörten Lipid- und Zuckerstoffwechsel sowie erhöhtem Blutdruck vergesellschaftet (sog. **metabolisches Syndrom**).

Tab. 8.1 Häufige Begleiterkrankungen bei Adipositas

Organsystem	Häufige Begleiterkrankungen
Kardiovaskulär	• Arterielle Hypertonie • KHK, Myokardinfarkt • Herzinsuffizienz • Risiko des plötzlichen Herztods ↑
Respiratorisch	• Obstruktives Schlafapnoe-Syndrom (➤ Kap. 8.2.2) • Refluxerkrankung
Endokrin	• Insulinresistenz, Typ-2-Diabetes • Fettstoffwechselstörung
Sonstiges	• Niereninsuffizienz • Steatosis hepatis • Degenerative Gelenkerkrankungen

TAB. 8.1

Die für den Anästhesisten relevanten pathophysiologischen Veränderungen bei Adipositas umfassen im Vergleich zu normalgewichtigen Patienten eine **geringere funktionelle Residualkapazität,** eine **erhöhte Atemarbeit** und ein **erhöhtes Herzzeitvolumen.**

Für den Anästhesisten ist neben den kardiovaskulären Einschränkungen die respiratorische Funktion von Bedeutung. Atemwegssicherung und Beatmung können bei adipösen Patienten zur Herausforderung werden. **Maskenbeatmung und Intubation** sind oft **erschwert,** und aufgrund der Refluxerkrankung und des erhöhten intraabdominalen Drucks ist ggf. eine **RSI** notwendig. Ob der Einsatz von Larynxmasken bei ausgeprägter Adipositas sicher ist, wird diskutiert. Wenn eine LMA verwendet wird, sollte wegen der verbesserten Dichtigkeit und der Möglichkeit, den Magen abzusaugen, eine LMA der 2. Generation gewählt werden. Um **Atelektasenbildung** zu vermeiden, sollte jeder adipöse Patient unter Allgemeinanästhesie mit einem **PEEP** von (5–)8–10 cmH_2O beatmet werden. Entscheidend sind darüber hinaus ein prä- und postoperatives **Atemtraining** sowie die **frühestmögliche Mobilisation.**

Die korrekte Medikamentendosierung bei Adipositas ist nicht einfach, da die empfohlenen Dosierungen meist für normalgewichtige Patienten gelten. Prinzipiell gilt, dass die Dosistitration nach Wirkung auch bei Adipositas die Methode der Wahl darstellt.

Es muss mit einer **erschwerten Atemwegssicherung** gerechnet werden. Bei starkem Reflux und/oder erhöhtem intraabdominalem Druck kann eine RSI erforderlich sein.
Ein positiver endexspiratorischer Druck (**PEEP**) während der Beatmung kann Atelektasen vorbeugen. Auch ein prä- und postoperatives **Atemtraining** ist äußerst wichtig.

Da sich viele Anästhetika in Fettgewebe ablagern, können die benötigten Dosen bei adipösen Patienten variieren.

Viele der in der Anästhesie verwendeten Medikamente sind lipophil, reichern sich also im Fettgewebe an (z. B. Propofol). Bei einer einmaligen Gabe richtet sich die Dosis nach dem tatsächlichen Körpergewicht. Wiederholte oder kontinuierliche Gaben werden geringer dosiert, da die Fettspeicher noch Wirkstoff enthalten. Die Dosierung nichtlipophiler Medikamente wird anhand des idealen Körpergewichts berechnet.

8.7 Neurologische Erkrankungen

8.7.1 Morbus Parkinson

Die typische Parkinson-Trias aus **Rigor, Tremor und Hypo-/Akinesie** entsteht als Folge eines **Untergangs dopaminerger Neurone** in der Substantia nigra.
Aufgrund der erschwerten Mobilität ist das Risiko für orthostatische Störungen und Pneumonien erhöht.

CAVE

8.7.2 Myasthenia gravis

Die Myasthenia gravis bezeichnet eine **chronische Muskelschwäche** aufgrund von **Autoantikörpern gegen Acetylcholinrezeptoren.**

MERKE

8.8 Suchterkrankungen

8.8.1 Alkoholabhängigkeit

Ein stark gesteigerter Konsum von Alkohol birgt verschiedene operative Risiken (z. B. durch Gerinnungsstörung oder Leberschäden).
Als grobe anamnestische Testfragen für das Vorliegen einer Abhängigkeit dienen die sog. **CAGE-Kriterien** (Cut down, Annoyance, Guilt, Eye opener).

8.7 Neurologische Erkrankungen

8.7.1 Morbus Parkinson

Das idiopathische Parkinson-Syndrom ist eine degenerative Erkrankung des extrapyramidalmotorischen Systems mit **Verlust dopaminerger Neurone** in der Substantia nigra. Motorische Kardinalsymptome sind **Ruhetremor, Rigor, Bradykinese und Haltungsinstabilität.** Für den Anästhesisten sind ein hypokinetischer Schluckakt und ein abgeschwächter Hustenstoß von Bedeutung, die das **Risiko pulmonaler Infekte** erhöhen. Parkinson-Patienten haben darüber hinaus ein erhöhtes Risiko einer **orthostatischen Dysregulation,** sodass Umlagerungsmaßnahmen nur vorsichtig durchgeführt werden dürfen.

Die **Dauermedikation** des Patienten muss perioperativ unbedingt weitergeführt werden.

CAVE

Bei Patienten mit Parkinson-Syndrom sind Medikamente mit antidopaminerger Wirkung kontraindiziert. Dazu gehören z. B. Metoclopramid und Neuroleptika.

8.7.2 Myasthenia gravis

Bei der Autoimmunerkrankung Myasthenia gravis bildet der Körper **Antikörper gegen Acetylcholinrezeptoren der motorischen Endplatte.** Hieraus resultiert eine **Muskelschwäche,** die in leichten Fällen die Augenmuskulatur, bei starker Ausprägung auch das respiratorische System betrifft. Die Patienten haben daher ein erhöhtes Risiko für **Lungenentzündungen.** Häufig erhalten die Patienten eine **Dauermedikation** mit **Acetylcholinesterasehemmern** wie Pyridostigmin. Diese wird **perioperativ fortgeführt** bzw. in Absprache mit den betreuenden Neurologen bei leichten Formen um die Hälfte reduziert. Zusätzliche Cholinesterasehemmer sollten nicht verabreicht werden.

MERKE

Patienten mit einer Myasthenia gravis reagieren extrem sensibel auf nichtdepolarisierende Muskelrelaxanzien. Wenn möglich, sollten sie nicht verabreicht oder die Dosis auf $^1/_{10}$ der üblichen Dosierung reduziert werden. Die einmalige Gabe von Succinylcholin ist möglich, die Dosis muss hier allerdings oft auf 2 mg/kg KG erhöht werden. Regionalanästhesien stellen eine Alternative dar, hohe Lokalanästhetikadosierungen sind jedoch zu vermeiden.

Postoperativ sollte eine Überwachung auf einer **Intensivstation** erwogen werden. Neben pulmonalen Komplikationen sind die Patienten sowohl durch eine **myasthene Krise** als auch durch eine **cholinerge Krise** gefährdet.

8.8 Suchterkrankungen

8.8.1 Alkoholabhängigkeit

Die Alkoholabhängigkeit ist die **häufigste Suchterkrankung** in Europa. 5 % der Bevölkerung sind alkoholabhängig, bei 9 % liegt ein gefährlich hoher Konsum vor. Die Alkoholabhängigkeit bedingt **zahlreiche Folgeerkrankungen.** So sind Alkoholabhängige häufiger von Herz-Kreislauf- und Lebererkrankungen, aber auch von Polyneuropathien und zerebraler Beeinträchtigung betroffen, sodass die entsprechenden Besonderheiten dieser Organsysteme im Rahmen der Anästhesie berücksichtigt werden sollten. Überdies besteht ein erhöhtes Infektionsrisiko.

Die **präoperative Anamnese** besitzt einen hohen Stellenwert. Standardisierte Tests wie CAGE oder AUDIT (Alcohol Use Disorders Identification Test) erlauben bei V. a. Alkoholmissbrauch in Verbindung mit Laborparametern wie der γ-GT und CDT eine Risikoeinschätzung.

Der CAGE-Test besteht aus vier Fragen:

- **C**ut down: Haben Sie (erfolglos) versucht, Ihren Alkoholkonsum zu reduzieren?
- **A**nnoyed: Haben Sie sich geärgert, weil Ihr Trinkverhalten von anderen kritisiert wurde?
- **G**uilty: Haben Sie Schuldgefühle wegen Ihres Trinkens?
- **E**ye-opener: Haben Sie Alkohol benutzt, um morgens in Gang zu kommen?

Postoperativ besteht ein hohes Risiko, eine **Entzugssymptomatik** zu entwickeln, die bis zum lebensbedrohlichen **Alkoholentzugsdelir** reichen kann. Benzodiazepine, niedrig dosierte Neuroleptika (z. B. Haloperidol) oder Clonidin können bei Risikopatienten prophylaktisch eingesetzt werden.

Postoperativ sollte dringend auf Symptome eines **Entzugssyndroms oder Delirs** geachtet werden. Risikopatienten sollten bereits prophylaktisch behandelt werden.

8.8.2 Opioidabhängigkeit

Bei opioidabhängigen Patienten sollte, wenn möglich, die **Regionalanästhesie** einer Allgemeinanästhesie vorgezogen werden. Ist eine Allgemeinanästhesie erforderlich, wird das **Opioid erst nach Gabe des Hypnotikums** verabreicht. Eine **suffiziente intra- und postoperative Schmerztherapie** darf Opioidabhängigen nicht verweigert werden. Hierzu sind häufig **hohe Dosierungen** erforderlich.

Für die postoperative Schmerztherapie sollte das Potenzial der **Nichtopioidanalgetika** ausgeschöpft werden. Als zusätzliche analgetische Optionen kommen infrage: intraoperative Infiltration des OP-Gebiets mit langwirksamen Lokalanästhetika, Gabe von Koanalgetika (Antikonvulsiva, Antidepressiva) und niedrig dosiertes Ketamin.

Ein Teil der Patienten erhält eine **Substitutionsbehandlung,** z. B. mit Methadon, die perioperativ unverändert weitergeführt wird.

8.8.2 Opioidabhängigkeit

Bei Opioidabhängigkeit sollte, **wenn möglich, eine Regionalanästhesie** erfolgen oder im Falle einer Allgemeinanästhesie das **Opioid erst nach dem Bewusstseinsverlust verabreicht** werden.

Eine zuvor bestehende Substitutionsbehandlung sollte man perioperativ weiterführen.

8.9 Hohes Lebensalter

Der Alterungsprozess geht mit starken **individuellen Unterschieden** einher. Ein hohes Lebensalter hat daher an sich keinen Krankheitswert. Vielmehr wird das Narkoserisiko durch das „biologische Alter", also das Ausmaß (patho-)physiologischer Veränderungen (➤ Abb. 8.1) und bestehender Begleiterkrankungen, determiniert.

Grundsätzlich können beim älteren Patienten sowohl eine Allgemein- als auch eine Regionalanästhesie durchgeführt werden. Die Regionalanästhesie bietet wegen ihrer geringeren Auswirkungen auf Hämodynamik und ZNS womöglich Vorteile, nachgewiesen ist dies aber nicht.

Medikamente wie Propofol, Desfluran, Remifentanil und Cis-Atracurium werden nur gering metabolisiert und sind daher gut steuerbar. Die Einleitungsmedikamente werden **nach Wirkung verabreicht,** um hämodynamische Nebenwirkungen zu minimieren. Meist ist eine deutlich **niedrigere Dosis** notwendig. Die Indikation zur **invasiven Blutdruckmessung** sollte großzügig gestellt und Blutdruckschwankungen sollten rasch therapiert werden.

Häufig ist die postoperative Betreuung auf einer **Überwachungsstation** sinnvoll. Die Kreislaufüberwachung wird fortgesetzt, zur Vermeidung von Atelektasen ist eine **CPAP-Therapie** über eine Gesichtsmaske möglich. Eine rasche **Mobilisation** verhindert nicht nur die Muskelatrophie, sondern senkt auch

8.9 Hohes Lebensalter

Das **chronologische Alter** eines Patienten entspricht nicht vollumfänglich dem **biologischen Alter,** das für das körperliche Risikoprofil bedeutsam ist.

Da der Stoffwechsel vieler Medikamente verändert ist, sollte mit niedrigen Dosen gestartet und nur zurückhaltend erhöht werden (**„Start low, go slow!"**).

Eine **intensivierte postoperative Überwachung** ist sinnvoll.

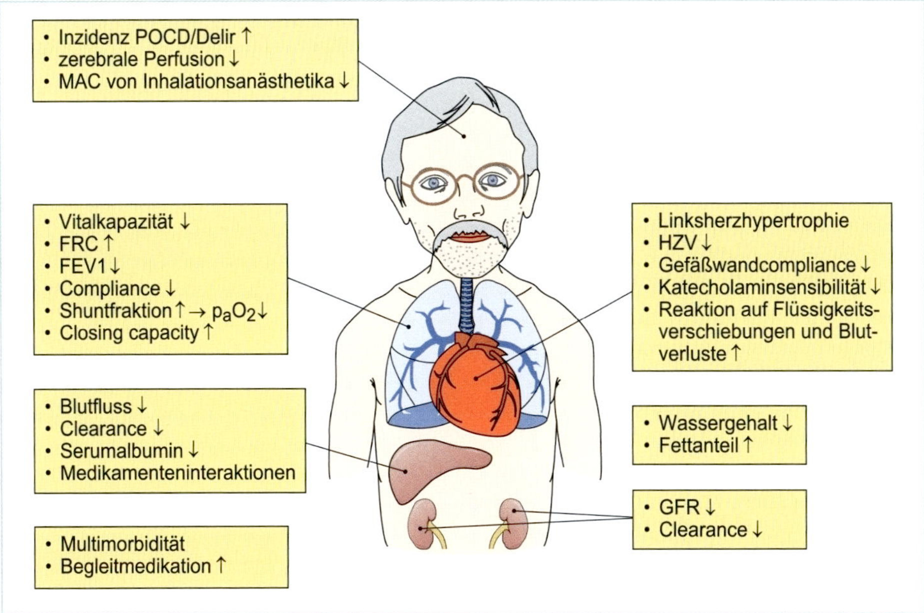

Abb. 8.1 Physiologische Veränderungen im hohen Lebensalter [O647/L141]

ABB. 8.1

die Thrombosegefahr. Schmerzen haben auch bei älteren Patienten zahlreiche negative Auswirkungen und müssen suffizient therapiert werden. Bei bis zu 25 % der älteren Patienten tritt nach einem Eingriff eine postoperative kognitive Dysfunktion (POCD, ➤ Kap. 7.15) auf, das in einigen Fällen monatelang fortbestehen kann. Auch ein Delir ist nicht selten. Beide sind mit einer erhöhten Mortalität assoziiert.

IMPP-SCHWERPUNKTE

! Myasthenia gravis

ÜBUNGSFRAGEN FÜRS MÜNDLICHE MIT LÖSUNGSHILFEN

1. Welche Herzfrequenz streben Sie intraoperativ bei Patienten mit a) Aortenstenose, b) Mitralklappenstenose und c) Aorten- und Mitralklappeninsuffizienz an?

a) 50–70/min
b) 60–80/min
c) 90–100/min

2. Sie führen eine Allgemeinanästhesie bei einem Patienten mit COPD (Schweregrad III nach GOLD) durch. Welche Medikamente sollten Sie meiden?

Thiopental, Desfluran, Neostigmin/Pyridostigmin, Morphin, Atracurium

3. Welchen Blutzucker-Zielbereich streben Sie bei Patienten mit Diabetes mellitus perioperativ an?

140–180 mg/dl (7,8–10,0 mmol/l) bzw. bei geringer Gefahr einer Hypoglykämie 108–180 mg/dl (6,0–10,0 mmol/l)

4. In der Prämedikationssprechstunde stellt sich ein Patient mit terminaler Niereninsuffizienz vor. Er erhält 3 × pro Woche eine Hämodialyse. In welche ASA-Klasse stufen Sie ihn ein?

ASA III

KAPITEL 9 Anästhesie in verschiedenen operativen Disziplinen

Lars Töpfer

Auch wenn man die generellen Prinzipien einer Anästhesie verstanden hat, zeigt der Krankenhausalltag, dass jeder Eingriff, jede Patientengruppe und damit jedes Fachgebiet bestimmte individuelle Herausforderungen und Eigenarten hinsichtlich der Anästhesievorbereitung und -führung besitzt. Diese zu kennen und zu wissen, wie man ihnen am besten begegnet, verknüpft die anästhesiologische Theorie mit der tatsächlichen klinischen Praxis und gibt dabei einen Einblick in wichtige fachspezifische Besonderheiten. So erwartet dich in diesem Kapitel ein breites Spektrum an fallnahen Situationen, die von der Geburtshilfe über neurochirurgische Eingriffe am wachen Patienten bis hin zu Operationen am offenen Herzen reichen und neben der Anästhesiologie auch für viele andere Fachbereiche relevant sind.

9.1 Anästhesie bei Kindern

Die Versorgung von Kindern ist einer der interessantesten Aspekte der Anästhesie, stellt aber gleichzeitig hohe Ansprüche an Wissen, manuelles Geschick sowie Erfahrung sowohl des Anästhesisten als auch des gesamten Teams. Das Spektrum der Eingriffe in der Kinderchirurgie ist äußerst vielfältig.

MERKE

Der häufig zitierte Satz „Kinder sind keine kleinen Erwachsenen“ stellt heraus, dass der Anästhesist die physiologischen Unterschiede zu Erwachsenen kennen und beachten muss (➤ Abb. 9.1, ➤ Tab. 9.1).

9.1 Anästhesie bei Kindern

Bei der Versorgung von Kindern sind **verschiedene physiologische Unterschiede** zu Erwachsenen zu beachten.

MERKE

Studentische Sicht

ABB. 9.1

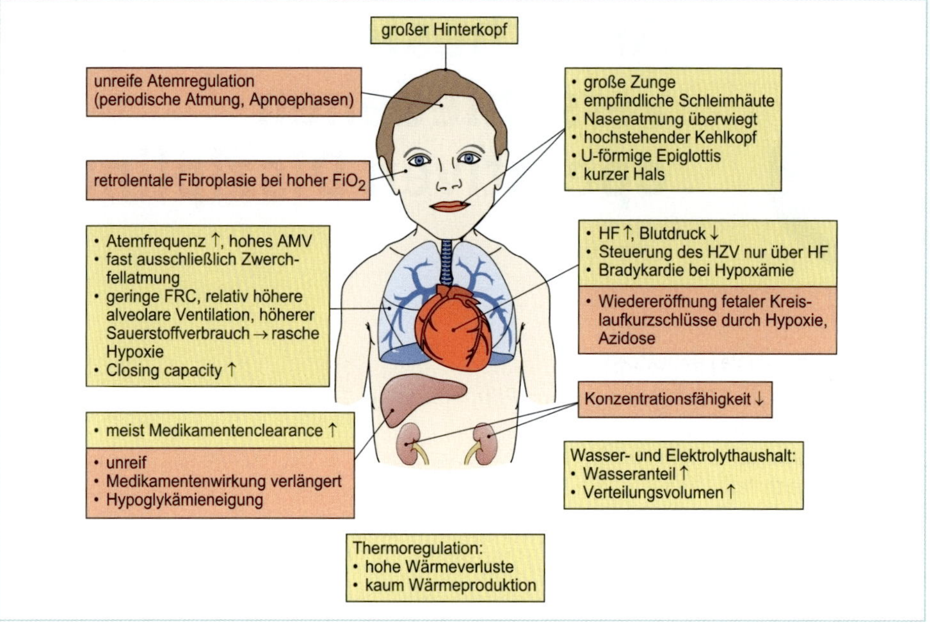

Abb. 9.1 Physiologische Unterschiede zwischen Kindern und Erwachsenen. Rot unterlegte Kästen zeigen zusätzlich die Besonderheiten Früh- und Neugeborener. [O647/L141]

TAB. 9.1

Tab. 9.1 Normwerte und Tubusgrößen (ID = Innendurchmesser) in verschiedenen Altersklassen

Alter	Bezeichnung des Lebensalters	Mittlere HF [/min]	$RR_{syst/diast}$ [mmHg]	MAD, ab dem bei einer Allgemeinanästhesie interveniert werden sollte [mmHg]	AF [/min]	Tubusgröße [ID in mm]
‹ 36. SSW	Frühgeborenes	150	50/30	< 30	50–60	2,5–3,0
1.–28. Lebenstag	Neugeborenes	130	75/50	< 40	40–50	3,0–3,5
2.–12. Lebensmonat	Säugling	125	80/50	< 40	25–40	3,5–4,0
2.–5. Lj.	Kleinkind	110	90/50	< 50	20–30	Formel: Alter/4 + 4
6.–14. Lj.	Schulkind	90	95/55	< 60	12–20	

AF = Atemfrequenz; HF = Herzfrequenz; ID = Innendurchmesser; MAD = arterieller Mitteldruck; RR = Blutdruck

9.1.1 Präoperative Untersuchung und Prämedikation

Das präoperative Vorgehen entspricht im Wesentlichen dem bei Erwachsenen (➤ Kap. 4). Der Anästhesist erhebt eine **Anamnese** bzw. Fremdanamnese der Eltern, die auch eine Familienanamnese sowie eine strukturierte Gerinnungsanamnese einschließen sollte, und führt die **körperliche Untersuchung** durch. Da die meisten Medikamente gewichtsabhängig dosiert werden, sollte ein **aktuelles Köpergewicht** erfragt oder das Kind gewogen werden.

Häufig werden Kindern mit **Atemwegsinfekten** vorgestellt. Dient die geplante Operation der Therapie chronischer Infekte (z. B. bei Adenotomien oder Tonsillotomien), kann der Eingriff i. d. R. durchgeführt werden, wenn das Kind fieberfrei und in normalem Allgemeinzustand ist, keinen eitrigen Auswurf hat und die Lunge auskultatorisch frei ist. Bei anderen Eingriffen ist die Indikation strenger zu stellen, da das Risiko für respiratorische Komplikationen wie Bronchospasmen deutlich erhöht ist. In diesen Fällen sollte mindestens 14 Tage abgewartet werden.

Nach **Impfungen** mit Lebendimpfstoffen (z. B. Masern, Mumps, Röteln, Windpocken) sollte für elektive Eingriffe ein Abstand von 14 Tagen bis zur Durchführung einer Anästhesie eingehalten werden, nach Totimpfstoffen (z. B. Hepatitis, Haemophilus influenzae, Pertussis) oder Toxoiden (Tetanus, Diphtherie) sollte der Abstand 3 Tage betragen.

Zu den **Nüchternheitsgrenzen** wird auf ➤ Kap. 4.5 verwiesen. Dabei sollte bedacht werden, dass die Nüchternheitsphase nicht nur nicht zu kurz, sondern auch nicht zu lang sein sollte.

Kinder erhalten etwa **ab dem 6. Lebensmonat** eine **medikamentöse Prämedikation.** Gut geeignet ist z. B. Midazolam (0,5 mg/kg KG oral als Saft oder rektal, max. 15 mg), alternativ eignet sich Clonidin (2–4 µg/kg KG oral oder rektal). Da ältere Kinder die Substanzen schneller als Erwachsene metabolisieren, ist das richtige Timing entscheidend. Bei Kindern ab dem Schulalter kann erwogen werden, auf eine medikamentöse Prämedikation zu verzichten.

9.1.1 Präoperative Untersuchung und Prämedikation

In einer ausführlichen präoperativen Anamnese und Untersuchung sollte darauf geachtet werden, **dass keine akuten Infektionen oder Immunreaktionen** (z. B. nach Atemwegsinfektion oder Impfungen) vorliegen.

Zur Beruhigung kann **Midazolam** (z. B. als Saft) verabreicht werden, und auch das Aufbringen einer **lokalanästhetischen Salbe** vor Punktionen ist sinnvoll.

Ist eine intravenöse Narkoseeinleitung geplant, wird 90 min vor dem Eingriff an geeigneten Punktionsstellen eine **lokalanästhetikahaltige Salbe** appliziert und anschließend ein transparentes Pflaster aufgeklebt (z. B. EMLA®-Pflaster). Durch die enthaltenen Lokalanästhetika ist die Punktion nach dem „Zauberpflaster" fast nicht mehr zu spüren.

WISSENSCHAFTSKOMPETENZ

Hat eine Vollnarkose im Kindesalter Einfluss auf die Hirnentwicklung?

Sie führen das Prämedikationsgespräch für eine Allgemeinanästhesie mit den Eltern eines 11 Monate alten Jungen, bei dem aufgrund eines Hodenhochstands eine Laparoskopie und ggf. eine Orchidopexie durchgeführt werden soll. Das Kind wurde am Termin geboren und ist ansonsten gesund und normal entwickelt.
Die Eltern äußern Bedenken, da sie gelesen haben, dass Vollnarkosen im Kindesalter schädlich für die Entwicklung des Gehirns sind. Was antworten Sie?
An diesem Beispiel lässt sich der Ablauf des Erkenntnisgewinns in der Wissenschaft gut aufzeigen. Gleichzeitig zeigt es, welche Herausforderungen auf diesem Weg zu bewältigen sind.
Tatsächlich haben Studien gezeigt, dass beinahe alle Anästhetika während der Gehirnentwicklung neurotoxisch wirken können. Diese Studien basierten jedoch auf Untersuchungen bei Tieren, die meist unter praxisfernen Bedingungen (sehr hohe Anästhetikadosierung, sehr lange Anästhesiedauer) durchgeführt wurden. Eine Übertragbarkeit der Ergebnisse dieser Studien auf den Menschen ist daher fraglich. Da die Ergebnisse dennoch besorgniserregend waren, wurde die Hypothese zunächst durch retrospektive Untersuchungen überprüft. Dazu wurden bereits vorhandene Daten oder bestehende Datenbanken durchforstet, was meist innerhalb kurzer Zeit machbar ist. Der Nachteil ist, dass eine Korrelation nicht zwingend auch eine Kausalität belegt. Die größte Einschränkung ist daher die Unsicherheit, ob ein nachgewiesener Effekt auch tatsächlich einer Narkose zuzuschreiben ist. Daher wurden zusätzlich prospektiv randomisierte kontrollierte Studien zu dieser Fragestellung begonnen. Bei der Planung musste man sich z. B. mit folgenden Fragen auseinandersetzen:

- Wann ist ein sinnvoller Zeitpunkt, die Kinder nachzuuntersuchen? Wie lange kann und möchte man abwarten, bis Ergebnisse vorliegen?
- Welcher Parameter eignet sich als Endpunkt, um die neurokognitive Funktion einzuschätzen? Ist z. B. der Intelligenzquotient ein entscheidender Parameter, oder benötigt man feinere oder gröbere Tests? Woher weiß man, wie sich das Kind ohne Allgemeinanästhesie entwickelt hätte?

Eindeutig beantwortet ist die Frage wissenschaftlich nicht. Der aktuelle Stand lässt sich wie folgt zusammenfassen:

- Es gibt keine Evidenz, dass sich Allgemeinanästhesien im üblichen Rahmen negativ auf die Entwicklung des kindlichen Gehirns auswirken. Dies gilt auch für Kinder, die sich wiederholten Eingriffen und Narkosen unterziehen müssen.
- Die Durchführung eines notwendigen Eingriffs ohne Narkose stellt ein weitaus größeres Problem dar als die Durchführung eines Eingriffs mit einer gut durchgeführten Anästhesie.
- Der Zeitpunkt des Anästhesieverfahrens ist vermutlich nicht so relevant wie früher angenommen. Notwendige Eingriffe sollten nicht verzögert werden.
- Bei Kindernarkosen treten insgesamt häufiger Komplikationen auf als bei Erwachsenen. Es ist nachgewiesen, dass die Rate an Komplikationen bei erfahrenen Anästhesisten geringer ist.

Aktuell wird empfohlen, die Behandlung des Hodenhochstands bis zum vollendeten 12. Lebensmonat abzuschließen, da die Risiken für Infertilität und für die Entwicklung eines Hodenkarzinoms unbehandelt stark ansteigen. Die Altersgrenze lag ursprünglich bei 24 Monaten, wurde aber in den letzten Jahren bewusst abgesenkt. Ein Abwarten wäre in diesem Fall also nicht sinnvoll und eine Allgemeinanästhesie für diesen Fall ohne Alternative.

WISSENSCHAFTSKOMPETENZ

9.1.2 Narkoseführung

Die Narkose kann bei Kindern sowohl **inhalativ** mit Sevofluran als auch **intravenös** mit den üblichen Hypnotika eingeleitet werden. Das beste Vorgehen ist dabei Gegenstand intensiver Diskussionen. In der Praxis hat es sich bewährt, eine i. v. Einleitung durchzuführen, wenn ein venöser Zugang unkompliziert angelegt werden kann. Ist dies nicht möglich, kann die Einleitung inhalativ erfolgen. Ein i. v. Zugang wird dann in Narkose angelegt. Bei diesem Vorgehen ist allerdings zu bedenken, dass im Notfall (z. B. bei einem Laryngospasmus) unter inhalativer Einleitung (➤ Kap. 7.5) keine Medikamentengabe möglich ist.

9.1.2 Narkoseführung

Falls möglich, sollte die **Anästhesie intravenös eingeleitet** und **inhalativ aufrechterhalten** werden.

CAVE

In folgenden Situationen muss die Narkoseeinleitung intravenös erfolgen:

- Kinder, bei denen eine RSI (➤ Kap. 5.3) erforderlich ist
- Kinder mit einem erwartet schwierigen Atemweg
- Kinder mit einer Atemwegsobstruktion (z. B. Nachblutung nach Tonsillektomie)

Gelingt die Anlage eines i. v. Zugangs nicht, kann ein intraossärer Zugang erwogen werden.

CAVE

Ältere Kinder brauchen wegen der hohen Medikamentenclearance bezogen auf ihr Körpergewicht im Vergleich zu Erwachsenen höhere Dosierungen. Opioide und nichtdepolarisierende Muskelrelaxanzien (NDMR) werden nach Bedarf appliziert.

Da ältere Kinder Medikamente besser ausscheiden als Erwachsene, sind verhältnismäßig hohe Dosen vonnöten.

INTERPROFESSIONELLE KOMPETENZ

INTERPROFESSIONELLE KOMPETENZ

Dosierungsfehler passieren in der Kinderanästhesie häufiger als in der Anästhesie bei Erwachsenen. Die Dosierungen können abhängig vom Alter der Kinder im Laufe eines Anästhesietages sehr unterschiedlich sein (z. B. morgens Anästhesie eines Frühgeborenen, vormittags eines Säuglings, mittags eines Kleinkinds, nachmittags eines Jugendlichen), sodass vor allem weniger Erfahrenen ein Gefühl für die richtige Dosis fehlt. Da die Medikamentenkonzentrationen in den Ampullen auf die Erwachsenenanästhesie ausgerichtet sind, müssen die Medikamente oft verdünnt werden. Die Abstimmung zwischen Anästhesist und Anästhesiepflegekraft vor der Narkoseeinleitung ist essenziell. Es hat sich bewährt, vor der Narkoseeinleitung die für das jeweils zu anästhesierende Kind erforderlichen Dosierungen für jedes einzelne Medikament und für alle Notfallmedikamente in mg und ml aufzuschreiben. Für Verdünnungen sollten Standards vorliegen, damit diese immer gleichartig vorgenommen werden.

Für die Optimierung der Atemwegsverhältnisse sollte **der Kopf nur wenig rekliniert** und die Schulterpartie unterpolstert werden (sog. Schnüffelstellung).

Zur Maskenbeatmung oder Intubation werden die Kinder in Schnüffelstellung gelagert (➤ Abb. 9.2). Der Kopf ist nur gering überstreckt, die Schultern sind mit einer Rolle unterpolstert.

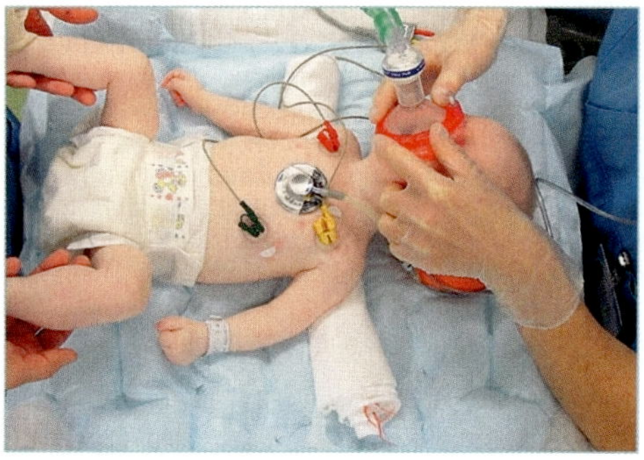

Abb. 9.2 Schnüffelstellung und präkordiales Stethoskop bei einer Säuglingsnarkose [T517]

Die passende **Größe des Endotrachealtubus** kann berechnet (➤ Tab. 9.1) oder durch Vergleich mit dem kleinen Finger des Kindes abgeschätzt werden. Ob bei Kindern geblockte oder ungeblockte Tuben eingesetzt werden sollen, wird heiß diskutiert. Noch vor einigen Jahren war die allgemeine Auffassung, dass geblockte Tuben erst ab dem 8. Lj. notwendig sind, da zuvor der Ringknorpel die engste Stelle des Larynx ist. Heute werden geblockte Tuben dagegen oft bereits bei Kindern > 1 Jahr eingesetzt. Viele Eingriffe können auch mit der **Larynxmaske** durchgeführt werden, die in passenden Größen bereits ab dem Säuglingsalter verfügbar ist (➤ Kap. 3.2.3). Zur Rapid Sequence Induction (RSI) ➤ Kap. 5.3.2.

Ein **präkordiales Stethoskop** hilft bei der Beurteilung von Herz- und Lungenfunktion.

Die Allgemeinanästhesie wird als **TIVA** mit Propofol oder **balanciert** mit volatilen Anästhetika, jeweils in Kombination mit Opioiden, aufrechterhalten.

Die apparative Überwachung ist bei Kindern identisch mit der bei Erwachsenen. Ein Augenmerk ist auf die richtige Auswahl der Größe der Blutdruckmanschette zu legen. Bei Säuglingen empfiehlt sich ein **präkordiales Stethoskop** (➤ Abb. 9.2) als zusätzliches Überwachungsinstrument. Der Anästhesist kann damit ohne Blick auf den Monitor die Herz- und Atemfunktion beurteilen. Bei Kindern erlaubt die klinische Beobachtung (z. B. Lippenzyanose) oft eine schnellere Aussage als die apparative Pulsoxymetrie.

Wesentliches Ziel der anästhesiologischen Überwachung ist der **Erhalt stabiler und normwertiger Vitalparameter.**

Die Initiative „Safetots" hat die 10 klinischen Ziele der Kinderanästhesie zusammengefasst (➤ Tab. 9.2).

Tab. 9.2 Die 10 N der Initiative safetots.org fassen die klinischen Ziele der Kinderanästhesie zusammen. Diese Ziele können im Übrigen guten Gewissens auf alle Altersgruppen übertragen werden.

No fear and no awareness	Vermeiden von Angst durch altersangepasste Vorbereitung und Aufklärung, Abwesenheit von Bezugspersonen so kurz wie möglich halten, ggf. medikamentöse Prämedikation, Vermeiden einer zu flachen Narkoseführung (➤ Kap. 7.13)
Normovolemia	Vermeiden von Hypo- und Hypervolämie, u. a. durch kurze Nüchternzeiten; angepasste intraoperative Infusionstherapie und bedarfsgerechte Therapie mit Blutprodukten
Normal heart rate	Überwachung der Herzfrequenz und Vermeiden von Bradykardien (HZV hängt insbesondere bei kleinen Kindern hauptsächlich von der Herzfrequenz ab); Ursachen für Bradykardien können z. B. Hypoxie, Hypotonie, Reflexe oder Medikamentenverwechselung sein. Die Herzfrequenz ist altersabhängig (➤ Tab. 9.1), bewegt sich aber in einer relativ großen Spannbreite
Normotension	Regelmäßige intraoperative Blutdruckmessung, Vermeiden von starken Blutdruckschwankungen im Vergleich zum Ausgangsblutdruck. Bei kleinen Kindern mit Hypotonie Sympathomimetika zur Erhöhung der Herzfrequenz erwägen
Normoxemia	Messung der SpO_2, Aufrechterhalten einer suffizienten Oxygenierung, Vermeiden einer Hyperoxie
Normocapnia	Messung und Aufrechterhaltung eines normalen $paCO_2$ bzw. eines normalen $etCO_2$
Normonatremia	Messung und Aufrechterhaltung eines normwertigen Serum-Natriums, meist nur bei prolongierten Eingriffen oder Eingriffen mit hohen Volumenverschiebungen relevant
Normoglycemia	Nüchternzeiten so kurz wie möglich halten, perioperativen Stress vermeiden (siehe „No fear and no awareness"), zeitnahe Behandlung von Hypo- und Hyperglykämien (meist nur bei Frühgeborenen und Säuglingen oder bei prolongierten Eingriffen relevant)
Normothermia	Temperaturmessung bei Eingriffen > 30 min, Anstreben einer Zieltemperatur von > 36,0 °C, Vermeiden einer Hyperthermie
No postoperative discomfort	Keine Schmerzen, kein PONV (➤ Kap. 7.11), kein „emergence delirium" (➤ Kap. 9.1.4)

9.1.3 Postoperative Schmerztherapie

Werden Schmerzen bei Kindern nicht suffizient behandelt, drohen schwere physische und psychische Auswirkungen. Bei kleineren Kindern wird zur Einschätzung der Schmerzen häufig die KUSS-Skala (Kindliche Unbehagens- und Schmerz-Skala) angewendet. Größere Kinder können ihr Schmerzniveau i. d. R. wie Erwachsene auf der NRS angeben.

Postoperativ sind neben **Opioiden** (z. B. Piritramid 0,05–0,1 mg/kg KG) auch **Nichtopioidanalgetika** (Metamizol, Paracetamol, Ibuprofen) sowie Clonidin als Adjuvans sinnvoll.

Bei einigen Eingriffen wird zusätzlich zur Allgemeinanästhesie eine **Regionalanästhesie** zur postoperativen Schmerztherapie durchgeführt. Bei Zirkumzisionen erfolgt z. B. häufig ein Peniswurzelblock. Bei Abdominaleingriffen wie z. B. der Versorgung einer Leistenhernie wird oft eine Kaudalanästhesie durchgeführt. Anders als bei Erwachsenen werden Regionalanästhesien bei Kindern üblicherweise beim bereits narkotisierten Kind angelegt.

9.1.3 Postoperative Schmerztherapie

Postoperative Schmerzen **müssen ausreichend behandelt** werden, wobei Opioide (z. B. Piritramid) und Nichtopioide (z. B. Metamizol) zum Einsatz kommen.

Auch regionale Anästhesieverfahren können der Schmerzentstehung vorbeugen.

9.1.4 Aufwachdelir

Vor allem bei Kindern im **Vorschulalter** zwischen 3–6 Jahren kommt es nach einer Allgemeinanästhesie häufig zu einem Aufwachdelir (engl. „**emergence delirium**", Abkürzung pädED). Das Phänomen ist nicht vollständig erforscht, es ist aber bekannt, dass präoperative Angst, bestimmte Eingriffe (häufiger solche im Kopf-Hals-Bereich), eine unzureichende Schmerztherapie, ein schnelles Erwachen und die Anästhesie mit Inhalationsanästhetika (Sevofluran am stärksten) **Risikofaktoren** sind. Typischerweise sind die Kinder nach dem Aufwachen hochgradig unruhig, **nicht kontaktierbar,** nehmen ihre Umgebung nicht wahr, halten keinen Augenkontakt und lassen sich auch von den Eltern nicht beruhigen. Oft wird die **Symptomatik** mit den Sätzen: „Das Kind ist in einer anderen Welt" oder von den Eltern mit „Das ist nicht mein Kind" zusammengefasst.

Das Krankheitsbild ist zwar grundsätzlich **selbstlimitierend,** für das Kind aber gefährlich und für die Eltern oft dramatisch. Grundsätzlich wird versucht, dem Aufwachdelir bereits vorab entgegenzuwirken: durch altersangepasste Vorbereitung und Aufklärung, eine angenehme Atmosphäre bei Narkoseeinleitung und Aufwachen, Narkoseführung als TIVA bei Risikokindern und suffiziente Analgesie. Dennoch können diese Maßnahmen das Auftreten eines Aufwachdelirs nicht sicher verhindern; dann muss zunächst ausgeschlossen werden, dass **Schmerzen** ursächlich sind. Besteht ein Verdacht auf Schmerzen, werden zunächst Opioide (➢ Kap. 9.1.3) verabreicht. Können Schmerzen als Ursache ausgeschlossen werden und liegt eine **Eigen- oder Fremdgefährdung** vor, kann **Propofol** (0,5–1 mg/kg KG), Clonidin (2 µg/kg KG) oder Esketamin (1 mg/kg KG) verabreicht werden. Da nach diesen Interventionen eine Apnoe auftreten kann, muss immer die Möglichkeit der Beatmung gegeben sein und das Kind klinisch und pulsoxymetrisch überwacht werden. Wenn keine Gefährdung vorliegt, genügt als **nichtpharmakologische Therapie** oft das Aufrechterhalten des Kontakts mit den Eltern. Die Eltern sollten im Gespräch darüber informiert werden, dass es sich um ein häufiges Phänomen handelt, keine Langzeitfolgen zu erwarten sind und das Auftreten mit zunehmendem Lebensalter immer unwahrscheinlicher wird.

9.1.4 Aufwachdelir

Insbesondere bei jüngeren Kindern kann es während des Abklingens der Narkose zu einem **Delir mit Verhaltensänderungen** kommen. Besteht eine starke Unruhe und sind Schmerzen als Ursache ausgeschlossen, kann Propofol oder Esketamin zur Sedierung eingesetzt werden. Meist kommt es aber zu einer **raschen Spontanremission.**

9.2 Anästhesie in der Geburtshilfe

9.2 Anästhesie in der Geburtshilfe

Anästhesisten betreuen schwangere Frauen bei Kaiserschnittentbindungen, zur analgetischen Behandlung während einer Spontangeburt, aber auch, wenn in der Schwangerschaft Eingriffe erforderlich sind. Die **physiologischen Veränderungen** (➢ Tab. 9.3) des mütterlichen Organismus während einer Schwangerschaft sind vielfältig und bergen entsprechende Besonderheiten für den betreuenden Anästhesisten.

MERKE

Die physiologischen Veränderungen in der Schwangerschaft sind für den ärztlichen Alltag bedeutsam und werden besonders in mündlichen Prüfungen immer wieder gefragt. ➢ Tab. 9.3 fasst die Veränderungen zusammen.

MERKE

CAVE

In Rückenlage kann der Uterus in der Spätschwangerschaft die V. cava inferior und teilweise auch die abdominale Aorta komprimieren. Das aortokavale Kompressionssyndrom führt u. a. zu einem reduzierten venösen Rückstrom zum Herzen und einer daraus resultierenden Hypotonie. In schweren Fällen kann eine Bewusstlosigkeit oder sogar eine Schocksymptomatik hervorgerufen werden, die eine Gefahr für Mutter und Kind darstellen. Um dies zu vermeiden, werden Schwangere immer in leichter Linksseitenlage gelagert.

CAVE

TAB. 9.3

Tab. 9.3 Physiologische Veränderungen während der Schwangerschaft

Organsystem	Veränderungen
Kardiovaskulär	• HZV ↑: Schlagvolumen ↑↑, Herzfrequenz ↑ • Peripherer Widerstand ↓ → Blutdruck ↓ • Gefahr des aortokavalen Kompressionssyndroms in Rückenlage
Respiratorisch	• AMV ↑: Atemzugvolumen ↑↑, Atemfrequenz ↑ → $paCO_2$ ↓ ($paCO_2 \approx$ 32–34 mmHg) • Sauerstoffverbrauch ↑ • FRC ↓ • Weichteilschwellung → Intubationsschwierigkeiten ↑
Gastrointestinal	• Intragastraler Druck ↑ • Gastrointestinale Motilität ↓ → Aspirationsgefahr ↑
Zentralnervös	• MAC ↓
Hämatologisch	• Blutvolumen ↑, Plasmavolumen ↑↑ → Hämoglobin ↓ • Gerinnungsfaktoren ↑ → Thrombosegefahr ↑ • Albumin ↓

LERNTIPP

Die physiologischen Veränderungen während einer Schwangerschaft erklären alle Komplikationen, die bei dieser Patientengruppe vermieden werden sollten. Führe dir beim Lernen nicht nur vor Augen, welche Probleme die einzelnen Veränderungen für die schwangere Patientin mit sich bringen, sondern auch, welche Risiken daraus für das Kind entstehen.

9.2.1 Analgesie zur Spontangeburt

Eine **Periduralanästhesie** sorgt unter der Geburt für eine **gute Analgesie bei weitgehend erhaltener motorischer Funktion.**

9.2.1 Analgesie zur Spontangeburt

Viele Frauen wünschen sich eine schmerzarme Geburt und haben sich oft bereits lange vor Einsetzen der Wehentätigkeit für eine **Periduralanästhesie** (PDA) entschieden. Bei den heute verwendeten Medikamenten und Dosierungen bleibt die motorische Funktion erhalten, und die Schwangere kann mit Hilfe umhergehen („walking epidural“).

MERKE

MERKE

Abhängig vom Fortschritt der Geburt müssen verschiedene Bereiche erfasst werden:
- Eröffnungsphase: Th10–L1
- Austreibungsphase: L2–S4

Die Anlage der PDA wird, wie in ➢ Kap. 6.2.3 beschrieben, nach vorheriger Aufklärung lumbal durchgeführt. Für die geburtshilfliche PDA wird i. d. R. ein niedrig dosiertes Lokalanästhetikum mit einem Opioid kombiniert, z. B. Ropivacain 0,1 % plus Sufentanil 0,5 µg/ml. Um eine bedarfsgerechte Gabe zu ermöglichen, erhält die Schwangere nach einem Erstbolus durch den Anästhesisten eine PCEA-Pumpe.

9.2.2 Anästhesie für Sectio caesarea

Aufgrund eines erhöhten Hypoxierisikos werden **i. d. R. rückenmarksnahe Anästhesieverfahren** (meist eine Spinalanästhesie) angewendet.
Ausnahme ist ein Notfallkaiserschnitt, bei dem weiterhin eine Intubationsnarkose erfolgt.

9.2.2 Anästhesie für Sectio caesarea

Mit Ausnahme der Notsectio haben sich für die Kaiserschnittentbindung **rückenmarksnahe Anästhesieverfahren** durchgesetzt. Die Gründe hierfür liegen in der erschwerten Atemwegssicherung und der erhöhten Aspirationsgefahr bei Schwangeren. Noch immer ist ein Großteil der mütterlichen Todesfälle auf eine Hypoxie zurückzuführen. Zusätzlich bedingt ein rückenmarksnahes Anästhesieverfahren vermutlich eine geringere Beeinträchtigung des Kindes und erlaubt der Mutter ein bewusstes Geburtserlebnis. Im Falle einer **Notsectio** bleibt die **Intubationsnarkose** Standard.

Besonderheiten der rückenmarksnahen Anästhesie

Besonderheiten der rückenmarksnahen Anästhesie

In den meisten Fällen wird zur Sectio caesarea eine Spinalanästhesie (SPA) durchgeführt. Eine kombinierte Spinal-Epidural-Anästhesie (CSE) kann sinnvoll sein, um eine längerfristige postoperative Analgesie sicherzustellen. Bei kardiovaskulären Risikopatientinnen kann die PDA aufgrund der langsameren Ausbreitung vorteilhaft sein.

Die Anästhesie wird wie in ➢ Kap. 6.2 beschrieben durchgeführt. Dabei wird für die SPA die Kombination eines niedrig dosierten Lokalanästhetikums und eines Opioids empfohlen, z. B. 1,5–2 ml Bupivacain 0,5 % plus 5 µg Sufentanil.

Eine der häufigsten Komplikationen eines rückenmarksnahen Anästhesieverfahrens bei Schwangeren ist ein Blutdruckabfall. Um dem vorzubeugen, erhält die Patientin parallel zur Anlage der Anästhesie intravenös 1000 ml Vollelektrolytlösung.

MERKE

Da die Perfusion von Uterus und Plazenta keiner Autoregulation unterliegt, ist die kindliche Sauerstoffversorgung direkt vom mütterlichen Blutfluss abhängig. Blutdruckabfälle müssen daher umgehend therapiert werden. In Deutschland wird dafür häufig Akrinor® (unverdünnte Lösung à 0,5 ml) verabreicht.

CAVE

Bei einem Blutdruckabfall ist Übelkeit oft eines der ersten Symptome und weist Sie meist noch vor dem Ergebnis der automatischen Blutdruckmessung auf die Hypotonie hin.

Wichtig ist, dass das **Anästhesieniveau** vor OP-Beginn Th4 erreichen muss, um eine suffiziente Analgesie sicherzustellen.

Besonderheiten der Intubationsnarkose

Vor Narkoseeinleitung kann, wenn zeitlich möglich, eine medikamentöse Aspirationsprophylaxe mit 30 ml 0,3 molarem Na-Citrat durchgeführt werden. Die Patientin wird ausreichend **präoxygeniert,** um im Falle einer erschwerten Atemwegssicherung die Zeit bis zum Auftreten einer Hypoxie zu verlängern. Meist wird die Narkose mit Propofol oder Thiopental und Succinylcholin als **RSI** eingeleitet und die Operation unmittelbar nach Feststellung der sicheren Tubuslage begonnen. Bis zur Abnabelung wird die Narkose mit volatilen Anästhetika aufrechterhalten. Dosierungen > 1 MAC sollten dabei vermieden werden, da sie zu einer Uterusrelaxation mit der Gefahr einer atonen Blutung führen können.

MERKE

Um eine kindliche Atemdepression zu vermeiden, werden Opioide erst nach der Abnabelung verabreicht.

Nach Abnabelung des Kindes erhält die Patientin zusätzlich ein Uterotonikum (meist Oxytocin), und die Anästhesie wird bis zum Wundverschluss fortgeführt.

Bei einer Sectio in Allgemeinanästhesie ist das Awareness-Risiko (➤ Kap. 7.14) deutlich erhöht.

9.2.3 Anästhesie in der Schwangerschaft

Narkose und Operation stellen während der Schwangerschaft ein Risiko für Mutter und Kind dar. Dieses Risiko muss daher immer gegenüber der Dringlichkeit des Eingriffs abgewogen werden:

- **Notfalleingriff:** muss selbstverständlich immer durchgeführt werden
- **Dringlicher Eingriff:** wenn medizinisch vertretbar, sollte der Eingriff erst ab dem 2. Trimenon durchgeführt werden (abgeschlossene Organogenese)
- **Elektiver Eingriff:** Warten bis nach Entbindung

Muss ein Eingriff durchgeführt werden, sollte auf Medikamente zurückgegriffen werden, deren Einsatz bei Schwangeren als sicher eingeschätzt wird. Hinweise hierzu sind z. B. unter www.embryotox.de zu finden. Wenn möglich, sollte einer Regionalanästhesie der Vorzug gegeben werden. In Zusammenarbeit mit den Geburtshelfern wird ein fetales Monitoring durchgeführt.

9.3 Anästhesie in der Gynäkologie

Operationen in der Gynäkologie werden offen oder laparoskopisch abdominal oder transvaginal/hysteroskopisch durchgeführt. Durchführung und Besonderheiten abdominaler Eingriffe sind in ➤ Kap. 9.8 beschrieben. In der Gynäkologie reichen sie von kurzen diagnostischen Laparoskopien bis hin zum mehrstündigen onkologischen Tumordebulking. Das zeitliche Spektrum transvaginaler Eingriffe ist eingriffsabhängig ebenfalls stark variabel. Meist können vaginale Eingriffe in (Larynx-)Masken- oder Spinalanästhesie durchgeführt werden. Einen weiteren Schwerpunkt stellen mammachirurgische Eingriffe dar, die meist ebenfalls in LMA-Anästhesie erfolgen. Aufgrund eines häufig hohen PONV-Risikoprofils werden die Eingriffe oft als TIVA durchgeführt. Bei umfangreichen plastischen Eingriffen an der Brust kann alternativ die Intubation erforderlich sein. Zur verbesserten Analgesie kommt in einigen Zentren bei mammachirurgischen Eingriffen eine Faszienblockade (➤ Kap. 6.3.5) zum Einsatz.

MERKE

CAVE

Besonderheiten der Intubationsnarkose

Oberstes Ziel ist die Vermeidung einer Hypoxie von Mutter und Kind, sodass **ausreichend präoxygeniert** und **eine Rapid Sequence Induction** durchgeführt wird.

MERKE

9.2.3 Anästhesie in der Schwangerschaft

Nichtdringliche medizinische Eingriffe bei der Mutter sollten auf einen Zeitpunkt nach der Geburt verschoben werden.

9.3 Anästhesie in der Gynäkologie

Eingriffe im Unterleibsbereich können meist in Spinal- oder Larynxmaskenanästhesie durchgeführt werden.
Bei Brustoperationen sollte auf das stark erhöhte PONV-Risiko geachtet werden.

9.4 Anästhesie in der Urologie

Transurethrale Eingriffe und TUR-Syndrom
Bei transurethralen Eingriffen erfolgt meist eine **kontinuierliche Spülung mit hypotoner Lösung,** was in einer hypotonen Hyperhydratation mit neurologischen und pulmonalen Störungen (sog. **TUR-Syndrom**) resultieren kann.

MERKE

Zur Behandlung des TUR-Syndroms erfolgt eine diuretische Therapie mit Furosemid.

9.5 Anästhesie in der Neurochirurgie

9.5.1 Intrakranielle Eingriffe
Bei intrakraniellen Eingriffen erfolgt meist eine Fixierung des Kopfes in der sog. **Mayfield-Klemme.**

Zur Narkosesteuerung sollte der **zerebrale Perfusionsdruck** stabil gehalten werden. Kurzwirksame Substanzen ermöglichen eine Kontrolle des **neurologischen Status** bereits unmittelbar nach OP-Ende.

9.5.2 Eingriffe an Wirbelsäule und Rückenmark
Operationen der LWS erfolgen oft in Bauch- oder Knie-Ellenbogen-Lage, Operationen der HWS dagegen in sitzender Position.

9.4 Anästhesie in der Urologie

Urologische Eingriffe lassen sich in offene oder laparoskopische Abdominaloperationen sowie transurethrale oder perkutane Interventionen einteilen. Bei den abdominalen Eingriffen handelt es sich häufig um ausgedehnte tumorchirurgische Operationen wie Tumornephrektomien oder radikale Prostatektomien. Für sie gelten die in ➢ Kap. 9.8 dargestellten Besonderheiten.

Die Patienten sind meist ältere Männer, die oft zahlreiche Begleiterkrankungen aufweisen. Aber auch Kinder gehören zum üblichen Patientenspektrum in der operativen Urologie.

Transurethrale Eingriffe und TUR-Syndrom

Transurethrale Resektionen werden meist an der Prostata (TUR-P) oder Blase (TUR-B) durchgeführt. Dabei wird elektrochirurgisch Prostata- oder Blasengewebe reseziert, wofür die kontinuierliche Spülung mit einer **hypotonen Spüllösung** erforderlich ist. Da insbesondere die Prostata gut vaskularisiert ist, kommt es während des Eingriffs zu einer Resorption freien Wassers. Abhängig von der Dauer des Eingriffs (Risiko erhöht sich deutlich bei Resektionen > 1 h) und der Höhe des Spüllösungsbeutels kann eine **hypotone Hyperhydratation,** das TUR-Syndrom, resultieren.

MERKE

Frühsymptome des TUR-Syndroms sind Unruhe und Verwirrtheit. Um diese neurologischen Symptome erkennen zu können, ist die Spinalanästhesie die Anästhesieform der Wahl. Bestehen Kontraindikationen für ein rückenmarksnahes Verfahren, kann eine LMA-Anästhesie balanciert oder als TIVA durchgeführt werden. Intraoperativ sind neben der neurologischen Überwachung auch regelmäßige Kontrollen der Natriumkonzentration notwendig.

Zusätzlich zu den **neurologischen Symptomen** kann die Hypervolämie zum **Lungenödem** und sogar zum akuten Rechtsherzversagen führen.

Das TUR-Syndrom wird durch Gabe von 20–40 mg Furosemid behandelt. Der Eingriff sollte schnellstmöglich beendet werden. Da die Elektrolytstörung schnell aufgetreten ist, sollte der Ausgleich ebenfalls rasch erfolgen.

9.5 Anästhesie in der Neurochirurgie

Neben der Diagnostik und Therapie gutartiger oder maligner Raumforderungen des Gehirns führen Neurochirurgen Eingriffe im Bereich von Wirbelsäule und Rückenmark sowie an peripheren Nerven durch.

9.5.1 Intrakranielle Eingriffe

Nach Narkoseeinleitung, Anschluss des erweiterten Monitorings und etwaigen Umlagerungsmaßnahmen wird der Kopf des Patienten meist in einer **Mayfield-Halterung** fixiert (➢ Abb. 9.3). Das Einspannen ist eine der schmerzintensivsten Phasen des Eingriffs; nach Eröffnung der Dura mater ist das Schmerzniveau nur gering.

Der Schwerpunkt der Anästhesie liegt in der Aufrechterhaltung eines stabilen **zerebralen Perfusionsdrucks (CPP).** Der neurologische Status ist das beste Monitoringverfahren, um postoperative Komplikationen zu erkennen. Aus diesem Grund werden **kurzwirksame Pharmaka** eingesetzt und der Patient nach einem unkomplizierten Eingriff auf dem Operationstisch, möglichst ohne Husten und Pressen, extubiert.

➢ Tab. 9.4 fasst die anästhesiologischen Besonderheiten bei neurochirurgischen Eingriffen zusammen.

9.5.2 Eingriffe an Wirbelsäule und Rückenmark

Lumbale Wirbelsäuleneingriffe werden häufig in **Bauchlagerung** oder **Knie-Ellenbogen-Lagerung** durchgeführt. Dabei wird die Allgemeinanästhesie in Rückenlage eingeleitet und der Patient anschließend in die erforderliche Lage verbracht. Eine Intubationsnarkose ist hier Standard. Der Endotrachealtubus muss sicher fixiert werden, da eine Tubusdislokation in Bauchlage verheerende Folgen haben kann. Bei Operationen der HWS ist dagegen i. d. R. eine **sitzende Position** erforderlich, weshalb hier die Gefahr der Luftembolie besteht.

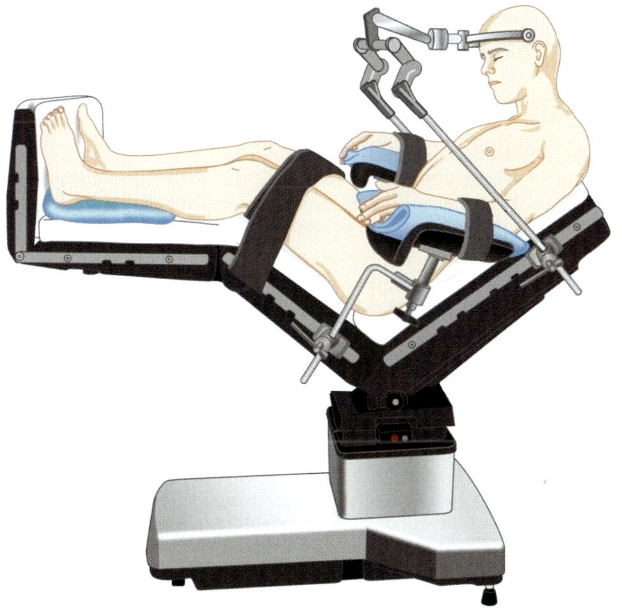

Abb. 9.3 Fixierung des Kopfes in der Mayfield-Klemme [M582]

Tab. 9.4 Anästhesiologische Eckpunkte intrakranieller Eingriffe

Spezielle präoperative Untersuchungen	• Unbedingt Dokumentation des neurologischen Status • Ggf. Echokardiografie bei sitzender Lagerung (Ausschluss persistierendes Foramen ovale)
Narkoseführung	• Intubationsnarkose, sichere Tubusfixation • TIVA (balanciert möglich, Inhalationsanästhetika aber < 1 MAC dosieren) • Normoventilation anstreben ($etCO_2$ beachten) • Extubation auf OP-Tisch (in Absprache mit Neurochirurgen)
Erweitertes Monitoring	• Arterielle Kanüle (Druckabnehmer auf Höhe des äußeren Gehörgangs) • Ggf. ZVK • Bei sitzender Lagerung TEE (Detektion einer Luftembolie)
Lagerung	• Abhängig von Lokalisation • Meist Einspannen in Mayfield-Halterung
Postoperativ	• Überwachungsstation • Neurologische Beurteilung

TAB. 9.4

9.6 Anästhesie in der HNO- und Mund-Kiefer-Gesichtschirurgie

Das Eingriffsspektrum in der HNO- und MKG-Chirurgie umfasst kleine und nur kurz dauernde Eingriffe wie Adenotomien oder Tonsillektomien, die häufig bei Kindern durchgeführt werden. Ein weiterer Schwerpunkt ist die Tumorchirurgie mit oft langwierigen Eingriffen bei älteren Patienten, bei denen tumorbedingt zusätzlich die Atemwegssicherung erschwert ist. Aber auch durch Abszesse, vorangegangene Bestrahlungen oder Traumata kann die **Atemwegssicherung** aufgrund der oft stark eingeschränkten Mundöffnung zur Herausforderung werden.

Allen Operationen gemein ist das **konkurrierende Arbeitsfeld.** Die Atemwege sind intraoperativ nicht zugänglich, sodass der Anästhesist den Tubus bzw. die LMA gut sichern muss, da spätere Manipulationen nur mit großem Aufwand möglich sind.

9.6 Anästhesie in der HNO- und Mund-Kiefer-Gesichtschirurgie

Bei Operationen im Bereich der Mundhöhle ist die **Atemwegssicherung oft erschwert.** Ferner ist darauf zu achten, dass die Beatmungsgeräte (z. B. Tubus) bei der Operation nicht beschädigt werden.

INTRAPROFESSIONELLE KOMPETENZ

In Fachgebieten, in denen sich Anästhesist und Operateur an den Atemwegen „in die Quere kommen", ist eine gute Kommunikation entscheidend. Manche hervorragende Tubusfixierung muss vor dem Eingriff wieder entfernt werden, weil sie das Arbeitsfeld des Operateurs behindert, und manches Kind ist bei einer Tonsillektomie aufgrund einer ungünstigen Position der eingesetzten Sperrer nicht mehr mit der LMA zu beatmen. Werden die jeweiligen Bedürfnisse klar kommuniziert, ist es für den anderen leichter, sich darauf einzurichten.

INTRAPROFESSIONELLE KOMPETENZ

Teilweise wird in der HNO die **Laserchirurgie** eingesetzt. Bei diesen Eingriffen muss sich das Personal durch spezielle Brillen schützen, die Augen des Patienten werden mit feuchten Tüchern abgedeckt. Die Laserstrahlen können einen sog. Tubusbrand mit lebensbedrohlichem Inhalationstrauma hervorrufen und den Tubuscuff verletzen. Um dies zu vermeiden, stehen Lasertuben zur Verfügung. Die FiO_2 sollte bei diesen Eingriffen niedrig gehalten werden. In der **MKG-Chirurgie** ist häufig auch eine **nasale Intubation** notwendig. Die Besonderheiten sind in ➢ Tab. 9.5 zusammengefasst.

TAB. 9.5

Tab. 9.5 Anästhesiologische Eckpunkte bei Eingriffen in der HNO- und MKG-Chirurgie

Spezielle präoperative Untersuchungen	• Nach Patientenzustand • Häufig schwierige Atemwegssicherung, bei Tumorerkrankungen, Abszessen, Bestrahlungen oder Traumata daher Mundöffnung prüfen und Atemwege genau inspizieren, ggf. Spiegelbefund der HNO beachten
Narkoseführung	• Bei kleineren Eingriffen wie Adenotomien, Tonsillektomien, Ohrmikroskopien häufig LMA möglich • Intubationsnarkose (**cave:** häufig Intubationsschwierigkeiten, im Zweifelsfall Videolaryngoskopie bzw. fiberoptische Wachintubation), nasale Intubation kann erforderlich sein, bei kleineren Eingriffen LMA möglich • Spezielle RAE-Tuben haben eine Krümmung, welche die Führung der Atemschläuche über die Nase möglich macht, sodass sie den Operateur nicht behindern • **Cave:** Kopf intraoperativ nicht zugänglich • **Cave:** Bei einigen Eingriffen im Mundbereich wird eine Rachentamponade eingelegt, um zu vermeiden, dass Blut, Eiter oder andere Sekrete in den Magen gelangen → unbedingt vor Extubation entfernen • Bei Laserchirurgie aufgrund der Brandgefahr $FiO_2 < 30\,\%$ • TIVA oder balanciert
Erweitertes Monitoring	Bei umfangreichen tumorchirurgischen Eingriffen arterielle Kanüle, ggf. ZVK, Blasenkatheter
Lagerung	Rückenlage
Postoperativ	Bei umfangreichen tumorchirurgischen Eingriffen (z. B. Neck-dissection) postoperativ Intensivüberwachung aufgrund der Gefahr der Atemwegsschwellung

FALLBEISPIEL

Sie übernehmen die Narkose eines 26-jährigen Patienten, bei dem eine Mandibulafraktur operativ versorgt wird. Der Patient ist nasal intubiert, bei der Einleitung gab es keine besonderen Vorkommnisse. Im Alltag ist der Patient gesund und gut belastbar. Ihre Kollegin übergibt Ihnen, dass bei dem Patienten eine intermaxilläre Fixierung (genauer: eine maxillomandibuläre Fixation) durchgeführt werden soll. Da Sie bereits länger keine Anästhesien mehr im MKG-Bereich durchgeführt haben, überlegen Sie, was Sie nun bedenken müssen:
Zur Ruhigstellung des frakturierten Unterkiefers werden bei diesem Eingriff Ober- und Unterkiefer für mehrere Wochen mit Drähten oder Gummizügen verbunden. Eine Mundöffnung ist nicht mehr möglich. Um ein postoperatives Erbrechen zu vermeiden, führen Sie eine intensive medikamentöse Prophylaxe durch. Vor Narkoseausleitung prüfen Sie mittels Relaxometer, dass keine Wirkung von Muskelrelaxanzien mehr vorliegt und extubieren den Patienten erst bei sicher zurückgekehrten Schutzreflexen.
Da eine Notfallintubation nur möglich ist, wenn die Drähte oder Gummis durchtrennt werden, achten Sie darauf, dass im Aufwachraum immer eine Drahtschere vorhanden ist oder eine Möglichkeit besteht, die Gummizüge durchzuschneiden.

AMBULANTER PATIENT

Ambulant tätige Anästhesisten sind gelegentlich bei der Extraktion von Weisheitszähnen eingebunden. Diese Eingriffe können i. d. R. durch Einsatz einer LMA durchgeführt werden.

9.7 Anästhesie in der Augenheilkunde

Viele ophthalmologische Eingriffe können in Lokalanästhesie erfolgen.

9.7 Anästhesie in der Augenheilkunde

Ein Großteil der ophthalmologischen Eingriffe kann in Lokalanästhesie ohne Beteiligung des Anästhesisten oder als anästhesiologisches Stand-by durchgeführt werden. Eine Allgemeinanästhesie ist meist bei Frühgeborenen, Säuglingen oder Kindern zur Therapie einer Retinopathia praematurorum, Tränenwegssondierung oder eines Strabismus erforderlich. Neben Augenverletzungen ist eine Allgemeinanästhesie gelegentlich auch bei Patienten in höherem Lebensalter mit Glaukomerkrankung, Katarakt oder Netzhauterkrankung notwendig. In einigen Einrichtungen führen Anästhesisten auch Regionalanästhesien wie die Parabulbäranästhesie durch.

➢ Tab. 9.6 fasst die anästhesiologischen Besonderheiten bei Eingriffen in der Augenheilkunde zusammen.

CAVE

CAVE

Intraoperativer Zug an den Augenmuskeln oder eine Kompression des Bulbus können zum Auslösen des okulokardialen Reflexes mit Bradykardie, im Extremfall sogar zur Asystolie führen. Der auslösende Stimulus muss dann sofort beendet werden. Die prophylaktische Gabe von Atropin oder Glykopyrronium kann bei Risikopatienten sinnvoll sein.

Tab. 9.6 Anästhesiologische Eckpunkte bei Eingriffen in der Augenheilkunde	
Spezielle präoperative Untersuchungen	Nach Patientenzustand
Narkoseführung (bei Allgemeinanästhesie)	• LMA (eher bei extraokulären Eingriffen) oder Intubationsnarkose (eher bei intraokulären Eingriffen), **Cave:** Kopf intraoperativ nicht zugänglich • TIVA oder balanciert • Bei Eingriffen am offenen Auge Relaxierung bis zum OP-Ende notwendig, um Bewegungen des Patienten zu vermeiden (vorteilhaft z. B. Mivacurium) • Vermeidung einer Erhöhung des Augeninnendrucks (= Vermeiden von Husten/Pressen, Hypoventilation, Hypertonie, Beatmung mit hohem PEEP)
Erweitertes Monitoring	Meist nicht erforderlich, ggf. arterielle Kanüle
Lagerung	Rückenlage

9.8 Anästhesie in der Abdominalchirurgie

9.8 Anästhesie in der Abdominalchirurgie

Die Allgemeinchirurgie umfasst ein weites Feld von kleinen und elektiven Eingriffen wie Herniotomien bis zu komplexen Multiviszeraltransplantationen und Notfall-Laparotomien. Wie bereits in den anderen Kapiteln dargestellt, werden abdominalchirurgische Eingriffe in zahlreichen Fachdisziplinen durchgeführt. Eine Übersicht über die anästhesiologisch wichtigen Eckpunkte der Allgemeinchirurgie bietet ➤ Tab. 9.7.

TAB. 9.7

Tab. 9.7 Anästhesiologische Eckpunkte bei Laparotomien und Laparoskopien	
Spezielle präoperative Untersuchungen	• Nach Patientenzustand • Gerinnungsanamnese (insbesondere bei PDK)
Narkoseführung	• Intubationsnarkose, **cave:** bei Aspirationsgefahr RSI (➤ Kap. 5.3) • TIVA oder balanciert • Bei größeren Eingriffen zusätzlich PDK • Relaxierung für spannungsfreies OP-Feld meist bis zum Ende des Eingriffs notwendig • Bei Unterbaucheingriffen auch rückenmarksnahe Anästhesie oder ggf. LMA möglich • Häufig Magensonde • Bei längeren Eingriffen Blasenkatheter
Erweitertes Monitoring	• Nach Bedarf • Bei Laparoskopien großzügige Indikation für arterielle Kanüle (kontinuierliche Blutdrucküberwachung, Kontrolle des Säure-Basen-Status, da $etCO_2$ bei Risikopatienten weniger zuverlässig)
Lagerung	• Meist Rückenlage • Bei Laparoskopien häufig extreme Lagerung (Kopf- oder Fußtieflagerung) vom Operateur gewünscht

Laparoskopische Eingriffe

Seit Mitte der 1980er-Jahre findet die „Schlüssellochchirurgie" immer stärkere Verbreitung und gilt z. B. für Cholezystektomien als Standardverfahren. Zunehmend werden immer komplexere Eingriffe minimalinvasiv durchgeführt. Die Dauer ist unterschiedlich und reicht von wenigen Minuten bis zu mehr als 8 h.

Um dem Operateur eine gute Sicht auf das Operationsfeld zu bieten und die Verletzungsgefahr benachbarter Organe zu minimieren, wird die Bauchhöhle bis zu einem Druck von 12–15 mmHg mit Kohlendioxid aufgefüllt (➤ Abb. 9.4). Dieses sog. Pneumo- oder **Kapnoperitoneum** wird während des gesamten Eingriffs aufrechterhalten. Zum Operationsende wird der Großteil des Gases wieder abgelassen, der Rest resorbiert sich über das Peritoneum. Klinisch manifestiert sich das zurückgebliebene Kohlendioxid gelegentlich in postoperativen Schulterschmerzen.

Laparoskopische Eingriffe

Die laparoskopische Chirurgie („Schlüssellochchirurgie" ohne große Eröffnung des Bauchraums) hat zu einer **Verringerung von Schmerzen, Wundinfektionen und anderen Komplikationen** geführt.

Um eine gute Sicht während der Operation zu gewährleisten, wird oft CO_2 nach intraperitoneal geleitet (sog. **Kapnoperitoneum**).

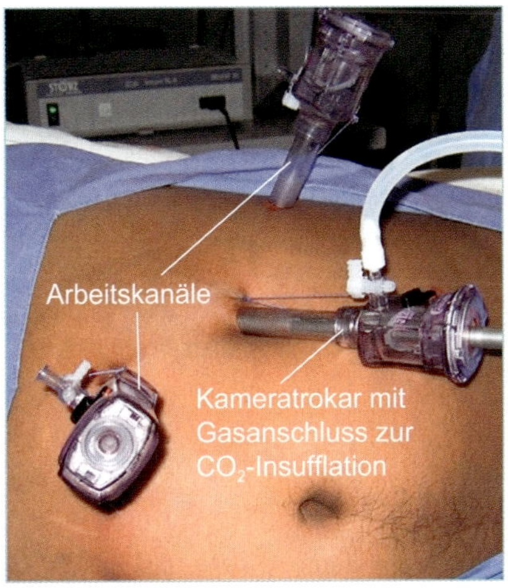

Abb. 9.4 Laparoskopie [F467]

Studentische Sicht

CAVE

CAVE

Die Annahme „kleine Schnitte = einfache Narkoseführung" ist falsch. Das Pneumo- oder Kapnoperitoneum verursacht umfangreiche hämodynamische und respiratorische Veränderungen (➤ Tab. 9.8). Diese können von gesunden Patienten tatsächlich kaum merkbar kompensiert werden. Bei Risikopatienten zeigen sich jedoch gelegentlich deutliche hämodynamische Schwankungen, eine teils ausgeprägte **Hyperkapnie** und in Einzelfällen auch Hypoxämien, die den Operateur mitunter dazu zwingen, auf ein offenes Operationsverfahren umzuschwenken. Um die Auswirkungen zu minimieren, sollte der intraabdominale Druck bei Risikopatienten nur langsam gesteigert werden, und auch Lagerungsmaßnahmen sollten schrittweise und erst nach vollständiger Anlage des Pneumoperitoneums durchgeführt werden.

TAB. 9.8

Tab. 9.8 (Patho-)physiologische Veränderungen bei Laparoskopien mit Pneumoperitoneum

Organsystem	Veränderungen
Kardiovaskulär	• Kardiale Vorlast ↓, kardiale Nachlast ↑ • HZV ↓ • Vagusreiz → Bradykardie, Hypotonie, Herzrhythmusstörungen
Respiratorisch	• Beatmungsdruck ↑ • Resorption des insufflierten CO_2 → Hyperkapnie → SBH-Verschiebungen → ↑ AMV erforderlich • Zwerchfellbeweglichkeit ↓, FRC ↓, → Atelektasenbildung → ggf. PEEP ↑ • Compliance ↓
Sonstiges	• Intraabdominaler Druck ↑ • Insuffliertes CO_2 ist kalt → Hypothermie • Veränderungen durch unphysiologische Lagerung

SBH = Säure-Basen-Haushalt

9.9 Anästhesie in der Traumatologie und Orthopädie

Bei kleineren Verletzungen einzelner Extremitäten bietet sich eine Regionalanästhesie an, ansonsten erfolgt bei größeren Eingriffen i. d. R. eine Allgemeinanästhesie.

9.9 Anästhesie in der Traumatologie und Orthopädie

Aus dem Verschmelzen der Fachgebiete Traumatologie und Orthopädie ist ein Fachgebiet entstanden, das sich akuter Verletzungen des Bewegungsapparats sowie erworbener und angeborener Deformitäten des Skelettsystems annimmt. Entsprechend vielfältig sind Krankheitsbilder, Eingriffe, Patienten und Anästhesieverfahren. Neben der Allgemeinanästhesie bieten sich Verfahren der **Regionalanästhesie** an (➤ Tab. 9.9). Sie zeichnen sich nicht nur durch eine hämodynamische Stabilität aus, sondern sind als Katheterverfahren auch für die postoperative Analgesie und eine erfolgreiche Physiotherapie sinnvoll. Die Entscheidung muss aber individuell mit dem Patienten und den intraoperativen Erfordernissen des Operateurs getroffen werden.

TAB. 9.9

Tab. 9.9 Anästhesiologische Eckpunkte der Traumatologie und Orthopädie

Spezielle präoperative Untersuchungen	• Nach Patientenzustand • Bei Regionalanästhesie Gerinnungsanamnese
Narkoseführung	• Regionalanästhesie (ggf. zusätzlich Sedierung) • Intubationsnarkose, ggf. LMA • TIVA oder balanciert
Erweitertes Monitoring	Nach Bedarf
Schmerztherapie	Regionalanästhesiekatheter oft vorteilhaft
Lagerung	• Abhängig vom Eingriff • Unbedingt Absprache mit dem Operateur (Hüft-TEP z. B. in Seiten- oder Rückenlage möglich)

Blutsperre

Um intraoperative Blutungen zu reduzieren, wird oft eine Blutsperre (sehr enge Manschette > systolischen Blutdruck) angelegt, die bei längerer Anlage zu starken **Schmerzreaktionen** beim Patienten führen kann.
Beim Lösen der Manschette kann es zu **hämodynamischen Störungen und Elektrolytveränderungen** kommen.

Blutsperre

Um ein blutleeres Operationsfeld herzustellen, werden zahlreiche Eingriffe an den Extremitäten mit einer proximal angelegten Blutsperre durchgeführt. Die Manschette wird dabei über den systolischen Blutdruck aufgepumpt. Die perioperative Antibiotikaprophylaxe muss mindestens 5 min vor Anlegen der Blutsperre gegeben werden. Häufig steigen Blutdruck und Herzfrequenz des Patienten nach ca. 1 h als Ausdruck eines **Tourniquet-Schmerzes** an, der selbst mit Opioiden nur schwer zu therapieren ist.

CAVE

CAVE

Wegen der Ischämiegefahr eine Blutsperre nie länger als 2 h angelegt lassen!

Das Öffnen einer Blutsperre führt oft zu **hämodynamischen Veränderungen** (typisch sind Hypotonie, Tachykardie) sowie zu einem Anstieg von Kohlendioxid-, Kalium- und Laktatwerten.

9.10 Anästhesie in der Thoraxchirurgie

Neben der Therapie gutartiger Erkrankungen von Lunge, Mediastinum, Thoraxwand und Zwerchfell liegt der Schwerpunkt thoraxchirurgischer Eingriffe auf der Diagnostik und Therapie maligner Prozesse. Die Eingriffe werden häufig als offene Thorakotomien durchgeführt; zunehmend gewinnen auch videoassistierte Thorakoskopien (VATS) an Bedeutung. Um dem Operateur optimale Eingriffsbedingungen zu ermöglichen, wird die zu operierende Lunge intraoperativ nicht beatmet. Für diese **Einlungenventilation (ELV)** wird in den meisten Fällen ein spezieller **Doppellumentubus (DLT),** seltener ein Bronchusblocker eingesetzt.

9.10 Anästhesie in der Thoraxchirurgie

Bei Tumorresektionen an der Lunge wird **der zu operierende Lungenflügel nicht beatmet** (hier kommt ein spezieller Doppellumentubus zum Einsatz).

9.10.1 Narkoseführung

Die Patienten werden nach Narkoseeinleitung in Seitenlage verbracht, wobei die zu operierende Seite oben liegt (➤ Tab. 9.10). Der Operateur eröffnet die Pleura, die Lunge kollabiert auf dieser Seite. Um während des Eingriffs nur die unten liegende Lunge zu beatmen, werden die Patienten mit einem DLT intubiert.

9.10.1 Narkoseführung

Die Operation erfolgt meist in Seitenlage.

Tab. 9.10 Anästhesiologische Eckpunkte der Thoraxchirurgie

Spezielle präoperative Untersuchungen	Spirometrie, Bodyplethysmografie, arterielle BGA, Szintigrafie (dienen bei geplanter Resektion der Diagnostik, wie viel Lungengewebe entfernt werden kann)
Schmerztherapie	Bei Thorakotomien (ggf. auch Thorakoskopien) thorakale PDA
Narkoseführung	• Intubationsnarkose • Bei ELV: FiO_2 mindestens 0,5, VT 5–8 ml/kg KG, Spitzendruck möglichst gering, PEEP 5 cmH_2O auf ventilierter Lunge • TIVA oder balanciert
Erweitertes Monitoring	• Arterielle Kanüle (Ausgangs-BGA und häufige Kontrollen während ELV) am unten liegenden Arm • Bei Thorakotomien zusätzlich ZVK
Lagerung	Meist Seitenlage (zu operierende Seite oben)
Postoperativ	• Extubation im OP, ansonsten Umintubation auf Einlumentubus • Meist Überwachungsstation • Liegende Thoraxdrainage(n) • Frühmobilisation, Atemgymnastik, effizientes Abhusten wichtig

TAB. 9.10

9.10.2 Doppellumentubus (DLT)

Der DLT besitzt zwei Lumina mit je eigenem Cuff. Das proximale Lumen (meist weiß) kommt in der Trachea oberhalb der Karina zu liegen, das distale (meist blau = bronchial) im Hauptbronchus. Je nach Lage des distalen Lumens unterscheidet man einen links- und einen rechtsläufigen DLT. Bis auf wenige Ausnahmen wird ein **linksläufiger DLT** eingesetzt (➤ Abb. 9.5), da der rechte Oberlappenbronchus nah an der Karina abgeht und die Gefahr der Verlegung durch den Tubuscuff hoch ist. Die Größe von DLT wird nicht wie üblich nach Innendurchmesser in mm angegeben, sondern nach **Außendurchmesser in Charrière (Ch).** Die üblicherweise verwendeten Größen sind:

- Frauen: 37 Ch (wenn Körpergröße < 150 cm → 35 Ch, wenn Körpergröße > 180 cm → 39 Ch)
- Männer: 39 Ch (wenn Körpergröße < 160 cm → 37 Ch, wenn Körpergröße > 180 cm → 41 Ch)

Die Lage des DLT wird fiberoptisch kontrolliert.

9.10.2 Doppellumentubus (DLT)

Ein Doppellumentubus besitzt einen **proximalen Tubus** mit Öffnung auf Höhe der Karina und einen **distalen Tubus** mit Öffnung in einem der beiden Hauptbronchien (meist linksläufig).

9.10.3 Pathophysiologie der Einlungenventilation (ELV)

Beatmung, Umlagerung, Eröffnung des Thorax und ELV führen zu einer Vielzahl pathophysiologischer Veränderungen. Letztlich resultiert ein Rechts-links-Shunt mit Absinken des arteriellen Sauerstoffpartialdrucks (paO_2).

Kommt es unter ELV zu einem Sättigungsabfall oder einem Anstieg der Beatmungsdrücke, gilt es, zuerst fiberoptisch eine Dislokation oder Sekretverlegung auszuschließen. Können diese Ursachen ausgeschlossen werden, kann eine Erhöhung der inspiratorischen Sauerstoffkonzentration (FiO_2) oder eine Anwendung von CPAP („continuous positive airway pressure", 5–10 cmH_2O) auf der nichtventilierten Lunge die Oxygenierung verbessern.

9.10.3 Pathophysiologie der Einlungenventilation (ELV)

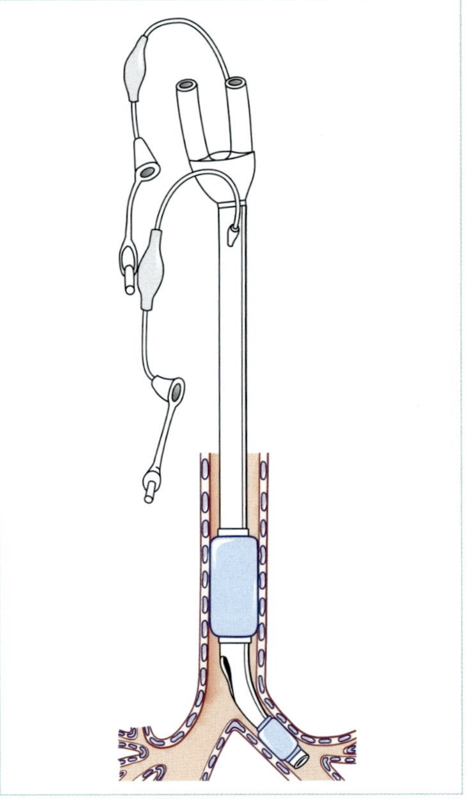

Abb. 9.5 Aufbau eines linksläufigen DLT [L126]

9.11 Anästhesie in der Herzchirurgie

Die häufigsten Eingriffe der Herzchirurgie stellen kardiale Bypassoperationen sowie Eingriffe an den Herzklappen dar. Seltener, aber anspruchsvoll ist die Therapie komplexer Herzfehler.

Um das Herz während der Operation ruhigzustellen, wird die kardiopulmonale Funktion bei zahlreichen Eingriffen von einer **Herz-Lungen-Maschine** (HLM bzw. extrakorporale Zirkulation, EKZ, ➤ Abb. 9.6) übernommen, die von speziell ausgebildeten Kardiotechnikern bedient wird.

9.11 Anästhesie in der Herzchirurgie

Bei einigen kardiochirurgischen Operationen wird das Herz mit einer kardioplegen Lösung ruhiggestellt, und **Kreislauf sowie Atmung werden von einer Herz-Lungen-Maschine übernommen.**

9.11.1 Narkoseführung

Wegen der häufig stark eingeschränkten Kompensationsmöglichkeiten der Patienten ist es das Ziel des Anästhesisten, sowohl bei Narkoseein- und -ausleitung als auch intraoperativ eine **größtmögliche hämodynamische Stabilität** aufrechtzuerhalten (➤ Tab. 9.11).

Die hämodynamische Situation unterliegt insbesondere bei Anschluss und Abgang, aber auch während der HLM-Phase Schwankungen, die eine Therapie mit vasoaktiven Substanzen erforderlich machen. Bei komplexen Eingriffen ist eine erweiterte invasive Überwachung, heute meist durch die transösophageale Echokardiografie (TEE), notwendig.

Der Anästhesist muss bei jedem kardiochirurgischen Eingriff über die Pathophysiologie und insbesondere die hämodynamischen Veränderungen des jeweiligen Krankheitsbildes informiert sein, um daran die Narkoseführung auszurichten.

9.11.1 Narkoseführung

Hier sollte auf eine **stabile hämodynamische Einstellung** (vor allem durch vasoaktive Substanzen) geachtet werden.

TAB. 9.11

Tab. 9.11 Anästhesiologische Eckpunkte der Kardiochirurgie

Spezielle präoperative Untersuchungen	Echokardiografie, Koronarangiografie, Spirometrie, ggf. Karotis-Doppler
Narkoseführung	• Intubationsnarkose • Meist opioidbetont als TIVA oder balanciert (kardioprotektive Wirkung der Inhalationsanästhetika) • Während der EKZ nur TIVA
Erweitertes Monitoring	• Arterielle Kanüle (vor Narkoseeinleitung) • ZVK • Ggf. TEE, PAK, PiCCO® • Ggf. Neuromonitoring
Lagerung	Rückenlage
Postoperativ	Frühzeitige Extubation auf ITS

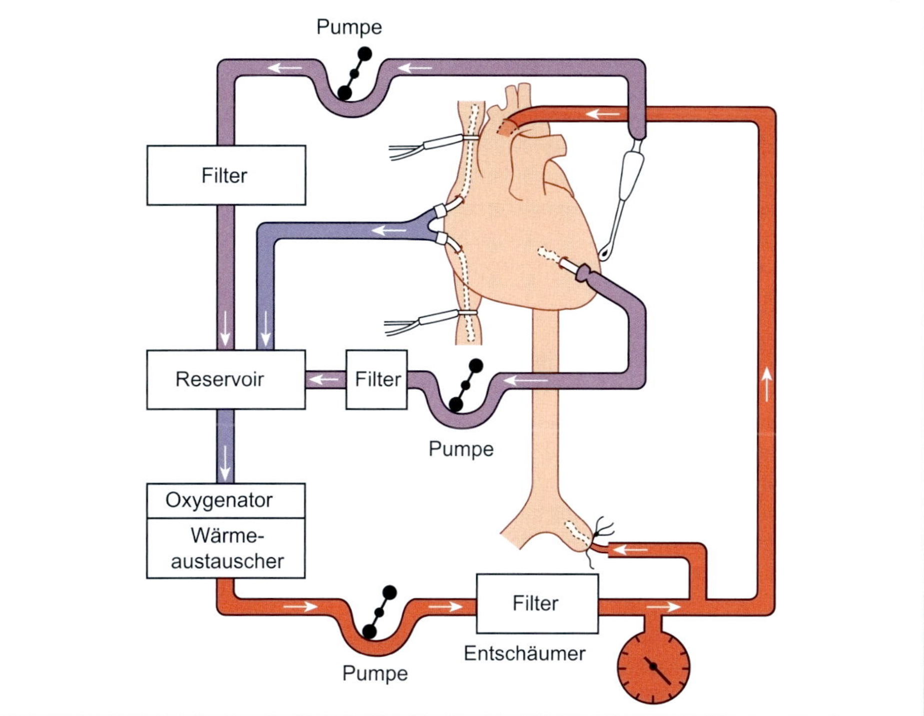

Abb. 9.6 Schematische Darstellung der HLM [L126]

9.11.2 Herz-Lungen-Maschine (HLM)

Das venöse Blut wird aus beiden Hohlvenen über ein Reservoir in den Oxygenator geleitet, wo der Gasaustausch stattfindet. Ein Wärmeaustauscher ermöglicht die Temperaturregulation. Komplexere Eingriffe können so in Hypothermie durchgeführt werden. Über Pumpen wird das Blut durch einen Filter und Entschäumer geführt, der Zelltrümmer und Luftbläschen abscheidet. Das Blut wird dann distal der abgeklemmten Aortenwurzel über die Aorta ascendens in den Körperkreislauf zurückgepumpt. Während der HLM-Phase wird das Beatmungsgerät abgeschaltet. Am Herzen wird durch Infusion einer kaliumreichen kardioplegischen Lösung ein diastolischer Herzstillstand hervorgerufen.

9.11.2 Herz-Lungen-Maschine (HLM)

Eine Herz-Lungen-Maschine besitzt verschiedene **Module zur Filterung, Oxygenierung und Temperaturregulation.**

9.12 Anästhesie für diagnostische und interventionelle Verfahren

Zunehmend werden diagnostische oder interventionelle Verfahren auf sog. Außenarbeitsplätzen **außerhalb des OP-Bereichs** durchgeführt. Die Bandbreite der Verfahren ist groß und umfasst z. B. die MRT-Diagnostik bei Patienten mit schwerer Klaustrophobie, die endovaskuläre Thrombektomie bei Patienten mit einem akuten ischämischen Schlaganfall, Spiegelungen oder Drainage- bzw. Stenteinlagen in der Pneumologie und Gastroenterologie, die Elektrokonvulsionstherapie in der Psychiatrie oder strahlentherapeutische Interventionen wie die Brachytherapie. Die zu betreuenden Patienten sind oft Kinder oder sehr alte Menschen, und häufig sind sie akut oder chronisch schwer erkrankt. Die **Arbeitsbedingungen** sind im Vergleich zur Arbeit im OP **erschwert,** da z. B. die Möglichkeiten zur Patientenlagerung eingeschränkt sind, die Atemwege nicht oder nur erschwert zugänglich sind, die Beleuchtung nicht optimal und Material nur begrenzt verfügbar ist.

Vor Narkoseeinleitung muss unbedingt darauf geachtet werden, dass der **Anästhesiearbeitsplatz vollständig eingerichtet** und funktionsfähig ist und **Notfallmaterial** zur Verfügung steht. Viele Eingriffe können in **Analgosedierung** durchgeführt werden, einige erfordern eine **Allgemeinanästhesie.** Bei der Entscheidung müssen die individuellen Umstände des Patienten und der Intervention abgewogen werden. Als Faustregel gilt, dass unter folgenden Bedingungen eine Allgemeinanästhesie bevorzugt werden sollte:

- Bewusstlosigkeit oder Bewusstseinstrübung mit eingeschränkten Schutzreflexen.
- Unkooperativer Patient.
- Atemwege während Intervention nicht zugänglich.
- Der Patient muss sehr lange vollständig bewegungslos liegen.
- Bei der Intervention treten zwischenzeitlich sehr starke Schmerzen auf.

Die Allgemeinanästhesie wird an dezentralen Arbeitsplätzen meist als **TIVA** mit Propofol und Remifentanil oder intermittierender Opioidgabe durchgeführt, da i. d. R. keine Narkosegasabsaugung vorhanden ist. Nach der Intervention werden die Patienten regulär im Aufwachraum oder – in Abhängigkeit vom Krankheitsbild – intensivmedizinisch überwacht.

9.12 Anästhesie für diagnostische und interventionelle Verfahren

Auch in anderen Fachabteilungen außerhalb des Operationssaals kommen anästhesiologische Maßnahmen für verschiedene Interventionen zum Einsatz (z. B. bei endovaskulären Eingriffen, Elektrokonvulsions- oder Strahlentherapie). Hier sollte stets sichergestellt sein, dass eine **ausreichende anästhesiologische Ausrüstung** vorhanden ist.

IMPP-Schwerpunkte
!! Anästhesie zur Sectio caesarea

ÜBUNGSFRAGEN FÜRS MÜNDLICHE MIT LÖSUNGSHILFEN

1. Ein 4-jähriges Kind soll nach einem Sturz von der Schaukel aufgrund einer dislozierten distalen Unterarmfraktur operativ versorgt werden. Es sind keine Vorerkrankungen bekannt, die Familienanamnese ist ebenso wie die körperliche Untersuchung unauffällig. Die letzte Nahrungsaufnahme war um 8 Uhr und der Unfallzeitpunkt um 12 Uhr; das Kind kommt um 15 Uhr in den Einleitungsraum. Mit Ausnahme einer einigermaßen erkennbaren kleinen Vene sehen Sie keine Möglichkeit, einen venösen Zugang anzulegen. Warum sollten Sie dennoch keine inhalative Narkoseeinleitung vornehmen?

Zwar sind seit der letzten Nahrungsaufnahme > 6 h vergangen, allerdings nimmt man zur Berechnung der Nüchternheit bei Kindern die Zeit zwischen Unfall und letzter Nahrungsaufnahme, da man annimmt, dass die gastrointestinale Motilität nach einem Trauma stark eingeschränkt ist. Das Kind ist also als nicht nüchtern anzusehen, und Sie sollten eine Allgemeinanästhesie mit RSI durchführen. Da der Venenstatus vermutlich nur eine erfolgversprechende Punktion zulässt, sollte diese vom Teammitglied mit der größten Erfahrung (und das ist oft nicht der Anästhesist!) unter bestmöglichen Punktionsbedingungen hinsichtlich Lagerung, Beleuchtung etc. durchgeführt werden. Ist die Punktion nicht erfolgreich, können geeignete Gefäße häufig sonografisch identifiziert und punktiert werden.

2. Bei einer Frau in der 38. Schwangerschaftswoche soll ein elektiver Kaiserschnitt durchgeführt werden. Die Patientin hat keine Vorerkrankungen und keine Risikofaktoren. Der Schwangerschaftsverlauf war unauffällig. Im Rahmen des präoperativen Aufklärungsgesprächs fragt die Patientin Sie nach dem am besten geeigneten Anästhesieverfahren.

Spinalanästhesie

3. Welche Phasen sind bei neurochirurgischen Eingriffen am Gehirn schmerzhaft und welche nicht?

Das Einspannen in die Mayfield-Klemme ist oft der stärkste Schmerzreiz und erfordert meist die vorherige Bolusgabe eines Opioids. Außerdem sind die Hautinzision, die Eröffnung der Schädelkalotte und der Dura mater schmerzhafte Phasen. Die Präparation am Hirngewebe ist wegen der fehlenden Schmerzrezeptoren nicht schmerzhaft, allerdings sollte in dieser Phase dennoch nicht gänzlich auf eine Opioidgabe verzichtet werden. Zum Wundverschluss ist wieder eine stärkere Analgesie notwendig.

4. Warum wird vielen Patienten vor Beginn der operativen Maßnahmen bei einem Augeneingriff Atropin verabreicht?

Zur Vermeidung des okulokardialen Reflexes

5. Bei einem 67-jährigen Patienten (Größe 176 cm, Gewicht 61 kg) soll eine Resektion des linken Lungenunterlappens wegen eines Plattenepithelkarzinoms durchgeführt werden. Sie haben bei dem Patienten präoperativ einen PDK auf Höhe Th5/6 angelegt. Die Pflegekraft fragt Sie nun, welchen Doppellumentubus sie für den Eingriff bereitlegen soll.

Sie entscheiden sich für einen linksläufigen DLT der Größe 39 Ch, da der Eingriff zwar auf der linken Seite, aber hilusfern durchgeführt wird. Anders sähe es aus, wenn eine linksseitige Pneumonektomie geplant wäre. In diesem Fall müssten Sie sich zwingend für einen rechtsläufigen DLT entscheiden. Im Zweifelsfall stimmen Sie sich mit dem Operateur ab, da er vorab besser einschätzen kann, ob womöglich eine intraoperative Erweiterung des Resektionsausmaßes zu erwarten ist.

KAPITEL 10 Postoperative Überwachung und Versorgung

Lars Töpfer

Die Patienten werden nach einer Allgemein- oder Regionalanästhesie und auch nach einer Sedierung so lange überwacht, bis sämtliche **Vitalfunktionen sicher wiederhergestellt** sind. Hierfür werden sie im Anschluss an die Operation oder Intervention in einen **Aufwachraum** (AWR) verlegt. Einige Patienten werden nach umfangreichen Eingriffen oder bei schweren Vorerkrankungen auch direkt auf einer **Intermediate-Care-Station** (IMC), **Intensivstation** (ITS oder ICU) oder einer **Post-Anesthesia Care Unit** (PACU) weiterbetreut.

Meist werden in einem AWR mehrere Patienten überwacht, wobei die Patientenbetten durch Vorhänge oder baulich voneinander getrennt sind. AWR sind apparativ so ausgestattet wie Anästhesiearbeitsplätze, d. h., bei Komplikationen besteht jederzeit die Möglichkeit, sofort zu reagieren. Die Vitalparameter aller Patienten werden mindestens mittels **Basismonitoring** überwacht. Ein erweitertes Monitoring wie z. B. eine invasive Blutdruckmessung wird in Absprache mit dem narkoseführenden Anästhesisten fortgeführt. Außerdem wird regelmäßig die **Schmerzstärke** oder das Vorhandensein von **Übelkeit oder Erbrechen** erfragt. Nach einer Regionalanästhesie wird das sensible und das motorische **Blockadeniveau** dokumentiert.

Während der Betreuung im AWR sollten die Patienten noch mindestens einen **periphervenösen Zugang** haben.

Ein AWR muss abhängig von der Zahl der Patienten durch **eine oder mehrere Pflegekräfte** besetzt sein, wobei das AWR-Personal für mehrere Patienten gleichzeitig verantwortlich ist.

Für den Fall schwerwiegender Komplikationen muss ein **Anästhesist kurzfristig vor Ort** sein können. Die AWR größerer Krankenhäuser sind zumindest tagsüber auch fest ärztlich besetzt.

Auch nach einer Narkose und Operation ist es wichtig, den Zustand des Patienten engmaschig zu kontrollieren. Insbesondere die Behandlung von Schmerzen und anderen Symptomen sollte rechtzeitig begonnen werden, um eine frühzeitige Mobilisierung des Patienten zu ermöglichen. Auf den folgenden Seiten wird kompakt erläutert, was bei der postoperativen Überwachung wichtig ist. Auch wenn dieses Wissen nur einen kleinen Baustein der Anästhesiologie darstellt, legt es den Grundstein für die stationäre Weiterbehandlung von Patienten und kann ihren längerfristigen Heilungsverlauf maßgeblich beeinflussen.

Die postoperative Überwachung sollte so lange erfolgen, **bis alle Vitalfunktionen des Patienten wiederhergestellt** sind.
Dies kann in einem **Aufwachraum,** auf einer **spezialisierten Überwachungsstation** (Intermediate-Care-Station, Post-Anesthesia Care Unit) oder einer **Intensivstation** erfolgen.

Abgesehen vom **Monitoring der Vitalwerte** sollte auf **postoperativen Schmerz** und **Übelkeit** geachtet werden.

MERKE

Es gibt **keine festgelegte Zeit,** wie lange die Überwachung im AWR dauern sollte. Die Dauer der Überwachung richtet sich nach dem Zustand des Patienten, der notwendigen Medikation und dem vorangegangenen Eingriff. Einige Patienten können bereits nach wenigen Minuten auf die Normalstation entlassen werden, während andere mehrere Stunden benötigen, oder es wird festgestellt, dass eine weitergehende Betreuung auf einer Überwachungsstation notwendig ist.
Wurde ein Opioid verabreicht, sollten die Patienten anschließend für mindestens 30 min überwacht werden, um eine Atemdepression erkennen zu können.
Musste ein Opioid- oder Muskelrelaxansüberhang (➤ Kap. 7.13) antagonisiert werden, ist wegen der meist kurzen Wirkdauer der Antagonisten eine verlängerte Überwachung ratsam. Häufig wird in diesen Fällen eine Überwachungszeit von 2 h gefordert.

MERKE

Die häufigste Behandlung, die im AWR erforderlich ist, ist die **Schmerztherapie,** da die Wirkung der intraoperativ verabreichten Opioide nach Narkoseausleitung nachlässt und durch Gabe von länger wirkenden Opioiden wie Piritramid, Oxycodon oder Morphin ein suffizientes Analgesieniveau erreicht werden muss. Dabei werden die Opioide titriert verabreicht, also wiederholte kleine Bolusgaben verabreicht, bis der Patient schmerzzufrieden ist. In Abhängigkeit von den bereits intraoperativ verabreichten Medikamenten werden ggf. auch Nichtopioide gegeben. Es sollte das Ziel der postanästhesiologischen Betreuung sein, dass die Patienten die Normalstation schmerzarm erreichen und nicht unmittelbar nach Ankunft dort eine erneute Analgesie benötigen.

Viele Patienten benötigen postoperativ noch eine für eine gewisse Zeit eine **O_2-Insufflation und eine aktive Atemtherapie.** Bei Allgemeinanästhesien kommt es zu einer postoperativen Abnahme von FRC und Vitalkapazität. Hinzu kommen eine eventuelle Restwirkung der Narkotika sowie möglicherweise eine schmerzbedingte Schonatmung. Die daraus resultierende flache Atmung und ein wenig effektiver Hustenstoß führen zu einem reduzierten paO_2. Bei eingeschränkter Vigilanz ist mitunter auch die Einlage eines Wendl-Tubus hilfreich.

Weitere typische Komplikationen, die im AWR behandelt wird, sind PONV (➤ Kap. 7.4) und Shivering (➤ Kap. 7.5). Seltener ist ein Medikamentenüberhang (➤ Kap. 7.13).
Die postanästhesiologische Betreuung umfasst aber auch die Überwachung auf mögliche Komplikationen des vorgenommenen Eingriffs. Hierzu werden die Verbände und einliegende Drainagen regelmäßig auf **Nachblutungen** überprüft. Ebenso sollte regelmäßig nach Einschränkungen von **Durchblutung, Motorik oder Sensibilität** geschaut werden. Bei Zweifelsfällen wird der Operateur unmittelbar informiert.

Die häufigsten Maßnahmen während der postoperativen Überwachung sind Intensivierung der Schmerztherapie und eine O_2-Verabreichung.

Auch andere Komplikationen wie Nachblutungen oder neurologische Störungen sollten postoperativ kontrolliert und ggf. rasch behandelt werden.

Ein Patient kann aus dem AWR entlassen werden, wenn folgende **Kriterien** erfüllt sind:

- Bewusstseinslage wach bzw. wie präoperativ
- Schutzreflexe vorhanden bzw. wie präoperativ
- Spontanatmung ohne Therapie ausreichend bzw. wie präoperativ
- Kreislauf ohne Therapie stabil bzw. wie präoperativ
- Kein klinisch detektierbarer Relaxansüberhang
- Keine signifikante Blutung
- Bei Harnableitung: ausreichende Diurese
- Zufriedenstellende Schmerzfreiheit
- Keine Hypo- oder Hyperthermie
- Nach rückenmarksnahen Leitungsanästhesien zusätzlich: sensorische Blockade unterhalb Th10 und rückläufige motorische Blockade (siehe auch ➤ Kap. 6)

INTRA- UND INTERPROFESSIONELLE KOMPETENZ

Strukturierte Patientenübergabe nach dem SBAR-Konzept

In der AINS finden an verschiedenen Schnittstellen Patientenübergaben statt. Dabei kann jede Übergabe zu einem Verlust von relevanten Informationen führen und die Patientensicherheit gefährden. Um Fehlkommunikationen zu vermeiden und effektiv zu kommunizieren, wird empfohlen, Übergaben strukturiert durchzuführen, z. B. nach dem SBAR- (oder-I-SBAR-)Konzept.

- **I**dentification: eigener Name und Funktion (nicht erforderlich, wenn Gesprächspartner bekannt)
- **S**ituation (Was ist passiert?): Name, Alter, Geschlecht, Diagnose, operativer Eingriff/Intervention und Dringlichkeit, Anästhesieverfahren
- **B**ackground (Hintergrund: Was ist vorher passiert?): Komorbiditäten und relevante präoperative Befunde, Dauermedikation, Allergien, relevante intraoperative Ereignisse (schwierige Atemwegssicherung, schwierige Venenpunktion)
- **A**ssessment (Beurteilung: Wie ist die aktuelle Situation?): aktueller Stand der OP, verabreichte Medikamente (z. B. laufende Perfusoren, letzte Gabe von Opioid, Muskelrelaxans, Antibiotikum), Monitoring, Zugänge, Volumentherapie/Ein- und Ausfuhr, kumulativer Blutverlust, verabreichte/noch vorhandene Blutprodukte, letzte Laborwerte
- **R**ecommendation (Empfehlungen: Wie sieht die weitere Planung aus?): Anordnung des Operateurs, Lage von Drainagen, geplantes postoperatives Prozedere (Nachbeatmung, ITS), postoperative Schmerztherapie

AMBULANTER PATIENT

AMBULANTER PATIENT

Auch Patienten, die ambulant versorgt werden, werden nach Beendigung des Eingriffs in einem Aufwachraum überwacht. Wenn der Eingriff es erlaubt, wird den Patienten etwas zu trinken und ggf. ein kleiner Snack angeboten. Ist der Patient stabil, verbringt er noch gewisse Zeit ohne Überwachung in einem Aufenthaltsbereich (wie in einem Warteraum). Ob und wann der Patient entlassen werden kann, entscheiden Operateur und Anästhesist gemeinsam. Eine Unterstützung bei dieser Entscheidung bietet der PADS-Score (➤ Tab. 10.1): Ab 9 Punkten kann der Patient entlassen werden.

Nach einer ambulanten Operation dürfen Patienten nur **in Begleitung einer Person entlassen** werden, die physisch und mental in der Lage ist, den Patienten nach Hause zu begleiten, dort zu unterstützen und im Fall von Komplikationen den betreuenden Arzt oder den Rettungsdienst zu alarmieren. Die Patienten selbst dürfen nach einer ambulanten Anästhesie **24 h lang nicht aktiv am Straßenverkehr teilnehmen,** also nicht selbst Auto oder Fahrrad fahren.

Tab. 10.1 Postanesthesia Discharge Scoring System (PADS-Score)

Kategorie		Score-Wert
Vitalparameter (Abweichung vom präoperativen Ausgangswert)	± 20 %	2
	± 20–40 %	1
	> 40 %	0
Bewusstsein und Gehfähigkeit	Patient ist zu Person, Ort und Zeit orientiert *und* kann ohne Unterstützung gehen	2
	Patient ist zu Person, Ort und Zeit orientiert *oder* kann ohne Unterstützung gehen	1
	Patient ist nicht orientiert und kann nicht ohne Unterstützung gehen	0
Schmerzen oder Übelkeit und Erbrechen	minimal	2
	mäßig	1
	stark	0
Nachblutung im OP-Gebiet	minimal	2
	mäßig	1
	stark	0
Orale Flüssigkeitsaufnahme und Ausscheidung	Patient toleriert orale Flüssigkeitsaufnahme *und* hatte Spontanurin	2
	Patient toleriert orale Flüssigkeitsaufnahme *oder* hatte Spontanurin	1
	Patient toleriert keine orale Flüssigkeitsaufnahme und hatte keinen Spontanurin	0

ÜBUNGSFRAGEN FÜRS MÜNDLICHE MIT LÖSUNGSHILFEN

1. Ihr Kollege bringt eine Patientin in den Aufwachraum und übergibt sie Ihnen wie folgt: *„Also, das hier ist Frau Meier. Sie hat eine Appendizitis, also hatte, denn jetzt ist die Appendix raus. Gestern wurde sie mit starken Schmerzen aufgenommen, und ihr war auch übel. Die Narkose war unkompliziert. Am liebsten hätte sie sich eine Regionalanästhesie gewünscht, aber das ging wegen der Laparoskopie nicht. Frau Meier hat eine Kinetose in der Vorgeschichte, deshalb hat sie Dexa und Ondansetron bekommen. Und natürlich habe ich eine TIVA gemacht. Gerade haben wir noch 1 g Novalgin® und 5 Dipi gegeben. Ansonsten ist sie 31 Jahre alt und gesund. Pfleger Gunther hat eine grüne PVK gelegt. Er legt sie immer in die Ellenbeuge, was wirklich unpraktisch ist, weil sie nicht läuft, wenn der Arm angewinkelt ist. Sonst alles wie immer."* Wie hätte die Übergabe nach dem SBAR-Konzept ausgesehen?

S: Ich bringe Frau Meier, eine 31 Jahre alte Patientin, zur postoperativen Überwachung nach laparoskopischer Appendektomie bei Appendizitis. Ich habe die Allgemeinanästhesie als TIVA mit Propofol und Sufentanil in Intubationsnarkose durchgeführt. Atemwegssicherung und Anästhesieverlauf waren unauffällig. Es gab keinen relevanten Blutverlust.
B: Frau Meier ist in die ASA-Risikoklasse I eingestuft. Es sind keine Begleiterkrankungen bekannt. Es sind keine Allergien bekannt. Sie hat einen Apfel-Score von 4 und daher prophylaktisch Dexamethason und Ondansetron erhalten.
A: Frau Meier ist noch schläfrig, aber auf Ansprache erweckbar, orientiert und kreislaufstabil. Zur Schmerztherapie hat sie vor Narkoseausleitung 1 g Metamizol und 5 mg Piritramid erhalten. Es liegt eine 18-G-Venenverweilkanüle in der rechten Ellenbeuge, die nur bei gestrecktem Arm läuft.
R: Die Bedarfsmedikation ist in den Anordnungen vermerkt. Wenn die Kriterien für eine Entlassung aus dem Aufwachraum erfüllt sind, kann Frau Meier auf die Normalstation verlegt werden.

2. Sie überwachen einen Patienten nach Karotis-TEA im AWR. Nach initial unkompliziertem Verlauf klagt der Patient über zunehmende Schluckbeschwerden, und kurze Zeit darauf schwillt sein Hals immer weiter an. Was unternehmen Sie?

Sie haben den Verdacht auf eine postoperative Nachblutung. Sie weisen eine Anästhesiepflegekraft an, den Operateur zu informieren, damit er sofort in den AWR kommt. Mit einer weiteren Anästhesiepflegekraft bereiten Sie die Notfallnarkose (z. B. mit Propofol, Fentanyl, Succinylcholin) und die Notfallintubation mit einem Videolaryngoskop vor. Lassen Sie zusätzlich weiteres Personal zu Hilfe kommen, da die Intubation aufgrund der raumfordernden Blutung erwartbar schwierig wird. Sollte die Intubation nicht gelingen, müssen Sie die Naht der Wunde eröffnen, auch wenn der Operateur noch nicht vor Ort ist.

3. Ein Patient wird nach einem ambulanten Eingriff von seiner Begleitperson abgeholt. Sie stellen fest, dass die Betreuungsperson stark alkoholisiert ist, und haben starke Zweifel, dass sie den Patienten zuverlässig betreuen kann. Was tun Sie?

Wenn nicht kurzfristig eine andere Vertrauensperson des Patienten die Betreuung sicherstellen kann, müssen Sie den Patienten stationär aufnehmen.

KAPITEL 11 Die häufigsten Konsultationsanlässe in der Notfallmedizin

Tobias Helfen

11.1 Allgemeines

Im deutschen Rettungsdienstsystem mit der Vorhaltung eines Notarztes müssen zwei verschiedene Indikationskataloge, der für Rettungswagen und der für notarztbesetzte Rettungsmittel, betrachtet werden. Danach erfolgt die Alarmierung der Rettungsmittel über die Leitstellen (➤ Tab. 11.1).

Tab. 11.1 Indikationstabelle zur Notarztalarmierung (Bundesärztekammer)

Funktionen	Zustand	Beispiel
Bewusstsein	Pat. reagiert nicht oder nicht adäquat auf Ansprechen und Rütteln	Schädel-Hirn-Trauma (SHT), Schlaganfall, Vergiftungen, Krampfanfall, Koma
Atmung	Keine normale Atmung, ausgeprägte oder zunehmende Atemnot, Atemstillstand	Asthmaanfall, Lungenödem, Aspiration
Herz/Kreislauf	Akuter Brustschmerz, ausgeprägte oder zunehmende Kreislaufinsuffizienz, Kreislaufstillstand	Herzinfarkt, Angina pectoris, akutes Koronarsyndrom (ACS), Herzrhythmusstörungen, hypertone Krise, Schock
Sonstige Schädigungen mit Wirkung auf die Vitalfunktionen	Schwere Verletzung, schwere Blutung, starke akute Schmerzen, akute Lähmungen	Thorax-/Bauchtrauma, SHT, größere Amputationen, Ösophagusvarizenblutung, Verbrennungen, Frakturen mit deutlicher Fehlstellung, Pfählungsverletzungen, Vergiftung, Schlaganfall
Schmerz	Akute starke und/oder zunehmende Schmerzen	Trauma, Herzinfarkt, Kolik

Zudem bestehen Einsatzindikationen für definierte Schadenslagen bzw. Situationen an der Einsatzstelle: schwerer Verkehrsunfall mit Hinweis auf Verletzte, sonstiger Unfall mit Schwerverletzten, Unfall mit Kindern, Brand/Rauchgasentwicklung mit Hinweis auf Personenbeteiligung, Explosionsunfall mit Hinweis auf Personenbeteiligung, thermischer oder chemischer Unfall mit Hinweis auf Personenbeteiligung, Strom- oder Blitzunfall, Ertrinkungs- oder Tauchunfall oder Eiseinbruch, Einklemmung oder Verschüttung, drohender Suizid, Sturz aus Höhe ($\geq$ 3 m), Schuss-/Stich-/Hiebverletzungen im Kopf-, Hals- oder Rumpfbereich, Geiselnahme, Amoklage oder sonstige Verbrechen mit unmittelbarer Gefahr für Menschenleben, unmittelbar einsetzende oder stattgefundene Geburt sowie Vergiftungen mit vitaler Gefährdung.

11.2 Konsultationsanlässe nach Häufigkeit und Klinik

Herz-Kreislauf-Erkrankungen

- Synkope
- Hypertensive Krise
- Hypertensiver Notfall
- Herzinsuffizienz
- Lungenödem
- Angina pectoris
- Akutes Koronarsyndrom
- Herzrhythmusstörungen

Was sind die häufigsten Anlässe für das Ab setzen eines Notrufs oder für eine notfällig Klinikvorstellung? Diese Frage wird in diese Kapitel beantwortet. Hierbei bekommst du nen kompakten Überblick über wichtige Erkrankungsbilder der Notfallmedizin und da ber, wie man sie gliedern kann. Dieser Überblick kann dabei helfen, die einzelnen Störungsbilder systematisch zu verinnerlic und später abzurufen.

11.1 Allgemeines

Je nach Ausmaß einer Notfallsituation werd Rettungsdienst und/oder Notarzt alarmiert.

TAB. 11.1

Bei bestimmten Schadenssituationen (z. B. Brände, größere Arbeitsunfälle etc.) sollte mer ein Rettungsdienst hinzugezogen werd

11.2 Konsultationsanlässe nach Häufigkei und Klinik

Herz-Kreislauf-Erkrankungen

Leitsymptome für Notfallvorstellungen sind Herz-Kreislauf-Beschwerden, Dyspnoe, Bewusstseinsstörungen, starke Schmerzen u Unfallverletzungen.

Dyspnoe

Dyspnoe

- Lungenödem
- Lungenarterienembolie
- Asthma bronchiale
- COPD
- Pneumonie
- Hyperventilation

Bewusstlosigkeit

Bewusstlosigkeit

- Bradykarde Herzrhythmusstörungen
- Hypoglykämie
- Intoxikation
- Apoplex
- Krampfanfall
- Schädel-Hirn-Trauma

Brustschmerz

Brustschmerz

- Angina pectoris
- Akutes Koronarsyndrom
- Hypertensive Krise
- Hypertensiver Notfall
- Interkostalneuralgie
- Lungenarterienembolie

Trauma

Trauma

- Hüftgelenknahe Fraktur
- Fraktur einer Extremität
- Schulterluxation
- Sprunggelenkluxation/-fraktur
- Patellaluxation
- Pneumothorax
- Schädel-Hirn-Trauma

KAPITEL

12 Grundlagen der Notfallmedizin

Tobias Helfen

Falls du besonders an der Notfallmedizin interessiert bist, findest du hier das nötige Wissen, um zu verstehen, wie unser Notfallversorgungssystem in Deutschland aufgebaut ist und welche Rahmenbedingungen im Alltag vom eingehenden Notruf bis zur Ankunft des Rettungswagens am Unfallort zu beachten sind. Die beruflichen Wege in die Notfallversorgung führen über die verschiedensten Fachabteilungen, sodass es gut ist, sich einmal mit den Weiterbildungsmöglichkeiten auf diesem Gebiet auseinanderzusetzen.

12.1 Präklinische Notfallmedizin

Der Rettungsdienst in Deutschland hat die Aufgaben **Notfallrettung** und **Krankentransport.** Zur Notfallrettung gehören die Durchführung lebensrettender Maßnahmen, das Herstellen der Transportfähigkeit des Patienten und dessen fachgerechter Transfer in eine geeignete Klinik. Im Krankentransport wird die Beförderung kranker Patienten, die jedoch keine Notfallpatienten sind, unter fachgerechter Betreuung durchgeführt.

Das **Kommunikationszentrum** eines jeden Rettungsdienstbereichs ist dessen „integrierte Leitstelle". Bei ihr laufen alle Informationen zusammen. Sie übernimmt den koordinativen sowie informativen Teil bei und zwischen Feuerwehr und Rettungsdienst und ist die Schnittstelle zwischen den Einsatzkräften und dem Hilfesuchenden. Sie entscheidet gemäß Indikationslisten je nach Meldebild über Art und Anzahl der zu alarmierenden Rettungsmittel, alarmiert ggf. weitere Kräfte und hat einen ständigen Überblick über die aktuelle Bettenbelegung der Kliniken.

In Deutschland gibt es etwa 2200 **Rettungswachen,** die in einer 24-h-Bereitschaft mit für den jeweiligen Rettungsdienstbereich notwendigen Rettungsmitteln und Personal ausgestattet sind. Ausschlaggebend für die Standortwahl der Rettungswachen ist die im jeweiligen Landesrettungsdienstgesetz festgelegte Hilfsfrist, binnen derer ein Rettungsmittel den Einsatzort erreicht haben muss.

12.1 Präklinische Notfallmedizin

Zentrale Aufgaben des Rettungsdienstes sind die Notfallrettung und der Transport in eine geeignete Zielklinik.
Die einzelnen Bewegungen werden von **integrierten Leitstellen** koordiniert und über verschiedene **Rettungswachen** ausgeführt.

12.2 Rettungsmittel

Ein **Krankentransportwagen** (KTW) kommt bei liegenden oder betreuungsbedürftigen Patienten, die transportiert werden müssen, zum Einsatz. Der KTW ist zwar für den Notfall ausgerüstet, nimmt jedoch nicht regulär an der Notfallrettung teil. Ausgestattet ist ein KTW gemäß Deutscher Industrie-Norm (DIN) Europäischer Norm (EN) 1789.

Ein **Rettungstransportwagen** (RTW) ist ein Fahrzeug der Notfallrettung. Er kommt bei allen Notfällen zum Einsatz, um medizinisches Personal und Ausrüstung an die Einsatzstelle zu bringen. Primär wird der Notfalltransport von der Einsatzstelle zur Klinik durchgeführt; in einigen Fällen werden aber auch Verlegungen und überwachungspflichtige Transporte mit einem RTW abgewickelt. Ein RTW entspricht der DIN EN 1789 Typ C.

Das **Notarzteinsatzfahrzeug** (NEF) hat die Aufgabe, den Notarzt zur Einsatzstelle zu befördern. Es ist zwar das komplette präklinische Equipment vorhanden, jedoch besteht keine Möglichkeit zum Patiententransport. Wie auf allen arztbesetzten Rettungsmitteln sind Betäubungsmittel an Bord. Es entspricht DIN 75079. Wird der Notarzt separat vom transportierenden Rettungsmittel zum Patienten gebracht, spricht man vom „Rendez-vous-System".

Mit einem **Notarztwagen** (NAW) ist sowohl die Transportmöglichkeit des Patienten als auch die fahrzeuggebundene ärztliche Betreuung gegeben. Im Vergleich zum RTW sind u. a. weitere Medikamente und Betäubungsmittel an Bord. NAWs werden im Vergleich zu NEFs immer seltener eingesetzt.

12.2 Rettungsmittel

Verschiedene Rettungsmittel in steigender Ausstattung:
- Krankentransportwagen
- Rettungswagen (ggf. plus Notarzteinsatzfahrzeug)
- Notarztwagen
- Rettungshubschrauber

Der **Rettungshubschrauber** (RTH) kommt als Notarztzubringer zum Einsatz, wenn kein bodengebundener Notarzt verfügbar ist. Darüber hinaus kann der RTH auch Patienten transportieren, wenn der Lufttransport die schonendere Alternative darstellt oder der Patient in eine entfernte Zielklinik gebracht werden muss. Die Ausstattung ist durch DIN 13230 festgelegt und entspricht etwa der eines NAW.

12.3 Innerklinische Notfallmedizin

In der Klinik werden die Patienten über eine **Notaufnahme** auf verschiedene Fachabteilungen verteilt, die z. T. eng mit der Notfallversorgung verzahnt sind (z. B. Schockraum, Stroke Unit oder Chest Pain Unit).

Oft existieren für stationäre Notfallsituationen auch **innerklinische Notfallteams.**

12.3 Innerklinische Notfallmedizin

Die innerklinische Anlaufstelle für eine Akuttherapie ist die **Notaufnahme** (Syn. Rettungsstelle, Nothilfe, Notfallambulanz). Hier werden auch die Weichen für die weitere Therapie des Patienten gestellt, weshalb sich viele Funktionsbereiche an eine Notaufnahme anschließen. Optimal ist eine interdisziplinäre Notaufnahme, in der alle Fachrichtungen vertreten sind. Je nach Schwerpunkt schließen sich infrastrukturell optimierte Bereiche wie Stroke Unit, Chest Pain Unit oder ein Schockraum an.

Für innerklinische Notfälle gibt es ein **Notfallteam** (Syn. Reanimations- bzw. Herzalarmteam). Erreichbar sind die Notfallteams über klinikinterne Notrufnummern, deren Kenntnis essenziell ist. Nach dem Notruf macht sich meist ein Anästhesist oder Intensivmediziner mit Pflegepersonal, Notfallausrüstung und einer Patiententransportmöglichkeit auf den Weg.

Um auf **außergewöhnliche inner- und außerklinische Ereignisse** gut vorbereitet zu sein, entwickeln Kliniken Klinikkrisenpläne. Somit wird auch bei größeren Schadenslagen eine weitgehende Individualversorgung der Patienten ermöglicht. Innerklinische Brände, Explosionen oder Bombendrohungen zählen u. a. zu den **internen Schadenslagen.** Bei einem Massenanfall von Verletzten als **äußere Schadenslage** muss die Einsatzleitung die Logistik des Patientenabtransports und die Zuteilung der Zielkliniken frühzeitig planen.

12.4 Qualifikationen

Die einzelnen Berufsstände wie Rettungshelfer, Rettungssanitäter und Notfallsanitäter sind alle fachspezifisch examiniert.

Zur ärztlichen Zusatzqualifikation stehen die Weiterbildung in klinischer Akut- und Notfallmedizin sowie als Notarzt zur Verfügung.

12.4 Qualifikationen

Die Ausbildung zum **Rettungshelfer** (RH) besteht aus einer 320-stündigen theoretischen Ausbildung.

Der **Rettungssanitäter** (RS) durchläuft eine 520-stündige Ausbildung mit Ausbildungsabschnitten in Rettungsdienstschule, Rettungswache und Klinik. Es wird eine staatliche Abschlussprüfung absolviert.

Am 1. Januar 2014 trat das Gesetz über den Beruf des **Notfallsanitäters** (Notfallsanitätergesetz [NotSanG]) in Kraft. Die Ausbildung zum Notfallsanitäter löste die Ausbildung zum Rettungsassistenten als höchste nichtärztliche Qualifikation im Rettungsdienst ab. Durch die Novellierung des Gesetzes wurde den Notfallsanitätern mehr Verantwortung in der professionellen rettungsdienstlichen Versorgung übertragen.

Die Ausbildung zum **Notarzt** ist durch die Musterweiterbildungsordnung der Bundesärztekammer als „Zusatzbezeichnung Notfallmedizin" geregelt. Voraussetzung ist eine 24-monatige klinische Tätigkeit; zusätzlich müssen 6 Monate in Intensivmedizin, Anästhesiologie oder Notfallaufnahme absolviert worden sein. Darüber hinaus werden die Teilnahme an einem 80-stündigen Weiterbildungskurs sowie 50 Einsätze im Notarztsystem bzw. ein Teil im innerklinischen Bereich verlangt. Die Ausbildung schließt mit einer mündlichen Prüfung vor der zuständigen Ärztekammer ab.

Die **Zusatzweiterbildung Klinische Akut- und Notfallmedizin** umfasst in Ergänzung zu einer Facharztkompetenz die Erstdiagnostik und Initialtherapie von Notfall- und Akutpatienten im Krankenhaus sowie die Indikationsstellung und Koordination der weiterführenden fachspezifischen Behandlung in interdisziplinärer Zusammenarbeit. Voraussetzungen sind eine Facharztanerkennung in einem Gebiet der unmittelbaren Patientenversorgung und zusätzlich 6 Monate Weiterbildung in Intensivmedizin bei einem Weiterbilder gemäß § 5 Abs. 1 Satz 2 oder 3, die auch während der Facharztweiterbildung abgeleistet werden können.

INTERPROFESSIONELLE KOMPETENZ

INTERPROFESSIONELLE KOMPETENZ

Die Kenntnis der einzelnen Qualifikationen ist essenziell für die funktionierende Teamarbeit. Je größer die Einsatzlage und die Anzahl der teilnehmenden Rettungskräfte, desto komplexer sind die Teamstrukturen auch über das rettungsdienstliche Setup hinaus. Die gesamte Notfallmedizin ist ein sensibler Bereich, in dem Teamdefizite rasch offenkundig und outcomerelevant werden.

12.5 Basisversorgung

MERKE

Die beschriebene Basisversorgung eines Notfallpatienten wird als Goldstandard vorausgesetzt, so auch für alle folgenden Krankheitsbilder.

Die **notfallmedizinische Basisdiagnostik** besteht aus Pulsmessung, Blutdruckmessung, (12-Kanal-) EKG, Pulsoxymetrie und Blutzuckermessung. Das **ABCDE-Schema** (➤ Tab. 12.1) ist ein internationaler Standard-Versorgungsalgorithmus für Notfallpatienten. Es ist modular aufgebaut, und seine Reihenfolge kann prioritätenorientiert entsprechend der bestehenden Vitalfunktionsgefährdung geändert werden. Die Besonderheit dieses Schemas liegt darin, dass erst nach Diagnosestellung und Therapie eines pathologischen Befunds innerhalb eines Abschnitts zum nächsten Abschnitt übergegangen wird. Im Verlauf der Behandlung oder bei neu aufgetretenen Zustandsverschlechterungen wird das Schema reevaluiert, um zwischenzeitlich aufgetretene Veränderungen zu erkennen.

Tab. 12.1 ABCDE-Schema

A	*Airway*	Beinhaltet das Freimachen der Atemwege, das Atemwegsmanagement und bei Traumapatienten die HWS-Immobilisation. Zur Überprüfung der Atmung und zur Bahnung der oberen Atemwege muss der Kopf des Patienten rekliniert werden. Vor der Reklination ist der Mund-Rachen-Raum auf Fremdkörper zu inspizieren. Fremdkörper, Erbrochenes oder Sekret sind vorher zu entfernen. Gegebenenfalls kommt der Esmarch-Handgriff oder die Einlage eines Guedel-Tubus zur Anwendung.
B	*Breathing*	Hier erfolgt die Kontrolle und Sicherstellung einer ausreichenden Ventilation und Oxygenierung. Durch Inspektion der Thoraxexkursionen, Hören von Atemgeräuschen und Palpation der Atembewegungen wird die Atmung überprüft. Zusätzlich soll eine Auskultation erfolgen. Ebenso werden die Atemfrequenz und die Sauerstoffsättigung (SpO_2) gemessen. Therapeutisch erfolgen je nach Befund die Sauerstoffapplikation, eine assistierte oder kontrollierte Beatmung, ggf. die Anlage einer Thoraxdrainage etc.
C	*Circulation*	Hier werden Kreislaufparameter erhoben und alle die Zirkulation beeinträchtigenden Faktoren therapiert. Stichwörter sind hier Volumensubstitution, Blutstillung und Kreislaufunterstützung. Die Maßnahmen an diesem Punkt sind sehr vielfältig und reichen von der Etablierung von Zugängen über die Anlage von (Druck-)Verbänden bis hin zur Volumen- und Katecholamingabe.
D	*Disability*	Die Bewusstseinslage wird beurteilt. Diese kann von Bewusstseinsklarheit über Somnolenz bis hin zum Koma reichen. Grundsätzlich wird die GCS erhoben. Je nach Krankheitsbild kann die Untersuchung um die Prüfung von Durchblutung, Motorik und Sensibilität, Pupillenreaktion, Seiten- oder Querschnittszeichen etc. ergänzt werden. Je nach Befund wird mit einer Therapie begonnen (Oberkörperhochlagerung beim SHT, Schutzintubation etc.).
E	*Environment*	Zuletzt erfolgt je nach Krankheitsbild eine erweiterte Untersuchung. Dazu wird der Patient – wenn möglich in adäquatem Umfeld – soweit nötig entkleidet, sodass nach weiteren klinisch relevanten äußeren Befunden wie z. B. Stauungszeichen oder Verletzungen gesucht werden kann. Es erfolgen der Wärmeerhalt und ggf. die Therapie neu erhobener Befunde.

12.5 Basisversorgung

MERKE

Eine **Basisdiagnostik** der Notfallmedizin umfasst Puls- und Blutdruckmessung, Pulsoxymetrie, EKG und Blutzuckerbestimmung.
Für die strukturierte Versorgung von Notfällen hat sich das **ABCDE-Schema** bewährt.

TAB. 12.1

KAPITEL

13 Interdisziplinäre Notfälle

Julia Schneller, Tobias Helfen und Lars Töpfer

Eine Notfallsituation kann dich ständig und überall erwarten. Als Arzt trägt man dabei eine besondere Verantwortung und ist rechtlich sogar dazu verpflichtet, nach bestem Wissen und Gewissen Notfallhilfe zu leisten. Dazu braucht es eine theoretische und praktische Sicherheit für das Vorgehen in diesen Situationen. Auch wenn Du die praktischen Kurse hierzu an anderer Stelle im Studium ableisten solltest, das nötige theoretische Wissen erwartet dich hier auf den folgenden Seiten. Dabei kommt nahezu allen Abschnitten des Kapitels, auch jenseits von Klausuren, eine außerordentliche Wichtigkeit zu. Denn wie eine Herz-Lungen-Wiederbelebung abzulaufen hat, oder welche Akutmaßnahmen bei einer schweren allergischen Reaktion zu veranlassen sind, ist wirklich für alle Mediziner relevant. So lohnt es sich, beim Lesen die einzelnen Notfallsituationen systematisch durchzugehen und dein Wissen hierzu regelmäßig zu überprüfen.

13.1 Herz-Kreislauf-Stillstand und kardiopulmonale Reanimation (CPR)

Julia Schneller, Tobias Helfen und Lars Töpfer

Die folgenden Handlungsempfehlungen stammen aus den Leitlinien des European Resuscitation Council (ERC) vom 25.3.2021. Die Leitlinien erscheinen alle 5 Jahre; aufgrund der raschen Entwicklung der Wissenschaft werden regelmäßig auch kleinere Updates publiziert.

13.1 Herz-Kreislauf-Stillstand und kardiopulmonale Reanimation (CPR)

Epidemiologie

Die Reanimationsinzidenz in Deutschland liegt im Mittel bei 49/100.000 Einwohner/Jahr. 60 % der Herz-Kreislauf-Stillstände treten zu Hause auf. In 75 % d. F. ist eine Herzerkrankung die Ursache eines Herz-Kreislauf-Stillstands. Bei nur einem Drittel der Patienten wird eine Laienreanimation begonnen. Knapp die Hälfte der reanimierten Patienten erlangt einen wiederkehrenden Spontankreislauf (ROSC). Ein erheblicher Teil der Patienten verstirbt in der Postreanimationsphase, sodass derzeit eine Gesamtüberlebensrate von ca. 10 % besteht. Einen innerklinisch eingetretenen Kreislaufstillstand überleben ca. 30 % der Patienten.

Epidemiologie

Etwa 75 % aller Herz-Kreislauf-Stillstände liegt ein kardiales Leiden zugrunde.
Die meisten Fälle ereignen sich zu Hause, was auch die geringe Überlebensrate von nur ca. 10 % erklärt.

Pathologie und Pathophysiologie

Kardiale Ereignisse infolge einer KHK mit **akuter Koronarischämie** sind die Hauptursache für den plötzlichen Herztod bei Erwachsenen. Seltener wird ein Kreislaufstillstand durch eine **Kardiomyopathie,** einen **Herzklappenfehler** oder weitere Pathologien ausgelöst (➤ Tab. 13.1). Bei Erwachsenen sind respiratorische Ursachen, die sekundär zu einem Herz-Kreislauf-Stillstand führen, die Ausnahme. Bei Kindern hingegen ist ein Kreislaufstillstand meist respiratorisch, z. B. durch Fremdkörperaspiration (➤ Kap. 19.5) oder Ertrinken (➤ Kap. 22.1), bedingt.

Pathologie und Pathophysiologie

Anders als bei Erwachsenen sind kindliche Herz-Kreislauf-Stillstände meist respiratorisch bedingt.

Tab. 13.1 Ursachen des Kreislaufstillstands

Ursachen	Beispiele
Kardial	Myokardinfarkt, KHK, Herzrhythmusstörungen, Endokarditis, Myokarditis, kardiogener Schock
Respiratorisch	Atemstillstand, Fremdkörperaspiration, Pneumothorax, Lungenödem, Inhalationsintoxikation, COPD
Zerebral	Intoxikation, schweres Schädel-Hirn-Trauma, Apoplex
Zirkulatorisch	Schock, Lungenembolie
Andere	Hypoxie, Hypothermie, Elektrolytstörungen, Trauma, Stromunfälle, Ertrinkungsunfälle

TAB. 13.1

Diagnostik und Therapie

Im Rahmen der Reanimationssituation dürfen die diagnostischen Maßnahmen die Herz-Lungen-Wiederbelebung keinesfalls verzögern. Oberste Priorität hat das Erkennen des Herz-Kreislauf-Stillstands; im Anschluss muss umgehend mit der Wiederbelebung begonnen werden. Alle weiteren diagnostischen Maßnahmen erfolgen während der Reanimationsmaßnahmen.

Diagnostik und Therapie

Die **Diagnostik erfolgt orientierend und schnell,** um möglichst früh und kontinuierlich eine **Herz-Lungen-Wiederbelebung** durchzuführen.

Studentische Sicht

Der sog. **Basic Life Support (BLS)** beschreibt grundlegende Maßnahmen zur Überlebenssicherung und umfasst:

- **Bewusstseinsprüfung** (Ansprache, ggf. Schmerzreiz setzen)
- **Atemwege befreien** (mit leichtem Überstrecken des Kopfes)
- **Atmungsprüfung** (mittels Sehen, Hören und Fühlen)

→ **Beginn mit Herz-Lungen-Wiederbelebung** (Ziel sind ca. 100 Thoraxkompressionen pro Minute mit ca. 5 cm Tiefe und Beatmungen von ca. 500 ml)

Maßnahmen des Basic Life Support (BLS)

Nach Ausschluss einer Eigengefährdung wird mit den Handlungsabläufen des BLS begonnen (➢ Abb. 13.1):

- **Überprüfen des Bewusstseins:** Die leblose Person wird zunächst angesprochen und leicht an den Schultern gerüttelt. Hilfreich ist es, weitere Personen/Umstehende zu Hilfe zu rufen. Bei beobachtetem Bewusstseinsverlust können angegebene Symptome/Beschwerden ggf. therapeutisch und prognostisch wichtige Hinweise geben.
- **Atemwege frei machen:** Patienten auf den Rücken lagern und nach Überstrecken des Halses das Kinn mit den Fingerspitzen anheben. Professionelle Helfer können auch den Esmarch-Handgriff benutzen.
- **Überprüfen der Atmung:** Der Helfer beugt sich über das Gesicht des Patienten und beobachtet den Thorax. Durch Hören (Atemgeräusche), Sehen (Thoraxexkursionen) und Fühlen (Luftstrom an der eigenen Wange) kann die Atmung innerhalb von maximal 10 s eingeschätzt werden. Ist die Atmung normal, wird der Patient in die stabile Seitenlage verbracht; dabei muss die Atemfunktion regelmäßig überprüft werden. Bei fehlender oder fraglich vorhandener Atmung wird umgehend mit der Thoraxkompression begonnen.

ABB. 13.1

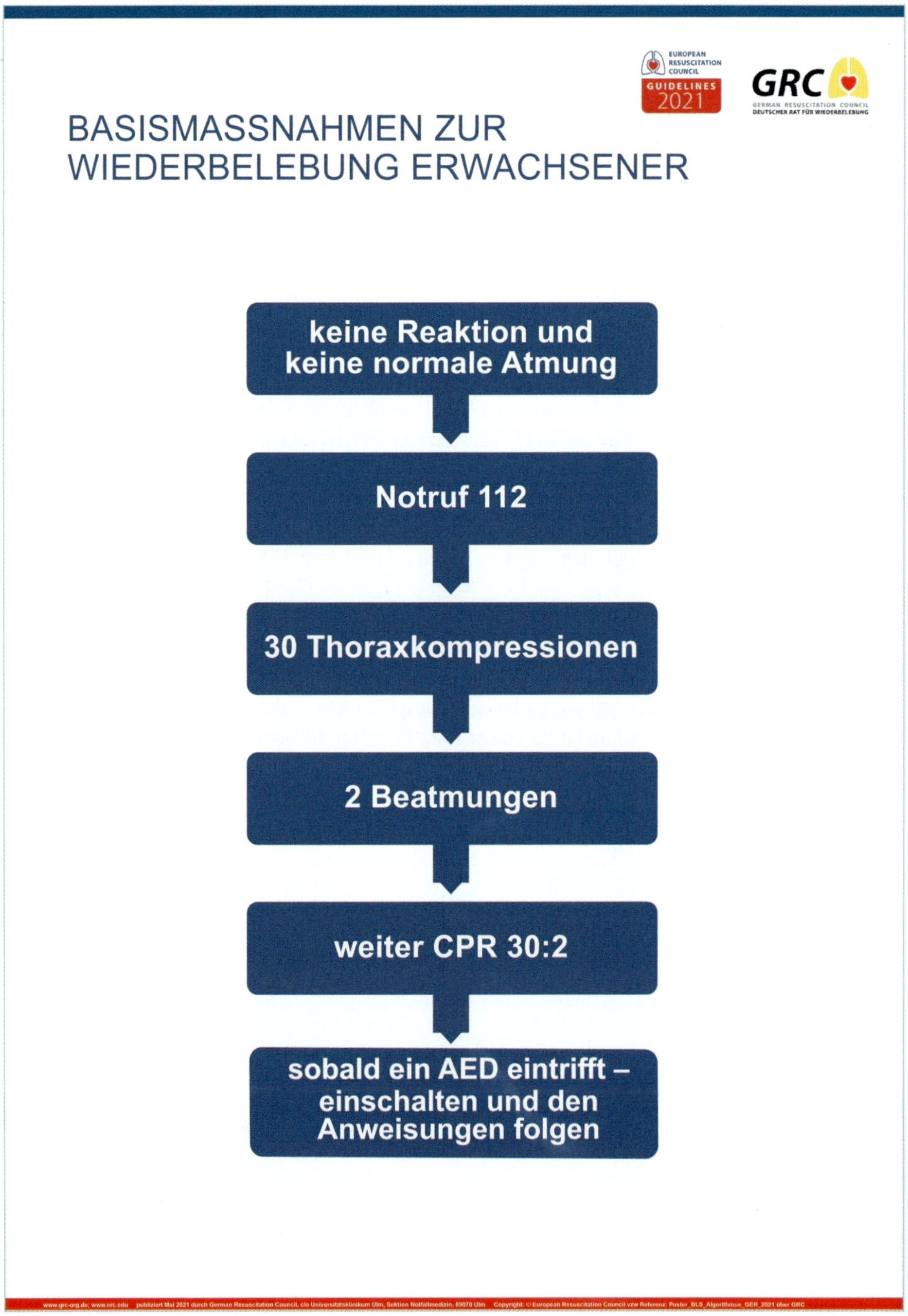

Abb. 13.1 BLS-Algorithmus des Erwachsenen [F781-034]

CAVE

Eine häufig noch vorhandene Schnappatmung (langsame oder nur vereinzelte, schwere und oft auch laute Atemzüge) darf nicht mit normaler Atmung verwechselt werden! Bei jedem Zweifel an einer normalen Atemfunktion wird angenommen, dass keine Atmung vorhanden ist. Die früher empfohlene Pulskontrolle wird heute nicht mehr propagiert. Selbst professionelle Helfer tun sich schwer, den Karotispuls sicher einzuschätzen.

CAVE

Für die **Thoraxkompressionen** kniet der Helfer dicht neben dem Patienten, verschränkt die Finger und drückt mit dem Handballen den Brustkorb in der unteren Sternumhälfte 5–6 cm tief mit einer Frequenz von 100–120/min (Empfehlungen für Erwachsene, für andere Altersklassen ➤ Tab. 13.2) senkrecht und mit durchgestreckten Armen ein. In den Pausen muss auf eine vollständige Entlastung geachtet werden. Die Entlastung sollte genauso lange dauern wie die Druckphase. Die Thoraxkompressionen sollen einen Minimalkreislauf aufrechterhalten, um Gehirn und Herz als Organe mit geringster Hypoxietoleranz mit Sauerstoff zu versorgen. Für die Effektivität der Thoraxkompressionen ist ein harter Untergrund entscheidend. Laien haben häufig Angst, einem Patienten durch Thoraxkompressionen zu schaden. Die möglichen Schäden sind aber gering; vor allem kann ein Kreislaufstillstand nicht durch Herzdruckmassage ausgelöst werden. Die meisten Schäden entstehen durch einen nicht behandelten Kreislaufstillstand mit langer Ischämiezeit.

MERKE

Auch bei korrekt durchgeführten Thoraxkompressionen wird erst nach mehreren Kompressionen ein mittlerer arterieller Druck von maximal 40 mmHg aufgebaut. Deshalb ist es wichtig, Unterbrechungen während der Kompressionen zu vermeiden und die Herzdruckmassage mit der größtmöglichen Qualität durchzuführen, die aber schon nach wenigen Minuten deutlich abnimmt. Die Helfer sollten sich daher alle 2 min abwechseln, allerdings ohne dabei die Thoraxkompressionen zu unterbrechen.

MERKE

Tab. 13.2 Altersabhängige Empfehlungen zur Reanimation

	Erwachsene	Säuglinge/Kinder	Neugeborene
Maßnahmen zu Beginn der CPR	zunächst Thoraxkompressionen	5 Initialbeatmungen	
Verhältnis Thoraxkompression zu Beatmung	30 : 2	15 : 2 (Laien 30 : 2)	3 : 1
Drucktiefe	5–6 cm	⅓ des anteroposterioren Thoraxdurchmessers (meist ca. 4–5 cm)	
Geschwindigkeit	100–120/min	100–120/min	120/min
Druckpunkt	untere Sternumhälfte		
Thoraxkompressionen durchführen	mit beiden Händen	mit zwei Fingern (Säuglinge) mit einer Hand (Kinder > 1 Jahr)	mit beiden Daumen
Defibrillationsenergie	biphasisch 150–200 J monophasisch 360 J	4 J/kg KG	
FiO_2	1,0		Raumluft (reife Neugeborene)

TAB. 13.2

Nach dem Freimachen der Atemwege werden zwei **Beatmungen** durchgeführt. Sind keine Hilfsmittel vorhanden, wird die Mund-zu-Mund-Beatmung empfohlen. Bei Reanimation im Notarztdienst oder innerklinisch werden Beatmungsbeutel eingesetzt. Jede Beatmung soll ca. 1 s dauern; das angestrebte Atemzugvolumen beträgt 500–600 ml (bzw. 6–7 ml/kg KG). Bei der **Maskenbeatmung** soll mit O_2-Reservoirbeutel, ggf. zusätzlich mit Guedel-Tubus gearbeitet werden. In den letzten Jahren haben supraglottische Atemwegshilfen (z. B. Larynxtuben) einen hohen Stellenwert erlangt; Goldstandard ist die endotracheale Intubation.

Zur Verbesserung der Beatmung stehen **Maskenbeatmung, supraglottische Hilfsmittel** (z. B. Larynxtubus oder Larynxmaske) und letztendlich die **endotracheale Intubation** zur Verfügung.

CAVE

Unabhängig von der Art der Atemwegssicherung soll eine Lagekontrolle mittels Kapnografie (Goldstandard) durchgeführt werden.

CAVE

Bei guter Dichtigkeit des Endotrachealtubus können die Thoraxkompressionen ohne Unterbrechung für die Beatmung kontinuierlich fortgeführt werden (bei Undichtigkeit im Verhältnis 30 : 2 fortsetzen). Atemfrequenz 10/min, Tidalvolumen 6–7 ml/kg KG, FiO_2 1,0 bis zum „return of spontaneous circulation“ (ROSC).

Sobald wie möglich sollte auch ein **automatisierter externer Defibrillator (AED)** angelegt werden. Der AED ist die Grundlage für weitere Maßnahmen.

Sobald verfügbar, wird der **AED** eingeschaltet, und die Anweisungen des Geräts werden beachtet. Es analysiert den Rhythmus und beurteilt, ob ein Schock erforderlich ist. Unmittelbar nach dem Schock oder bei nichtdefibrillierbarem Rhythmus müssen die Thoraxkompressionen fortgesetzt werden. Ein Großteil der Patienten mit einem Herz-Kreislauf-Stillstand zeigt unmittelbar nach dem Kollaps ein Kammerflimmern (VF). Je früher dies durch Defibrillation behandelt wird, umso höher sind die Chancen auf die Wiederherstellung eines ROSC und umso höher die Überlebensrate. Neben dem VF wird auch eine pulslose ventrikuläre Tachykardie (VT) durch Defibrillation therapiert. Nichtdefibrillierbare Rhythmen sind Asystolie und pulslose elektrische Aktivität (PEA).

Maßnahmen des Advanced Cardiac Life Support (ACLS)

Beim **Advanced Cardiac Life Support (ACLS)** werden **je nach vorliegendem EKG-Rhythmus** eine Defibrillation oder weiterführende Therapiemaßnahmen durchgeführt.

Die Basismaßnahmen des BLS werden im ACLS um weitere Maßnahmen ergänzt (➤ Abb. 13.2). Wichtigstes diagnostisches Mittel ist das EKG, das während der Thoraxkompressionen angelegt wird. Das Auslesen bzw. die Analyse des EKG findet in einer kurzen Pause (z. B. beim Helferwechsel) statt. Das Erkennen des Rhythmus ist ausschlaggebend für die weitere Therapie und daher essenziell!

Um über die Defibrillation zu entscheiden, muss der **EKG-Rhythmus manuell ausgewertet** werden. Die **Thoraxkompressionen** sollten dabei nur für die Stromabgabe **so kurz wie möglich unterbrochen** werden.

Anders als in der Laienreanimation mit AEDs werden im professionellen ACLS **manuelle Defibrillatoren** eingesetzt. Der Anwender muss selbst entscheiden, ob ein defibrillierbarer Rhythmus vorliegt, und die Defibrillationsenergie wählen (➤ Tab. 13.3). Die Defibrillatoren sind i. d. R. biphasisch arbeitende Geräte. Pro Reanimationszyklus wird die Verabreichung eines Schocks und unmittelbar danach die Fortsetzung der Thoraxkompressionen empfohlen. Während der Aufladephase des Geräts sollen die Thoraxkompressionen bis zur Schockabgabe ebenfalls fortgesetzt werden.

Reversible Ursachen eines Herz-Kreislauf-Stillstands („4 Hs und HITS“) sollten parallel ausgeschlossen bzw. behandelt werden.

Während der laufenden Reanimation sollten zudem **reversible Ursachen** eruiert und behandelt werden: Hilfreich sind hierbei die 4 Hs und HITS (➤ Tab. 13.4). Die Abarbeitung soll zwar unbedingt präklinisch begonnen werden, aber erst innerklinisch können alle reversiblen Ursachen mittels BGA, transthorakaler Echokardiografie, Abdomensonografie und Bildgebung erschlossen werden.

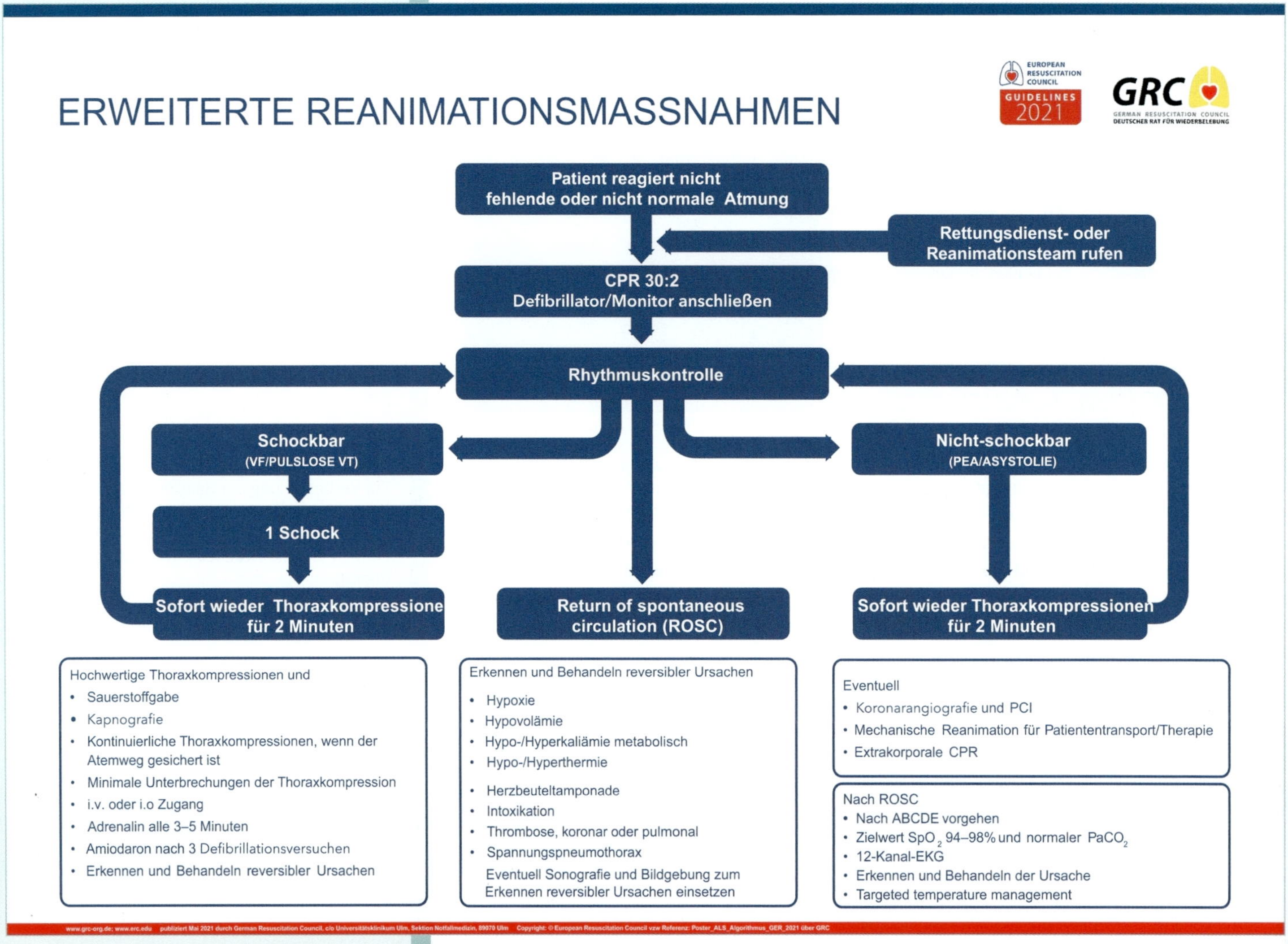

Abb. 13.2 ACLS-Algorithmus des Erwachsenen [F781-035]

Tab. 13.3 Übersicht der EKG-Bilder bei der Reanimation

Defibrillierbarer Herzrhythmus	Nichtdefibrillierbarer Herzrhythmus		
Kammerflimmern (VF)	Pulslose ventrikuläre Tachykardie (VT)	Asystolie	Pulslose elektrische Aktivität (PEA)
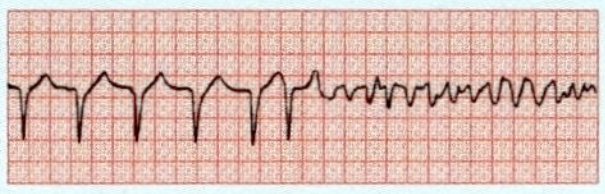 [E292]	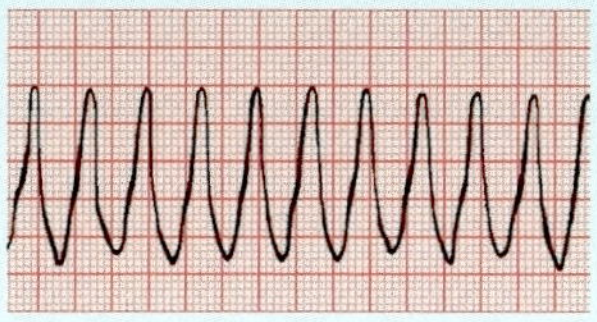 [E292]	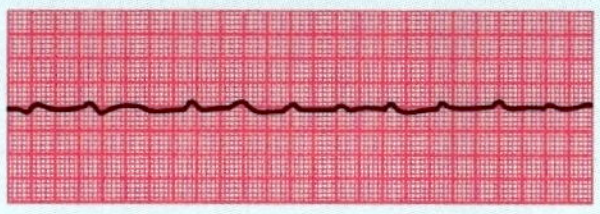 [L141]	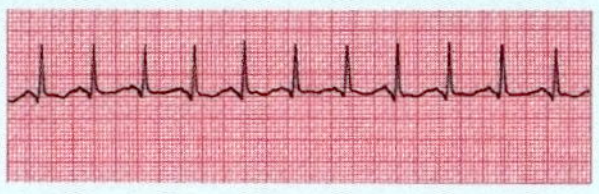 [R327]

TAB. 13.4

Tab. 13.4 Reversible Ursachen für einen Herz-Kreislauf-Stillstand: 4 Hs und HITS

4 Hs	Therapie	HITS	Therapie
Hypoxie	Atemwegssicherung	**H**erzbeuteltamponade	Punktion, Thorakotomie
Hypovolämie	Schocklagerung	**I**ntoxikation	Antidota
Hypo-/Hyperkaliämie und andere metabolische Störungen wie Hypoglykämie	Elektrolytausgleich, Glukosegabe	**T**hrombose (Lungenarterienembolie, Myokardinfarkt)	Thrombolyse, PCI
Hypothermie	Wiedererwärmung	**S**pannungspneumothorax	Thoraxdrainage

LERNTIPP

Die 4 Hs und HITS gehören zu den Lieblingen des IMPP!

Die parallele Etablierung eines **Gefäßzugangs** ist essenziell. Gelingt dies nicht innerhalb kurzer Zeit, wird die Anlage eines intraossären Zugangs empfohlen (Dosierung äquivalent zu i. v.). Die Medikamentengabe über die Atemwegssicherung ist obsolet. Werden Medikamente über den i. v. Zugang gegeben, muss immer mit Kochsalzlösung nachgespült werden. Alternativ kann eine Infusionslösung angeschlossen werden. Die in der Reanimation relevanten Medikamente sind ➤ Tab. 13.5 zu entnehmen.

Lässt sich kein intravenöser Zugang anlegen, muss ein **intraossärer Zugang** etabliert werden.

TAB. 13.5

Tab. 13.5 Reanimationsmedikamente

Vasopressoren	Antiarrhythmika	Thrombolytika	Volumen
Rhythmus schockbar: 1 mg Adrenalin i. v./i. o. nach dem 3. Schock alle 3–5 min	300 mg Amiodaron i. v./i. o. bei fortbestehendem Kammerflimmern/pulsloser VT nach 3 Defibrillationsversuchen	Bei vermuteter Lungenembolie, Reanimation dann für 60–90 min fortführen	Nur bei V. a. Hypovolämie als Ursache
Rhythmus nicht schockbar: 1 mg Adrenalin i. v./i. o. nach dem 3. Schock alle 3–5 min	Zusätzlich 150 mg i. v./i. o. bei Fortbestehen nach 5 Defibrillationsversuchen		
	100 mg Lidocain i. v./i. o., falls Amiodaron nicht verfügbar		

MERKE

MERKE

Eine Thrombolysetherapie geht mit dem Risiko schwerer Blutungen einher. Bei einer akuten Verschlechterung des Patientenzustands oder einem Abfall des Hb-Werts nach Lysetherapie sollte immer sofort eine Sonografie von Thorax und Abdomen durchgeführt werden.

Wenn die Voraussetzungen vernünftig sind und behandelbare Ursachen sowie die Aussicht auf eine greifende Therapie bestehen, werden die Reanimationsmaßnahmen bis zum Erreichen des Schockraums fortgeführt. Um während des Transports in die Zielklinik eine qualitativ hochwertige Thoraxkompression zu gewährleisten, ist eine mechanische Reanimationshilfe in Erwägung zu ziehen (z. B. LUCAS®, AutoPulse®).

CAVE

CAVE

Die routinemäßige Anwendung mechanischer Reanimationshilfen als Ersatz der manuellen Herzdruckmassage bei außerklinischen Kreislaufstillständen wird nicht empfohlen.

13.2 Akutes Abdomen

Julia Schneller und Tobias Helfen

Als akutes Abdomen wird in der Notfallmedizin zunächst jeder **akut auftretende Bauchschmerz** bezeichnet, der einer weiteren Abklärung bedarf. Es handelt sich somit nicht um ein Krankheits-, sondern eher um ein Meldebild.

Epidemiologie

Die Prävalenz des akuten Abdomens in der Notaufnahme liegt bei etwa 10 %. Als häufigste Ursache wird eine Appendizitis deklariert (ca. 20 %), gefolgt von Cholezystitis (10 %) und Ileus (5 %).

Pathologie und Pathophysiologie

Das akute Abdomen lässt sich anhand des Schmerzcharakters und der Lokalisation differenzieren (➢ Tab. 13.6).

LERNTIPP

Die Kenntnis und zügige Reproduzierbarkeit der Schmerzlokalisationen und somit die Eingrenzung der Differenzialdiagnosen stellen sowohl für die Praxis als auch im Hinblick auf die IMPP-Fragen eine sinnvolle Lerninvestition dar.

Tab. 13.6 Übersicht möglicher Schmerzlokalisationen und Ursachen des akuten Abdomens

Oberbauch		
Rechtsseitig	**Epigastrium**	**Linksseitig**
Cholezystitis, Cholezystolithiasis, Choledocholithiasis, Cholangitis, Stauungsleber, Appendizitis, Ulcus duodeni, Lungenembolie, Nierenkolik, Niereninfarkt	Pneumonie, Pleuritis, Lungenembolie, Myokardinfarkt, Myokarditis, Ösophagitis, Ösophagusspasmus, Mallory-Weiss-Syndrom, Pankreatitis, Appendizitis	Gastritis, Ulcus ventriculi, Milzinfarkt, Milzruptur, Myokardinfarkt, Lungenembolie, Nierenkolik, Niereninfarkt
Unterbauch		
Rechtsseitig	**Mittlerer Unterbauch**	**Linksseitig**
Ileitis terminalis, Enteritis, Ileus, Appendizitis, Divertikulitis, Nieren- oder Uretersteine, Hernien, Adnexitis, Ovarialzyste, Extrauteringravidität	Akuter Harnverhalt, Zystitis, Salpingitis und Adnexitis, Ovarialzystenruptur, Extrauteringravidität, Tubenruptur, Blasenruptur	Sigmadivertikulitis, Enteritis, Ileus, Morbus Crohn, Nieren- oder Uretersteine, Hernien, Adnexitis, Ovarialzyste, Extrauteringravidität
Diffuse Peritonitis		
• Stabiler Patient: Hohlorganperforation, Ileus, Mesenterialinfarkt • Instabiler Patient: rupturiertes Aortenaneurysma, Leberruptur, Milzruptur		

Der **viszerale Schmerz** entsteht durch Irritation des viszeralen Peritoneums; die Innervation der parenchymatösen Organe erfolgt dabei durch das autonome Nervensystem. Ursache ist meist eine Dehnung oder Kontraktion der glatten Muskelzellen oder eine entzündlich-ödematöse Schwellung der Hohlorgane. Die Schmerzqualität ist bohrend, dumpf oder kolikartig. Der **somatoparietale Schmerz** hingegen ist eher von stechender, schneidender Qualität und gut lokalisierbar. Entstehungsmechanismus ist eine Irritation des parietalen Peritoneums, das durch das somatische Nervensystem innerviert wird.

Diagnostik

Entzündungen wie Appendizitis, Gastroenteritis, Cholezystitis, Cholangitis, Zystitis und Adnexitis sind die häufigsten entzündlichen Prozesse des Abdomens. Jede Entzündung hat bzgl. Lokalisation und Schmerzcharakter spezifische Symptome. So weisen Schmerzen am McBurney-, Lanz- oder Blumberg-Punkt, Loslassschmerz, Douglas-Schmerz und Psoaszeichen auf eine Appendizitis hin (➢ Abb. 13.3).

Gastrointestinale Blutungen werden in obere (Ösophagus, Magen, Duodenum) und untere (Jejunum, Ileum, Kolon, Rektum) gastrointestinale Blutungen unterschieden. Die häufigsten Ursachen sind Ulzera und Varizen im oberen, Hämorrhoiden und Karzinome im unteren Gastrointestinum. Klinisch werden die Patienten durch Hypovolämiezeichen, Hämatemesis, Kaffeesatzerbrechen bzw. Teerstuhl und Darmblutungen auffällig. **Koliken** sind wehenartige Schmerzen, die durch Kontraktionen der glatten Muskulatur eines Hohlorgans verursacht werden. Sie können in Niere, Galle, Darm, Magen, Harnleiter, Harnblase und Harnröhre auftreten und so stark sein, dass sie zu Hypertonie, Tachykardie, Übelkeit, Erbrechen und Kollaps führen. In der Notfallmedizin haben die Spasmolyse und die Analgesie Priorität.

13.2 Akutes Abdomen

Ein akutes Abdomen bezeichnet **plötzlich - beginnende starke Schmerzen** im Bauch- und Beckenbereich.

Epidemiologie

Die **Ursachen sind vielfältig,** wobei am häufigsten eine Appendizitis oder Cholezystitis vorliegt.

Pathologie und Pathophysiologie

TAB. 13.6

Je nachdem. ob das viszerale oder das parietale Peritoneum affiziert ist, kann der **Schmerz** dumpf und schlecht lokalisierbar (**viszeral**) oder stechend und gut lokalisierbar (**somatisch**) imponieren.
Koliken beschreiben wellenförmige viszerale Schmerzen (oft durch mechanischen Verschluss eines Hohlorgans ausgelöst, z. B. bei Gallensteinen).

Diagnostik

Klinische Appendizitis-Zeichen:
- Schmerz über McBurney-, Lanz- oder - Blumberg-Punkt
- Psoasdehnungsschmerz
- Rovsing-Zeichen (Schmerz bei retrogradem Ausstreichen des Kolons)
- Schmerz bei Druck auf den Douglas-Raum (bei digital-rektaler Untersuchung)

Man unterscheidet **Blutungen des oberen** (mit Teerstuhl und Hämatemesis) **und** des **unteren Gastrointestinaltrakts** (mit frischem Blut im Stuhl).

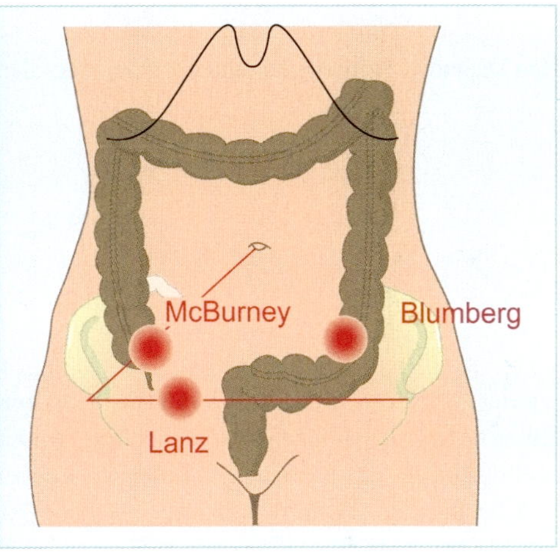

Abb. 13.3 Typische Schmerzpunkte einer Appendizitis [L138]

ABB. 13.3

Man unterscheidet den **mechanischen vom paralytischen Ileus:**
- Beim mechanischen Ileus ist die Darmpassage obstruiert.
- Beim paralytischen Ileus ist die Peristaltik gelähmt.

Ilei können im Dünn- und im Dickdarm auftreten und gehen mit Stuhlverhalt, Schmerzen und Erbrechen einher. Es ist eine geringe bis fehlende Peristaltik zu hören. Ursachen des mechanischen Ileus sind u. a. Gallensteine, Tumoren oder Stenosen. Der paralytische Ileus wird u. a. durch Perforation, Mesenterialinfarkt oder intraabdominale Entzündungen verursacht.

Als **Ileus** bezeichnet man einen funktionellen Verschluss der Darmpassage, der entweder **mechanisch** (z. B. durch Tumoren oder Stenosen) oder **paralytisch** (z. B. durch Peritonitis oder Mesenterialinfarkt) bedingt sein kann.

Perforationen des Gastrointestinaltrakts können spontan, traumatisch oder iatrogen entstehen. Es kommt meist zum Austritt von Magen-Darm-Inhalt und damit von Keimen mit lokalen, später generalisierten Entzündungsreaktionen, Sepsis und Schock als Folge. Charakteristisch sind der diffuse Abdominalschmerz, Abwehrspannung und Entzündungszeichen.

Perforationen des Magen-Darm-Trakts treten oft als Komplikation von Entzündungen auf und lösen peritonitische Beschwerden (z. B. Abwehrspannung, Schmerz) aus.

Mesenterialinfarkte entstehen nach Embolien, Arteriosklerose und Venenthrombosen. Der akute Verschluss verläuft mit abdominalen Schmerzen und Diarrhöen bis hin zur Schocksymptomatik. Danach kann ein 6- bis 12-stündiges schmerzfreies Intervall folgen.

Infarkte der Mesenterialgefäße sind bedrohlich und haben nach initialer Symptomatik oft ein schmerzfreies Intervall.

Präklinik

Präklinisch ist die Eingrenzung der Beschwerden nach ➢ Tab. 13.6 möglich. Hierbei sollte nach Symptombeginn, Schmerzqualität, Ausstrahlung, verstärkenden bzw. lindernden Faktoren sowie dem zeitlichen Verlauf gefragt werden. Begleitsymptome wie Sodbrennen, Übelkeit, Erbrechen, Diarrhö, Obstipation, Ikterus, Meläna, Hämaturie, Hämatemesis, Gewichtsverlust und Schleim- oder Blutbeimengungen im Stuhl gehören ebenfalls zu jeder Anamneseerhebung im Rahmen eines akuten Abdomens. Eine detaillierte Medikamentenanamnese umfasst verordnete Medikamente, illegalen Drogengebrauch und Alkoholmissbrauch, zudem sollten Vorerkrankungen und etwaige Voroperationen erfragt werden. Bei der Untersuchung ist inspektorisch auf den Allgemeinzustand, die Körperhaltung (Schonhaltung) sowie Hautveränderungen (z. B. Aszites, OP-Narben, Ikterus etc.) zu achten. Weiterhin umfasst die präklinische Untersuchung eine Auskultation (fehlende, lebhafte oder hochklingende Darmgeräusche), Perkussion und Palpation. Bei instabilen Patienten muss immer an eine akute, lebensbedrohliche Diagnose wie ein rupturiertes Aortenaneurysma, eine Leber- oder eine Milzruptur gedacht werden.

Eine klinische Untersuchung des Abdomens und eine Charakterisierung der Schmerzqualität sind gerade bei präklinisch limitierten diagnostischen Mitteln richtungweisend.

Klinik

Klinisch wird die Diagnostik im Wesentlichen durch bildgebende Verfahren (Sonografie, [kontrastmittelgestützte] CT) sowie die klinische Chemie ergänzt: kleines Blutbild (Anämie, Leukozytose), Elektrolyte (wichtig bei Diarrhöen und Erbrechen), Entzündungsparameter (Infektgeschehen), Laktat (Mesenterialischämie), Gerinnungsparameter (Syntheseleistung, ggf. beginnende DIC bei Sepsis), Leberwerte und Cholestaseparameter, Pankreasenzyme (Pankreatitis) Schwangerschaftstest (β-HCG) etc. Die Laparoskopie stellt eine diagnostische Maßnahme mit der Möglichkeit zur direkten Intervention dar. Sie ist die Ultimo Ratio in der Diagnosefindung.

Ergänzend sollten eine ausführliche Labordiagnostik und bei unklarem Befund zusätzlich eine CT-Bildgebung erfolgen.

Therapie

Therapie

Präklinik

Im Vordergrund stehen die symptomatische Therapie der akuten Krankheitsfolgen wie Schmerzen und Hypovolämie sowie der Erhalt der Vitalfunktionen. Die Lagerung mit angezogenen Beinen (Beinrolle) entspannt das Peritoneum. Medikamentös werden bei Übelkeit z. B. Dimenhydrinat 62–186 mg i. v. (1–3 Ampullen), bei Schmerzen z. B. Metamizol 1–2,5 g i. v. (wirkt spasmolytisch), ggf. Fentanyl oder Morphin appliziert; bei Hypovolämie 1000 ml Vollelektrolytlösung über zwei großvolumige Zugänge. Das präklinische Legen einer Magensonde kann in Einzelfällen sinnvoll sein.

Neben Volumensubstitution und Sicherung der Vitalzeichen sollten eine adäquate Schmerztherapie und Spasmolyse erfolgen (z. B. mit Metamizol).

Klinik

Die klinische Therapie richtet sich nach der gesicherten Diagnose. Kritische Patienten werden über den Schockraum der Klinik weiterversorgt.

13.3 Schock

Als Schock bezeichnet man verschiedene systemische Ereignisse, die zu einer **generellen Minderperfusion von Organen** führen.

Epidemiologie

TAB. 13.7

Pathologie und Pathophysiologie

Pathophysiologisch kommt es zu einer **Abnahme des Herzzeitvolumens** mit verringerter Sauerstoffversorgung und metabolischer Azidose des peripheren Gewebes.
Kompensatorisch folgt eine **Kreislaufzentralisation,** was jedoch zu einer Hypoperfusion von Schockorganen (z. B. Niere, Lunge, Gehirn, Leber, Darm) führen kann.

Diagnostik

Oft finden sich eine Hypotonie und Tachykardie.

13.3 Schock

Julia Schneller und Tobias Helfen

Unter „Schock" werden Krankheitsbilder zusammengefasst, bei denen ein **Missverhältnis zwischen Sauerstoffangebot und Sauerstoffbedarf** besteht. Zahlreiche Ursachen können diese pathophysiologisch verschiedenen Krankheitsbilder hervorrufen. Letztendlich kommt es unabhängig von der Ursache zu einer Organhypoperfusion mit daraus resultierender zellulärer Dysfunktion bis hin zum Zelltod. Der Schock ist eine lebensbedrohliche Situation, die es rasch zu erkennen und zu behandeln gilt.

Epidemiologie

Der Schock ist ohne Therapie mit einer hohen Letalität vergesellschaftet. Häufigste Ursache ist der distributive Schock (59 %), gefolgt von hypovolämischem Schock (27 %) und kardiogenem Schock (13 %). Der obstruktive Schock stellt mit 1 % die seltenste Ursache dar (➤ Tab. 13.7).

Tab. 13.7 Schockformen und ihre Pathophysiologie

Schockform	Pathophysiologie	Beispiel
Hypovolämischer Schock	Kritische Verminderung des intravasalen Volumens durch Flüssigkeitsverlust (hypovolämischer Schock) oder akute Blutung (hämorrhagischer Schock)	• Trauma, Verbrennung • Schwere Blutung • Übermäßige Diurese • Schwere Diarrhö oder Erbrechen
Distributiver Schock	Periphere Widerstandsminderung durch Vasodilatation und/oder kapilläre Permeabilitätserhöhung → Umverteilung des intravasalen Volumens → relative Hypovolämie	• Neurogener Schock (z. B. Rückenmarksverletzung) • Anaphylaktischer Schock • Septischer Schock
Kardiogener Schock	Kardiale Dysfunktion → kritische Verminderung der Pumpfunktion → Abfall des HZV	• Myokardschädigung (z. B. Myokardinfarkt) • Herzrhythmusstörung (z. B. AV-Block III°) • Mechanische Beeinträchtigung (z. B. akutes Klappenvitium)
Obstruktiver Schock	Intra- oder extravasale Obstruktion großer Blutgefäße oder des Herzlumens (Abnahme der Vorlast oder Zunahme der Nachlast des Herzens) → sekundäre Verminderung des HZV	• Vena-cava-Kompressionssyndrom • Lungenarterienembolie • Herzbeuteltamponade • Aortenstenose • Spannungspneumothorax

Pathologie und Pathophysiologie

Allen Schockformen gemeinsam ist die pathophysiologische Endstrecke, die in einen **Abfall des HZV** mündet. Durch das hierdurch **verringerte O_2-Angebot** kommt es zum **anaeroben Stoffwechsel** und zur **metabolischen Azidose.** Es entwickelt sich eine **Gewebshypoxie,** und ein Organversagen ist möglich. Die anfallenden Metaboliten aktivieren weitere zahlreiche Mediatorsysteme, verschlechtern die kardiozirkulatorische Funktion zusätzlich und können in einen Verlust der zellulären Integrität münden.

Durch kompensatorische Aktivierung des sympathikoadrenergen Systems mit Steigerung der Herzfrequenz und peripherer Vasokonstriktion versucht der Körper anfänglich, das HZV anzuheben und durch **Zentralisation** lebenswichtige Organe wie Gehirn und Herz weiter mit Sauerstoff zu versorgen. Dies geht zulasten der „Schockorgane": Niere, Lunge, ZNS, Herz, Leber und Interstitium. Durch die Vasokonstriktion erhöht sich gleichzeitig der Gefäßwiderstand mit resultierender erhöhter Gefäßpermeabilität. Es kommt zu einem Volumenverlust in das Interstitium und folglich zu einer Verstärkung der Hypovolämie: Ein Circulus vitiosus entsteht (➤ Abb. 13.4).

Diagnostik

Das verminderte Sauerstoffangebot und die Kompensationsvorgänge erklären die Symptome des Schocks. Eine Tachykardie kompensiert das reduzierte HZV. Typisch ist eine Hypotonie, die aber bei intakten Kompensationsvorgängen insbesondere bei jüngeren Patienten auch fehlen kann.

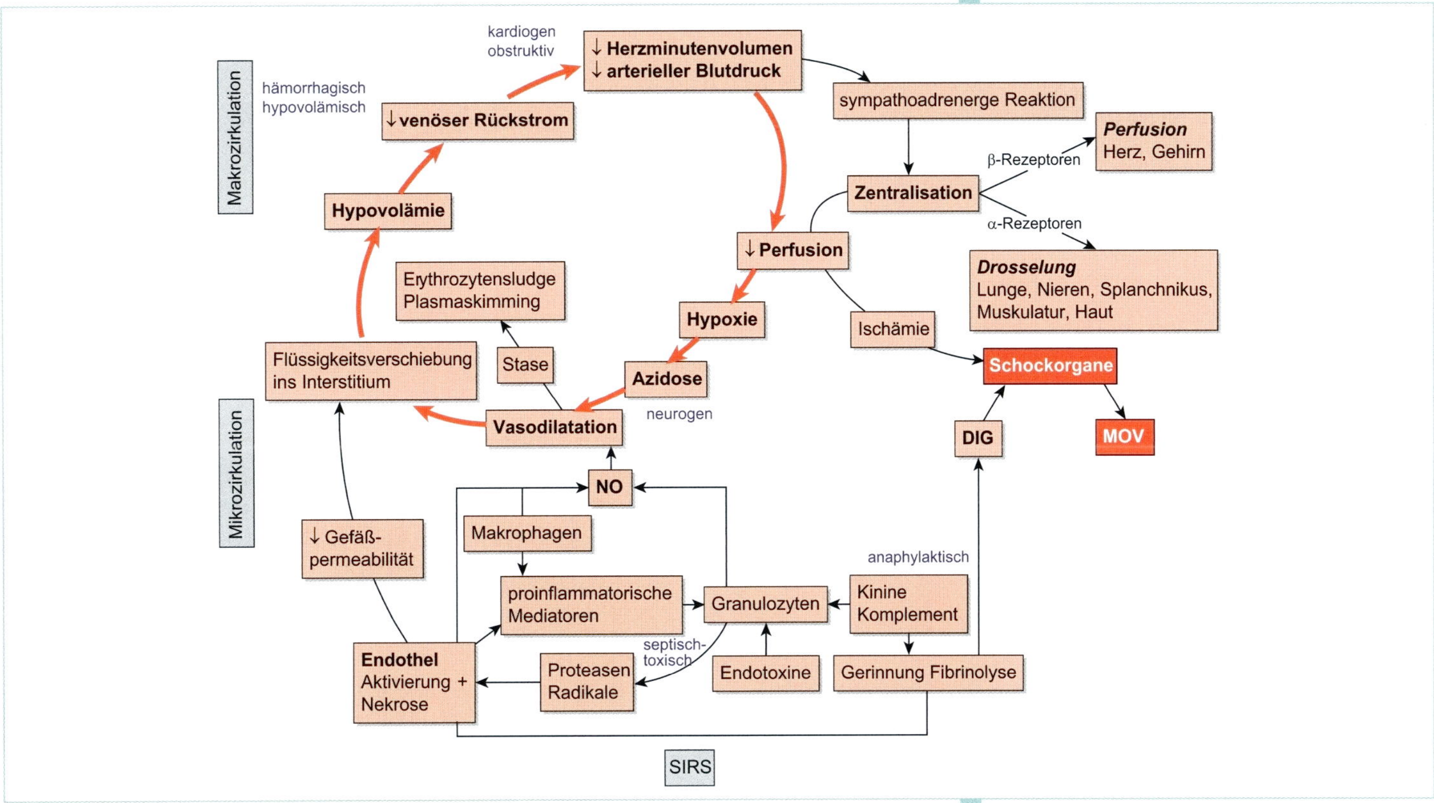

Abb. 13.4 Circulus vitiosus des Schocks [M824]

MERKE

Der Schockindex nach Allgöwer ist wegen seiner Ungenauigkeit und diagnostischen Unspezifität zwar eher überholt, hat jedoch als Warnsignal in vielerlei Hinsicht noch seine Daseinsberechtigung.
Der Schockindex ist positiv, wenn der Quotient $HF/RR_{syst} > 1$ ist. Je höher der Schockindex, desto kritischer der Patient.
Besser eignet sich die folgende Definition:

- Kompensierter Schock: $RR_{syst} > 90$ mmHg
- Dekompensierter Schock: $RR_{syst} < 90$ mmHg, und/oder mittlerer arterieller Blutdruck < 70 mmHg

MERKE

Eine Tachypnoe sorgt für eine erhöhte O_2-Aufnahme und kompensiert die metabolische Azidose. Die Zentralisierung spiegelt sich in einer Vigilanzminderung oder ausgeprägten Unruhe, in einer verminderten Rekapillarisierungszeit oder Oligurie wider. Häufig sind die Patienten blass und kaltschweißig oder zeigen eine Marmorierung der Haut.

Präklinik

Anamnestisch können Vorerkrankungen, Medikamentenanamnese, Symptombeginn und Allergien exploriert werden. Die Inspektion z. B. des Halsvenenstatus, der peripheren Ödeme, Verletzungen, Atemmuster oder Rekapillarisierungszeit geben weitere Hinweise auf ein Schockgeschehen, ebenso die Auskultation von Cor und Pulmo, die Palpation und die Temperaturmessung.

Klinik

In der Blutgasanalyse werden der Laktatwert und der Säure-Basen-Status als Zeichen des anaeroben Stoffwechsels bestimmt. Zudem ist die klinische Chemie richtungweisend. Die bildgebende Diagnostik kann die Ursache ggf. weiter eingrenzen: Röntgen-Thorax (Infiltrate, Pneumonie, Stauungszeichen, Herzgröße), Abdomensonografie (Verletzung innerer Organe, freie Flüssigkeit), Herzechokardiografie (myokardiale Pumpfunktion, Myokarditis, Perikardtamponade), CT des Abdomens und des Thorax mit Kontrastmittel (Lungenarterienembolie). Gegebenenfalls können weitere diagnostisch-interventionelle Schritte wie z. B. eine Herzkatheteruntersuchung bei V. a. kardiogenen Schock bei Myokardinfarkt durchgeführt werden. Patienten mit einem Schockgeschehen müssen auf einer ITS behandelt werden.

Diagnostisch greifen verschiedene Untersuchungen zur Abklärung der Schockursache ineinander (z. B. Sonografie bei V. a. intraabdominale Blutung, Katheterkardiografie bei V. a. Herzinfarkt und Blutgasanalysen zur Abklärung einer metabolischen Azidose).

Therapie

Außer einer **Schocklagerung** (Liegen mit angehobenen Beinen) ist ein **rasches Volumenmanagement** (verstärkte Volumensubstitution, Katecholamintherapie etc.) wichtig, um die -Organperfusion zu sichern.

TAB. 13.8

Therapie

Präklinik

Oberste Priorität haben die Sicherung bzw. Stabilisierung der Herz-Kreislauf-Funktion sowie der zügige Transport in eine adäquate Zielklinik. Die Lagerung erfolgt je nach Situation als Schocklagerung (bei Kreislaufinstabilität) oder mit Oberkörperhochlagerung (bei kardiogenem Schock). Über zwei großvolumige Zugänge sollte ein balanciertes, adäquates Volumenmanagement erfolgen. Mittel der Wahl sind Vollelektrolytlösungen. Bei Kreislaufinstabilität kann ggf. eine Katecholamintherapie notwendig werden. Je nach Stabilität des Patienten muss zwischen einer Sauerstoffgabe, einer nichtinvasiven Beatmung und ggf. auch einer Intubation abgewogen werden.

Klinik

Die Therapie der Schocklimitation ist in ➢ Tab. 13.8 exemplarisch zusammengefasst.

Tab. 13.8 Grundlegende Therapien der verschiedenen Schockformen

Schockform	Therapie
Hypovolämischer Schock	Volumengabe, bei Blutung chirurgisch-interventionelle Therapie
Distributiver Schock (relative Hypovolämie)	• Septischer Schock: Antibiotikatherapie, Fokussanierung, Volumen- und -Katecholamintherapie (➢ Kap. 26.1) • Neurogener Schock: Volumen- und Katecholamintherapie (➢ Kap. 15.3) • Anaphylaktischer Schock: Beendigung des auslösenden Agens, Volumengabe, Therapie mit Adrenalin, Histamin-Antagonisten, Kortikoide (➢ Kap. 13.4)
Kardiogener Schock	Kardiale Revaskularisation, operative Klappenrekonstruktion, ggf. vorsichtige Volumentherapie, Katecholamintherapie, Therapie von Herzrhythmusstörungen (➢ Kap. 14.2)
Obstruktiver Schock	Lysetherapie, ggf. operative Intervention, ggf. Entlastung bei z. B. Perikardtamponade oder Spannungspneumothorax

13.4 Anaphylaktische Reaktionen

Eine Anaphylaxie ist eine **akut auftretende systemische Immunreaktion** auf einen äußeren Reiz, die in schweren Fällen bis zu einem Schock führen kann.

Epidemiologie

Pathologie und Pathophysiologie

Oft bleibt der Auslöser einer anaphylaktischen Reaktion unklar.

13.4 Anaphylaktische Reaktionen

Julia Schneller, Tobias Helfen und Lars Töpfer

Bei der Anaphylaxie handelt es sich um eine akute und systemische Reaktion, bedingt durch eine pathologische Reaktion des Immunsystems auf einen chemischen Reiz. Die schwerwiegendste Form ist der anaphylaktische Schock.

Epidemiologie

Die Jahresinzidenz der Anaphylaxie in Deutschland liegt bei 7–50/100.000 Einwohner. Insektengift (55 %) und Arzneimittel (21 %) sind dabei die häufigsten Ursachen. Das männliche Geschlecht ist etwas häufiger betroffen als das weibliche.

Pathologie und Pathophysiologie

Anaphylaktische Reaktionen werden immunologisch oder nichtimmunologisch (früher: anaphylaktoid) ausgelöst. Nicht immer ist eine ursächliche Substanz für die anaphylaktische Reaktion zu finden. In ca. 25 % d. F. ist der Trigger unbekannt.

MERKE

Symptomatik und Therapie immunologischer und nichtimmunologischer anaphylaktischer Reaktionen unterscheiden sich nicht.

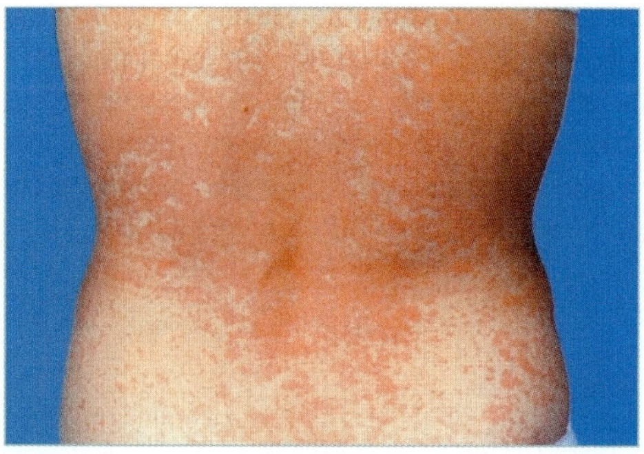

Abb. 13.5 Generalisierte Urtikaria [E306]

Bei der **immunologischen Anaphylaxie** werden Substanzen vom Organismus als Antigen erkannt und führen zur Bildung von IgE-Antikörpern auf Mastzellen und basophilen Granulozyten. Bei einer Reexposition wird das Antigen von den präformierten Antikörpern erkannt, und es kommt über Degranulation und die Aktivierung des Komplementsystems zu einer massiven Mediatorfreisetzung. Typische Allergene sind Bienen- oder Wespengift, Lebensmittel und Medikamente. Bei der **nichtimmunologischen Anaphylaxie** löst eine Substanz ohne Beteiligung von Antikörpern eine direkte Mediatorfreisetzung aus. Somit setzt diese Form der allergischen Reaktion keine vorhergehende Sensibilisierung voraus. Dies geschieht z. B. häufig bei Gabe von Morphin, wo der anaphylaktischen Reaktion bisweilen durch Verdünnung und langsame i. v. Verabreichung entgegengewirkt werden kann.

Es kommt zu **einer massiven Freisetzung von Entzündungsmediatoren,** die entweder IgE- und mastzellvermittelt (sog. **immunologische Anaphylaxie**) oder direkt (sog. **nichtimmunologische Anaphylaxie**) ausgelöst wird.

Beide Formen der anaphylaktischen Reaktion führen zur Freisetzung bzw. Bildung einer Vielzahl potenter Mediatoren (u. a. Histamin, Serotonin, Leukotriene, Prostaglandine). Diese verursachen eine periphere Vasodilatation, die als Flush oder Urtikaria sichtbar werden kann (➤ Abb. 13.5). Zusammen mit einer erhöhten Kapillarpermeabilität kann es schnell zu einem relativen Volumenmangel, im Extremfall zum anaphylaktischen Schock (distributiver Schock, ➤ Kap. 13.3) mit Kreislaufstillstand kommen. Außerdem werden eine Bronchokonstriktion, eine verstärkte Sekretion der Schleimhäute und gastrointestinale Symptome vermittelt. Ein Anschwellen der Schleimhäute im Kopf-Hals-Bereich kann rasch in eine vollständige Obstruktion der Luftwege münden.

Die systemische Entzündungsreaktion äußert sich in Bronchospasmen, Ödemen Flush und Urtikaria.

Diagnostik

Präklinik

Die präklinische Basisdiagnostik beinhaltet eine ausführliche Anamnese bekannter Allergien (Eigen- sowie ggf. Fremdanamnese), Inspektion (Anzeichen eines Schocks, Insektenstich, Hautausschlag) sowie eine klinische Untersuchung. Letztere beinhaltet u. a. auch eine Auskultation der Lunge (Giemen, Stridor) sowie eine Inspektion des Mund-Rachen-Raums (Schwellung).

Diagnostik

Wichtig sind vor allem das Erfragen von bekannten **Allergien** und eine **Inspektion der Atemwege** (Schwellungen? Einstichstellen?), um eine suffiziente Sauerstoffzufuhr sicherzustellen.

Klinik

Erhärtet wird der Anaphylaxieverdacht durch die Bestimmung eines spezifischen laborchemischen Markers der Mastzellaktivierung (Serumtryptase). Dieser sollte spätestens innerhalb der ersten 3 h nach Symptombeginn abgenommen werden. Zudem kann im Verlauf ein Basalwert zum Vergleich bestimmt werden.

Nach dem anaphylaktischen Ereignis muss das auslösende Agens mittels allergologischer Diagnostik identifiziert werden. Dies erfolgt durch eine Sensibilisierungsdiagnostik (IgE-Diagnostik in vitro, Hauttests – Prick und intrakutan). Erhärtet wird der Verdacht durch einen Provokationstest, der immer unter Notfallbereitschaft erfolgen sollte.

Diagnostisch wegweisend kann eine erhöhte Serumtryptase sein, die hohe Mastzellaktivität anzeigt.
In zweiter Linie können zur Sekundärprophylaxe Allergietests durchgeführt werden.

Therapie

Präklinik

Unabhängig von der Ausprägung der Symptomatik sollten stets Basismaßnahmen durchgeführt werden. Die sofortige Beendigung der Exposition des Auslösers ist nur selten möglich. Eine O_2-Gabe, ggf. Beatmung mit 100 % O_2 und sogar die frühzeitige Intubation bei spontan atmenden Patienten mit Gefahr eines Larynxödems sollten erfolgen. Darüber hinaus ist eine adäquate Volumensubstitution über zwei großlumige Zugänge sowie die kombinierte Gabe von H_1- und H_2-Antagonisten indiziert. Kortikoide haben in der Akuttherapie nur eingeschränkte Wirkung. Sie sollen allerdings ein erneutes Auftreten der Symptomatik nach einigen Stunden verhindern. Die Empfehlungen sind uneinheitlich, und die Dosierungsempfehlungen reichen von 100 bis 1000 mg Prednisolon-Äquivalent i. v. Die Therapie richtet sich dabei nach dem Stadium der Anaphylaxie (➤ Tab. 13.9).

Therapie

MERKE

Ab dem Stadium II ist **Adrenalin** das Medikament der Wahl zur Therapie der Anaphylaxie. Es vermittelt eine hämodynamische Stabilisierung über die vasokonstriktorische α_1-Wirkung sowie eine Bronchodilatation über die Wirkung auf β_2-Rezeptoren und verhindert zudem die weitere Degranulation der Mastzellen.

MERKE

CAVE

20 % der Patienten weisen einen zweiphasigen Verlauf mit späteren Komplikationen wie Arrhythmien oder thrombembolischen Ereignissen auf. Daher ist selbst bei Therapieerfolg ab einem Schweregrad II der allergischen Sofortreaktion eine 12- bis 24-stündliche stationäre Überwachung indiziert!

CAVE

TAB. 13.9

Tab. 13.9 Symptomatik der Anaphylaxie und kausale Therapie

Stadium			Therapie
0	**Lokalreaktion**	Lokal begrenzte Hautreaktion	Basismaßnahmen:
I	**Leichte Allgemeinreaktion**	• Flush, generalisierte Urtikaria (➤ Abb. 13.5), Juckreiz • Lidödem, Angioödem • Unruhe, Kopfschmerz	• ggf. H_1-Antagonist i. v. (z. B. Dimetinden 0,1 mg/kg KG) • ggf. Kortikoide (z. B. Prednisolon 500 mg)
II	**Ausgeprägte Allgemeinreaktion**	• Tachykardie, Hypotonie • Dyspnoe mit beginnendem Bronchospasmus • Stuhl-/Harndrang, Erbrechen, Diarrhö	Basismaßnahmen und zusätzlich: • Adrenalin 0,3–0,5 mg i. m. • Volumengabe • Inhalative Bronchodilatatoren (z. B. Salbutamol 2,5 mg) • ggf. H_2-Antagonist i. v. (z. B. Ranitidin 1–2 mg/kg KG) • ggf. H_1-Antagonist i. v. (z. B. Dimetinden 0,1 mg/kg KG) • ggf. Kortikoide (z. B. Prednisolon 500 mg)
III	**Bedrohliche Allgemeinreaktion**	• Schock • Starke Dyspnoe mit ausgeprägtem Bronchospasmus • Bewusstseinstrübung bis -verlust, Krampfanfälle • Abgang von Stuhl oder Urin	Basismaßnahmen und zusätzlich: • Adrenalin titriert 1 µg/kg KG i. v. • Volumengabe • ggf. H_2-Antagonist i. v. (z. B. Ranitidin 1–2 mg/kg KG) • ggf. H_1-Antagonist i. v. (z. B. Dimetinden 0,1 mg/kg KG) • ggf. weitere Katecholamine • ggf. Kortikoide (z. B. Prednisolon 500 mg)
IV	**Anaphylaktischer Schock**	Atem- und Kreislaufstillstand	• Reanimation ➤ Kap. 13.1 mit Gabe von Adrenalin und Volumen • Basismaßnahmen • ggf. Kortikoide (z. B. Prednisolon 500 mg)

Klinik

Ab Stadium II soll eine stationäre Überwachung für 12–24 h erfolgen. Patienten mit einer bedrohlichen Allgemeinreaktion werden auf der ITS überwacht. Zur Prophylaxe und primären Prävention sollten die bekannten auslösenden Allergene vermieden werden. Zudem besteht für viele Allergene (z. B. Pollen, Insektengifte) die Möglichkeit zur Desensibilisierung.

AMBULANTER PATIENT

Alle Patienten mit einer schweren allergischen Reaktion (> Grad II) sollten ein Notfallset mit sich führen. Hierbei handelt es sich um einen Adrenalin-Autoinjektor, die Applikation erfolgt selbstständig i. m. in die Oberschenkelmuskulatur.

IMPP-Hits

!!! Herz-Kreislauf-Stillstand, Reanimation

ÜBUNGSFRAGEN FÜRS MÜNDLICHE MIT LÖSUNGSHILFEN

1. Welche EKG-Rhythmen sind im Rahmen der kardiopulmonalen Reanimation defibrillierbar? Gehen Sie auf die gängigen Reanimationsmedikamente ein.

Defibrillierbare Herzrhythmen sind das Kammerflimmern sowie die pulslose ventrikuläre Tachykardie. Medikamente sind: 1 mg Adrenalin i. v./i. o. nach dem 3. Schock alle 3–5 min; 300 mg Amiodaron i. v./i. o. bei fortbestehendem Kammerflimmern/pulsloser VT nach 3 Defibrillationsversuchen; zusätzlich 150 mg i. v./i. o. bei Fortbestehen nach 5 Defibrillationsversuchen.

2. Nennen Sie potenziell reversible Ursachen eines Herz-Kreislauf-Stillstands.

Die potenziell reversiblen Ursachen bestehen aus den 4 Hs und HITS: Hypoxie, Hypothermie, Hyper- und Hypokaliämie, Hypovolämie sowie Herzbeuteltamponade, Intoxikation, Thrombembolie, Spannungspneumothorax.

3. Sie kommen als Notarzt zu einer Patientin mit rechtsseitigen Unterbauchschmerzen. Welche Differenzialdiagnosen ziehen Sie in Erwägung?

Neben einer Appendizitis oder einem Ileus kommen auch urologische (Zystitis, Urolithiasis, Ureterkolik etc.) und gynäkologische (Adnexitis, EUG etc.) Differenzialdiagnosen in Betracht.

4. Wie viele Anaphylaxiegrade gibt es?

Fünf. Die Anaphylaxie lässt sich anhand ihrer Schwere in die Grade 0 bis IV einteilen. Dies reicht von einer Lokalreaktion (Grad 0) über eine leichte Allgemeinreaktion (Grad I) bis hin zum anaphylaktischen Schock (Grad IV) (➤ Tab. 13.9).

KAPITEL

14 Internistische Notfälle

Julia Schneller und Tobias Helfen

Würde man nach den wichtigsten Kapiteln dieses Buches gefragt, müsste dieses hier auf jeden Fall genannt werden. Denn internistische Erkrankungen bilden ein Herzstück der Notfallmedizin und liegen einem Großteil der abgesetzten Notrufe zugrunde. So wirst du in jeder Notaufnahme täglich mehreren Patienten mit Brustschmerz oder Atemnot begegnen, bei denen es wichtig ist, schnell die Gefährdungslage abzuschätzen. Doch auch im Studium werden dir die Inhalte dieses Kapitels garantiert in verschiedenen Fach- und Examensprüfungen begegnen. Auch wenn dich die schiere Menge an Erkrankungen in diesem Kapitel anfangs vielleicht erschlagen mag, wirst du bald sehen, dass sich viele Störungen in ihren Ursachen und Behandlungen ähneln. Ein Zurückdenken an die physiologischen Grundlagen der einzelnen Organsysteme wir dir dabei helfen, Struktur in die Fülle an Informationen zu bringen, mit der sich die internistischen Erkrankungen besser lernen und einprägen lassen.

14.1 Angina pectoris (AP)

Als Angina pectoris bezeichnet man ein thorakales, atemunabhängiges Schmerzereignis, dem eine myokardiale Ischämie aufgrund einer Koronarstenose zugrunde liegt.

Epidemiologie

Jährlich kommt es in Deutschland zu 2 Mio. Notfalleinsätzen aufgrund von „Brustschmerzen". Ein Großteil beruht auf einer Angina pectoris. In einem Drittel der Fälle liegt ein akutes Koronarsyndrom („acute coronary syndrome", ACS) vor. In 15 % dieser Fälle handelt es sich um eine instabile AP, in 15 % um einen STEMI („ST-elevation myocardial infarction") oder NSTEMI („non-ST-elevation myocardial infarction").

14.1 Angina pectoris (AP)

Epidemiologie

Akuter Brustschmerz ist einer der häufigsten Gründe für Notfalleinsätze.

Studentische Sicht

Pathologie und Pathophysiologie
Ursächlich ist eine **Sauerstoffunterversorgung des Myokards,** zumeist aufgrund einer **koronaren Arteriosklerose.**

MERKE

Man unterscheidet eine **stabile** (der Brustschmerz tritt wiederholt unter körperlicher Aktivität auf und bessert sich rasch in Ruhe oder nach Nitratgabe) von einer **instabilen Angina pectoris** (Form des akuten Koronarsyndroms, bei welcher der Brustschmerz in wechselnder Stärke und weitgehend unvorhersehbar auftritt).

TAB. 14.1

Diagnostik

Die Schmerzen der Pektangina treten **plötzlich** auf, werden z. T. **durch Kälte oder körperliche Belastung ausgelöst** und können u. a. **in den Schulter-, Oberbauch-, Hals- und Armbereich ausstrahlen.** Begleitend finden sich oft Herzrasen und ein veränderter Blutdruck.
Neben einer Auskultation des Herzens sollte auf Zeichen einer Herzinsuffizienz (z. B. Halsvenenstauung, symmetrische Ödeme) geachtet werden.
Essenziell ist auch ein schnelles **12-Kanal-EKG** zum Ausschluss eines Myokardinfarkts.

Pathologie und Pathophysiologie

Der Angina pectoris liegt eine Arteriosklerose der Koronarien zugrunde.

MERKE

Typische **Risikofaktoren** für eine Arteriosklerose sind: Diabetes mellitus, Nikotinabusus, arterielle Hypertonie, Dyslipoproteinämie, positive Familienanamnese und Adipositas.

Am geschädigten Gefäßendothel kommt es zu Lipidablagerungen und Infiltrationen durch Makrophagen- und T-Lymphozyten mit Ausbildung von Plaques. Die daraus resultierende Koronarstenose kann anfangs symptomlos sein. Bei Größenzunahme der Plaques führen physische oder psychische Belastungen zu einem Missverhältnis zwischen Sauerstoffangebot und Sauerstoffbedarf.

Die **stabile AP** wird definitionsgemäß der **chronischen koronaren Herzkrankheit (KHK)** zugeordnet. Sie liegt vor, wenn die Beschwerden unter physischem und psychischem Stress auftreten und durch Ruhe binnen 15 min bzw. durch sublinguale Nitratgabe binnen 1–2 min limitierbar sind. Die **instabile AP** wird dem **ACS** zugeordnet. Es zeigt sich eine verzögerte Reaktion auf die Gabe von Nitrat. Weiterhin wegweisend für die instabile AP sind: anhaltende AP in Ruhe > 20 min, jede neu auftretende (De-novo-)AP, die mindestens einem Grad III der CCS-Klassifikation entspricht, kürzlich erfolgte Destabilisierung einer zuvor stabilen AP (Crescendo-Angina), eine Zunahme der Häufigkeit, Intensität und Dauer des Auftretens sowie eine geringere Belastbarkeitsschwelle und die AP nach einem Myokardinfarkt.

Die Canadian Cardiovascular Society (CCS) hat eine Schweregradeinteilung der stabilen AP in Abhängigkeit von der individuellen Belastungstoleranz etabliert (➢ Tab. 14.1).

Tab. 14.1 Einteilung der Schweregrade der Angina pectoris nach der CCS

Stadium	Befund
CCS 1	Keine Angina pectoris bei Alltagsbelastung (Laufen, Treppensteigen), jedoch bei plötzlicher oder längerer physischer Belastung
CCS 2	Angina pectoris bei stärkerer Anstrengung (schnelles Laufen, Bergaufgehen, Treppensteigen nach dem Essen, bei Kälte, Wind oder psychischer Belastung)
CCS 3	Angina pectoris bei leichter körperlicher Belastung (normales Gehen, Ankleiden)
CCS 4	Ruhebeschwerden oder Beschwerden bei geringster körperlicher Belastung

Diagnostik

Präklinik

Die Symptome treten meist plötzlich auf und dauern Sekunden bis Minuten, selten Stunden an. Bei stabiler AP können sie durch Anstrengung oder auch durch Kälteexposition ausgelöst werden. **Druckschmerz oder brennender Schmerz retrosternal** oder im Bereich des Herzens sind führend. Eine Ausstrahlung in den gesamten Thorax, Schultern, Arme, Abdomen, Rücken, Hals, Unterkiefer und Zähne kann vorkommen. Ein stressbedingt erhöhter Blutdruck in der Akutsituation kann Palpitationen auslösen oder auch aggravieren. Im Rahmen eines ACS kann es zu einer Hypotonie und Zentralisation bis hin zum kardiogenen Schock kommen.

Grundsätzlich sollte die Untersuchung auf den Allgemeinzustand, eine Halsvenenstauung oder periphere Ödeme (Zeichen der Herzinsuffizienz), die Lungenauskultation (Rasselgeräusche, Spastik) und Herzauskultation fokussieren. Bei Letzterer lassen sich pathologische Herzgeräusche etwaiger Klappenvitien wie eine Aortenstenose oder Mitralinsuffizienz erschließen. Diese können sowohl neu entstanden sein (z. B. Mitralklappeninsuffizienz als Komplikation des Papillarmuskelabrisses bei Myokardinfarkt), sind jedoch in den meisten Fällen im Rahmen einer bekannten KHK vorbestehend.

Das **12-Kanal-EKG** ist das Schlüsseldiagnostikum zur Abgrenzung des STEMI von anderen Formen des ACS oder der AP. Es sollte bereits präklinisch binnen 10 min nach Erstkontakt durchgeführt werden, da es die wichtigste Grundlage aller weiteren Entscheidungen darstellt und die weiteren Entscheidungsprozesse beschleunigt. Zur Beurteilung etwaiger sich potenziell anschließender Therapien (z. B. Katheterintervention bei Befundverschlechterung in Richtung ACS) ist die Erkundung des Symptombeginns ausschlaggebend. Weiterhin müssen die Familienanamnese, mögliche Auslöser der Symptomatik sowie weitere Vorerkrankungen und Medikamente erfragt werden.

LERNTIPP

Auskultationsbefunde häufiger Herzgeräusche:
- Aortenstenose: spindelförmiges Systolikum mit p. m. im 2. ICR parasternal und Fortleitung in die Karotiden
- Mitralinsuffizienz: hochfrequentes Holosystolikum im Anschluss an den 1. Herzton (HT) mit p. m. über der Herzspitze und Fortleitung in die Axilla
- Aorteninsuffizienz: diast. Decrescendo mit p. m. über dem Erb-Punkt (3. ICR links parasternal)
- Mitralstenose: paukender 1. HT, Mitralöffnungston, diast. Decrescendo mit p. m. über der Herzspitze

Klinik

Der frühe Nachweis einer myokardialen Ischämie kann zusätzlich durch die Bestimmung der biochemischen Marker erreicht werden. Bei der Messung der spezifischen Laborwerte (**Myoglobin, CK-MB** sowie des herzmuskelspezifische **Troponin T** und **Troponin I**) muss immer auch das Zeitfenster beachtet werden. Erste Laborveränderungen mit positivem Nachweis der Proteine treten innerhalb der ersten 2 h nach Infarktbeginn auf; ggf. wird die Untersuchung bei unauffälligem Befund nach 3–6 h wiederholt. Keinesfalls aber darf wegen der zeitlichen Dringlichkeit der Reperfusionsmaßnahmen der Nachweis bei Patienten mit ST-Strecken-Hebungsinfarkt im EKG und typischer Klinik abgewartet werden.

Bei unauffälliger EKG- und Labordiagnostik müssen ggf. weitere Differenzialdiagnosen ausgeschlossen werden. Auch apparative Diagnostikverfahren wie die Röntgenaufnahme des Thorax oder eine CT können zum Ausschluss weiterer möglicher Diagnosen indiziert sein.

Laborchemisch können kardiale Marker wie **Myoglobin, herzspezifische Kreatinkinase (CK-MB) und Troponin (Trop T + I)** bestimmt werden, wobei diese erst einige Stunden nach Beginn der Ischämie ansteigen.

Zur **Differenzialdiagnostik** ist oft auch eine Bildgebung, z. B. mittels CT-Thorax, sinnvoll.

LERNTIPP

Das IMPP legt sehr viel Wert auf die vielen möglichen Differenzialdiagnosen des Beschwerdebildes Brustschmerz/Angina pectoris (➤ Tab. 14.2). Es lohnt daher, sich diese genauer einzuprägen.

Tab. 14.2 Mögliche Differenzialdiagnosen des ACS

Organsystem	Mögliche Differenzialdiagnose
Kardial	Myokardinfarkt, Myo-/Perikarditis, Kardiomyopathie, Klappenvitien, Tako-Tsubo-Kardiomyopathie, kardiales Trauma, Vorhofflimmern
Pulmonal	Lungenembolie, Lungeninfarkt, Pneumonie/Pneumonitis, Pneumothorax
Gastrointestinal	Gastrointestinales Ulkusleiden, Ösophagitis, Ösophagusspasmus, Pankreatitis, Cholezystitis
Orthopädisch	Bandscheibenerkrankung, Rippenfraktur, Muskelverletzung/-entzündung, Kostochondritis
Vaskulär	Aortendissektion, Aortenaneurysma, zerebrovaskuläre Erkrankungen
Infektiös	Herpes zoster
Hämatologisch	Sichelzellkrise, Anämie

Mod. nach: Leitlinie der Deutschen Gesellschaft für Kardiologie 2020

TAB. 14.2

Therapie

Die **stabile Angina pectoris** spielt in der Akutmedizin lediglich eine untergeordnete Rolle, sie fällt eher in den Bereich des niedergelassenen Arztes. Die Beschwerden sind zunächst häufig so mäßig ausgeprägt, dass die Patienten beim Hausarzt vorstellig werden und dort eine Diagnostik und medikamentöse Therapie erfahren. Eine präklinisch angetroffene Erstmanifestation entspricht definitionsgemäß einer instabilen AP und wird entsprechend einem ACS behandelt. Eine Krankenhauseinweisung empfiehlt sich per se auch in Fällen einer Symptombesserung unter der Gabe von Nitroglycerin bei bekannter AP.

Therapie

Die stabile Angina pectoris bedarf oft keiner notfälligen Therapie, die instabile Angina pectoris jedoch wird im Rahmen des akuten Koronarsyndroms behandelt (➤ Kap. 14.2).

CAVE

Bei einem $RR_{sys.}$ < 100 mmHg oder der gleichzeitigen Einnahme von Phosphodiesterasehemmern ist die Gabe von Nitroglycerin kontraindiziert.

CAVE

Die Behandlung der **instabilen Angina pectoris** erfolgt entsprechend der Behandlung des ACS (➤ Kap. 14.2).

14.2 Akutes Koronarsyndrom (ACS)

Das „akutes Koronarsyndrom" subsumiert die lebensbedrohlichen Differenzialdiagnosen **instabile Angina pectoris** und **Myokardinfarkt.** Der Begriff wurde festgelegt, da die definitive Diagnose erst im Krankheitsverlauf nach abgeschlossener Blutlaboruntersuchung, Elektrokardiografie und ggf. Herzkatheteruntersuchung festlegbar ist, die Symptome in der Zeit davor aber identisch sind.

14.2 Akutes Koronarsyndrom (ACS)

Aufgrund eines **nicht unterscheidbaren klinischen Beschwerdebildes** fasst man die instabile Angina pectoris und den Myokardinfarkt (mit oder ohne ST-Hebung im EKG) als sog. **akutes Koronarsyndrom** zusammen.

Epidemiologie

In den westlichen Ländern gehen 40 % der Todesfälle bei unter 75-jährigen Patienten auf kardiovaskuläre Ursachen zurück. Dabei versterben 30 % der Patienten mit einem Myokardinfarkt bereits vor Erreichen des Krankenhauses. Die instabile AP hat als Präinfarktsyndrom ein Myokardinfarktrisiko von 20 %. In Deutschland erleiden jährlich rund 280.000 Menschen einen Myokardinfarkt, 65.000 mit letalem Ausgang.

Epidemiologie

Insbesondere in Industrienationen sind Myokardischämien eine häufige Todesursache.

Studentische Sicht

Pathologie und Pathophysiologie

Die Pathophysiologie entspricht der Angina pectoris mit koronarer Arteriosklerose und folgender Gefäßstenose, wobei sich im Falle eines Myokardinfarkts eine **Plaque löst und folglich einen kompletten Gefäßverschluss** verursacht.

Diagnostik

Pektanginöser Schmerz mit Sympathikusaktivierung, starker Angst sowie Zeichen einer akuten Herzbelastung (Puls-, und Blutdruckveränderungen) sind klinisch führend.

MERKE

Zentral ist ein **12-Kanal-EKG,** in dem sich vor allem **ST-Strecken-Hebungen** (**STEMI** = „ST-elevation myocardial infarct“) bzw. reziproke ST-Senkungen und T-Wellen-Veränderungen zeigen können.

ABB. 14.1

Pathologie und Pathophysiologie

Die pathophysiologischen Hintergründe entsprechen denen der AP. Grundlage ist auch hier die Ausbildung von Koronarplaques. Beim ACS kommt es zur **Erosion oder Ruptur einer Plaque.** Das abgescherte thrombotische Material wird mit dem Blutstrom weitertransportiert und führt zu einer vollständigen Okklusion in weiter peripher gelegenen Gefäßen. Gleichzeitig kommt es zu einer Aktivierung der Thrombozyten sowie der Gerinnungskaskade am freiliegenden Endothel, sodass sich hier zusätzlich Thromben anlagern und die Perfusion behindern. Durch Konformationsänderung des Glykoproteins IIb/IIIa, das als Rezeptor für das Fibrinogen fungiert, kommt es zu einem Cross-Linking der Thrombozyten, was wiederum in einer Aggregation resultiert. Letztlich endet die Kaskade in einem Verschluss der Koronararterie mit resultierender ischämischer Myokardnekrose infolge einer abrupten Abnahme der koronaren Durchblutung in einem bestimmten Myokardabschnitt. Das infarzierte Gewebe ist irreversibel geschädigt, jedoch ist die ischämische Dysfunktion des umliegenden Gewebes möglicherweise reversibel.

Diagnostik

Der **retrosternale Druck- oder Brennschmerz** mit **Ausstrahlung** in den gesamten Thorax, in Schultern, Arme, Abdomen, Rücken, Hals, Unterkiefer und Zähne ist häufig ausgeprägter als bei der stabilen Angina pectoris. Charakteristisch sind der oft beschriebene **„Vernichtungsschmerz“** und die **„Todesangst“** sowie Kaltschweißigkeit. Zudem können Zeichen der Herzinsuffizienz (Stauungszeichen) sowie einer respiratorischen Beeinträchtigung vorliegen (Zyanose, Dyspnoe).

MERKE

20 % aller ACS verlaufen ohne die charakteristische Schmerzsymptomatik. Diese „stummen Infarkte“ treten insbesondere bei Patienten mit diabetischer Polyneuropathie, Frauen und älteren Patienten auf.

Präklinik

Das **12-Kanal-EKG** hat obersten Stellenwert. Hierdurch kann eine erste Differenzierung erfolgen. Innerhalb der ersten 10 min nach Patientenkontakt sollte ein EKG geschrieben werden. Im Falle einer **instabilen Angina pectoris** kann es zu T-Negativierungen und ST-Streckensenkungen kommen.

LERNTIPP

- Von einem **STEMI** („ST-elevation myocardial infarction“) spricht man ab einer
  - Elevation der isoelektrischen Linie von ≥ 0,1 mV in mindestens zwei Extremitätenableitungen oder einer
  - Elevation von ≥ 0,2 mV in zwei benachbarten Brustwandableitungen.
- Ein neu aufgetretener (präklinisch schwer differenzierbar) Linksschenkelblock deutet ebenfalls auf einen Myokardinfarkt hin.
- Ein neu aufgetretener Rechtsschenkelblock erfordert gleichermaßen eine dringliche Angiografie, wenn ischämische Symptome vorliegen.

In der Akutphase finden sich beim STEMI typischerweise signifikante ST-Strecken-Hebungen und T-Wellen-Veränderungen über dem Infarktbezirk (➤ Abb. 14.1), evtl. können auch reziproke ST-Strecken-Senkungen in den dem Infarktbezirk gegenüberliegenden Ableitungen vorliegen. Bei Verdacht auf einen inferioren Infarkt sollte das 12-Kanal-EKG um die Ableitung V_4 rechts zur Erfassung einer rechts-

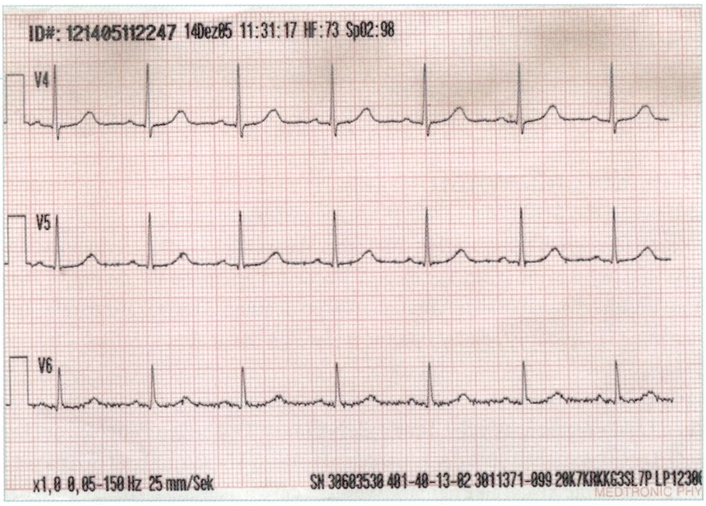

Abb. 14.1 Myokardinfarkt im EKG [M302]

ventrikulären Infarktbeteiligung erweitert werden, bei Verdacht auf einen posterioren Infarkt auch um die Ableitungen V_7–V_9 (➤ Tab. 14.3).

Tab. 14.3 Lokalisation des Myokardinfarkts im EKG

Lokalisation	Ableitung mit ST-Hebung	Betroffenes Gefäß
Anterolateral	V_5–V_6, (I, aVL)	LAD („left anterior descending artery")
Anteroseptal	V_1–V_4	LAD
Lateral	I, aVL, V_6–V_8	RCX (Ramus circumflexus)
Posteriore Hinterwand	III, aVF, V_7–V_9	RCX
Inferiore Hinterwand	II, III, aVF	RCA („right coronary artery")
Rechtsventrikulär	V_1–V_2, V_{3R}–V_{5R}	RCA

TAB. 14.3

Bei passender Symptomatik ohne ST-Streckenhebung wird von einem NSTE-ACS („non ST-elevation ACS") ausgegangen. T-Negativierungen und/oder ST-Streckensenkungen sind hier möglich. Der Sammelbegriff NSTE-ACS beinhaltet die instabile AP sowie den NSTEMI („non-ST-elevation myocardial infarction").

Bei einem **NSTEMI** („non-ST-elevation myocardial infarct") findet sich eine normale ST-Strecke mit dennoch erhöhten Herzenzymen.

Schnelltests für positives Troponin und CK-MB als laborchemischer Nachweis des Myokardschadens sind prinzipiell verfügbar, haben sich aber aufgrund der Testergebnisdauer und der mäßigen Sensitivität und Spezifität präklinisch nicht durchgesetzt.

FALL

Ein 40-jähriger Busfahrer klagt während seiner Raucherpause über ein thorakales Engegefühl. Nach dem Motto „Kommt von allein, geht von allein" ignoriert er es zunächst und schiebt es auf einen eingeklemmten Nerv, da der Schmerz auch eher im hinteren Thoraxbereich liegt. „Mit dem Herzen kann es unmöglich zu tun haben. Der leichte Bluthochdruck war beim letzten Hausarztbesuch gut eingestellt, und das EKG vor einer Woche war unauffällig." Nach einigen Stunden ohne Besserung ruft er doch den Notarzt. Da bei dem Patienten ein entsprechendes kardiovaskuläres Risikoprofil vorliegt, handelt es sich bis zum Beweis des Gegenteils um ein ACS. Der Notarzt erhebt vor Ort die Vitalparameter; im 12-Kanal-EKG zeigen sich ST-Hebungen in II, III, aVF, spiegelbildliche ST-Senkungen in I, aVL und V_1–V_3. Es erfolgt die unmittelbare Anmeldung in einer Chest Pain Unit. Wichtig ist bei der Anmeldung die Information über den Zeitpunkt des Schmerzeintritts sowie den kardiozirkulatorischen und respiratorischen Zustand. Der Patient wird unter Notarztbegleitung in die nächste Kardiologie eingewiesen. Aufgrund der positiven Symptomatik sowie der EKG-Veränderungen wird bei zusätzlich positivem Troponin-Wert in der laborchemischen Untersuchung die Indikation zur Durchführung einer Herzkatheteruntersuchung gestellt. Hier zeigt sich ein Verschluss der LAD; ein Stent wird gesetzt und der Patient zur Überwachung auf die Intensivstation aufgenommen.

Klinik

Bei Patienten mit NSTE-ACS besitzt die Labordiagnostik und hier insbesondere die Bestimmung des myokardspezifischen Troponins I oder T besondere Bedeutung, um zwischen den Diagnosen NSTEMI und instabiler AP zu differenzieren. Dabei muss beachtet werden, dass das Troponin nur verzögert ansteigt. In der Frühphase eines Myokardinfarkts kann es daher noch normwertig sein. Der Patient sollte bei fortbestehenden Beschwerden monitorüberwacht und die Bestimmung der **herzspezifischen Enzyme** sowie das **12-Kanal-EKG** sollten nach 6 h **wiederholt** werden (➤ Tab. 14.4). Neue Labortests ermöglichen die hochsensitive Bestimmung des Troponins, sodass die Kontrolle hier bereits nach 3 h erfolgen kann. Gleichzeitig sollten die vielfältigen **Differenzialdiagnosen** (vgl. ➤ Tab. 14.2) abgeklärt werden. Hierzu ist ggf. die Bestimmung weiterer **Laborparameter** sinnvoll:

Um bei unauffälligem EKG-Befund einen NSTEMI von einer instabilen Angina pectoris zu unterscheiden sollten **initial und 6 h nach Symptombeginn die Herzenzyme bestimmt** werden.

- D-Dimere: Lungenarterienembolie
- Natriuretische Peptide BNP oder NT-proBNP: Dyspnoe, Herzinsuffizienz
- Blutbild: Anämie, Entzündung
- Retentionsparameter: Nierenfunktion#

Bei Diskrepanz zwischen elektrokardiografischen und klinischen sowie laborchemischen Befunden kann die transthorakale Echokardiografie zur Entscheidungsfindung herangezogen werden. Szintigrafische Verfahren sind in der Routinediagnostik nicht angebracht, da im Zweifel die Herzkatheterdiagnostik mit gleichzeitiger Möglichkeit der Intervention im Vordergrund steht.

Zudem können eine **Echokardiografie** zur Beurteilung der Herzfunktion und eine **Koronarangiografie** (sog. Herzkatheter) zur Lokalisation und Therapie des Gefäßverschlusses erfolgen.

Tab. 14.4 Zeitlicher Verlauf der biochemischen Marker bei Herzinfarkt

Zeitlicher Verlauf	CK-MB	Myoglobin	Troponin I	Troponin T
Anstieg nach Infarkt	3–12 h	1–4 h	3–8 h	3–8 h
Maximum	12–24 h	6–12 h	12–96 h	14–36 h
Normalisierung	2–3 d	1 d	2 Wo.	8–10 d

TAB. 14.4

Zur Abschätzung des Mortalitätsrisikos bei Patienten mit einem ACS wird im klinischen Setting der GRACE-Score errechnet. Dieser berücksichtigt neben dem Alter und einem Myokardinfarkt oder einer Herzinsuffizienz in der Anamnese auch die Herzfrequenz, den systolischen Blutdruck, das Serumkreatinin, positive Herzenzyme und eine fehlende Katheterintervention. Aus den errechneten Punkten ergibt sich eine Einteilung in Niedrig-, Mittel- und Hochrisikopatienten (➤ Tab. 14.5).

Tab. 14.5 Auswertung GRACE-Score

Risikokategorie	GRACE-Score	6-Monats-Mortalität
Niedrig	< 109	< 3 %
Mittel	109–140	3–8 %
Hoch	> 140	> 8 %

Therapie

Primäre Maßnahmen umfassen die **Kreislaufkontrolle** mit **Oberkörperhochlagerung** (zur Vorlastsenkung), **Schmerztherapie** und **Anxiolyse.**

Therapie

Präklinik

Die primären Maßnahmen dienen der Kontrolle des Herz-Kreislauf-Systems, der **Schmerzreduktion** und Anxiolyse sowie der Vorbereitung auf den Transport in die Zielklinik.

Eine **Oberkörperhochlagerung** zur Senkung der Vorlast ist indiziert. Der Patient sollte nicht mehr selbst gehen und alle Bewegungen und Anstrengungen vermeiden. Um einer zusätzlichen Volumenbelastung des Herzens vorzubeugen, erfolgt die Volumenzufuhr lediglich zum Offenhalten des Zugangs. Eine Therapie mit Sauerstoff sollte nur bei relevant reduzierter Sättigung erfolgen, wobei der Schwellenwert hier mit < 90 % angegeben wird.

MERKE

MERKE

Laut DETO2X-Studie wird keine routinemäßige Sauerstofftherapie mehr empfohlen. Indikation zur O_2-Gabe ist ein SpO_2-Wert von < 90 %.

Notfallmedikation beim Myokardinfarkt:
- Morphin zur Analgesie
- Nitrate (z. B. als Nitrospray) zur Koronardilatation
- Thrombozytenaggregationshemmer (z. B. ASS, Prasugrel)
- Antikoagulanzien (vor allem niedermolekulares Heparin)

Zusätzlich werden je nach Herz-Kreislauf-Funktion auch Betablocker, Antiarrhythmika und Katecholamine eingesetzt.

Medikamentöse Therapie

Das Spektrum der medikamentösen Optionen zur Therapie des ACS ist in den letzten Jahren gewachsen und hat teilweise auch Eingang in die Notfallmedizin gefunden. Im Folgenden sind daher mögliche Alternativen angegeben, die aber nicht zwingend auf jedem Rettungsmittel vorgehalten werden.

Die obligate medikamentöse Therapie bei Nachweis eines STEMI mit geplanter PCI umfasst:

- **Analgesie:** Morphin i. v. reduziert den myokardialen O_2-Verbrauch, nach Wirkung jeweils 1- bis 2-mg-weise titrieren, bis der Patient schmerzfrei ist
- **Nitrate:** 2 Hübe Nitrospray s. l. (wenn $RR_{Syst.}$ > 100 mmHg, ggf. repetitiv), führt zur Vasodilatation der Koronarien
- **Thrombozytenaggregationshemmung:**
  - ASS 150 mg i. v. (in der Praxis meist 500 mg i. v., alternativ auch 150–300 mg p. o. möglich)
  - Zusätzlich ADP-Rezeptor-Antagonisten (Prasugrel 60 mg p. o., Ticagrelor 180 mg p. o. oder Clopidogrel 600 mg p. o., Dosisangaben entsprechen jeweils einer Loading-Dose, um einen schnellen Wirkeintritt zu erreichen)
- **Antikoagulanzien:**
  - Unfraktioniertes Heparin: 80 IE/kg KG (max. 5000 IE) i. v. oder
  - Enoxaparin: 0,5 mg/kg KG i. v. oder
  - Bivalirudin: 0,75 mg/kg KG i. v.

Je nach klinischer Notwendigkeit können auch weitere Medikamente zum Einsatz kommen:

- **Betablocker:** bei Tachykardie oder Hypertonie und fehlenden Zeichen der linksventrikulären Dekompensation Metoprolol 2,5–5 mg i. v. (langsam titrieren)
- **Antiemetika:** z. B. Ondansetron 4 mg i. v.
- **Antiarrhythmika:** nur bei Herzrhythmusstörungen mit hämodynamischer Instabilität, nicht prophylaktisch!
- **Diuretika:** Furosemid 40–80 mg i. v. (obligat bei Zeichen linksventrikulärer Dekompensation)
- **Katecholamine:** Akrinor, Dobutamin, Adrenalin i. v. nach klinischer Notwendigkeit, Dosierung nach Wirkung

MERKE

MERKE

Eine zügige Diagnostik und Therapie des ACS sind entscheidend für die Größe des Myokardschadens. Zeit ist Muskel! In Deutschland ist u. a. durch Verkennung der Symptomatik im Schnitt erst nach 3¼ h ein Notarzt am Infarktpatienten.

Reperfusionsstrategie bei STEMI

Bei präklinisch nachgewiesenem STEMI muss der Notarzt eine Entscheidung über die anzuwendende Reperfusionsstrategie treffen.

MERKE

Die **perkutane Koronarintervention** (PCI, früher perkutane transluminale koronare Angioplastie [PTCA]) ist die Reperfusionsstrategie der ersten Wahl, wenn der Patient in < 60 min ein interventionelles Zentrum erreicht oder – bei zusätzlichem Transfer – < 90 min. (Das Intervall beträgt die Zeit des Erstkontakts [FMC, „first medical contact"] bis zur Drahtpassage [„first wire crossing"]). Die zeitliche Schwelle für den Beginn einer Lysetherapie liegt bei > 120 min.

Steht innerhalb der vorgegebenen Zeit keine Reperfusion mittels PCI zur Verfügung, sollte innerhalb von 30 min eine **Fibrinolysetherapie** (Alteplase, Recteplase oder Tenecteplase) eingeleitet werden. Die Planung der Revaskularisierungstherapie erfordert eine vorherige Kontaktaufnahme mit der Rettungsleitstelle bzw. der Chest Pain Unit des Zielkrankenhauses, damit für den Patienten das optimale Krankenhaus ausgewählt und der Herzkatheterplatz freigehalten werden kann.

CAVE

Für die **Lysetherapie** gelten folgende absolute **Kontraindikationen:**
- Vorangegangene intrazerebrale Blutung/hämorrhagischer Schlaganfall
- Ischämischer Schlaganfall vor < 6 Monaten
- ZNS-Neoplasie, zerebrale AV-Malformationen
- Schweres Trauma/OP/Kopfverletzung vor < 3 Wochen
- Gastrointestinale Blutung vor < 1 Monat
- Bekannte Blutungsneigung
- Aortendissektion
- Nichtkomprimierbare Punktionen vor < 24 h (z. B. Leberbiopsie, Lumbalpunktion)

Vor einer Lysetherapie sollte der Patient über die Maßnahme und mögliche Komplikationen aufgeklärt und seine Einwilligung eingeholt werden.

Klinik

Mechanische Rekanalisierungsverfahren

Im Rahmen der mechanischen Rekanalisierung (PCI = perkutane Koronarintervention) wird die thrombotisch verschlossene Stelle mithilfe eines Führungsdrahtes passiert, um anschließend eine Ballondilatation – meist mit Stentimplantation – durchzuführen.

MERKE

In ca. 90 % d. F. lässt sich durch eine PCI eine präexistente Gefäßstenose beseitigen und der Blutfluss wiederherstellen.

Eine interventionelle Revaskularisation (PCI) ist bei den folgenden Konstellationen indiziert:
- Jeder STEMI (< 90 min nach Diagnosesicherung)
- NSTEMI und kardiogener Schock
- NSTEMI und instabiler Patient (hämodynamisch, klinisch oder rhythmologisch)
- NSTEMI und persistierende Beschwerdesymptomatik trotz konservativer Therapie
- Plötzlicher Herztod und erfolgreiche Reanimation sowie gute Prognose

In den letzten Jahren wurde die Überlegenheit der primären PCI als Reperfusionsstrategie im Vergleich zur Fibrinolyse durch eine Reihe von Studien belegt.

Bei erfolgloser PCI und persistierendem Verschluss sowie hämodynamischer Instabilität bleibt als Ultimo Ratio die sofortige Bypassoperation. Weitere Indikationen sind die Hauptstammstenose sowie eine Drei-Gefäß-Erkrankung, die der Katheterintervention nicht oder kaum zugänglich sind.

14.3 Synkope

Synkopen sind definiert durch einen vorübergehenden Verlust des Bewusstseins. Obwohl der Großteil der Synkopen harmlos ist, können sie Zeichen schwerer Erkrankungen sein. Gekennzeichnet ist die Synkope durch ein zeitlich umschriebenes Ereignis mit Amnesie für die Dauer des Bewusstseinsverlustes.

Schnellstmöglich sollte eine Reperfusion mittels **perkutaner Koronarintervention** (PCI) erfolgen. Ist diese nicht zeitnah verfügbar, wird eine **systemische Fibrinolyse** (z. B. mittels Alteplase) durchgeführt.

MERKE

CAVE

Bei einer **perkutanen Koronarintervention** wird das verengte Gefäß mit einem Ballon geweitet und anschließend ein Stent eingesetzt.
Ist dieser Eingriff erfolglos, kann ein **operativer Bypass** angelegt werden.

MERKE

14.3 Synkope

Eine Synkope bezeichnet einen **kurzzeitigen Bewusstseinsverlust durch Minderdurchblutung des Gehirns.** Oft kommt es dabei zu einem **Sturz** der Patienten.

Studentische Sicht

ABB. 14.2

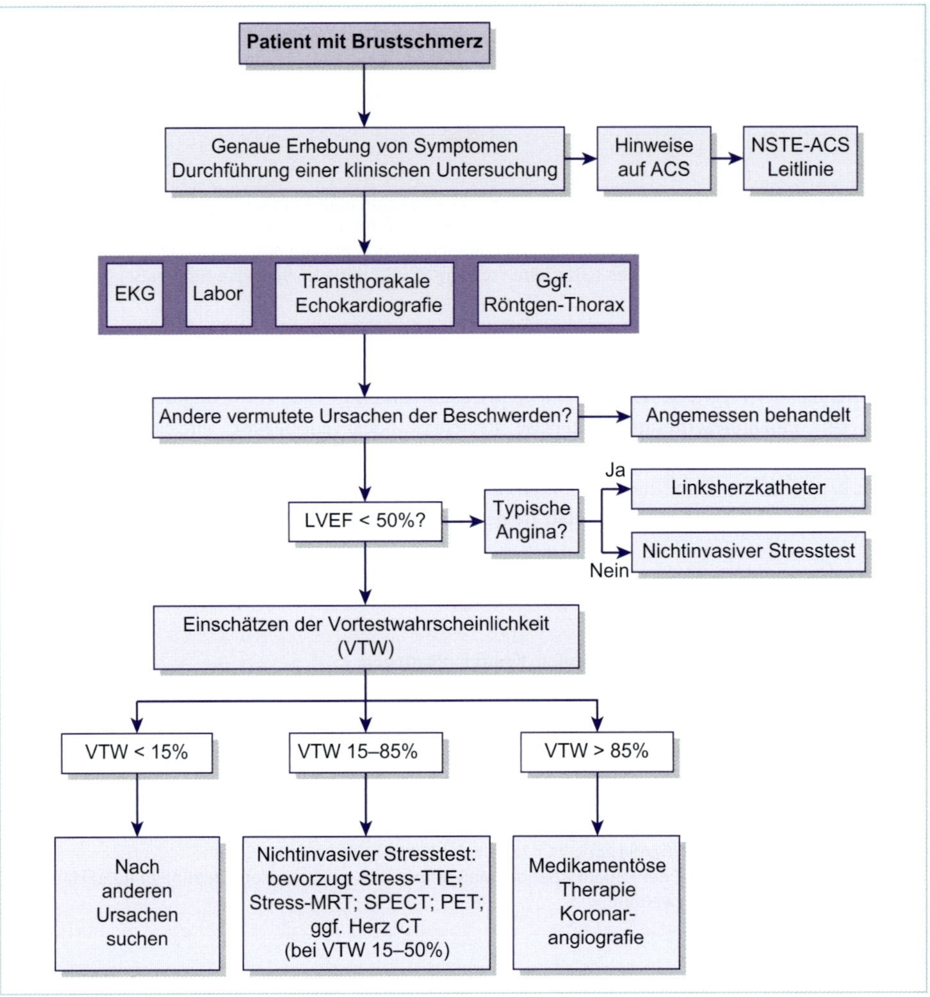

Abb. 14.2 Schema zur diagnostischen und therapeutischen Strategie des ACS [L231]

Epidemiologie

Besonders häufig sind junge Erwachsene und ältere Patienten betroffen.

Epidemiologie

Die Lebenszeitprävalenz einer Synkope liegt bei ca. 30–50 %. Hierbei liegen zwei Altersgipfel vor: zu meist junge Erwachsene (10.–30. Lj.) oder ältere Menschen (> 65 Jahre). Frauen sind häufiger betroffen als Männer. Auch wenn sich nur etwa 56 % der Patienten nach stattgehabtem synkopalem Ereignis einer weiteren Abklärung unterziehen, sind sie häufig Ursache für die Alarmierung des Rettungsdienstes. Dies spiegelt sich auch in der Anzahl der Krankenhauseinweisungen wider. 3 % der Fälle, die in der Notaufnahme vorgestellt werden, sind Synkopen; hiervon werden mehr als 50 % stationär aufgenommen.

Pathologie und Pathophysiologie

Die Ursachen für die zerebrale Minderversorgung umfassen Störungen der kardialen Pumpfunktion oder der Regulation der kranialen Gefäßweite mit Fehlverteilung des Blutvolumens.

Pathologie und Pathophysiologie

Der Bewusstseinsverlust tritt im Rahmen einer zerebralen Minderperfusion auf. Diese kann einerseits durch ein Sistieren des zerebralen Blutflusses für mindestens 6–8 s oder durch ein Absinken des systolischen Blutdrucks (< 60 mmHg) ausgelöst werden. Typische Ursachen und Auslöser sind in ➤ Tab. 14.6 dargestellt.

TAB. 14.6

Tab. 14.6 Mögliche Ursachen von Synkopen und deren typische Anamnese

Einteilung	Mögliche Ursachen	Typische Anamnese/Befunde
Reflex-synkope	Vasovagal, situativ, z. B. durch Husten, Niesen, Defäkation Karotissinussynkope	• Unauffällige kardiale Anamnese • Auftreten nach einem plötzlichen unerwarteten/unerfreulichen Anblick, Geräusch, Geruch oder Schmerz • Langes Stehen oder überfüllter, warmer Raum • Übelkeit, Erbrechen im Zusammenhang mit der Synkope
Ortho-stase	Autonome Dysfunktion, medikamentös induziert, Volumenmangel	• Nach dem Aufstehen • Zeitlicher Zusammenhang mit Beginn oder Wechsel der Dosierung gefäßerweiternder Medikamente • Langes Stehen • Aufstehen nach Belastung • Vorbestehende autonome Neuropathie/Morbus Parkinson
Kardio-vaskulär	Arrhythmie, Herzinsuffizienz, Klappenvitium, Anämie, Elektrolytstörungen	• Bekannte strukturelle Herzerkrankung • Familienanamnese für plötzlichen Herztod • Plötzlich einsetzende Palpitationen • Auftreten während Belastung oder im Liegen • Pathologisches EKG, Blockbilder

Mod. nach: Leitlinien für die Diagnose und Therapie von Synkopen, Deutsche Gesellschaft für Kardiologie 2020

Wirkmechanismus der vasovagalen Synkope ist eine durch die kardioinhibitorische Wirkung des N. vagus sowie die Hemmung des Sympathikus ausgelöste Reaktion. Hierdurch bedingt kommt es u. a. zu einer Vasodilatation mit Versacken des Blutes in der Peripherie und resultierender zerebraler Minderperfusion.

Bei der orthostatischen Synkope kommt es durch eine Fehlfunktion autonomer Nervenfasern zu einer nicht ausreichenden Vasokonstriktion im Rahmen eines Gegenregulationsmechanismus beim Aufstehen aus dem Sitzen oder Liegen. Dadurch kommt es zu einem venösen Pooling mit entsprechend folgender Hypotonie.

Diagnostik

Präklinik

Die Erhebung der **Anamnese** ist bei Synkopen besonders wichtig, um einschätzen zu können, ob es sich um ein harmloses Ereignis handelt, das ambulant behandelt werden kann, oder ob eine Klinikeinweisung erforderlich ist. Es sollte insbesondere nach vorangegangenen Synkopen und Risikofaktoren für kardiale Ereignisse gefragt werden. Außerdem sollten die Umstände der Synkope und ihr genauer Ablauf beim Patienten selbst und auch fremdanamnestisch erfragt werden.

Die **Vitalparameter** sollten erfasst und es sollte ein **12-Kanal-EKG** angefertigt werden. Die Messung des **Blutzuckers** (BZ) ist obligat. Bei der klinischen Untersuchung ist unbedingt auch auf mögliche **Sturzfolgen** zu achten.

Typisch ist eine plötzlich eintretende Bewusstlosigkeit von nur kurzer Dauer, von der sich die Patienten rasch und vollständig erholen, sodass sie bei Eintreffen des Rettungsdienstes i. d. R. bereits wieder bei Bewusstsein sind und adäquat reagieren.

Differenzialdiagnostisch muss ein Krampfanfall oder eine psychogene Genese in Betracht gezogen werden.

Klinik

In der Klinik stehen neben den Standarduntersuchungen (12-Kanal-EKG, Blutdruckmessung, Labordiagnostik [u. a. Herzenzyme, Elektrolyte, Hb]) weitere spezifische diagnostische Mittel zur Auswahl. So kommt z. B. zur Abgrenzung einer orthostatischen Dysregulation häufig der **Schellong-Test** zur Anwendung. Der Patient liegt hierbei anfangs 5 min in Ruhe, gefolgt von einer 10-minütigen Stehphase und im Anschluss einem erneuten Liegen für 3 min. In entsprechenden Zeitintervallen werden die Vitalparameter gemessen und dokumentiert. Pathologisch und somit Zeichen einer orthostatischen Hypotonie ist ein Blutdruckabfall von > 30 mmHg systolisch und > 15 mmHg diastolisch.

Die Basisdiagnostik kann je nach Ergebnis der vorangegangenen Untersuchungen um weitere spezifische Tests, z. B. Echokardiografie, Ergometrie oder Kipptischuntersuchung, ergänzt werden.

Die Duplexsonografie ist ein Diagnostikverfahren mit der Möglichkeit der nichtinvasiven Darstellung der Halsgefäße (u. a. A. carotis interna und externa) und deren pathologischen Veränderungen (Stenose, hochgradige Stenose oder Verschluss eines Gefäßes). Sie ist eine Voraussetzung, um den Karotissinusdruckversuch durchführen zu können, bei dem die A. carotis auf Höhe des Kehlkopfes massiert wird, um ein mögliches synkopales Ereignis auszulösen.

Therapie

Präklinik

Präklinisch sind die Patienten bei Eintreffen meist asymptomatisch, ggf. kann je nach Restsymptomatik eine antiemetische Therapie oder Volumensubstitution erfolgen. Auch das Hochlagern der unteren Extremität kann in der Initialphase die Symptomatik verbessern, um den venösen Rückfluss zu erleichtern und damit die Vorlast des Herzens zu erhöhen. Die weitere spezifische Therapie ist erst nach erfolgter Diagnosestellung möglich und richtet sich dann nach der Ursache der Synkope.

Klinik

Zu den Basismaßnahmen zählen nach Diagnosestellung eine ausführliche Aufklärung und insbesondere eine Instruktion zur Vermeidung von Rezidiven/Rückfällen, indem der Patient durch frühzeitiges Erkennen und Kenntnis über die Auslöser (Trigger) entgegenwirken oder die Situation vermeiden kann. Zudem kann mit speziellen Pressmanövern (z. B. isometrischer Gegendruck beider Beine oder Arme) der Sympathikus aktiviert, der Blutdruck gesteigert und somit eine Synkope verhindert werden.

Bei der kardialen Synkope können je nach zugrunde liegender Ursache z. B. Herzrhythmusstörungen medikamentös oder operativ durch Implantation eines Herzschrittmachers behandelt werden.

Diagnostik

Wichtig ist, neben einer **EKG- und Vitalzeichenkontrolle** auch, die **Umstände der Synkope** genau zu erfragen, um Differenzialdiagnosen (z. B. Krampfanfälle oder Hypoglykämien) abschätzen zu können.

Weiterführende Diagnostik bei Synkopen:

- **Orthostatisch:** Schellong-Test (Blutdruckmessung in Abfolge von Liege- und Standphasen), Kipptischuntersuchung
- **Kardial:** Echokardiografie, Belastungs-EKG, Laboruntersuchung
- **Vaskulär:** Doppler-Sonografie der Halsgefäße
- **Reflektorisch:** Provokationsversuch durch Vagusreize (z. B. Karotissinusdruck)

Therapie

Es sollte eine **Aufklärung über die Ursache** der Synkope und Beratung hinsichtlich Präventionsstrategien erfolgen.

Studentische Sicht

14.4 Hypertensive Krise und hypertensiver Notfall

Arterielle Hypertonie: chronisch erhöhter Blutdruck auf ≥140/90 mmHg.
Hypertensive Krise: plötzlicher Blutdruckanstieg auf > 220/120 mmHg ohne Symptome und Endorganschädigung.
Hypertensiver Notfall: plötzlicher Blutdruckanstieg auf > 220/120 mmHg mit Symptomen (z. B. Kopfschmerz) und Endorganschädigung.

Epidemiologie

Die arterielle Hypertonie ist eine **Volkskrankheit,** von der etwa jeder dritte Erwachsene betroffen ist. Zudem ist sie ein wichtiger **Risikofaktor für andere kardiovaskuläre Ereignisse.**

Pathologie und Pathophysiologie

Hypertone Blutdruckentgleisungen entstehen **meist auf Basis einer bekannten Hypertonie.** Ein hypertensiver Notfall kann z. B. im Rahmen von zerebralen, kardialen oder endokrinologischen Störungen sowie Intoxikationen auftreten.

Diagnostik

Neben einer Blutdruckmessung sollte ein EKG geschrieben werden.

MERKE

Schmerzen, Übelkeit und neurologische Störungen können bei einem hypertensiven Notfall auf **Endorganschäden** hindeuten.

14.4 Hypertensive Krise und hypertensiver Notfall

Hypertensive Entgleisungen sind häufige Meldebilder in der Notfallmedizin.

- Bei der **hypertensiven Krise** besteht ein Blutdruckanstieg, ohne dass weitere Symptome vorhanden sind. Eine Blutdrucksenkung kann daher langsam erfolgen. Von einer arteriellen Hypertonie spricht man bei einem dauerhaft erhöhten Blutdruck von ≥ 140/90 mmHg; die hypertensive Krise ist definiert als ein plötzlich einsetzender Blutdruckanstieg auf > 220/120 mmHg.
- Ein **hypertensiver Notfall** ist die Kombination aus einer hypertensiven Krise mit einer akut einsetzenden Symptomatik, bedingt durch eine akute Endorganschädigung. Er bedarf einer sofortigen Blutdrucksenkung.

Epidemiologie

In Deutschland leidet etwa jeder dritte Erwachsene unter einer arteriellen Hypertonie (ca. 31 % der Frauen und 33 % der Männer); die Prävalenz steigt mit zunehmendem Alter. Weiterhin zu beachten ist, dass die Hypertonie von zentraler Bedeutung für die kardiovaskuläre Morbidität und Mortalität ist. Schätzungen zufolge sind etwa 54 % der Schlaganfälle und 47 % der ischämischen Herzerkrankungen die direkte Folge einer hypertensiven Erkrankung. 90 % aller Hypertonien sind essenziell, wobei das Wohlstandsverhalten hierbei eine herausragende Rolle spielt.

Pathologie und Pathophysiologie

Der Großteil der Patienten mit einer hypertensiven Entgleisung leidet an einem bekannten essenziellen Hypertonus; diese Form wird auch als *primäre* Hypertonie bezeichnet. Weitere Ursachen der *sekundären* Hypertonie sind renal, endokrinologisch oder durch Gefäßanomalien bedingt. Grundsätzlich ergibt sich ein Blutdruckanstieg aus einem erhöhten Herzzeitvolumen, einem erhöhten Gefäßwiderstand oder einer erhöhten Gefäßsteifigkeit. Auch eine Kombination der Mechanismen ist möglich. Die familiäre Häufung spricht für eine genetische Prädisposition; als weitere prädisponierende Faktoren kommen Bewegungsmangel, sehr salzreiche Ernährung und weitere Umweltfaktoren hinzu.

Die Ätiologie einer hypertensiven Krise ist nicht vollständig geklärt. Oft fungieren psychische Ereignisse als Auslöser, oder die antihypertensive Dauermedikation ist im Verlauf der Erkrankung nicht mehr ausreichend. Nicht eingenommene Antihypertensiva sind ebenfalls eine häufige Ursache. Letztendlich kommt es durch erhöhte Scherkräfte in den Kapillaren zu einer akuten Endothelschädigung mit Freisetzung von Zytokinen, was wiederum eine Aktivierung der Gerinnungskaskade mit Bildung von Mikrothromben und nachfolgender Ischämie in den entsprechenden Endorganen bewirkt. Durch Freisetzung von Vasokonstriktoren aus dem geschädigten Endothel wird weiterhin eine Gewebeischämie verstärkt.

Ein hypertensiver Notfall ist zwar selten, die zugrunde liegenden Erkrankungen können aber lebensbedrohlich sein. Folgende Ursachen eines hypertensiven Notfalls bestehen: Enzephalopathie, Subarachnoidalblutung, Schlaganfall; Linksherzversagen/Lungenödem, instabile AP, akuter Myokardinfarkt; akute Niereninsuffizienz; Aortendissektion; Phäochromozytom; Drogenabusus (Amphetamin, LSD, Kokain oder Ecstasy); Präeklampsie oder Eklampsie.

Diagnostik

Präklinik

Die Diagnose wird durch eine nichtinvasive Blutdruckmessung präklinisch gestellt. Meist liegt bereits eine bekannte Hypertonie vor. Im Rahmen der notfallmedizinischen Basisdiagnostik sollte der **Blutdruck** immer **an beiden Armen** gemessen und ein **12-Kanal-EKG** geschrieben werden.

MERKE

Bei einem Seitenunterschied von > 20 mmHg systolisch oder > 10 mmHg diastolisch sollte differenzialdiagnostisch an eine Aortenisthmusstenose oder eine Aortendissektion gedacht werden.

Entscheidend ist, gründlich nach **Symptomen eines hypertensiven Notfalls** zu suchen. Anamnestisch gehören dazu also insbesondere Fragen nach der Dauermedikation, thorakalen Schmerzen, neurologischen Einschränkungen, einem vorliegenden Substanzabusus oder einer Schwangerschaft. Weitere Symptome, die im Rahmen eines hypertensiven Notfalls auftreten können, sind Dyspnoe, Brustschmerzen, Kopfschmerzen, Schwindel, Erbrechen bis hin zu fokalneurologischen Defiziten.

Die European Society of Hypertension (ESH) teilt die Schweregrade der Hypertonie nach der Höhe des Blutdruckwertes ein (➤ Tab. 14.7).

Tab. 14.7 Schweregradeinteilung der arteriellen Hypertonie (ESC/ESH 2018) [F823-006]

Grad	RR_{syst} [mmHg]	RR_{diast} [mmHg]
I	140–159 und/oder	90–99
II	160–179 und/oder	100–109
III	> 180 und/oder	> 110

TAB. 14.7

Klinik

Ein hypertensiver Notfall kann mit lebensbedrohlichen Komplikationen, progredienten Organschäden und Funktionseinschränkungen vergesellschaftet sein. Neben der Basisdiagnostik muss daher obligat eine weitere Endorganschädigung ausgeschlossen werden. Diese können sowohl akut als auch durch eine chronische Schädigung bedingt sein.

Folgende Laborparameter sind diagnostisch sinnvoll: Herzenzyme (Ausschluss Myokardinfarkt), Serum-Elektrolyte (Ausschluss einer endokrinologischen Ursache mit übermäßiger Aktivierung des Renin-Angiotensin-Aldosteron-Systems), Kreatinin-Clearance (Bestimmung der Nierenfunktion), TSH (Ausschluss Hyperthyreose), proBNP (Ausschluss Herzinsuffizienz), D-Dimer (Ausschluss Lungenarterienembolie oder Aortendissektion), Screening auf kardiovaskuläre Risikofaktoren (z. B. Cholesterin, BZ).

Auch eine **ausführliche Labordiagnostik** (Elektrolyte, Herzenzyme, Gerinnung etc.) ist sinnvoll.

Die Echokardiografie und die Sonografie Abdomen/Nieren, ggf. Duplexsonografie, dienen dem Nachweis einer Nierenarterienstenose. Die Untersuchung des Augenhintergrunds dient dem Ausschluss einer hypertensiven Retinopathie (retinale Einblutungen, „cotton wool spots" und/oder Papillenödem). Eine cCT, ggf. mit CT-Angio, sollte bei fokalneurologischen Defiziten zur Detektion einer zerebralen Blutung oder zum Nachweis einer zerebralen Ischämie veranlasst werden. Bei Verdacht auf eine endokrinologische Ursache kann die klinische Diagnostik im Verlauf durch weitere Tests und Hormonbestimmungen im Blut und im Urin sowie ggf. auch durch eine weitere CT-Untersuchung ergänzt werden.

Bei Verdacht auf Ruptur von Gehirngefäßen sollte eine zusätzliche Bildgebung erfolgen.

Therapie

Therapie

Präklinik

In der **hypertensiven Krise** steht die **langsame Blutdrucksenkung** über 24 h im Vordergrund, die durch Anpassung der **oralen Dauermedikation** erfolgen kann. Alternativ kann dem Patienten zusätzlich Urapidil i. v. à 10 mg oder Amlodipin 5–10 mg p. o. verabreicht werden.

Bei einer hypertensiven Krise erfolgt die Blutdrucksenkung langsam über 24 h durch Medikationsanpassung und ggf. Gabe von Urapidil oder Amlodipin.

Da auf Rettungsmitteln i. d. R. kaum orale Medikamente vorgehalten werden, wird dem Patienten eine **Vorstellung beim Hausarzt** angeraten. Bei guter Compliance des Patienten ist keine Klinikeinweisung erforderlich.

Beim **hypertensiven Notfall** steht die **zügige Blutdrucksenkung** im Vordergrund. Allerdings sollte der Blutdruck innerhalb der ersten Stunde **um max. 30 %** gesenkt werden. Hierfür eignen sich präklinisch Nitroglycerin 0,8–1,2 mg (entspricht 2–3 Hüben s. l. oder 1 Zerbeißkapsel), Nitrendipin 5 mg Phiole p. o., Urapidil à 10 mg i. v., Metoprolol 5 mg titriert à 1–2 mg i. v. oder Clonidin 0,075 mg langsam i. v.

Beim hypertensiven Notfall muss der Blutdruck schnell und kontrolliert gesenkt werden, wobei auch Nitrate, Betablocker und Clonidin zum Einsatz kommen.

Bei Zeichen eines ACS oder einer Herzinsuffizienz wird entsprechend dem Krankheitsbild behandelt, z. B. Furosemid bei Lungenödem. Patienten mit einem hypertensiven Notfall müssen unter notärztlicher Überwachung in die Klinik eingewiesen werden.

Klinik

Bei der medikamentösen Einstellung stehen verschiedene Präparate zur Verfügung, die je nach Begleiterkrankung (z. B. Herzinsuffizienz, KHK, Niereninsuffizienz) isoliert oder in Kombination verabreicht können. Als Erstlinientherapie sollte ein Präparat aus den folgenden vier Medikamentengruppen gewählt werden: ACE-Hemmer (z. B. Enalapril) Angiotensin-II-Antagonisten (z. B. Valsartan), Kalziumkanalblocker vom Dihydropyridin-Typ (z. B. Amlodipin) und thiazidähnliche Diuretika (z. B. Hydrochlorthiazid). Betablocker sind hinsichtlich ihrer blutdrucksenkenden Wirkung anderen Erstlinien-Antihypertensiva unterlegen, weisen jedoch einen prognoseverbessernden Effekt bei Herzinsuffizienz und Myokardinfarkt auf und werden daher unabhängig von der blutdrucksenkenden Wirkung indiziert.

Eine **langfristige Blutdrucktherapie** erster Wahl kann mittels ACE-Hemmern, Angiotensin-II-Antagonisten, Kalziumantagonisten (i. d. R. Dihydropyridine) oder Thiaziddiuretika erfolgen. Alternativ können auch Betablocker angewandt werden.

Je nach Beschwerdebild wird eine medikamentöse und/oder eine kausale Therapie eingeleitet, z. B. die Beschränkung der Kochsalzzufuhr auf 5–6 g/d, Beschränkung des Alkoholkonsums etc.

Bei Vorliegen einer sekundären Hypertonie kann je nach Ursache ggf. eine spezifische Therapie erfolgen, z. B. durch Adrenalektomie beim Conn-Syndrom oder eine Entfernung eines Hypophysenadenoms beim Cushing-Syndrom.

Hat die Hypertonie eine endokrinologische Ursache, muss diese spezifisch behandelt werden.

14.5 Akute Herzinsuffizienz, Lungenödem und kardiogener Schock

14.5 Akute Herzinsuffizienz, Lungenödem und kardiogener Schock

In der Mehrzahl der Fälle entsteht eine akute Herzinsuffizienz auf dem Boden einer chronisch eingeschränkten Herzfunktion. Eine akute kardiale Dekompensation ohne vorbestehende chronische Herzinsuffizienz ist selten, kann aber ebenfalls vorkommen.

Meist tritt eine akute Herzinsuffizienz bei chronischen Myokardschäden auf.

Studentische Sicht

Epidemiologie

Epidemiologie

Die Prävalenz der akuten Herzinsuffizienz beträgt in der deutschen Bevölkerung etwa 4 %. Das häufige Vorkommen erklärt die gleichzeitig hohe Hospitalisierungsrate. In Europa beträgt die mit akuter Herzinsuffizienz assoziierte Rate der Krankenhausaufnahmen 1–2 %.

Pathologie und Pathophysiologie

Man unterscheidet beim Herzversagen **akut vs. chronisch** und **systolisch** (verminderte Auswurfleistung mit „Vorwärtsversagen“) **vs. diastolisch** (verminderte Relaxation der Ventrikel, oft mit „Rückwärtsversagen“ und venösem Blutrückstau).

Pathologie und Pathophysiologie

Man unterscheidet die akute von der chronischen und die diastolische von der systolischen Herzinsuffizienz. In den meisten Fällen liegt jedoch eine globale Herzinsuffizienz vor.

Bei der **systolischen Herzinsuffizienz** kommt es infolge einer Kontraktionsstörung zu einer verminderten Auswurfleistung (Vorwärtsversagen) und zu einem Anstieg des Ventrikelvolumens und des linksventrikulären enddiastolischen Drucks. Hieraus resultiert eine reduzierte Endorganperfusion, die sich z. B. durch Verwirrtheit oder Oligurie manifestiert.

Die **diastolische Herzinsuffizienz** ist definiert als eine verminderte frühdiastolische Relaxation oder eine verminderte spätdiastolische Compliance, meist des linken Ventrikels.

Typische Auslöser einer **akuten Herzinsuffizienz** sind: Hypervolämie, hypertensive Entgleisung, Herzrhythmusstörungen, ACS, akuter Myokardinfarkt, Herzklappenerkrankung oder Myokarditis.

Das Herz kann das angebotene Blutvolumen nicht transportieren, wodurch es zu einer verminderten Auswurfleitung sowie einem Rückstau des Blutes kommt.

LERNTIPP

Die Ursachen der akuten Herzinsuffizienz können anhand des Akronyms **CHAMP** gelernt werden:

- **C** – akutes Coronarsyndrom
- **H** – hypertensiver Notfall
- **A** – Arrhythmien
- **M** – akute mechanische Ursachen (z. B. Ruptur des Myokards, Aortendissektion, Klappeninsuffizienz)
- **P** – Pulmonalarterienembolie

Diagnostik

Diagnostik

Präklinik

Vorbekannte Herzleiden sollten immer abgefragt werden.
Zeichen eines **Rückwärtsversagens** sind periphere Ödeme, Nykturie, Lungenödem mit veränderter Auskultation und Orthopnoe sowie eine Stauungsleber mit Aszites.
Ein **Vorwärtsversagen** kann durch Oligurie, Schwindel und erniedrigten Blutdruck angezeigt werden.

Das zeitliche Auftreten der Symptome ist variabel und reicht von mehreren Tagen oder Wochen bis zum akuten Beginn. Anamnestisch entscheidende Informationen sind die Frage nach einer bekannten Herzinsuffizienz und die Einnahme einer kardialen Dauermedikation. Zur Einschätzung der Dringlichkeit ist es wichtig zu erfahren, wie rasch sich die Verschlechterung eingestellt hat.

In der klinischen Untersuchung liegt der Fokus auf der **Auskultation** zur Sicherung einer Lungenstauung sowie der Überprüfung auf periphere Ödeme, die periphere Perfusion und Zeichen der Zentralisierung.

Parallel werden die **Vitalparameter** erhoben, und es wird ein **12-Kanal-EKG** geschrieben. Mögliche Ursachen wie Arrhythmien (➤ Kap. 14.4) oder ein STEMI (➤ Kap. 14.2) können auf diese Weise rasch detektiert und zielgerichtet behandelt werden.

Zeichen der **diastolischen Herzinsuffizienz** sind Orthopnoe, nächtliche Dyspnoe, periphere Ödeme, obere Einflussstauung, Aszites, hepatojugulärer Reflux, Stauungsleber.

Zeichen der **systolischen Herzinsuffizienz** sind Oligurie, kaltschweißige Extremitäten, Vigilanzminderung, Schwindel, geringe Blutdruckamplitude.

Klinik

Eine **ausführliche kardiale Diagnostik** umfasst: 12-Kanal-EKG, Röntgen-Thorax, Labordiagnostik, Echokardiografie und ggf. Schnittbildgebung.

Konnte präklinisch keine Ursache für die Herzinsuffizienz gefunden werden, wird die weitere Diagnostik zum Ausschluss von Arrhythmien, AV-Blöcken, STEMI, Tachy- oder Bradykardien durch ein erneutes **12-Kanal-EKG** unterstützt. Die **Röntgenaufnahme des Thorax** weist Pleuraergüsse, pulmonalvenöse Stauungszeichen oder eine Kardiomegalie als Ursachen nach. Seitens der **Labordiagnostik** sind vor allem Elektrolyte, Kreatinin, kardiale Enzyme und BNP/NT-proBNP von Interesse. Die Frage nach Klappenvitien, Pumpversagen, Dilatation, Wandverdickungen, Perikardtamponaden oder Rechtsherzbelastung wird mittels **Echokardiografie** beantwortet.

Weitere mögliche Differenzialdiagnosen sind z. B.: Lungenarterienembolie, Anämie, Niereninsuffizienz mit Hypervolämie. Bei Verdacht können weitere diagnostische Mittel wie z. B. ein CT-Thorax ergänzt werden.

Die New York Heart Association (NYHA) teilt die Herzinsuffizienz in Abhängigkeit des Beschwerdegrades in vier Stadien ein (➤ Tab. 14.8).

Tab. 14.8 NYHA-Klassifikation der Herzinsuffizienz [W917]

NYHA-Stadium	Symptome	Herzminutenvolumen
I	Keine belastungsabhängigen Beschwerden, objektiver Nachweis einer kardialen Dysfunktion	normal
II	Beschwerden bei mindestens mittelschwerer körperlicher Belastung (z. B. zwei Stockwerke Treppensteigen)	bei starker Belastung reduziert
III	Beschwerden bei leichter körperlicher Belastung (z. B. ein Stockwerk Treppensteigen)	bei Belastung reduziert
IV	Beschwerden in Ruhe	in Ruhe reduziert

TAB. 14.8

Therapie

Präklinik

Sauerstoff, Diuretika und Vasodilatanzien (bei RR_{syst} > 110 mmHg) sind die Grundlagen der Therapie der akuten Herzinsuffizienz. Durch Gabe von **Sauerstoff** mit hohem Fluss kann bei vielen Patienten die Luftnot bereits deutlich gemindert werden. Reicht dies nicht aus, sollte eine **nichtinvasive Beatmung** begonnen werden. Ein eingestellter PEEP wirkt dabei vorlastsenkend und kann die Symptomatik zusätzlich verbessern. Bei einer Lungenstauung erhalten die Patienten 40 mg **Furosemid** i. v. Bei RR_{syst} > 110 mmHg erhält der Patient 2 Hübe Nitroglycerin s. l. Bei anhaltender Hypertonie ist präklinisch die titrierte Gabe von jeweils 10 mg Urapidil i. v. sinnvoll.

Erst ab RR_{syst} < 85 mmHg oder Schocksymptomatik kommen positiv inotrope Medikamente wie Dobutamin (kontinuierliche Gabe, Beginn mit 2,5 µg/kg/min) zum Einsatz. Ein zusammenfassendes Therapieschema für die häufigste Form der akuten Herzinsuffizienz mit akutem Lungenödem gibt ➤ Abb. 14.3 wieder.

Klinik

Nach der notärztlichen Erstbehandlung erreicht der Patient die Klinik meist schon stabilisiert. Im weiteren Verlauf ist die Therapie der Grunderkrankung (z. B. Revaskularisation bei akutem Myokardinfarkt) neben einer symptomatischen Therapie entscheidend.

Benötigen die Patienten eine Therapie mit vasoaktiven Substanzen, ist häufig ein **ZVK** und/oder eine **invasive Blutdruckmessung** notwendig. In Einzelfällen kann ein Pulmonalarterienkatheter zur besseren Therapiesteuerung eingeführt werden. Eine **Urinbilanzierung** sollte zwingend durchgeführt werden. Instabile Patienten müssen intensivmedizinisch weiterbetreut werden.

Nach der Stabilisierung sollte eine **medikamentöse Langzeittherapie** begonnen bzw. optimiert werden. Hierzu gehören u. a. die Therapie mit Betablockern, ACE-Hemmern und ggf. Aldosteronantagonisten. Häufig bestehen **Begleiterkrankungen** wie arterielle Hypertonie, AP, Diabetes/gestörte Glukosetoleranz, eingeschränkte Nierenfunktion oder Anämie, die im Therapiekonzept berücksichtigt werden müssen. In Einzelfällen können mechanische **kardiale Unterstützungssysteme** zum Einsatz kommen, um die Zeit bis zur Erholung der Herzfunktion („bridge to recovery") oder zu einer Herztransplantation („bridge to transplant") zu überbrücken.

Therapie

Die Akuttherapie umfasst die Verabreichung von **Sauerstoff, Schleifendiuretika** im Falle einer Lungenstauung, regelmäßige Blutdruckkontrollen und im Falle von systolischer Hypotonie < 85 mmHg die Gabe von **Dobutamin** zur Steigerung der Herzleistung.

Kardiale Grunderkrankungen sollten spezifisch behandelt werden.
Zum intensivierten Monitoring können eine **invasive Blutdruckmessung** und eine **Flüssigkeitsbilanzierung** erfolgen.

14.6 Lungenarterienembolie (LAE)

In der Mehrzahl der Fälle ist die LAE die Folge einer venösen Thrombembolie, die durch Einschwemmung von Thrombusmaterial in die Lungenstrombahn entsteht.

Epidemiologie

Die LAE gilt noch immer als gefürchtete Erkrankung. Dies liegt zum einen daran, dass sie aufgrund der unspezifischen Symptomatik häufig verkannt wird. Zum anderen weisen Patienten mit einer LAE noch immer eine hohe Letalität auf: 11 % der Patienten versterben innerhalb der ersten 2 Wochen. Bis zu 90 % aller Todesfälle ereignen sich hierbei akut innerhalb von 2 h nach Symptombeginn. Die jährliche Inzidenz der akuten Lungenembolie wird auf 100–200 Fälle pro 100.000 Einwohner geschätzt.

Pathologie und Pathophysiologie

Häufigste Ursache einer LAE sind **venöse Thrombembolien** aus den Bein- oder Beckengefäßen. Diese werden meist aus der Peripherie eingeschwemmt und führen zu einer partiellen oder vollständigen Verlegung der Lungenarterien.

MERKE

Bis zu 20 % der Patienten mit einer LAE weisen keine Risikofaktoren für eine venöse Thrombembolie auf.

14.6 Lungenarterienembolie (LAE)

Meist entsteht eine Lungenarterienembolie durch einen **eingeschwemmten venösen Thrombus.**

Epidemiologie

Die Letalität ist mit etwa 10 % hoch.

Pathologie und Pathophysiologie

MERKE

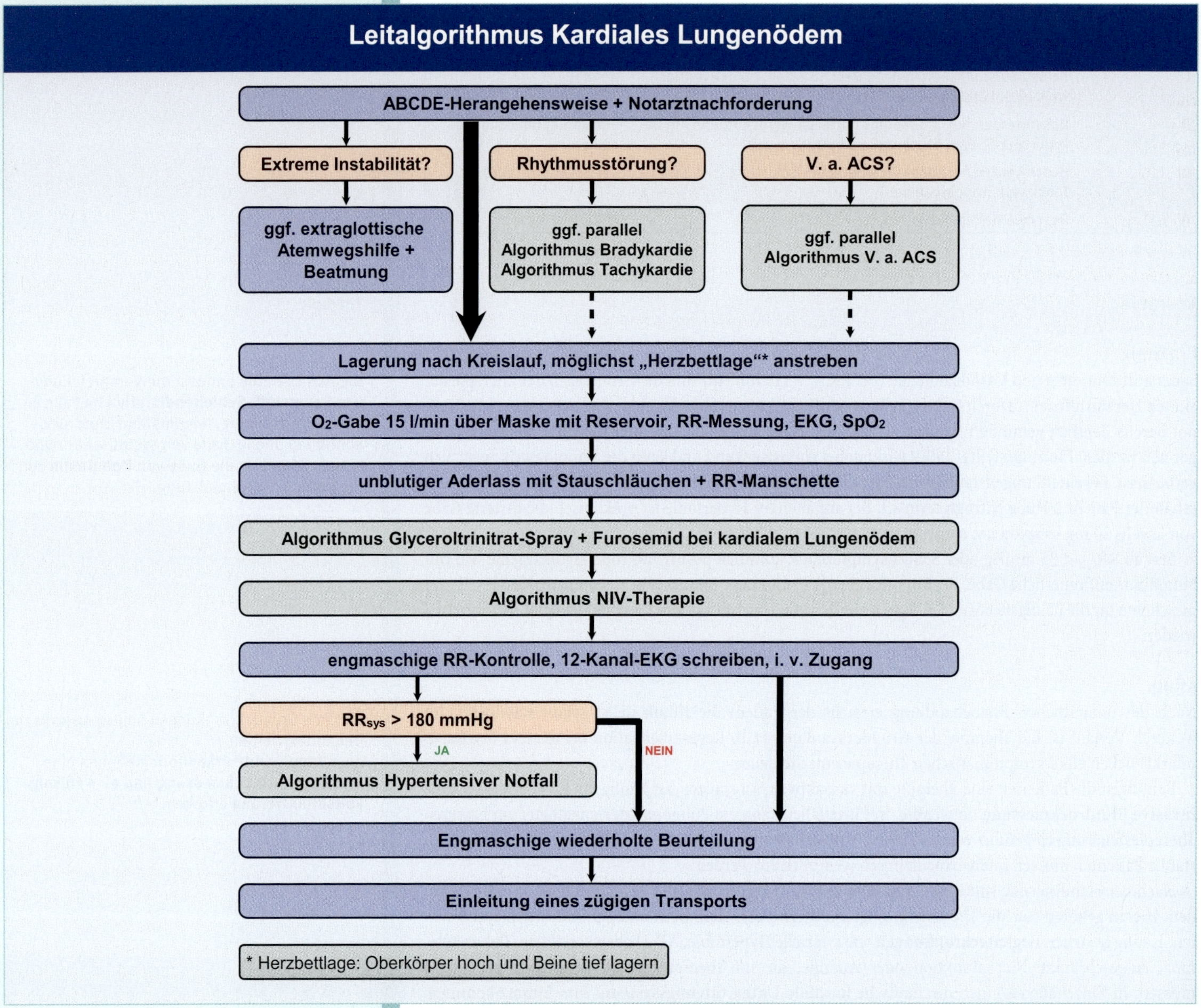

Abb. 14.3 Therapieschema akutes Lungenödem [L231]

Die Risikofaktoren für Thrombembolien sind in der sog. **Virchow-Trias** (s. u.) zusammengefasst:

- **Stase** (Immobilisation)
- **Veränderte Blutzusammensetzung** (z. B. Thrombophilie, Kontrazeptiva, Tumoren)
- **Gefäßwandläsionen**

Zu den Risikofaktoren einer LAE zählen: Immobilisation, größere Operationen, insbesondere an großen Gelenken (z. B. Hüft-TEP), familiäre Disposition und Blutgerinnungsstörungen, Einnahme hormoneller Kontrazeptiva, Hormonersatztherapie, Übergewicht, Tumorerkrankungen, Nikotinabusus oder Schwangerschaft. Häufig gehen Thrombosen, die sich proximal der V. poplitea ausdehnen, mit einer symptomatischen LAE einher, weiter distal gelegene Thrombosen in kleinen Muskelgefäßen bleiben meist klinisch stumm.

Fett-, Luft- oder Fruchtwasserembolien treten eher im innerklinischen Zusammenhang auf.

MERKE

MERKE

Pathophysiologisch steht neben einem **eingeschränkten Gasaustausch** bei einer fulminanten LAE vor allem die **akute Rechtsherzbelastung** im Vordergrund. Aufgrund des akuten Anstiegs des pulmonalarteriellen Drucks (PAP) kommt es zu einer schlagartigen Belastung des rechten Ventrikels mit rechtsventrikulärer Dysfunktion. Die resultierende Volumenüberlastung führt zu einer Verschiebung des Septums nach links. Die linksventrikuläre Vorlast nimmt stark ab; es resultieren eine reduzierte Koronarperfusion und ein vermindertes Herzzeitvolumen, in deren Folge es zur Myokardischämie und zum kardiogenen Schock kommen kann.

Diagnostik

Präklinik

Häufig führen die klinischen Symptome wie eine **plötzlich einsetzende Dyspnoe** mit **Tachypnoe, Thoraxschmerz** und Tachykardie zur Verdachtsdiagnose. Weiterhin können **Husten, Zyanose, Hypotonie** und Zeichen der akuten Rechtsherzbelastung auftreten. Eine LAE kann sich auch durch Hämoptysen, eine Synkope oder Fieber manifestieren.

Im Rahmen der Anamnese sollte insbesondere nach vorbestehenden Risikofaktoren wie operativen Eingriffen, vorausgegangenen Thrombembolien, Gerinnungsstörungen und malignen Erkrankungen gefragt werden. Bei der klinischen Untersuchung ist neben der kardiopulmonalen Untersuchung unbedingt auf Zeichen für eine Beinvenenthrombose zu achten. Das 12-Kanal-EKG dient der raschen Abklärung möglicher Differenzialdiagnosen.

LERNTIPP

Die häufig beschriebenen und im IMPP gerne gefragten EKG-Zeichen der Lungenarterienembolie sind: Rechtstyp, S_IQ_{III}-Typ, ein Rechtsschenkelblock, ein P pulmonale oder Erregungsrückbildungsstörungen in V_1–V_3.
In den Fallbeispielen des IMPP ist die Anamnese meist hochspezifisch; in der Realität liegt die Diagnose einer LAE meist nicht eindeutig auf der Hand.

Bei Patienten mit stabiler Hämodynamik wird zunächst die Wahrscheinlichkeit einer LAE anhand von etablierten Risikoscores abgeschätzt (➤ Tab. 14.9).

Tab. 14.9 Abschätzung der Wahrscheinlichkeit einer LAE anhand von Scores

Wells-Score		Revidierter Genfer Score	
Variable	**Punkte**	**Variable**	**Punkte**
Prädisponierende Faktoren		**Prädisponierende Faktoren**	
Frühere TVT oder LAE	+ 1,5	Frühere TVT oder LAE	+3
Frische Operation oder Immobilisation	+ 1,5	Operation oder Knochenfraktur innerhalb des letzten Monats	+2
Krebserkrankung	+1	Aktive Krebserkrankung	+2
		Alter > 65 Jahre	+1
Symptome		Symptome	
Hämoptysen	+1	Hämoptysen	+2
		Einseitiger Beinschmerz	+3
Klinische Zeichen		**Klinische Zeichen**	
HF > 100/min	+1,5	HF 75–94/min	+3
		HF ≥ 95/min	+5
Klinische Zeichen einer TVT	+3	Schmerz bei Palpation entlang einer tiefen Beinvene, einseitiges Ödem	+4
Klinische Einschätzung			
Alternative Diagnose unwahrscheinlicher als LAE	+3		
Klinische Wahrscheinlichkeit		**Klinische Wahrscheinlichkeit**	
niedrig	0–1	niedrig	0–3
mittel	2–6	mittel	4–10
hoch	≥ 7	hoch	≥ 11

TVT = tiefe Venenthrombose

Diagnostik

Es finden sich akut beginnende Dyspnoe mit Brustschmerz, Husten, Tachypnoe und Tachykardie sowie Zeichen einer zentralen Zyanose.

Das Risiko einer Lungenarterienembolie lässt sich anhand bestimmter klinischer Merkmale abschätzen (z. B. mit dem **Wells-Score**).

TAB. 14.9

Studentische Sicht

Der Umfang der Diagnostik richtet sich nach dem hämodynamischen Status und umfasst **Röntgen-Thorax, EKG** (oft mit Zeichen einer Rechtsherzbelastung), Gerinnungs- und kardiale Laborparameter (**D-Dimer, Troponin, BNP**) sowie eine **Blutgasanalyse** (oft mit Hypoxämie).

Klinik

Ergänzend zu Anamnese und klinischer Befunderhebung werden in der Klinik ein **12-Kanal-EKG,** eine **Röntgenaufnahme des Thorax** (Gefäßrarefizierung in den betroffenen Lungenabschnitten, sog. Westermark-Zeichen) und eine **arterielle BGA** (Hypoxämie in 50–60 % aller Fälle) durchgeführt. Diese dienen erneut eher der Differenzialdiagnostik als der Sicherung der Befunde. Laborchemisch sind vor allem **D-Dimere** sowie das **Troponin** und Marker der Herzinsuffizienz wie **BNP/NT-proBNP** interessant. Der negative Nachweis von D-Dimeren im Blut schließt eine venöse Thrombembolie mit hoher Wahrscheinlichkeit aus. Allerdings liegt der negative prädiktive Wert nur bei 95 %, d. h., dass in seltenen Fällen trotz negativer D-Dimere eine LAE oder Thrombose vorliegen könnte. Hier kommt die klinische Wahrscheinlichkeit als Beurteilungsfaktor hinzu.

MERKE

MERKE

Ergibt sich eine hohe Wahrscheinlichkeit für eine LAE, wird eine Multidetektor-**CT** zur Bestätigung der Diagnose durchgeführt. Die Indikation einer CT-Untersuchung bei Patienten mit niedriger oder mittlerer Wahrscheinlichkeit ergibt sich nur, wenn die **D-Dimere** laborchemisch > 500 µg/l erhöht sind. Andernfalls wird keine weitere Diagnostik durchgeführt.

Ergänzend dient ein Kompressionsultraschall der unteren Extremität dem Nachweis einer Phlebothrombose. Ein negativer sonografischer Befund schließt allerdings keinesfalls eine LAE aus. Zudem kann zum Nachweis einer Rechtsherzbelastung eine Echokardiografie durchgeführt werden.

Bei Kreislaufinstabilität sollte direkt ein **Angio-CT des Thorax** zur Darstellung der Lungengefäße erfolgen.

Bei Patienten mit instabiler Hämodynamik gilt es, die Diagnose so schnell wie möglich zu bestätigen und eine Therapie einzuleiten. Diagnostik der Wahl ist die **CT mit Angiografie der Pulmonalisgefäße** (➢ Abb. 14.4). Ist der Patient nicht transportfähig oder ein CT nicht kurzfristig möglich, sollte alternativ eine **TTE** durchgeführt werden. Richtungweisende Befunde sind: abnorme Wandbewegung des rechten Ventrikels, Dilatation des rechten Ventrikels, paradoxe Septumbeweglichkeit, Trikuspidalklappeninsuffizienz, erhöhter pulmonalarterieller Druck, Stauung der V. cava inferior oder die Dilatation der Pulmonalarterie.

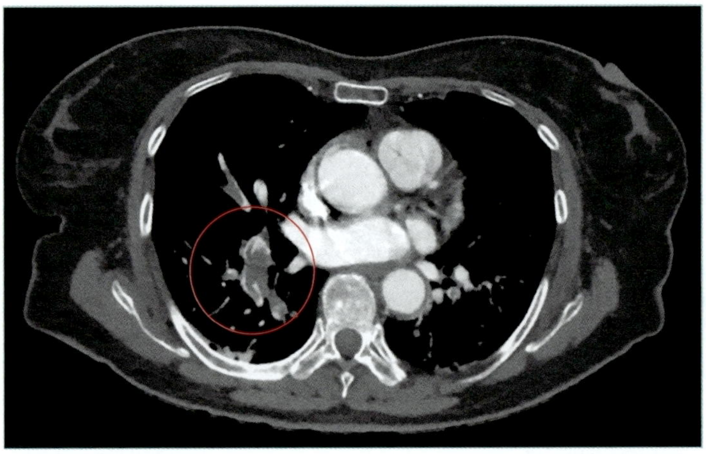

Abb. 14.4 CT-Angiografie des Thorax mit massiver Lungenembolie mit noch partiell umspülten Thromben vor allem in der rechten Unterlappenarterie [T824]

Ergibt sich in der CT oder echokardiografisch kein Anhalt für eine LAE, muss nach anderen Ursachen für die hämodynamische Instabilität gesucht werden.

Bei beatmeten Patienten ist die Konstellation eines niedrigen endtidalen CO_2 bei hohem $paCO_2$ in der arteriellen BGA typisch. Fett- oder Fruchtwasserembolien führen zusätzlich häufig zur disseminierten intravasalen Gerinnung.

Therapie

Therapie

Neben symptomatischen Maßnahmen (z. B. Sauerstoffgabe, Oberkörperhochlagerung) sollte eine rasche Antikoagulation mit Heparin erfolgen.
Eine Lysetherapie vor Diagnosesicherung kommt nur im äußersten Notfall zum Einsatz.

Präklinik

Bei hämodynamisch stabilen Patienten erfolgen zunächst die Gabe von Sauerstoff und eine Oberkörperhochlagerung. Hämodynamisch instabile Patienten mit typischer klinischer Symptomatik erhalten als Bolus 80 IE/kg KG unfraktioniertes **Heparin** i. v. Ein kardiogener Schock wird entsprechend der in ➢ Kap. 14.3 beschriebenen Maßnahmen behandelt. Eine Lysetherapie sollte aufgrund der unsicheren Diagnose präklinisch nur als Ultima Ratio (Reanimationssituation) durchgeführt werden. Jeder Patient mit V. a. eine LAE sollte in Arztbegleitung zur klinischen Versorgung transportiert werden.

Die weitere notärztliche Therapie ist symptomatisch und umfasst nichtinvasive oder invasive Beatmung, Katecholamintherapie bei hämodynamischer Instabilität und ggf. CPR.

Klinik

Wie schon präklinisch wird die Dringlichkeit der Versorgung durch die Unterteilung in eine Hochrisiko-LAE (hämodynamisch instabil) und eine Nicht-Hochrisiko-LAE (hämodynamisch stabil) getroffen.

Stabile Hämodynamik

Patienten mit nachgewiesener LAE erhalten **niedermolekulares Heparin** oder **Fondaparinux.** In der Folge ergibt sich die Notwendigkeit einer **dauerhaften Antikoagulation** mit einem Vitamin-K-Antagonisten oder einem neueren (direkten) oralen Antikoagulans (DOAK). Die Dauer richtet sich nach der Ursache der LAE.

Die Akutbehandlung erfolgt mit **niedermolekularem Heparin** oder **Fondaparinux.** Danach sollte eine **dauerhafte Antikoagulation** begonnen werden.

> **AMBULANTER PATIENT**
> Patienten mit einer leichten LAE ohne Rechtsherzbelastung und relevante Vorerkrankungen können frühzeitig ambulant weiterbehandelt werden.

Instabile Hämodynamik

Bei einem positiven Befund wird unmittelbar eine **Thrombolyse** oder bei kontraindizierter bzw. erfolgloser **Lysetherapie** eine operative **Embolektomie** durchgeführt. Wenn noch nicht erfolgt, erhält der Patient zuvor **unfraktioniertes Heparin** (80 IE/kg KG als Bolus, dann 18 IE/kg/h kontinuierlich; Ziel ist eine 1,5- bis 2,3-fach verlängerte aPTT). Die Patienten werden auf einer Intensiv- bzw. Überwachungsstation betreut.

Nach abgeschlossener Diagnostik sollte rasch eine **systemische Lyse** oder **operative Embolektomie** erfolgen.

14.7 Tiefe Venenthrombose (TVT)

Epidemiologie

Die tiefe Venenthrombose (TVT) hat in der deutschen Bevölkerung eine jährliche Inzidenz von etwa 3/1000. 93 % der Thrombosen entstehen in der V. cava inferior und den Becken-/Beinvenen, nur etwa 1,5 % in den Venen der oberen Extremität. Die gefürchtetste Komplikation der TVT ist die Lungenembolie, die in > 95 % durch eine Phlebothrombose verursacht wird.

14.7 Tiefe Venenthrombose (TVT)

Epidemiologie

Thrombosen der tiefen Venen **entstehen meist in den Beingefäßen** und können in einer Lungenembolie münden.

Pathologie und Pathophysiologie

Die Ursachen der Entstehung einer Thrombose werden durch die **Virchow-Trias** zusammengefasst:

- Veränderungen der Gefäßwand: Traumata, vorangegangene TVT
- Veränderungen der Strömungsgeschwindigkeit des Blutes: Immobilisation, Tumorerkrankung
- Veränderungen der Gerinnungsfähigkeit des Blutes: Gerinnungsstörungen (APC-Resistenz/Faktor-V-Leiden, Antithrombinmangel, Antiphospholipid-Syndrom, Protein-C-/Protein-S-Mangel)

Eine TVT tritt i. d. R. in den Bein- oder Beckenvenen auf und birgt das Risiko einer Lungenarterienembolie (➤ Kap. 14.6). Bei einem offenen Foramen ovale kann es durch eine paradoxe Embolie z. B. auch zu einem Apoplex kommen.

Langfristige Komplikationen einer Thrombose entstehen durch Veränderungen der Gefäßwand und Verlust der Funktionsfähigkeit der Venenklappen. Diese Veränderungen führen zur chronisch-venösen Insuffizienz (CVI).

Pathologie und Pathophysiologie

Die Krankheitsursachen, zusammengefasst als **Virchow-Trias,** entsprechen der Lungenarterienembolie.
Bei persistentem Foramen ovale kann ein Thrombus auch in die zerebralen Gefäße geschwemmt werden und dort eine Ischämie verursachen.

Diagnostik

Diagnostik

Präklinik

Charakteristische Beschwerden einer TVT sind ein **Spannungs- oder Druckgefühl** sowie eine **Schwellung** und Überwärmung in der betroffenen Extremität. Manche Patienten verspüren auch ein Krampfgefühl. Gelegentlich ist das Bein **livide verfärbt,** und es zeigt sich eine deutliche Zeichnung der Kollateralvenen im medialen Tibiabereich (**Pratt-Warnvenen**). Die Symptomatik verschlechtert sich typischerweise, wenn das **Bein herabhängt.** Die klassischen Schmerzprovokationszeichen (➤ Tab. 14.10) sind unspezifisch.

Um die Wahrscheinlichkeit einer TVT abzuschätzen, bedient man sich, ähnlich wie bei der Lungenarterienembolie, klinischer Risikoscores. Hierbei hat sich der Wells-Score als klinisches Assessment-Tool zur Abschätzung der Wahrscheinlichkeit einer TVT etabliert (➤ Tab. 14.11). Die Wahrscheinlichkeit wird hierbei in gering (< 1 Pkt.), mittel (1–2 Pkt.) und hoch (> 2 Pkt.) unterteilt.

Klinisch ist eine Thrombose durch **Schmerzen** und Spannungsgefühl, **Schwellung, Überwärmung** und **livide** Verfärbung sowie verstärkte **Kollateralvenenzeichnung** charakterisiert.

Analog zur Lungenembolie existiert ein **angepasster Wells-Score** zur Risikoabschätzung einer tiefen Beinvenenthrombose.

TAB. 14.10

Tab. 14.10 Klinische Thrombosezeichen

Thrombosezeichen	Erklärung
Homans-Zeichen	Wadenschmerz bei Dorsalflexion des Fußes
Meyer-Zeichen	Wadenkompressionsschmerz
Payr-Zeichen	Druckschmerz der (medialen) Fußsohle
Sigg-Zeichen	Schmerzen in der Kniekehle beim Überstrecken des Kniegelenks

TAB. 14.11

Tab. 14.11 Wells-Score bei tiefer Beinvenenthrombose [F210-006]

Punkte	Kriterium
1	Vorliegen einer aktiven Tumorerkrankung
1	Schwellung Unterschenkel > 3 cm gegenüber Gegenseite
1	Erweiterte oberflächliche Kollateralvenen
1	Eindrückbare Ödeme
1	Schwellung des gesamten Beins
1	Schmerz/Verhärtung entlang der tiefen Venen
1	Parese oder Immobilisation der unteren Extremitäten
1	Bettruhe (> 3 Tage); stattgehabte größere Operation (< 12 Wochen)
1	Frühere, dokumentierte TVT
−2	Andere Diagnosen genauso wahrscheinlich

Goldstandard der Diagnostik ist eine **Kompressions- oder farbkodierte Doppler-Sonografie;** ggf. erfolgt noch eine Schnittbildgebung. Laborchemisch ist eine **D-Dimer-Bestimmung** sinnvoll.
Rezidivierende Thrombosen sollten ausführlicher abgeklärt werden.

Klinik

Bei klinischer Wahrscheinlichkeit kann das Vorliegen von **D-Dimeren** im Labor die Diagnose erhärten. Untersuchung der Wahl ist aber die **Kompressionssonografie** bzw. die **farbkodierte Duplexsonografie.** Das beste diagnostische Kriterium ist die Inkompressibilität der betroffenen Venen bei mäßigem externem Druck; ein Thrombus ist dabei nicht immer sichtbar. Gelegentlich können weitere bildgebende Verfahren wie eine Phlebografie oder ein CT- bzw. MRT-gestütztes Verfahren erforderlich sein. Spätestens bei rezidivierenden Thrombosen muss zudem eine laborchemische Gerinnungsabklärung erfolgen (Faktor-V-Leiden-Mutation, Faktor-VIII-Erhöhung, Prothrombin-Mutation, Protein-C-Mangel, Protein-S-Mangel, Antithrombinmangel, Antiphospholipid-Antikörper).

Therapie

Therapie

Es sollte unfraktioniertes **Heparin** verabreicht und das betroffene Bein **hochgelagert** werden.

Präklinik

Bei dringendem Verdacht auf eine TVT erhält der Patient 80 IE/kg KG als Bolus **unfraktioniertes Heparin.** Alternativ können auch niedermolekulare Heparine oder Fondaparinux eingesetzt werden. Das betroffene Bein wird **leicht erhöht gelagert,** um den venösen Rückstrom zu verbessern. Gegebenenfalls kann eine Analgesie erforderlich werden. Bei isolierter Unterschenkelvenenthrombose ist keine Immobilisierung erforderlich. Bei Anzeichen für eine LAE richtet sich die weitere Therapie nach dem entsprechenden Algorithmus.

Eine **Thrombektomie** kann interventionell mit einem Katheter oder offen-operativ durchgeführt werden.
Langfristig erfolgt eine **Antikoagulation** und Rezidivprophylaxe mittels Kompression und regelmäßiger Bewegung.

Klinik

Junge Patienten oder Patienten mit ausgedehnten Bein- und Beckenvenenthrombosen profitieren neben der Behandlung mit **Antikoagulanzien** von einer Thrombusentfernung, die mittels operativer **Thrombektomie** oder gezielter kathetergestützter pharmakomechanischer Thrombektomie durchgeführt werden kann.

Indikationen zur fibrinolytischen Therapie sind immer Einzelfallentscheidungen. Folgende Kriterien müssen dabei vorliegen: Mehretagenthrombose, Thrombosealter < 7–10 Tage, sicherer Ausschluss von Erkrankungen, die das Erleben des postthrombotischen Syndroms unwahrscheinlich machen, sowie das Fehlen von Kontraindikationen für eine Lysetherapie (➤ Kap. 14.2).

Eine frühzeitige **Kompressionstherapie** soll der Entstehung einer chronisch-venösen Insuffizienz vorbeugen. Unter Antikoagulation ist eine **Mobilisation** der Patienten möglich und erwünscht. Stabile Patienten können daher frühzeitig in die ambulante Betreuung entlassen werden. Eine intensivmedizinische Überwachung ist nur bei einer ausgedehnten TVT und schweren Begleiterkrankungen erforderlich.

14.8 Periphere arterielle Gefäßverschlüsse

Epidemiologie

Die meisten peripheren arteriellen Gefäßverschlüsse betreffen die **untere Extremität.**

14.8 Periphere arterielle Gefäßverschlüsse

Epidemiologie

Periphere arterielle Gefäßverschlüsse begegnen dem Notarzt oder Intensivmediziner in 85 % d. F. als Gefäßverschluss der unteren Extremität. Die Prävalenz der peripheren arteriellen Verschlusskrankheit (pAVK) liegt bei 3–10 %. Ab einem Alter von 70 Jahren steigt die Prävalenz auf 15–20 %. Zudem liegt eine Koinzidenz der pAVK mit einer KHK oder auch mit einem Diabetes mellitus vor.

Pathologie und Pathophysiologie

Akute arterielle Gefäßverschlüsse entstehen zum Großteil durch **Thrombembolien,** wobei meist ein **Vorhofflimmern** die Ursache der Thrombusbildung ist. Arterielle Embolien stellen die häufigste Ursache eines Gefäßverschlusses dar. Weitere kardiale Emboliequellen sind Herzklappenvitien, Endokarditiden, Herzwandaneurysmen, Vorhofmyxome, dilatative Kardiomyopathien oder ein akuter Myokardinfarkt. Embolien können jedoch auch aus Aneurysmen oder – im Rahmen paradoxer Embolien bei offenem Foramen ovale – aus venösen Thrombosen stammen.

Die zweithäufigste Form des akuten Gefäßverschlusses stellen nichtembolische arterielle Gefäßverschlüsse dar. Sie haben ihre Ursache in akuten lokalen Thrombosen, die z. B. durch Traumata oder Gefäßdissektionen entstehen können. Ebenso kann ein sog. Abscheidungsthrombus einen bereits stenotisch veränderten Gefäßabschnitt okkludieren.

Beide Formen führen zu einer Minderperfusion mit resultierender Gewebshypoxie, die anfangs noch reversibel ist, wenn die Durchblutung wiederhergestellt werden kann. Bedingt durch die Gewebshypoxie kommt es zu einer Schädigung der Neurone in der entsprechenden Extremität mit Verminderung des Berührungs-, Druck- und Temperaturempfindens sowie der Sensibilität. Prolongierte Ischämien können in den Verlust der Extremität münden.

Pathologie und Pathophysiologie

Ursache des Gefäßverschlusses kann ein verschleppter **Thrombus** (z. B. bei Vorhofflimmern), eine **Gefäßdissektion** oder eine **angiopathische Stenose** (z. B. bei pAVK) sein.

MERKE

Es bestehen unterschiedliche Ischämietoleranzen der einzelnen Gewebe, deren Überschreiten zu einem irreversiblem Gewebeuntergang führt. Die Ischämietoleranz liegt im Muskelgewebe bei 6–8 h, im Nervengewebe bis 2–4 h und in der Haut bei 12 h.

MERKE

Diagnostik

Diagnostik

LERNTIPP

Die Kardinalsymptome eines peripheren arteriellen Verschlusses kann man sich am einfachsten anhand der **„6 Ps"** merken:

- **P**ain (Schmerz)
- **P**aleness (Blässe)
- **P**ulselessness (Pulslosigkeit)
- **P**aresthesia (Sensibilitätsstörung)
- **P**aralysis (Bewegungsunfähigkeit)
- **P**rostration (Schocksymptomatik)

Die Symptome müssen nicht immer vollständig vorhanden sein, da häufig eine (minimale) Versorgung über Kollateralgefäße besteht. Insbesondere sind Sensibilität und Motorik häufig noch vorhanden. Fehlen sie aber, spricht der Befund für eine schwere Ischämie. Beide Symptome zeigen daher die Dringlichkeit der Versorgung an.

Präklinik

Die Anamneseerhebung sollte die Frage nach Vorerkrankungen, insbesondere aber nach Auslösern einer Thrombembolie wie Arrhythmien oder Aneurysmen umfassen. In der klinischen Beurteilung wird versucht, die peripheren Pulse im Seitenvergleich auf verschiedenen Höhen zu tasten. Auch das Vorliegen der weiteren Kardinalsymptome sollte anhand von Hautkolorit, Temperatur sowie Motorik und Sensibilität überprüft werden.

Im deutschsprachigen Raum findet die Stadieneinteilung nach Fontaine gemäß der bestehenden Symptomatik Anwendung (➤ Tab. 14.12).

Tab. 14.12 Stadieneinteilung nach Fontaine

Stadium	Symptomatik
I	Asymptomatisch
IIa	Gehstrecke > 200 m
IIb	Gehstrecke < 200 m
III	Ischämischer Ruheschmerz
IV	Ulkus, Gangrän

TAB. 14.12

Orientierend lässt sich ein arterieller Verschluss der unteren Extremität mittels **Ankle Brachial Index** (ABI = $RR_{Fußknöchel} - RR_{Ellenbeuge}$; pathologisch ab < 0,9) abschätzen. Die endgültige Diagnostik erfolgt mittels **Doppler-Sonografie.**

Klinik

Neben der klinischen Beurteilung steht in der Klinik mit dem **Ultraschalldoppler** eine zusätzliche apparative Methode zur schnellen Beurteilung des Ischämieausmaßes zur Verfügung. Mittels der nichtinvasiven Doppler-Verschlussdruckmessung lässt sich der **ABI** (Ankle Brachial Index oder Knöchel-Arm-Index) bestimmen, dessen Grenzwert für die Diagnose der pAVK bei < 0,9 festgelegt wird. Wenn ein arterielles Doppler-Signal vollständig fehlt, ein venöses aber noch hörbar ist, muss das Gefäß umgehend revaskularisiert werden.

In weniger dringlichen Fällen kann zuvor eine weitere Bildgebung, z. B. eine farbkodierte Duplexsonografie (FKDS) oder eine Angiografie, durchgeführt und die weitere Versorgung anschließend entsprechend der Gefäßversorgung evaluiert werden.

MERKE

MERKE

Bei Vorliegen eines Fontaine-Stadiums I–IIa (inkomplette Ischämie) kann eine ergänzende Diagnostik mittels Angiografie durchgeführt werden. Ab einem Stadium IIb (komplette Ischämie) ist eine umgehende Revaskularisation ohne Verzögerung indiziert.

Laborchemische Ischämieparameter sind Myoglobin, Kreatinkinase und Laktat.

Laborchemisch spiegeln **Myoglobin** und die **Kreatinkinase (CK)** das Ausmaß des Gewebsuntergangs wider. Auch das **Serum-Laktat** ist aufgrund des anaeroben Stoffwechsels erhöht.

Therapie

Therapie

Medikamentös sollten eine Analgesie und eine Antikoagulation erfolgen.

Präklinik

Besteht der Verdacht auf einen Gefäßverschluss, muss ein schnellstmöglicher **Transport** in die nächste Klinik mit **gefäßchirurgischer Interventionsmöglichkeit** erfolgen. Die präklinische Therapie eines peripheren arteriellen Gefäßverschlusses umfasst die unfraktionierte Heparinisierung mit 80 IE/kg KG als Bolus i. v., die Analgesie mit Opioiden, z. B. Piritramid à 5 mg i. v., sowie die Tieflagerung und Polsterung der Extremität.

Es sollte eine rasche **Revaskularisation (operativ** mittels Thrombektomie oder Bypass vs. **interventionell** mittels Katheterthrombolyse oder Thrombusaspiration) erfolgen.
Ultima Ratio ist eine **Amputation.**

Klinik

Zur Revaskularisierung stehen **operative Verfahren** (Katheterthrombembolektomie, Thrombendarteriektomie, Bypassverfahren) oder **interventionelle Verfahren** (lokale Katheterthrombolyse, perkutane Thrombektomie) zur Verfügung. Beide sind prinzipiell als gleichwertig anzusehen, allerdings sind interventionelle Verfahren bei Patienten mit schweren Begleiterkrankungen wegen ihrer geringeren Invasivität vorzuziehen. Ist die Perfusionsstörung irreversibel oder therapeutisch nicht angehbar, bleibt als Ultima Ratio nur die Amputation.

14.9 Mesenterialischämie

14.9 Mesenterialischämie

Epidemiologie

Die Mesenterialischämie bezeichnet einen akuten **Verschluss der Mesenterialarterienäste;** sie ist ursachlich für etwa jeden hundertsten Fall eines akuten Abdomens.

Epidemiologie

Die Mesenterialischämie ist ein vergleichsweise seltenes Krankheitsbild. Sie tritt bei etwa 1 % aller Patienten mit akutem Abdomen auf; die Prävalenz steigt jedoch mit zunehmendem Alter. Aufgrund ihrer wenig charakteristischen Symptomatik und der hohen Letalität (50–70 %) sollte die Mesenterialischämie jedoch immer als mögliche Differenzialdiagnose eines akuten Abdomens berücksichtigt werden.

Pathologie und Pathophysiologie

Die Krankheitsursachen entsprechen anderen arteriellen Gefäßverschlüssen.

Pathologie und Pathophysiologie

Bei der Mesenterialischämie kommt es zu einer hämodynamisch relevanten Stenose oder zu einem kompletten Verschluss einer Mesenterialarterie. Die Ursachen sind mit denen eines peripheren arteriellen Gefäßverschlusses (➤ Kap. 14.8) etwa identisch, wobei akute arterielle Thrombosen bei der Mesenterialischämie die häufigste Ursache sind. In der Mehrzahl der Fälle betrifft der Verschluss die A. mesenterica superior (85 %). Da sie nur geringe Kollateralkreisläufe besitzt und einen Großteil des Intestinums versorgt, führt ein Verschluss des Gefäßes innerhalb kurzer Zeit zum Mesenterialinfarkt, einhergehend mit einer Nekrose des zu versorgenden Darmabschnitts.

Die Mesenterialischämie folgt drei Phasen (➤ Tab. 14.13).

Das schmerzfreie Intervall in der Latenzphase ist durch das Zugrundegehen der intramuralen Schmerzrezeptoren infolge der anhaltenden Minderperfusion der Darmwand bedingt. Im weiteren Verlauf kommt es zum Zusammenbruch der Mukosabarriere mit bakterieller Translokation, woraus eine Darmwandgangrän resultiert. Die Folge ist eine Durchwanderungsperitonitis bis hin zu Sepsis und Multiorganversagen.

Tab. 14.13 Phasen der akuten Mesenterialischämie

Phase	Dauer	Klinik
Initialstadium	0–6 h	Akuter Bauchschmerz mit unauffälligem Abdomen, kolikartige Schmerzen, Schock, Diarrhö
Latenzstadium	7–12 h	Dumpfer Bauchschmerz, Darmparalyse, Besserung der Initialsymptomatik
Spätstadium	12–24 h	Akutes Abdomen mit Abwehrspannung, Ileus, Peritonitis, Schock, Sepsis, Multiorganversagen

TAB. 14.13

Diagnostik

Die Symptomatik der Mesenterialischämie ist unspezifisch. Bei ärztlicher Vorstellung besteht das Bild eines **akuten Abdomens.** Der typische klinische Verlauf entspricht den in ➤ Tab. 14.13 beschriebenen drei Phasen.

Diagnostik

Präklinik

Klinisch präsentieren sich meist schwer kranke Patienten. Neben stärksten Bauchschmerzen, Erbrechen und ggf. hämorrhagischen Durchfällen können auch Symptome des Schocks und der Zentralisation vorliegen. Die klinische Untersuchung (Abwehrspannung, bretthartes Abdomen) gehört ebenso wie die Auskultation und die Erhebung der Vitalparameter zur präklinischen Diagnostik. Wichtig ist bei entsprechenden Risikofaktoren, an einen Mesenterialinfarkt zu denken, um den Patienten in die am besten geeignete Klinik zu transportieren.

Begleitend zu dem starken Schmerz kann die Hämodynamik beeinträchtigt sein (z. B. in Form eines Schocks).

Klinik

Die Laborwerte sind wie die klinische Untersuchung meist nur wenig hinweisend. Laborchemisch kann sich das Bild einer schweren Entzündungsreaktion mit **Anstieg von Leukozyten und CRP** sowie einer **metabolischen Azidose** zeigen. Entscheidender Hinweis auf eine intestinale Ischämie sind ein erhöhtes **LDH** (als Ausdruck eines Zelluntergangs) und ein erhöhtes **Serum-Laktat** (als Ausdruck einer Ischämie).

Bei Verdacht auf eine mesenteriale Ischämie wird zunächst eine **Duplexsonografie** durchgeführt. In der Röntgenaufnahme in Linksseitenlage oder im Stehen können neben erweiterten Dünndarmschlingen mit Luftspiegeln auch intramurale Lufteinschlüsse als Zeichen der Darmwandnekrose sichtbar sein.

Diagnostikum der Wahl ist jedoch eine **biphasische Kontrastmittel-CT,** ggf. mit dreidimensionaler Rekonstruktion. Nach Gabe von i. v. Kontrastmittel wird routinemäßig eine arterielle und venöse Phase durchgeführt, wobei Letztere zur Diagnose einer Mesenterialvenenthrombose unerlässlich ist. Diagnostische Bestätigung findet die Mesenterialischämie in der digitalen Subtraktionsangiografie (DSA).

Die Diagnostik umfasst **Blutuntersuchungen** (Leukozytose, CRP-, LDH- und Laktat-Anstieg) sowie **Doppler-Sonografie** und **Kontrastmittel-CT.**

Therapie

Therapie

Präklinik

Im Vordergrund steht neben einer suffizienten Analgesie die Stabilisierung der Hämodynamik. Ergibt sich ein Anhalt für ein Perfusionsdefizit, erhält der Patient unfraktioniertes Heparin 80 IE/kg KG i. v. als Bolus und im Anschluss eine kontinuierliche Heparininfusion (initiale Dosierung von 20.000 IE Heparin/24 h), um eine Exazerbation thrombembolischer Verschlussprozesse zu vermeiden.

Außer der Einleitung einer Antikoagulation sollte die **Kreislauffunktion überwacht** und ggf. stabilisiert werden.

> **CAVE**
> Die Mesenterialischämie stellt einen vaskulären Notfall dar. Die Behandlung im Initialstadium resultiert in einer Letalität von < 30 %. Ein Therapiebeginn von > 6–8 h nach Symptombeginn lässt die Letalität exponentiell ansteigen.

CAVE

Klinik

Eine **digitale Subtraktionsangiografie** (DSA) über die A. femoralis dient nicht nur der diagnostischen Bestätigung, sondern ermöglicht gleichzeitig eine interventionelle Reperfusion, z. B. durch lokale Lysetherapie oder Katheterthrombektomie. Zusätzlich werden häufig **vasodilatierende Prostaglandinderivate** eingesetzt. Bei arteriosklerotischen Gefäßverschlüssen kann eine Stent-PTA erfolgen.

Bleiben diese Interventionen erfolglos oder besteht Anhalt für einen eingetretenen Infarkt, sind perkutane endovaskuläre Therapieansätze ausgeschlossen, und es besteht die direkte Indikation zur operativen Therapie. Häufig sind hier langstreckige Darmresektionen oder eine Diskontinuitätsresektion mit Anlage eines Stomas erforderlich.

Es kann eine radiologisch-interventionelle Thrombusentfernung und ggf. die Einlage eines Stents erfolgen.

14.10 Bauchaortenaneurysma

Ein Aneurysma der Bauchaorta ist insbesondere bei **älteren Männern** häufig und kann im Falle einer **Ruptur** eine Notfallversorgung notwendig machen.

Epidemiologie

Pathologie und Pathophysiologie

Risikofaktoren sind **arteriosklerotische Gefäßveränderungen** und arterielle **Hypertonie.**

Diagnostik

Ein rupturiertes Aneurysma kann sich durch plötzliche, diffuse und ausstrahlende Abdominalschmerzen zeigen.

CAVE

Sonografisch kann sich **intraperitoneales Blut** zeigen, wobei stets auch eine **CT-Angiografie** erfolgen sollte.
Je nach Lage unterscheidet man infra-, juxta-, para- und suprarenale Aneurysmen.

14.10 Bauchaortenaneurysma

Aufgrund ihres asymptomatischen Verlaufs bis zum Auftreten von Komplikationen stellen Aneurysmen der Aorta eine große Herausforderung dar. Die Notfallversorgung von Patienten mit einem Bauchaortenaneurysma wird bei **symptomatischem** Aortenaneurysma oder bei einer **gedeckten** bzw. **freien Aneurysmaruptur** notwendig. Die Aneurysmaruptur kann in kurzer Zeit zu einem hohen Blutverlust mit hämorrhagischem Schock führen.

Epidemiologie

Die Prävalenz des Bauchaortenaneurysmas in der Gesamtbevölkerung liegt zwischen 1 und 3,5 %, steigt mit zunehmendem Alter (Altersgipfel 70.–80. Lj.) und ist geschlechtsabhängig (♂ > ♀). Bei männlichen Hypertonikern > 65 Jahre beträgt die Prävalenz bis zu 10 %. Die Letalität einer Aneurysmaruptur ist mit 80 % sehr hoch. Dabei ist das Risiko einer Ruptur im Wesentlichen von der Größe des Aneurysmas abhängig; ab einem Durchmesser von > 7,0 cm steigt das jährliche Rupturrisiko auf 6,3 %. Viele Patienten versterben, noch bevor sie die Klinik erreichen.

Pathologie und Pathophysiologie

Die meisten Bauchaortenaneurysmen entstehen auf der Grundlage einer Arteriosklerose sowie degenerativen Veränderungen der Gefäßwand und sind daher im Alter häufiger anzutreffen. Risikofaktoren stellen neben der arteriellen Hypertonie oder einer KHK/pAVK auch Rauchen und das männliche Geschlecht dar. Klinisch bedeutsam ist die Unterscheidung zwischen supra- und infrarenalen Bauchaortenaneurysmen, wobei Letztere mit 95 % deutlich häufiger sind.

Die Genese eines Aneurysmas ist multifaktoriell. Degenerative, entzündliche oder auch enzymatische Prozesse können die Gefäßwand schädigen, wodurch es zu Verwirbelungen des Blutstroms kommen kann. Resultierend kann hieraus eine Aussackung der Gefäßwand entstehen, mit Aggravation und Größenzunahme durch anhaltende Verwirbelungen. Histopathologisch handelt es sich dabei um eine Aussackung aller drei Wandschichten (Tunica intima, Tunica media, Tunica adventitia).

Bei einer freien Ruptur kommt es zum ungehinderten Blutverlust in die Bauchhöhle, während das Retroperitoneum die Blutung bei einer gedeckten Ruptur teilweise begrenzt.

Seltener sind Fistelbildungen z. B. in den Gastrointestinaltrakt oder in die V. cava.

Diagnostik

Präklinik

Die Symptome eines rupturierten Bauchaortenaneurysmas sind nicht immer eindeutig. Die Patienten beschreiben i. d. R. **plötzlich beginnende diffuse Abdominalschmerzen.** Eine **Ausstrahlung** in den **Rücken** oder **Flankenbereich** ist ebenfalls häufig. Der vielbeschriebene **pulsierende „Tumor“** lässt sich oft nur bei schlanken Patienten gut palpieren.

Bei einer gedeckten Ruptur ist die Hämodynamik oft nicht oder nur geringfügig beeinträchtigt. Freie Rupturen gehen mit einer schnellen Kreislaufdepression mit dem Bild eines hypovolämischen Schocks einher. Im Rahmen von Fistelbildungen kann es je nach Lage zu massiven Blutungen, z. B. aus dem Gastrointestinaltrakt, kommen.

> **CAVE**
> Denken Sie bei Patienten > 50 Jahren mit plötzlich einsetzenden und in den Rücken ausstrahlenden Schmerzen, (pulsierender) Resistenz im Abdomen und begleitender Hypotonie immer an die Möglichkeit eines (gedeckt) rupturierten Bauchaortenaneurysmas.

Bei Verdacht auf eine Aneurysmaruptur ist der **schnelle Transport** zur klinischen Weiterversorgung entscheidend. Dabei sollte als Zielklinik ein Zentrum mit **gefäßchirurgischer Versorgungsmöglichkeit** und entsprechender Infrastruktur sowie einer leistungsfähigen Blutbank angefahren werden, auch wenn dies die Transportzeit verlängert. Die Schockraumanmeldung in der Zielklinik ist unentbehrlich.

Klinik

Nach Ankunft in der Klinik wird zunächst eine **abdominale Ultraschalluntersuchung** durchgeführt, die in Zusammenschau der Anamnese und der klinischen Untersuchungsbefunde bewertet wird. Eine thorakoabdominale CT-A mit nativer, arterieller und venöser Phase gilt weiterhin als Goldstandard der Diagnostik eines akuten Bauchaortenaneurysmas, der auch eine Klassifikation zulässt (➤ Tab. 14.14). Das wahre Lumen ist durch die Kontinuität zum nichtdisseziierten Aortenbereich nachverfolgbar, während das falsche Lumen meist Thromben aufweist.

Bei Kontraindikationen für ein CT kann ggf. eine MRT-Untersuchung erfolgen, die in der Notfallsituation aufgrund des Zeitverlusts jedoch kontraindiziert ist.

Tab. 14.14 Klassifikation des abdominalen Aortenaneurysmas, bezogen auf den Abgang der Nierenarterie

Lokalisation	Beschreibung
Infrarenal	Das Aneurysma ist unterhalb der Nierenarterienabgänge lokalisiert.
Juxtarenal	Das Aneurysma dehnt sich bis zu den Nierenarterienabgängen aus, schließt diese aber nicht mit ein.
Pararenal	Das Aneurysma reicht bis zur juxtarenalen Aorta oder bis zur Basis der A. mesenterica superior heran und schließt die Abgänge der Nierenarterien ein.
Suprarenal	Das Aneurysma dehnt sich oberhalb des Nierenarterienabgangs bis zur Basis der A. mesenterica superior aus und involviert einen Nierenarterienabgang.

In der Akutsituation richtet sich die Labordiagnostik nach der Gerinnungsbestimmung (INR, Anti-Faktor-Xa-Aktivität, aPTT, Fibrinogen) sowie der Bestimmung eines Ausgangs-Hb-Werts.

Therapie

Präklinik

Die Normalisierung des Blutdrucks bei einem rupturierten Aneurysma durch Volumen- oder Katecholamingabe verstärkt den Blutverlust und verschlechtert die Blutgerinnung. Ein RR_{syst} von 80 mmHg ist bis zur Aneurysmaversorgung ausreichend (permissive Hypotension). Oberste Priorität hat der schnellstmögliche Transport in eine geeignete Zielklinik. Zu den symptomatischen Maßnahmen gehören: Blutdruckeinstellung, Etablieren von mindestens zwei großvolumigen Zugängen, ggf. analgetische Therapie (z. B. 2–5 mg Morphin i. v. repetitiv) ggf. Intubation bei instabilem Patienten.

CAVE

Der abdominale Muskeltonus verhindert bei einer Aneurysmaruptur häufig eine stärkere Blutung. Eine Intubation mit Muskelrelaxation kann daher zu einer massiven Verstärkung der Blutung führen. Auch innerklinisch darf die Narkose für ein offenes chirurgisches Vorgehen erst unmittelbar vor dem Hautschnitt eingeleitet werden!

Klinik

Die konservative Therapie kommt bei fehlenden Beschwerden, Ausbleiben einer Größenprogredienz (> 0,5 cm binnen 3 Monaten), einem Durchmesser < 5 cm (Frauen) bzw. < 5,5 cm (Männer) und geringem Rupturrisiko (z. B. bei gut einstellbarem Hypertonus) infrage.

Prinzipiell steht für versorgungspflichtige Aneurysmen die **offen-chirurgische** oder die **endovaskuläre Therapieoption** zur Verfügung. Gegenwärtig wird bei hämodynamisch instabilen Patienten ein chirurgisches Vorgehen bevorzugt. Hämodynamisch stabile Patienten können auch mit einem interventionellen Verfahren versorgt werden. Zur Abklärung, ob dies anatomisch möglich ist, sollte zuvor jedoch immer eine Therapieplanung durch ein CT erfolgen. Die Patienten profitieren von einem frühen Beginn einer Therapie mit **Blutprodukten** (EK, FFP, TK).

Eine Versorgung des Aneurysmas unter Reanimationsbedingungen wird gegenwärtig nicht empfohlen.

Therapie

Um einen starken Blutverlust zu vermeiden, sollte der Blutdruck des Patienten bei Hypotonie nicht zu stark erhöht werden.

CAVE

Neben einer schnellen **operativen oder endovaskulären Versorgung** sollten rechtzeitig **Blutersatzprodukte** verabreicht werden.

14.11 Bradykarde Herzrhythmusstörungen

Unter einer Bradykardie versteht man eine Unterschreitung der altersentsprechenden Herzfrequenz (HF < 60/min). Der Grenzwert sollte hierbei immer flexibel betrachtet werden, da z. B. Kinder oder Leistungssportler eine physiologisch erniedrigte Ruhefrequenz aufweisen können. Zu den häufigsten bradykarden Herzrhythmusstörungen zählen die Sinusbradykardie, der Sinusarrest, das Sick-Sinus-Syndrom und die AV-Blöcke.

Epidemiologie

Die Inzidenz einer Bradykardie ab dem 50. Lj. beträgt 0,17 %. Das Sick-Sinus-Syndrom macht dabei je nach Studienlage zwischen 10 und 34 % aus. Die zweithäufigste Ursache stellt ein AV-Block dar. Eine angeborene AV-Blockade findet sich bei 1/15.000–20.000 Lebendgeburten. Zudem tritt nach einem herzchirurgischen Eingriff postoperativ bei 1–3 % der Patienten ein hochgradiger AV-Block auf.

Pathologie und Pathophysiologie

Bei der Bradykardie liegen meist eine verminderte Sinusknotenfrequenz oder eine Erregungsleitungsstörung zugrunde. Ersteres kann z. B. bei Hypothyreose, Hypothermie oder Hypoxie, einem erhöhten Vagotonus oder einem Sick-Sinus-Syndrom vorliegen. Zu den Erregungsleitungsstörungen zählen die AV-Blöcke sowie eine Bradyarrhythmia absoluta bei Vorhofflimmern. Darüber hinaus können auch Intoxikationen, Überdosierungen von Antiarrhythmika oder eine Myokardischämie eine Senkung der Herzfrequenz zur Folge haben.

14.11 Bradykarde Herzrhythmusstörungen

Bradykarde Herzrhythmusstörungen sind durch eine **Herzfrequenz < 60/min** definiert (bei Kindern und Leistungssportlern jedoch z. T. physiologisch).

Epidemiologie

Die häufigsten Ursachen sind ein Sick-Sinus-Syndrom und AV-Block.

Pathologie und Pathophysiologie

Es kann eine Störung der Schrittmacherfunktion des Sinusknotens oder der Erregungsleitung im Herzen vorliegen.

Studentische Sicht

Diagnostik

Akuter Handlungsbedarf besteht bei zerebraler Minderperfusion (mit Schwindel und Synkopen).
Die **zentrale Diagnostik** erfolgt mittels **EKG.**

TAB. 14.15

Diagnostik

Präklinik

Die Bradykardie wird meist erst dann symptomatisch, wenn es zu einer hämodynamischen Minderperfusion von Organen kommt. Hier steht die **zerebrale Minderperfusion** im Vordergrund mit Schwindel und/oder einer Synkope. Weitere, eher unspezifische Symptome können eine Dyspnoe, ein verminderter Allgemeinzustand oder eine Leistungsminderung sein. Das **12-Kanal-EKG** nimmt die Schlüsselrolle bei der Diagnostik von Herzrhythmusstörungen ein. Bei der körperlichen Untersuchung sollte nach Zeichen der Herzinsuffizienz und Anhaltspunkten für Vitien gesucht werden (Auskultation des Herzens).

Eine Bradykardie kann sich hämodynamisch relevant oder irrelevant präsentieren (➤ Tab. 14.15).

Tab. 14.15 Übersicht über häufig gefragte bradykarde Herzrhythmusstörungen und typische EKG-Zeichen

Rhythmusstörung	Typische EKG-Zeichen	EKG-Beispiele [L115]
AV-Block I°	PQ-Zeit verlängert (> 0,2 ms)	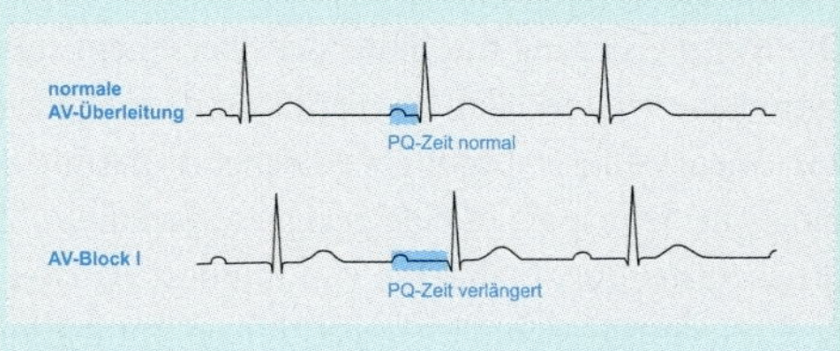
AV-Block II° Typ I (Wenckebach)	Zunehmend verlängerte PQ-Zeit, eine Herzaktion fällt aus, kompensatorische Pause	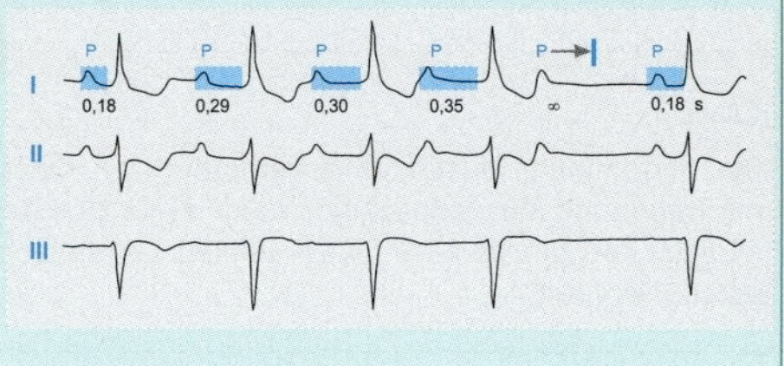
AV-Block II° Typ II (Mobitz)	Herzaktion fällt ohne Verlängerung der PQ-Zeit aus, einzelne Schläge werden nicht übergeleitet, evtl. 2:1/3:1/4:1-Block	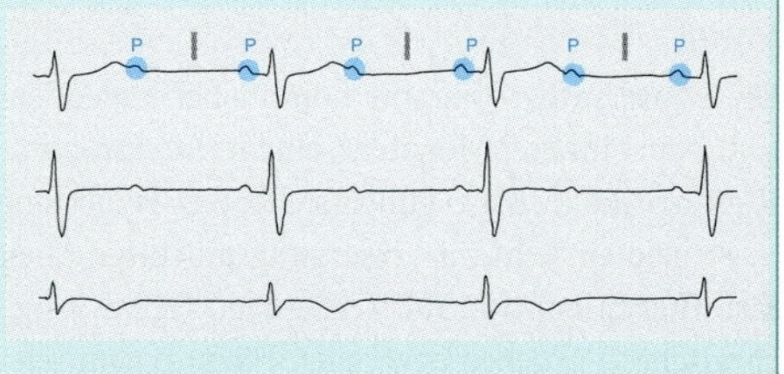
AV-Block III°	P-Wellen werden nicht durch QRS-Komplexe beantwortet, langsamer Ersatzrhythmus	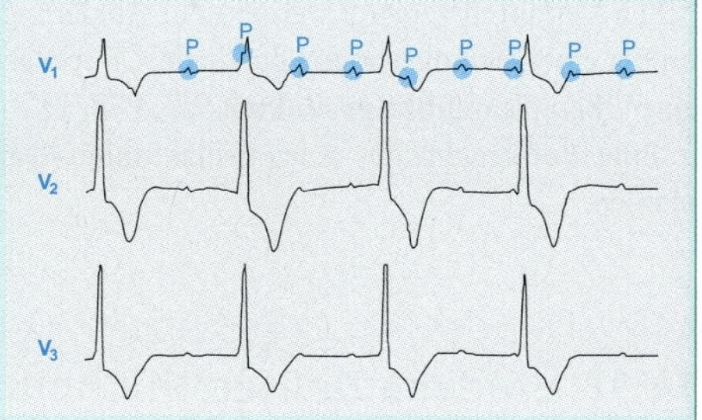

Die Bradykardie stellt prinzipiell eine vitale Bedrohung dar und bedarf auch bei stabilen Patienten einer weiteren Abklärung.

Zusätzlich kann eine Echokardiografie Wandbewegungsstörungen oder Klappenvitien aufdecken.
Bei entsprechendem Verdacht sollte laborchemisch eine Intoxikation ausgeschlossen werden.

Klinik

Die klinische Diagnostik widmet sich im Wesentlichen der Ursachenabklärung:

- Oberste Priorität hat auch hier zunächst das 12-Kanal-EKG mit langem Rhythmusstreifen; ggf. können ein Langzeit-EKG, ein Belastungs-EKG oder ein Event-Recorder ergänzt werden.
- In der Echokardiografie können neben Wandbewegungsstörungen u. a. auch eine Kardiomyopathie, Klappenvitien oder eine Herzdilatation nachgewiesen werden.
- In der laborchemischen Untersuchung liegt das Augenmerk auf Schilddrüsenhormonen (Ausschluss Hypothyreose), Troponin und Elektrolyten. Bei V. a. eine Medikamentenintoxikation kann ggf. auch der Medikamentenspiegel (z. B. Betablocker) bestimmt werden.

Therapie

Therapie

Präklinik

Die Akuttherapie der Bradykardie ist in ➤ Abb. 14.5 dargestellt. Eine präklinische Therapie sollte bei allen instabilen Patienten sowie bei erhöhtem Asystolierisiko eingeleitet werden.

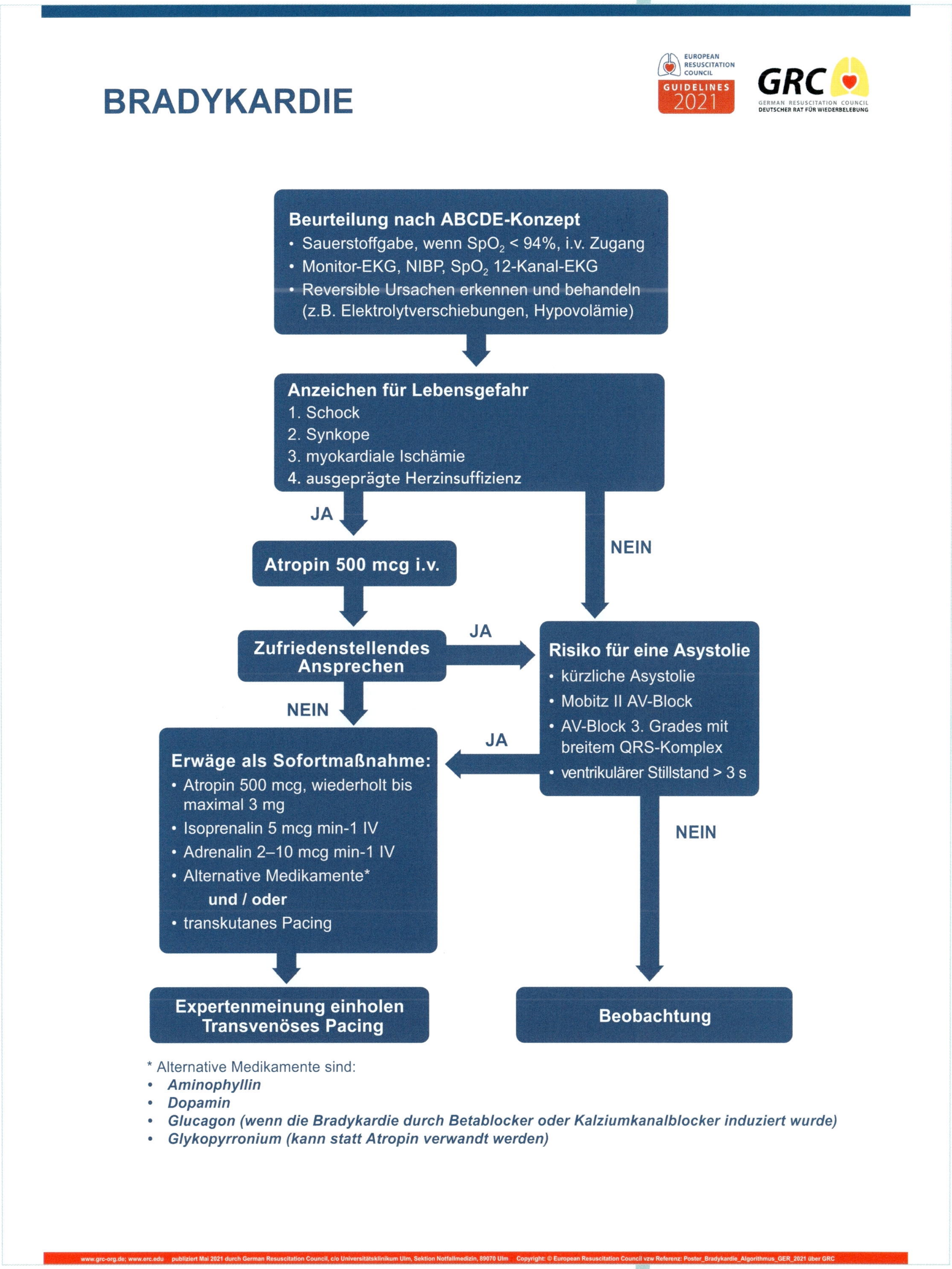

Abb. 14.5 Akuttherapie bradykarder Herzrhythmusstörungen nach ERC-Leitlinien [F781–035]

MERKE

MERKE

Ein erhöhtes Asystolierisiko liegt vor bei: kürzlich stattgehabter Asystolie; AV-Block II°, Typ II (Mobitz); AV-Block III° und ventrikulären Pausen > 3 s.

Die Versorgung eines Patienten mit symptomatischer Bradykardie sollte dabei gemäß den ABC-Regeln erfolgen. Basismaßnahmen wie das Etablieren eines venösen Zugangs und eine Sauerstoffgabe mit Ziel-SpO_2 von > 94 % sind indiziert. Bei Bewusstlosigkeit, fehlender Atmung oder fehlendem Puls müssen sofort Reanimationsmaßnahmen gemäß dem Advanced Life Support ergriffen werden. Die medikamentöse Akuttherapie beinhaltet die Gabe von Atropin 0,5 mg i. v., Wiederholung bis max. 3 mg, und ggf. von Katecholaminen, z. B. Adrenalin 10 µg i. v. Bei nicht ausreichendem Ansprechen auf eine medikamentöse Therapie kann eine transkutane Schrittmachertherapie (Pacing) unter Analgosedierung indiziert sein.

CAVE

CAVE

Atropin ist im Rahmen eines höhergradigen AV-Blocks (infrahisär, also unterhalb des His-Bündels [AV-Block II°, Typ Mobitz, oder AV-Block III°]) oder einer myokardialen Ischämie kontraindiziert, da es zu einer paradoxen Bradykardisierung kommen kann. Bei V. a. eine Betablockerintoxikation kann ein Therapieversuch mit Glukagon erfolgen.

MERKE

MERKE

Für die Etablierung eines transkutanen Schrittmachers muss der Patient sediert werden. Nach Platzieren der Klebeelektroden wird die „PACER"-Taste am Defibrillator gewählt und eine Herzfrequenz von 80 Schlägen/min eingestellt. Zuletzt wird die Stromstärke so lange gesteigert, bis im EKG ein QRS-Komplex sichtbar wird. Meist geschieht dies bei 40–60 mA.

Nach der Anlage eines transkutanen Schrittmachers zur temporären Versorgung kann eine endgültige Versorgung mit einem **transvenösen oder permanenten Schrittmacher** erfolgen. Auch sollte die **Medikation** der Patienten **geprüft** und ggf. angepasst werden (z. B. Absetzen von Betablockern oder Digitalis).

Klinik

Da die **transkutane Schrittmachertherapie** für den Patienten äußerst unangenehm und daher eine Analgosedierung notwendig ist, kann in der Klinik ein gut verträglicher **transvenöser Schrittmacher** eingeschwemmt werden. Im Verlauf wird geprüft, ob der Patient eine **dauerhafte Schrittmachertherapie** benötigt. Häufig sind aber auch bradykardisierende Medikamente wie Betablocker oder Digitalispräparate Auslöser, die folglich lediglich abgesetzt werden müssen.

14.12 Tachykarde Herzrhythmusstörungen

Tachykarde Herzrhythmusstörungen unterscheidet man anhand von Dauer und Regelmäßigkeit der QRS-Komplexe.

14.12 Tachykarde Herzrhythmusstörungen

Eine Übersicht über die tachykarden Herzrhythmusstörungen gibt ➤ Tab. 14.16. Es werden regelmäßige und unregelmäßige Rhythmusstörungen sowie schmale und breite QRS-Komplexe unterschieden.

TAB. 14.16

Tab. 14.16 Übersicht tachykarder Herzrhythmusstörungen

Herzfrequenz	Tachykardie (> 100/min)			
Kammerkomplex	schmal (QRS < 120 ms)		breit (QRS > 120 ms)	
Herzrhythmus	regelmäßig	unregelmäßig	regelmäßig	unregelmäßig
Häufige Krankheitsbilder	• Sinustachykardie • Supraventrikuläre Tachykardien: AV-(Knoten)-Reentry-Tachykardie oder Vorhofflattern mit regelmäßiger Überleitung	• Vorhofflimmern (Tachyarrhythmia absoluta) • Vorhofflattern mit unregelmäßiger Überleitung • Fokale atriale Tachykardie	• Monomorphe VT • Supraventrikuläre Tachykardie mit Schenkelblock	• Vorhofflimmern mit Schenkelblock oder WPW-Syndrom • Polymorphe VT • VES • Torsades de pointes

Epidemiologie

Am häufigsten sind die supraventrikuläre Tachykardie und das Vorhofflimmern.

Epidemiologie

Zu den häufigsten tachykarden Herzrhythmusstörungen zählen mit einer Prävalenz von 2–3 % die supraventrikuläre Tachykardie sowie das Vorhofflimmern. Letzteres betrifft vorwiegend ältere Patienten und geht mit einem Lebenszeitrisiko von ca.25 % einher.

Pathologie und Pathophysiologie

Zahlreiche Krankheitsbilder können tachykarde Herzrhythmusstörungen verursachen. Als Beispiele sind **Myokardischämien,** Störungen des **Elektrolythaushalts** oder endokrine Störungen wie eine **Hyperthyreose** zu nennen. Viele Medikamente, darunter auch die meisten Antiarrhythmika, können tachykarde Herzrhythmusstörungen auslösen. Zudem sollte man immer auch an eine **Medikamentenüberdosierung** oder **Intoxikation** denken. Typisch sind z. B. tachykarde Herzrhythmusstörungen bei Kokainintoxikation. In zahlreichen Fällen sind auch strukturelle Ursachen Auslöser von Herzrhythmusstörungen, z. B. akzessorische Leitungsbahnen wie beim Wolff-Parkinson-White-Syndrom (WPW-Syndrom), eine posttraumatische Schädigung oder eine Infarktnarbe. Im Rahmen der Tachykardie kommt es zu einer verkürzten diastolischen Füllung, einer abnormen Kontraktilität und einem erhöhten myokardialen Sauerstoffverbrauch. Resultierend zeigt sich eine Verminderung des Herzzeitvolumens.

MERKE

- Bei **supraventrikulären Tachykardien** entsteht der Herzrhythmus im Bereich des Sinusknotens, der Atrien, des AV-Knotens oder der His-Bündel.
- Die **ventrikuläre Tachykardie** entsteht im Bereich der Tawara-Schenkel, der Purkinje-Fasern oder im Myokard der Ventrikel.

Diagnostik

Präklinik

Unabhängig von der Art oder Genese der Störungen sind **Palpitationen,** Schwindel bis hin zur **Synkope, Dyspnoe,** eine **Herzinsuffizienz** oder eine **Angina-pectoris**-Symptomatik typische Symptome tachykarder Herzrhythmusstörungen. Meist geben die Patienten lediglich ein Gefühl des Herzrasens an, seltener können auch kreislaufrelevante Herzrhythmusstörungen entstehen.

Zeichen einer hämodynamisch instabilen Herzrhythmusstörung mit sofortiger Therapienotwendigkeit sind: HF > 150/min, RR_{syst} < 90 mmHg, Vigilanzstörungen, Zeichen der Herzinsuffizienz (Dyspnoe, Lungenödem, gestaute Halsvenen) und Zeichen der Myokardischämie. Das 12-Kanal-EKG nimmt auch hier die Schlüsselrolle der Diagnostik ein (➤ Tab. 14.17).

Tab. 14.17 Übersicht über häufig gefragte tachykarde Herzrhythmusstörungen und typische EKG-Zeichen

Rhythmusstörung	Typische EKG-Zeichen	EKG-Beispiel [L115]
Vorhofflimmern (VHF), Tachyarrhythmia absoluta (TAA)	Fehlende P-Wellen, Flimmerwellen	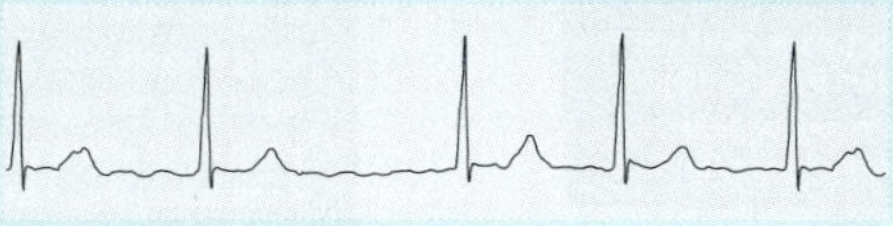
Vorhofflattern	Sägezahnmuster, Flatterwellen	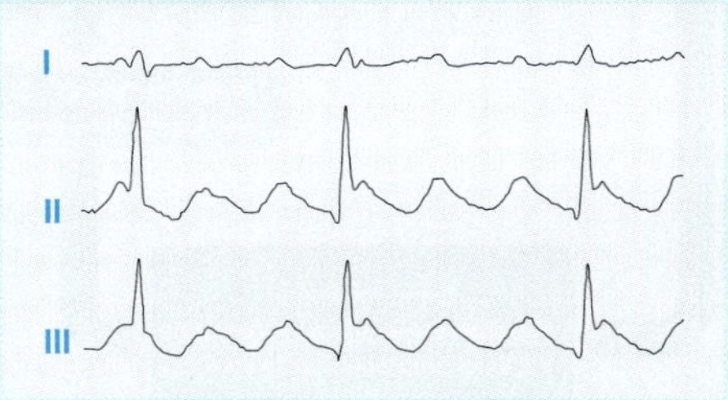
Wolff-Parkinson-White (WPW)-Syndrom	δ-Welle mit verzögertem QRS-Anstieg und verkürzter PQ-Zeit	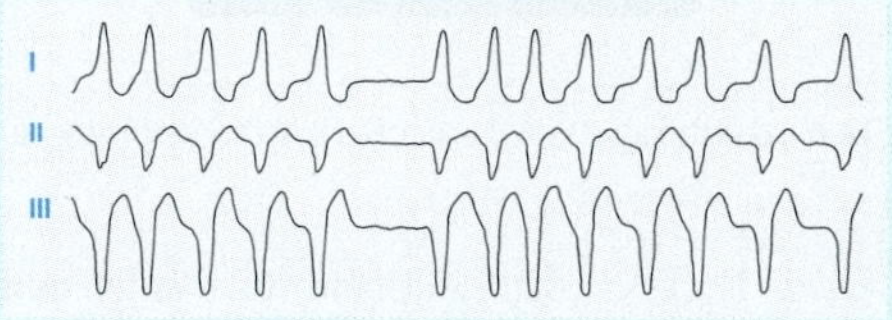
Ventrikuläre Tachykardie (VT)	Regelmäßige Tachykardie, breite deformierte QRS-Komplexe, keine P-Wellen erkennbar	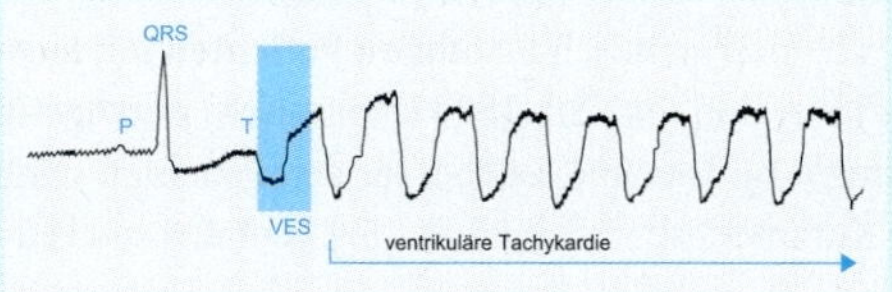
Torsades de pointes	Unregelmäßige, deformierte Kammerkomplexe mit Zu- und Abnahme der Amplitude	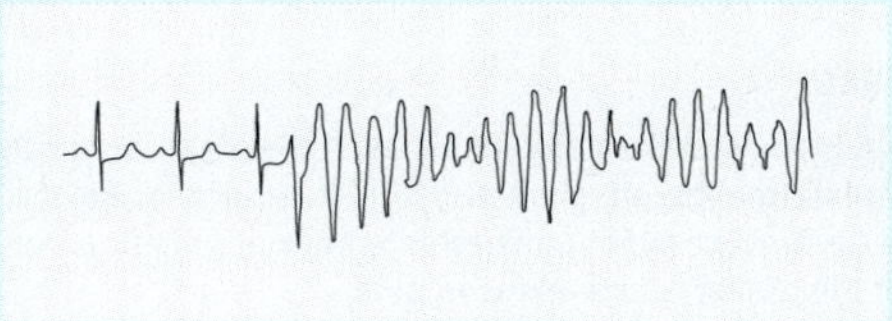

Studentische Sicht

Pathologie und Pathophysiologie

Die Arrhythmie kann im Rahmen verschiedener **kardialer** (z. B. Myokardischämie) **oder systemischer Störungen** (z. B. Elektrolytstörungen, Hyperthyreose, Intoxikationen) entstehen.

MERKE

Diagnostik

Klinisch können sich Palpitationen, Synkopen, Brustschmerz und Dyspnoe zeigen.

Hämodynamische Instabilität bedarf einer unverzüglichen Kardioversion (elektrisch oder medikamentös).

TAB. 14.17

Studentische Sicht

Laborchemisch können sich Anzeichen kardialer Schäden (Troponin, Kreatinkinase) und systemische Störungen (z. B. Hyperthyreose) finden.

Klinik

Durch die im klinischen Setting verfügbare Labordiagnostik können **Elektrolytstörungen** (Natrium, Kalium, Kalzium), **Myokardischämien** (Troponin, CK-MB etc.) und **endokrine Veränderungen** (z. B. TSH) als Auslöser ausgeschlossen werden. Echokardiografisch lassen sich strukturelle Schädigungen des Myokards sichtbar machen, u. a. lokalisierte Wandbewegungsstörungen, Zeichen der Herzinsuffizienz, Stauungszeichen oder atrioventrikuläre Dissoziation. Nur intermittierend auftretende (paroxysmale) Tachykardien werden durch ein Langzeit-EKG detektiert. Bei Verdacht auf eine Störung des Reizbildungs- oder Reizleitungssystems ist eine elektrophysiologische Untersuchung (EPU) sinnvoll.

Therapie

Therapie

Präklinik

Die Akuttherapie tachykarder Herzrhythmusstörungen ist in ➤ Abb. 14.6 dargestellt.

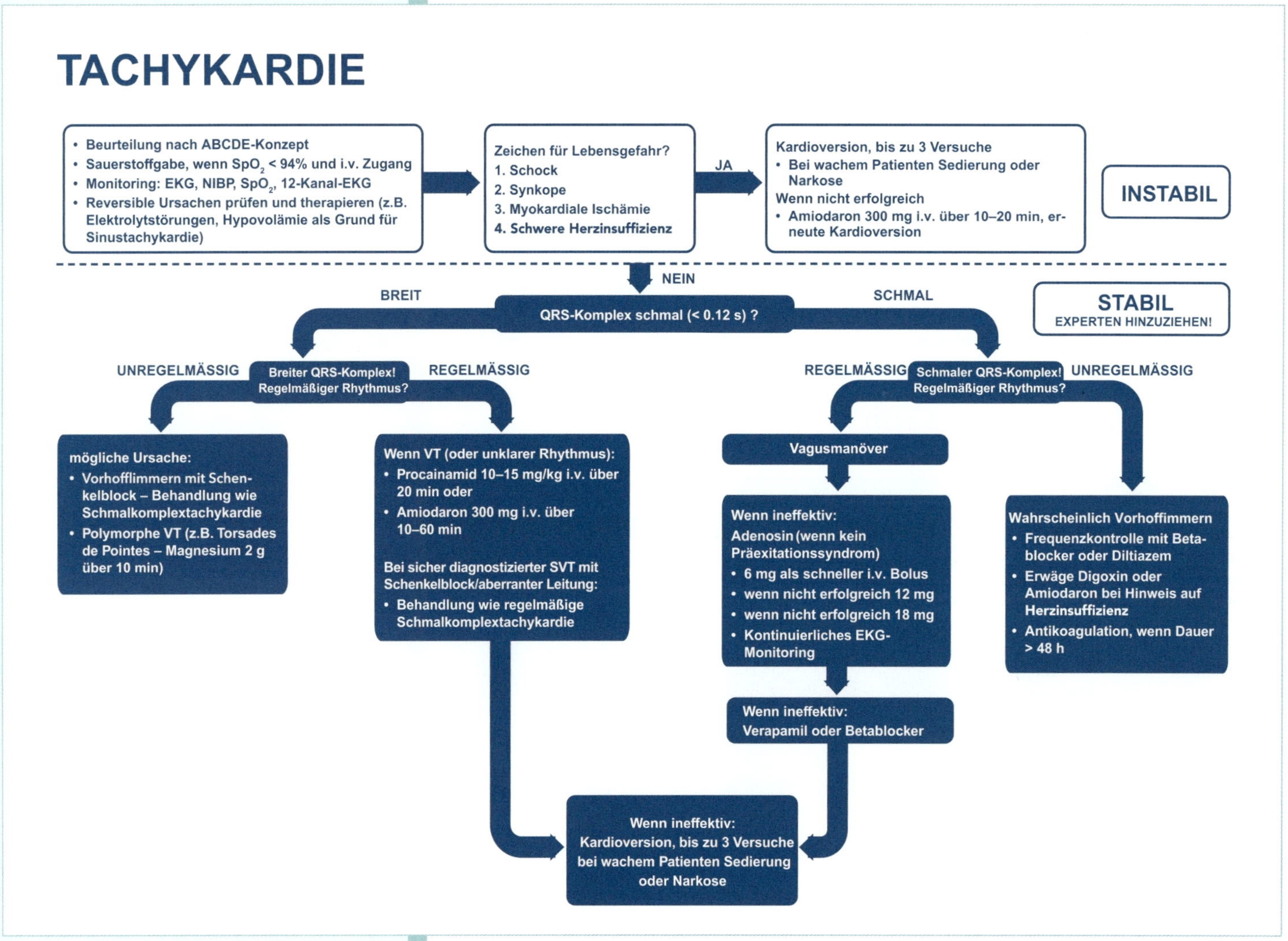

Abb. 14.6 Akuttherapie tachykarder Herzrhythmusstörungen nach ERC-Leitlinien 2010 [F781–035]

Liegt ein Herz-Kreislauf-Stillstand vor, werden unmittelbar Reanimationsmaßnahmen (➤ Kap. 13.1) eingeleitet.

Bei hämodynamisch **instabilen Patienten** mit tachykarden Herzrhythmusstörungen wird primär eine **Kardioversion** mit 120–150 J (biphasisch) durchgeführt. Die Elektrotherapie wirkt schneller als die medikamentöse Therapie, ist aber für den Patienten schmerzhaft, weshalb i. d. R. eine Analgosedierung oder eine Kurznarkose (z. B. 0,05–0,1 mg Fentanyl sowie 2–5 mg Midazolam i. v.) erforderlich ist.

MERKE

MERKE

Sowohl die medikamentöse als auch die elektrische Kardioversion muss stets unter Monitorkontrolle und in Reanimationsbereitschaft durchgeführt werden. Bei der Kardioversion wird im Unterschied zur Defibrillation ein zur R-Zacke synchronisierter Schock abgegeben. Am Defibrillator muss daher bei einer Kardioversion immer die „SYNC“-Taste aktiviert sein.

Patienten mit einer hämodynamisch stabilen Tachykardie erhalten primär eine nichtinvasive Therapie. Hierbei stehen verschiedene Substanzklassen zur Verfügung; die Wahl des Antiarrhythmikums richtet sich dabei nach dem EKG-Befund und der vermuteten Ursache (➢ Tab. 14.16):

- QRS-Komplex schmal, regelmäßig: vagale Manöver, Adenosin (6–12 mg i. v.), alternativ Betablocker oder Kalziumantagonisten (z. B. Diltiazem 15–30 mg i. v.)
- QRS-Komplex schmal, unregelmäßig: Betablocker (z. B. Metoprolol 2,5–3 mg), ggf. Kalziumantagonisten (z. B. Diltiazem 15–30 mg i. v.) oder Amiodaron (150–300 mg i. v.)
- QRS-Komplex breit, regelmäßig: Amiodaron (150–300 mg i. v.) oder Adenosin (6–12 mg i. v.)
- QRS-Komplex breit, unregelmäßig: Amiodaron (150–300 mg i. v.), Betablocker (z. B. Metoprolol 2,5–3 mg i. v.), ggf. Magnesium bei V. a. Torsades de pointes.

CAVE

Wenn die Gabe eines Antiarrhythmikums bei Patienten mit einer hämodynamisch stabilen Herzrhythmusstörung ohne Effekt bleibt, sollten präklinisch keine weiteren medikamentösen Therapieversuche unternommen werden.

CAVE

Klinik

Langfristig werden tachykarde Herzrhythmusstörungen meist mit **Antiarrhythmika** behandelt. Bei hoher Wahrscheinlichkeit für rezidivierende ventrikuläre Tachykardien muss die Indikation zur **ICD-Implantation** geprüft werden. Aberrante Leitungsbahnen lassen sich ggf. durch **Ablationsverfahren** behandeln.

Die längerfristige Therapie erfolgt mit **antiarrhythmischer Medikation** oder **Implantation eines Kardioverter-Defibrillator-Systems.**

14.13 Respiratorische Notfälle: Allgemeines

Dyspnoe ist das Leitsymptom der respiratorischen Notfälle und kommt in der notfallmedizinischen Praxis sowie in der Klinik häufig vor. Als Ursache kommen Störungen der Ventilation, Perfusion oder Diffusion infrage (➢ Tab. 14.18). Gleichzeitig müssen auch andere Differenzialdiagnosen wie z. B. eine kardiale oder neurologische Genese berücksichtigt werden. Ventilationsstörungen werden häufig weiter in obstruktive Störungen (erhöhter Atemwegswiderstand) und restriktive Störungen (verminderte Lungendehnbarkeit) unterteilt.

14.13 Respiratorische Notfälle: Allgemeines

Dyspnoe ist ein unspezifisches Symptom, das neben einer respiratorischen auch eine kardiale oder neurologische Störung anzeigen kann. Man unterscheidet **Ventilations-** (obstruktiv oder restriktiv), **Perfusions-** und **Diffusionsstörungen** der Lunge.

Tab. 14.18 Ursachen respiratorischer Notfälle

Störung der	Ursache
Ventilation	Asthma bronchiale, exazerbierte COPD, Pneumonie
Perfusion	Lungenarterienembolie
Diffusion	Lungenödem

TAB. 14.18

Klinisch imponieren gelegentlich spezifische Atemmuster, die Hinweise auf bestimmte Erkrankungen geben können (➢ Tab. 14.19).

14.14 Asthma bronchiale

Epidemiologie

Mit etwa 235 Mio. Betroffenen zählt das Asthma bronchiale weltweit zu den häufigsten chronischen Erkrankungen. In Deutschland liegt die Prävalenz bei ca. 10–15 % der Kinder und ca. 5–7 % der Erwachsenen. Bei Kindern handelt es sich i. d. R. um ein allergisches Asthma bronchiale, während bei 30–50 % der Erwachsenen auch eine intrinsische Form (nichtallergisch) vorliegt.

Pathologie und Pathophysiologie

Dem Asthma bronchiale liegt eine **reversible Atemwegsobstruktion** mit Kontraktion der glatten Bronchialmuskulatur, Ödem der Atemwegsmukosa und Ansammlung eines viskösen Bronchialsekrets auf dem Boden chronisch entzündeter Atemwege zugrunde. Auslöser eines Asthmaanfalls sind im Kindes- und Jugendalter häufig Allergene (extrinsisches Asthma bronchiale), bei Erwachsenen ist ein nichtallergisches Asthma bronchiale (intrinsisches Asthma) typisch. Triggerfaktoren des intrinsischen Asthma bronchiale sind meist Atemwegsinfektionen, Kältereize oder starke Anstrengung.

14.14 Asthma bronchiale

Epidemiologie

Das Asthma bronchiale gehört zu den **häufigsten chronischen Erkrankungen** und ist **meist allergisch bedingt.**

Pathologie und Pathophysiologie

Durch eine **Hyperreagibilität der Atemwege** kommt es zu Bronchialkonstriktion und Schleimhautschwellung mit **reversibler Atemwegsobstruktion.**
Auslöser eines Asthmaanfalls können Infektionen, kalte Luft oder körperlicher Stress sein.

TAB. 14.19

Tab. 14.19 Atemmuster

Bezeichnung	Charakteristika	Ursache
Eupnoe	Normale Atmung, rhythmisch, gleichmäßig tief, ruhig und geräuschlos	Physiologisch
Tachypnoe	Beschleunigte Atmung > 20 Atemzüge/min	Zahlreiche Ursachen, z. B. schmerzbedingt, aber auch zur Kompensation einer Hypoxie wie bei Lungenarterienembolie
Biot-Atmung	Atmung mit zwischenzeitlichen Pausen	Hirnstammschädigung
Cheyne-Stokes-Atmung	Anwachsen und Abfallen der Atemzugtiefe	z. B. schweres SHT
Schnappatmung	Nur wenige, unregelmäßige, „schnappende" Atemzüge	Meist präfinal
Kußmaul-Atmung	Regelmäßige, sehr tiefe Atemzüge	Metabolische Azidose, z. B. ketoazidotisches Koma
„Opiat"-Atmung	Langsame, sehr tiefe Atmung, Kommandoatmung	Opioidintoxikation
Inverse Atmung	Bei Inspiration Senken des Thorax, bei Exspiration Heben (im Unterschied zur paradoxen Atmung gesamte Lunge betroffen)	Obstruktion der oberen Luftwege
Paradoxe Atmung	Bei Inspiration Senken des Thorax, bei Exspiration Heben (im Unterschied zur inversen Atmung nur im betroffenen Bereich)	Instabiler Thorax durch Rippenserienfraktur, einseitige Phrenikusparese

Pathophysiologisch sind drei verschiedene Mechanismen für das Bild des Asthma bronchiale verantwortlich:

- **Entzündung der Bronchien:** Durch Kontakt mit dem auslösenden Reiz (Allergen, Kälte etc.) kommt es zu einer IgE-vermittelten Typ-1-Reaktion mit Aktivierung von Mastzellen und Freisetzung verschiedener Mediatoren (Leukotriene, Prostaglandine und Histamin). Die Mediatoren bewirken neben einer Entzündungsreaktion auch eine Obstruktion der Bronchien.
- **Bronchiale Hyperreagibilität:** äußert sich durch eine zu starke Verengung der Bronchialwege bei Inhalation von Reizsubstanzen.
- **Endobronchiale Obstruktion:** entsteht durch Bronchokonstriktion (Kontraktion der glatten Muskulatur), ein Schleimhautödem (Verlegung des Lumens) und die Überproduktion eines zähen Bronchialsekrets (Dyskrinie).

Diagnostik

Diagnostik

Präklinik

Kardinalsymptome des Asthma bronchiale sind eine anfallsartige Dyspnoe, chronischer trockener Husten, exspiratorischer Stridor und ein thorakales Engegefühl.

MERKE

MERKE

Patienten mit einem akuten Asthmaanfall findet man meist sitzend vor. Sie atmen schnell (**Tachypnoe**) und angestrengt unter Einsatz der Atemhilfsmuskulatur; **Husten** ist ebenfalls typisch. Aufgrund der Dyspnoe besteht häufig ein ausgeprägtes **Angstgefühl.** Das Ausmaß des Anfalls lässt sich meist gut durch die Ausprägung der **Sprechdyspnoe** feststellen. Kann der Patient ganze Sätze ohne Atempause sprechen, ist die Situation weniger ernst, als wenn er nur einzelne Worte sprechen kann. Charakteristisch ist ein **verlängertes Exspirium.** Auskultatorisch (und manchmal sogar ohne Stethoskop hörbar) fällt ein **exspiratorischer Stridor** mit Giemen und Brummen auf. Meist liegt eine **Tachykardie** vor, u. U. bestehen auch tachykarde Herzrhythmusstörungen.

Kann der Patient das entstehende CO_2 nicht mehr abatmen, kommt es durch die Hyperkapnie zur Vasokonstriktion des pulmonalen Kreislaufs, und es entsteht das Bild eines akuten Rechtsherzversagens. Zeichen eines lebensbedrohlichen Asthmaanfalls sind ein fehlendes Atemgeräusch („silent chest"), flache oder paradoxe Atmung, akute Verwirrtheit oder Vigilanzminderung sowie Bradykardie und hämodynamische Instabilität.

Klinik

Je nach zugrunde liegender Störung kommen die **Labordiagnostik** inkl. (arterieller) BGA, die **Bildgebung** (z. B. Röntgen-Thorax oder CT, ggf. Lungen- und Pleurasonografie), die **Echokardiografie** oder eine **Bronchoskopie** infrage.

Ein Asthma bronchiale ist meist bekannt. Sofern nicht bereits erfolgt, sollte eine allergologische Stufendiagnostik durchgeführt werden, um ein Allergen als Ursache auszuschließen. Zudem muss im Rahmen

Zur diagnostischen Abklärung gehören neben **Blutgasanalysen,** Labordiagnostik und **Lungenfunktionsprüfung** (ggf. mit cholinerger Provokation; pathologischer Tiffeneau-Index ab $FEV_1/VC < 70\,\%$) eine Echokardiografie und ggf. eine Bronchoskopie.

eines schweren Asthmaanfalls immer ein Bronchialinfekt als intrinsischer Triggerfaktor ausgeschlossen werden.

Bei bisher unbekanntem Asthma bronchiale ist eine weitere Lungenfunktionstestung für die Festigung der Diagnose essenziell; sie wird jedoch nicht in der Akutsituation durchgeführt. In der Spirometrie zeigt sich eine verminderte Einsekundenkapazität (FEV_1) bei gleichbleibender Vitalkapazität. Definitionsgemäß findet sich bei Asthma ein Tiffeneau-Index: $FEV_1/VC < 70\,\%$. Ergibt die Lungenfunktionsdiagnostik primär keine Auffälligkeiten, kann ein Provokationstest (Methacholintest) die Diagnose sichern.

MERKE

Zur Abgrenzung einer COPD dient der Reversibilitätstest oder auch der Bronchospasmolysetest. Im Gegensatz zur COPD verbessert sich die FEV_1 beim reversiblen Asthma bronchiale durch die inhalative Gabe von Bronchodilatatoren.

MERKE

Therapie

Präklinik

Die Initialtherapie besteht aus Oberkörperhochlagerung, Beruhigung des Patienten und O_2-Gabe, wobei eine $SpO_2 > 90\,\%$ angestrebt werden sollte. Eine medikamentöse Bronchodilatation kann mit 2–4 Hüben eines **schnellwirkenden β_2-Agonisten** (z. B. **Salbutamol;** Gabe alle 15 min wiederholen), erfolgen. Bei ausbleibendem Erfolg kann ein β_2-Agonist (z. B. Salbutamol) über eine **Verneblermaske** mit Sauerstoff, ggf. kombiniert mit einem **Parasympatholytikum** (z. B. Ipratropiumbromid), inhaliert werden. Darüber hinaus besteht die Möglichkeit der i. v. Gabe von β_2-Agonisten (z. B. Reproterol). **Glukokortikoide** (z. B. Prednisolon 50–100 mg i. v.) verhindern eine Spätreaktion. Zudem kann eine nichtinvasive Beatmung erwogen werden. Bei schwerster Gasaustauschstörung oder Vigilanzminderung muss der Patient intubiert werden.

Wenn möglich, sollte eine Intubation vermieden werden, da der Tubusreiz allein eine Bronchokonstriktion hervorrufen kann und das spätere Weaning bisweilen nur durch eine Tracheotomie gelingt. Bei Zeichen eines lebensbedrohlichen Asthmaanfalls lässt sich eine Intubation jedoch meist nicht umgehen. Zur Narkoseeinleitung bietet sich hier **Ketamin** wegen seiner bronchodilatativen Wirkung an.

Therapie

Neben Oberkörperhochlagerung sollten zur Bronchodilatation inhalativ schnellwirksame **β_2-Agonisten** (z. B. Salbutamol), **Parasympatholytika** (z. B. Ipratropium) und **Glukokortikoide** (z. B. Prednisolon i. v.) verabreicht werden.

Auf eine Intubation sollte, wenn möglich, wegen der Schleimhautreizung verzichtet werden.

MERKE

Kurzwirksame β_2-Mimetika bilden den Grundpfeiler der Therapie des akuten Asthmaanfalls. Dagegen eignen sich Substanzen, die bei der chronischen Asthmatherapie eingesetzt werden, häufig nicht zur Akutbehandlung. Hierzu gehören z. B. inhalative Glukokortikoide oder Cromoglicinsäure. Sie wirken erst nach Anwendung über längere Zeiträume.

MERKE

Klinik

Die klinische Therapie richtet sich nach dem Zustand des Patienten. Im Rahmen einer infektbedingten Exazerbation muss ggf. eine Antibiose (z. B. mittels Tazobactam) eingeleitet werden. Bei einem allergisch assoziierten Asthma sollte unbedingt die Noxe gemieden werden, ggf. kann eine frühzeitige Hyposensibilisierung erfolgen.

Beatmete Patienten mit akutem Asthma bronchiale weisen ein hohes Risiko für ein Barotrauma auf. Ziel ist es daher, den Beatmungsspitzendruck so gering wie möglich zu halten. Da insbesondere die Exspiration erschwert ist, sollte das Atemzeitverhältnis zugunsten der Ausatmung verlängert werden (z. B. 1 : 2–1 : 4). Der PEEP wird nur gering gewählt, um eine Überblähung zu vermeiden.

14.15 Chronisch obstruktive Lungenerkrankung (COPD)

Epidemiologie

In Deutschland liegt die Prävalenz der COPD bei ca. 13 %. Die Prävalenz steigt mit zunehmendem Alter; das männliche Geschlecht ist häufiger betroffen. In 90 % d. F. wird ein Nikotinabusus als Ursache für die COPD eruiert.

Pathologie und Pathophysiologie

Unter einer COPD versteht man eine chronisch-entzündliche Atemwegserkrankung mit einer **irreversiblen Atemwegsobstruktion.** Typische Manifestationen sind das Lungenemphysem und die chronisch-obstruktive Bronchitis, die auch gemeinsam vorkommen können. Typische Ursachen des exogenen Asthmas sind ein Nikotinabusus oder andere inhalative Noxen. Zu den intrinsischen Faktoren zählt neben dem α_1-Antitrypsin-Mangel auch ein IgA-Mangel.

14.15 Chronisch obstruktive Lungenerkrankung (COPD)

Epidemiologie

Häufigste Ursache einer chronisch obstruktiven Lungenerkrankung (COPD) ist **Tabakrauchen.**

Pathologie und Pathophysiologie

Aufgrund chronischer Belastung durch inhalative Noxen kommt es zu **entzündlichen Atemwegsveränderungen mit bronchialer Hypersekretion** und **irreversibler Obstruktion.**

Aus der chronischen Reizung der Bronchien resultieren eine Hypertrophie und Hyperplasie der Becherzellen in der Schleimhaut, was eine Überproduktion an Schleim zur Folge hat, der durch die Haarzellen nicht mehr abtransportiert werden kann. Durch die dadurch verlegten Bronchien kommt es zu einer chronischen Entzündungsreaktion und einem Remodelling. Die Elastizität der Lunge nimmt ab, das Residualvolumen nimmt zu.

Der Euler-Liljestrand-Mechanismus führt zu einer Vasokonstriktion in den durch die Obstruktion bedingten hypoxischen Arealen, was im Endstadium eine pulmonale Hypertonie zur Folge hat.

Atemwegsinfektionen können **akute Exazerbationen** einer COPD auslösen.

Eine Akutbehandlung ist meist beim Auftreten einer **akuten Exazerbation der COPD** (AECOPD) erforderlich. Hierunter versteht man die akute Verschlechterung der Symptomatik, die sich durch eine Verstärkung der Dyspnoe, des Hustens und/oder des Sputums manifestiert. Sie wird i. d. R. durch bakterielle oder virale Atemwegsinfekte ausgelöst.

Diagnostik

Diagnostik

Präklinik

Klinisch finden sich **Zeichen einer Hyperkapnie** sowie ein geblähter Thorax („**Fassthorax**") und eine **Zyanose** der Akren.

Die Symptomatik ähnelt der des akuten Asthmaanfalls. Allerdings stehen bei Patienten mit einer AECOPD häufig die Zeichen der **Hyperkapnie** stärker im Vordergrund als die der Hypoxie.

Oft liegt eine begleitende Tachykardie vor. In der klinischen Untersuchung zeigen sich Zeichen der chronischen Hypoxie (Lippen- und Fingernagelzyanose, Fassthorax); zudem lässt sich bei einem Emphysem ein hypersonorer Klopfschall nachweisen.

In der Auskultation ist ein verlängertes Exspirium zu hören, begleitend von einem Giemen sowie Brummen.

Klinik

Zur **Infektionsabklärung** müssen ein Röntgen-Thorax, eine Sputumdiagnostik und eine BGA erfolgen.
Die **Stadieneinteilung** erfolgt anhand der Spirometrie (FEV_1) und der klinischen Beschwerden.

Klinisch muss im Rahmen einer AECOPD immer eine akute Exazerbation durch eine Atemwegsinfektion ausgeschlossen werden. Hierbei werden neben der Laboruntersuchung auch ein Röntgen-Thorax, eine arterielle BGA und eine Untersuchung des Sputums durchgeführt. Zur Sicherung der Diagnose bzw. zur Stadieneinteilung einer obstruktiven Ventilationsstörung erfolgt eine Spirometrie. Anhand der hierbei erhobenen forcierten Einsekundenkapazität (FEV_1) erfolgt die Klassifikation nach Gold (➤ Tab. 14.20, ➤ Tab. 14.21).

TAB. 14.20

Tab. 14.20 Stadieneinteilung der COPD nach Spirometrie; Gold-Stadien basierend auf der FEV_1 nach Bronchodilatation

Stadium	Schweregrad	Für Patienten mit einem FEV_1-FVC-Verhältnis < 0,70
Gold I	leicht	$FEV_1 \geq 80\,\%$ des Sollwerts
Gold II	mäßig	$FEV_1 < 80\,\%$ und $\geq 50\,\%$ des Sollwerts
Gold III	schwer	$FEV_1 < 50\,\%$ und $\geq 30\,\%$ des Sollwerts
Gold IV	sehr schwer	$FEV_1 < 30\,\%$ des Sollwerts

TAB. 14.21

Tab. 14.21 Stadieneinteilung anhand der klinischen Symptomatik

Gruppe	Gold-Stadium	Symptomatik	Exazerbationen
A	GOLD I–II	wenig Symptome	≤ 1/Jahr
B	GOLD I–II	mehr Symptome	≤ 1/Jahr
C	GOLD III–IV	wenig Symptome	≥ 2/Jahr
D	GOLD III–IV	mehr Symptome	≥ 2/Jahr

Auch sind Anzeichen eines **Cor pulmonale** (Rechtsherzbelastung aufgrund von erhöhtem pulmonalem Gefäßwiderstand) zu beachten.

In der Lungenfunktionstestung sind eine verminderte FEV_1, ein erhöhtes Residualvolumen und eine verminderte Diffusionskapazität nachweisbar. Der Bronchospasmolysetest, gibt Aufschluss über die Differenzierung zum Asthma bronchiale, da sich nur eine geringe Reversibilität der Obstruktion zeigt.

Die Labordiagnostik gilt dem Nachweis von Infektionsparametern (CRP, Leukozytose, Interleukin, PCT); zudem sollten unbedingt ein α_1-Antitrypsin-Mangel und ein IgA-Mangel ausgeschlossen werden. Im Röntgenthorax können entzündliche Infiltrate oder Minderbelüftungen imponieren. Veränderungen aufgrund eines Emphysems oder eines Cor pulmonale führen zu einem Fassthorax.

Therapie

Therapie

Präklinik

Patienten mit AECOPD sprechen häufig besser auf eine präklinisch weit verfügbare **nichtinvasive Beatmung** an als Patienten mit akutem Asthmaanfall, sodass ein Versuch – außer bei Vigilanzminderung – immer sinnvoll ist. Die weiteren präklinischen therapeutischen Möglichkeiten entsprechen denen des Asthma bronchiale.

MERKE

Bei Gesunden stellt ein Anstieg des CO_2 den stärksten Atemreiz dar. Patienten mit schwerer COPD sind jedoch häufig an eine Hyperkapnie adaptiert, sodass das Atemzentrum auf den O_2-Gehalt des Blutes reagiert. Die Sorge um eine durch O_2-Gabe resultierende Apnoe ist in der Akutsituation unbegründet und sollte nicht dazu führen, dem Patienten Sauerstoff vorzuenthalten. Unter O_2-Gabe kommt es in vielen Fällen zu einer subjektiven und objektiven Besserung der Symptome. Patienten mit COPD sollten durch O_2-Gabe eine Zielsättigung von 88–92 % erreichen.

MERKE

Klinik

Innerklinisch werden auch bei der AECOPD die bronchodilatativen Maßnahmen fortgesetzt. Eine Beatmung sollte hier möglichst ebenfalls umgangen werden, da sich das Weaning oft problematisch darstellt.

Da meist Infekte für die Verschlechterung der Symptomatik verantwortlich sind, ist eine umfassende mikrobiologische Diagnostik bei Aufnahme des Patienten wichtig. Besteht ein Anhalt für eine bakterielle Pneumonie, sollte mit einer kalkulierten Antibiotikatherapie begonnen werden (Aminopenicillin, alternativ Doxycyclin oder Makrolide). Impfungen gegen Pneumokokken und Influenzaviren sind zur Vermeidung von Infekten indiziert.

Die weitere Therapie richtet sich nach der Stadieneinteilung (vgl. ➤ Tab. 14.21):

- **Gruppe A:** kurzwirksame Anticholinergika oder kurzwirksame β_2-Sympathomimetika, jeweils bei Bedarf
- **Gruppe B:** langwirksame Anticholinergika oder ein langwirksames $_{\beta 2}$-Sympathomimetikum; ergänzend ggf. Theophyllin
- **Gruppe C:** inhalative Glukokortikosteroide + ein langwirksames Anticholinergikum oder ein langwirksames β_2-Sympathomimetikum. Ergänzend ggf. Theophyllin
- **Gruppe D:** inhalative Glukokortikosteroide + ein langwirksames β_2-Sympathomimetikum und/oder ein langwirksames Anticholinergikum

Die **medikamentöse Therapie** erfolgt je nach klinischem Stadium:

- **A** → kurzwirksame Anticholinergika oder β_2-Agonisten
- **B** → langwirksame Anticholinergika oder β_2-Agonisten, ggf. Theophyllin
- **C** → inhalatives Glukokortikoid, langwirksame Anticholinergika oder β_2-Agonisten, ggf. Theophyllin
- **D** → inhalatives Glukokortikoid, langwirksame Anticholinergika und β_2-Agonisten

14.16 Pneumonie

Pneumonien sind häufige Auslöser einer **respiratorischen Insuffizienz.** Sie werden meist durch Bakterien oder Viren, seltener auch durch andere Krankheitserreger ausgelöst. Prinzipiell können Patienten aller Altersgruppen betroffen sein, auch wenn die Inzidenz mit höherem Lebensalter zunimmt. Abhängig von vorbestehenden Erkrankungen oder Risikofaktoren unterscheidet sich das Erregerspektrum und muss bei der kalkulierten Antibiotikatherapie berücksichtigt werden. Für die Einteilung der Pneumonien gibt es zahlreiche Definitionen. Eine der gebräuchlichsten orientiert sich am Ort an dem die Infektion erworben wurde.

- Die **CAP** („community-acquired pneumonia“ = ambulant erworbene Pneumonie) beginnt außerhalb des Krankenhauses bei Patienten ohne Immunsuppression, die in den letzten 4 Wochen nicht im Krankenhaus behandelt wurden.
- Die **sCAP** („severe CAP“ = schwere CAP) ist äquivalent der CAP, zusätzlich ist jedoch eine Behandlung auf einer Überwachungs- oder Intensivstation erforderlich.
- Die **HAP** („hospital-acquired pneumonia“ = nosokomiale Pneumonie) beginnt > 48 h nach Krankenhausaufnahme oder bis 4 Wochen nach Krankenhausentlassung.
- Die **VAP** („ventilator-associated pneumonia“ = beatmungsassoziierte Pneumonie) beginnt > 48 h nach Beginn einer invasiven Beatmung.

14.16 Pneumonie

Pneumonien können im Rahmen **bakterieller und viraler Infektionen** entstehen, wobei das Erregerspektrum wesentlich vom Kontext der Infektion abhängt („community-acquired“ vs. „hospital-acquired“ vs. „ventilator-associated“).

Epidemiologie

In den westlichen Ländern gilt die Pneumonie als die häufigste zum Tod führende Infektion. Bundesweit steht die Pneumonie auf Platz 5 der Todesursachen. Die Inzidenz liegt bei 9,7 Fällen pro 1000 Personenjahre; dies entspricht einer Gesamtzahl von mehr als 660.000 Patienten/Jahr. Pneumokokken sind die häufigsten Erreger und durchschnittlich für ca. 50 % d. F. verantwortlich, unabhängig von der Patientengruppe.

Epidemiologie

Oft kommt es zu respiratorischer Insuffizienz und vitaler Bedrohung.

Pathologie und Pathophysiologie

Der Pneumonie liegt eine Entzündung des Lungenparenchyms zugrunde. Folgen sind zum einen die Allgemeinsymptome einer Infektion, zum anderen steht eine verringerte Gasaustauschfläche zur Verfügung. Letzteres führt zu einem verminderten Gasaustausch, einhergehend mit einer Einschränkung der Lungenfunktion sowie einer resultierenden Atemnot. In ➤ Tab. 14.22 sind häufige Pneumonieerreger zusammengefasst. Dabei ist zu beachten, dass sich das Erregerspektrum bei Vorerkrankungen, Auslandsaufenthalt oder in Pflegeeinrichtungen verschieben kann.

Pathologie und Pathophysiologie

Die Infektion bewirkt eine Verringerung der Gasaustauschfläche und Diffusionsstörung.

Studentische Sicht

TAB. 14.22

Tab. 14.22 Antibiotikatherapien häufiger Pneumonieerreger

Art der Pneumonie	Häufige Erreger	Empfohlene Antibiotikatherapie
CAP	• *Streptococcus (Str.) pneumoniae* („Pneumokokken") • *Haemophilus (H.) influenzae* • Atypische Erreger (Mykoplasmen, Legionellen, Chlamydien) • Respiratorische Viren (Influenza, RSV, Adenoviren) • Bei Risikofaktoren[2] zusätzlich: *Enterobacteriaceae (E. coli, Klebsiella* spp.)	**CAP ohne Risikofaktoren[2]:** • Aminopenicillin (Amoxicillin) ***oder*** • Makrolid (Azithromycin, Clarithromycin, Roxithromycin) ***oder*** • Tetracyclin (Doxycyclin) **CAP mit Risikofaktoren[2]:** • β-Laktam (Amoxicillin/Clavulansäure, Sultamicillin) ***oder*** • Fluorchinolon (Levofloxacin, Moxifloxacin)
sCAP	Wie CAP, zusätzlich: • *Staphylococcus (S.) aureus* • *Enterobacteriaceae* • *Pseudomonas (P.) aeruginosa*[3]	**Kein Risiko für *P. aeruginosa*[3]:** • β-Laktam (Piperacillin/Tazobactam, Ceftriaxon, Cefotaxim, Ertapenem) • ***plus*** Makrolid (s. o.) • ***oder*** Fluorchinolon (Levofloxacin, Moxifloxacin) **Risiko für *P. aeruginosa*[3]:** • *Pseudomonas*-aktives β-Laktam (Piperacillin/Tazobactam, Cefepim, Imipenem, Meropenem) • ***plus*** Fluorchinolon (Levofloxacin, Ciprofloxacin) oder • ***plus*** Aminoglykosid (Amikacin, Gentamicin, Tobramycin) *und* Makrolid (s. o.)
HAP	• *Enterobacteriaceae (E. coli, Klebsiella pneumoniae, Enterobacter)* • *H. influenzae* • *S. aureus* (MSSA) • *Str. pneumoniae* Bei Risikofaktoren für multiresistente Erreger (MRE)[4] zusätzlich: • MRSA • ESBL-bildende *Enterobacteriaceae* • *P. aeruginosa* • *Acinetobacter baumannii* • *Stenotrophomonas maltophilia*	**Kein Risiko für MRE[4]:** • β-Laktam (Ampicillin/Sulbactam, Amoxicillin/Clavulansäure, Cefotaxim, Ceftriaxon, Ertapenem) • ***oder*** Fluorchinolone (Levofloxacin, Moxifloxacin) **Risiko für MRE[4]:** • *Pseudomonas*-wirksames β-Laktam (Piperacillin/Tazobactam, Ceftazidim, Cefepim, Doripenem, Imipenem, Meropenem) • ***plus*** Aminoglykosid (s. o.) ***oder*** Fluorchinolon (Levofloxacin, Ciprofloxacin) • bei V. a. MRSA: ***plus*** Linezolid ***oder*** Vancomycin

[1] Nach S3-Leitlinie „Epidemiologie, Diagnostik, antimikrobielle Therapie und Management von erwachsenen Patienten mit ambulant erworbenen unteren Atemwegsinfektionen sowie ambulant erworbener Pneumonie" (2009) und S3-Leitlinie „Epidemiologie, Diagnostik und Therapie erwachsener Patienten mit nosokomialer Pneumonie" (2012)
[2] Risikofaktoren: schwere Begleiterkrankungen, Antibiotikavortherapie in den letzten 3 Monaten
[3] Risikofaktoren für Infektion durch *P. aeruginosa:* schwere strukturelle chronische Lungenerkrankung wie schwere COPD, Bronchiektasen, Mukoviszidose, bekannte Kolonisation mit *P. aeruginosa*
[4] Bestehende antimikrobielle Therapie, Krankenhausaufenthalt > 4 Tage, invasive Beatmung > 4–6 Tage, Aufenthalt auf Intensivstation, Unterernährung, strukturelle Lungenerkrankung, bekannte Kolonisation mit MRE, Aufnahme aus Langzeitpflegebereichen, chronische Dialyse, Tracheostomaträger, offene Hautwunden

LERNTIPP

Die **Legionellenpneumonie** ist ein „IMPP-Klassiker". In den Fragen wird typischerweise ein Patient mit Pneumonie beschrieben, der sich kurz zuvor in einem Thermalbad, einem Whirlpool oder einer anderen Warmwasseranlage aufgehalten hat. Die Krankheit wird durch Inhalation erregerhaltiger Aerosole übertragen. Eine Infektion von Mensch zu Mensch ist nicht bekannt. Außerdem solltest du wissen, dass der Legionellennachweis am häufigsten durch Untersuchung auf das Legionellen-Antigen im Urin geführt wird. Zur antibiotischen Therapie eignen sich Fluorchinolone (Levofloxacin) und Makrolide.

Risikofaktoren sind pulmonale Vorerkrankungen und immunologische Störungen.

Zu den relevanten Risikofaktoren für den Erwerb einer Pneumonie zählen: COPD, Lungenfibrosen, Mukoviszidose, Immunsuppression, Bronchiektasen, Tumoren, HIV-Infektion, Leukämien oder Lymphome, Therapie mit Kortikoiden, Diabetes mellitus, Niereninsuffizienz und Asplenie.

Diagnostik

Diagnostik

Neben **Dys- und Tachypnoe** können **Fieber, Schüttelfrost, Husten** (z. T. mit Auswurf) und **Rasselgeräusche** in der Auskultation vorliegen.

Präklinik

Die Symptomatik einer Pneumonie ist variabel und reicht von leichten Allgemeinsymptomen bis hin zum Bild des septischen Schocks. Viele Patienten klagen über **Fieber, Schüttelfrost** sowie Myalgien und Arthralgien. Häufig fallen ein **produktiver Husten** mit **eitrigem Auswurf** sowie **Dyspnoe** und **Tachypnoe** auf. Gelegentlich können **atemabhängige Thoraxschmerzen** vorliegen. Auskultatorisch imponieren **feinblasige Rasselgeräusche.**

Zur Risikostratifizierung wurde der auch präklinisch anwendbare **CRB-65-Score** entwickelt (➤ Tab. 14.23). Jeder vorliegende Parameter wird mit einem Punkt bewertet und die Gesamtpunktzahl addiert. Bei einem Punktwert ≥ 1 sollte der Patient in die Klinik eingewiesen werden. Punktzahlen von 3–4 gehen mit einem Sterblichkeitsrisiko von 30–40 % einher.

Tab. 14.23 CRB-65-Score zur Abschätzung des Schweregrads Pneumonie [F1038]		
C	Confusion	Verwirrtheit
R	Respiratory rate	Atemfrequenz ≥ 30/min
B	Blood pressure	RR_{syst} < 90 mmHg oder RR_{diast} ≤ 60 mmHg
65	Age 65	Alter ≥ 65 Jahre

TAB. 14.23

Klinik

Die Diagnostik bei Aufnahme umfasst **laborchemische Untersuchungen** (BB, Differenzial-BB, Kreatinin/Harnstoff, Leberwerte, CRP/PCT, [arterielle] BGA). Mithilfe von Procalcitonin (PCT) kann zwischen bakterieller und viraler Genese unterschieden werden, da das PCT bei bakteriellen Infektionen deutlich höher ist.

Bildgebend sollte eine **Röntgenaufnahme des Thorax** in zwei Ebenen durchgeführt werden (➤ Abb. 14.7), in Einzelfällen kann auch eine CT erwogen werden.

Laborchemisch können erhöhte **Leukozyten und CRP** eine Entzündung anzeigen, wobei ein erhöhtes **Procalcitonin** auf eine bakterielle Infektion hindeutet.

Radiologisch zeigen sich oft **Infiltrate und Verschattungen.**

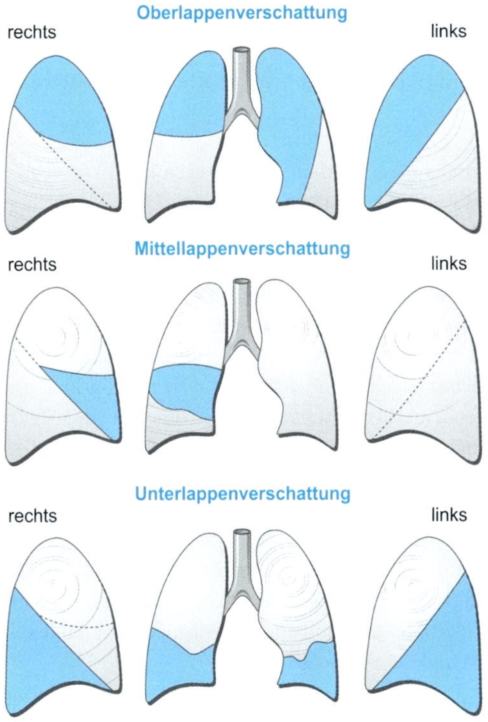

Abb. 14.7 Typische Verschattungen bei Pneumonie: Röntgenbefund Lobärpneumonie [L106]

ABB. 14.7

Zur Identifikation des auslösenden Erregers sollte bei intubierten Patienten Tracheobronchialsekret mit einem Absaugkatheter steril entnommen werden. Eine bronchoskopische Absaugung oder eine bronchoalveoläre Lavage (BAL) können erwogen werden. Bei spontan atmenden Patienten wird Sputum zur mikrobiologischen Diagnostik eingesandt. Liegt ein Pleuraerguss vor, sollte dieser punktiert und das Aspirat mikrobiologisch untersucht werden. Die weitere Diagnostik umfasst die Abnahme von Blutkulturen sowie ggf. die Bestimmung des Legionellen-Antigens im Urin.

Therapie

Präklinik

Die präklinische Therapie beschränkt sich auf eine symptomatische Behandlung. Insbesondere bei septischen Patienten ist eine kontrollierte Volumentherapie sinnvoll. Bei Dyspnoe oder einem Sättigungsabfall muss eine Sauerstofftherapie begonnen werden. Bronchodilatatorisch wirksame Inhalativa können die Symptomatik ggf. bessern (z. B. Atrovent/Salbutamol). Bei beginnender Sepsis wird ggf. eine Kreislaufunterstützung notwendig. Sollte sich der Patient respiratorisch erschöpfen, insbesondere bei vorbekannter COPD, muss eine Intubation erwogen werden.

Therapie

Die Behandlung erfolgt symptomatisch (z. B. mittels Sauerstoffgabe), wobei auch eine **frühzeitige antibiotische Therapie** erfolgen sollte.

Klinik

Entscheidend ist ein möglichst **frühzeitiger Beginn der Antibiotikatherapie** (➤ Tab. 14.22); wenn möglich, werden zuvor noch Blutkulturen sowie ein Sputum asserviert. Dabei darf die Diagnostik die Therapie aber nicht verzögern. Die kalkulierte Initialtherapie sollte das zu erwartende Erregerspektrum abdecken. Des Weiteren müssen Risikofaktoren wie strukturelle Lungenerkrankungen (z.B. COPD) berücksichtigt werden. Nach 48–72 h sollte die antimikrobielle Therapie reevaluiert und an das Ergebnis der mikrobiologischen Befunde angepasst werden. Es wird eine Therapiedauer von 7–10 Tagen empfohlen, ggf. kann die Therapie abhängig vom PCT-Verlauf auf 5 Tage verkürzt werden.

LERNTIPP

Fragen zu Pneumonien kommen in den schriftlichen Examina regelmäßig vor. In den letzten Jahren fragt das IMPP auch zunehmend die häufigsten Pneumonieerreger und die entsprechende Antibiotikatherapie ab. Leitlinien (z.B. zur ambulant erworbenen Pneumonie) sind zwar oft umfangreich, bieten aber häufig eine gut lesbare Übersicht.

14.17 Fremdkörperaspiration

Gelangen Fremdkörper in die Atemwege, spricht man von einer Aspiration. Am häufigsten sind Kleinkinder betroffen. Im Erwachsenenalter kommen Fremdkörperaspirationen vor allem bei neurologischen Patienten mit fehlenden Schutzreflexen sowie bei bewusstlosen oder älteren Patienten vor.

Epidemiologie

55 % der Patienten mit Fremdkörperaspiration sind zwischen 1 und 3 Jahre alt. Jungen sind etwas häufiger betroffen als Mädchen. Die Fremdköperaspiration ist für ca. 7 % aller tödlichen Unfälle bei Kindern unter 4 Jahren verantwortlich.

Pathologie und Pathophysiologie

Aufgrund der anatomischen Gegebenheiten ist das rechte Bronchialsystem häufiger betroffen als das linksseitige. Hierbei zu beachten ist, dass bei Kleinkindern beide Bronchialabgänge in einer seitengleichen Abwinkelung von der Trachea abgehen und daher beide Hauptbronchien gleichermaßen betroffen sein können. Erst mit zunehmendem Alter kommt es zu einer zunehmenden Steilstellung des rechten Hauptbronchus und damit zu einem erhöhten Aspirationsrisiko auf dieser Seite (80 %). Je nach Größe und Form können die aspirierten Fremdkörper ganze Abschnitte des Bronchialbaums verlegen und somit zur Ausbildung einer Atelektase führen. Des Weiteren besteht ein erhöhtes Infektrisiko im Sinne einer Aspirationspneumonie.

Das Spektrum aspirierter oder verschluckter Fremdkörper ist groß. Man unterscheidet in erster Linie zwischen organischen (Nahrungsbestandteile, pflanzliche Objekte etc.) und nichtorganischen Fremdkörpern (kleine Metall- oder Plastikteile, Knopfbatterien, Magnete etc.). Zudem kann eine Unterteilung anhand der Konsistenz in fest und flüssig erfolgen.

Diagnostik

Präklinik

Plötzlich einsetzender **Husten und Atemnot** sind typische Zeichen einer Fremdkörperaspiration. Zusätzlich bestehen häufig Angst und Unruhe. Die weiteren Symptome sind von der Größe und Lage des Fremdkörpers abhängig. Wenn sich der Fremdkörper in den oberen Atemwegen befindet und die Atemwege nur teilweise verlegt sind, besteht ein **inspiratorischer Stridor.** Bei kompletter Verlegung zeigt sich eine **inverse Atmung.** In Einzelfällen kann es auch zu einem reflektorischen Herz-Kreislauf-Stillstand, dem sog. Bolustod, kommen.

MERKE

Die physikalische Aspiration durch Atemwegsverlegung wird vom reflektorisch stattfindenden Bolustod unterschieden.

Gelangt der Fremdkörper nach unterhalb der Glottisebene, kann er die Trachea, den Hauptbronchus oder das tiefer liegende Bronchialsystem verlegen. Die Symptome bei Obstruktionen kleinerer Bronchialabschnitte sind meist deutlich geringer ausgeprägt, sodass die Diagnose häufig erst aufgrund von **anhaltendem Husten** oder **rezidivierenden Infekten** gestellt wird. Präklinisch ist die Anamnese hinweisend für die Fremdkörperaspiration. In der Auskultation lässt sich ggf. ein pfeifendes Geräusch oder ein exspiratorischer Stridor feststellen.

14.17 Fremdkörperaspiration

Besonders häufig sind Fremdkörperaspirationen bei **Kleinkindern.**
Auch **reduzierte Schutzreflexe** (z.B. bei neurologischen Störungen) erhöhen das Aspirationsrisiko.

Epidemiologie

Pathologie und Pathophysiologie

Aufgrund des anatomisch steileren Abgangs sammeln sich Fremdkörper **eher im rechten Hauptbronchus.**
Oft kommt es in der Folge zu einer Resorptionsatelektase.

Diagnostik

Die Symptome wie z.B. Husten, Dyspnoe und inspiratorischer Stridor treten **plötzlich** auf.

MERKE

Klinik

Eine radiologische Untersuchung ist häufig zielführend. Da viele Fremdkörper jedoch nicht röntgendicht sind, kann zusätzlich ein CT-Thorax, eine Spirometrie oder eine Bronchoskopie durchgeführt werden. Letztere gilt gleichzeitig als kausale Therapieoption. Laborchemisch lassen sich möglicherweise ebenfalls Hinweise auf eine Aspirationspneumonie finden (Erhöhung des CRP, Leukozytose, Hypoxie).

Therapie

Präklinik

Zunächst wird versucht, den Patienten zum Husten zu animieren, ohne einen Hustenreiz selbst als Helfer auszulösen. Hierbei besteht stets die Gefahr der Auslösung eines Brechreizes. Liegt eine schwerere Atemwegsverlegung vor und ist der Patient bei Bewusstsein, werden bei ausbleibendem Erfolg anschließend bis zu fünf Schläge zwischen die Schulterblätter des nach vorn übergebeugten Oberkörpers mit der flachen Hand abgegeben. Sollte auch dies erfolglos bleiben, wird das Abdomen zwischen Bauchnabel und Thorax des Patienten von hinten mit beiden Armen vom Helfer umschlossen; mit der geballten Faust folgen nun fünf ruckartige, kräftige Züge nach innen oben (**Heimlich-Manöver,** ➢ Abb. 14.8).

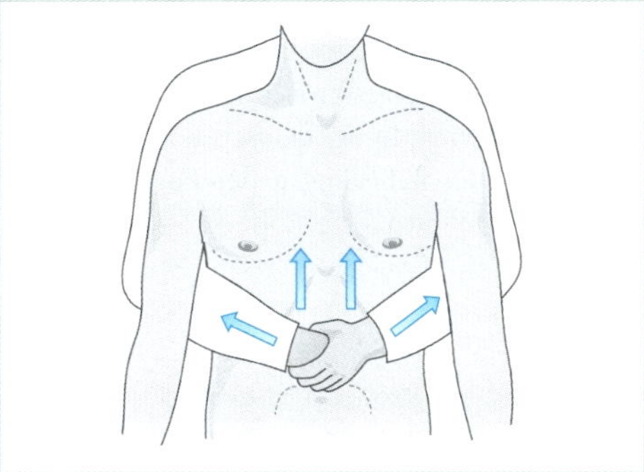

Abb. 14.8 Heimlich-Handgriff bei V. a. Fremdkörperaspiration [L157]

CAVE

Bei Kindern < 1 Jahr ist das Heimlich-Manöver wegen einer hohen Verletzungswahrscheinlichkeit kontraindiziert.

Solange der Patient bei Bewusstsein ist, werden die Schläge zwischen die Schulterblätter und das Heimlich-Manöver jeweils im Wechsel fünfmal durchgeführt, bis der Fremdkörper exkorporiert.

Wird der Patient bewusstlos, besteht die Indikation zur Reanimation. Die ausgeprägte Obstruktion kann zu einer massiven Hypoxie und Apnoe und in der Folge zu einem kausalen Herz-Kreislauf-Stillstand führen.

Ultima Ratio im Fall einer Totalobstruktion sind die **Laryngoskopie** und die **endotracheale Intubation.** Gegebenenfalls kann der Fremdkörper nach Einstellen der Glottisebene mit dem Laryngoskop mittels Magill-Zange geborgen werden. Bleibt dies erfolglos oder ist der Fremdkörper tiefer gelegen, besteht die Möglichkeit, den Fremdkörper vor dem Tubus herzuschieben, was zu dessen Abwanderung in einen Hauptbronchus führt (häufig rechter Hauptbronchus aufgrund des günstigeren Abgangswinkels). Nach Zurückziehen des Tubus ist dann zumindest die Ventilation einer Lunge möglich.

Klinik

In Notfallsituationen entspricht die Versorgung in der Klinik der präklinischen Therapie. Bei stabilem Gasaustausch wird versucht, den Fremdkörper mittels **Bronchoskopie** in Allgemeinanästhesie zu bergen. Gleichzeitig können die Atemwege dabei auf etwaige Verletzungen inspiziert werden. Die Therapie der Aspiration von Magensaft ist in ➢ Kap. 7.4 detailliert dargestellt.

14.18 Hyperventilation

Unter einer Hyperventilation versteht man eine verstärkte Atmung mit Erhöhung von Atemtiefe und Atemfrequenz.

Epidemiologie

Unter einer Hyperventilation leiden in den meisten Fällen junge Frauen zwischen dem 20. und 30. Lj. Die Prävalenz liegt in Deutschland bei 5–10 % der Erwachsenen.

Therapie

Neben festem Beklopfen des rückseitigen Thorax kann ein aspirierter Fremdkörper durch das Heimlich-Manöver befreit werden.

ABB. 14.8

CAVE

Bei Bewusstlosigkeit sollte mit einer **Reanimation** begonnen werden; ggf. sollten auch eine **Intubation** und **bronchoskopische Fremdkörperbergung** erfolgen.

14.18 Hyperventilation

Bei einer Hyperventilation sind Atemfrequenz und -tiefe erhöht.

Epidemiologie

Studentische Sicht

Pathologie und Pathophysiologie

Meist liegen psychogene Ursachen vor.
Die Hyperventilation bewirkt eine **Hypokapnie mit folgender Alkalose und Hypokalzämie.**

Pathologie und Pathophysiologie

Der Großteil der Hyperventilationsanfälle ist psychogen bedingt und entsteht durch Aufregung, Angst oder Schmerzen. Weitere Auslöser sind Medikamenten- oder Drogenintoxikationen sowie neurologische Erkrankungen. Die Hyperventilation bewirkt eine Abnahme des CO_2-Partialdrucks und damit eine respiratorische Alkalose (pH-Wert ↑). Der steigende pH-Wert führt zur Vasokonstriktion zerebraler Blutgefäße. Durch die Hyperventilation wird Kalzium verstärkt an Proteine gebunden, weshalb die Konzentration des ionisierten Ca^{2+} im Blut sinkt. Die hieraus resultierende Pseudohypokalzämie führt u. a. zu unwillkürlichen Muskelkontraktionen. Die Hypokalzämie kann zudem zu einem erhöhten Sympathikotonus, einer Tachykardie und damit verbunden auch zu einer Aggravierung der Panikattacke führen.

Diagnostik

Neben starken Angstgefühlen finden sich oft **Kribbelparästhesien** und eine **Pfötchenstellung** der Arme.

Diagnostik

Klinik

Die Symptome einer Hyperventilation sind vielseitig und können oft dramatisch imponieren. Der Patient hat ein Dyspnoegefühl, und auch das Bild eines akuten Koronarsyndroms mit thorakalem Engegefühl ist nicht selten. Typisch sind die Hyperventilationstetanie mit Pfötchenstellung der Arme, das „Karpfenmaul" und Kribbelparästhesien. Durch die reduzierte zerebrale Perfusion entstehen neurologische Symptome wie Sehstörungen oder Schwindel. Klinik und Anamnese sind ebenfalls charakteristisch für das Vorliegen einer Hyperventilation. Mithilfe einer ausführlichen Anamnese lassen sich somatische und psychische Befunde sowie biografische Kontextzusammenhänge eruieren. In der klinischen Untersuchung imponieren sehr lebhafte Muskeleigenreflexe; zudem können durch Beklopfen der Muskulatur Zuckungen ausgelöst werden.

MERKE

MERKE

Klinische Tests für den Nachweis einer Tetanie sind das Chvostek- und das Trousseau-Zeichen.

- **Chvostek-Zeichen:** Das Beklopfen des N. facialis 2 cm ventral des Ohrläppchens führt zu einer Kontraktur der Gesichtsmuskulatur.
- **Trousseau-Zeichen:** Das Aufpumpen der Blutdruckmanschette am Arm führt zu einer krampfartigen Kontraktur der Beugemuskulatur am Unterarm mit resultierender Pfötchenstellung.

Klinik

Eine Klinikeinweisung ist in den meisten Fällen nicht notwendig. In der BGA lassen sich ein deutlich erniedrigtes pCO_2, eine Alkalose und eine Hypokalzämie nachweisen.

Therapie

Beruhigung der Patienten, Aufklärung über die Erkrankung und Rückatmung der Ausatemluft können schnell die Beschwerden bessern.

Therapie

Präklinik

Grundsätzlich richtet sich die Behandlung der Hyperventilation nach der Ursache. Die typische psychogene Hyperventilation wird durch eine Kombination aus Beruhigung und Rückatmung der Ausatemluft (Anstieg des CO_2-Partialdrucks), z. B. mittels Rückatemsystem, therapiert. Vereinzelt ist auch eine Sedierung notwendig.

Klinik

Prinzipiell gilt die Empfehlung, spezielle stressauslösende Faktoren zu vermeiden. Zudem können Entspannungstechniken (progressive Muskelentspannung, autogenes Training etc.) erlernt werden. Bei weiteren Ursachen wie z. B. einem Asthma bronchiale als Auslöser muss eine Therapieeinstellung wie in ➢ Kap. 14.14 beschrieben eingeleitet werden.

14.19 Hypoglykämie

Von Hypoglykämie spricht man bei Blutzuckerwerten von **< 60 mg/dl.**

14.19 Hypoglykämie

Eine Hypoglykämie ist definiert als ein Blutglukosewert unterhalb des physiologischen Normwerts von 60 mg/dl bzw. 3,3 mmol/l.

LERNTIPP

Fragen zur BZ-Entgleisung kommen in den Examina immer wieder vor und sind dazu auch absolut praxisrelevant. Du solltest dich daher nicht nur für die Prüfung, sondern auch für die spätere praktische Arbeit unbedingt mit der Pathogenese und der Therapie von Hypo- und Hyperglykämien vertraut machen.

Epidemiologie

Im Durchschnitt kommt es beim Diabetes 1–2 ×/Woche zu leichten Hypoglykämien, die von den Patienten bemerkt und durch Nahrungs- und/oder Zuckerzufuhr selbst limitiert werden können. Am häufigsten betroffen sind Typ-1-Diabetiker und mit Insulin behandelte Typ-2-Diabetiker. Die Prävalenz einer schweren Hypoglykämie liegt bei Patienten mit Typ-1-Diabetes bei 0,17 Ereignissen/Jahr.

Epidemiologie

Leichte Unterzuckerungen werden von Patienten mit Diabetes mellitus meist bemerkt und mittels Nahrungszufuhr ausgeglichen.

Pathologie und Pathophysiologie

Hypoglykämien sind stets Regulationsstörungen zwischen der Glukoseabgabe aus der Leber und der Glukoseaufnahme der metabolisierenden Organe. Sie entwickeln sich meist akut. Häufig ist die Autoregulation erhalten, jedoch dekompensiert. Die Pathophysiologien der einzelnen Ursachen sind heterogen. Zu den häufigsten Ursachen zählen Überdosierung von Insulin oder oralen Antidiabetika (Sulfonylharnstoffe, Glinide), inadäquate Nahrungsaufnahme und die Kombination aus beiden. Seltenere Ursachen sind Insulinome, Endokrinopathien (Hypophysen-, NNR-Insuffizienz, Hypothyreose), IGF-II-produzierende Tumoren, Autoimmun-Insulin-Syndrom (AIS), Gastrektomie, Glykogenosen oder Fruktoseintoleranz.

Pathologie und Pathophysiologie

Die häufigste Ursache von Hypoglykämien ist eine **Überdosierung antidiabetischer Medikamente.**
Doch auch hepatische oder endokrine Störungen, wie z. B. ein **Insulinom,** können episodische Hypoglykämien auslösen.

Diagnostik

Diagnostik

Präklinik

Die Symptomatik der Hypoglykämie kann in drei Gruppen eingeteilt werden:

- **Autonome Symptome:** Zittern, Schwitzen, Palpitationen, Tachykardien, Heißhunger, Blässe
- **Neuroglykopenische Symptome:** Benommenheit, Verwirrtheit, Sprach-, Sehstörungen, Krampfanfälle, Vigilanzstörungen
- **Unspezifische Symptome:** Nausea, Schwindel und Kopfschmerzen

Insgesamt sind die neurologischen Symptome sehr heterogen. Wichtig ist zudem bei ansprechbaren Patienten eine eingehende Anamnese bzgl. Alkoholkonsum, körperlicher Aktivität, Nahrungsaufnahme und Medikamenteneinnahme (auch Zeitpunkt und Dosierung!).

Neben Zittern, Unruhe, Schwitzen, Hunger und Tachykardie finden sich oft auch Übelkeit, Schwindel und Verwirrtheit.

MERKE

Bei jedem bewusstseinsgetrübten Patienten muss der BZ-Wert überprüft werden. Ist kein Blutzuckermessgerät vorhanden, sollte der Patient probatorisch Glukose erhalten. Der Schaden durch Glukosegabe bei Hyperglykämie ist weitaus geringer als der durch unterlassene Glukosegabe bei Hypoglykämie.
Die Applikationsform ist der Vigilanz anzupassen:

- Ansprechbarer Patient mit erhaltenen Schutzreflexen: schnellwirksame Kohlenhydrate (Fruchtsaft, Cola, Traubenzucker)
- Bewusstloser Patient ohne Schutzreflexe: Glukose obligat intravenös

MERKE

Klinik

Goldstandard der Hypoglykämiediagnostik ist der Fastentest. Hierbei müssen die Patienten unter kontrollierten stationären Bedingungen für 72 h fasten. Im Rahmen des Tests erfolgt zu standardisierten, definierten Abnahmezeitpunkten eine Labordiagnostik (Serum-Glukose, Insulin im Serum, C-Peptid), zudem werden engmaschig die Symptome und die Vitalparameter überwacht.

In einem Fastentest mit regelmäßigen Glukose- und Insulinbestimmungen lässt sich eine Hypoglykämie feststellen.

Therapie

Therapie

Präklinik

Präklinisch kann kausal einzig Glukose appliziert werden. Es werden initial 8 g Glukose 40 % i. v. + 8 g Glukose 40 % in die Infusion gegeben. Die weitere Glukoseapplikation erfolgt nach Wirkung. Bei einem Erstereignis oder mehreren Rezidiven in Folge soll der Patient stets zur umfassenderen Diagnostik in die Klinik transportiert werden. Bei einem Rezidiv kann mit dem Patienten und den Angehörigen ein Verbleib zu Hause diskutiert werden.

Therapeutisch erfolgt eine rasche **Verabreichung von Glukose 40 % i. v.** (erst 8 g als Bolus, danach zusätzliche 8 g über Infusion).

Klinik

In den meisten Fällen kann die weitere Therapie auf einer Normalstation erfolgen. Bei komplexer BZ-Einstellung mit der Gefahr schwerer rezidivierender Hypoglykämien ist jedoch eine Überwachungsindikation gegeben.

Je nach Ursache der Hypoglykämie unterscheidet sich die klinische Versorgung. Bei Insulinüberdosierung/inadäquater Nahrungsaufnahme erfolgt die Überprüfung und ggf. Neueinstellung der Medikation sowie die Patientenschulung, bei unklarer Ursache eine weitergehende Diagnostik.

FALL

Ein alleinlebender 73-jähriger Patient wird abends vom häuslichen Pflegedienst bewusstseinsgetrübt (GCS 6) aufgefunden. Er leidet unter einem bekannten Typ-2-Diabetes und erhält durch den Pflegedienst 2×/d Insulin nach einem fest verordneten Schema und zusätzlich ein Sulfonylharnstoffpräparat. Der eintreffende Rettungsdienst misst einen BZ-Wert von 30 mg/dl (1,7 mmol/l) und verabreicht dem Patienten 8 g Glukose (20 ml G 40 %) intravenös. Als der Notarzt vor Ort ist, findet er bereits einen wieder ansprechbaren Patienten vor. Dieser berichtet, er habe mittags keinen Hunger gehabt und seit dem Frühstück nichts mehr zu sich genommen. Da der Patient neben Insulin auch Sulfonylharnstoffe einnimmt, die eine lange Wirkdauer haben, und keine weiteren Bezugspersonen im Haushalt leben, entscheidet der Notarzt, den Patienten zur weiteren Überwachung in eine Klinik einzuweisen.

14.20 Hyperglykämie und Coma diabeticum

Eine chronische Hyperglykämie kann zu angiopathischen Veränderungen führen. Akut bedrohlich ist jedoch insbesondere ein **Coma diabeticum** (mit Ketoazidose oder hyperosmolarem Koma).

14.20 Hyperglykämie und Coma diabeticum

Ein erhöhter BZ-Spiegel (Hyperglykämie) allein ist nicht akut lebensbedrohlich und bleibt in den meisten Fällen asymptomatisch. Patienten mit bekanntem Diabetes mellitus bemerken die Hyperglykämie i. d. R. selbst durch die BZ-Messung und wissen bei leichten Formen, wie sie ihre Medikation anpassen müssen. Durch das Einstellen auf normale BZ-Werte sollen die langfristigen mikro- und makroangiopathischen Veränderungen des Diabetes mellitus verhindert werden. Besondere Situationen können jedoch lebensbedrohliche Entgleisungen der Blutglukose zur Folge haben und bis zum Bewusstseinsverlust (Coma diabeticum) führen.

MERKE

MERKE

Eine Hyperglykämie liegt bei einem Nüchtern-Glukosewert von > 110 mg/dl bzw. 6,1 mmol/l oder 140 mg/dl bzw. 7,8 mmol/l 2 h postprandial vor.

Epidemiologie

Im Rahmen von Hyperglykämien erfolgt häufig auch die Erstdiagnose eines Diabetes mellitus.

Epidemiologie

Die Hyperglykämie betrifft pro Jahr etwa 4–5/1000 Diabetiker. Meist liegt dies im Rahmen der Erstdiagnose vor.

Pathologie und Pathophysiologie

Ursächlich sind vor allem **endokrine Störungen** bedeutsam (z. B. Hyperkortisolismus, Akromegalie).

Pathologie und Pathophysiologie

Mögliche Ursachen für eine Hyperglykämie sind: Diabetes mellitus Typ 1 oder 2, Hyperkortisolismus, Therapie mit Kortikosteroiden, Sympathikusaktivierung (z. B. große operative Eingriffe, Sepsis, Schock), Pankreatitis, Morbus Basedow, Akromegalie, Phäochromozytom oder Hirntumoren.

Häufigste Ursache für ein diabetisches Koma (Coma diabeticum) sind Infekte bei Patienten mit bekanntem Diabetes. Außerdem sind Fehler in der Medikation wie das Vergessen oder das versehentliche Absetzen einer Insulintherapie typisch. Ein diabetisches Koma kann auch die Erstmanifestation eines Diabetes mellitus sein.

CAVE

CAVE

Ein Coma diabeticum kann auch bei Patienten auftreten, bei denen kein Diabetes bekannt ist. Eine Erstmanifestation liegt immerhin bei 25 % aller Patienten mit Coma diabeticum vor.

Bei einem Typ-1-Diabetes kann wegen des **Insulinmangels** kein Zucker aus dem Blut in die peripheren Zellen aufgenommen werden, sodass es im Sinne der Energieversorgung zur Lipolyse und **Bildung von Ketonkörpern** kommt, was wiederum eine Azidose auslöst.
Neben einer **Ketoazidose** kann aufgrund des hohen Blutzuckerspiegels ein **hyperosmolarer Status** vorliegen.

Die Erhöhung des BZ-Spiegels wird über eine Reihe von Kaskaden und Hormonen reguliert. Die sog. kontrainsulinären Hormone Glukokortikoide, Glukagon, Adrenalin oder STH (Syn. GH) sind entscheidend beteiligt. Eine Überproduktion führt zur Hyperglykämie. Folgende Pathomechanismen verhindern den geordneten Glukosemetabolismus: Insuffizienz der Betazellen der Langerhans-Zellen (Typ-1-Diabetes), Insulinresistenz (Typ-2-Diabetes), Hormondysregulation.

Die diabetische Ketoazidose (DKA) betrifft vorwiegend junge Menschen mit Typ-1-Diabetes. Da Glukose hier aufgrund des fehlenden Insulins nicht nach intrazellulär gelangen kann, wird der Energiebedarf über Lipolyse und den Abbau von Ketonkörpern kompensiert. Aufgrund der Hyperglykämie und der Ketonkörperbildung steigt die Serumosmolarität an, Wasser und Kalium gelangen vom Intra- in den Extrazellularraum. Hyperglykämie und Hyperosmolarität führen zu enormen Wasser- und Elektrolytverlusten. Es resultiert eine hypertone Dehydratation, die in Kombination mit der Azidose die Insulinresistenz verstärkt. Unbehandelt kann hieraus ein akutes prärenales Nierenversagen resultieren. Je nach zugrunde liegender Pathophysiologie (➤ Abb. 14.9) kann das diabetische Koma als DKA oder als hyperosmolarer hyperglykämischer Status (HHS) auftreten (Unterschiede ➤ Tab. 14.24).

Diagnostik

Präklinik

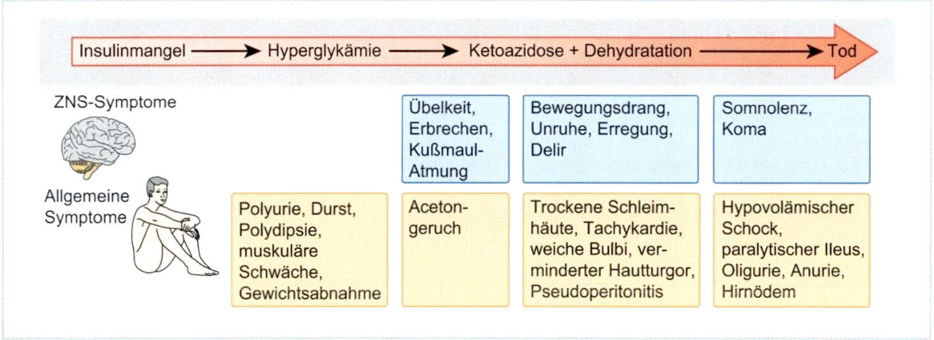

Abb. 14.9 Verlauf des ketoazidotischen Coma diabeticum [L143/L157]

Tab. 14.24 Unterschiede zwischen diabetischer Ketoazidose und hyperosmolarem hyperglykämischem Status

Parameter	Diabetische Ketoazidose	Hyperosmolarer hyperglykämischer Status
Häufig betroffener Diabetestyp und zugrunde liegende Pathophysiologie	Typ 1 (absoluter Insulinmangel)	Typ 2 (relativer Insulinmangel)
Dauer der Entstehung	< 24 h	mehrere Tage
Bewusstsein	wach bis komatös	Stupor bis Koma
Blutzuckerspiegel	> 250 mg/dl (> 13,9 mmol/l), aber meist < 800 mg/dl (44,4 mmol/l)	> 600 mg/dl (> 33,3 mmol/l), häufig > 1000 mg/dl (55,5 mmol/l)
Metabolische Azidose	stark ausgeprägt (pH-Wert < 7,0 möglich)	gering ausgeprägt (pH-Wert meist > 7,3)
Ketonnachweis in Plasma oder Urin	positiv	negativ, evtl. schwach positiv
Typisches Flüssigkeitsdefizit	3–6 l	8–10 l
Letalität	gering (< 5 %)	hoch (bis 20 %)

Polyurie, Glukosurie, Durstgefühl, Exsikkose, Nausea und Erbrechen sowie Vigilanzstörungen sind Symptome einer manifesten Hyperglykämie. Auch andere neurologische Symptome wie z. B. das Bild eines Apoplex mit Aphasie und Hemiparese sind möglich. Durch die Entstehung von Ketonkörpern bei der DKA sind ein **Acetongeruch der Ausatemluft** und eine **Kußmaul-Atmung** typisch. Präklinisch kann die Diagnose bereits mit einer BZ-Messung gestellt werden.

Klinik

Labordiagnostisch fallen neben der Hyperglykämie eine **metabolische Azidose,** ggf. mit respiratorischer Kompensation, und eine **Hyperkaliämie** auf. Im Körper selbst besteht aber ein Kaliumdefizit, da K^+-Ionen im Austausch gegen H^+-Ionen nach extrazellulär verschoben werden. In der BGA wird auf folgende Parameter getestet: pH-Wert, Base Excess, Bikarbonat, Berechnung der Anionenlücke. In der Laborentnahme werden neben dem BZ und dem HBA_{1C} auch Elektrolyte (Kalium, Natrium, Kalzium und Phosphat), Nierenretentionsparameter (GFR, Harnstoff, Kreatinin) und Infektparameter (Entgleisung im Rahmen einer Infektion) bestimmt.

Eine weitere wichtige Bedeutung kommt der Untersuchung des Urins zu. Hier ergibt sich ein positiver Nachweis für Ketone sowie Glukose im Urinsediment.

Zum weiteren Nachweis etwaiger Ursachen kann ggf. eine Ultraschalldiagnostik oder eine weiterführende Bildgebung mittels CT hilfreich sein. Damit kann beispielsweise ein Insulinom oder auch ein Phäochromozytom ausgeschlossen werden. Je nach Befund kann die Diagnostik um weitere Bildgebungen (z. B. CT-Schädel bei V. a. Hirntumor) oder weitere Labortests (z. B. bei V. a. Morbus Basedow) ergänzt werden.

Therapie

Präklinik

Präklinisch wird nicht zwischen den beiden Hyperglykämieformen unterschieden. Da die Therapie mit Insulin präklinisch nicht zur Verfügung steht, besteht lediglich die Option der Flüssigkeitsgabe zur „Verdünnung" und Rehydratation. In der Prähospitalphase ist die Gabe von 500–1000 ml ausreichend. Darüber hinaus steht die symptomatische Behandlung im Vordergrund.

Studentische Sicht

Diagnostik

Eine Ketoazidose zeigt sich durch tiefe **Kußmaul-Atmung** und **Acetongeruch** der Ausatemluft (Geruch von Nagellackentferner).

Neben einer **metabolischen Azidose** findet sich oft eine **Hyperkaliämie.**
Außer dem Serum sollte auch der Urin auf Glukose und Ketonkörper untersucht werden.

Therapie

Präklinisch sollte eine **Volumensubstitution** zur „Verdünnung" des Blutes erfolgen.
Eine Insulinsubstitution sollte erst in einer Klinik erfolgen.

Klinik

Das Coma diabeticum ist ein lebensbedrohliches Krankheitsbild, das aufgrund der umfangreichen Flüssigkeits- und Elektrolytverschiebungen schwere Komplikationen wie ein Hirnödem mit hoher Letalität hervorrufen kann. Die Patienten müssen daher intensivmedizinisch behandelt werden.

MERKE

MERKE

Die Grundpfeiler der Therapie des Coma diabeticum (DKA und HHS) sind:
- **Ausgleich des Flüssigkeitsdefizits** mit Vollelektrolytlösung (Beginn mit 500–1000 ml/h)
- **Intravenöse Insulingabe,** da die s. c. Injektion in dieser Situation unsicher ist
- Ziel: **Senkung des BZ-Spiegels um ca. 50 mg/dl (2,8 mmol/l) pro Stunde**
- BZ-Spiegel wegen der Gefahr des Hirnödems zunächst **nicht unter 200 mg/dl** (11,1 mmol/l) senken
- **Ausgleich der Hypokaliämie,** sobald Serum-Kalium < 5,3 mmol/l
- Suche nach **auslösenden Ursachen** (häufig Pneumonie oder Harnwegsinfekt) und entsprechende Therapie

Außerdem müssen BZ, Säure-Basen- und Elektrolytstatus anfangs stündlich kontrolliert werden.

Eine Pufferung mit Bikarbonat wird nur bei ausgeprägter Azidose (pH-Wert < 6,9) empfohlen. Die Patienten sind hochgradig thrombosegefährdet, sodass eine Thromboseprophylaxe erforderlich ist.

CAVE

CAVE

Das Gefährliche am Coma diabeticum ist nicht der hohe BZ-Spiegel! Es ist zunächst wichtiger, den ausgeprägten Flüssigkeitsverlust auszugleichen und die Elektrolytverschiebungen zu behandeln. Der BZ-Spiegel darf wegen der Gefahr eines Hirnödems nur langsam gesenkt werden.

IMPP-Schwerpunkte

Die internistischen Notfälle werden häufig vom IMPP abgefragt. Dabei sind die Spitzenreiter:
!!! Akutes Koronarsyndrom, Angina pectoris
!!! Lungenarterienembolie
!!! Hyper- und Hypoglykämie
Hypertensiver Notfall
Fremdkörperaspiration
Pneumonie (inkl. Antibiotikatherapie)
Herzrhythmusstörungen

ÜBUNGSFRAGEN FÜRS MÜNDLICHE MIT LÖSUNGSHILFEN

1. Nennen Sie mögliche Differenzialdiagnosen des akuten Koronarsyndroms (ACS) und zeigen Sie jeweils ein Beispiel auf.

Die Ursachen für ein ACS können mannigfaltig sein. Folgende Organsysteme können die Symptome eines ACS verursachen: kardial (z. B. Myokarditis), pulmonal (z. B. Lungenarterienembolie), gastrointestinal (z. B. Refluxösophagitis), orthopädisch (z. B. Interkostalneuralgie), vaskulär (z. B. Aortendissektion), infektiös (z. B. Herpes zoster).

2. Die perkutane Koronarintervention (PCI) ist die Reperfusionsstrategie der ersten Wahl. Welche kritischen Zeitgrenzen kennen Sie in diesem Zusammenhang? Welche weitere Therapie wäre bei Überschreiten der Zeitschwelle möglich?

Die zeitliche Vorgabe für die PCI liegt bei < 60 min; sie umfasst die Zeit zwischen dem Erstkontakt und der Drahtpassage. Steht in der vorgegebenen Zeit keine Reperfusion mittels PCI zur Verfügung, sollte innerhalb von 30 min eine Fibrinolysetherapie eingeleitet werden.

3. Beschreiben Sie den Unterschied zwischen einem hypertensiven Notfall und einer hypertensiven Krise.

Bei einem hypertensiven Notfall kommt es zu einem Blutdruckanstieg von > 210/120 mmHg. Klinisch sind Anzeichen einer Organschädigung vorhanden. Patienten mit einer hypertensiven Krise haben meist keine Symptome außer leichten Kopfschmerzen oder Ohrensausen; die Blutdruckwerte sind meist niedriger als beim hypertensiven Notfall.

4. Sie werden zu einem 87-jährigen Patienten ins Pflegeheim gerufen und stellen vor Ort die Diagnose einer ambulant erworbenen Pneumonie. Die Vitalwerte sind stabil. Wo sollte der Patient weiterbehandelt werden? Ist es sinnvoll, auf die Ergebnisse der mikrobiologischen Untersuchungen zu warten, bevor Sie den Patienten antibiotisch therapieren?

Zur Risikostratifizierung der Pneumonie wurde der auch präklinisch anwendbare CRB-65-Score entwickelt. Da der Patient > 65 Jahre ist, liegt bereits ein Risikofaktor vor, was eine Krankenhauseinweisung indiziert. Eine kalkulierte Antibiose sollte so schnell wie möglich begonnen und im Verlauf je nach Antibiogramm angepasst werden.

5. Wann sollte im Rahmen einer Bradykardie eine präklinische Therapie eingeleitet werden? Welches Medikament verabreichen Sie primär?

Eine Therapie wird bei allen instabilen Patienten sowie bei Patienten mit einem erhöhten Asystolierisiko eingeleitet. Die medikamentöse Akuttherapie beinhaltet die Gabe von Atropin (0,5 bis max. 3 mg) und ggf. von Katecholaminen.

6. Sie diagnostizieren bei einem auf der Straße vorgefundenen somnolenten Patienten eine Hypoglykämie mit einem BZ-Wert von 35 mg/dl. Über den Patienten ist sonst nichts bekannt. Wie gehen Sie weiter vor?

Ich gehe von einer Hypoglykämie aus. Initial werden präklinisch 8 g Glukose 40 % i. v. + 8 g Glukose 40 % in die Infusion gegeben. Zur weiteren Behandlung und Abklärung ist in diesem Fall die Krankenhauseinweisung indiziert.

KAPITEL

15 Chirurgische Notfälle

Tobias Helfen

Ganz gleich, ob am Arbeitsplatz, im Straßenverkehr oder beim Freizeitsport – chirurgische Notfallsituationen können dir nahezu überall begegnen. Dabei sind die betroffenen Patienten so vielseitig wie die Unfälle, die zu ihren Verletzungen geführt haben, sodass jeder Fall spannend ist und eine individuelle Verletzungskonstellation bietet. Wenn diese Verletzungen schnell erfasst werden, kann man die Patienten oft mit nur wenigen gezielten Maßnahmen und Eingriffen außer Lebensgefahr bringen und hiermit – wie in wenigen anderen Bereichen der Medizin – direkt Einfluss auf die Gesundheit ausüben.
In diesem Kapitel erwartet dich alles, was du benötigst, um die wichtigsten Traumata zu verstehen und später behandeln zu können. Hierbei bringt die Notfallmedizin Wissen aus verschiedenen Fachabteilungen, insbesondere der Anästhesiologie und der Unfallchirurgie, zusammen, was dir auch das Lernen für diese Fächer erleichtern wird. So hast du bei „Unfallgefahr" im echten Leben, aber auch in einer Prüfung stets das richtige Wissenswerkzeug zur Hand, um einen kühlen Kopf bewahren zu können.

15.1 Polytrauma

Das Polytrauma stellt einen interdisziplinär zu behandelnden Verletzungskomplex dar. Meilensteine in der Versorgung sind international anerkannte Versorgungskonzepte wie der Advanced Trauma Life Support (ATLS®), der European Trauma Course (ETC) sowie der Pre-Hospital Trauma Life Support (PHTLS) usw. und evidenzbasierte Empfehlungen wie die AWMF-S3-Leitlinie Polytrauma/Schwerverletzten-Behandlung dar. Zudem haben neue interventionelle Therapieoptionen Einzug gehalten. In Kombination mit verbesserten Schutzsystemen im Straßenverkehr und zunehmender Arbeitssicherheit haben sich die Häufigkeiten, die Mortalität und das Outcome signifikant verbessert.

15.1 Polytrauma

Ein Polytrauma ist definitionsgemäß immer **lebensbedrohlich** und sollte daher schnell nach einem standardisierten Ablauf interdisziplinär behandelt werden.

MERKE

Als **Polytrauma** bezeichnet man in der Medizin mehrere gleichzeitig erlittene Verletzungen verschiedener Körperregionen, wobei mindestens eine Verletzung oder die Kombination mehrerer Verletzungen lebensbedrohlich ist (Definition nach Tscherne). Eine weitere Definition ist die Erlangung eines *Injury Severity Score* (ISS) von ≥ 16 Punkten.

MERKE

15.1.1 Epidemiologie

Bundesweit werden pro Jahr etwa 400.000 Menschen bei Verkehrsunfällen verletzt, hierunter befinden sich etwa 67.000 schwerverletzte Patienten (mindestens 24 h Krankenhausaufenthalt) und 3200 Getötete. Diese Daten der Verkehrsunfallstatistik sind medizinisch unscharf definiert und betrachten lediglich den Straßenverkehr. Unter medizinischen Aspekten als „schwerverletzt" werden durch das Traumaregister® der Deutschen Gesellschaft für Unfallchirurgie (DGU) pro Jahr ca. 32.500 Patienten erfasst. Da nur 85 % der potenziell versorgenden Kliniken an der Datenerhebung teilnehmen, handelt es sich nicht um Absolutzahlen, sie sind jedoch ein sehr guter approximativer Wert. Die Gesamtletalität liegt bei ca. 20 %; erreicht der Patient die Klinik lebend, bei 10 %. In Westeuropa sind 95 % der Verletzungen stumpf, 5 % penetrierend. Zu beachten ist, dass eine Polytraumatisierung auch bei augenscheinlich banalen Traumata entstehen kann, z. B. bei geriatrischen Patienten.

Studentische Sicht

15.1.1 Epidemiologie

Häufigste Ursache sind Verkehrsunfälle, aber auch leichtere Krafteinwirkungen können bei vorgeschwächten Patienten zu einem Polytrauma führen.
Dabei ist die **Letalität** der Verletzungen mit ca. 20 % **hoch** und hängt wesentlich von einer raschen medizinischen Versorgung ab.

15.1.2 Pathologie und Pathophysiologie

Polytraumata ereignen sich meist nach Verkehrsunfällen, Arbeitsunfällen und/oder Stürzen aus großer Höhe. Beim Polytrauma kommt es im Wesentlichen zu fünf pathophysiologischen Schädigungsmechanismen: Weichteiltrauma, Organtrauma, Frakturen, Hämorrhagie/Ischämie/Hypoxie und Endotoxine/Infektionen.

Das eigentliche Unfallereignis (**Primärschaden oder „First Hit"**) führt neben den Auswirkungen der Einzelverletzungen zu ausgedehnten systemischen pathophysiologischen Veränderungen. Eine Verminderung des intravasalen Volumens führt zur Aktivierung des Renin-Angiotensin-Aldosteron-Systems (RAAS) sowie zur Freisetzung des antidiuretischen Hormons (ADH) und des atrialen natriuretischen Faktors (ANF). Durch Sympathikusaktivierung kommt es initial zu einer Vasokonstriktion. Zum einen besteht durch nervale Reaktionen auf das Trauma ein erhöhter Sauerstoffbedarf im Gewebe, zum anderen ist die Sauerstofftransportkapazität durch die Hypovolämie zusätzlich eingeschränkt, wodurch es zu einer schlechteren O_2-Versorgung des Gewebes kommt. Dies führt aufgrund des resultierenden anaeroben Stoffwechsels und des sich ergebenden Laktatanstiegs zu einer Azidose.

Neben dem eigentlichen Trauma bedeutet jegliche iatrogene Maßnahme oder Störung der Homöostase eine zusätzliche Schädigung (**Sekundärschaden oder „Second Hit"**). Die Erkenntnis, dass große Operationen einen wesentlichen Sekundärschaden verursachen, hat zur Entwicklung des Damage-Control-Konzepts geführt. Im Bereich der Frakturversorgung wird hierbei z. B. auf die primär definitive Osteosynthese verzichtet und stattdessen eine temporäre Stabilisierung mittels Fixateur externe durchgeführt. Der Mortalitätsgipfel liegt in den ersten 14 Tagen nach Trauma und ist überwiegend durch das Multiorgandysfunktionssyndrom (MODS) und/oder ein Multiorganversagen (MOV) bedingt. Der Krankheitsverlauf des Polytraumas lässt sich in vier charakteristische Phasen unterteilen (➤ Tab. 15.1).

15.1.2 Pathologie und Pathophysiologie

Je nach Unfallhergang kann das Trauma Weichteile, Skelett und innere Organe betreffen, die **mechanischer, hypoxischer, und inflammatorischer Schädigung** ausgesetzt sind.

Primärschäden („first hits") treten als direkte Folge des Unfalls auf. Dabei kommt es u. a. zu intravasalen Volumenverlusten mit Sympathikus- und RAAS-Aktivierung sowie zu einem Ungleichgewicht von Sauerstoffbedarf und -angebot, was in eine Azidose und hypoxische Organschäden münden kann.

Sekundärschäden („Second Hits") umfassen verzögerte Traumafolgen (z. B. Multiorganversagen), die häufig durch medizinische Eingriffe mitbedingt sind. Daher erfolgen bei der Erstversorgung meist nur wenig invasive Eingriffe, die später von einer endgültigen Versorgung gefolgt werden (sog. **Damage-Control-Prinzip**).

TAB. 15.1

Tab. 15.1 Phasen des Polytraumas, Interventionen und Todesursachen

Phase	Zeitpunkt	Intervention	Todesursachen
Akutphase	Stunde 1–3	Schockbehandlung Reanimation Lebensrettende Operationen	Schwerste Blutungen, SHT, Herzverletzung, Ruptur großer Gefäße
Primärphase	Tag 1–3	Kreislaufstabilisierung Beatmungsmanagement Abklärung Gefäß-, Urogenitalverletzungen etc. Beginn operative Definitivversorgung	Schwerste Blutungen, SHT, Herzverletzung, Ruptur großer Gefäße
Sekundärphase	Tag 3–8	Weitere Stabilisierung von Herz, Kreislauf und Lunge	Schwerste Blutungen, SHT, Herzverletzung, Ruptur großer Gefäße
Tertiärphase	ab Tag 8	Entwöhnung Beatmung, Mobilisation, Elektiveingriffe	Schwerste Blutungen, SHT, Herzverletzung, Ruptur großer Gefäße

WISSENSCHAFTSKOMPETENZ

Die pathophysiologischen Mechanismen, die zu den Folgeschäden eines Traumas beitragen, umfassen insbesondere immunologische und koagulatorische Prozesse. Man unterscheidet dabei:

- **Systemic Inflammatory Response Syndrome (SIRS):** Der Gewebsschaden aktiviert zahlreiche zelluläre und humorale Mediatorsysteme. Neben einer (teils überschießenden) generalisierten Immunantwort kann es zu einer gestörten Mikrozirkulation, zur Aktivierung des Gerinnungssystems mit Koagulopathie, zu disseminierter intravasaler Gerinnung (DIC) und zur Schädigung von Endothelzellen kommen.
- **Compensatory Anti-inflammatory Response Syndrome (CARS):** Reaktion auf das Vorliegen eines SIRS. Es kommt zur physiologischen Hemmung der Inflammation mit kausaler Kompromittierung der Immunabwehr und Gewebsregeneration.

CAVE

Essenziell für das Überleben der Patienten ist die Therapie der „letalen Trias“ aus **Hypothermie, Azidose** und **Koagulopathie.**

CAVE

Ebenfalls der Komplexität des Polytraumas geschuldet sind eine ganze Reihe von Scoringsystemen, deren Ziel eine Einschätzung von Letalität, Outcome, Verletzungsschwere etc. ist. Die Systeme bauen teilweise aufeinander auf und sind in der täglichen Schwerverletztenversorgung sehr wertvoll.

Der **Abbreviated Injury Score (AIS)** ist ein vereinfachtes Scoringsystem zur Letalitätsschätzung einer Verletzung. Er wurde in 1960er-Jahren entwickelt und wird regelmäßig novelliert. Es werden neun Körperregionen und sechs Verletzungsschweregrade (Codes) unterschieden (➤ Tab. 15.2).

Der **Injury Severity Score (ISS)** ist eine anatomische Verletzungsgradbewertung zur Einordnung der Gesamtverletzungsschwere. Bewertungsgrundlage sind die AIS-Verletzungsgrade (➤ Tab. 15.2). Betrachtet werden die Maximalwerte der AIS-Codes für die sechs ISS-Körperregionen (➤ Tab. 15.3). Die Summe der Quadrate der **drei** höchsten AIS-Grade ergibt den ISS-Wert. Der ISS-Wertebereich liegt zwischen 0 und 75. Liegt der AIS-Code in einer ISS-Region bei 6, wird automatisch der ISS-Wert auf 75 gesetzt.

Eine hieraus resultierende Definition des Polytraumas ist ein ISS von ≥ 16 Punkten.

Um schnell die Schwere eines Verletzungskomplexes zu erfassen, wurden verschiedene **standardisierte Punktesysteme** entwickelt (z. B. Abbreviated Injury Score, Injury Severity Score).

Tab. 15.2 Abbreviated Injury Score (AIS)

Punkte	Verletzungsausmaß
1	gering
2	mäßig
3	ernst, nicht lebensbedrohlich
4	schwer, lebensbedrohlich
5	kritisch, Überleben fraglich
6	tödlich, derzeit nicht behandelbar

Tab. 15.3 ISS-Körperregionen

Region	Beschreibung
1	Kopf und Nacken
2	Gesicht
3	Brustkorb einschl. BWS
4	Bauchraum, Beckeninneres, LWS
5	Extremitäten und Beckenring
6	Externes (Defekte, Verbrennungen etc.)

15.1.3 Diagnostik und Therapie

15.1.3 Diagnostik und Therapie

CAVE

Entscheidend ist die korrekte Definierung eines Patienten als Polytrauma. In der Praxis geht häufig eine wichtige Trennschärfe verloren. Patienten, die vom Rettungsdienst als lebensbedrohlich verletzt eingestuft werden oder sonstige Indikationen für eine Schockraumzubringung haben (z. B. Tod eines anderen Fahrzeuginsassen), werden in Übergaben, Vorstellungen und Kommunikationen oft unpräzise als „Polytrauma“ bezeichnet. Dies führt zu Verwirrungen, weshalb bei fehlender Polytraumatisierung von einem „Schockraumpatienten“ statt von einem „Polytrauma“ gesprochen werden sollte.

CAVE

Das Polytrauma ist ein Verletzungskomplex, für den viele Versorgungskonzepte entwickelt wurden. Was mit dem primär für den Schockraum konzipierten ATLS® begann, wurde durch weitere alternative Ausbildungsformate ergänzt oder moduliert. Allen gemeinsam ist das prioritätenorientierte Diagnostizieren von lebensbedrohlichen Verletzungen mit der unmittelbar kausalen Therapieeinleitung. Erst wenn eine lebensbedrohliche Verletzung behandelt ist, wird zur Diagnostik der nächst geringer eingestuften lebensbedrohlichen Verletzung übergegangen (**„treat first what kills first“**). Zudem findet eine ständige Reevaluation des Patienten statt. Somit lässt sich für das Kapitel Polytrauma keine strenge Differenzierung zwischen Diagnostik und Therapie sowie Präklinik und Klinik vornehmen.

Diagnostik und Therapie laufen **standardisiert und interdisziplinär** ab (z. B. nach dem Advanced Trauma Life Support). Die Abfolge der einzelnen Maßnahmen ist dabei an den jeweiligen Verletzungskomplex anzupassen.
Es gilt das Prinzip: **„Treat first what kills first.“**

MERKE

MERKE

Das ABCDE-Schema beinhaltet zwei Evaluationsstufen, die aufeinander aufbauen und in der Akutbehandlung unabhängig vom aktuellen Behandlungsort (Präklinik oder Klinik) durchlaufen werden:

- **Primary Survey:** Die Erstuntersuchung und -versorgung des Traumapatienten folgt dem sog. ABCDE-Schema. Die Besonderheit am ABCDE-Schema ist der Wechsel zwischen diagnostischen und therapeutischen Anteilen. Die einzelnen Punkte sind nacheinander zu untersuchen und bei einer Störung zu beheben, bevor zum nächsten Punkt übergegangen wird. Tritt an einer Stelle ein unlösbares Problem auf, wird wieder bei „A" begonnen.
- **Secondary Survey:** Im Anschluss an die Erstversorgung erfolgt eine zweite, ausführlichere Untersuchungsphase. Ziele: Erfassung aller Diagnosen, Untersuchung des Patienten von Kopf bis Fuß, Untersuchung aller Körperöffnungen, komplette neurologische Untersuchung, Erheben der (Fremd-)Anamnese nach dem SAMPLER-Schema (➤ Tab. 15.4), Festlegen des weiteren Vorgehens sowie Entscheidung über eine etwaige Verlegung des Patienten.

Tab. 15.4 SAMPLER-Schema der (Fremd-)Anamnese

Abkürzung	Qualität
S	*Symptoms* (Symptome)
A	*Allergies* (Allergien)
M	*Medication* (Medikation)
P	*Past medical history* (medizinische Vorgeschichte des Patienten)
L	*Last oral intake* (letzte Nahrungsaufnahme)
E	*Events prior to incident* (dem Vorfall vorangegangene Ereignisse)
R	*Risk factors* (Risikofaktoren)

MERKE

Die einzelnen Behandlungsabschnitte und die hier ggf. durchzuführenden Therapien müssen bekannt sein und beherrscht werden. Eine Übersicht über einzelne Maßnahmen gibt ➤ Tab. 15.5. Ein spezieller Fall ergibt sich bei einer **unkontrollierten Blutung,** bei der es in erster Linie um die rasche Beherrschung der Hämorrhagie und erst danach um die Abarbeitung des ABCDE-Schemas geht. In diesem Fall gilt das **xABCDE-Schema**, wobei „x" für „eXsanguination" (Verbluten) steht.

TAB. 15.5

Tab. 15.5 Behandlungspunkte des ABCDE-Schemas und ihre Maßnahmen

Behandlungspunkt	Maßnahmen
A – Airway (Atemweg)	• Fremdkörperentfernung • Kopfreklination, Guedel- oder Wendltubus • O_2-Gabe, ggf. endotracheale Intubation (Indikation großzügig stellen: SpO_2 < 90 % trotz O_2-Gabe, SHT mit GCS ≤ 8, hämodynamische Instabilität und respiratorische Insuffizienz) • HWS-Immobilisation
B – Breathing (Beatmung)	• Auskultation des Thorax, Beurteilung der Atemmechanik, Pulsoxymetrie, bei Beatmung Kapnografie/-metrie • Beatmung: PEEP: 5–10 cmH_2O (kein PEEP bei SHT mit Hirndruck[verdacht]) • Thoraxdrainage: bei Pneumo-, Spannungspneumo- oder Hämatothorax. Die Indikation ist großzügig zu stellen. Vor Intubation muss ein vorhandener Pneumo-, Spannungspneumo- oder Hämatothorax dekomprimiert werden. Eine Nadeldekompression kann im Vorfeld erfolgen.
C – Circulation (Kreislauf)	• Blutdruck- und Herzfrequenzbestimmung, EKG, Untersuchung auf Schockzeichen • Venöse Zugänge: Etablieren von mindestens zwei großlumigen Zugängen • Blutungskontrolle: ggf. Druckverband, Beckenschlinge, Tourniquet usw. • Volumentherapie: 500–3000 ml Kristalloide (z. B. Ringer-Lösung) i. v., ggf. 500–1500 ml HES 130/0,4 i. v., wenn keine Stabilisierung durch Kristalloide zu erreichen ist • Katecholamine: ggf. 0,5–2 ml Akrinor i. v., ggf. 0,01–0,1 mg Adrenalin i. v. oder Noradrenalin via Perfusor, falls die Volumentherapie nicht ausreicht Eine permissive Hypotension (RR_{syst} ≥ 90 mmHg) ist ausreichend. Liegt ein SHT als Verletzungskomponente vor, ist Normotension anzustreben.
D – Disability (neurologisches Defizit)	Falls möglich vor Narkoseeinleitung! Erhebung von GCS, Seiten- und Querschnittzeichen, Blutzuckerbestimmung
E – Exposure/Environment (Exploration)	• Orientierende Ganzkörperuntersuchung: Patienten vollständig entkleiden, anschließend auf Wärmeschutz achten • Lagerung: ggf. Schocklagerung. 30°-Oberkörperhochlagerung beim SHT • Immobilisation: Schaufeltrage und Vakuummatratze oder Spineboard, Vakuumschienen • Wundverband: steriles Verbinden der Wunde

LERNTIPP

Oberstes Ziel in der Notfallbehandlung eines Polytraumas ist ein schnelles Erfassen der vorliegenden Schäden, ihre Priorisierung und Behebung. Dabei kann ein Ablaufplan wie z. B. das ABCDE-Schema helfen, keinen wichtigen Aspekt auszulassen. Um dieses Schema sicher zu beherrschen, braucht es vor allem Übung. Nimm dir also beim Lernen ruhig mehrere Fallbeispiele von Patienten aus verschiedenen Fachabteilungen vor und gehe die einzelnen Problemkategorien von A bis E bei ihnen durch. Damit wirst du nicht nur in den Prüfungen, sondern auch im späteren Klinikalltag in Notfallsituationen sattelfest sein.

FALL

Ein 35-jähriger Bauarbeiter stürzt bei Aufbauarbeiten eines Krans aus rund 10 Metern Höhe ab. Er wird intubiert und kreislaufinstabil via Rettungshubschrauber in den Schockraum eines überregionalen Traumazentrums transportiert. Die Ganzkörper-CT-Untersuchung ergibt folgende Befunde (➢ Abb. 15.1): instabile BWK-1-Fraktur mit wertiger Dehiszenz, auf gleicher Höhe ein intraspinales Hämatom, Rippenserienfrakturen und Hämatopneumothoraces beidseits sowie eine gedeckte Aortenruptur am Übergang zum Aortenbogen. Bei Ankunft im Schockraum besteht keine Verlegung des Tubus, eine HWS-Immobilisation ist bereits erfolgt (A). Die Beatmung wird übernommen und zusätzlich zur präklinisch etablierten linken Thoraxdrainage eine rechtsseitige eingelegt (B). Bei initialem Hb-Wert von 8,0 g/dl erfolgt die Gabe zweier Erythrozytenkonzentrate sowie die Fortführung der Katecholamintherapie (C). Aufgrund eines initialen GCS von 9 Punkten lassen sich keine validen Aussagen über (D) treffen. Im Bodycheck fallen multiple Schürfwunden auf. Unmittelbar nach Abschluss der Schockraumphase wird der Patient in den Operationssaal verbracht. Hier erfolgt zunächst das thorakale Stenting der Aorta, im nächsten Schritt folgen die dorsale Stabilisierung und Dekompression des BWK 1. Der Patient stabilisierte sich zunehmend, konnte an Tag 3 extubiert werden und an Tag 10 auf die Normalstation verlegt werden. Es blieben keine neurologischen Defizite; der Patient wurde voll mobilisiert in die Anschlussheilbehandlung entlassen.

Auswahl der Zielklinik

Für die optimierte Patientenversorgung wurden Traumanetzwerke ins Leben gerufen. Hier wird zwischen lokalen, regionalen und überregionalen Traumazentren unterschieden, die über definierte strukturelle und personelle Ressourcen verfügen. Ziel ist es, den Patienten 60 min nach Eingehen des Notrufs in ein für sein Verletzungsmuster geeignetes Traumazentrum einzuliefern. Eine initiale Versorgung und Stabilisierung des Patienten in einem lokalen Traumazentrum mit anschließender Weiterverlegung in ein besser geeignetes ist eine Option, falls die direkte Anfahrt nicht möglich ist. Bei einem Polytraumapatienten sollten frühzeitig die Transportmitteloptionen (bodengebunden oder luftgestützt) sowie die Zielklinik geplant werden.

Auswahl der Zielklinik

Die Patienten werden in ein dem Trauma angemessenes Haus innerhalb eines Traumanetzwerks zugewiesen, sodass ihre **Transportzeit möglichst kurz** (< 60 min) ist.

Schockraummanagement

Unter einem Schockraum versteht man einen speziellen Behandlungsraum innerhalb eines Krankenhauses, in dem die Erstversorgung schwerverletzter und polytraumatisierter Patienten stattfindet. Er befindet sich meist innerhalb der Notaufnahme einer Klinik. Die personelle Zusammensetzung des Schockraumteams variiert je nach Versorgungslevel der Klinik (lokal vs. regional vs. überregional) und wird zudem in ein Basis- und ein erweitertes Team unterschieden.

Nach der S3-Leitlinie Polytrauma/Schwerverletzten-Behandlung haben Patienten, die eines oder mehrere der folgenden Kriterien erfüllen, einen hohen Gefährdungsgrad:

- **Störung der Vitalparameter:** RR_{syst} < 90 mmHg nach Trauma, GCS < 9 nach Trauma, Atemstörungen/Intubationspflicht nach Trauma
- **Festgestellte Verletzungen:** penetrierende oder Schussverletzungen der Rumpf-/Halsregion, Frakturen von > 2 proximalen Knochen, instabiler Thorax, instabile Beckenfraktur, Amputationsverletzung proximal der Hände/Füße, Verletzungen mit neurologischer Querschnittsymptomatik, offene Schädelverletzung, Verbrennung > 20 % eines Grad ≥ 2b

Bei den folgenden zusätzlichen Kriterien ist eine geringere Evidenz für das Vorliegen einer schweren Verletzung vorhanden:

- **Unfallmechanismus bzw. -konstellation:** Sturz aus > 3 m Höhe oder ein Verkehrsunfall mit Frontalaufprall und Intrusion von > 50–75 cm, Geschwindigkeitsveränderung von Delta > 30 km/h, Fußgänger-/Zweiradkollision, Tod oder Ejektion eines Insassen

Schockraummanagement

Ein **Schockraum** dient der Versorgung von potenziell schwerverletzten Patienten und umfasst ein interdisziplinäres Team zur Notfallbehandlung.

Indikationen für eine Schockraumbehandlung sind:

- Kritisch veränderte Vitalparameter
- Schwerwiegende (sichtbare) Verletzungen
- Hochrasanztrauma
- Sturz aus großer Höhe (> 3 m)

Operative Behandlungsstrategien

Die Verletzungen des polytraumatisierten Patienten werden entsprechend dem Damage-Control-Konzept operativ behandelt. Dieses Konzept wurde entwickelt, um den operativen Stress so gering wie möglich zu halten: Es werden nur aktuell notwendige Operationen durchgeführt, damit die durch den Eingriff zusätzlich entstehenden lokalen und systemischen „Operationstraumata" begrenzt werden. In den ersten Minuten erfolgen demnach nur lebensrettende Sofortmaßnahmen, in den ersten Stunden die lebensrettenden Operationen, in den ersten Tagen organerhaltende Operationen und erst binnen Wochen rekonstruktive Operationen. Von diesem Vorgehen profitieren die Patienten immens. So verursacht z. B. die Anlage eines Fixateur externe am Becken einen deutlich geringeren Zeitaufwand und operativen

Operative Behandlungsstrategien

Gemäß dem **Damage-Control-Prinzip** werden Verletzungen zuerst fokussiert versorgt, um zusätzlichen operativen Stress zu vermeiden. Die endgültige Versorgung erfolgt zeitversetzt nach Stabilisierung des Allgemeinzustands.

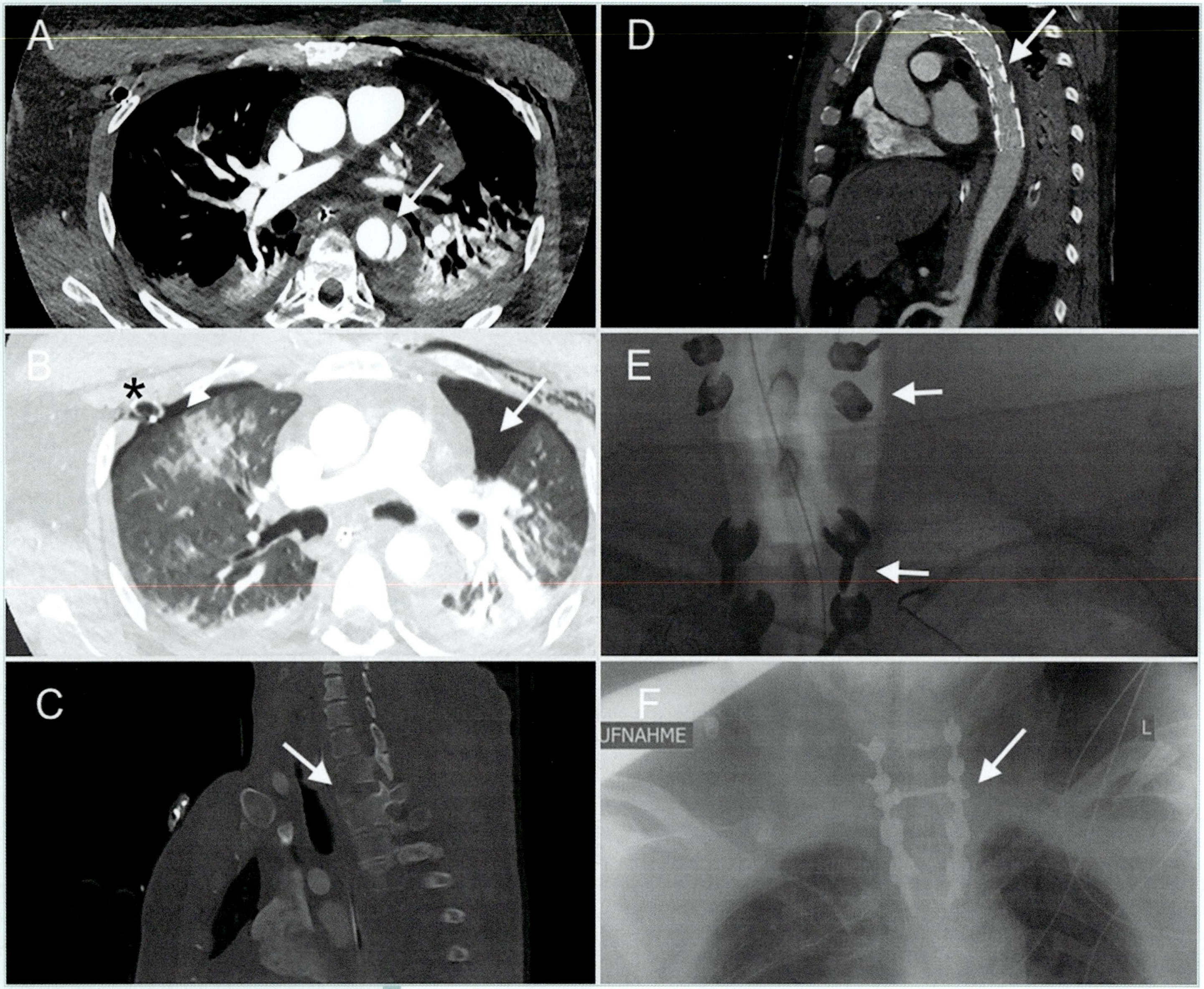

Abb. 15.1 35-jähriger Bauarbeiter nach Polytraumatisierung
A) CT-Angiografie der thorakalen Aorta mit gedeckter Perforation (Pfeil)
B) Pneumothoraces beidseits (Pfeile) mit bildmorphologisch angeschnittener einliegender Thoraxdrainage rechts (*)
C) Flexions-Distraktions-Verletzung der BWS (Pfeil)
D) Postoperatives CT mit einliegendem Aortenstent (Pfeil)
E) Intraoperative Darstellung der implantierten Pedikelschrauben HWK 6, 7 sowie BWK 2, 3 (Pfeile)
F) Postoperatives Röntgenbild der finalen dorsalen Instrumentierung [L241]

Stress als eine definitive Versorgung des Beckens. In einigen Fällen kann je nach Patientenzustand eine Fraktur auch im eigentlich temporären Stabilisierungssystem ausheilen. Starke abdominale Blutungen oder Organverletzungen werden im Rahmen dieses Versorgungskonzepts häufig durch „Packing“ oder „Wrapping“ versorgt. Neben der Operation können starke Blutungen ggf. auch angiografisch mittels Embolisation gestillt werden. Das Interventionskonzept ist stets interdisziplinär festzulegen.

15.2 Schädel-Hirn-Trauma

Das Schädel-Hirn-Trauma gehört zu den häufigsten Todesursachen bei jungen Patienten.

15.2 Schädel-Hirn-Trauma

Das Schädel-Hirn-Trauma (SHT) als Folge einer Krafteinwirkung auf den Schädel kann zu Verletzungen verschiedener Strukturen führen und ist hierdurch eine häufig vorkommende und oftmals komplexe Verletzung, die bei Kindern, Jugendlichen und Erwachsenen unter 45 Jahren die häufigste Todesursache darstellt. Leitlinien zur Versorgung haben die Outcomeraten verbessert und das Überleben verdoppelt. Dem initialen Management kommt eine große Bedeutung zu, da potenziell irreversible Hirnschädigungen frühzeitig antizipiert und therapiert werden müssen.

15.2.1 Definition

Die Klassifikation des SHT wird auch heute noch kontrovers diskutiert. Hintergrund sind verschiedene Scoring-Systeme und Begrifflichkeiten.

Strukturelle Integrität

Die von den Kontroversen unberührte Klassifikation nach struktureller Integrität kann grundsätzlich erhoben werden und differenziert zwischen offenem und geschlossenem SHT. Beim offenen SHT ist die Dura mater eröffnet; eine begleitende Verletzung der Kopfhaut ist nicht obligat.

Grad der Vigilanzminderung

Der Grad der Vigilanzminderung wird über die Glasgow Coma Scale (➤ Tab. 15.6) ermittelt; darüber hinaus existieren Klassifikationen wie z. B. die des SHT (➤ Tab. 15.7). Die Beurteilung der Augenfunktion, der verbalen und der motorischen Reaktion des Patienten ist ein wichtiges Diagnostikum der Erstuntersuchung sowie in der Reevaluation des Patienten. Jeder der drei Qualitäten werden Punkte zugeteilt, die addiert den GCS ergeben.

Hieraus resultiert folgende gebräuchliche Verschmelzung der Terminologie (➤ Tab. 15.7).

Tab. 15.6 Glasgow Coma Scale (GCS) [F210-010]

Qualität	Kriterium	Punkte
Augen öffnen	spontan auf Anforderung auf Schmerzreiz keine Reaktion	4 3 2 1
Verbale Kommunikation	konversationsfähig, orientiert konversationsfähig, desorientiert Einzelworte („Wortsalat“) unvollständige Laute keine verbale Reaktion	5 4 3 2 1
Motorische Reaktion	befolgt Aufforderungen gezielte Beugung gegen Schmerzreiz ungezielte Beugung gegen Schmerzreiz Beugesynergismen Strecksynergismen keine Reaktion	6 5 4 3 2 1

Tab. 15.7 SHT-Terminologie

Leichtes SHT	SHT 1°	Commotio cerebri	GCS 15–13
Mittelschweres SHT	SHT 2°	Contusio cerebri	GCS 12–9
Schweres SHT	SHT 3°	Compressio cerebri	GCS 8–3

LERNTIPP

Die Glasgow Coma Scale ist ein Standardinstrument zur Erfassung des Bewusstseinsstatus von Patienten und wird in Prüfungen gerne abgefragt. Um das Bepunktungssystem zu verinnerlichen, führe dir die gestuften Schweregrade der okulären, verbalen und motorischen Reaktionen vor Augen und präge dir die Maximalwerte für die jeweilige Reaktionsebene ein. Damit kannst du dir in konkreten Situationen die einzelnen Punktewerte leichter herleiten.

15.2.2 Epidemiologie

Die Inzidenz eines SHT liegt in Deutschland bei 332/100.000. Männer sind doppelt so häufig betroffen wie Frauen. Der Mortalitätsgipfel des SHT liegt bei Patienten ≥ 60 Jahren. Ein wesentlicher Faktor hierfür ist die proportional hohe Einnahme von Antikoagulanzien in diesem Alterskollektiv, die eine vorliegende Hirnblutung forcieren. In etwa 17 % d. F. liegt eine begleitende Wirbelsäulenverletzung vor, 18 % der Patienten haben zusätzliche Verletzungen des Mittelgesichts, und in bis zu 60 % d. F. kommen SHT im Kontext einer Polytraumatisierung vor.

MERKE

Bei Vorliegen eines SHT muss an eine vorhandene Begleitverletzung gedacht werden. Die Einnahme von Antikoagulanzien in der Anamnese wirkt sich deutlich negativ auf Outcome und Mortalität aus.

15.2.1 Definition

Strukturelle Integrität

Je nach **Intaktheit der Dura mater** unterscheidet man das geschlossene vom offenen Schädel-Hirn-Trauma.

Grad der Vigilanzminderung

Die Schwere eines Schädeltraumas wird über die Vigilanz anhand der **Glasgow Coma Scale** bemessen.

TAB. 15.6

TAB. 15.7

15.2.2 Epidemiologie

Männer sind etwa doppelt so häufig betroffen wie Frauen.

MERKE

Studentische Sicht

15.2.3 Pathologie und Pathophysiologie

Zeitlicher Verlauf der strukturellen Schädigung

Primäre Hirnschäden umfassen Kontusions- oder Scherverletzungen des Nervengewebes. **Sekundäre Hirnschäden** sind häufig ödembedingt und gehen mit einer Perfusionsstörung einher.

MERKE

ABB. 15.2

MERKE

Zentraler Aspekt bei Hirnverletzungen ist der durch die Schädelkalotte begrenzte Raum, in dem das Summenvolumen von Hirngewebe, Liquor und Blut bei einem gewissen Druck konstant ist (sog. **Monroe-Kellie-Doktrin**). Dehnt sich z. B. das Hirngewebe aufgrund eines Traumas ödematös aus, muss entweder Liquor oder Blut verdrängt werden, oder der intrakranielle Druck steigen.
Hierbei kann es zu einer fehlerhaften Autoregulation des Gefäßwiderstands, zu Gerinnungsstörungen oder zur **Einklemmung von Hirngewebe** kommen.

15.2.3 Pathologie und Pathophysiologie

Beim SHT können verschiedene Strukturen allein oder in Kombination betroffen sein: Schädelknochen (Gesichtsschädel, Kalotte), Hirnhäute, Blutgefäße, Hirnparenchym, Begleitverletzungen anschließender Regionen.

Zeitlicher Verlauf der strukturellen Schädigung

Die **primäre Hirnschädigung** entsteht im Rahmen direkter Schäden an Knochen, Gefäßen, Hirnhäuten oder strukturell dem Hirnparenchym (imprimierte Knochenanteile im Hirnparenchym) oder axonale Scherverletzungen. **Sekundäre Hirnschädigungen** entstehen in der Zeit nach dem initialen Trauma auf Grundlage defizitärer zerebraler Perfusionsdrücke. Ursachen können Hypoxie, Hypotonie, Anämie, Sepsis und weitere sein. Folgen sind Zelldegranulationen und Apoptosen, Beeinträchtigungen der Blut-Hirn-Schranke und kausale Hirndrucksteigerungen. Sekundäre Hirnschäden können durch ihre unterschiedlichen Ursachen kaskadenartig als Circulus vitiosus ablaufen und in einer zerebralen Ischämie enden (➤ Abb. 15.2).

MERKE

Die Aufrechterhaltung einer adäquaten zerebralen makro- und mikrozirkulatorischen Perfusion und die Kontrolle des intrazerebralen Drucks (ICP) sind die beiden zentralen Zielgrößen in der Therapie der Sekundärschäden des SHT. Das Gehirn wird durch die umliegende Dura und die Schädelkalotte begrenzt und besitzt daher bei einer Schwellung keine Kompensationsmöglichkeiten. Der normale ICP liegt bei 5–15 mmHg.

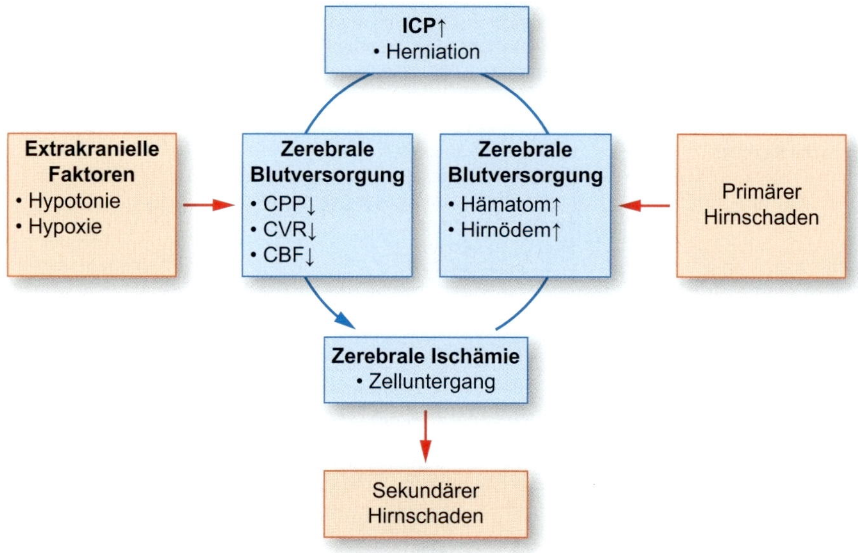

Abb. 15.2 Circulus vitiosus des sekundären Hirnschadens (ICP = intrakranieller Druck, CPP = zerebraler Perfusionsdruck, CVR = zerebrovaskulärer Widerstand, CBF = zerebraler Blutfluss) [L231]

MERKE

Der CBF ist abhängig vom zerebralen Perfusionsdruck CPP und vom zerebrovaskulären Widerstand CVR. Der CPP ergibt sich aus der Differenz von mittlerem arteriellem Druck (MAP) und CPP:
MAP – ICP = CPP

Der CPP wird durch intrakranielle und extrakranielle Ursachen des sekundären Hirnschadens beeinflusst. Der CVR unterliegt einer Autoregulation und passt sich dem CPP zur Sicherung einer kontrollierten Hirnperfusion an. Die Autoregulation kann im Rahmen des SHT kritisch gestört sein. Dies birgt bei Hypotonie die Gefahr einer Ischämie; hypertone Kreislaufphasen können eine verstärkte Ödembildung oder eine Blutungsprogredienz begünstigen.

Die Relation von intrakraniellem Volumen und ICP wird durch die Monroe-Kellie-Doktrin beschrieben: Der ICP zeigt im abgeschlossenen intrakraniellen Kompartiment eine lineare Abhängigkeit von der Summe aus Hirn-, Blut- und Liquorvolumen. Bei Zunahme eines der intrakraniellen Volumina muss zur Sicherung eines adäquaten ICP ein anderes Volumen kompensatorisch reduziert werden. Verschiebevolumina sind der Liquor und das venöse Blutvolumen. Sind bei einer kritischen Volumenvermehrung (Blutung, Hirnödem) die Kompensationsmöglichkeiten erschöpft, resultiert ein weiterer Volumenanstieg in einer exponentiellen Erhöhung des ICP. Im Rahmen einer extremen intrakraniellen Volumenexpansion kann es zu einem „Einklemmen" von Hirngewebe durch die räumlichen Begrenzungen des inneren Schädels im Bereich der Falx, des Tentoriums oder des Foramen magnum kommen. Die Einklemmung des Hirnstamms im Foramen magnum ist aufgrund der unmittelbar betroffenen Atmungs- und Kreislaufzentren eine absolut vitale Bedrohung.

Eine Besonderheit stellt die SHT-induzierte Koagulopathie dar. Diese kann auch bei isoliertem SHT ohne größere Blutung auftreten. Der Pathomechanismus ist noch größtenteils unbekannt. Schlüsselstruktur scheint die Blut-Hirn-Schranke zu sein, an der es zu Permeabilitätsveränderungen und Diffusionsstörungen von Mikro- wie Makromolekülen kommt.

15.2.4 Diagnostik

Diagnostische wie therapeutische Erstmaßnahmen entsprechen dem ATLS® oder vergleichbaren Versorgungskonzepten.

15.2.4 Diagnostik

Präklinik

Die schnelle Befunderhebung und Beurteilung haben einen wesentlichen Einfluss auf die Initialbehandlung und die Wahl der geeigneten Zielklinik. Bei der Symptomerfassung erfolgt die Erhebung des GCS. Von Benommenheit, Übelkeit und Schwindel bis hin zu Doppelbildern, Verlust von Visus und Geruchssinn sowie Schwerhörigkeit ist vieles möglich. Anzeichen für eine schwere Funktionsstörung sind Paresen, Krämpfe und vegetative Symptome. Zeichen vital bedrohlicher Situationen sind Veränderungen der Pupillenmotorik, Hemiparesen, Streck- oder Beugesynergismen sowie kardiopulmonale Instabilitäten. Eine Hypoxie beeinflusst das Outcome nach SHT relevant. Ein SpO_2-Wert von < 90 % verdoppelt die Mortalität und verfünffacht schwere Folgeschäden.

Präklinik

Bei Vorfinden sind eine fokussierte **körperlich-neurologische Untersuchung** und eine Erfassung der Atemfunktion mittels Pulsoxymetrie zentral.

CAVE

Zeichen des erhöhten Hirndrucks sind Kopfschmerzen, Übelkeit, Erbrechen, Vigilanzstörungen oder ein- oder beidseitige Mydriasis.

CAVE

Klinik

Die native cCT-Diagnostik des Schädels (ggf. CT-Angiografie zum Ausschluss von Gefäßläsionen) und bei Beschwerden oder Vigilanzminderung auch der HWS sind Diagnostikum der Wahl. Bei schwerem SHT wird häufig bereits auf dem CT-Tisch eine externe Ventrikeldrainage (EVD) eingelegt, die ein kontinuierliches ICP-Monitoring erlaubt. Eine arterielle Blutdruckmessung ist in diesem Kontext dann unverzichtbar, um den CPP kontinuierlich ableiten zu können.

Bei allen Patienten muss nach einem SHT der neurologische Status im Verlauf reevaluiert werden. Abhängig vom Verletzungsmuster kann ein Kontroll-cCT einige Stunden nach Trauma indiziert sein. Bei klinischer Verschlechterung oder bei ICP-Anstieg sollte umgehend ein Kontroll-cCT durchgeführt werden. Im Verlauf sind bisweilen weitere bildgebende diagnostische Verfahren wie die Sonografie der hirnversorgenden Gefäße oder eine MRT sinnvoll.

Klinik

In der Klinik sollte rasch eine **kranielle Bildgebung** mittels CT erfolgen und der Befund im Verlauf kontrolliert werden.
Bei erhöhtem Hirndruck kann eine **externe Ventrikeldrainage** angelegt werden.

LERNTIPP

Kommt es nach einem SHT zu einer Oto- oder Rhinorrhö, spricht ein erhöhtes β2-Transferrin (Syn. β-Trace) für eine Liquorfistel.

15.2.5 Therapie

15.2.5 Therapie

INTERPROFESSIONELLE KOMPETENZ

Insbesondere beim schweren Schädel-Hirn-Trauma ist die interdisziplinäre Zusammenarbeit zwischen Neurochirurgie, Neurologie und Unfallchirurgie mit dem Ziel, Folgeschäden zu minimieren, essenziell. Die primären Schäden sind nicht beeinflussbar; der Behandlungsfokus liegt auf den sekundären Schäden.

INTERPROFESSIONELLE KOMPETENZ

Präklinik

Die wichtigste Handlung ist das frühzeitige Erkennen bzw. die Erhebung des Verdachts und die adäquate Planung des weiteren Vorgehens (falls notwendig Narkosemedikamente, möglichst Zielklinik mit neurochirurgischer Versorgungsmöglichkeit wählen usw.).

Die 30°-Oberkörperhochlagerung (bzw. achsengerechte Hochlagerung bei V. a. Wirbelsäulentrauma) sowie die ausreichende Oxygenierung unter Normoventilation (Hyperventilation nur bei Anhalt für Ein-

Die präklinische Therapie beinhaltet vor allem eine **Sicherung der Vitalwerte** und eine **Oberkörperhochlagerung.**

klemmung) sowie Normotension (RR_{syst} nicht < 90 mmHg) sollen etabliert werden. Die Gabe von Glukokortikoiden oder hypertonen Kochsalzlösungen zur Neuroprotektion wird nicht empfohlen.

MERKE

MERKE

Die Indikation zur Narkose und Intubation soll bei einem GCS ≤ 8 gestellt werden. Nach Intubation sollte das $etCO_2$ gemessen werden, um Hypo- oder Hyperventilation zu vermeiden.

Klinik

In der Folge sollten die **Vitalwerte** weiter **stabil gehalten** werden (Normoventilation, -tonie, -thermie, -glykämie). Zur **Senkung des Hirndrucks** können zusätzlich Osmotherapeutika, eine Ventrikeldrainage oder Dekompressionskraniektomie zum Einsatz kommen.

Klinik

Erhöhungen des ICP > 20 mmHg müssen therapiert werden. Ein CPP von 50–70 mmHg ist ggf. durch Volumengabe oder den Einsatz von Katecholaminen (Noradrenalin) ebenso anzustreben wie die Normoventilation ($paCO_2$ 35–40 mmHg). Eine Hyperventilation kann bei akuter Einklemmungssymptomatik den ICP kurzzeitig senken. Durch die verringerte zerebrale Perfusion reduziert sich jedoch auch das O_2-Angebot. Außerdem gleicht der Körper die Alkalose durch Pufferung schnell wieder aus. Erhöhte Körpertemperaturen erhöhen den zerebralen O_2-Bedarf. Die aus theoretischen Erwägungen sinnvolle Hypothermie hat sich jedoch bislang nicht als vorteilhaft erwiesen. Eine Normoglykämie sollte ebenfalls bestehen. Die Einlage einer EVD wird im Verlauf bei kritischen Hirndrücken notwendig: Sie bietet die Möglichkeit zur Liquordrainage bei ICP-Anstiegen. Osmotherapeutika (z. B. Mannitol) oder hypertone Kochsalzlösung können den erhöhten ICP kurzzeitig reduzieren. Die Dekompressionskraniektomie gilt als Ultima Ratio.

AMBULANTER PATIENT

Die Ambulantisierung eines Patienten nach leichtem SHT/SHT 1° ohne stationäre Überwachung muss geordnet ablaufen. Patienten mit Antikoagulanzien in der Anamnese haben ein um ca. 6 % höheres Risiko, in den ersten 24–48 h eine intrakranielle Blutung (ICB) zu erleiden. Es existieren verschiedene, z. T. klinikeigene Empfehlungen und Algorithmen der Behandlung, Diagnostik und Indikation zur stationären Aufnahme zur Überwachung. Hier fließen ebenfalls Parameter wie Intoxikation, Sprachbarriere oder Alter evidenzbasiert ein.

15.3 Becken- und Wirbelsäulenverletzungen

Beckenfrakturen können zu einem Blutverlust von bis zu 5 Litern führen.
Begleitend finden sich oft Verletzungen der Wirbelsäule und des Rückenmarks.

15.3 Becken- und Wirbelsäulenverletzungen

Wenige akut lebensbedrohliche Patientenzustände sind nach einem Unfall auf muskuloskelettale Verletzungen zurückzuführen. Die komplexe Beckenfraktur stellt gemeinsam mit der schweren Mittelgesichtsfraktur und ihrer kausalen Atemwegsverlegung akut lebensbedrohliche Ausnahmen dar. Eine insuffiziente Versorgung von der Präklinik bis in den Operationssaal kann schnell zu einem Verblutungstod führen.

Verletzungen der Wirbelsäule gehen häufig mit Verletzungen des Rückenmarks einher. Bei überschaubarer Letalität nach Wirbelsäulenverletzungen haben hieraus resultierende neurologische Pathologien eine immense Tragweite für den Patienten, sodass eine adäquate Behandlung schon ab der Präklinik essenziell und outcomerelevant ist.

15.3.1 Epidemiologie

Eine häufige Ursache von Beckenfrakturen sind Hochrasanztraumata.

Wirbelsäulenverletzungen treten häufig bei Verkehrs-, Arbeits- und Sportunfällen auf. Manche Wirbelkörper sind dabei besonders oft betroffen, aber auch Mehretagenverletzungen sind möglich.

15.3.1 Epidemiologie

Mehr als 25 % der schwerverletzten Patienten erleiden in diesem Zusammenhang eine Beckenringfraktur. 84 % aller Beckenringverletzungen sind Folgen eines Hochrasanztraumas. Sie stellt damit eine zentrale Verletzung in der Schwerverletztenversorgung dar. Etwa 6 % der Patienten mit komplexer Beckenfraktur weisen keine Begleitverletzungen auf und erreichen dennoch den Status „schwerverletzt". Offene Beckenfrakturen haben aufgrund der hohen akuten Blutungs- und verzögerten Sepsiskomplikationen auch heute noch eine Mortalität von 45 %. In alterstraumatologischen Kollektiven können auch Bagatellstürze zu einer lebensbedrohlich blutenden Beckenfraktur führen. Eine zunehmende Inzidenz relevanter Beckenfrakturen findet sich mittlerweile auch im alterstraumatologischen Patientenkollektiv.

Bei 4 % aller Unfälle finden sich Verletzungen der Wirbelsäule. Hauptursache sind mit 40 % Verkehrsunfälle, gefolgt von 20 % Arbeitsunfällen und 10 % Sport-/Badeunfällen. In Deutschland kommt es zu ca. 6000 behandlungsbedürftigen Wirbelsäulenverletzungen pro Jahr, von denen etwa 20 % neurologische Schäden behalten. 15 % aller polytraumatisierten Patienten erleiden eine solche Verletzung, in 15 % liegt auch eine Mehretagenverletzung der Wirbelsäule vor. Im Bereich der Halswirbelsäule (HWS) sind die Halswirbelkörper (HWK) 2, 6 und 7, im Bereich der Brust- und Lendenwirbelsäule der Lendenwirbelkörper (LWK) 1 am häufigsten betroffen.

15.3.2 Pathologie und Pathophysiologie

Kritische hämodynamische Zustände des Beckens werden durch venöse Blutungen aus dem Bereich des hinteren Beckenrings, venöse Blutungen aus dem Plexus praesacralis und dem Beckenboden sowie arterielle Blutungen (z. B. A. obturatoria, A. glutea superior, Corona mortis; < 10 % aller Blutungen) verursacht. Neben den Blutgefäßen können des Weiteren die benachbarten Strukturen Harnblase, Urethra sowie nervale Äste des Plexus lumbalis und sacralis mitverletzt sein. Die gebräuchlichste Frakturklassifikation der Beckenfrakturen ist die AO-Klassifikation (➤ Tab. 15.8).

15.3.2 Pathologie und Pathophysiologie

Der Beckenring ist von verschiedenen arteriellen und venösen Gefäßen umgeben, die bei Frakturen rupturieren und **gefährliche Blutverluste** auslösen können.
Die Fraktureinteilung wird durch die Beckenstabilität bestimmt.

Tab. 15.8 Klassifikation der Beckenfrakturen (AO-Arbeitsgemeinschaft für Osteosynthesefragen) [R396]

Typ	Verletzungskonstellation
A	Osteoligamentäre Integrität des hinteren Beckenrings, intakter Beckenbogen, belastungsstabil
B	Rotationsinstabilität mit partiell erhaltenem hinterem Beckenring
C	Translationsinstabilität mit Unterbrechung aller posterioren osteoligamentären Strukturen und des Beckenbodens

TAB. 15.8

Durch Hyperreflexion, Extension, Rotation oder Abscherung kommt es zur Verletzung des Wirbelkörpers und der stabilisierenden Strukturen. Das Rückenmark kann entweder durch den Kraftvektor im Unfallmoment, durch kausale Kompression umgebender Wirbelkörperfragmente oder durch kausale umgebende Blutungskomponenten geschädigt werden.

Eine einheitliche Klassifizierung der Wirbelsäulenverletzungen ist bis heute Gegenstand von Diskussionen. Die bestehenden Klassifikationen berücksichtigen entweder den Unfallmechanismus oder die Verletzungsmorphologie. Die am häufigsten gewählte Klassifikation ist die AO-Klassifikation (➤ Tab. 15.9), welche die obere und untere HWS von der BWS und LWS unterscheidet und zudem auf neurologische Defizite sowie auf Modifikationen (vorbestehende Pathologien etc.) eingeht.

Wirbelsäulenfrakturen werden je nach Unfallmechanismus in Kompressions-, Distraktions- und Rotationsverletzungen eingeteilt.

Tab. 15.9 AO-Klassifikation der Wirbelkörperfrakturen [R396]

Typ	Verletzungskonstellation
A	Kompressionsverletzung des Wirbelkörpers (stabil)
B	Distraktionsverletzungen mit Zerreißung der vorderen oder hinteren Längsbänder (Flexionsverletzungen, Hyperextensionsverletzungen; instabil)
C	Translatorisch instabile Rotationsverletzungen mit Zerreißung der vorderen und hinteren Längsbänder (instabil)

TAB. 15.9

15.3.3 Diagnostik

Diagnostische wie therapeutische Erstmaßnahmen entsprechen dem ATLS® oder vergleichbaren Versorgungskonzepten. Akut lebensbedrohliche und zu diagnostizierende Zustände des Beckens sind blutungsassoziiert. Im Bereich der Wirbelsäule sind sie eine Rarität, eine Ausnahme stellt die atlantookzipitale Dislokation mit kausalen Hirnstammläsionen oder Halsmarkabrissen dar, die in den meisten Fällen unmittelbar letal verlaufen.

15.3.3 Diagnostik

Präklinik

Die Unfallmechanismen „Sturz aus größerer Höhe" sowie Hochrasanztraumata sind hoch suggestiv für das Vorliegen einer Becken- und/oder Wirbelsäulenverletzung. Die **Stabilitätsprüfung** erfolgt durch Druck auf die Beckenschaufel und/oder eine Seitkompression sowie Zugtest in Bezug auf eine horizontale Instabilität. Es soll eine gezielte körperliche Untersuchung einschließlich der Wirbelsäule und der mit ihr verbundenen Funktionen durchgeführt werden und wird mit hohem Evidenzlevel empfohlen.

Präklinik

Bei Verdacht auf Wirbelsäulen- und Beckenverletzungen sind die körperliche Untersuchung und Unfallanamnese oft richtungweisend.

MERKE

Die Sensitivität einer klinischen Stabilitätstestung des Beckens liegt lediglich bei 30 %, die Spezifität bei 92 %. Im Zweifel ist daher das Anlegen einer Beckenschlinge indiziert. Eine einmal als instabil gewertete Beckenverletzung soll nicht zusätzlichen klinischen Testungen durch andere Untersucher exponiert werden.

MERKE

Studentische Sicht

WISSENSCHAFTSKOMPETENZ

Die **NEXUS**-Studie befasste sich mit der Indikationsstellung zur präklinischen Wirbelsäulenimmobilisation. Es wurden fünf Kriterien definiert, bei deren **Fehlen** eine Verletzung der Wirbelsäule mit einem negativen Vorhersagewert von 99,5 % unwahrscheinlich ist:

- Bewusstseinsstörung
- Neurologisches Defizit
- Wirbelsäulenschmerzen oder Muskelhartspann
- Intoxikationen
- Extremitätentrauma

MERKE

MERKE

Zur orientierenden Lokalisation der Verletzungshöhe entlang des Rückenmarks ist die Kenntnis der Dermatome und Kennmuskeln essenziell. Grob orientierend können charakteristische Reflexe und Landmarken genutzt werden (➤ Tab. 15.10). Zudem sollte das Ausmaß der Lähmung z. B. nach Fankel evaluiert werden.

TAB. 15.10

Tab. 15.10 Charakteristische Reflexe und Landmarken entlang des Rückenmarks

Höhe	Kennmuskel	Reflex	Sensible Zone
‹ C3	Halsmuskulatur	–	Ohr, Hals
C3–4	Diaphragma	–	Hals und Schulter
C5	M. biceps brachii	Bizepsreflex	Laterale Schulter
C6	Handgelenkstrecker	Radiusperiostreflex	Radialseitiger Ober- und Unterarm mit Daumen
C7	M. triceps brachii	Trizepsreflex	Mittelfinger
C8	Fingerbeuger	Trizepsreflex	Kleinfinger
Th1	Fingerspreizer	Trömner-Reflex	Ulnarseitiger Unterarm
L1/2	Hüftbeuger (M. iliopsoas)	Kremaster	Oberschenkel medial (L1–4)
L3	Kniestrecker (M. quadratus femoris)	Patellarreflex	Oberschenkel medial (L1–4)
L4	Fußheber (M. tibialis anterior)	Patellarsehne	Medialer Unterschenkel
L5	Großzehenheber (M. extensor hallucis longus)	Tibialis-posterior-Reflex	Lateraler Unterschenkel, Großzehe
S1	Fußsenker (M. triceps surae, M. peroneus)	Achillesreflex	Lateraler Unterschenkel, lateraler Fußrand

Klinik

Neben einer Röntgenuntersuchung wird häufig, insbesondere bei HWS-Verletzungen, eine CT-Diagnostik durchgeführt.

Zum Ausschluss von Verletzungen des Sakralmarks sollte der Sphinktertonus geprüft werden.

Klinik

Die CT-Diagnostik (meist mit Kontrastmittel) im Schockraum gibt valide Informationen über die Frakturkonstellation einschließlich Blutungsquellen und Begleitverletzungen des Beckens. Die Bildgebung der Wirbelsäule hängt entscheidend von der Höhe der vermuteten Verletzung ab. Die HWS sollte durch eine Röntgenuntersuchung (3er-Serie) dargestellt werden, die mit einer Sensitivität von 83,3 % bereits richtungweisend für HWS-Verletzungen ist. Mehr als die Hälfte aller Verletzungen der unteren HWS betreffen die Segmente C5/6 und C6/C7, die in konventionellen Röntgenaufnahmen wegen der Überlagerung durch die Schultern oft schwer darstellbar sind und ein CT notwendig machen. Eine ausreichend dünne CT-Schnittbildreihung muss gegeben sein; es besteht kein einheitlicher Konsens bzgl. Schnittdicke bei der Ganzkörper-CT-Untersuchung. In den Bereichen BWS und LWS genügt zunächst eine Röntgenbildgebung in 2 Ebenen. Eine CT-Bildgebung wird bei Überlagerungen im konventionellen Röntgen, Unverhältnismäßigkeiten zwischen Klinik und Röntgenbefund sowie zur verbesserten Darstellung von Frakturkonstellationen notwendig. Besteht der Verdacht auf eine Polytraumatisierung, erfolgt die Bildgebung grundsätzlich im Rahmen der Schockraumversorgung mittels Ganzkörper-Spiral-CT.

Die digital-rektale Untersuchung dient dem Ausschluss von Blutungen sowie zur neurologischen Untersuchung (Sphinktertonus [Sakralwurzeln 2–4]) Die neurologische Statuserhebung fokussiert auf die sensible und motorische Innervation der Extremitäten (z. B. Plexus lumbosacralis bei Beckenverletzungen). Eine korrekte Frakturklassifizierung ist zur Festlegung des weiteren Prozedere relevant. Häufig kommt die Klassifikation der Arbeitsgemeinschaft für Osteosynthesefragen (AO) zur Anwendung (➤ Tab. 15.9).

CAVE

CAVE

Eine anliegende Beckenschlinge kann im CT eine instabile Beckenverletzung verbergen. Die Bildgebung sollte daher, wenn möglich, stets mit für den Scanzeitraum geöffneter Beckenschlinge erfolgen (➤ Abb. 15.3).

FALL

Eine 20-jährige Motorradfahrerin wird vom Notarzt in den Schockraum transportiert: Sie hatte einen Auffahrunfall erlitten, bei dem sie abrupt nach vorn über das Motorrad katapultiert worden war. Die Stabilitätsprüfung vor Ort ergab keine Instabilität des Beckens, dennoch wurde eine Beckenschlinge angelegt. Es bestand eine 10 cm lange Risswunde im Anogenitalbereich. Der Ganzkörper-CT-Scan der allzeit hämodynamisch stabilen Patientin ergab bei persistierend angelegter Beckenschlinge eine mäßig dislozierte Acetabulumfraktur. Nach Öffnen der Beckenschlinge im Schockraum bestand jedoch der Verdacht auf eine Instabilität. Die unmittelbar durchgeführte Röntgenverlaufskontrolle ergab eine hochgradig instabile Beckenringfraktur (AO-Typ C; ➢ Abb. 15.3) – eine für den Unfallmechanismus typische Beckenverletzung. Bei beidseits abduzierten Beinen wird das Becken zentral gegen den Motorradtank und die Anbauten katapultiert. Die beschriebene Risswunde ist ebenfalls hochsuggestiv.

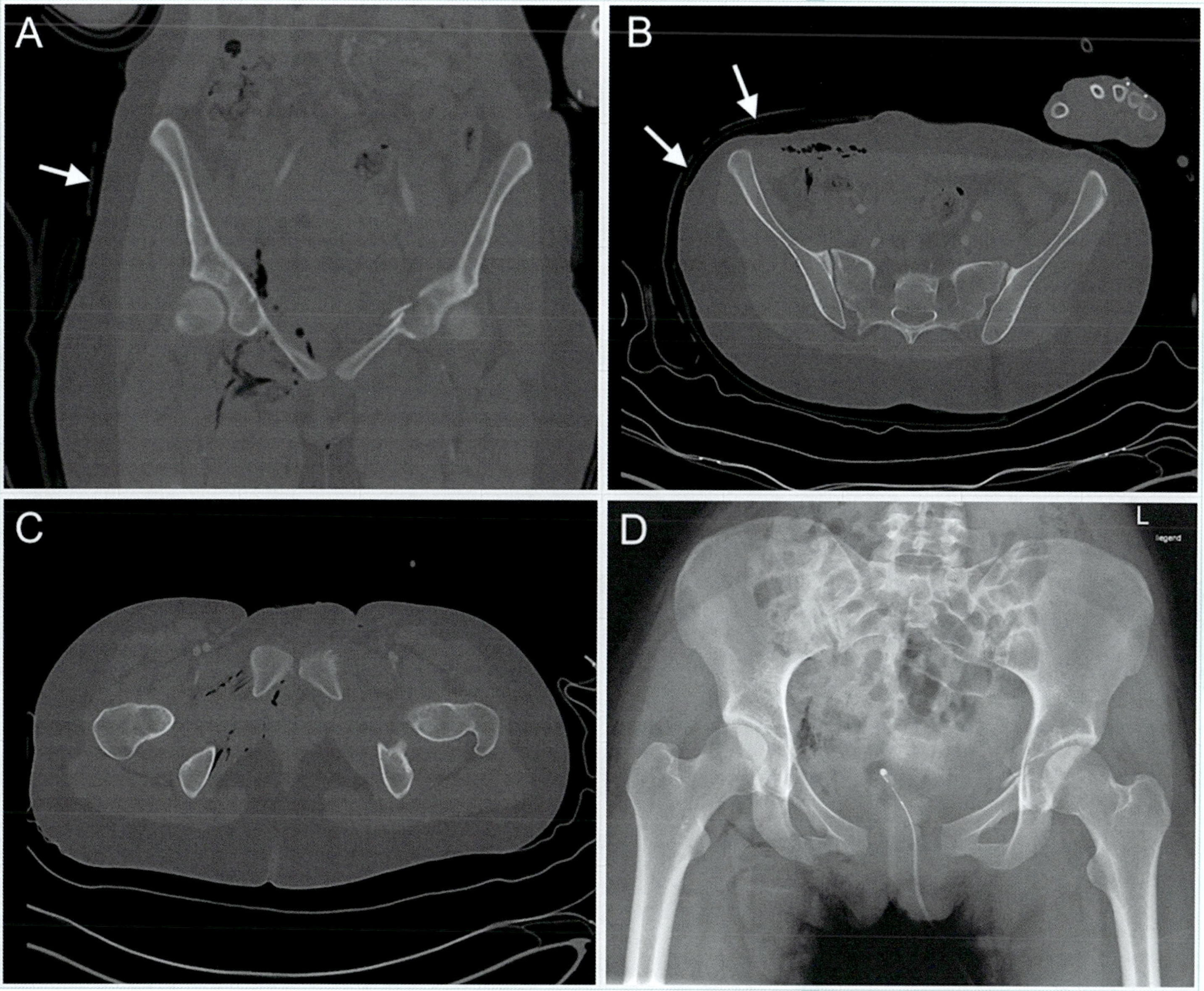

Abb. 15.3 Beckenringfraktur einer 20-jährigen Motorradfahrerin:
A, B, C) Rekonstruktionen des Beckens im CT mit angelegter Beckenschlinge (Pfeile)
D) Konventionelle Röntgenaufnahme nach Entfernung der Beckenschlinge [L241]

15.3.4 Therapie

Präklinik

Bei der Anlage einer Beckenschlinge muss auf eine korrekte Positionierung (Trochanteren als zentralen Kompressionspunkt) geachtet und eine Überkompression (Aufklappen und Forcieren der Blutung im Bereich des hinteren Beckenrings) vermieden werden. Eine permissive Hypotension mittels kristalloider Infusionslösungen mit dem systolischen Zielblutdruck 70–90 mmHg ist anzustreben. Routinemäßig sollten zwei großlumige (> 16 G) i. v. Zugänge gelegt werden. Es wird empfohlen, initial über 20 min

15.3.4 Therapie

Präklinik

Die initiale Therapie umfasst eine ausreichende **Volumensubstitution,** eine **Immobilisierung** der verletzten Region (z. B. mittels Beckenschlinge oder Zervikalstütze) und den raschen **Kliniktransport.**

mindestens 2 Liter kristalloide Infusionslösung zu applizieren, in einer Schocksituation ggf. schneller. Bei bewusstlosen Patienten soll bis zum Beweis des Gegenteils vom Vorliegen einer Wirbelsäulenverletzung ausgegangen werden. Die Halswirbelsäule soll bei der schnellen und schonenden Rettung vor der eigentlichen technischen Rettung immobilisiert werden. Die Notwendigkeit zur Sofortrettung (z. B. Feuer/Explosionsgefahr) stellt eine Ausnahme dar. Der Transport soll möglichst schonend und unter Schmerzfreiheit erfolgen, bei neurologischen Ausfällen und vermuteter Wirbelsäulenverletzung sollte primär in ein geeignetes Traumazentrum transportiert werden. Derzeit gibt es keine Evidenz und keine Empfehlung für eine präklinische Gabe von Kortison bei Wirbelsäulenverletzungen und neurologischen Defiziten.

Klinik
In der Klinik erfolgen anschließend eine **Stabilisierung** (z. B. Fixateur externe) und ggf. eine mechanische oder angiografische **Blutstillung.**

Klinik

Die Anlage eines Fixateur externe, seltener einer Beckenzwinge, gilt als initiale Beckenstabilisierung. Ebenso ist bei bislang nicht erfolgter Versorgung die Anlage einer Beckenschlinge im Schockraum indiziert.

Die **Blutungskontrolle** hat einen hohen Stellenwert. In der CT-Diagnostik erhobene Blutungen müssen zeitnah antizipiert und es muss eine Versorgung gebahnt werden. Hierbei bestehen verschiedene Möglichkeiten, deren Weichenstellung im Schockraum erfolgen muss: Bei persistierender Blutung sollte neben der temporären knöchernen Fixation eine chirurgische Blutstillung einschließlich Packing und/oder eine selektive Angiografie mit Angioembolisation erfolgen. Ein möglicher Behandlungsalgorithmus kann sein:

1. **Mechanische Stabilisierung/Packing** (venöse/knöcherne Blutung)
2. **Mechanische Stabilisierung (auch nichtinvasiv) und Angioembolisation** (arterielle Blutung)
3. **Mechanische Stabilisierung/Packing + sekundäre Angioembolisation** (persistierende hämodynamische Instabilität nach 1 oder 2)

INTERPROFESSIONELLE KOMPETENZ

INTERPROFESSIONELLE KOMPETENZ
Gerade in der Schockraumphase muss die Verfügbarkeit der Interdisziplinarität genutzt werden. Dieses essenzielle Tool des Schockraummanagements erlaubt die rasche Festlegung eines Therapieplans durch Mitbeurteilungen der Fachrichtungen Unfallchirurgie, Interventionelle Radiologie und Viszeralchirurgie, ggf. der Urologie. Teil des initialen Versorgungsablaufs ist das gemeinsame Einfinden der behandelnden Kollegen am radiologischen Befundungsmonitor im Schockraum. Die Verletzungen werden durch den Radiologen allen gemeinsam demonstriert; jeder Teilnehmende stellt seine fallbezogenen Behandlungsoptionen, die hierfür benötigte Vorlaufzeit sowie den für ihn optimalen Therapiezeitpunkt dar. Hierdurch konsentiert sich ein optimaler Behandlungsablauf. Jeder Behandlungsleader einer Fachdisziplin aktiviert die eigenen Ressourcen (OP-Pflege, OP-Sieb-Logistik, Interventionsassistenz, Blutbank etc.).

Bei instabilen Wirbelsäulentraumata sollten frühzeitig eine **operative Dekompression und Stabilisierung** erfolgen.
Bei HWS-Läsionen kommen auch spezielle externe Fixatoren (sog. Halo Fixateur) zum Einsatz.

Das Vorliegen einer Wirbelsäulenverletzung im Rahmen eines Polytraumas hat erhebliche Konsequenzen für die klinische Diagnostik und das therapeutische Vorgehen. Zunächst sind die typischen (z. B. thorakalen oder abdominalen) Begleitverletzungen zu beachten und ggf. zu therapieren. Nach abgeschlossener Schockraumdiagnostik gilt es ein Behandlungsprozedere festzulegen:

- **Instabile Wirbelsäulenverletzungen** mit gesicherten oder anzunehmenden neurologischen Ausfällen und mit Fehlstellungen (➢ Abb. 15.4), bei denen durch die Reposition, Dekompression und Stabilisierung neurologische Ausfälle vermutlich verhindert oder gebessert werden können, sollten möglichst frühzeitig operiert werden („day 1 surgery").
- **Instabile HWS-Verletzungen** können primär mittels Halo-Fixateur oder ventralem Stabilisierungsverfahren versorgt werden.
- **Instabile thorakolumbale Verletzungen** können primär mit einem dorsalen Fixateur interne versorgt werden.

MERKE

MERKE
Die Nomenklatur der Lähmungserscheinungen wird häufig verwechselt, ist aber in ihrer Korrektheit vor allem in der Kommunikation mit den Patienten und deren Angehörigen enorm wichtig:
- **Paraparese:** *inkomplette* Lähmung der *unteren* Extremitäten
- **Paraplegie:** *vollständige* Lähmung der *unteren* Extremitäten
- **Tetraparese:** *inkomplette* Lähmung *aller* Extremitäten
- **Tetraplegie:** *vollständige* Lähmung *aller* Extremitäten

15.4 Thoraxverletzungen

15.4 Thoraxverletzungen

Unter dem Begriff Thoraxverletzung wird eine sehr heterogene Gruppe von Pathologien subsumiert, die sich aufgrund unterschiedlicher Gewalteinwirkungsmechanismen und verschiedener potenziell betroffener Strukturen in unterschiedlichen Verletzungsschweregraden darstellen. Eine die Überlebensrate

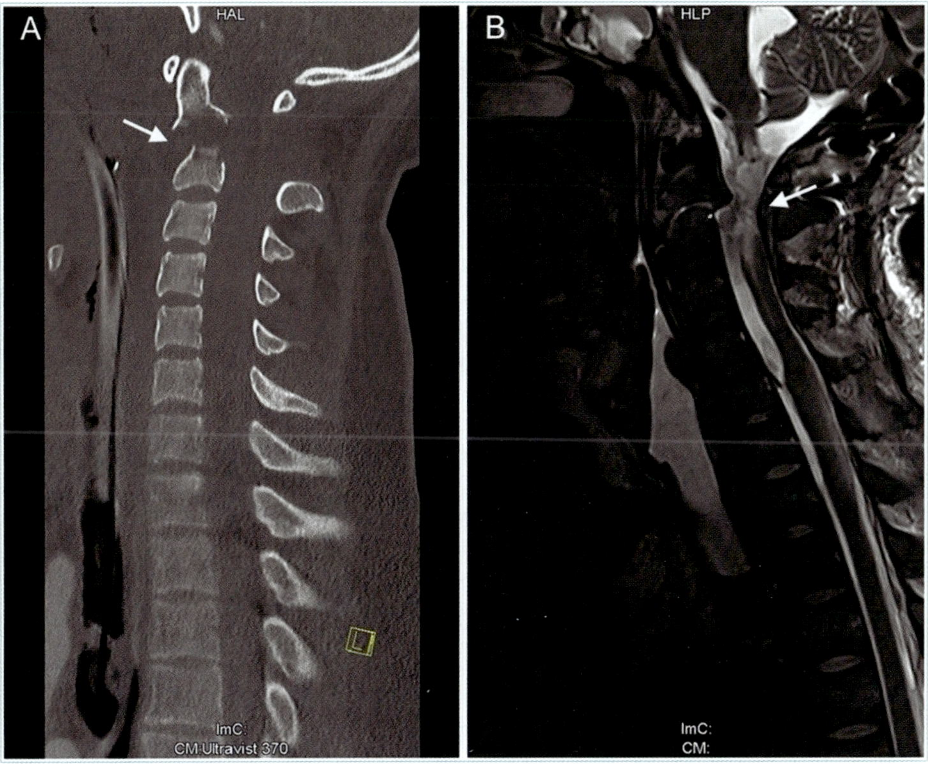

Abb. 15.4 18-jähriger Patient nach Kletterunfall:
A) Sagittale CT-Ansicht der HWS: distrahierte Dens-axis-Fraktur (Anderson II) (Pfeil)
B) Distraktionsverletzung mit Abriss des Halsmarks (Pfeil) C1–2 mit kausaler Tetraplegie [L241]

nach schweren Thoraxverletzungen revolutionierende Entwicklung war die Thoraxdrainage, die im ausgehenden 19. Jahrhundert erstmals zur Anwendung kam. Trotz moderner Verfahren sind thorakale Verletzungen bis heute wesentliche Einflussfaktoren von Outcome und Überleben.

15.4.1 Epidemiologie

Der Pneumothorax als häufige Verletzung mit notfallmedizinischer Relevanz hat eine Inzidenz von 22 bei Männern gegenüber 7/100.000 bei Frauen. In Mitteleuropa ist die Mehrzahl aller Thoraxtraumata eine Folge stumpfer Gewalteinwirkung. Lediglich etwa 8 % der Thoraxtraumata basieren auf einem penetrierenden Ereignis. Jeder vierte Verkehrsunfalltote verstirbt aufgrund eines schweren Thoraxtraumas. Die betroffenen intrathorakalen Strukturen sind mit 50 % das Herz/Perikard, 22 % die großen Gefäße und 15 % die Lunge.

15.4.1 Epidemiologie
Die meisten Thoraxverletzungen ergeben sich aus stumpfer Gewalteinwirkung. Penetrierende Traumata sind selten.

15.4.2 Pathologie und Pathophysiologie

Voraussetzungen für eine funktionelle Spontanatmung sind eine mechanisch stabile Thoraxwand, ein intaktes Diaphragma, ein stabiler und dichter Tracheal- und Bronchialbaum sowie eine ausreichende alveolare Gasaustauschfläche. Thoraxverletzungen können zu Störungen der Atemwege und der Atemmechanik, zu Beeinträchtigung der Sauerstoffdiffusion, Kompression der Lunge, Hypovolämie, Füllungsstörung des Herzens oder Herzinsuffizienz führen.
Notfallmedizinisch relevante Thoraxverletzungen sind:

- **Rippenfrakturen:** häufigste Verletzung nach stumpfem Trauma; sie bergen die Gefahr einer Parenchymverletzung von Leber, Milz oder Nieren. In 70 % liegt begleitend ein Pneumo- und Hämatothorax vor. Subakute Komplikationen können Pneumonien, Atelektasen, Lungenkontusionen, ARDS oder Lungenarterienembolien sein. Ein instabiler Thorax ist mit einer Prävalenz von etwa 6 % zwar eher selten, kann durch Auftreten einer paradoxen Atmung aber zu einer relevanten Reduktion der Vitalkapazität führen.

MERKE
Von einer Rippenserienfraktur wird bei einer Frakturierung von ≥ 3 Rippen pro Hemithorax gesprochen.

15.4.2 Pathologie und Pathophysiologie
Mögliche Läsionen und Symptome bei Thoraxtraumata:

- **Rippen:** bei dislozierter Fraktur Schäden an umliegenden Organen, Hämatothorax, Pneumothorax, paradoxe Atmung
- **Skelett** (vor allem Scapula, Sternum, Wirbelsäule): bei dislozierter Fraktur Schäden an umliegenden Organen und Nerven
- **Lunge:** Kontusion mit Ventilationsstörung, Hämatothorax, Pneumothorax bis hin zu Spannungspneumothorax)
- **Bronchialbaum** und Ösophagus: Pneumomediastinum
- **Herz:** Kontusion mit Arrhythmie, Perikardtamponade
- **Aorta:** Dissektion, Blutung (hohe Letalität)
- **Zwerchfell:** starker Schmerz, gestörte Atemmechanik

MERKE

- **Lungenkontusion:** Nach stumpfen Traumata kommt es zu einer lokal umschriebenen Hämorrhagie mit Begleitödem. Die Dynamik ist häufig um mehrere Stunden verzögert. Das Vollbild ist erst nach 48 h bildmorphologisch nachweisbar. Langzeitschäden können je nach Größe des betroffenen Areals relevante Vernarbungen des Parenchyms sein, die dem Gasaustausch nicht mehr zur Verfügung stehen.
- **Lungenparenchymverletzung:** Bei einem **Pneumothorax** führt ein intrapleuraler Druckanstieg nach Parenchymverletzung zum Kollaps des Lungenflügels. Dieser steht dem Gasaustausch eingeschränkt bzw. nicht mehr zur Verfügung. Kommt es im Rahmen des Verletzungsmechanismus eines Pneumothorax zusätzlich zur Verletzung eines Interkostalgefäßes, resultiert eine Blutung in den Pleuraraum, der **Hämatothorax.** Seltener können aortale Blutungen oder Verletzungen der Subclaviagefäße Ursache eines Hämatothorax sein – eine lebensbedrohliche Situation auf der Basis eines Pneumothorax, bei der der intrapleurale Druck aufgrund eines gewebsbedingten Ventilmechanismus oder einer Überdruckbeatmung deutlich ansteigt, kausal Herz und Mediastinum verdrängt und somit den venösen oberen und unteren Rückstrom der oberen Hohlvene dramatisch reduziert. Diese Form wird als **Spannungspneumothorax** bezeichnet. Der offene Pneumothorax ist ein seltenes Ereignis basierend auf einem Defekt der Thoraxwand.
- **Frakturen von Scapula, Sternum und Wirbelsäule:** Scapulafrakturen gehen mit 40 % Begleitpathologien der Lunge einher. Sternumfrakturen können sich aufgrund von retrosternaler Hämatombildung, Hämatoperikard oder myokardialen Kontusionen als Ursache lebensbedrohlicher kardiozirkulatorischer Situationen darstellen und darüber hinaus Korrelat einer instabilen Wirbelsäulenverletzung (Typ B, C; ➤ Kap. 15.3) sein. Wirbelsäulenverletzungen in diesem Bereich haben aufgrund des Querschnitts des Rückenmarkskanals und des Rückenmarkdurchmessers in 50 % d. F. eine neurologische Pathologie.
- **Ruptur des Tracheal-/Bronchialbaums:** Die Ruptur des Trachealbaums wird häufig erst verzögert diagnostiziert, ist aber mit einer hohen Mortalität assoziiert. Mit einer Prävalenz von etwa 1 % ist die sehr selten. Die Verletzung kann Ursache eines Pneumomediastinums sein.
- **Ösophagusrupturen:** seltenste Verletzung. Sie wird häufig erst verzögert diagnostiziert, indirektes Zeichen kann ebenfalls ein Pneumomediastinum sein.
- **Kardiale Verletzungen:** Die kardiale Beteiligung nach Thoraxtrauma kann sehr heterogen ausgeprägt sein. Die häufigste Pathologie ist die Herzkontusion, die häufig nur laborchemisch durch Bestimmung der Myokardmarker nachweisbar ist; vereinzelt können jedoch Arrhythmien und Überleitungsstörungen die Folge sein. Rupturen des Perikards, der Klappen oder der Koronarien sind eher selten. Eine Perikardtamponade kann jedoch rasch zur Kreislaufinsuffizienz und zum Herz-Kreislauf-Stillstand führen.
- **Aortale Verletzungen:** In 90 % d. F. liegt die Verletzung unmittelbar um den Aortenisthmus lokalisiert. Offene Rupturen der Aorta in diesem Bereich sind in 70 % d. F. unmittelbar letal. Auch bei den Patienten, welche die Klinik noch erreichen, besteht eine hohe Mortalität.
- **Diaphragmaruptur:** Diese Verletzungen lassen sich i. d. R. erst nach Bildgebung diagnostizieren und bieten bis auf die Schmerzsymptomatik im betroffenen Gebiet (links 3-mal häufiger als rechts) keine spezifischen Beschwerden, aber auch keinen notfallmedizinischen Handlungsbedarf.

15.4.3 Diagnostik

Präklinik

Klinische Zeichen von Thoraxtraumata sind thorakale Prellmarken, Zyanose oder Auskultationsveränderungen.

15.4.3 Diagnostik

Präklinik

Diagnostische wie therapeutische Erstmaßnahmen entsprechen dem ATLS®- oder vergleichbaren Versorgungskonzepten. Der **Inspektion** auf Zyanose, Prellmarken oder offene Verletzungen folgt die **Palpation** auf Hautemphysem, Rippenfrakturen oder instabilen Thorax. Die **Auskultation** erfasst abgeschwächte Atemgeräusche auf der Seite des Pneumothorax; bei der **Perkussion** liegt ein hypersonorer Klopfschall bei Pneumothorax ipsilateral vor. Die Gesamtheit der klinischen Untersuchungsbefunde führt auch ohne Bildgebung zu einer sehr präzisen Einschätzung des Befunds (➤ Tab. 15.11).

MERKE

MERKE

Das wichtigste diagnostische Ziel ist die Klärung der Indikationsstellung einer Notfalldrainage!

Klinik

Aufgrund der geringen Sensitivität einer reinen Röntgenbildgebung sollten diagnostisch auch CT, EKG, Labormarker und Endo- bzw. Bronchoskopie erwogen werden.

Klinik

Im Schockraum sind neben der standardisierten Röntgenbildgebung von Thorax und Wirbelsäule als Minimalanforderung, falls vorhanden, die CT-Diagnostik mit Kontrastmittel im Rahmen der Ganzkörper-Untersuchung sowie die Durchführung eines 12-Kanal-EKG indiziert. Ebenso sollten die Myokardmarker laborchemisch untersucht sowie ggf. eine arterielle Blutgasanalyse durchgeführt werden.

Tab. 15.11 Sensitivität und Spezifität von thorakalem Schmerz, Dyspnoe und Auskultationsbefund zur Diagnosestellung eines Pneumo- oder Hämatothorax

Thorakaler Schmerz	Dyspnoe	Auskultation	Wahrscheinlichkeit Hämato-/Pneumothorax [%]
+	+	+	> 99
+	+	–	40
+	–	+	89
+	–	–	2
–	+	+	98
–	+	–	12
–	–	+	61
-	–	–	< 1

Diagnostische Maßnahmen als sekundäre diagnostische Erweiterung sind die Bronchoskopie und Ösophagoskopie.

CAVE

Eine unauffällige Röntgenaufnahme des Thorax schließt eine wertige intrathorakale Verletzung keineswegs aus!

CAVE

MERKE

Eine Herzbeuteltamponade ist klinisch charakterisiert durch die Trias: erhöhter venöser Druck, arterieller Blutdruckabfall und abgeschwächte Herztöne.

MERKE

15.4.4 Therapie

Bei Diagnosestellung eines Spannungspneumothorax ist die unverzügliche Dekompression indiziert. Die **Nadeldekompression** in Monaldi-Position bringt zwar eine Entlastung, sobald möglich soll jedoch die Dekompression mittels **Minithorakotomie** erfolgen. Eine persistierende Symptomatik bei alleiniger Nadeldekompression wurde in bis zu 85 % d. F. beschrieben.

15.4.4 Therapie

Ein Spannungspneumothorax ist ein Notfall, der eine **rasche Entlastung** mittels Punktion des Pleuraraums oder Minithorakotomie erfordert.

INTRAPROFESSIONELLE KOMPETENZ

Zur reibungslosen Etablierung der Thoraxdrainage muss das Behandlungsteam versiert sein, und die Voraussetzungen müssen passen. Präklinische Studien ergaben eine kürzere Behandlungszeit um etwa 5 min, sodass die Nadeldekompression beim **Spannungspneumothorax** auch für eingespielte Behandlungsteams eine gute Option darstellt.

Beim bildmorphologischen Nachweis eines Pneumothorax von mehr als 2–4 cm Breite oder bei beatmeten Patienten ist die Thoraxdrainage zu etablieren. Es werden Drainagen der Lumen von 28–36 Charrière (Ch) empfohlen. Anschließend soll ein Dauersog von 10–15 cm H_2O oder präklinisch ein Heimlich-Ventil oder Wasserschloss angelegt werden.

Bei größeren Ansammlungen von intrapleuraler Luft oder Flüssigkeit ist eine **Thoraxdrainage** anzulegen.

INTERPROFESSIONELLE KOMPETENZ

Zur Anlage einer Thoraxdrainage muss zunächst der korrekte Eintrittspunkt gewählt werden:
- Monaldi-Position (2./3. Interkostalraum [ICR] medioklavikulär)
- Bülau-Position (4./5. ICR vordere/mittlere Axillarlinie)

Die Anlage erfolgt in Oberkörperhochlage des Patienten. Der Arm wird auf der Interventionsseite abduziert und hinter dem Kopf positioniert. Sauerstoffgabe, Monitoring sowie ggf. die i. v. Analgosedierung sind vor Intervention sicherzustellen. Nach steriler Hautdesinfektion und Abdecken des Interventionsgebiets: Infiltration der Subkutis mit Lokalanästhetikum, falls zeitlich möglich. Die Infiltration wird mit aufsteigender Nadelrichtung am Oberrand der Rippe bis zur Pleura parietalis (ausgeprägte sensible Nerveninnervation) geführt. Anschließend 3–4 cm lange Hautinzision parallel zum Rippenoberrand. Aufspreizen der Interkostalmuskulatur mit der Schere entlang des Rippenoberrands. Durchstoßen der Pleura parietalis mit der Schere. Digitale Palpation des Drainagekanals und Überprüfung möglicher Adhäsionen, um Parenchymverletzungen zu vermeiden. Einführen der Thoraxdrainage ohne Trokar (**cave:** iatrogene Verletzungsgefahr). Fixierung mittels Tabaksbeutel- oder U-Naht in Vorbereitung auf den späteren Drainagenzug. Anlegen von Sog und Heimlich-Ventil oder Wasserschloss.

INTERPROFESSIONELLE KOMPETENZ

Patienten mit respiratorischer Insuffizienz oder gestörtem Atemantrieb werden **intubiert.**

Eine Herzbeuteltamponade kann unter sonografischer Kontrolle punktiert werden.

Eine frühzeitige Intubation wird empfohlen bei akuter respiratorischer oder kardiozirkulatorischer Insuffizienz, ausgeprägter beidseitiger Lungenkontusion, operationspflichtigen Begleitverletzungen sowie 2°/3° SHT.

Eine relevante Herzbeuteltamponade bedarf einer Notfallsonografie, die unverzügliche sonografisch gestützte Punktion ist Therapie der Wahl. Gedeckte aortale Verletzungen sind zeitnah einem entsprechenden Zentrum zuzuführen, um z. B. ein endovaskuläres Stenting vorzunehmen. Bei einem Mediastinalemphysem ist neben der Thoraxdrainage als Kausaltherapie keine weitere Therapie notwendig. Trachealbaum- und Ösophagusverletzungen sind in der Prähospital- und Schockraumphase nicht kausal adressierbar und werden i. d. R. nach Abschluss der Schockraumphase ebenso versorgt wie die skelettalen Verletzungen.

AMBULANTER PATIENT

Patienten, die nach Thoraxdrainage aus der stationären Behandlung entlassen werden, müssen über die Möglichkeit eines Rezidivs mit den typischen Symptomen und die daraus zwingend resultierende Wiedervorstellung via Rettungsdienst aufgeklärt werden.

15.5 Verletzungen des Bewegungsapparats

Muskuloskelettale Verletzungen verlaufen selten tödlich, sind jedoch für die Alltagsfunktionalität und Lebensqualität von Patienten bedeutsam.

15.5 Verletzungen des Bewegungsapparats

Der Einfluss von Verletzungen des Bewegungsapparats auf das Überleben spielt heute eine untergeordnete Rolle. Die sehr weitentwickelten präklinischen und klinischen Konzepte, Devices und Systeme sorgen hierfür. Demgegenüber steht ein großer Einfluss von Verletzungen des Bewegungsapparats auf das funktionelle Outcome des Patienten und seine Rückkehr in Sport und Beruf.

15.5.1 Epidemiologie

Die distale Radiusfraktur ist die häufigste Fraktur des Menschen.
Frauen haben insbesondere im Alter aufgrund **verringerter Knochendichte** ein erhöhtes Frakturrisiko als Männer.

15.5.1 Epidemiologie

Die Epidemiologie ist sehr heterogen, daher werden hier nur einige Beispiele genannt: Die distale Radiusfraktur ist mit einer Inzidenz von 368/100.000 bei Frauen und 90/100.000 bei Männern die häufigste Fraktur des Menschen. Begleiterkrankungen und Geschlecht fließen relevant in die Risikoberechnung ein. Frauen ≥ 40 Jahre haben hier ein 6,2-fach höheres Risiko als gleichaltrige Männer. Die Inzidenz der hüftgelenknahen Frakturen als ebenfalls sehr häufig vorkommende Verletzung liegt im Kollektiv der über 65-jährigen Patienten bei 600–900/100.000. Die Inzidenz offener Frakturen der langen Röhrenknochen liegt bei etwa 30/100.000. 65 % aller Polytraumata gehen mit schweren Extremitätenverletzungen einher.

15.5.2 Pathologie und Pathophysiologie

Verlauf und Schwere einer **Fraktur** richten sich nach der Knochensubstanz sowie dem Ausmaß und der Richtung der einwirkenden Kraft.
Bei gelenknahen Frakturen kann eine begleitende Luxation (sog. **Luxationsfraktur**) vorkommen.

15.5.2 Pathologie und Pathophysiologie

Durch inadäquate Krafteinwirkungen, Bewegungen oder anatomische Gegebenheiten können **Gelenkluxationen** resultieren. Ist zusätzlich der periartikuläre Knochen frakturiert, wird von einer **Luxationsfraktur** gesprochen. 45 % der Luxationen sind Schulterluxationen, gefolgt von Ellenbogen-, Hand- und Hüftluxationen. Luxationsstellungen führen zu Druckbelastungen des Knorpels und zu Kompressionen der benachbarten Gefäße und Nerven.

Frakturen entstehen durch inadäquate Krafteinwirkungen auf den Bewegungsapparat oder aber bei reduzierter Knochenqualität (Osteoporose) unter adäquater Krafteinwirkung. Bei der Ermüdungsfraktur ist eine längere zyklische Überbelastung des Knochens ursächlich. Bei pathologischen Frakturen liegt eine maligne Erkrankung zugrunde.

Begleitend können Gefäß-, Nerven-, Muskel- und Hautschäden sowie ein Kompartmentsyndrom auftreten.

Begleitpathologien können Verletzungen der Gefäße, Nerven, Muskeln, Sehnen, Bändern etc. sein. Hiervon ausgehend resultieren potenziell wesentliche Cofaktoren, deren Behandlung komplexer, langwieriger und funktionseinschränkender sein kann als die Fraktur an sich, z. B. Verletzungen von Gefäßen mit Minderperfusion der distalen Gebiete, Hämatombildung mit der Gefahr eines Kompartmentsyndroms, Verletzungen von Nerven mit der Folge eines bleibenden Partial-/Komplettausfalls der innervierten Strukturen, Verletzungen der Muskulatur mit rekonstruktionsbedürftiger Funktionseinschränkung und Untergang von Muskulatur oder deckungspflichtige Hautdefekte.

Die Infektions- und Komplikationsgefahr ist insbesondere bei **offenen Frakturen** hoch.

Offene Frakturen bringen eine potenzielle Keimbesiedelung mit sich, die in schweren Weichteil- und Knocheninfekten resultieren kann. Sie werden u. a. nach Gustilo und Anderson klassifiziert (➤ Tab. 15.12).

MERKE

MERKE

Die Frakturklassifikation erfolgt sehr detailliert und über verschiedene Klassifikationen, auf denen die Behandlungskonzepte aufbauen (z. B. AO-Klassifikation). Zur Fraktureinteilung sind hier bildgebende Verfahren notwendig, sodass diese Klassifikation präklinisch nicht zur Anwendung kommen kann, nach erfolgter Bildgebung zur schnellen Festlegung eines Procedere aber umso wichtiger ist.

Tab. 15.12 Klassifikation der offenen Frakturen nach Gustilo und Anderson [R396]

I	Reine Durchspießungswunde mit Weichteilschaden < 1 cm, einfache Bruchform
II	Gering bis mittelmäßig kontaminierte Wunde mit Weichteilschaden > 1 cm, einfache oder komplexe Frakturform
III	Schwere Weichteilzerreißung mit: • **A:** Offene Fraktur mit ausreichender und vitaler Weichteilbedeckung, ungeachtet der schweren Weichteilzerreißung • **B:** Offene Fraktur mit ausgedehnter Weichteilverletzung mit Deperiostierung und Knochenexposition, i. d. R. mit massiver Kontamination und notwendiger Weichteildeckung einhergehend • **C:** Offene Fraktur mit rekonstruktionspflichtiger Gefäß-Nerven-Verletzung

TAB. 15.12

Amputationsverletzungen ereignen sich akzidentell bei Arbeitsunfällen, Verkehrsunfällen, hier im Besonderen durch Überrolltraumata, aber auch durch Detonationen oder Gewaltdelikte mit scharfen Gegenständen. In der Akutphase steht vordergründig der Blutverlust im Behandlungsfokus. Im weiteren Verlauf kann es bei erfolgter Replantation zu Nekrosen und Infektionen kommen, sodass das Replantat nicht erhalten werden kann.

Die **subtotale Amputation** wird von der **totalen Amputation** unterschieden. Bei der subtotalen Amputation besteht noch eine Gefäß- und/oder Gewebsbrücke, wohingegen die Extremität bei der totalen Amputation vollständig abgetrennt ist.

Man unterscheidet **subtotale** (mit erhaltener Gewebebrücke) von **totalen Amputationen.**
Bei gut erhaltenen Gewebeteilen kann eine chirurgische Replantation erfolgen.

CAVE

Die präklinische Entscheidung der Extremitätenamputation kommt nur in einer „Life before limb"-Situation (z. B. eine subtotal amputierte Extremität ist schwerst eingeklemmt, der Patient instabil und die Befreiung zeitaufwendig) infrage. Entscheidungen zur Replantation oder Amputation werden in der Klinik i. d. R. von erfahrenen Teams und nach erweiterter Diagnostik getroffen.

CAVE

15.5.3 Diagnostik

Diagnostische wie therapeutische Erstmaßnahmen entsprechen dem ATLS®- oder vergleichbaren Versorgungskonzepten.

15.5.3 Diagnostik

LERNTIPP

Die Erhebung und Dokumentation von Durchblutung, Motorik und Sensibilität (DMS) sowie deren regelmäßige Reevaluation, insbesondere nach durchgeführten Maßnahmen, ist sowohl medizinisch und forensisch als auch in Prüfungssituationen von großer Bedeutung.

Präklinik

Präklinisch soll die **Inspektion** auf offene Verletzungskomponenten und offensichtliche Fehlstellungen, die **Palpation** auf Instabilitäten sowie die **Erhebung von Frakturzeichen** erfolgen. Als **sichere Frakturzeichen** werden abnorme Beweglichkeit, Dislokation und Krepitation bezeichnet. **Unsichere Frakturzeichen** sind Schmerzen, Schwellung und Funktionseinschränkungen.

Präklinik

Klinische Frakturzeichen:
- **Unsicher:** Schwellung, Schmerzen, eingeschränkte Beweglichkeit
- **Sicher:** Krepitationen, abnorme Beweglichkeit und starke Disklokation

Klinik

In der Klinik erfolgen die **Reevaluation** der bisher erhobenen Befunde und die **Bildgebung.** In der Regel ist zunächst die Röntgenbildgebung in 2 Ebenen ausreichend, zur Evaluation komplexer Frakturen kommt ergänzend die CT-Bildgebung hinzu, bei Gefäßbeteiligung mit Kontrastmittel.

Klinik

15.5.4 Therapie

Präklinik

Bei offenen Frakturen oder Begleitverletzungen der Weichteile stehen **Analgesie, Immobilisierung** und **Wundversorgung** im Vordergrund. Zur Reduktion eines potenziell bestehenden Frakturfragmentdrucks und zur Sicherung der Perfusion sollte eine frakturierte Extremität stets so früh wie möglich in eine achsengerechte Stellung oder, bei Gelenken, in eine Funktionsstellung gebracht und in dieser Position immobilisiert werden. Bei der Immobilisation sollen die beiden angrenzenden Gelenke miteingeschlossen werden, um einen guten Immobilisationseffekt zu gewährleisten. Hier kommen Vakuumschienen oder Einwegschienen aus Aluminium zum Einsatz. Die präklinische Reposition von Luxationen ist nicht obligat; hier spielen die Umstände wie Anamnese, Erfahrung des Notarztes und Dauer bis zur Ankunft in der Klinik eine Rolle.

15.5.4 Therapie

Präklinik

In der Erstversorgung erfolgen **Ruhigstellung** möglichst in Normalstellung, **Schmerztherapie** und **Wundversorgung.**
Eine präklinische Reposition ist nicht zwingend.

CAVE

CAVE

Im Falle einer relevanten Blutung müssen Blutstillung und Blutungskontrolle einer Eskalationsstrategie folgen. Der Anlage eines Tourniquets sollten daher dringend Lagerungs- und Verbandkompressionsverfahren vorausgehen. Invasive Kompressionsdevices stellen eine Gefahr für sich anschließende Wundinfektionen und neurovaskuläre Schäden dar; das Intervall der Anlage sollte zur Gewebsprotektion so kurz wie möglich sein.

Klinik

Klinisch sollte eine **röntgenkontrollierte Reposition** mit weiterer Frakturstabilisierung (z. B. Gipsschiene, Fixateur externe, Osteosynthese) erfolgen.
Offene Frakturen werden meist primär gespült und dann stabilisiert.
Schwere Gefäß- oder Nervenschäden sind Indikationen für eine Notfall-OP.

IMPP-Schwerpunkte

- !!! Pathophysiologie Spannungspneumothorax
- !!! Präklinische Diagnosestellung Pneumothorax
- !! Anatomische Lage der Punktionsstellen
- !! Bestimmung des GCS beim polytraumatisierten Patienten
- ! Volumenmangelschock
- ! Schädel-Hirn-Trauma mit Vigilanzminderung und erhöhtem Hirndruck
- Abwehrspannung Abdomen nach Verkehrsunfall mit Hypotension
- Maßnahmen zur Hirndrucksenkung nach Schädel-Hirn-Trauma
- Immobilisation einer Unterschenkelfraktur
- Geschlossene Femurfraktur im Kontext Polytraumatisierung
- Immobilisationsmethoden

Klinik

Die präklinisch etablierten Maßnahmen sind fortzuführen, zu reevaluieren und ggf. zu vervollständigen. Die temporären Immobilisationsdevices werden häufig nach anatomischer Frakturreposition auf Gips- oder Kunststoffschienen umgestellt. Die Therapie hängt entscheidend von der Bildgebung ab. Offene Frakturen sind unverzüglich operativ zu spülen und temporär zu stabilisieren (Fixateur externe); darüber hinaus stellen Gefäßverletzungen und resultierende Blutungen sowie Nervenbeteiligungen Indikationen für eine Notfalloperation dar. Alle anderen Verletzungen können im Verlauf geordnet konservativ oder operativ gebahnt werden.

ÜBUNGSFRAGEN FÜRS MÜNDLICHE MIT LÖSUNGSHILFEN

1. Nach welcher Klassifikation werden offene Frakturen häufig eingeteilt?

Offene Frakturen werden u. a. nach Gustilo & Anderson in die Grade I bis III eingeteilt. Bei Grad III wird noch nach A, B und C unterschieden.

2. Ein Patient nach Sturz aus dem ersten Stock ist tachypnoeisch, tachykard und hypoton. Die Auskultation im rechten Thorax ergibt ein aufgehobenes Atemgeräusch. Nennen Sie die wichtigste notfallmedizinische Maßnahme.

Die Nadeldekompression in Monaldi-Position führt zu einer initialen Entlastung. Sobald möglich, soll jedoch die Etablierung einer Thoraxdrainage folgen.

3. Wie lauten die klassischen Lokalisationen einer Minithorakotomie zur Etablierung einer Thoraxdrainage, und wo befinden sie sich?

Die Monaldi-Position projiziert sich auf den 2./3. ICR medioklavikulär, die Bülau-Position auf den 4./5. ICR der vorderen/mittleren Axillarlinie.

4. Sie möchten präklinisch eine Beckenschlinge bei Verdacht auf eine instabile Beckenringfraktur anlegen. Nennen Sie die anatomischen Landmarken zur korrekten Positionierung sowie die Gefahren einer Überkompression.

Um einen regelrechten und suffizienten Kompressionsvektor auf das Becken zu erzeugen, müssen beide Trochanter majores zentral vom Device umgeben sein. Eine zu proximale Positionierung führt ebenso wie auch eine zu kaudale zum ausbleibenden Kompressionserfolg bzw. forciert die Dislokation und das Blutungsrisiko. Dies ist ebenfalls die Folge einer Überkompression.

5. Sie kommen als Notarzt zu einem Patienten, der die Augen auf Schmerzreiz öffnet, unverständliche Laute von sich gibt und die Extremitäten auf Schmerzreiz hin bewegt. Welchen GCS-Wert erhält der Patient in Ihrer Einschätzung?

Der GCS beträgt 2 + 2 + 5 = 9 Punkte.

KAPITEL

16 Neurologische Notfälle

Julia Schneller und Tobias Helfen

Studentische Sicht

Kein Organ ist für unsere Teilhabe am Leben so bedeutsam wie das Gehirn. Leider hat gerade dieses eine geringe Resistenz gegenüber schädlichen Einflüssen wie z. B. Sauerstoffmangel. Daher verlangen neurologische Notfallsituationen besondere Aufmerksamkeit und schnelles Handeln. Diese Wichtigkeit spiegelt sich auch darin wider, dass neurologische Fälle gerne in Prüfungen abgefragt werden, sodass sich ein aufmerksames Lesen dieses Kapitels lohnt. Doch auch ganz praktisch trägt eine gute Notfallversorgung mittlerweile dazu bei, dass Schlaganfälle – die zu den häufigsten neurologischen Notfallsituationen zählen – in vielen Fällen so gut behandelt werden, dass die Betroffenen wieder in ihr Leben zurückfinden können. Sei also gespannt auf ein wichtiges Kapitel der Notfallmedizin, in dem dich sicher die eine oder andere Information erwartet, die dir im Studium oder im späteren Berufsalltag weiterhelfen wird.

16.1 Vigilanzstörungen

Akute Bewusstseinsstörungen treten als Folge von intra- und extrakraniellen Krankheiten auf und können eine unterschiedliche Ausprägung aufweisen. Das Spektrum der Vigilanzstörung reicht von einer quantitativen Einschränkung der Wachheit bis zur vollständigen Reaktionslosigkeit. Insbesondere Laienhelfern fällt die Einschätzung des Vigilanzgrades äußerst schwer. Daher muss beim Meldebild Bewusstseinsstörung vom wieder stabilen Patienten nach kurzer Synkope bis zum reanimationspflichtigen Patienten mit allem gerechnet werden.

Bewusstseinsstörungen lassen sich in qualitative und quantitative Störungen differenzieren. Hier werden die quantitativen Bewusstseinsstörungen behandelt, qualitative Störungen wie Delire, Erregungszustände oder Intoxikationen werden in ➤ Kap. 17 und ➤ Kap. 20 besprochen.

16.1 Vigilanzstörungen

Ein gestörtes Bewusstsein (Syn. Vigilanzstörung) kann Anzeichen einer lebensbedrohlichen Erkrankung oder Hirnschädigung sein.

MERKE

Qualitative Bewusstseinsstörung: beschreibt eine Bewusstseinsveränderung, bei der die Fähigkeit, innere und äußere Prozesse bewusstseinsklar wahrzunehmen, gestört ist (Veränderung der Luzidität).
Quantitative Bewusstseinsstörung: beschreibt die Einschränkungen der Vigilanz (Wachheit). Je nach Schweregrad kann weiter zwischen Somnolenz, Stupor, Sopor und Koma differenziert werden.

MERKE

Die quantitativen Bewusstseinsstörungen (Vigilanzstörungen) lassen sich nach dem Schweregrad weiter unterteilen in:

- **Somnolenz:** Der Patient ist schläfrig, jedoch auf Anruf erweckbar.
- **Stupor:** Der Patient ist wach, Bewegungen werden nicht oder nur sehr langsam ausgeführt.
- **Sopor:** schlafähnlicher Zustand. Der Patient ist nur durch starke Reize lediglich unvollständig erweckbar. Die Schutzreflexe sind noch erhalten.
- **Koma:** Der Patient ist auch durch stärkste Stimuli nicht zu erwecken. Die Schutzreflexe sind nicht mehr erhalten.

Je nach Schweregrad unterscheidet man **Somnolenz < Stupor < Sopor < Koma.**

Studentische Sicht

Epidemiologie

Epidemiologie

Vigilanzstörungen gehören zu den häufigsten notfallmedizinischen Meldebildern. Dabei sind nichttraumatische Ursachen einer quantitativen Bewusstseinsstörung bei Notaufnahmepatienten relativ selten; ihre Prävalenz liegt bei etwa 5–9 %.

Pathologie und Pathophysiologie

Bewusstseinsstörungen können **primär** (im Rahmen einer Schädigung des Großhirns oder des hypothalamischen Weckzentrums) oder **sekundär** (als Folge einer systemischen Störung) auftreten.

Primäre Vigilanzstörungen:
- Schädel-Hirn-Trauma
- Intrakranielle Blutung
- Zerebrale Ischämie
- Epilepsie
- Delir o. a. psychiatrische Erkrankungen

Sekundäre Vigilanzstörungen:
- Hypoglykämien
- Elektrolytverschiebungen
- Metabolische Störungen (z. B. Urämie, Azidose, thyreotoxische Krise)
- Intoxikationen
- Zerebrale Perfusionsstörungen (z. B. Schock, Herzrhythmusstörungen)

Pathologie und Pathophysiologie

Die Ursachen der Vigilanzstörung sind äußerst heterogen. Dabei kommt es pathophysiologisch zu einer Schädigung oder Störung des Weckzentrums im Hirnstamm (aufsteigendes retikuläres aktivierendes System,) mit daraus resultierender Hirnfunktionsstörung und quantitativer Bewusstseinsstörung. Des Weiteren kann auch ein Ausfall beider Großhirnhemisphären oder deren Verbindung zum ARAS zu einer Hirnfunktionsstörung führen. Bezüglich der Ätiologie der Vigilanzstörung werden primäre und sekundäre Hirnfunktionsstörungen unterschieden.

Primäre Hirnfunktionsstörung ohne Läsionen des Gehirns:
- Epilepsie oder Status epilepticus
- Durchgangs- und Trübungssyndrome

Primäre Hirnfunktionsstörungen mit Läsion des Gehirns:
- Schädel-Hirn-Trauma (SHT): Die Klinik des SHT stellt sich je nach Ausprägung und Lokalisation des Traumas dar und kann sich mit kurzer Benommenheit über Amnesie bis hin zum irreversiblen substanziellen Hirnschaden präsentieren (➢ Kap. 15.2).
- Intrazerebrale Blutung (ICB): Durch Trauma, Ruptur eines Aneurysmas oder hypertensive Krisen kann es zu intrazerebralen Blutungen kommen. Hier spielen die Blutungsquelle (Arterie oder Vene) sowie die Lokalisation der Blutung eine wichtige Rolle. Die einzelnen Blutungsarten haben z. T. eine charakteristische Beschwerdedynamik (➢ Kap. 16.10).
- Erhöhter intrakranieller Druck (ICP): Neben Traumata und Blutungen können auch Infektionen oder Tumoren zu einer ICP-Erhöhung führen (➢ Kap. 15.2).
- Fokale Läsionen: bei Z. n. regional begrenztem Hirninfarkt oder umschriebenem posttraumatischem Hirngewebsdefekt.

Sekundäre, diffuse Hirnfunktionsstörungen:
- Hypoglykämien: Die Vigilanzminderung im Rahmen der Hypoglykämie wird als „neuroglykopenisches Symptom" der Hypoglykämie bezeichnet. Eine Vielzahl an neuronalen Funktionen ist betroffen, weshalb die Klinik vielfältig sein kann. Benommenheit, Verwirrtheit, Aphasien, Sehstörungen, Parästhesien oder delirähnliche Zustände können eintreten (➢ Kap. 14.5).
- Elektrolytentgleisungen: Meist liegen Störungen im Kalium-, Natrium-, Kalzium- oder Phosphathaushalt vor. Neben Reizleitungsstörungen des Herzens, Beeinträchtigungen des peripheren Nervensystems und des Gastrointestinaltrakts kommt es zur Beeinträchtigung des peripheren Nervensystems in Form von Krampfanfällen, Somnolenz oder gar Bewusstlosigkeit.
- Metabolische Störungen: Hierzu zählen z. B. die hepatische Enzephalopathie, die urämische Enzephalopathie oder auch die thyreotoxische Krise.
- Störungen mit verminderter zerebraler Perfusion: Durch Schock, Herzrhythmusstörungen oder Hypoxie kann es zu einer verminderten zerebralen Oxygenierung kommen.
- Intoxikation: Medikamenten- und/oder Drogenintoxikation.

Diagnostik

Eine schnelle Einschätzung des Vigilanzgrades ist über standardisierte Skalen wie z. B. die **Glasgow Coma Scale** möglich.

Diagnostik

Das weltweit am besten etablierte Scoringsystem zur Beurteilung der Vigilanz ist die **Glasgow Coma Scale (GCS).** Dafür werden für die Qualitäten „Augen öffnen", „verbale Reaktion" und „motorische Reaktionen" Punkte verteilt und addiert. Maximal sind 15 Punkte bei einem gesunden Patienten erreichbar, das Minimum liegt bei 3 Punkten. In der Pädiatrie und Neonatologie wurde die GCS zur **Pediatric Glasgow Coma Scale (PGCS)** modifiziert. Anwendungsgrenze ist ein Alter von etwa 36 Monaten. Die Modifikation betrifft den Bereich „verbale Reaktion" (➢ Tab. 16.1).

LERNTIPP

LERNTIPP

Beim Lernen des GCS-Schemas hilft es, wenn du dir die maximale Punktzahl aller drei Beurteilungskategorien einprägst und dann schrittweise, je nach Grad der Abweichung von der gesunden Normalreaktion jeweils einen Punkt abzuziehen.

MERKE

MERKE

Die Glasgow Coma Scale muss sowohl in Prüfungssituationen als auch im Notfalleinsatz zügig rekapitulierbar sein. Da sie in der Praxis u. a. auch als Therapiemarker gilt (z. B. Intubation bei GCS ≤ 8), muss sie regelmäßig und sicher zur Anwendung gebracht werden können.

Tab. 16.1 Glasgow Coma Scale (GCS) und die modifizierte Pediatric Glasgow Coma Scale (PGCS) [F210-010]

GCS	Punkte	PGCS	Punkte
Augen öffnen			
Spontan	4		4
Auf Aufforderung	3		3
Auf Schmerzreiz	2		2
Kein	1		1
Verbale Reaktion			
Orientiert	5	Plappern, Brabbeln	5
Desorientiert	4	Schreien, tröstbar	4
Inadäquat	3	Schreien, untröstbar	3
Unverständlich	2	Stöhnen, Laute	2
Keine	1	Keine	1
Motorische Reaktion			
Gezielt auf Aufforderung	6		6
Gezielt auf Schmerzreiz	5		5
Ungezielt auf Schmerzreiz	4		4
Beugesynergismen	3		3
Strecksynergismen	2		2
Keine	1		1
Summe	**15**		**15**

TAB. 16.1

Präklinik

Im Rahmen der notfallmedizinischen Untersuchung können durch die Anamnese und die verfügbaren diagnostischen Mittel (Vitalparameter, Blutzuckermessung, Temperatur etc.) Ursachen der Vigilanzstörung ein- oder ausgeschlossen werden. Ein vorangegangenes Trauma, eine vorbestehende chronische oder maligne Erkrankung oder das Umfeld geben Aufschlüsse über die mögliche Ursache. Wesentlich ist eine neurologische Erstuntersuchung sowie die Erhebung des GCS.

Ein Unfall- oder Sturzgeschehen kann ein Hinweis auf eine intrazerebrale Verletzung sein.

MERKE

Da die Hypoglykämie eine der häufigsten präklinischen Ursachen für eine Vigilanzstörung ist, ist die Bestimmung des Blutzuckers bei jeder Vigilanzminderung essenziell.

MERKE

Klinik

Abhängig von der Verdachtsdiagnose sind in der klinischen Notfallversorgung neben einer neurologischen Untersuchung und der Bestimmung von Laborparametern weitere Untersuchungsverfahren wie die Durchführung eines cCT, cMRT oder einer Lumbalpunktion sinnvoll. Patienten mit anhaltender Vigilanzminderung werden anschließend i. d. R. auf einer Überwachungs- oder Intensivstation weiterbehandelt.

Anhaltende Bewusstseinsstörungen sollten intensivmedizinisch überwacht werden.

Therapie

Therapie

Präklinik

Einige Ursachen können bereits präklinisch therapiert werden, bei anderen ist lediglich eine symptomatische Therapie möglich. Oberste Priorität hat die **Sicherung der Vitalfunktionen.** Gegebenenfalls muss im Rahmen einer Vigilanzminderung (z. B. GCS < 8) eine Schutzintubation erfolgen. Bei einer Epilepsie können Benzodiazepine verabreicht werden, Hypoglykämien können ebenso präklinisch mit Glukose therapiert werden, wie einige Intoxikationen antagonisiert werden können. Darüber hinaus ist die **korrekte Lagerung** des Patienten (stabile Seitenlage bei Bewusstlosigkeit) wichtig. Da die Dauer der eingeschränkten Vigilanz zunächst schwer einzuschätzen ist, sollten die Patienten bis auf wenige Ausnahmen einer Klinik mit Monitormöglichkeit zugeführt werden.

Therapeutisch sind die **Sicherung der Vitalparameter** (ggf. mit Intubation), Lagerung symptomangepasste Akutmedikation von zentraler Bedeutung.

MERKE

Ausnahmen gelten für Patienten mit bekanntem Diabetes mellitus oder Epilepsie, bei denen es sich nicht um ein Erstereignis handelt. Sie können ggf. nach erfolgreicher präklinischer Therapie zu Hause verbleiben, wenn eine Beobachtung durch Familie oder Bekannte gewährleistet ist.

MERKE

Studentische Sicht

Klinik

Die weitere klinische Behandlung hängt von der Diagnose ab. Bei länger anhaltender Vigilanzstörung sind supportive und prophylaktische Maßnahmen zum Erhalt der körperlichen Kräfte und zur Vorbeugung von z. B. Dekubiti durchzuführen. Der Schwerpunkt liegt hierbei auf adäquater Physiotherapie, enteraler und parenteraler Ernährung und Dekubitusprophylaxe durch korrekte Lagerung.

Bei längeren Liegezeiten aufgrund der Bewusstseinsstörung sollte eine Dekubitusprophylaxe erfolgen.

16.2 Epilepsie

Die Epilepsie bezeichnet ein Krankheitsbild mit mindestens einem spontan auftretenden Krampfanfall, der nicht durch eine vorausgehende erkennbare Ursache (z. B. eine akute Entzündung, einen Stromschlag oder eine Vergiftung) hervorgerufen wurde. Eine Epilepsie kann sich durch verschiedenen Anfallsformen äußern (➤ Kap. 16.3).

16.2 Epilepsie

Eine Epilepsie bezeichnet ein **Krampfanfallleiden ohne erkennbare strukturelle Ursache** (wie z. B. Intoxikation oder Enzephalitis).

Epidemiologie

Durchschnittlich erkranken in Deutschland etwa 40–60 von 100.000 Einwohnern jährlich neu an einer Epilepsie. Die Lebenszeitprävalenz liegt bei 3–4 % der Bevölkerung.

Epidemiologie

Pathologie und Pathophysiologie

Bei der Epilepsie handelt es sich um eine Erkrankung, die sich durch eine Übererregbarkeit der Neurone der Hirnrinde auszeichnet. Die Übererregbarkeit äußert sich durch anfallsartige, synchronisierte neuronale Potenzialentladungen, die je nach betreffendem Hirnareal zu unterschiedlichen Ausprägungsformen führen.

In der Ätiologie differenziert man Ursachen einer generell erhöhten Epileptogenität von Triggerfaktoren (➤ Kap. 16.3), die einen einzelnen epileptischen Anfall (ob generalisiert oder fokal) auslösen können.

Pathologie und Pathophysiologie

Ein epileptischer Anfall resultiert aus einer **unkontrolliert gesteigerten neuronalen Aktivität.** Je nach Funktion der betroffenen Nervenzellen variiert die Symptomatik.

MERKE

MERKE

Ursachen einer erhöhten Epileptogenität:
- Strukturell: Tumoren, Metastasen, Narben, Abszesse etc.
- Metabolisch: Hypoglykämie, Urämie
- Perinatale Hirnschädigungen (meist Hypoxie)
- Fehlbildungen des Hirngewebes
- Vorausgegangenes Schädel-Hirn-Trauma
- Infektiös: viral, bakteriell, Abszesse etc.
- Stoffwechselerkrankungen (Hyperparathyreoidismus, Hämochromatose)
- Vaskuläre Erkrankungen: Enzephalopathien (Arteriosklerose), arteriovenöse Malformation

Diagnostik

Eine Epilepsie wird in der Notfallmedizin selten neu diagnostiziert; meist liegt ein bekanntes Anfallsleiden vor. Die Diagnose wird präklinisch rein symptomatisch gestellt und entspricht der eines akuten Krampfanfalls.

Diagnostik

Oft tritt eine Epilepsie zum ersten Mal im Kindes- oder Jugendalter auf.

Therapie

Die präklinische Therapie des Krampfanfalls beschränkt sich auf die Anfallsdurchbrechung und die Sicherung der Vitalfunktionen. Präventiv-therapeutisch liegt der Schwerpunkt auf der Vermeidung von Triggerfaktoren und einer medikamentösen Einstellung.

Therapie

Ziel der Therapie ist die Anfallsdurchbrechung und die Sicherung der Vitalfunktionen.

16.3 Krampfanfall

Bei einem Krampfanfall handelt es sich um vorübergehende, plötzliche Dysfunktionen des ZNS. Dabei unterscheidet man ein fokales von einem generalisierten Krampfereignis. Zudem können kombinierte Verläufe auftreten.

16.3 Krampfanfall

Nach der Menge an übererregbaren Neuronen unterscheidet man **fokale** von **generalisierten** Krampfanfällen.

Epidemiologie

Krampfanfälle sind präklinisch häufig vorkommende Ereignisse. Die Lebenszeitprävalenz eines epileptischen Anfalls liegt bei ca. 5 %. Generalisierte Anfälle sind häufiger als fokale Anfälle. Es liegen zudem zwei Häufigkeitsgipfel vor: Kleinkinder sowie Erwachsene > 60 Jahre.

Epidemiologie

Am häufigsten sind generalisierte Krampfanfälle, wobei besonders Kleinkinder und ältere Patienten betroffen sind.

Pathologie und Pathophysiologie

Fokale oder Herdkrampfanfälle sind durch eine umschriebene Region als Ursache charakterisiert. Eine Hyperexzitabilität der Neurone und/oder eine abnorme elektrische Aktivität größerer Neuronenverbände tragen relevant zu den Anfällen bei (➤ Abb. 16.1).

Pathologie und Pathophysiologie

a

Temporallappenepilepsie - TLE

epigastrische Aura EEG: lokal epileptisch, unilateral temporal	einfach lokal	Anfallskern
starrer Blick Umdämmerung Automatismen EEG: bilateral temporal	komplex lokal	1. Schalenbereich
tonische Verkrampfung Klonien bei Bewusst-losigkeit EEG: generalisiert	tonisch-klonischer Grand-Mal-Anfall	2. Schalenbereich

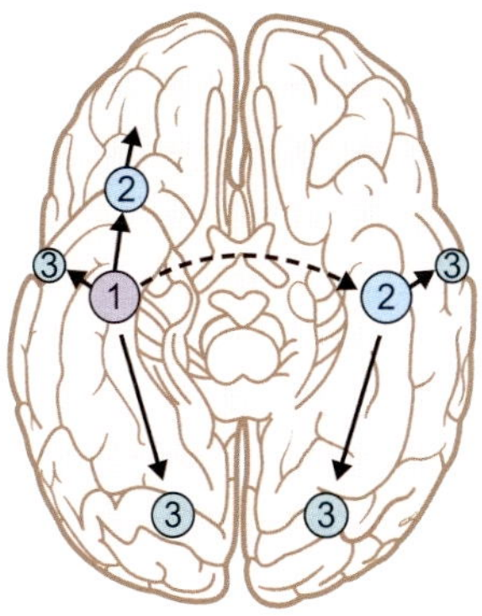

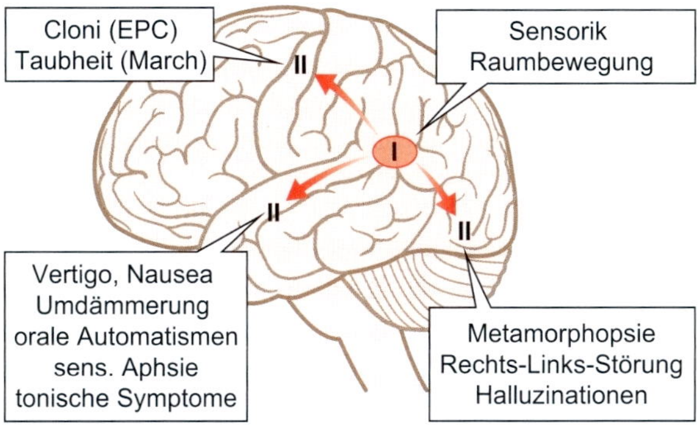

b

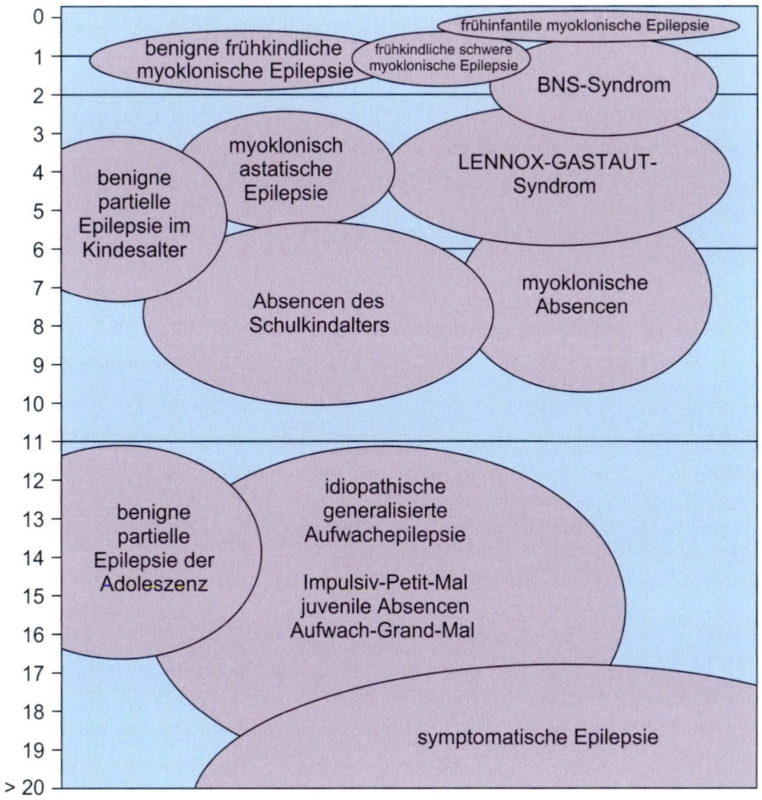

Abb. 16.1 Anfallssemiologie der Epilepsie

a. Für die praktische und klinische Arbeit hat es sich bewährt, eine dynamische Anfallsanalyse durchzuführen, wobei die Anfallssemiologie nach Initial- und Folgesymptomen zeitlich beschrieben und später interpretiert wird. Entsprechend der Erhebung eines Neurostatus können so lokalisatorisch aus dem Ablauf der Anfallssemiologie wichtige Hinweise für die Hirnfunktionsdiagnostik gewonnen werden.

b. Prognose Epilepsieformen. Ordinate: Lebensalter [L231]

Die Ursachen können äußerst heterogen sein und bedürfen einer z. T. sehr aufwendigen und intensiven Diagnostik. In einigen Kollektiven wie bei Kindern oder Suchtpatienten treten bestimmte Krampfarten häufiger auf als andere.

MERKE

MERKE

Triggerfaktoren für einen Krampfanfall:

- Einnahme von Drogen oder Alkohol
- Einnahme von Medikamenten (z. B. Antipsychotika oder Antibiotika u. a.)
- Entzug
- Elektrolytstörungen
- Hypoxie, Hyperventilation
- Eklampsie
- Fieber
- Situationsabhängige Trigger: Schlafmangel, Stroboskoplicht, Stress

Ein **Status epilepticus** bezeichnet einen lang anhaltenden Anfall (> 5 min generalisiert tonisch-klonisch oder > 20 min fokal oder absent). Hier ist ein rasches Durchbrechen notwendig, um die Sauerstoffversorgung des Gehirns zu gewährleisten.

Typische Stadien eines Krampfanfalls:

1. **Aura (variable Symptomatik, oft mit Sinnestäuschungen)**
2. **Krampfanfall (erst tonische, dann klonische Phase)**
3. **Postiktale „Dämmerphase" (Bewusstseinstrübung, Terminalschlaf, Erschöpfungsphänomene)**

Eine in der Notfallmedizin bedeutende Sonderform stellt der **Status epilepticus** dar. Die Deutsche Gesellschaft für Neurologie definiert einen „Status epilepticus" als epileptischen Anfall, dessen Dauer 5 min beim generalisierten tonisch-klonischen Anfall und 20–30 min beim fokalen Anfall oder einer Absence überschreitet. Es handelt sich also um eine länger anhaltende Krampfform, die medikamentös durchbrochen werden muss, um eine zerebrale Hypoxie zu vermeiden.

Ein Krampfanfall läuft häufig in drei bis vier Stadien ab:

- Im Rahmen der **Aura** besteht ein „unbestimmtes Vorgefühl" vor einem Krampf, das akustisch, visuell, olfaktorisch oder anderweitig wahrnehmbar sein kann. Aufgrund der funktionellen Zuordnung der Symptome zu den entsprechenden Hirnarealen kommt ihnen eine hohe Bedeutung in der Lokalisationsdiagnostik zu.
- Der eigentliche **Krampfanfall** ist sehr variabel in seiner Klinik und von der vorliegenden Anfallsform abhängig. Sie reicht von Bewusstseinsstörungen bis hin zu tonischen oder klonischen Phasen. In der Regel sind diese binnen Minuten selbstlimitierend, können jedoch auch länger andauern, sodass eine lebensbedrohliche Hypoxie droht. Häufig kommt es zu einem blutenden Zungenbiss oder zum Einnässen aufgrund einer Erschlaffung des Blasensphinkters. Während des Anfalls sind weite und lichtstarre Pupillen typisch.
- Der **Terminalschlaf** nach dem generalisierten Krampf resultiert aus der physischen Erschöpfung. In dieser sog. **postiktalen Phase** kann es auch zu Todd-Phänomenen kommen (Paresen oder Sprachstörungen nach einem Anfallsgeschehen, dies selbstlimitierend sind).

Diagnostik

Diagnostik

Oft sistiert ein Krampfanfall spontan, sodass klinische Anzeichen wie **Zungenbiss** oder **Einnässen** bei unklaren Sturzereignissen mit Bewusstseinsverlust immer kontrolliert werden sollten.

Präklinik

Die Diagnose wird klinisch gestellt. Meist hat der Krampfanfall bei Eintreffen des Arztes/Rettungsdienstes bereits sistiert, und der Patient befindet sich in einer postiktalen Phase. Die Anamnese ist daher essenziell für die Diagnose eines klassischen Krampfanfalls. Ein persistierender Status epilepticus ist eher selten.

MERKE

MERKE

Jeder erstmalig aufgetretene epileptische Anfall bedarf der weiteren Abklärung in einer intrahospitalen Neurologie. Bei bekanntem Anfallsleiden mit bereits erfolgter Abklärung und medikamentösen Einstellung kann die weitere Behandlung ambulant erfolgen.

Eine **zerebrale Bildgebung** (cCT, cMRT) dient der neurologischen Ausschlussdiagnostik. Mittels **EEG** lassen sich oft die Lokalisation und Art eines Krampfanfalls bestimmen.

Klinik

Über Blutlaboruntersuchungen lassen sich wichtige Zusatzinformationen vor allem im Rahmen der Diagnostik eines Erstgeschehens gewinnen. Auch die zusätzliche Diagnostik mit cCT oder cMRT dient dem weiteren Ausschluss von behandlungsbedürftigen Differenzialdiagnosen (z. B. Blutung oder Tumor).

MERKE

MERKE

Im EEG zeigen ablaufende Anfälle spezifische Muster:

- Fokaler Anfall: In der Ableitung des Areals, in dem das Anfallsleiden auftritt, zeigen sich sog. „sharp waves".
- Generalisierter Anfall: Hier zeigen sich „spikes and waves". Diese treten an allen Ableitungen auf.

In Abhängigkeit der Ausprägung werden **drei fokale Anfallsformen** unterschieden. Bei einfachen fokalen Anfällen ist das Bewusstsein erhalten, komplex fokale Anfälle gehen mit Bewusstseinsstörungen einher. Fokale Anfälle mit Entwicklung zur Generalisation stellen den Übergang zum generalisierten Krampfanfall dar. Als **Absence** wird ein Anfall mit kurzer Bewusstseinspause ohne Sturzereignis bezeichnet (Syn. **Petit-Mal**). **Generalisierte tonische Anfälle** sind durch unwillkürliche Muskelkontraktionen charakterisiert, bei **klonischen Anfällen** wechselt der Muskeltonus zwischen Anspannung und Entspannung im Rhythmus. **Tonisch-klonische Anfälle** (**Grand-Maux**) laufen zunächst mit einer tonischen Periode, später mit einer klonischen Phase ab.

Klinische Anfallsformen:
- **Generalisiert tonisch-klonisch** (auch Grand-Mal): gesamter Körper krampft
- **Absence** (auch Petit-Mal): generalisierter Anfall ohne motorische Symptome, jedoch mit temporärem Bewusstseinsverlust
- **Fokal:** einzelne Muskelgruppen krampfen
- **Komplex fokal:** sehr variable Symptomatik, z. B. temporäre Verhaltensänderungen, Sinnestäuschungen, Sprachstörungen

Therapie

Therapeutisch liegen die Schwerpunkte auf dem Vermeiden einer Hypoxie und von Verletzungen im Verlauf des Krampfanfalls. Benzodiazepine(z. B. 1–2 mg Clonazepam i. v.) können als Mittel der Wahl appliziert werden; auch eine initiale nasale oder rektale Gabe mit entsprechender Dosisanpassung ist indiziert (z. B. 10 mg Diazepam als Rektiole bei Patienten > 15 kg KG). Bei Therapieresistenz kann zusätzlich ein Barbiturat, z. B. Thiopental 100–250 mg über 20 Sekunden i. v., gefolgt von weiteren Boli à 50 mg alle 2–3 Minuten appliziert werden. Auf den Erhalt der Schutzreflexe ist zu achten. Ein ausgeprägter Status epilepticus muss mit einer Barbituratnarkose durchbrochen werden. Lässt sich ein Status nicht mit Benzodiazepinen und Phenytoin durchbrechen, sind Intubation und Beatmung erforderlich.

Therapie

Zur Anfallsdurchbrechung können **Benzodiazepine** (z. B. Clonazepam, Diazepam, ggf. auch nasal oder rektal) oder bei Therapieresistenz auch Phenytoin oder Thiopental eingesetzt werden.
Im Status epilepticus wird ggf. eine Intubation notwendig.

FALL

Der Notarzt wird zu einem medikamentös gut eingestellten Epileptiker (41 Jahre) gerufen, der generalisiert tonisch-klonisch krampfend in einem Linienbus beobachtet wurde. Bei Ankunft befindet sich der Patient nach wie vor im generalisierten Krampfanfall. Die nasale Applikation von 2 mg Clonazepam über einen Nasenzerstäuber bewirkt keine Unterbrechung. Auch die i. v. Gabe von 20 mg Midazolam, fraktioniert, nach erschwerter Etablierung eines i. v. Zugangs während des Krampfgeschehens führt nicht zum Sistieren. Erst nach 100 mg Thiopental i. v. kann der Krampf durchbrochen werden. Auf eine ausreichende Oxygenierung sowie eine Sicherung der Schutzreflexe wird geachtet. Da es sich um einen komplexeren Krampfanfall handelt, wird der Patient trotz bekannter Epilepsie zur neurologischen Untersuchung und weiteren Abklärung in ein Krankenhaus eingewiesen. Hier lässt sich keine strukturelle oder laborchemische Ursache für den prolongierten Krampfanfall finden. Es erfolgt die stationäre Umstellung der antikonvulsiven Medikation über mehrere Tage.

16.4 TIA und Schlaganfall

Als **transitorische ischämische Attacke (TIA)** wird ein Ereignis bezeichnet, das binnen 24 h wieder vollständig regredient ist. Meist dauern die Symptome weniger als 30–60 min an, weshalb die Definition einer TIA kontrovers diskutiert wird. Oft kann eine TIA einem Schlaganfall vorausgehen. Besteht die Symptomatik länger als 24 h, spricht man von einem **Schlaganfall.** Das Verbleiben von Residuen im Anschluss an die Akutphase ist wahrscheinlich. Die Ausprägung dieser Residuen ist sehr heterogen, da sie entscheidend von der Lokalisation und vom Rehabilitationserfolg abhängt.

16.4 TIA und Schlaganfall

Transitorische ischämische Attacke (TIA): plötzlich auftretender neurologischer Ausfall, der nach < 24 h vollständig zurückgebildet ist. Hält die Symptomatik länger als 24 h an, liegt ein **Schlaganfall** vor.

Epidemiologie

Die Schlaganfallinzidenz in Deutschland liegt bei ca. 270.000/Jahr. Dadurch dass 15–26 % aller Schlaganfälle eine TIA als Warnsymptomatik vorausgeht, bietet sich die Möglichkeit, frühzeitige diagnostische Schritte einzuleiten und eine Sekundärprophylaxe zu etablieren. Das 90-Tage-Risiko für einen Schlaganfall nach stattgehabter TIA liegt bei 10 %.

Epidemiologie

Bis zu ein Viertel aller Schlaganfälle kündigt sich durch eine TIA an.

Pathologie und Pathophysiologie

Durch den Verschluss eines zerebralen Gefäßes kommt es zur zerebralen Minderperfusion (**Ischämie**). Häufige Ursachen sind Thromben, die aus dem linken Herzen oder den Karotiden nach kranial verschleppt werden. Auch paradoxe Embolien (z. B. bei persistierendem Foramen ovale) oder septische Embolien sind denkbar. Durch die Ruptur eines Gefäßes kommt es zu einer Blutung in diesem Bereich, die ebenfalls mit einer Minderperfusion des umgebenden Hirngewebes einhergeht (**Hämorrhagie**). Häufige Grunderkrankungen sind die arterielle Hypertonie und Arteriosklerose.
Je nach Größe des betroffenen Gefäßes werden zwei Pathologien unterschieden:
- Bei der **Makroangiopathie** sind größere extra- oder intrazerebrale Gefäße betroffen (z. B. A. carotis interna, A. cerebri media, A. cerebri anterior, A. cerebri posterior, A. basilaris, A. vertebralis).
- Bei einer **Mikroangiopathie** sind kleinere Hirngefäße betroffen.

Durch die Minderperfusion resultiert eine **Kolliquationsnekrose,** in deren Folge es zu Insuffizienz und Destruktion des betroffenen Gewebes (Enzephalomalazie) kommt. Die Penumbra ist das Randgebiet eines Minderperfusionsareals; sie ist durch eine grenzwertig suffiziente Perfusion charakterisiert. Über Kollateralgefäße wird das Gebiet noch teilversorgt. In der Penumbra läuft jedoch auch partiell eine Kaskade ab, zu der Prozesse wie Inflammation, Periinfarktdepolarisation und Apoptose gehören.

Pathologie und Pathophysiologie

Ursächlich kommen **ischämische** oder **hämorrhagische Läsionen der Hirngefäße** in Betracht, was zur Minderversorgung und Nekrose eines bestimmten Hirnareals führt. Hierfür stellen atherosklerotische Mikro- und Makroangiopathien einen wichtigen Risikofaktor dar.

Man unterscheidet einen **Infarktkern** (mit irreversiblem hypoxischem Schaden) von der sog. **Penumbra** (umgebendes Nervengewebe mit relativer Hypoxie, das sich bei entsprechender Therapie noch regenerieren kann).

Studentische Sicht

MERKE

Diagnostik

Die Symptomatik ist variabel und ergibt sich aus dem geschädigten Hirnareal.

ABB. 16.2

TAB. 16.2

Wichtig ist eine **kranielle Bildgebung,** wobei Hämorrhagien besser im CT und Ischämien besser im MRT erkennbar sind.

MERKE

Ursächlich für ein zerebrales Minderperfusionsgeschehen sind in 80–85 % d. F. ischämische und in 10–15 % d. F. hämorrhagische Ereignisse.

Diagnostik

Die Symptomatik ist sehr abhängig von der Lokalisation der zerebralen Minderperfusion. Häufig vorkommende Symptomkomplexe mit den entsprechend betroffenen Versorgungsgebieten sind in ➤ Abb. 16.2 aufgeführt. Darüber hinaus können allgemeine Symptome wie diffuse Sehstörungen, Gleichgewichts-, Koordinations- und Gangsicherheitsverlust, Vigilanzminderung, Übelkeit, Erbrechen oder Kopfschmerz auftreten (➤ Tab. 16.2).

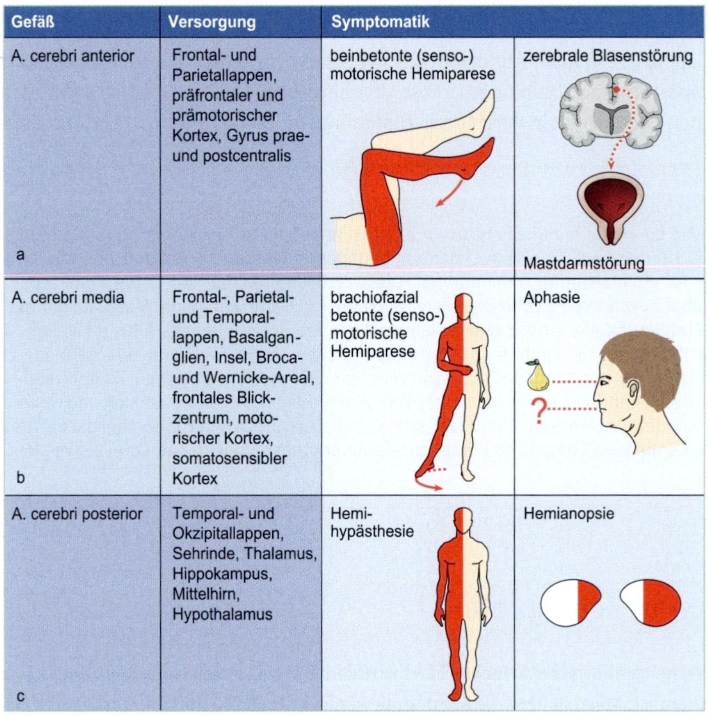

Abb. 16.2 Übersicht der Pathologien nach arteriellen Versorgungsgebieten [L141]

Tab. 16.2 Übersicht über die verschiedenen intrakraniellen Blutungen

	Epidurales Hämatom	Subdurales Hämatom	Subarachnoidalblutung
Lokalisation der Blutung	Zwischen Dura mater und Kalotte	Zwischen Dura und Arachnoidea	Zwischen Arachnoidea und Pia
Ursache	Meist traumatische Verletzung der A. meningea media	Zerreißung von Brückenvenen, beim chronischen Verlauf meist nach Bagatelltrauma	• Ruptur eines Aneurysmas • Traumatisch
Charakteristische Symptome	• Bewusstseinsstörung bis zur Bewusstlosigkeit • Freies Intervall • Hirndruckzeichen	• Akut: Bewusstseinsstörung, Hirndruckzeichen • Chronisch: chronische Kopfschmerzen mit Merkfähigkeits- und Konzentrationsstörungen sowie psychische Auffälligkeiten	Schlagartig einsetzende stärkste Kopfschmerzen („Vernichtungskopfschmerz“)
Darstellung im CT	• Hyperdens • Bikonvex mit raumforderndem Charakter	• Hyperdens • Sichelförmig, kalottennahe Raumforderung	Hämatom in den basalen Liquorräumen
Therapie	Notfallmäßige Trepanation	Notfallmäßige Trepanation bei symptomatischen Blutungen	• Coiling • Clipping

Wichtigstes diagnostisches Mittel in der Akutsituation ist die cCT-Untersuchung zur Unterscheidung zwischen einem ischämischen oder einem hämorrhagischen Geschehen. Die Blutung kann hierbei sofort diagnostiziert werden, während sich ein ischämischer Insult erst nach einigen Stunden demarkiert. Das cMRT ist gerade in zuletzt genannten Fällen sensitiver, jedoch nicht flächendeckend verfügbar.

Im weiteren Verlauf sind nach Abschluss der Akutphase ein EKG, eine Echokardiografie sowie eine Darstellung der hirnversorgenden Arterien, i. d. R. durch Doppler-Sonografie zur Komplettierung der Diagnostik durchzuführen.

Therapie

Präklinisch sind die Antikoagulation (da ein hämorrhagisches Geschehen erst nach erfolgter Bildgebung ausgeschlossen werden kann), die Gabe von Steroiden, hypo- und isovolämische Hämodilution sowie i. m. Injektionen **kontraindiziert,** da eine etwaige Lyse hierdurch Blutungskomplikationen verursachen kann. Zudem sollten Manipulationen wie Blutdruckmessung, Zugang usw. auf der betroffenen Körperseite vermieden werden.

Der Patient sollte mit 30° erhöhtem Oberkörper gelagert werden. Auf eine ausreichende **Oxygenierung** ist zu achten, da somit vor allem der Bereich der Penumbra frühzeitig therapiert werden kann. Da es sich in den überwiegenden Fällen um ein ischämisches Ereignis handelt, sollte der **Blutdruck „hochnormal"** gehalten und eine Restperfusion aufrechterhalten werden. Eine Blutdrucksenkung sollte erst ab Werten > 220/120 mmHg erfolgen. Das Lysefenster beträgt 3 h ab Symptombeginn. Daher ist ein zügiger Transport in eine geeignete Zielklinik mit **Stroke Unit** anzustreben. Je früher eine infrage kommende Lyse erfolgt, desto besser ist das Outcome.

Therapie

Ziel ist die Aufrechterhaltung der Versorgung des Nervengewebes mit Sauerstoff, weshalb eine **Sauerstoffgabe** und Blutdruckkontrolle (hochnormal belassen!) erfolgen sollten. Innerhalb von 3 h kann zudem eine **Lyse** (am besten in einer spezialisierten **Stroke Unit**) erfolgen.

INTERPROFESSIONELLE KOMPETENZ

Die Patienten profitieren nachgewiesenermaßen von einer frührehabilitativen Behandlung. Diese sollte bereits in der akutmedizinischen Behandlung eingeleitet werden und beinhaltet neben intensiver Physiotherapie auch ergotherapeutische und logopädische Maßnahmen. Hier kommt u. a. auch das Bobath-Konzept zur Anwendung, ein 1943 von Berta und Dr. Karl Bobath entwickeltes Rehabilitationskonzept zur Behandlung von Patienten mit Lähmungserscheinungen.

INTERPROFESSIONELLE KOMPETENZ

16.5 Infektionen des zentralen Nervensystems

ZNS-Infektionen sind als notfallmedizinisches Krankheitsbild eher selten. Sowohl virale als auch bakterielle Krankheitserreger spielen eine Rolle. Die häufigsten sind: Meningitiden (bakteriell, viral, Mykosen), Enzephalitiden (viral, bakteriell, parasitär, Mykosen) und sonstige Erkrankungen (entzündliche Gefäßveränderungen, demyelinisierende Erkrankungen, Abszesse/Empyeme).

16.5 Infektionen des zentralen Nervensystems

Infektionen des zentralen Nervensystems **verlaufen oft schwer,** was ein rasches Erkennen und Therapieren nötig macht.

16.5.1 Meningitiden

Bei einer Meningitis handelt es sich um eine Entzündung der Hirn- und Rückenmarkshäute (Pia mater und Arachnoidea mater).

16.5.1 Meningitiden

Epidemiologie

Die Meningitis betrifft vor allem Kinder und Jugendliche; 70 % der Betroffenen sind unter 5 Jahre alt. In den meisten Fällen sind Viren die Auslöser (20 Fälle/100.000 Einwohner/Jahr). Die bakterielle Meningitis ist zwar seltener (1–10/100.000 Einwohner/Jahr), verläuft jedoch in den meisten Fällen komplizierter. Noch immer versterben bis zu 20 % der Patienten an einer bakteriellen Meningitis.

Epidemiologie

Vor allem Kleinkinder sind von Meningitiden betroffen. Auslöser sind **meist Viren,** seltener auch Bakterien.

MERKE

Unbehandelt liegt die Letalität einer bakteriellen Meningitis bei 100 %!

MERKE

Pathologie und Pathophysiologie

Häufigste Erreger der ambulant erworbenen **bakteriellen Meningitis** sind: *Streptococcus pneumoniae* (Pneumokokken), *Neisseria meningitidis* (Meningokokken), und *Listeria monocytogenes.* Infektionen durch *H. influenzae* Typ b (Hib) sind seit Einführung der Hib-Impfung äußerst selten geworden. **Virale Meningitiden** werden ausgelöst durch Enteroviren, Mumps-, Masern-, Herpes-, Varicella-, Zytomegalieviren oder das Frühsommer-Meningoenzephalitis(FSME)-Virus. Der typische Erreger für Mykosen ist der *Cryptococcus.* Die Erreger passieren die Blut-Hirn- oder die Blut-Liquor-Schranke.

Pathologie und Pathophysiologie

Häufige bakterielle Erreger: Pneumokokken, Meningokokken, Listerien, *Haemophilus influenzae*
Häufige virale Erreger: Herpes-, Varicella-, Entero- und Masernvirus, CMV, FSME-Virus

Diagnostik

Meningitiden verursachen i. d. R. ein rasches, schweres Krankheitsgefühl. Alle generellen Symptome eines Infekts sind vorhanden: Fieber, Kopfschmerz, Abgeschlagenheit. Zudem können Übelkeit, Erbrechen, Nackensteifigkeit, Vigilanzstörungen, Krampfanfälle und Petechien auftreten. Bei schweren Erkrankungen kann primär das Bild einer Sepsis (➤ Kap. 25.1) imponieren. Im Falle einer Meningokokken-Sepsis zeigt sich bei bis zu 15 % der Patienten ein Waterhouse-Friderichsen-Syndrom (➤ Abb. 16.3).

Diagnostik

Die Symptomatik ist schwer und umfasst Fieber, **Kopfschmerz,** Übelkeit, Nackensteifigkeit (**Meningismus**), **Bewusstseinsstörungen** und ggf. Krampfanfälle.

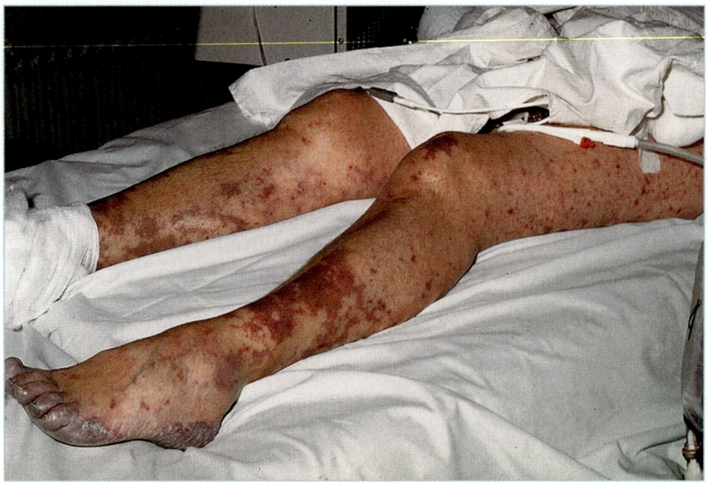

Abb. 16.3 Typische Hauterscheinungen bei einem Waterhouse-Friderichsen-Syndrom [M107]

Klinische Prüfung eines Meningismus:
- **Lasègue-Zeichen:** Schmerz bei Hüftbeugung des gestreckten Beins bis 45°
- **Kernig-Zeichen:** keine Kniestreckung beim sitzenden Patienten möglich
- **Brudzinski-Zeichen:** Passive Kopfbeugung verursacht Hüft- und Kniebeugung

Präklinik

Steht der Verdacht einer Meningitis im Raum, muss eine genaue körperliche Untersuchung auf Petechien oder hämorrhagische Hautinfiltrate als Zeichen einer Meningokokken-Sepsis erfolgen. Zudem ist eine neurologische Untersuchung auf meningeale Anzeichen essenziell; hierzu gehören:

- **Kernig-Zeichen:** Bei 90° Hüftbeugung kann im Kniegelenk nicht vollständig gestreckt werden (ebenfalls positiv bei Lumbago oder Bandscheibenprolaps).
- **Lasègue-Zeichen:** Beugung des gestreckten Beins bis 70°. Bei ins Bein einschießenden Schmerzen bis 45° ist der Test positiv (ebenfalls positiv bei Lumbago oder Bandscheibenprolaps).
- **Brudzinski-Zeichen:** positiv, wenn bei passivem Vorbeugen des Kopfes reflektorisch die Beine im Kniegelenk angewinkelt werden.

Nach Abnahme von Blutkulturen und Lumbalpunktion (zum **Erregernachweis**) muss **schnell eine Antibiose begonnen** werden.

Klinik

Die Sicherung der Diagnose und die schnellstmögliche Antibiotikatherapie haben bei V. a. eine Meningitis absolute Priorität (➤ Abb. 16.4). Dabei müssen die präklinisch begonnenen Isolationsmaßnahmen zum Schutz anderer Patienten und des Personals aufrechterhalten werden. Bei wachen Patienten ohne fokalneurologisches Defizit wird eine **Lumbalpunktion** durchgeführt, und es werden **Blutkulturen vor** kalkulierter **Antibiotikatherapie und Dexamethasongabe** begonnen. Besteht ein neurologisches Defizit oder eine Vigilanzstörung, wird die Antibiotikatherapie ohne weitere Diagnostik eingeleitet. Die Lumbalpunktion wird erst nach Ausschluss eines erhöhten Hirndrucks im cCT durchgeführt.

Eine hohe Zellzahl (vor allem Granulozyten) und Laktat im **Liquor** weisen auf eine bakterielle Genese hin. Andererseits spricht ein stark erhöhtes Eiweiß mit überwiegenden Lymphozyten für eine virale Infektion.

Die Gram-Färbung gibt meist erste Hinweise auf den auslösenden Erreger. Zusätzlich sollen Liquor-Antigentests, PCR-Verfahren und im Verlauf der kulturelle Nachweis den Erreger identifizieren. Nach Erregersicherung kann die Antibiotikatherapie resistenzgerecht umgestellt bzw. deeskaliert werden. Der charakteristische Liquorbefund einer bakteriellen Meningitis ist eine **granulozytäre Pleozytose** mit einer Zellzahl von > 1000 Zellen/µl. Das Liquor-Eiweiß ist mit > 100 mg/dl meist ebenso wie das Liquor-Laktat mit > 3,5 mmol/l erhöht. Die Liquor-Glukose ist typischerweise erniedrigt (< 30 mg/dl). Der Liquor-/Serum-Glukose-Quotient beträgt typischerweise < 0,3.

Ursächlich sollten auch andere Infektionen des Kopf-Hals-Bereichs bedacht werden.

Zur Identifikation des Auslösers ist eine weitere Fokussuche erforderlich. Ein **HNO-Konsil** erfolgt zum Ausschluss einer Otitis bzw. Sinusitis. Auch Pneumonien und Harnwegsinfekte sollten ausgeschlossen werden.

Therapie

Therapie

Präklinik

Die Sicherung der Vitalfunktionen und der zügige Transport in eine geeignete Klinik haben oberste Priorität. Für den Fall einer Meningokokken-Meningitis werden an einigen Rettungsdienststandorten Antibiotika zur präklinischen Applikation bereitgehalten.

CAVE

CAVE

Aufgrund der hohen Ansteckungsgefahr sind die Patienten nach § 6 Infektionsschutzgesetz (IfSG) zu behandeln, zu transportieren und in der Zielklinik entsprechend anzumelden. Es erfolgt ein Infektionstransport mit allen vorgeschriebenen Schutzmaßnahmen. Bereits der V. a. eine Meningokokken-Meningitis ist meldpflichtig und muss durch den feststellenden Arzt erfolgen. Kontaktpersonen des Patienten oder das behandelnde Personal benötigen ggf. eine antibiotische Prophylaxe. Mittel der Wahl zur Prophylaxe bei Erwachsenen sind Ciprofloxacin oder Rifampicin.

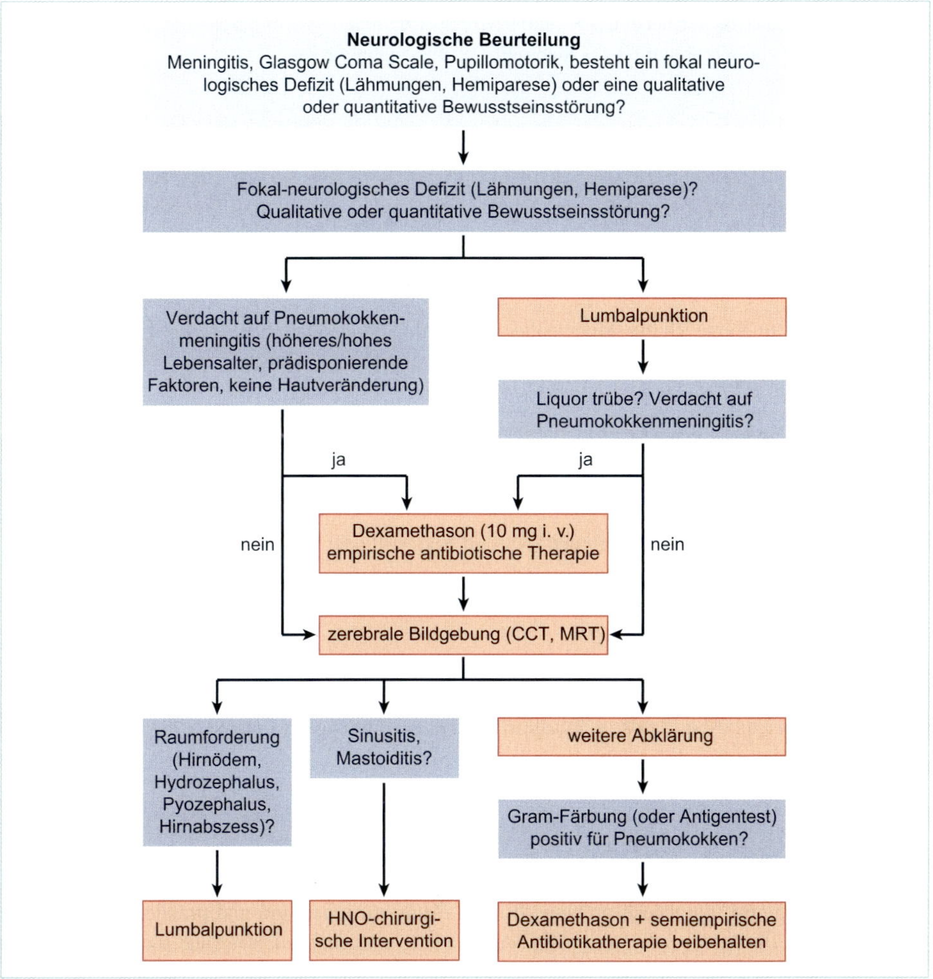

Abb. 16.4 Vorgehen bei Verdacht auf bakterielle Meningitis [L126]

Klinik

Antibiotisch kommt bei einem Erwachsenen mit ambulant erworbener bakterieller Meningitis ein Cephalosporin der 3. Generation wie **Ceftriaxon** oder **Cefotaxim** infrage. Zusätzlich wird wegen der Wirkung auf Listerien Ampicillin verabreicht. Besteht Anhalt für eine Herpesinfektion, wird bis zum Ergebnis der Liquordiagnostik **Aciclovir** verabreicht. Die **adjuvante Dexamethason-Therapie** kann bei bestimmten bakteriellen Meningitiden Spätfolgen wie Hörstörungen vermeiden. Initial werden 10 mg Dexamethason verabreicht, die Gabe wird alle 6 Stunden über 4 Tage wiederholt. Da im weiteren Verlauf einer bakteriellen Meningitis **schwere Komplikationen** wie Hirndruckanstiege, zerebrale Gefäßkomplikationen (Arteriitis, Vasospasmen) oder Hirnnervenparesen auftreten können, müssen die Patienten weiter auf einer ITS überwacht werden. Extrakranielle Komplikationen wie eine Sepsis oder eine DIC werden therapiert.

Antibiotika der Wahl sind **3.-Generations-Cephalosporine** (z. B. Ceftriaxon) und bei V. a. Herpes-Infektion auch **Aciclovir** i. v.
Eine zusätzliche Dexamethason-Therapie kann neurologische Spätfolgen verhindern.

16.5.2 Enzephalitiden

Bei der Enzephalitis handelt es sich um eine Entzündung des Gehirns. Sie wird in den meisten Fällen durch Viren ausgelöst, jedoch ist auch eine Vielzahl weiterer ätiologischer Faktoren denkbar.

16.5.2 Enzephalitiden
Anders als bei der Meningitis ist bei einer Enzephalitis **direkt das Nervengewebe betroffen.**

Epidemiologie

Die Jahresinzidenz der viralen Enzephalitis liegt bei 1,5–7/100.000 Einwohner. Rund ein Drittel der Erkrankten ist jünger als 20 Jahre. Für die Hälfte aller Enzephalitis-Todesfälle ist das Herpesvirus 1 (HSV-1) verantwortlich.

Epidemiologie

Pathologie und Pathophysiologie

Häufigster Erreger von Enzephalitiden sind Viren, hier vor allem Herpes-, Masern- oder das FSME-Virus. Bakterielle Infektionen treten im Zusammenhang mit Syphilis, Borreliose und Typhus auf. Typische Pilzerreger sind Kryptokokken; eine autoimmune Ursache im Rahmen einer multiplen Sklerose ist ebenfalls möglich.

Je nach Befall unterscheidet man die *Panenzephalitis,* bei der das gesamte Gehirn befallen ist, von der *Leukenzephalitis* mit Befall der weißen Substanz und der *Polioenzephalitis,* bei der die graue Substanz

Pathologie und Pathophysiologie
Oft entsteht eine Enzephalitis durch die Infektionsausbreitung einer Meningitis.
Die wichtigsten Erreger sind **Herpesviren und Spiralbakterien** (Borrelien und Treponemen)

befallen ist. Ein zusätzlicher Befall des Myelons wird als *Enzephalomyelitis* bezeichnet. Bei der *Meningoenzephalitis* liegt eine Kombination aus Meningitis und Enzephalitis vor.

Diagnostik

Oft finden sich **diffuse neurologische Ausfälle,** z. T. auch mit **plötzlicher Wesensveränderung** und Verhaltensstörungen.

Die Symptome entsprechen prinzipiell denen der Meningitiden. Ist eine besondere Herdregion isoliert betroffen, kann es hier zu regionsspezifischen Funktionsstörungen wie Paresen, Seh- oder Sprachstörungen kommen. Da der Nachweis einer Enzephalitis lediglich durch Lumbalpunktion erfolgen kann, ist es eine präklinische Differenzialdiagnose.

Therapie

Die Therapie richtet sich nach dem jeweiligen Erreger, wobei zudem symptomorientiert behandelt wird.

Da der Verlauf im Vergleich zur Meningokokken-Meningitis deutlich langsamer vonstattengeht, beschränkt sich die präklinische Therapie auf die symptomatische Behandlung.

16.5.3 Sonstige entzündliche Veränderungen des ZNS

Epidemiologie

Die meisten infektiösen Schädigungen des ZNS sind bakteriell oder viral bedingt. Bei etwa 20 % der Gehirnentzündungen handelt es sich um eine andere, z. B. eine immunologische, Genese.

Pathologie und Pathophysiologie

Entzündliche Veränderungen des zentralen Nervensystems haben oft eine **autoimmune Ursache** und können entweder die zentralen Gefäße (z. B. Arteriitis temporalis) oder Nervenbahnen (z. B. multiple Sklerose) betreffen.

Eine Reihe weiterer Erkrankungen wird ebenfalls zu den Entzündungen des ZNS gezählt. Bei den entzündlichen Gefäßveränderungen stellt vor allem die *Arteriitis temporalis* als Autoimmunerkrankung ein häufiges Krankheitsbild dar. Zu den demyelinisierenden Erkrankungen werden u. a. die autoimmun vermittelte *Enzephalomyelitis disseminata* (Syn. multiple Sklerose) oder *Leukenzephalopathien* gezählt. Abszesse oder Empyeme sind meist Folge einer Streptokokkeninfektion.

Diagnostik

Die Symptome entsprechen prinzipiell denen der Meningitiden. Darüber hinaus hat jedes Krankheitsbild spezifische Symptome, die jedoch präklinisch nicht diagnostizierbar sind und präklinisch auch keine Relevanz haben. Die Beschwerden treten überwiegend langsam oder schubweise auf, sodass der reguläre Weg eines solchen Patienten über den Hausarzt in die Klinik führt.

Therapie

Die Notfalltherapie erfolgt **symptomatisch.** Längerfristig ist dringend eine neurologische Behandlung, ggf. mit **immunmodulierender Medikation,** empfohlen.

Durch den eher langsamen Krankheitsverlauf und die präklinisch beschränkten Diagnosemöglichkeiten kann lediglich der Verdacht in Richtung einer sonstigen Infektion des ZNS geäußert und eine geeignete Zielklinik gesucht werden. Die Patienten sind meist nicht unmittelbar vital bedroht und bedürfen daher über die Standardmaßnahmen hinaus keiner besonderen präklinischen Therapie. Liegt doch eine Beeinträchtigung vor, wird diese symptomatisch behandelt.

16.6 Dyskinesien

Dyskinesien sind **Bewegungsstörungen,** die **durch Veränderungen in der zentralen Dopamintransmission** (z. B. durch Langzeittherapie mit Dopaminantagonisten oder -agonisten) verursacht werden.

Als Dyskinesien werden Störungen der physiologischen Bewegungen einer Körperregion oder eines Organs bezeichnet. Dabei kann es sich um hyper- oder hypokinetische Störungen handeln. Sie können sowohl vom zeitlichen Auftreten als auch von ihrer Ausprägung her sehr heterogen sein. Nur ein Teil ist notfall- und intensivmedizinisch relevant. **Frühdyskinesien** sind von notfallmedizinischer Relevanz, da sie akut eintreten und u. a. auch das respiratorische System beeinträchtigen können. Diese extrapyramidalmotorische Störungen (EPMS) treten als Nebenwirkung antidopaminerger Medikamente auf. Bei den **Spätdyskinesien** (Syn. **tardive Dyskinesien**) handelt sich um EPMS, die nach einer Langzeittherapie mit Dopaminantagonisten auftreten.

Epidemiologie

Angaben zur Häufigkeit von neuroleptikainduzierten Bewegungsstörungen reichen von 2 % bis hin zu 75–90 %. Junge Patienten sind häufiger von Frühdyskinesien betroffen. Die Prävalenz von Spätdyskinesien wird in der Literatur mit 20–40 % angegeben. Das Risiko einer Spätdyskinesie steigt mit zunehmendem Alter und zunehmender Dauer der Neuroleptikaeinnahme.

Pathologie und Pathophysiologie

Bei **Frühdyskinesien** handelt es sich i. d. R. um Nebenwirkungen antidopaminerger Medikamente, die z. B. bei Neuroleptika, Metoclopramid, Domperidon, aber auch einigen Kalziumantagonisten auftreten können. Bei den sog. atypischen Neuroleptika treten Dyskinesien seltener auf. Es wird vermutet, dass die Ursache in einer Blockade hemmender und exzitatorischer D_2-Dopamin-Rezeptoren im Corpus striatum liegt, mit daraus resultierender erhöhter Freisetzung von Acetylcholin. Darüber hinaus können Tumoren (z. B. Lymphome des ZNS) zu plötzlich auftretenden Dyskinesien führen.

Besonders häufig treten **Spätdyskinesien** nach längerer Einnahme klassischer Neuroleptika vom Butyrophenon- oder Phenothiazin-Typ auf. Hohe Dosen und eine lange Einnahmedauer bergen ein Risiko, Spätdyskinesien zu entwickeln. Zum Teil manifestieren sie sich erst Jahre nach Beendigung der Einnahme. Die Folge einer langjährigen Einnahme ist eine z. T. irreversible Rezeptorblockade im Bereich der Basalganglien.

MERKE

Frühdyskinesien entwickeln sich innerhalb der ersten Woche nach Beginn einer antidopaminergen Therapie und können auch zur Beeinträchtigung der Respiration führen. Spätdyskinesien treten oft noch Jahre nach Beendigung der Einnahme „klassischer Neuroleptika" vom Butyrophenon- oder Phenothiazin-Typ auf.

Diagnostik

Klinisch kommt es zu Dystonien, insbesondere im Bereich von Kopf und Hals. Typisch sind **Schlundkrämpfe** und **tonische Blickkrämpfe.** Darüber hinaus kann es zu Akathisie, Blepharospasmen, Tortikollis oder einem Parkinsonoid (Rigor, Tremor, Akinesie) kommen. Die Anamnese ist hier das entscheidende Diagnostikum. In der Regel wird von einer Einnahme der infrage kommenden Medikamente berichtet. Darüber hinaus gibt der kausale Therapieerfolg mit Biperiden Hinweise auf die korrekte Diagnose. Die Symptome der Spätdyskinesie ähneln denen der Frühdyskinesien, treten jedoch schleichender auf.

Therapie

Initial werden 3–5 mg des Anticholinergikums **Biperiden** i. v. appliziert. Bei Fortbestehen der Symptome kann die Gabe nach 30 min wiederholt werden. Bei Kontraindikationen für Anticholinergika (z. B. Epilepsie) werden Benzodiazepine verabreicht. Spätdyskinesien fallen nur selten in den notfallmedizinischen Arbeitszusammenhang. Die einzige kausale Therapie wäre das rechtzeitige Absetzen des auslösenden Medikaments, was i. d. R. zu spät ist. Da das Krankheitsbild langsam beginnt, führt der reguläre Weg zur Therapie meist über die niedergelassenen Kollegen.

FALL

Der Notarzt wird zum Meldebild „Krampfanfall" alarmiert. Eine 24-jährige Lehramtsstudentin liegt am Boden, es zeigen sich Blickspasmen. Die Patientin kann sich aufgrund von Zungenkrämpfen nicht artikulieren, es besteht ein deutlicher Speichelfluss. Anamnestisch wurde sie wegen eines Burnout-Syndroms in einer ambulanten Psychotherapie mit niederpotenten Neuroleptika und Antidepressiva behandelt. Es liegt der Verdacht einer Frühdyskinesie vor. Darüber hinaus müssen aber auch weitere mögliche Ursachen wie Tumoren oder Intoxikationen mit Cholinergika (z. B. Muskarin des Fliegenpilzes) bedacht werden. Es erfolgt eine unmittelbare Therapie mit Biperiden. Hierunter zeigt sich bereits eine Besserung der Symptome, womit sich der Verdacht einer Frühdyskinesie verhärtet. In der Klinik erfolgen eine weitere Überwachung, das Absetzen der bisherigen Medikation und die Einstellung auf ein atypisches Neuroleptikum.

MERKE (Studentische Sicht)

Diagnostik

Die **Diagnose wird klinisch gestellt,** wobei sich oft tonische Haltungsveränderungen, Schlundkrämpfe und ein erhöhter Muskeltonus finden.

Therapie

Biperiden als Anticholinergikum bessert die dyskinetischen Beschwerden. Auch Benzodiazepine können verabreicht werden.

16.7 Epiduralblutungen

Epidemiologie

Männer sind weitaus häufiger betroffen als Frauen (Verhältnis 5 : 1). Etwa zwei Drittel der betroffenen Patienten sind jünger als 40 Jahre.

Pathologie und Pathophysiologie

Epiduralblutungen sind meist die Folge eines Traumas. Es kommt zu einer Einblutung in den Epiduralraum zwischen Schädelkalotte und Dura mater. Traumatisch verletzt ist i. d. R. die **A. meningea media,** sehr selten auch ein venöser Sinus.

MERKE

Epiduralblutungen sind i. d. R. arterielle Blutungen aus der A. meningea media!

Diagnostik

Nach dem Trauma kann es zu einer kurzen Bewusstlosigkeit kommen. Daran schließt sich eine weitgehend **symptomfreie Phase** an, die bis zu mehreren Stunden anhalten kann. Im weiteren Verlauf kommt es dann zu massiven Kopfschmerzen und Vigilanzminderung. Binnen 1–2 h entwickeln die Patienten eine

16.7 Epiduralblutungen (Studentische Sicht)

Epidemiologie

Epiduralblutungen sind **i. d. R. traumatisch bedingt** (durch **rupturierte Meningealarterien**).

Pathologie und Pathophysiologie

MERKE

Diagnostik

Die **Symptomatik** (z. B. Kopfschmerz, Übelkeit, Bewusstseinsveränderung) entwickelt sich aufgrund der arteriellen Blutung **rasch.**

Studentische Sicht

Hirndrucksymptomatik mit **Pupillendifferenz** auf der betroffenen Seite. Eventuell kann bei Progredienz zusätzlich eine **kontralaterale Hemiparese** folgen. Ausgeprägte Epiduralhämatome können durch ihre raumfordernde Wirkung zu einer **Hirnstammkompression** führen.

MERKE

MERKE

Es kommt zu einer ipsilateralen Mydriasis. Diese ist bedingt durch eine Druckläsion des N. oculomotorius und einen daraus resultierenden Ausfall des M. sphincter pupillae.

Präklinik

Die Therapie entspricht weitgehend der des Schädel-Hirn-Traumas (SHT, ➤ Kap. 15.2). Während der präklinischen Phase wird man nur selten den gesamten charakteristischen Verlauf der Epiduralblutung beobachten. Wichtiges anamnestisches Diagnostikum ist das vorausgegangene Trauma. Besonderen Stellenwert haben die Überprüfung und Reevaluation der Vigilanz und der Pupillenreaktion.

Klinik

Auch wenn die Anamnese nicht eindeutig ist, muss beim Beschwerdebild „Kopfschmerz" eine Klinik mit der Option der Schnittbildgebung avisiert werden. Nach Klinikaufnahme wird die Diagnose durch ein cCT, ggf. eine cCTA gesichert (➤ Abb. 16.5).

ABB. 16.5

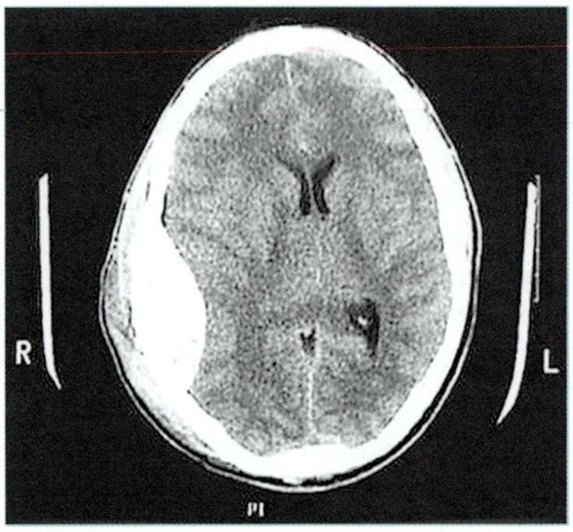

Abb. 16.5 Epiduralhämatom in der CT [R434]

MERKE

MERKE

Das Epiduralhämatom zeichnet sich im cCT durch eine bikonvexe, hyperdense Raumforderung aus, die meist temporoparietal lokalisiert ist.

Therapie

Zur Hirndrucksenkung wird der **Oberkörper hochgelagert;** zudem sollten alle **Vitalparameter stabil gehalten** werden.

Chirurgisch muss die **Blutung ausgeräumt** werden.

Therapie

Präklinik

Die präklinische Therapie ist überwiegend symptomatisch. Eine 30°-Oberkörperhochlagerung soll potenziellen Hirndruck reduzieren. Bei Vigilanzminderung ist eine Schutzintubation frühzeitig anzustreben, ebenso wie eine Normoxie, Normokapnie und Normotonie. Die Gabe von Barbituraten zur Reduktion ansteigender Hirndrücke ist aktuell nicht ausreichend belegt, kann jedoch zur Anwendung kommen. Eine Dokumentation der Befunde im zeitlichen Verlauf ist empfehlenswert.

Klinik

Epidurale Blutungen müssen notfallmäßig operativ entlastet werden. Bis dahin wird eine konservative Hirndrucktherapie durchgeführt (➤ Kap. 15.2).

16.8 Subduralblutungen

Epidemiologie

Subduralblutungen betreffen vor allem **ältere Patienten.**

16.8 Subduralblutungen

Epidemiologie

Die Inzidenz der Subduralblutung (Syn. Subduralhämatom, SDH) liegt bei 2/100.000 Einwohner. 75 % der Patienten sind älter als 50 Jahre. In 95 % d. F. sind Subduralblutungen supratentoriell lokalisiert, insbesondere frontoparietal.

Pathologie und Pathophysiologie

Ebenfalls meist **traumatisch** entstehen Subduralblutungen zwischen Dura mater und Arachnoidea. Man unterscheidet eine akute Blutung nach SHT (➤ Abb. 16.6), die in unmittelbarem zeitlichem Zusammenhang mit dem Trauma steht, von der chronischen Blutung, bei der es im Verlauf nach einem leichten Trauma oder durch die Einnahme von Antikoagulanzien zum Subduralhämatom kommt. Verletzte Strukturen sind hier die **Brückenvenen.**

Pathologie und Pathophysiologie
Ursächlich ist ein meist traumatisch bedingter **Abriss der meningealen Brückenvenen.**

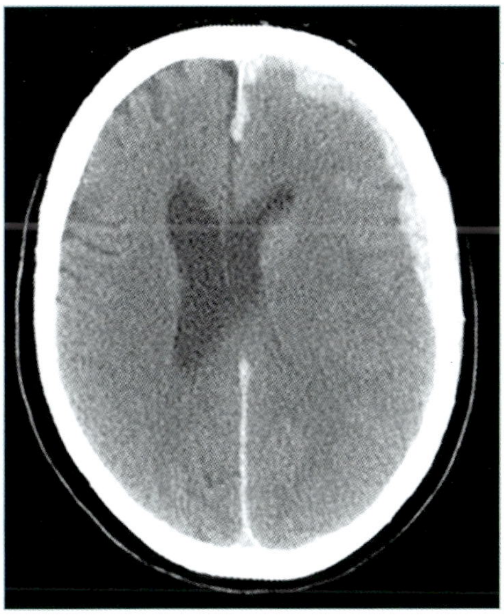

Abb. 16.6 Akutes Subduralhämatom in der CT [T571]

ABB. 16.6

> **MERKE**
> Subduralblutungen sind venöse Blutungen aus den Brückenvenen!

Diagnostik

Bei den akuten Blutungen stehen die direkten Symptome eines SHT im Vordergrund (➤ Kap. 15.2). Die Symptome einer chronischen Blutung werden meist erst nach einiger Zeit (Wochen bis Monate) deutlich. Sie fallen aufgrund ihrer verzögerten Dynamik deutlich **subakuter** aus. Es werden Kopfschmerzen, Schwindel, Krampfanfälle und motorische oder sensible Ausfälle, teilweise auch psychische Auffälligkeiten beschrieben.

Diagnostik
Aufgrund der **schleichenden Symptomentwicklung** durch die venöse Blutung, können Subduralblutungen nach einem Sturz leicht übersehen werden, was sie besonders bedrohlich macht.

> **MERKE**
> Das subdurale Hämatom zeigt sich im cCT charakteristisch als zum Hirngewebe konkav. Je nach Ätiologie imponiert die Blutung als hyperdense (akutes SDH) oder hypodense (chronisches SDH) Raumforderung.

MERKE

Therapie

Die Therapie entspricht der des SHT (➤ Kap. 15.2). Wichtig im Falle eines chronischen Verlaufs ist, daran zu denken. Meist ist den häufig älteren Patienten ein Sturzereignis gar nicht mehr erinnerlich. Insgesamt können in diesem Patientenkollektiv durch eine hohe Rate dauerhafter Antikoagulation sehr ungünstige Konstellationen entstehen, die aufgedeckt werden müssen.

Therapie
Ein bedeutender **Risikofaktor ist eine bestehende Antikoagulation,** die bei einem hohen Sturzrisiko ggf. umgestellt werden muss.

16.9 Subarachnoidalblutung (SAB)

Epidemiologie

Bei der SAB handelt es sich um einen relativ häufigen neurologischen Notfall. Der Altersgipfel liegt zwischen dem 40. und 60. Lj. Frauen sind im Mittel häufiger betroffen als Männer. Die Jahresinzidenz beträgt etwa 20/100.000.

16.9 Subarachnoidalblutung (SAB)

Epidemiologie
Subarachnoidalblutungen treten insbesondere bei Patienten um das 50. Lj. auf.

Pathologie und Pathophysiologie

Blutungsquellen sind hierbei **zerebrale Gefäße (meist Arterien)**, die oft durch ein **Aneurysma oder Gefäßmalformationen** vorgeschädigt sind.

Bei der SAB befindet sich die Blutungsregion unterhalb der das Gehirn umgebenden Arachnoidea. In 80 % d. F. liegt eine **aneurysmatische Malformation** des Circulus arteriosus Willisii oder einer distalen Arterie der Pia mater vor. Ursachen der Aneurysmen können kongenitale Fehlbildungen der Tunica media, arterielle Hypertonie, Arteriosklerose oder Vaskulitiden sein. Bei einer Ruptur kommt es zu einer arteriellen Blutung in den Subarachnoidalraum mit rasanter Zunahme des intrazerebralen Drucks und Reduktion der Hirnperfusion. Durch Koagulation kann es zu Abflussstörungen im Bereich der Liquorräume und einem Hydrozephalus kommen. Neben einer Aneurysmaruptur sind Traumata weitere mögliche Ursachen für eine SAB.

MERKE

Subarachnoidalblutungen sind arterielle Blutungen!

Diagnostik

Charakteristisch ist ein plötzlicher sog. **Vernichtungskopfschmerz** mit Zeichen eines **Meningismus.**
Die Blutung lässt sich im CT darstellen, wobei sich auch liquordiagnostisch Blut nachweisen lässt.

Eine initiale Phase der Bewusstlosigkeit kann vorausgehen. Charakteristisch sind plötzlich einsetzende stärkste **Kopf- und Nackenschmerzen („Vernichtungskopfschmerz"),** ein **Meningismus,** Vigilanzstörungen und bei steigendem Hirndruck auch kardiopulmonale Dysfunktionen durch die Beeinträchtigung des Atem- und Kreislaufzentrums in der Medulla oblongata. Die Diagnosesicherung erfolgt im cCT. In einer ergänzenden CT-Angiografie können Gefäßanomalien oder Aneurysmen erkannt werden.

Therapie

Die Versorgung der Blutung kann **interventionell radiologisch** (sog. Coiling) oder **offen chirurgisch** (sog. Clipping) erfolgen. In beiden Fällen erfolgt ein Verschluss des betroffenen Gefäßes.
Wie bei allen intrakraniellen Blutungen sollte auch der **Hirndruck gesenkt** werden.

Komplikationen umfassen verzögerte **Vasospasmen, Liquorabflussstörungen** und Elektrolytveränderungen.

Die präklinische Therapie entspricht der des SHT (➤ Kap. 15.2). Nach Diagnosesicherung mittels CT (➤ Abb. 16.7) werden aneurysmatische SAB interventionell durch Coiling oder operativ durch Clipping versorgt. Hierdurch wird das Risiko von Rezidivblutungen minimiert. Bis zur Versorgung sollte der mittlere arterielle Blutdruck im Bereich von 60–90 mmHg gehalten werden. Zur besseren Überwachung des Blutdrucks wird eine invasive Messung etabliert. Besteht bildgebend oder klinisch der V. a. einen erhöhten Hirndruck, sollten die konservativen Maßnahmen zur Senkung des Hirndrucks ausgeschöpft werden.
Da auch nach der Aneurysmaversorgung schwere Komplikationen möglich sind, müssen die Patienten intensivmedizinisch überwacht werden. Zu den Komplikationen gehören z. B.:

- **Vasospasmen:** durch „Triple-H-Therapie" (Hypertonie, Hypervolämie, Hämodilution), wobei insbesondere Hypervolämie und Hämodilution zunehmend kritisch gesehen werden und die Therapie daher meist modifiziert erfolgt; außerdem Vasospasmustherapie durch den Kalziumantagonisten Nimodipin, 60 mg p. o. alle 6 h, zukünftig ggf. endovaskuläre Therapien wie transluminale Ballondilatation
- **Hydrozephalus:** Therapie durch Anlage einer externen Ventrikeldrainage, bei chronischem Hydrozephalus Anlage eines ventrikuloperitonealen oder ventrikuloatrialen Shunts
- **Elektrolytentgleisungen:** häufig Hyponatriämien
- **Hämodynamische Instabilität:** bis zum kardiogenen Schock durch z. B. Tako-Tsubo-Kardiomyopathie

ABB. 16.7

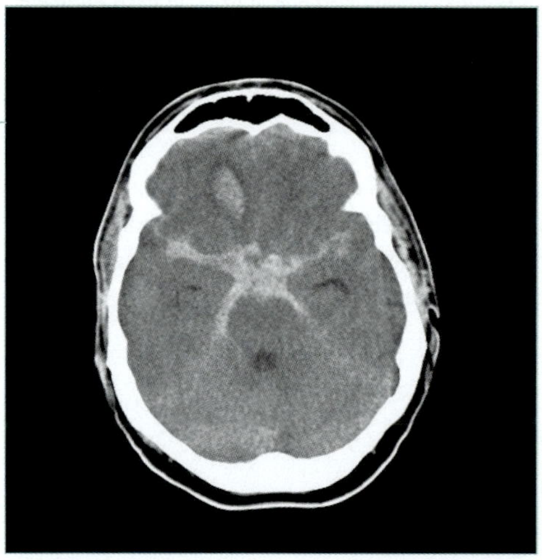

Abb. 16.7 Subarachnoidalblutung in der CT [T1099]

16.10 Intrazerebrale Blutungen

Epidemiologie

Die Inzidenz beträgt 20/100.000 Einwohner pro Jahr. Die Geschlechterverteilung liegt zuungunsten der männlichen Bevölkerung (Verhältnis Männer zu Frauen = 3 : 2).

Pathologie und Pathophysiologie

Intrazerebrale Blutungen sind sowohl arterielle als auch venöse Blutungen unmittelbar in das Hirnparenchym. Die beiden Hauptursachen sind eine länger bestehende arterielle **Hypertonie** oder ein **Schädel-Hirn-Trauma** unter Antikoagulation. Es kommt sowohl zur Minderperfusion und somit Hypoxie als auch zum Druckschaden des Hirnparenchyms im betroffenen Areal (➤ Abb. 16.8).

> **MERKE**
> Intrazerebrale Blutungen können arteriellen oder venösen Ursprungs sein!

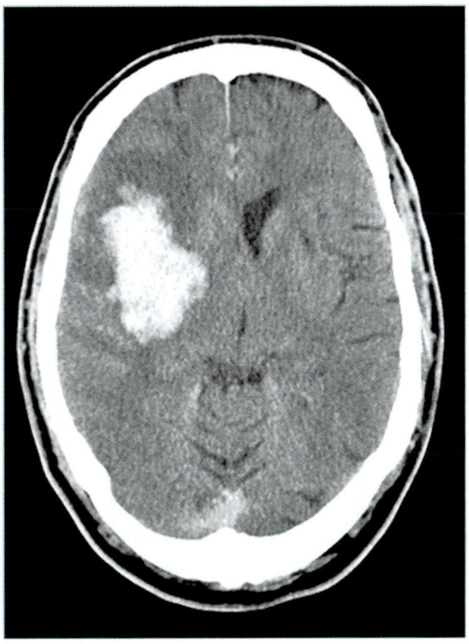

Abb. 16.8 Intrazerebrale Blutung in der CT [T571]

Diagnostik

Die Symptome entsprechen denen eines Schlaganfalls (➤ Kap. 16.3). Präklinisch kann anhand der Anamnese und der klinischen Untersuchung nicht zwischen intrazerebraler Blutung und ischämischem Schlaganfall differenziert werden. Die Diagnose wird innerklinisch mittels cCT gestellt. Wesentliche Ziele der Diagnostik sind eine schnellstmögliche Differenzierung zwischen einer Blutung und einer Ischämie sowie die Klärung der Blutungsursache.

Therapie

Die präklinische Therapie entspricht der des Schlaganfalls (➤ Kap. 16.3). Klinisch stehen die engmaschige Überwachung, das Anstreben einer Normothermie sowie allgemeine Maßnahmen der Hirndruckprophylaxe im Vordergrund. Zudem wird der Blutdruck engmaschig kontrolliert und eingestellt; Zielwert ist ein systolischer Druck von < 140 mmHg. Eine operative Hämatomevakuation ist immer eine Einzelfallentscheidung.

> **FALL**
> Wegen „Hilfeschreien" einer älteren Dame wird ein Notarzt zu einer Wohnungsöffnung gerufen. Nach Öffnen der Wohnungstür stellt sich die Patientin verwirrt und weder zu Zeit und Ort noch zur Person orientiert dar. Sie finden einen Medikamentenplan, der u. a. Phenprocoumon beinhaltet. Die Patientin selbst kann nicht viele Auskünfte geben, beklagt aber starke Kopfschmerzen. In der neurologischen Untersuchung zeigt sich eine Pupillendifferenz. Sie erheben den Verdacht einer intrakraniellen Blutung und transportieren die Patientin in eine Neurochirurgie. Im cCT zeigt sich eine hypodense, konkave Raumforderung mit teils hyperdensen Anteilen. Es wird die Diagnose eines akut-auf-chronischen SDH gestellt. Die orale Antikoagulation wird pausiert, die Patientin mit Vitamin K und Prothrombinkonzentrat (PPSB) antagonisiert. In der 6-h-Verlaufskontrolle zeigt sich im cCT keine weitere Progredienz der Blutung, sodass die Patientin zur weiteren Überwachung auf eine Stroke Unit aufgenommen wird.

16.10 Intrazerebrale Blutungen

Epidemiologie

Pathologie und Pathophysiologie

Intrazerebrale Blutungen betreffen kleinere **intraparenchymatöse Blutgefäße.**
Wichtige Risikofaktoren sind arterielle Hypertonie und bestehende Antikoagulation.

MERKE

Diagnostik

Diagnostisch sollte schnell ein cCT durchgeführt werden.

Therapie

Die Therapie erfolgt i. d. R. konservativ, wobei auch auf erhöhte Hirndruckwerte geachtet werden sollte.

LERNTIPP

Für das Lernen der intrakraniellen Blutungen lohnt es sich, ein Schema im Kopf zu haben, da diese häufig im Vergleich zueinander abgefragt werden. Wichtig zur Unterscheidung ist vor allem, aus welchen Ursprungsgefäßen (arteriell oder venös) die Blutung stammt, was ihre häufigste Ursache ist (Unfall oder spontan) und wie akut die Symptomatik auftritt.

IMPP-Schwerpunkte

!!! Blutungen
GCS
Meningitis inkl. Waterhouse-Friderichsen-Syndrom
Symptome Hirntod

ÜBUNGSFRAGEN FÜRS MÜNDLICHE MIT LÖSUNGSHILFEN

1. Welche Formen des Schlaganfalls sind Ihnen bekannt, und wie können Sie diese präklinisch voneinander unterscheiden?

Man unterscheidet den weitaus häufigeren ischämischen (85 %) vom hämorrhagischen (15 %) Insult. Präklinisch ist keine Unterscheidung möglich. Die Diagnose wird mittels cCT gestellt.

2. Welche therapeutischen Maßnahmen umfasst die notärztliche Therapie?

Angestrebt werden eine Normothermie, eine Normalisierung des Blutzuckers, das Beheben eines Volumenmangels oder etwaiger Oxygenierungsstörungen sowie ein hochnormaler Blutdruck.

3. Wie stellen Sie bei einem Schlaganfallpatienten den Blutdruck ein?

Der Blutdruck sollte hochnormal bei systolischen Werten von 160–180 mmHg gehalten werden. Eine antihypertensive Therapie wird erst bei RR-Werten > 200 mmHg eingeleitet. Grund ist die verbesserte Perfusion der Penumbra.

4. Welche Differenzialdiagnosen können schlaganfallähnliche Symptome verursachen?

Mögliche Differenzialdiagnosen des Schlaganfalls sind: Epilepsie mit Todd-Parese, Migräne mit Aura, dissoziative Störungen, entzündliche ZNS-Erkrankungen, Hypoglykämie.

5. Welche Maßnahmen führen Sie beim Verdacht auf eine Meningitis durch?

Neben der Isolationspflicht gilt auch die Meldepflicht. Der Verdacht muss im Zielkrankenhaus angekündigt werden. Die rasche Gabe von Kortikosteroiden sowie einer Antibiose ist indiziert. Gegebenenfalls muss eine Prophylaxe des Rettungsdienstpersonals sowie weiterer Kontaktpersonen erfolgen.

KAPITEL

17 Psychiatrische Notfälle

Tobias Helfen

17.1 Akuter Erregungszustand

Akute Erregungszustände sind häufige Notfallmeldungen im Rettungsdienst. Sie stellen je nach Intensität einen akuten psychiatrischen Notfall dar, da es aufgrund der unkontrollierten Aggression zu Eigen- und/ oder Fremdgefährdung kommen kann.

Epidemiologie

Erregungszustände machen etwa 20–25 % aller psychiatrischen Notfallsituationen aus.

Pathologie und Pathophysiologie

Akute Erregungszustände treten sowohl bei Patienten mit bekannten psychiatrischen **Vorerkrankungen** (z. B. Schizophrenie, affektive Störungen, Demenz) als auch bei bislang psychisch unauffälligen Menschen (z. B. akute Belastungsreaktion) auf. Häufige Auslöser sind **Intoxikationen** oder **Entzugssymptome.** Als pathophysiologische Ursache wird eine Erhöhung der Dopaminausschüttung postuliert.

> **MERKE**
> Einem akuten Erregungszustand können immer auch organische Ursachen zugrunde liegen (z. B. Enzephalitis, SAB, Hyperthyreose oder Porphyrie). Präklinisch können sie nicht diagnostiziert werden, müssen bei der klinischen Versorgung jedoch stets ausgeschlossen werden.

Diagnostik

Das symptomatische Spektrum des akuten Erregungszustands ist vielfältig. Einige Patienten sind ängstlich-gereizt, andere enthemmt und aggressiv. In der Regel zeigt sich eine **psychomotorische Unruhe** mit Bewegungsdrang.

Erregungszustände laufen meist in vier Phasen ab:

1. Prodromalphase: Der Patient ist angespannt und nicht ausreichend kontaktfähig.
2. Verbal aggressive Phase.
3. Motorisch aggressive Phase: drohendes Verhalten, ggf. Zerstören von Gegenständen.
4. Erregungszustand: Eine völlig unkontrollierte Gewalttätigkeit ist möglich und führt zu Eigen- und Fremdgefährdung.

Studentische Sicht

Psychiatrische Notfallsituationen umfassen verschiedene Aspekte des Denkens, Fühlens und Handelns von Patienten. Dabei steigern sich Emotionen wie Angst, Wut und Verzweiflung bei manchen Menschen so weit, dass sie vollkommen die Kontrolle verlieren und für sich und andere eine Gefahr darstellen können. Diese Notfälle sind häufiger, als man denkt, und werden dir, gerade im Hinblick auf Suizidhandlungen, in jeder Notaufnahme begegnen. Dabei haben die ärztlichen Entscheidungen hier einen weitreichenden Einfluss und können sogar freiheitsentziehende Maßnahmen rechtfertigen. Wie du die Gefährdungslage eines Patienten richtig einschätzen und die richtigen Maßnahmen veranlassen kannst, vermitteln dir die folgenden Seiten. Therapeutisch ist nicht nur das entlastende Gespräch bedeutsam, sondern auch eine effektive Akutmedikation, die dir im späteren Stationsalltag bei unruhigen Patienten bestimmt nützlich sein wird.

17.1 Akuter Erregungszustand

Akute Erregungszustände haben vielfältige Ursachen und können mit einem **erheblichen Gefährdungspotenzial** einhergehen.

Epidemiologie

Pathologie und Pathophysiologie

Risikofaktoren sind vorbekannte psychische Störungen, wobei auch psychisch Gesunde in einen Erregungszustand verfallen können (z. B. im Rahmen einer Intoxikation).

MERKE

Diagnostik

Die Symptomatik geht mit hoher **psychomotorischer Anspannung** und Kontrollverlust einher.

Therapie

Eine **beruhigende Ansprache** („Talking-down“) und **bedarfsangepasste Sedierung** mit Benzodiazepinen oder Haloperidol können einen Erregungszustand rasch durchbrechen.

Therapie

Gerade bei der Betreuung von aggressiven Patienten hat der **Eigenschutz** Priorität. Aufgrund möglicher unvermittelter Aggressivitätsausbrüche sollte immer ausreichend Personal vor Ort sein bzw. Hilfe hinzugezogen werden. Zunächst wird der Versuch unternommen, die Situation durch ein Gespräch in ruhiger Atmosphäre zu beruhigen (**„Talking-down“**). Dabei sollte das Auftreten ruhig, aber dennoch eindeutig sein. Keinesfalls soll dem Patienten das Gefühl gegeben werden, er werde nicht ernst genommen. Provokationen des Patienten sollten nicht erwidert werden.

Oft ist jedoch eine zusätzliche **medikamentöse Therapie** zur Akutbehandlung notwendig. In der Notfallmedizin stehen i. d. R. zwei Medikamentenklassen zur Verfügung:

- **Benzodiazepine** (z. B. 5–10 mg Diazepam oder 1–2 mg Lorazepam): insbesondere bei Erregungszuständen mit einer ausgeprägten Angstsymptomatik
- **Antipsychotika** (z. B. 5 mg Haloperidol)

Je nach Indikation können beide Klassen auch kombiniert verabreicht werden.

CAVE

CAVE

Eine Fixierung des Patienten gilt auch in der Akutsituation als freiheitsentziehende Maßnahme (§ 1906 BGB) und stellt das letzte Mittel nach erfolgloser Anwendung aller deeskalierenden Maßnahmen dar. Die Fixierung muss ärztlich angeordnet werden und bedarf einer der folgenden Gründe:

- Der Patient gefährdet sich selbst oder andere erheblich.
- Es liegen Bewegungs- und Haltungsstörungen mit Sturzgefahr vor.
- Durch übermäßige motorische Unruhe wird der Gesundheitszustand gefährdet (z. B. nach einer Fraktur).
- Eine dringend notwendige medikamentöse Behandlung (z. B. Infusionsbehandlung) kann wegen motorischer Unruhe nicht durchgeführt werden.

17.2 Depression

17.2 Depression

Die Depression ist eine psychische Erkrankung, die mit gedämpfter Stimmung einhergeht. Sie hat weniger etwas mit der Emotion „Traurigkeit“ zu tun und wird mehr als „Gefühl der Gefühllosigkeit“ beschrieben.

Epidemiologie

Die Depression ist eine Erkrankung des Gemüts und betrifft viele Menschen.

Epidemiologie

Nach Schätzungen der WHO leiden 4,1 Mio. Menschen in Deutschland (5,2 % der Bevölkerung) an einer Depression.

Pathologie und Pathophysiologie

Die Ursachen sind multifaktoriell, wobei z. B. eine veränderte neuronale Serotonintransmission und Kortisolausschüttung beobachtet wird.

Pathologie und Pathophysiologie

Eine Depression kann aus vielen verschiedenen Ursachen heraus entstehen. Lebensereignisse wie ein Trauerfall, aber auch eine genetische Disposition und Stressexposition scheinen eine übergeordnete Rolle zu spielen. Hormonelle Funktionsstörungen wie Schilddrüsen-, Hypophysen- oder Nebennierendysfunktion führen zur sog. somatogenen Depression, also einer Depression aufgrund von körperlichen Gebrechen. Bei Stressexposition ist die Serotoninfreisetzung gestört, was sich entscheidend negativ auf die Psyche auswirkt. Darüber hinaus sind im Blut und Urin depressiver Patienten erhöhte Werte des Stresshormons Kortisol nachweisbar. Depressionen sind jedoch komplexe Krankheitsbilder, deren Pathophysiologie noch lange nicht verstanden ist.

Diagnostik

Charakteristisch sind **bedrückte Stimmung, Freudeverlust und Antriebsmangel.** Begleitend können auch Suizidgedanken vorliegen.

Diagnostik

Die Symptome der Depression sind vielfältig. Schuld-, Minderwertigkeits- und Müdigkeitsgefühle, aber auch Reizbarkeit, Ängstlichkeit, reduziertes Gefühlserleben, Konzentrationsstörungen und Motivationsschwachheit sind einige der häufigen Symptome. Parallel hierzu bestehen Schlafstörungen, Appetitlosigkeit, Schmerzen oder Gewichtsschwankungen als somatische Begleiterscheinungen.

Therapie

Bei akuter Gefährdungslage durch konkrete Suizidabsichten sollte eine stationäre Behandlung eingeleitet werden.

Therapie

Die Behandlung der Depression liegt außerhalb des notfallmedizinischen Handlungsbereichs. Kommt es akut zu einer Krisensituation, ist ein empathisches Auftreten gefordert. Die psychische Lage muss in Richtung drohende Suizidalität eingeschätzt werden. Gegebenenfalls kann eine Sedierung erfolgen.

17.3 Manie

Die Manie ist das konträre Krankheitsbild zur Depression. Es handelt sich um eine pathologische, behandlungsbedürftige euphorische Grundstimmung.

Pathologie und Pathophysiologie

Ähnlich wie bei der Depression sind die genauen Ursachen einer Manie noch weitgehend unbekannt; eine Dysbalance von Neurotransmittern erscheint hochwahrscheinlich. Als Trigger gelten Stress und emotionale Ereignisse.

Diagnostik

Charakteristisch ist eine nicht zu dem Patienten passende, unverhältnismäßig gehobene oder gereizte Stimmung, die sich in vielen Bereichen niederschlagen kann. Kaufrausch, Risikobereitschaft bis hin zum Größenwahn gelten als führende Symptome. Zudem können eine Logorrhö, Ideenflucht und ein übersteigertes Selbstwertgefühl auftreten.

CAVE
Auch eine Manie kann mit Suizidalität einhergehen!

Therapie

Die Behandlung der Manie liegt außerhalb des notfallmedizinischen Handlungsbereichs und bedarf einer Anbindung an eine zumindest ambulante Psychotherapie mit medikamentöser Einstellung von Neuroleptika oder Lithiumsalzen. Relevant werden die Folgen einer Manie aus notfallmedizinischer Sicht nur, wenn es in deren Rahmen zu Verletzungen oder Suizidalität kommt.

17.4 Bipolare Störungen

Bipolare Störungen sind durch einen **Wechsel zwischen Manie und Depression** charakterisiert. Je nach vorliegender Phase entsprechen die Ursachen und auch die Symptomatik denen der Depression (➤ Kap. 17.2) bzw. der Manie (➤ Kap. 17.3). Bei einem sehr raschen Wechsel der affektiven Zustände spricht man von Rapid Cycling. Die Therapie richtet sich nach der aktuell vorliegenden Phase.

17.5 Suizidalität

Suizidalität ist die Summe aller Denk- und Verhaltensweisen eines Menschen, bei der durch aktives Handeln oder passives Unterlassen der eigene Tod angestrebt wird. Darüber hinaus gibt es Suizidformen, bei denen mehr als nur eine Person betroffen ist.

Man unterscheidet mehrere Formen, denen unterschiedliche Ursachen oder Motivationen zugrunde liegen:

- Beim **Alterssuizid** sind ein befürchtetes Gebrechen und die gefürchtete Hilflosigkeit im Alter ursächlich.
- Ähnlich motiviert ist der **Doppelsuizid,** bei dem der Suizid auf den Lebens-/Beziehungspartner erweitert ist und in beiderseitigem Einvernehmen erfolgt.
- Beim **erweiterten Suizid** werden Dritte, meist Partner und Kinder, ohne deren Einverständnis vom Suizidenten getötet, bevor er selbst Suizid begeht.
- Beim **Massensuizid** kommt es zum Suizid einer größeren Gruppe mit gleicher Motivation.

Epidemiologie

Jährlich ereignen sich in Deutschland 12.000 Suizide und etwa 120.000 Suizidversuche. Die Dunkelziffer an Suizidversuchen wird dabei deutlich höher geschätzt, da diese häufig als Unfall verkannt werden.

Pathologie und Pathophysiologie

Der Hauptformenkreis, aus dem heraus Suizidalität entsteht, sind **affektive Störungen.** Darüber hinaus können aber auch andere psychiatrische Krankheitsbilder wie die Schizophrenie und/oder plötzlich auftretende Umstände zu Suizidalität führen. In der Regel ist die Entstehung von Suizidalität multifaktoriell und bezieht vorausgegangene Lebenserfahrungen, Persönlichkeit, aktuelle Erkrankungen und biologisch-genetische Faktoren mit ein.

Studentische Sicht

17.3 Manie

Die Manie stellt sich als Gegensatz zur Depression dar und geht mit **gehobener, oft auch gereizter Stimmungslage** einher.

Pathologie und Pathophysiologie

Diagnostik

Auch **Antriebssteigerung** und Größenwahn mit einer **Neigung zu gefährlichen Verhaltensweisen** liegen oft vor.

CAVE

Therapie

17.4 Bipolare Störungen

Erleben Patienten im Laufe ihres Lebens sowohl depressive als auch manische Episoden, spricht man von einer bipolaren Störung.

17.5 Suizidalität

Suizidale Gedanken und Handlungen richten sich auf das **Herbeisehnen des eigenen Todes** aus.
Die Suizidhandlungen können spontan erfolgen oder längerfristig geplant sein.

Epidemiologie

Pathologie und Pathophysiologie

Die häufigste Ursache sind **schwere und chronisch verlaufende psychische Erkrankungen** (z. B. Schizophrenie, bipolare Störung oder Persönlichkeitsstörung).

Studentische Sicht

Diagnostik
Suizidalität sollte im ärztlichen Gespräch **direkt angesprochen** werden.

Diagnostik

Im Mittelpunkt der Diagnostik steht das ärztliche Gespräch, für das ausreichend Zeit und Ruhe vorhanden sein sollte. Entscheidend ist dabei die Einschätzung einer unmittelbar bevorstehenden Gefährdung, was insbesondere in der Notfallsituation deutlich erschwert ist.

MERKE

Suizidversuche sind ein nahezu täglicher Begleiter in der Notfallmedizin. Unabhängig von der Konkretheit muss dem Patienten eine feste Absicht unterstellt und dementsprechend gehandelt werden. Die häufigsten Suizidarten sind: Erhängen/Ersticken (50 %), Sturz in die Tiefe (10 %), Intoxikation (8 %), Schusswaffen (5 %) und der Sprung vor ein Fahrzeug (5 %). Dabei bestehen deutliche Unterschiede zwischen den Geschlechtern.

Therapie
Oft zeigen sich Patienten bereits durch die **persönliche Kontaktaufnahme** entlastet.
Bei Suizidversuchen (z. B. mit Waffen, Kohlenstoffmonoxid) sollte in der Notfallsituation auch auf Eigenschutz geachtet werden.

Therapie

Der **Eigenschutz** hat aufgrund des psychischen Ausnahmezustands des Patienten einen besonders hohen Stellenwert. Häufig ist nicht nur der unmittelbare Suizident von den hervorgerufenen, potenziell tödlichen Umständen betroffen, sondern auch seine Umgebung (Kohlenmonoxid, Strom, Waffen usw.). Aufgrund der sich sehr heterogen darstellenden Situationen gibt es kein spezielles Vorgehen. Es sollten frühzeitig **Spezialkräfte** wie ein Kriseninterventionsteam oder ggf. die Feuerwehr mit einem Sprungkissen etc. hinzugezogen werden. Die Maßnahmen bei Intoxikationen sind in ➤ Kap. 20 beschrieben. Grundsätzlich ist ein **empathisches, beruhigendes Auftreten** erforderlich, ggf. kann eine Sedierung notwendig werden. Bei stattgefundenem Suizid ist die Polizei hinzuzuziehen.

MERKE

Jeder Patient mit suizidalen Absichten oder nach stattgefundenem Suizidversuch muss einer stationären psychiatrischen Therapie zugeführt werden. Jeder Suizid gilt als „nichtnatürlicher Tod".

INTERPROFESSIONELLE KOMPETENZ

Besteht eine Eigengefährdung des Patienten (z. B. angekündigter Suizid oder Suizidversuch) oder liegt eine Fremdgefährdung vor, rechtfertigt das Psychisch-Kranken-Gesetz (PsychKG) die Unterbringung in einer psychiatrischen Klinik für eine begrenzte Zeit ohne richterlichen Beschluss. Da es sich um Landesgesetze handelt, muss sich der Notarzt über die vom jeweiligen Bundesland vorgegebenen Verfahrensweisen (z. B. Notwendigkeit, den Sozialpsychiatrischen Dienst hinzuzuziehen) informieren.

FALL

Sie werden als Notarzt zu einer 33-jährigen Patientin mit dem Meldebild „Psychiatrischer Notfall" gerufen. Die Polizei ist bereits vor Ort und teilt Ihnen mit, dass ein Freund der jungen Frau von deren Suizidandrohung erfahren hat. Die in Tränen aufgelöste alkoholisierte Patientin berichtet, dass sie sich das Leben nehmen wolle und deshalb eine unbekannte Menge an Tabletten eingenommen habe. Sie finden auf dem Wohnzimmertisch mehrere leere Blister an Schmerzmitteln (Ibuprofen) und Antidepressiva (Amitriptylin). Zudem finden sich mehrere leere Flaschen Alkohol in der Wohnung. Da die Vitalparameter stabil sind, besteht aktuell kein akuter Handlungsbedarf. Aufgrund der Mischintoxikation mit erst möglicherweise verspätetem Wirkeintritt der Tabletten sowie der weiterhin bestehenden Suizidalität beschließen Sie, die Patientin auf einer IMC-Station überwachen zu lassen. Nach Ausschluss toxischer Nebenwirkungen kann im Verlauf eine stationäre Einweisung in eine Psychiatrie erfolgen.

17.6 Angststörungen

Angststörungen sind die häufigsten psychischen Störungen.

17.6 Angststörungen

Angststörungen sind psychische Störungen, bei denen es zu unspezifischen Ängsten, aber auch zu konkreter Furcht vor Lebewesen, Objekten oder Situationen kommen kann.

Epidemiologie

Epidemiologie

Die Gruppe der Angststörungen ist die häufigste psychische Störung. Etwa 10–14 % der Bevölkerung leiden unter einer behandlungsbedürftigen Angststörung.

Pathologie und Pathophysiologie
Man unterscheidet **Phobien** (mit bestimmtem Auslöser) von **generalisierten Angststörungen** und **Panikstörungen** (ohne bestimmte Auslöser).

Pathologie und Pathophysiologie

Die neuropsychologischen Gründe für Angststörungen sind weitgehend unbekannt. Es kommt zu einer reaktiven Aktivierung des Sympathikus, obwohl der adäquate Auslöser hierfür fehlt. Entsprechend den Ursachen können Angststörungen in mehrere Gruppen unterteilt werden: **Panikstörung, Phobien, generalisierte Angststörung und posttraumatische Belastungsstörung** (PTBS). Angststörungen treten in entsprechenden Situationen auf: Agoraphobie (Angst vor Menschenansammlungen), Kanophobie (Angst vor Hunden), Akrophobie (Angst vor großen Höhen) usw. Eine PTBS tritt meist Tage bis Monate nach einem psychischen Trauma auf.

Diagnostik

Allgemeine Symptome einer Angststörung sind: **Palpitationen, Tachykardie, Hitzewallungen, Atembeschwerden, Hyperventilation, Übelkeit, Erbrechen, Diarrhö, Beklemmungsgefühl.**

Therapie

Angststörungen haben nur in ihrer extremen Form (einhergehend mit relevanten vegetativen Dysfunktionen) notfallmedizinische Relevanz. Meist kommt es durch Meidung der Situation erst gar nicht zum Ausbruch der Symptome. Die notfallmedizinische Behandlung erfolgt symptomatisch; langfristig bedarf es einer Psychotherapie (Verhaltenstherapie) und ggf. zusätzlich anxiolytischer Medikamente. In Fällen, in denen akut eine längere Betreuungsphase angebracht ist, kann ein Kriseninterventionsteam hinzugezogen werden, dem mehr Zeit vor Ort zur Verfügung steht als dem Rettungsdienst.

Diagnostik

Begleitende **vegetative Symptome** sind stressbedingt und umfassen Herzrasen, subjektive Dyspnoe und Übelkeit.

Therapie

In der Akutsituation hilft oft bereits eine Aufklärung über das Erkrankungsbild. Längerfristig ist eine kognitive Verhaltenstherapie indiziert.

17.7 Delir

Ein Delir ist eine **akute organische Psychose** und Zeichen einer schwerwiegenden **zerebralen Störung.** Patienten mit einem Delir weisen eine **erhöhte Mortalität** und langfristige kognitive Einschränkungen auf. Der Notarzt ist meist im Rahmen eines Entzugsdelirs mit dem Krankheitsbild konfrontiert.

17.7 Delir

Das Delir ist eine häufige, **potenziell lebensbedrohliche** Erkrankung, die vor allem **ältere und zerebral vorgeschädigte Patienten** betrifft (z. B. Patienten mit Demenz).

Epidemiologie

Ein Delir ist eine der häufigsten Komplikationen älterer Menschen während einer Krankenhausbehandlung und nach operativen Eingriffen. Auf Intensivstationen sind bis zu 80 % der Patienten betroffen.

Epidemiologie

LERNTIPP

Die Bedeutung des Delirs ist erst in jüngerer Zeit offensichtlich geworden: Es ist nicht nur als Nebensymptom, sondern als Organdysfunktion des Gehirns einzustufen! Dem hat das IMPP zwar teilweise schon Rechnung getragen, in den nächsten Jahren wird aber vermehrt mit Fragen zu diesem Themenkomplex zu rechnen sein.

Pathologie und Pathophysiologie

Die Ursachen eines Delirs können sehr unterschiedlich sein (➤ Tab. 17.1).

Pathologie und Pathophysiologie

Die Ursachen eines Delirs sind sehr vielfältig.

LERNTIPP

Im englischen Sprachgebrauch ist das Akronym „I WATCH DEATH“ (➤ Tab. 17.1) gebräuchlich, um sich die Ursachen eines Delirs zu merken.

Die Pathophysiologie ist hochkomplex (ebenso wie die entsprechenden Auslöser) und bisher nur teilweise verstanden; u. a. scheint eine Dysbalance verschiedener Neurotransmitter für das Krankheitsbild verantwortlich zu sein.

Tab. 17.1 Auslöser eines Delirs

Möglicher Auslöser	Erläuterung
Infection	Sepsis, Pneumonie, Harnwegsinfekt, HIV-Krankheit
Withdrawal	Alkohol, Benzodiazepine oder andere Sedativa
Acute metabolic	pH ↑ oder ↓, Exsikkose, Elektrolytentgleisung, insbesondere Na^+ ↓, Nieren- oder Leberversagen
Trauma	Postoperativ, SHT, schwere Verbrennungen
CNS pathology	Intrazerebrale Blutung, Schlaganfall, Abszess, Tumor, Enzephalitis, Meningitis
Hypoxia	Hypoxie, HZV ↓, Anämie, CO-Intoxikation
Deficiencies	Mangel an Vitamin B_1, Vitamin B_{12}, Folsäure, Niacin
Endocrinopathies	Hypo-/Hyperthyreose, Hypo-/Hyperglykämie, Hyperparathyreoidismus, Morbus Addison, Morbus Cushing
Acute vascular	Hypertensive Enzephalopathie, Schlaganfall, Arrhythmie, Schock
Toxins, drugs	Medikamente, insbesondere Anticholinergika, Drogen, Lösungsmittel
Heavy metals	Blei, Mangan, Quecksilber

TAB. 17.1

Studentische Sicht

Diagnostik

MERKE

> **MERKE**
> Ein Delir liegt nach ICD-10 vor, wenn Störungen des Bewusstseins, der Aufmerksamkeit und der Wahrnehmung sowie psychomotorische Störungen, Schlafstörungen, der Nachweis einer organischen Grundlage und ein akuter Beginn mit fluktuierendem Verlauf nachweisbar sind. Darüber hinaus kommen vegetative Entgleisungen des Kreislaufs, der Atmung oder der Körpertemperaturregulation vor, die notfall- und intensivmedizinisch relevant sind.

Je nach psychomotorischer Aktivität unterscheidet man **hypoaktive** von **hyperaktiven Deliren** sowie **Mischformen.**

Es lassen sich drei Formen des Delirs unterscheiden:
- Hyperaktives Delir (5 %): agitiert, motorische Unruhe
- Hypoaktives Delir (40 %): ruhig, lethargisch; daher häufig unbemerkt
- Gemischte Form (55 %): wechselnd hypo- und hyperaktiv

Präklinisch gibt häufig die Anamnese ausreichende Hinweise auf ein delirantes Syndrom. Fokus der präklinischen Diagnostik ist das Monitoring der Vitalparameter; eine weitere Abklärung findet im klinischen Setting statt.

Die zugrunde liegende Erkrankung darf im Rahmen des Delirs nicht verkannt werden. Zunächst muss eine organische Ursache innerklinisch abgeklärt bzw. ausgeschlossen werden: So erfolgen u. a. ein Routinelabor (Anämie? Infektion? Intoxikation?), ggf. eine erweiterte Fokussuche bei erhöhten laborchemischen Infektparametern, sowie eine ausführliche Medikamentenanamnese (Polypharmazie?).

CAVE

> **CAVE**
> Im klinischen Alltag ist vor allem die Verletzungsgefahr beim Patienten, z. B. durch Entfernung von Kathetern oder Sturz aus dem Bett bei eigenmächtiger Mobilisation, von Bedeutung.

Therapie

Obwohl häufig kein Auslöser gefunden werden kann, müssen mögliche Ursachen schnellstmöglich überprüft werden, und es wird eine kausale Therapie angestrebt.

CAVE

> **CAVE**
> Ein neu aufgetretenes Delir ist häufig ein Frühzeichen einer Sepsis oder anderer schwerer Komplikationen.

Die Therapie eines Delirs richtet sich nach seiner Ursache. Symptomatisch können z. B. **Antipsychotika und Benzodiazepine** eingesetzt werden.

Die Medikation des Patienten wird nach **delirogenen Präparaten** (z. B. Anticholinergika, Benzodiazepine) evaluiert, die möglichst abgesetzt werden sollen. Therapeutisch-medikamentös können, abhängig von der Symptomatik, folgende Medikamentengruppen eingesetzt werden:
- Bei Unruhe und vegetativer Symptomatik: Clonidin oder Dexmedetomidin, Betablocker
- Bei Hyperaktivität oder Angst: Midazolam, Lorazepam, Levetiracetam, als Rescue-Medikation: Propofol
- Bei Hypoaktivität oder produktiv-psychotischer Symptomatik: Haloperidol, Risperidon, Olanzapin

Es sollte immer versucht werden, die Dosierung der eingesetzten Medikamente so gering wie möglich zu halten. Dies gilt insbesondere für Benzodiazepine, da diese selbst ein Delir auslösen können. Eine pharmakologische Therapie ersetzt die nichtmedikamentösen Maßnahmen nicht, sondern wird immer zusammen mit ihnen durchgeführt.

CAVE

> **CAVE**
> Antipsychotika sind bei Patienten mit einer verlängerten QTc-Zeit kontraindiziert. Sie können schwere Arrhythmien wie Torsades de pointes auslösen. Außerdem sollten die Patienten regelmäßig auf extrapyramidalmotorische Nebenwirkungen untersucht werden.

INTERPROFESSIONELLE KOMPETENZ

Ein entscheidender Ansatzpunkt der Behandlung eines Delirs liegt in der **Prävention.** Maßnahmen zur Vermeidung eines Delirs umfassen z. B.:
- Frühmobilisation
- Erhalt des normalen Tag-Nacht-Rhythmus, u. a. durch Abschottung von Licht und/oder Lärm
- Brille/Hörgerät des Patienten nutzen
- Ausreichende Flüssigkeitszufuhr/Nahrungszufuhr
- Adäquate Schmerztherapie

Eine Prophylaxe mit Haloperidol oder Risperidon ist umstritten. Wie in ➤ Kap. 12.3 beschrieben, sollten Analgosedativa nicht abrupt abgesetzt, sondern ausgeschlichen werden.

INTERPROFESSIONELLE KOMPETENZ

17.8 Psychosen

Bei der Psychose handelt es sich um ein sehr heterogenes Krankheitsbild. Führend ist sie geprägt durch Störungen des Denkens und der Wahrnehmung. Es wird zwischen primären (nichtorganisch, funktionell) und sekundären (organisch, symptomatisch) Psychosen unterschieden. Letztere können dabei nochmals in akut und chronisch unterteilt werden.

17.8 Psychosen

Eine Psychose ist eine **schwere Störung von Wahrnehmung und Denken,** die akut oder chronisch verlaufen kann.

Epidemiologie

Weltweit erkrankt etwa 1 % aller Menschen unabhängig vom sozioökonomischen Status im Laufe ihres Lebens an einer Psychose. Das Durchschnittsalter liegt bei 56 Jahren.

Epidemiologie

Etwa jeder hundertste Mensch entwickelt im Laufe seines Lebens eine Psychose.

Pathologie und Pathophysiologie

Die Einteilung der Psychosen kann anhand der Entstehungsursache erfolgen. Die Unterteilung erfolgt dabei in primär sowie sekundär.
- Als **primäre Psychosen** werden Krankheitsformen bezeichnet, bei denen keine Ursache feststellbar ist. Hierzu zählen neben der Schizophrenie auch affektive Psychosen, schizoaffektive Psychosen sowie wahnhafte Störungen. Ihre Ätiopathogenese ist multifaktoriell. Diskutiert werden dabei genetische Faktoren, somatische Schäden, psychosoziale Faktoren (familiär und soziokulturell) sowie eine Neurotransmitterdysbalance.
- Bei **sekundären Psychosen** ist eine Ursache feststellbar, durch die das Gehirn entweder unmittelbar oder indirekt beeinträchtigt wird. Sie können sowohl Folge einer Medikamentennebenwirkung/-einnahme (z. B. Glukokortikoide, Cannabis, LSD etc.) als auch Folge einer organischen Erkrankung sein. Zu den organischen Ursachen zählen u. a. Tumoren, Traumata (SHT, frühkindlicher Hirnschaden), Infektionen sowie endokrine oder vaskuläre Störungen.

Pathologie und Pathophysiologie

Es werden **primäre Psychosen** (ohne erkennbare Ursache) von **sekundären Psychosen** (z. B. nach Drogeneinnahme oder bei Enzephalitis) unterschieden.

Diagnostik

Prodromalsymptome der Psychose sind: Rückzug aus sozialen Bindungen, Verminderung der Lebensfreude und Leistungsfähigkeit, Unfähigkeit, berufliche Tätigkeiten auszuüben, Ängste oder Depressionen, Ängstlichkeit, Unruhe, Nervosität und Wahnvorstellungen oder formale Denkstörungen.

Ziel der weiteren Diagnostik ist die Differenzierung, ob es sich um eine primäre (nichtorganische) Psychose handelt oder ob die Symptome Ausdruck einer körperlichen Grunderkrankung sind. Hierzu sind i. d. R. neben der körperlichen Untersuchung weitere labormedizinische und apparative Untersuchungen (EEG, EKG, cMRT) notwendig. Die weitere Zuordnung der primären Psychose gelingt erst nach weiterer Beobachtung sowie intensiven Gesprächen.

Diagnostik

Oft findet sich eine **Prodromalphase** mit sozialem Rückzug, Leistungsknick und affektiven Störungen.

Obligatorisch ist eine **körperliche Ausschlussdiagnostik.**

Therapie

Die Therapie der sekundären Psychosen besteht in einer Behandlung der Grunderkrankung (z. B. Tumoroperation, Behebung von Stoffwechselstörungen, Absetzen von Medikamenten etc.). Als weitere therapeutische Option steht neben zahlreichen Antipsychotika (z. B. Haldol, Risperidon oder Quetiapin) auch eine Psychotherapie zur Verfügung

Therapie

Therapeutisch sollte eine stabile antipsychotische Medikation eingeleitet werden.

INTERPROFESSIONELLE KOMPETENZ

Stützende psychotherapeutische Gespräche und weitere kognitive Psychotherapieverfahren leisten bereits während der akuten Krankheitsphase einen wichtigen Beitrag zur Krankheitsbewältigung.

INTERPROFESSIONELLE KOMPETENZ

IMPP-Schwerpunkte
Notfalltherapie und Betreuung von Patienten mit Suizidversuchen
Delir

ÜBUNGSFRAGEN FÜRS MÜNDLICHE MIT LÖSUNGSHILFEN

1. Ein 25-jähriger Mann hat sich in der Absicht, sich mit einem Messer das Leben zu nehmen, im Badezimmer seiner Wohnung eingeschlossen. Wie gehen Sie vor? Welche Maßnahmen veranlassen Sie? Welche Therapie erhält der Patient von Ihnen?

Das gesamte Team bleibt, sobald eine Waffe im Kontext steht, bis zum Eintreffen der Polizei außerhalb des Gefahrenbereichs. Befindet sich die Wohnung in einem höheren Stockwerk, kann zusätzlich ein Sprungkissen nachgefordert werden. Ebenso ist die Nachforderung eines Kriseninterventionsteams denkbar. Der Patient wird erst nach Klärung der Situation durch die Polizei und Entwaffnung behandelt. Je nach Verletzungs- oder Erkrankungsmuster müssen zunächst eine Akutversorgung und der Transport in eine geeignete Zielklinik erfolgen, mittelfristig ist jedoch eine Unterbringung in einer geschlossenen psychiatrischen Abteilung notwendig.

2. Welche Formen des Delirs sind Ihnen bekannt? Welche Form wird dabei am häufigsten verkannt?

Es existieren das hyperaktive Delir, das hypoaktive Delir sowie Mischformen. Häufig verkannt wird das hypoaktive Delir, das sich durch kognitive Störungen, Aufmerksamkeitsstörungen sowie eine reduzierte motorische Aktivität bis hin zur Lethargie auszeichnet.

3. Sie kommen zu einem Patienten mit akutem Erregungszustand aufgrund einer Alkoholintoxikation. Welche medikamentöse Therapie leiten Sie ein?

Zunächst sollte immer versucht werden, durch beruhigende Maßnahmen die Kontrolle über die Situation zu erlangen – Stichwort „Talking down“. Falls dies nicht möglich und eine medikamentöse Sedierung notwendig ist, sollte bei gegebener Alkoholintoxikation, wenn möglich, Haloperidol präferiert werden.

4. Was spricht im obigen Fall gegen den Einsatz von Benzodiazepinen? Was müssen Sie hier beachten?

Bei der Anwendung von Benzodiazepinen zur medikamentösen Sedierung muss immer auch die Gefahr der Atemdepression bedacht werden. Gerade im Rahmen einer Alkohol- und/oder Drogenintoxikation ist eine entsprechende Komplikation nicht von der Hand zu weisen. Es sollte daher immer die Möglichkeit/Bereitschaft zur Beatmung vorhanden sein.

5. Welche nichtmedikamentösen Maßnahmen sind im Rahmen eines Delirs bzw. zu dessen Prophylaxe einzuleiten?

Vordringlichste Maßnahme ist die Prävention. Hierzu zählen Frühmobilisation, Erhalt des normalen Tag-Nacht-Rhythmus, Gebrauch patienteneigener Hilfsmittel (Brille, Hörgeräte), ausreichende Flüssigkeits-/Nahrungszufuhr sowie eine adäquate Schmerztherapie.

KAPITEL 18 Geburtshilfliche und gynäkologische Notfälle

Julia Schneller und Tobias Helfen

Frauenheilkundliche Notfälle treten oft im Rahmen einer Schwangerschaft oder Geburt auf und betreffen somit neben der Mutter auch das ungeborene Kind. Dies macht ein adäquates und schnelles medizinisches Handeln unverzichtbar. Auch wenn eine Vielzahl dieser Notfallsituationen heutzutage durch regelmäßige Kontrolluntersuchungen vermieden werden kann, so ist es doch wichtig, klinische Risikozeichen frühzeitig zu erkennen. So sollte eine Blutung im Rahmen einer Schwangerschaftskomplikation rasch von einer unkomplizierten Regelblutung unterschieden werden können, um dann entsprechende Maßnahmen einzuleiten.
In diesem Kapitel wirst du somit viel über die Physiologie der Schwangerschaft und ihre Veränderungen im Rahmen von mütterlichen Erkrankungen lernen, was dir auch für die Prüfungen in Gynäkologie und Pädiatrie eine große Hilfe sein kann.

18.1 Blutungen außerhalb der Schwangerschaft

Zu den vaginalen Blutungen zählen alle abnormen Blutungen aus der Vagina, die nicht den normalen Menstruationszyklus betreffen. Hierbei können zahlreiche, teils altersabhängige Ursachen zugrunde liegen, was insbesondere im präklinischen Setting die Differenzierung erschwert. Aus notfallmedizinischer Sicht sind die Symptome, aber auch die präklinische Diagnostik und Therapie nahezu identisch. Die differenzierte Behandlung der zugrunde liegenden Ursache wird erst in der Klinik nach Durchführung einer erweiterten Diagnostik möglich.

18.1 Blutungen außerhalb der Schwangerschaft

Eine stärkere vaginale Blutung außerhalb des Menstruationszyklus sollte dringend diagnostisch abgeklärt werden.

Epidemiologie

Die Inzidenz von Blutungen prämenopausaler Frauen außerhalb der Schwangerschaft wird je nach Ursache mit bis zu 20 % angegeben. In etwa 6 % d. F. sind diese häufig und ausgeprägt.

Epidemiologie

Stärkere Blutungen treten bei ca. 5 % aller prämenopausalen Frauen auf.

Pathologie und Pathophysiologie

Formen gesteigerter Vaginalblutung:
- **Polymenorrhö:** zu häufige Menorrhö
- **Menorrhagie:** zu starke Menorrhö
- **Metrorrhagie:** starke Blutung außerhalb des Menstruationsrhythmus
- **Dysmenorrhö:** starke Schmerzen während der Menstruation

Die **Ursachen sind vielfältig** und umfassen u. a. endokrine Störungen, Traumata und Entzündungen sowie Tumoren der Geschlechtsorgane.

Diagnostik

MERKE

Therapie

Bei starkem Blutverlust und Schock sollte eine Volumentherapie begonnen und die Patientin entsprechend gelagert werden (z. B. Fritsch-Lagerung).

ABB. 18.1

18.2 Schwangerschaftskomplikationen: Allgemeines

Im Schwangerschaftsverlauf kommt es regelhaft zu einer Kompression der Lunge mit abnehmender Vitalkapazität, einer Zunahme der Herzfrequenz, Hyperkoagulabilität und reduzierter Magen-Darm-Motilität.

Pathologie und Pathophysiologie

Zu den abnormen vaginalen Blutungen zählen eine zu häufige (**Polymenorrhö**) oder zu starke (**Menorrhagie**) Menstruation sowie Blutungen, die ohne Bezug zur normalen Regelblutung auftreten (**Metrorrhagien**). Sie werden auch als Zwischen- oder Schmierblutungen bezeichnet. Darüber hinaus finden sich Blutungen, die übermäßig stark während der Regelblutung und unregelmäßig zwischen den Regelblutungen auftreten (**Menometrorrhagie**), Blutungen, die während der Prämenarche auftreten (Zeit bis zum Einsetzen der ersten Regelblutung), und Blutungen, die > 6 Monate nach der Menopause auftreten. Blutungen außerhalb des normalen Zyklus können mit einer gesteigerten Angstsymptomatik sowie einer **Dysmenorrhö** (krampfartige Schmerzen) einhergehen.

Die häufigsten anomalen vaginalen Blutungen entstehen durch die Defloration des Hymens, endokrine Störungen, Blutgerinnungsstörungen oder die Einnahme oraler Antikoagulanzien oder durch Entzündungen (z. B. Vaginitis, Adnexitis, Endometritis, Myometritis). Zudem können Tumoren (gutartige wie Myome und Polypen oder maligne wie z. B. Vulva-, Vaginal-, Zervixkarzinom) als Blutung erstmanifestieren (insbesondere nach der Menopause). Darüber hinaus können Traumata (Vergewaltigung, inadäquate Sexualpraktiken) ursächlich sein.

Diagnostik

Die Diagnostik sollte der Situation angepasst werden. Eine valide Beurteilung der Blutungssituation und der Versuch, ein Verbrechen auszuschließen, sind unumgänglich. Starke Blutungen (insbesondere im Rahmen von Traumata) können zu einer relevanten Hypovolämie/Schock führen.

MERKE

Eine vaginale Untersuchung ist präklinisch kontraindiziert. Zu diesem Zeitpunkt sollten nur therapieentscheidende Aspekte berücksichtigt werden. Die eigentliche gynäkologische Untersuchung erfolgt erst in der Klinik.

Therapie

Zur Vermeidung eines hypovolämischen Schocks sollte im Rahmen starker Blutungen eine angemessene Volumentherapie erfolgen. Im Falle einer relevanten Blutung ist die Patientin zu behandeln wie jeder Traumapatient, sodass auch hier die **permissive Hypotension** zur Anwendung kommt. Die Lagerung sollte in Schocklage, Beckenhochlagerung oder Fritsch-Lagerung (> Abb. 18.1) erfolgen. Dabei schlägt die Patientin die Beine auf Höhe der Oberschenkel übereinander, nachdem vorher eine sterile Vorlage vor die Vulva gelegt wurde.

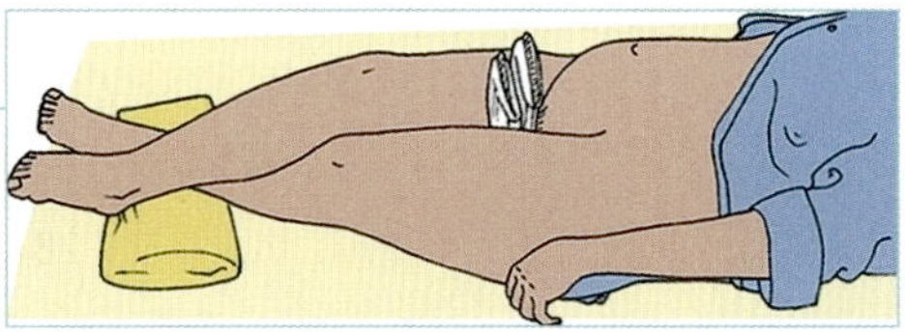

Abb. 18.1 Fritsch-Lagerung [L215]

Eine lokale Therapie ist meist nicht erforderlich; ggf. kann eine Kompression oder eine sterile Abdeckung äußerer Verletzungen erfolgen. Etwaige Fremdköper sollten unter keinen Umständen präklinisch entfernt werden.

18.2 Schwangerschaftskomplikationen: Allgemeines

LERNTIPP

Viele Schwangerschaftskomplikationen hängen unmittelbar zusammen. Entweder sie bedingen einander oder sind einander Risikofaktor. Daher empfiehlt es sich, den gesamten Komplex der Schwangerschaftskomplikationen zusammenhängend zu lernen!

Bei der werdenden Mutter stellen sich viele physiologische Veränderungen ein:
- **Atmung:** Die funktionelle Residualkapazität (FRC) nimmt bis zur Geburt um 20 % ab. Das Atemminutenvolumen nimmt bis zur Geburt um bis zu 50 % zu. Es kommt zu einer physiologischen Hyperventilation mit einem $paCO_2$-Wert von 32–34 mmHg.
- **Herz-Kreislauf:** Die Herzfrequenz nimmt bis zur Geburt um 10–15 Schläge/min zu. Der arterielle Blutdruck kann um bis zu 20 % abnehmen. Das Herzminutenvolumen nimmt um bis zu 40 % zu.

- **Hämostase:** Das Gesamtblutvolumen nimmt um bis zu 20 % zu (ausschließlich Plasma). Der Hämatokrit reduziert sich um bis zu 15 %. Durch Anstieg der Faktoren XII, XIII, IX und X resultiert eine relative Hyperkoagulabilität.
- **Gastrointestinum:** Der höhere intragastrale Druck und die Reduktion der gastrointestinalen Motilität erhöhen eine Aspirationsgefahr immens.

18.3 Extrauteringravidität

Bei der Extrauteringravidität (EUG; Syn. ektope Gravidität) kommt es zur Einnistung einer befruchteten Eizelle außerhalb des Cavum uteri.

Epidemiologie

Extrauteringraviditäten kommen mit einer Häufigkeit von 2 auf 100 intrauterine Schwangerschaften vor.

Pathologie und Pathophysiologie

Die meisten (99 %) ektopen Graviditäten finden im Eileiter statt (Tubargravidität). Während der 7-tägigen Wanderung der Eizelle durch den Eileiter kann u. U. der Transport gestört sein. Die Nidation erfolgt dann extrauterin. Hier unterscheidet man die *ampulläre* (distaler Tubenbereich), die *isthmische* (proximaler Tubenbereich) und die *intramurale* (Übergang Tube-Uterus) Gravidität. Darüber hinaus kann es z. B. auch zu einer Einnistung im Abdomen, in den Ovarien oder sonstigen Lokalisationen kommen. Die durch die Schwangerschaft bedingte Größenzunahme führt zu einer Ruptur des entsprechenden Organs. Meist findet diese in der 6. Schwangerschaftswoche (SSW) statt (Lokalisation im Isthmusbereich); im ampullären, etwas dehnbareren Bereich des Eileiters kann sie auch später erfolgen (ca. 8–12. SSW).

CAVE

Durch die Ruptur kommt es zu einer akuten intraabdominalen Blutung, einhergehend mit stechenden Schmerzen. Bis zum Beweis des Gegenteils gilt jeder starke Unterbauchschmerz in der Frühschwangerschaft als EUG.

Diagnostik

Die Symptome der EUG sind stark von Lokalisation und Stadium der Eizelle abhängig. Zunächst kommt es zu **rezidivierenden Unterbauchschmerzen,** die initial oftmals ignoriert werden. Im weiteren Verlauf können eine sekundäre Amenorrhö, Schmierblutungen oder unsichere Schwangerschaftszeichen wie Brustschmerz, ausbleibende Periode und Übelkeit auftreten. Kommt es durch die Größe der heranwachsenden Eizelle zur Geweberuptur, können kreislaufrelevante bis akut lebensgefährliche Blutungen resultieren. Beschwerden eines akuten Abdomens (Abwehrspannung, Peritonismus) sind ebenfalls mögliche Symptome einer EUG.

In der Zielklinik wird zur weiteren Verifizierung neben einem Schwangerschaftstest ein vaginaler Ultraschall durchgeführt. Im Falle einer EUG ist sonografisch keine intrauterine Fruchtlage nachweisbar. Häufig lässt sich freie Flüssigkeit im Douglas-Raum identifizieren.

Therapie

Da die Patientinnen nichts von ihrer Schwangerschaft wissen, steht zunächst einmal eine Reihe weiterer Differenzialdiagnosen im Raum. Entscheidend ist, an eine EUG zu denken. Die therapeutischen Schwerpunkte liegen auf der Analgesie, im Falle der Kreislaufrelevanz auf der Stabilisierung der Patientin und dem zügigen Transport zur operativen Intervention in eine geeignete Klinik.

FALL

Eine 32-jährige Patientin wird bei unspezifischen Abdominalbeschwerden vom ärztlichen Bereitschaftsdienst „zur Untersuchung" in die Klinik geschickt. Während der Taxifahrt dorthin kollabiert sie und kommt mit einem GCS von 10 Punkten in der Notaufnahme an. Die vigilanzgeminderte Patientin wird unverzüglich in den Schockraum gebracht; hier werden eine Tachykardie und Hypotonie festgestellt. Die entscheidende Untersuchung hier ist die FAST-Sonografie (Focused Assessment with Sonography for Trauma). Nachdem viel freie Flüssigkeit im Abdomen nachweisbar ist, wird eine Notfalllaparotomie veranlasst. Intraoperativ zeigt sich eine Ruptur der Tuba uterina mit ausgeprägter Einblutung im Rahmen einer Extrauteringravidität. Es wird eine Salpingotomie durchgeführt. Nach Gabe von zwei Erythrozytenkonzentraten stabilisiert sich die Patientin.

18.3 Extrauteringravidität

Wie der Name bereits verrät, nistet sich der Embryo bei einer Extrauterinschwangerschaft außerhalb der Gebärmutter ein (z. B. in den Eileitern).

Epidemiologie

Pathologie und Pathophysiologie

Außer in den Eileitern, mit Gefahr der Ruptur bei Größenzunahme, finden sich ektope Schwangerschaften auch im Bereich der Ovarien oder sogar der Peritonealhöhle.

CAVE

Diagnostik

Hauptsymptome sind rezidivierender **Unterbauchschmerz, Veränderungen der Monatsblutung** (Amenorrhö, Schmierblutungen) und andere **Schwangerschaftszeichen** (z. B. Brustspannen).

Im Falle einer Eileiterruptur können die Beschwerden auch plötzlich in Form eines akuten Abdomens auftreten.

Therapie

Akut steht die Schmerztherapie im Vordergrund.

Nach ausreichender Differenzialdiagnostik kann anschließend eine operative Entfernung des extrauterinen Embryos erfolgen.

Studentische Sicht

18.4 Präeklampsie und Eklampsie

Die **Präeklampsie** bezeichnet eine **schwangerschaftsassoziierte Erkrankung mit Hypertonie und Proteinurie.**
Bei der **Eklampsie** treten **zusätzlich Krampfanfälle** auf.

Epidemiologie

Pathologie und Pathophysiologie

Die Ursachen beider Erkrankungen sind komplex und nicht vollständig geklärt. Man nimmt aktuell eine **veränderte Entwicklung des Trophoblasten mit gestörter Gefäßbildung** und Ausschüttung kreislaufwirksamer Mediatoren an.
Risikofaktoren sind u. a. ein metabolisches Syndrom und eine Mehrlingsschwangerschaft.

Neben der Hypertonie und Proteinurie können **Ödeme** und **diffuse neurologische Beschwerden** (z. B. Schwindel, Sehstörungen etc.) auftreten.

CAVE

Krampfanfälle im Rahmen einer Eklampsie müssen rasch durchbrochen werden, um eine zerebrale Minderversorgung und eine Schädigung des Feten zu vermeiden.

Diagnostik

Im Rahmen von **Vorsorgeuntersuchungen** sollten Anzeichen einer Präeklampsie bzw. Eklampsie bei jeder Schwangeren abgeklärt werden.

MERKE

Eine Doppler-Sonografie der fetoplazentaren Gefäße kann die Diagnostik ergänzen.

Therapie

Eine Hypertonie > 170/110 mmHg sollte während der Schwangerschaft mit **Urapidil bzw. Dihydralazin** behandelt werden.
Im Falle eines eklamptischen Anfalls werden **hoch dosiertes Magnesium** i. v. sowie Benzodiazepine verabreicht.

18.4 Präeklampsie und Eklampsie

Als Präeklampsie wird das Auftreten von **Hypertonie** und **Proteinurie** während der Schwangerschaft bezeichnet. Sie ist die **Vorstufe der Eklampsie.** Im Rahmen der Eklampsie kommt es zusätzlich zu einem Auftreten von tonisch-klonischen Krampfanfällen, die keiner anderen Ursache zugeordnet werden können.

Epidemiologie

Die Inzidenz der Präeklampsie beträgt in Europa ca. 2 % aller Schwangeren, die der Eklampsie liegt im Promillebereich bei 1/2000–3500 Schwangeren.

Pathologie und Pathophysiologie

Die Ursache einer (Prä-)Eklampsie ist bisher nicht geklärt. Es wird eine gestörte Trophoblastenimplantation mit Fehlentwicklung arterieller Gefäße in die Plazenta als Folge angenommen. Ebenso könnten endotheliale Faktoren ursächlich sein.

Zu den Risikofaktoren zählen: Mehrlingsschwangerschaft, Diabetes mellitus, bereits stattgehabte Präeklampsie (Wiederholungsrisiko: 11,5–21 %), familiäre Belastung, BMI > 40, chronische Hypertonie, Antiphospholipid-Syndrom oder ein pathologischer Dopplerbefund der Aa. uterinae.

Leitsymptome der Präeklampsie sind Hypertonie (> 140/90 mmHg bzw. Anstieg um 30 mmHg systolisch und 15 mmHg diastolisch) und Ödeme (Proteinurie > 0,3 g/d im 24-h-Sammelurin). Von den Patientinnen werden aber auch Schwindel, Kopfschmerzen, Sehstörungen sowie Übelkeit und Erbrechen wahrgenommen. Die glomeruläre Filtrationsrate (GFR) der Niere kann um bis zu 50 % abnehmen. Alle Symptome können auch bis etwa 7 Tage nach stattgefundener Geburt noch auftreten.

> **CAVE**
> Die Eklampsie ist nur in 50 % d. F. mit einer Hypertonie assoziiert!

Durch die Potenzierung der Symptome kann es zu einer Steigerung der zerebralen Beschwerden und aufgrund resultierender zerebraler Hypoperfusion zur Vigilanzminderung bis hin zum **tonisch-klonischen Krampfanfall** kommen. Dieses Stadium wird als **Eklampsie** bezeichnet; es kann mit Nierenversagen, Hirnödem, Thrombosen, retinaler Schädigung, Blutungen und Plazentainsuffizienz und somit auch einer Gefährdung des Kindes einhergehen.

Diagnostik

Präklinisch ist die Kombination aus bestehender Schwangerschaft, Symptomen eines arteriellen Hypertonus und ggf. Zunahme von Beinödemen als Leitsymptomen und ergänzend hierzu den beschriebenen Begleitsymptomen richtungweisend. Bei der Eklampsie kommt der tonisch-klonische Krampfanfall hinzu.

> **MERKE**
> Eine Eklampsie ist für Mutter und Kind lebensgefährlich!

Im stationären Management wird folgende weitere Diagnostik durchgeführt: Kardiotokografie (CTG), klinische Untersuchung inkl. Erhebung des Reflexstatus, Urinstreifentest (Proteinurie), Ultraschall (Biometrie, Fruchtwassermenge, Plazentabeurteilung), Labor, fetoplazentarer und maternaler Doppler, ggf. 24-h-Sammelurin und 24-h-Langzeit-RR-Messung.

Therapie

Zum Schutz des Feten sollte die **Blutdruckregulation** äußerst dosiert erfolgen. Dabei sollte der Blutdruck vorsichtig erst bei konstanten Werten **> 170/110 mmHg** und nicht < 140/90 mmHg gesenkt werden. Medikamentöse Therapieoptionen sind Urapidil-Boli à 5–10 mg i. v. oder Dihydralazin. Die hoch dosierte Infusion von Magnesium (z. B. 4 g über 5–10 min i. v.) senkt ebenfalls den Blutdruck und ist auch bei der Therapie einer Eklampsie Mittel der Wahl. Eine wiederholte Magnesiumgabe sollte nur nach einer Kontrolle des Serumspiegels bzw. unter Kontrolle der Muskeleigenreflexe erfolgen. Hohe Dosierungen führen zur Areflexie, eine Überdosierung kann sogar eine Apnoe zur Folge haben. Antidot für Magnesium ist Kalziumglukonat. Ein Krampfanfall sollte mit Benzodiazepinen, z. B. 5 mg Diazepam i. v., durchbrochen werden.

WISSENSCHAFTSKOMPETENZ

Im Rahmen der **ASPRE-Studie** (Aspirin for Evidence-based Preeclampsia Prevention) hat sich gezeigt, dass die Substitution von ASS 150 mg/d vor der 37. SSW zu einer Reduktion der Präeklampsiehäufigkeit um 63 % führt. Die Prävention obliegt Frauen mit einem hohen Präeklampsierisiko im Ersttrimester-Screening.

Eine differenzierte Blutdruckeinstellung, das differenzierte Volumenmanagement und die Entscheidung über eine Sectio caesarea (Kaiserschnitt) sind der klinischen Behandlung vorbehalten. Die Patientinnen sollten intensivmedizinisch überwacht werden.

Bei ausgeprägtem Erkrankungsverlauf sollte eine intensivmedizinische Überwachung und ggf. eine Entbindung durch Kaiserschnitt erfolgen.

18.5 HELLP-Syndrom

Epidemiologie

Die Inzidenz des HELLP-Syndroms wurde lange Jahre europaweit mit 1/150–300 Geburten angegeben, konnte durch ein gut funktionierendes Netz aus Perinatalzentren inzwischen aber auf 1/75 reduziert werden.

Pathologie und Pathophysiologie

Das HELLP-Syndrom entwickelt sich in 0,1–0,1 % aller Schwangerschaften und bei 10–20 % aller Patientinnen mit Präeklampsie. Es ist eine schwerwiegende Komplikation der Präeklampsie und leitet sich aus der Kombination folgender Pathologien her: **H** = hemolysis (Hämolyse), **EL** = elevated liver enzymes (Erhöhung der Leberenzyme) und **LP** = low platelet count (Thrombozytopenie).

Das Akronym HELLP bezeichnet den laborchemischen Symptomkomplex eines komplizierten Verlaufs einer Präeklampsie/Eklampsie mit **Hämolyse, erhöhten Leberwerten** („elevated liver enzymes“) und **Thrombozytopenie** („low platelets“).

Diagnostik

Die Symptome entsprechen weitgehend denen der Präeklampsie. Zudem können Abdominalschmerzen, Augenflimmern, Doppelbilder oder Lichtempfindlichkeit bestehen. Die Dynamik ist sehr variabel.

Laborchemisch sind der Hämoglobin- und der Haptoglobin-Wert erniedrigt, GOT, GPT, LDH, D-Dimere sind erhöht, und die Thrombozyten betragen < 100.000/µl. Diese Parameter liegen präklinisch nicht vor, womit die Diagnostik erschwert ist.

Die Diagnostik ähnelt der bei Präeklampsie, ist aber insgesamt stark **variabel.**

Therapie

Die einzig kausale Therapie ist die Beendigung der Gravidität durch eine Sectio caesarea. Präklinisch stehen die **antikonvulsive** und die **antihypertensive Therapie** äquivalent zur (Prä-)Eklampsie im Vordergrund. Eine intensivmedizinische Überwachung ist erforderlich.

Einzige kausale Therapie ist die Beendigung der Schwangerschaft durch Kaiserschnitt.

MERKE

Das HELLP-Syndrom kann nur durch Beendigung der Gravidität terminiert werden!

18.6 Vena-cava-Kompressionssyndrom

Epidemiologie

Das Vena-cava-Kompressionssyndrom ist mit einer Inzidenz von 30–40 % aller Schwangerschaften im 3. Trimenon ein häufiges Krankheitsbild.

Mit **zunehmender Größe des Feten** steigt das Risiko, dass er durch Obstruktion der V. cava inferior klinische Beschwerden verursacht.

Pathologie und Pathophysiologie

Es liegt eine Kreislaufdysregulation der Mutter vor, die durch Druck des Kindes auf die V. cava inferior und somit eine Behinderung des venösen Rückstroms zum Herzen verursacht wird. Je länger die Schwangerschaft andauert und je größer das Kind ist, desto höher ist die Gefahr für ein V.-cava-Kompressionssyndrom. Klassischerweise tritt sie im **3. Trimenon** und **meist in Rückenlage** auf.

Eine hämodynamisch relevante V.-cava-Obstruktion tritt meist in **Rückenlage** auf.

Diagnostik

Die Diagnose eines V.-cava-Kompressionssyndroms wird klinisch gestellt. In der Regel bestehen initial **Kreislaufprobleme,** und es kommt zum Kollaps der Patientin. Schwindel und Übelkeit sind Zeichen einer zerebralen Minderperfusion. In ausgeprägten Fällen kann die Kompression der V. cava inferior bis hin zum Volumenmangelschock und zur **Bewusstlosigkeit** führen. Die Schwangere berichtet häufig von ähnlichen Ereignissen in der Vergangenheit. Mit zunehmender Schwangerschaftsdauer steigern sich

Klinisch kann es zu Synkopen, Kollaps, Schwindel und Herzrasen kommen.

Frequenz und Intensität der Beschwerden. Im CTG kann sich in Rückenlage der Mutter eine fetale Hypoxie zeigen (sporadische Dezeleration und Bradykardie).

Therapie

Durch **Linksseitenlage** sind die Beschwerden meist regredient, da das Gefäß in dieser Position am meisten entlastet wird.

> **MERKE**
> Therapie der Wahl beim V.-cava-Kompressionssyndrom ist die Linksseitenlage.

18.7 Plazentainsuffizienz

Epidemiologie

Die Inzidenz der Plazentainsuffizienz beträgt 2–5 % aller Schwangerschaften.

Pathologie und Pathophysiologie

Bei der Plazentainsuffizienz handelt es sich um eine Minderdurchblutung der Plazenta, wodurch ein mangelnder Sauerstoffaustausch zwischen Plazenta und Fetus resultiert. Man unterscheidet die chronische von der akuten Form. Die **chronische** Form manifestiert sich in einer Wachstumsverzögerung des Kindes, die **akute** durch eine plötzliche Minderperfusion, die zum Tod des Feten führen kann. Der Entstehungsmechanismus ist nicht vollständig geklärt. Es scheint ein Zusammenhang mit einer gestörten Trophoblasteninvasion oder Schwangerschaftserkrankungen wie Eklampsie (➢ Kap. 18.4), V.-cava-Kompressionssyndrom (➢ Kap. 18.6) oder Placenta praevia (➢ Kap. 18.9) zu bestehen.

Diagnostik

Die Mutter erscheint zunächst völlig gesund, während es dem Kind bereits äußerst schlecht gehen kann. Daher sind zunächst keine akut auftretenden Symptome feststellbar, weshalb das Patientenkollektiv i. d. R. über einen niedergelassenen Gynäkologen der Klinik zugeführt wird.

Die akute Plazentainsuffizienz ist ein absoluter Notfall, der präklinisch jedoch nicht diagnostizierbar ist, da eine verminderte kindliche Herzfrequenzvariabilität, CTG oder eine Reduktion der Kindsbewegungen hier nicht messbar sind. Sonografisch lassen sich eine verminderte Fruchtwassermenge (**Oligohydramnion**) sowie eine verringerte Plazentagröße und -dicke nachweisen.

Therapie

Die Therapie richtet sich nach der zugrunde liegenden Erkrankung. In einigen Fällen muss als Ultima Ratio eine zeitnahe Sectio caesarea in Betracht gezogen werden.

18.8 Vorzeitige Plazentalösung

Epidemiologie

Diese lebensbedrohliche Schwangerschaftskomplikation tritt nur in 0,5–1 % aller Schwangerschaften auf.

Pathologie und Pathophysiologie

Hier kommt es zu einer partiellen oder totalen Ablösung der Plazenta vor der Geburt. Ursachen können Traumata, vorzeitiger Blasensprung, (Prä-)Eklampsie oder Plazentainsuffizienz sein. Zudem liegt das Rezidivrisiko bei einer bereits stattgehabten vorzeitigen Plazentalösung bei 17 %. Weitere prädisponierende Faktoren sind: Nikotinabusus, Multiparität und ein Alter > 35 Jahre.

Es kommt zu Blutungen aus den uterinen Gefäßen mit Ausbildung eines retroplazentaren Hämatoms. Die Ablösung wird hierdurch begünstigt und forciert. Für den **Feten** bedeutet dies eine **Hypoxie,** für die **Mutter** eine **Hämorrhagie** – beide sind lebensgefährlich.

Diagnostik

Präklinik

Zu den Leitsymptomen einer vorzeitigen Plazentalösung zählen plötzliche **stärkste Schmerzen im Bereich des Uterus,** ein bretthharter, druckdolenter Uterus (bedingt durch eine Dauerkontraktion) sowie dunkelrote vaginale Blutungen. Erst bei großflächigerer Ablösung kommt es zu uterinen Blutungen bis hin zum hämorrhagischen Schock mit Latenzzeit.

Studentische Sicht

Therapie

MERKE

18.7 Plazentainsuffizienz

Epidemiologie

Pathologie und Pathophysiologie

Eine Plazentainsuffizienz ist durch einen **gestörten Sauerstoffaustausch zwischen mütterlichem und fetalem Blut** gekennzeichnet. Man unterscheidet **akute** von **chronischen** Formen, wobei in beiden Fällen der **Fetus vital gefährdet** ist.

Diagnostik

Bei der Mutter treten meist **keine klinischen Beschwerden** auf.
Sonografisch hingegen können sich ein Oligohydramnion und eine volumenschwache Plazenta finden.

Therapie

Regelmäßige Kontrollen des Kindes mittels Kardiotokografie (CTG) sind obligat. Die Therapie richtet sich nach der jeweiligen Ursache.

18.8 Vorzeitige Plazentalösung

Epidemiologie

Bei etwa 1 von 100 Schwangeren kommt es vor der Geburt zu einer vorzeitigen Ablösung der Plazenta.

Pathologie und Pathophysiologie

Bei der vorzeitigen Plazentalösung kann es zu **lebensbedrohlichen Blutungen der Mutter** und zur **Minderversorgung des Feten** kommen. Das Risiko steigt durch andere schwangerschaftsassoziierte Erkrankungen.

Diagnostik

Leitsymptom ist ein **plötzlich einsetzender, sehr starker Unterbauchschmerz** mit **Verhärtung des Uterus** („bretharter Uterus"). Zudem kann es zu **vaginalem Blutabgang** kommen.

Klinik

Neben der CTG-Überwachung zum Ausschluss einer fetalen Hypoxie sollten weitere diagnostische Möglichkeiten genutzt werden. Die klinische Untersuchung dient der Bestimmung von Fundusstand und Uterustonus, die Sonografie der Bestimmung der Funduslage und ggf. der Darstellung eines retroplazentaren Hämatoms. Zudem sind Hb-Kontrollen im Blutlabor notwendig.

Diagnostisch sollte eine **Sonografie** zur Darstellung von Plazenta und Uterus erfolgen und das Kindsbefinden mittels CTG überwacht werden.

Therapie

Präklinisch stehen eine Analgesie und die Kreislaufstabilisierung im Vordergrund. Die Patientin benötigt eine zügige intensivmedizinische Überwachung und evtl. auch als Ultima Ratio die Sectio caesarea. Wichtig ist ein schneller Transport in eine geeignete Zielklinik, währenddessen die Vitalparameter überwacht werden müssen.

Therapie

In der Akutsituation sollte vor allem die **Kreislauffunktion stabilisiert** werden. Anschließend erfolgt eine engmaschige Kontrolle und ggf. eine vorzeitige Entbindung durch Kaiserschnitt.

CAVE

Auf eine Tokolyse sollte wegen der β_2-sympathomimetisch induzierten Gefäßdilatation zur Vermeidung einer Blutungsverstärkung verzichtet werden.

18.9 Placenta praevia

Epidemiologie

Die Inzidenz beträgt 0,5 % aller Schwangerschaften.

Pathologie und Pathophysiologie

Die Position der Plazenta befindet sich bei der Placenta praevia im Bereich des Isthmus uteri. Man unterscheidet eine **Placenta praevia marginalis,** die bis an den Muttermund heranreicht, von einer **Placenta praevia totalis,** bei welcher der Muttermund vollständig überdeckt wird. Dies tritt meist durch eine vorausgegangene Schädigung des Endometriums nach stattgehabter Sectio, Multiparität, Kürettage, Endometritis oder Nikotinabusus auf. Durch uterine Kontraktionen schert die Plazenta von ihrer Insertionsstelle ab, und maternales Blut gelangt in den intravillösen Raum.

Pathologie und Pathophysiologie

Bei einer Placenta praevia wächst die Plazenta an einer Stelle im Uterus, an der sie den **Geburtskanal partiell** (P. p. marginalis) **oder komplett** (P. p. totalis) **versperrt.**

Diagnostik

Die Erkrankung ereignet sich meist erst im **3. Trimenon.** Es kommt zu einer schmerzlosen, hellroten Blutung. Je nach betroffener Blutungsfläche können Blutungen von geringem Ausmaß bis hin zum hämorrhagischen Schock entstehen. In der Klinik erfolgen neben der routinemäßigen Laborentnahme eine Sonografie sowie ein CTG.

Diagnostik

Da der Uterus sich im Laufe der Schwangerschaft ausdehnt und wächst, lässt sich die Lage der Plazenta erst im 3. Trimenon vollumfänglich beurteilen.
Klinisch können vaginale Blutungen auftreten.

MERKE

Die klinische Differenzialdiagnose von vorzeitiger Plazentalösung und Placenta praevia lässt sich durch die Schmerzsymptomatik eingrenzen: Die vorzeitige Plazentalösung manifestiert sich mit akuten abdominalen Schmerzen, während eine Placenta praevia typischerweise schmerzlos ist.

Therapie

Im Falle von kreislaufrelevanten Blutungen steht die Kreislaufstabilisierung im Vordergrund. Da die Placenta praevia i. d. R. schmerzlos verläuft, ist eine Analgesie meist nicht notwendig. Die Quantifizierung und Kompensation des Blutungsausmaßes müssen innerklinisch erfolgen, auch eine Tokolyse wird erst klinisch eingeleitet.

Therapie

Im Fokus steht die Sicherung der mütterlichen Vitalfunktionen.
Zudem kann eine Tokolyse erfolgen, um den intrauterinen Druck zu reduzieren und so Blutungen vorzubeugen.

18.10 Frühgeburtlichkeit

Frühgeburtlichkeit ist definiert als Geburt **vor Vollendung der 37. SSW.**

Unter einer Frühgeburt versteht man die Geburt eines Kindes **vor Abschluss der 37. Schwangerschaftswoche.**

Epidemiologie

Seit den 1980er-Jahren liegt die Inzidenz der Frühgeburtlichkeit in Deutschland bei etwa 6 %. Vereinzelt werden regionale Unterschiede beschrieben.

Epidemiologie

Etwa jede 20. Frau ist betroffen.

Pathologie und Pathophysiologie

Ursachen können Infektionen, Suchtmittelabusus, Schwangerschaftskomplikationen, arterielle Hypertonie, Diabetes mellitus oder eine Mehrlingsschwangerschaft sein.

Pathologie und Pathophysiologie

Die Ursachen sind vielfältig und umfassen neben Erkrankungen in der Schwangerschaft auch physiologische Bedingungen wie z. B. Mehrlingsschwangerschaften.

Diagnostik

Präklinisch kann sich eine drohende Frühgeburt durch menstruationsähnliche Krämpfe, Rückenschmerzen, eine Wehentätigkeit < 10 min sowie evtl. einen Blasensprung äußern. Die resultierenden Komplikationen betreffen das Frühgeborene: Atemnotsyndrom durch Surfactantmangel, Apnoephasen, persistierender Ductus arteriosus Botalli (PDA), bronchopulmonale Dysplasie (BPD), nekrotisierende Enterokolitis (NEC), periventrikuläre Hirnblutungen, periventrikuläre Leukomalazie und Retinopathia praematurorum.

Therapie

Bei präklinisch drohender Frühgeburtlichkeit besteht die Möglichkeit der Tokolyse mit β-Sympathomimetika, z. B. Fenoterol. Die adäquate Therapie kann nur von einem Perinatalzentrum geleistet werden, wo sich die Mutter bei drohender Frühgeburtlichkeit im optimalen Fall bereits befindet. Hier kann eine intrauterine Lungenreifung des Kindes mit Glukokortikoiden zur Bildung des Surfactant eingeleitet werden.

Soweit möglich sollte frühzeitig ein Transportinkubator nachgefordert werden, sobald mit einem Geburtseintritt vor Erreichen des Zentrums zu rechnen ist.

18.11 Geburt

Epidemiologie

Pro Jahr werden in Deutschland etwa 700.000 Kinder geboren. Bei 90–95 % aller Geburten findet eine regelhafte Geburt statt (37.–42. SSW, 2500–4000 g, vordere Hinterhauptslage). Die durchschnittliche Geburtsdauer beträgt bei Erstgebärenden etwa 10–12, bei Mehrfachgebärenden etwa 6–8 h.

Physiologie und Verlauf

In der Schwangerschaft unterscheidet man drei Phasen: die **Ruhephase** (bis zur 36.–38. SSW), die **Vorbereitungsphase** mit zunehmender Kontraktionsbereitschaft des Myometriums und die **Stimulationsphase,** in der regelmäßige Wehen auftreten.

Der Verlauf der eigentlichen Geburt wird in drei Perioden eingeteilt.

- In der **Eröffnungsperiode** kommt es zu regelmäßigen Wehen im Abstand von 10 min. Der Muttermund weitet sich von ca. 3 auf ca. 10 cm. Die Wehen werden stärker und länger (45–60 s), die Intervalle verkürzen sich auf bis zu 2 min. Es kommt zum Blasensprung.
- Die **Austreibungsperiode** beginnt, wenn der Muttermund vollständig geöffnet ist, was bei Erstgebärenden etwa 1 h dauert. Das Kind wird nun durch den Geburtskanal gebracht. Passiert der Kopf den Beckenboden, kommt es zu einem vegetativen Pressreiz bei der Mutter. Der Kindskopf liegt normalerweise in Hinterhauptslage (Gesicht zum Rücken der Mutter). Ist der Kopf sichtbar, drehen sich Kopf und Schultern um 90°, damit die Schultern den Geburtskanal besser passieren können. Sind die Schultern geboren, folgt der restliche Körper mit der nächsten Wehe.
- Die anschließende **Nachgeburtsperiode** endet mit dem Ausstoßen der Plazenta. Sie dauert 10–30 min. Blutverluste von bis zu 500 ml sind physiologisch.

Die „normale Geburt“ ist definiert als: Schwangerschaftsdauer zwischen 270 und 290 Tagen, Geburtsdauer zwischen 3 und 18 h, Blasensprung während der Eröffnungsphase, Blutverlust von < 500 ml und Vorliegen einer Einlingsschwangerschaft.

Kindliche Lage

Die Lage des Kindes im Mutterleib entscheidet über den Verlauf der Geburt zwischen Spontangeburt und Sectio caesarea. Drei Lagetypen werden beschrieben (➤ Abb. 18.2):

- **Schädellage** mit hinterer Hinterhauptslage, vorderer Hinterhauptslage, Vorderhauptslage, Stirnlage, Gesichtslage
- **Beckenendlage**
- **Querlage**

Studentische Sicht

Diagnostik

Eine **vorzeitige Wehentätigkeit** kann auf eine verfrühte Geburt hindeuten.
Je nach Entwicklungsstatus des Kindes ist das Risiko für perinatale Komplikationen erhöht.

Therapie

Verfrühte Wehen können **tokolytisch behandelt** werden (z. B. mit β_2-Agonisten wie Fenoterol).
Zur **Förderung der fetalen Lungenreifung** können bei drohender Frühgeburt Glukokortikoide appliziert werden.

18.11 Geburt

Epidemiologie

Der Großteil aller Geburten erfolgt komplikationslos in regelrechter Kindslage (sog. vordere Hinterhauptslage) und dauert etwa 6–12 h.

Physiologie und Verlauf

Phasen der Geburt:

1. **Eröffnungsperiode** (mehrere Stunden): regelmäßige Wehen und Wehenpausen mit zunehmender Öffnung des Muttermunds
2. **Austreibungsphase** (ca. 1 h): starke Wehentätigkeit mit Auspressen des Kindes durch den Geburtskanal
3. **Nachgeburtsphase** (ca. 30 min): Ausscheiden der Plazenta

Kindliche Lage

Bei der Lage des Kindes relativ zum Uterusausgang unterscheidet man **Schädel-**, **Beckenend-** und **Querlage.**

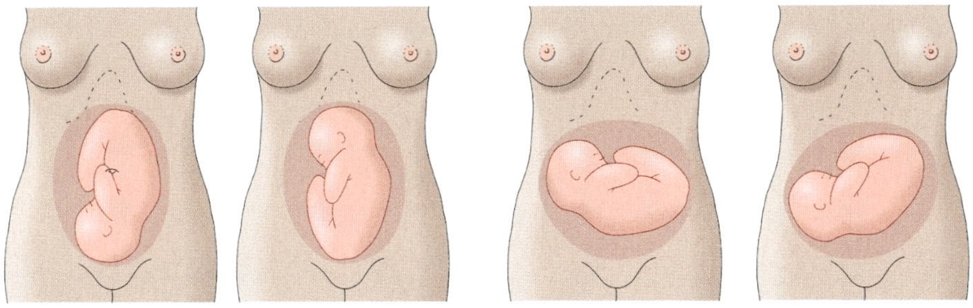

Abb. 18.2 Kindslagen [L190]

Notgeburt

Geburten, die außerhalb eines Kreißsaals stattfinden, werden aus medizinischer Sicht als Notgeburt bezeichnet. Die präklinische Therapie hängt entscheidend vom Geburtsstadium bei Eintreffen ab (➢ Tab. 18.1).

INTERPROFESSIONELLE KOMPETENZ

Präklinisch stehen Geburts-Sets mit folgendem Inhalt zur Verfügung: sterile Tücher, sterile Klemmen und Scheren, sterile Unterlagen, sterile Handschuhe, Wärmeschutzfolien und Laken.

Tab. 18.1 Vorgehen entsprechend der angetroffenen Geburtsperiode

Geburtsperiode	Therapie
Eröffnungsperiode	• Voranmeldung in geburtshilflicher Klinik • Tokolyse bei langem Transport oder Risikoschwangerschaft (β_2-Sympathomimetika) • Zügiger Transport
Austreibungsperiode	• Entbindung am Einsatzort bzw. im RTW • Ggf. Nachalarmierung eines Inkubators, Neugeborenen- oder Kindernotarztes
Nachgeburtsperiode	• Tonisierung des Uterus • Bei größeren Blutverlusten: 3 IE Oxytocin i. v. und 10 IE Oxytocin per infusionem

Die **Anleitung zum Atmen und Pressen** hat als verbale Unterstützung einen hohen Stellenwert. In der Austreibungsphase sollte der **Dammschutz** erfolgen. Hierbei wird mit einer Hand und einem Tuch Druck gegen den Damm ausgeübt, während die andere Hand den Kindskopf führt. Wenn die Dammregion maximal gespannt ist und die Geburt verzögert wird, muss eine **Episiotomie (Dammschnitt)** durchgeführt werden. Während einer Wehe wird mit einer sterilen Schere 2–4 cm vom untersten Punkt der Vaginalöffnung 30–45° nach lateral (nie in Richtung Anus!) geschnitten.

CAVE

Durch einen Dammschnitt kann es zu Verletzungen des Analsphinkters kommen.

Bei der **Schulterentwicklung** wird der Kopf in seiner physiologischen Rotation unterstützt und um 90° rotiert (➢ Abb. 18.3). Mit der nächsten Wehe wird der Kopf zur Entwicklung der oberen Schulter leicht nach unten gedrückt und im Anschluss die untere Schulter entwickelt. Nach der eigentlichen Geburt wird die Nabelschnur 15 cm distal des Kindes durch **Abnabelung** durchtrennt. Die Nachgeburt (Plazenta) kann bis zur Ankunft in der Klinik in utero belassen werden. Es darf niemals Zug auf die Plazenta ausgeübt werden. Die geborene Plazenta sollte ggf. mit in die Klinik genommen werden; dort erfolgt die Kontrolle auf Vollständigkeit.

MERKE

Hochschwangere werden stets mit um 180° gedrehter Trage ins Fahrzeug eingeladen, damit genug Platz für eine etwaige Geburt vorhanden ist!

Notgeburt

Als Notgeburt bezeichnet man eine Geburt **außerhalb eines Kreißsaals.**

TAB. 18.1

Neben der Unterstützung des Rhythmus aus Atmung und Pressen sollte während der Austreibungsphase ein **Dammschutz** erfolgen. Bei starker Spannung des Weichgewebes und drohender Ruptur kann auch ein gezielter **Dammschnitt** durchgeführt werden.

CAVE

Die Nabelschnur wird ca. 15 cm distal des Kindes abgeklemmt und durchtrennt.

MERKE

ABB. 18.3

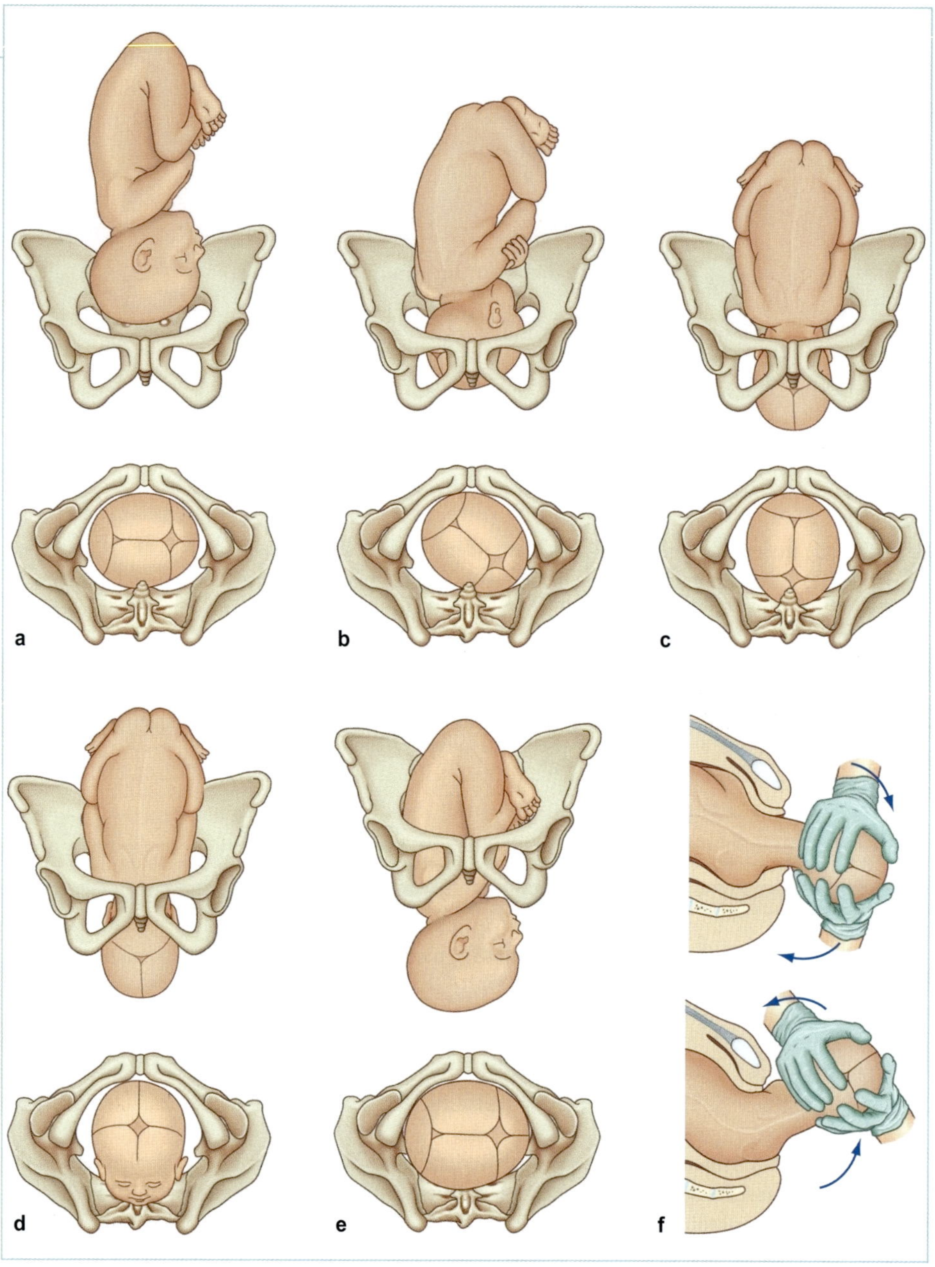

Abb. 18.3 Normaler Geburtsverlauf [L190/L234]

18.12 Nabelschnurvorfall

Epidemiologie

Pathologie und Pathophysiologie

Wenn während der Geburt die **Nabelschnur in den Geburtskanal prolabiert,** wird diese durch den Feten abgedrückt. Das kann zu einer lebensbedrohlichen **kindlichen Hypoxie** führen.

Diagnostik

Meist finden sich CTG-Veränderungen.

18.12 Nabelschnurvorfall

Epidemiologie

Die Häufigkeit des Nabelschnurvorfalls beträgt etwa 0,3 % aller Geburten in Deutschland.

Pathologie und Pathophysiologie

Nach erfolgtem Blasensprung gelangt die den Feten versorgende Nabelschnur zwischen Uterusausgang und Kind und reicht in die Vagina. Die abgeklemmte Nabelschnur kann dabei zu einer fetalen Hypoxie führen. Es handelt sich um einen seltenen (etwa 0,5 % aller Geburten), für das Kind jedoch lebensbedrohlichen Notfall.

Risikofaktoren für einen Nabelschnurvorfall sind Lageanomalien, Mehrlingsschwangerschaften und eine abnorme Beweglichkeit des Kindes (Polyhydramnion, Frühgeburt, hypotrophes Kind).

Diagnostik

Präklinisch ist der Nabelschnurvorfall nicht diagnostizierbar. In der klinischen Untersuchung wird die Diagnose mit vaginaler Palpation verifiziert, die in der Präklinik jedoch kontraindiziert ist. Die Patientinnen geben teilweise ein vaginales Fremdkörpergefühl an. Zudem ist die Nabelschnur vor der Vulva sichtbar. In der CTG kommt es zu variablen Dezelerationen und Bradykardien.

MERKE
Die vaginale Untersuchung ist in der Präklinik kontraindiziert!

Therapie

Präklinik

Besteht präklinisch der Verdacht, z. B. bei bekannter vorliegender Nabelschnur, kann durch **Beckenhochlagerung** eine Entlastung der Nabelschnur begünstigt werden. Zudem kann eine sofortige Tokolyse mit β_2-Mimetika (z. B. Fenoterol) eingeleitet werden. Durch ein Hochschieben des vorangehenden Kindsteils kann es zu einer Druckentlastung kommen.

Klinik

Die einzig kausale Therapie ist die sofortige Sectio zur Vermeidung einer Hypoxie.

18.13 Lageanomalien

Eine abnorme Beweglichkeit des Feten kann zu Lageanomalien führen.

Epidemiologie

Man unterscheidet die **Beckenendlage** (Steißlage), die bei etwa 5 % aller Geburten vorkommt, von der **Quer- und Schräglage,** die bei etwa 1 % aller Geburten vorliegt.

Pathologie und Pathophysiologie

Häufig liegen ein schlaffer Uterus, ein Polyhydramnion oder eine Frühgeburtlichkeit zugrunde.

Diagnostik

Die Lageanomalie wird notfallmedizinisch in der Situation einer drohenden Geburt relevant. Durch Palpation des Beckens und des Abdomens (**Leopold-Handgriffe**) kann die Lage des Kindes bestimmt werden. Dies bedarf jedoch ausreichender Erfahrung und ist daher präklinisch unüblich. Der fetale Lagetyp ist i. d. R. im Mutterpass dokumentiert.

Therapie

Sind im Mutterpass Lageanomalien dokumentiert, sollte eine Geburt außerhalb der Klinik unbedingt vermieden werden. Für den Transport sollte eine Beckenhochlagerung, ggf. eine i. v. Tokolyse (z. B. mit einem β_2-Sympathomimetikum) erfolgen. Eine **äußere Wendung** des Kindes ist theoretisch möglich, sollte jedoch nur von einer erfahrenen Hebamme oder einem Geburtshelfer durchgeführt werden.

MERKE
Kinder in Quer- und Schräglagen sind nicht durch eine Spontangeburt zu gebären. Therapie der Wahl ist in diesen Fällen die Sectio caesarea.

18.14 Schulterdystokie

Epidemiologie

Die Schulterdystokie zählt mit einer mittleren Inzidenz von 0,7 % (0,1–2,3 %) zu den seltenen, aber besonders gefährlichen Geburtskomplikationen.

Pathologie und Pathophysiologie

Bei der Schulterdystokie kommt es zu einer **inkorrekten Einstellung der kindlichen Schulter** in das mütterliche Becken, was den Geburtsverlauf verzögert. Die Schultern kommen dabei im 90°-Winkel zum größten Durchmesser im Beckeneingang (hoher Schultergeradstand) oder Beckenausgang (tiefer Schulterquerstand) zum Erliegen. Häufig passiert dies bei makrosomen Kindern. Das Risiko einer Schulterdystokie steigt bei Kindern mit einem Geburtsgewicht > 4500 g um das 80-Fache.

MERKE

Therapie

Frühzeitig sollten eine Beckenhochlagerung und Tokolyse erfolgen.

Bei Ankunft in der Klinik sollte sofort die Entbindung durch Kaiserschnitt erfolgen.

18.13 Lageanomalien

Epidemiologie
Veränderungen der Kindslage sind relativ häufig, insbesondere die Beckenendlage.

Pathologie und Pathophysiologie

Diagnostik
Die Kindslage kann durch bestimmte Palpationsmanöver (sog. **Leopold-Handgriffe**) untersucht werden. Zudem lohnt sich ein Blick auf die vorher vermerkten Befunde der mütterlichen Routineuntersuchungen.

Therapie
Bei Lageanomalie sollte eine Geburt unter sicherer medizinischer Betreuung erfolgen.
Im Vorfeld der Geburt kann auch eine **manuelle Wendung des Kindes** von außen erfolgen.

MERKE

18.14 Schulterdystokie

Epidemiologie

Pathologie und Pathophysiologie
Die Schulterdystokie bezeichnet eine **Verkantung der kindlichen Schultern im Geburtskanal** mit Unterbrechung des Geburtsvorgangs.
Das Risiko ist insbesondere bei großen Kindern erhöht.

Studentische Sicht

LERNTIPP

Risikofaktoren, die eine kindliche Makrosomie assoziieren, können mit dem Akronym DOPE verinnerlicht werden:
D (diabetes) = Diabetes der Mutter
O (obesity) = Adipositas der Mutter
P (postterm) = Übertragung
E (excessive fetal weight) = erhöhtes Geburtsgewicht

Diagnostik

Charakteristisch ist der sich nach Entwicklung des Kopfes einstellende **Geburtsstillstand.** Der geborene Kindskopf weicht in den Vulva-/Dammbereich zurück (**Turtle Sign**).

Studentische Sicht – Diagnostik: Klinisch findet sich der Kindskopf meist bereits am Ausgang der Vulva ohne weiteres Vorgleiten (sog. **Turtle Sign**).

Therapie

Je nach Art der Schulterdystokie kommen verschiedene Behandlungsstrategien zur Anwendung: **Episiotomie** (= operative Erweiterung des Geburtskanals durch Inzision des Dammes), Manöver zur Optimierung der mütterlichen und kindlichen Position (**Roberts-Manöver**) bis hin zur Intubationsnarkose unter **Relaxierung.** Alle diese Manöver sind mit einer hohen Komplikationsrate, von Frakturen über Plexuslähmungen bis hin zu letalen Verläufen durch Thorax- und Schädelkompression, behaftet.

Studentische Sicht – Therapie: Die Verkantung kann oft durch spezielle Handgriffe gelöst werden.

CAVE

Die Therapie der Schulterdystokie gehört in die Hände von Experten, da sie gravierende Komplikationen mit sich bringen kann!

18.15 Dammriss

Pathologie und Pathophysiologie

Als Dammriss wird eine während der Geburt auftretende mütterliche **Weichteilverletzung der Scheidenhaut** bezeichnet. Ursachen sind ein Missverhältnis zwischen der Kopfgröße des Kindes und der Größe des Scheidenausgangs, ein insuffizienter Dammschutz oder eine operative vaginale Entbindung. Man klassifiziert **vier Schweregrade,** wobei bis zum Grad 2 der M. sphincter ani externus intakt bleibt; bei Grad 4 ist dieser zusammen mit der Rektumvorderwand verletzt.

Studentische Sicht – Pathologie und Pathophysiologie: Durch die **hohe Spannung des perinealen Weichgewebes** unter einer Geburt kann es zu Rupturen **unterschiedlicher Tiefe** kommen, anhand derer man vier Schweregrade unterscheidet.

Diagnostik

Der Dammriss ist eine Blickdiagnose. Schmerzen und Blutung sind die Hauptsymptome, wobei die Schmerzen während der Geburt häufig vom Geburtsschmerz kupiert werden.

Therapie

Während der Austreibungsphase sollte ein Dammschutz erfolgen. Des Weiteren kann eine Episiotomie (operative Erweiterung des Geburtskanals) durchgeführt werden; die Indikation hierfür wird jedoch immer restriktiver gestellt. Dammrisse müssen stets chirurgisch versorgt werden. Die präklinische Therapie beschränkt sich auf die sterile Wundabdeckung.

Studentische Sicht – Therapie: Präventiv sollte ein **Dammschutz** durch Auflegen der Hand erfolgen. Kommt es dennoch zu einem Einriss oder wurde der Damm gezielt eingeschnitten, um die Gewebsspannung zu reduzieren (sog. **Episiotomie**), muss dieser im Anschluss chirurgisch versorgt werden.

18.16 Uterusruptur

Epidemiologie

Die Inzidenz der Uterusruptur liegt bei 1/1500 Schwangerschaften.

Pathologie und Pathophysiologie

Bei einer Uterusruptur liegt ein Missverhältnis zwischen Belastbarkeit der Uteruswand und auftretender Belastung vor, wodurch es zu einem kompletten oder inkompletten Zerreißen der Uteruswand kommt. Man unterscheidet verschiedene Ursachen:

- Uterusnarbe (z. B. nach abdominalen oder gynäkologischen Eingriffen)
- Überdehnung des Uterus (z. B. bei Lageanomalien, Geburtshindernis)
- Spontanruptur (häufig liegt hier eine Endometriose zugrunde)
- Geburtshilfliche Eingriffe (z. B. äußere Wendungen) oder Abdominaltraumata
- Überdosierung von Tokolytika

Studentische Sicht – Pathologie und Pathophysiologie: In seltenen Fällen kann es **unter dem hohen Druck der Geburtswehen** zu einer **Ruptur der Uteruswand** kommen.
Ursachen sind oft vorangegangene Operationen mit Narben des Uterus und iatrogene Eingriffe mit mechanischem Druck auf den Uterus.

Diagnostik

Je nach Ausmaß können kindliche Teile unmittelbar unter der Bauchdecke palpiert werden. Leitsymptome unmittelbar vor der Ruptur sind eine **verstärkte Wehentätigkeit** bin hin zum **Wehensturm** sowie eine deutliche Schmerzsymptomatik. Nach erfolgter Ruptur bricht die Wehentätigkeit ab. Die Patientinnen erleiden je nach Blutungsausmaß im Verlauf einen hämorrhagischen Schock. Ein transvaginaler Blutabgang ist möglich.

Diagnostik (Studentische Sicht)

Es finden sich i. d. R. sehr **starke Wehen, die nach der Ruptur plötzlich sistieren.**

Therapie

Es soll eine Tokolyse eingeleitet werden und eine adäquate Kreislaufstabilisierung erfolgen. Eine umgehende Sectio ist unumgänglich.

Therapie (Studentische Sicht)

Die Notfallmaßnahmen umfassen Kreislaufstabilisierung, Tokolyse und schnellstmögliche Entbindung durch Kaiserschnitt.

18.17 Uterusatonie

Epidemiologie

Die Uterusatonie ist für bis zu 80 % aller verstärkten peripartalen Blutungen verantwortlich und wird bei 2–8 % aller Geburten beobachtet.

Pathologie und Pathophysiologie

Bei der Uterusatonie kommt es durch protrahierten Geburtsverlauf, Myome, Polyhydramnion oder Mehrlingsschwangerschaften zu **verminderten Kontraktionen der Uterusmuskulatur** nach Plazentaausstoßung. Durch die Minderkontraktion besteht eine große Wundfläche, woraus relevante Nachblutungen resultieren können.

Pathologie und Pathophysiologie (Studentische Sicht)

Bei einer Uterusatonie ist die **postpartale Kontraktion der Gebärmutter gestört,** was zu verstärkten Nachblutungen führen kann.

Diagnostik

Charakteristisch ist ein postpartaler Blutverlust von > 500 ml. Aufgrund der starken Vaskularisierung des graviden Uterus kann es innerhalb kurzer Zeit zu einem hohen Blutverlust mit hämorrhagischem Schock kommen. Die Diagnose wird klinisch gestellt.

Diagnostik (Studentische Sicht)

Klinisch ist auf **Zeichen eines Blutverlustes** mit hypovolämischem Schock zu achten.

> **CAVE**
> Im Cavum uteri könne sich zwischen 500–1000 ml Blut ansammeln. Dadurch bedingt kann es zu einer Diskrepanz zwischen sichtbarem Blutverlust und den Anzeichen eines Volumenmangelschocks kommen.

Therapie

Präklinisch sollte neben einer Volumensubstitution eine manuelle Kompression mittels **Credé-Handgriff** erfolgen: Der Uterus wird von außen von kranial mit der Hand so gehalten, dass vier Finger auf seiner Hinterseite liegen, während der Daumen auf seiner Vorderseite ruht. Dabei wird ein Druck auf das Gewebe ausgeübt und der Uterus somit komprimiert (➤ Abb. 18.4). Ultima Ratio ist eine bimanuelle Kompression, bei der die zweite Hand als Faust von vaginal aus als Widerlager dient. Darüber hinaus wird die Vulva mit sterilem, saugfähigem Verbandmaterial abgedeckt. Wichtig ist die schnellstmögliche Einweisung in eine geeignete Zielklinik. **Medikamente zur Uteruskontraktion** (z. B. Oxytocin, Sulproston, Methylergometrin) werden erst in der Klinik verabreicht. Als Ultima Ratio kann in der Klinik eine **Hysterektomie** erwogen werden.

Therapie (Studentische Sicht)

Es sollten eine **Volumensubstitution,** mechanische Kompression des Uterus (sog. **Credé-Handgriff**) und medikamentöse Kontraktion des Uterus (z. B. **Oxytocin**) erfolgen.
Ultima Ratio ist eine Hysterektomie.

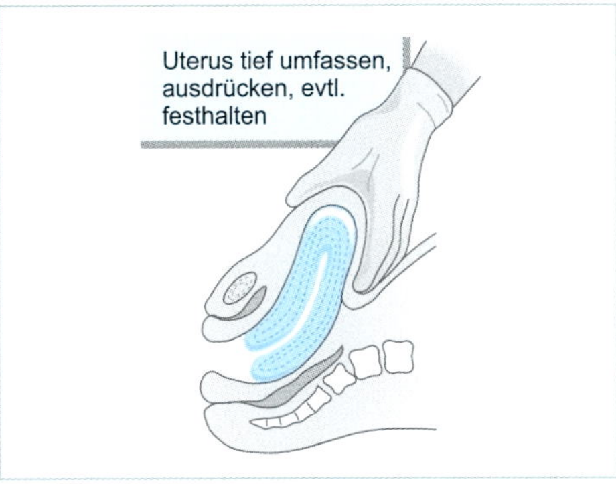

Abb. 18.4 Abdominale Uteruskompression durch den Handgriff nach Credé [A300–157]

MERKE

MERKE

- **Medikamente zur Uteruskontraktion:** Oxytocin, Sulproston, Methylergometrin
- **Medikamente zur Uterusrelaxation:** β_2-Sympathomimetika, Inhalationsnarkotika (> 1 MAC) und intravenöse Anästhetika

IMPP-Schwerpunkte
HELLP-Syndrom
Eklampsie

ÜBUNGSFRAGEN FÜRS MÜNDLICHE MIT LÖSUNGSHILFEN

1. Wie unterscheiden Sie anhand der klinischen Symptome eine vorzeitige Plazentalösung von einer Placenta praevia?

Symptom/Diagnostik	Vorzeitige Plazentalösung	Placenta praevia
Blutung	dunkelrote vaginale Blutung	hellrote Blutung
Schmerzen	starke Schmerzen	kaum/keine Schmerzen
Dynamik	akut	zunehmend
Uterus	Tonuserhöhung, brettharter Uterus	Normalbefund
Wehen	Dauertonus	keine Wehentätigkeit
Blutverlust/Kreislauf	Diskrepanz	passend
Schocksymptomatik	häufig	selten

2. Wie stellen Sie klinisch die Diagnose eines HELLP-Syndroms, und was sind die Konsequenzen?

Das HELLP-Syndrom setzt sich aus der Kombination der folgenden Pathologien zusammen: **H** = hemolysis (Hämolyse), **EL** = elevated liver enzymes (Erhöhung der Leberenzyme) und **LP** = low platelet count (Thrombozytopenie). Die einzig kausale Therapie ist die Beendigung der Gravidität durch eine Sectio caesarea. Die Patientin muss daher umgehend einer geeigneten Zielklinik zugeführt werden.

3. Sie werden zu einer 37-jährigen Schwangeren auf Bewusstlosigkeit alarmiert. Bei Eintreffen ist die Patientin bereits wieder bei Bewusstsein und liegt rücklings auf dem Sofa. Der aufgelöste Ehemann berichtet über bereits stattgehabte ähnliche Ereignisse während der Schwangerschaft, die sich in der letzten Zeit jedoch gehäuft hätten. Welche Verdachtsdiagnose haben Sie? Welchen Therapieansatz verfolgen Sie?

Die Symptomatik mit Zunahme der Frequenz spricht für ein Vena-cava-Kompressionssyndrom, das klassischerweise im 3. Trimenon auftritt. Therapie der Wahl ist die Linksseitenlage.

4. Sie werden zu einer beginnenden Geburt gerufen. Die werdende Mutter befindet sich in der 38. SSW, die Wehenabstände betragen etwa 7–8 min. Der Blasensprung ist noch nicht erfolgt. Bisher gab es keine Schwangerschaftskomplikationen, das Kind befindet sich in Querlage. Welche Geburtsphase liegt vor? Für welche Therapie entscheiden Sie sich?

Die Geburt befindet sich in der Eröffnungsphase. Aufgrund der Querlage ist eine spontane Geburt unmöglich, die Patientin muss also einer Sectio zugeführt werden. Bei Wehenabständen von 8 min ist in Abhängigkeit von der benötigten Zeit zur nächsten Zielklinik eine Tokolyse indiziert. Eine Voranmeldung in der Klinik ist zwingend.

KAPITEL

19 Pädiatrische Notfälle

Julia Schneller und Tobias Helfen

Der Weg von Kindern in das Leben ist nicht immer komplikationslos. Es kann vorkommen, dass während der Geburt Notfallsituationen eintreten, in denen schnell die richtigen Entscheidungen getroffen werden müssen, um größere Schäden zu verhindern. Doch auch noch nach der Geburt können aufgrund der physiologischen Besonderheiten von Kindern vielfältige akute Probleme auftreten, die ein schnelles medizinisches Handeln erfordern. In diesem Kapitel erwarten dich alle wichtigen Informationen, um den betroffenen Kindern in diesen Situationen helfen zu können, wobei hierfür das Wissen verschiedenster medizinischer Fächer verknüpft wird. Durch dieses Ineinandergreifen von Physiologie, Geburtshilfe und Neonatologie bis hin zu Pädiatrie und Infektiologie erhältst du neue Perspektiven auf viele wichtige und gern geprüfte Themengebiete.

19.1 Erstversorgung des Neugeborenen

In Deutschland werden ca. 98 % aller Kinder in einer Klinik zur Welt gebracht. Selbst bei sog. Low-Risk-Schwangerschaften kommt es in 1–10 % d. F. während der Geburt zu Situationen, die ein medizinisches Eingreifen erforderlich machen. Die Deutsche Gesellschaft für Gynäkologie und Geburtshilfe (DGGG) lehnt daher die außerklinische Geburtshilfe ab. Der eigentliche Geburtsvorgang wird in ➤ Kap. 18.11 abgehandelt.

19.1 Erstversorgung des Neugeborenen

Auch nach unkomplizierter Schwangerschaft kann unter der Geburt rasch eine Notfallsituation eintreten.

Epidemiologie

Im Jahr 2019 kamen in Deutschland 778.090 Kinder zur Welt. Die Mehrzahl der Geburten verläuft normal und ohne Schwierigkeiten. Kann das Kind nicht auf natürliche Weise geboren werden, muss ein Kaiserschnitt durchgeführt werden. Dies betrifft rund 30 % aller Geburten.

Epidemiologie

Etwa **ein Drittel aller Geburten** erfolgt durch **Kaiserschnitt.**

Pathologie und Pathophysiologie

Von der Geburt bis zum Erreichen des Erwachsenenalters verändern sich die menschlichen Proportionen mehrmals. Daraus ergeben sich für Kinder Besonderheiten bzgl. Wärmehaushalt, Zirkulation sowie Wasser- und Elektrolythaushalt.

Pathologie und Pathophysiologie

Hypothermie Kinder haben bezogen auf das Körpergewicht eine dreimal größere Körperoberfläche. Dies erhöht die Gefahr eines raschen, kritischen Wärmeverlustes. Grundsätzlich ist daher ein Wärmeerhalt durch z. B. Heizstrahler oder warme Tücher elementar, um ein Auskühlen des Körpers zu verhindern. Zum Wärmeerhalt sollte möglichst eine Umgebungstemperatur von 25–31 °C geschaffen werden.

Aufgrund der **großen Körperoberfläche relativ zum Gewicht** unterkühlen Säuglinge rasch.

MERKE

Hypothermie ist eine der größten Gefahren für das Neugeborene mit folgender Kaskade:
Hypothermie → Hypoglykämie → Hypoxämie → metabolische Azidose → Tod

MERKE

Hypoxie Im Vergleich zu Erwachsenen haben Kinder grundsätzlich eine geringere O_2-Reserve. Gleichzeitig kommt noch ein erhöhter O_2-Verbrauch hinzu, weshalb es rasch zu einer Hypoxie kommen kann.

Studentische Sicht

MERKE

MERKE

Folgende anatomische Besonderheiten beim Säugling und Kleinkind sind relevant:
- Der Sauerstoffverbrauch ist mit 6–7 ml/kg KG etwa doppelt so hoch wie beim Erwachsenen.
- Die funktionelle Residualkapazität ist reduziert.

CAVE

CAVE

Bei Neugeborenen und Säuglingen kann der initiale Atemantrieb reduziert sein; es kommt zu einer primären Apnoe (blaues Hautkolorit). Durch unzureichende Stimulation kann es zu einer sekundären Apnoe mit folgendem Blutdruckabfall kommen (weißes Hautkolorit), einhergehend mit einer Bradykardie, bis hin zu einem Herz-Kreislauf-Stillstand.

Die Herzarbeit wird beim Kleinkind insbesondere durch Veränderung der Herzfrequenz reguliert.

Zirkulation Das Herzzeitvolumen (HZV) ist bei kleinen Kindern relativ konstant und kann nur über eine Erhöhung der Herzfrequenz gesteigert werden. Eine Bradykardie hat daher eine unmittelbare Auswirkung auf das HZV. Unter einer Bradykardie beim Neugeborenen versteht man bereits eine Herzfrequenz von < 100 Schlägen/min.

MERKE

MERKE

Die Einschätzung der Kreislaufsituation des Kleinkindes erfolgt über die Beurteilung der Kapillarfüllungszeit (normal < 3 s). Zudem kann bei gut tastbarem Femoralis- oder Brachialispuls von einer suffizienten Zirkulation ausgegangen werden.

Wegen eines erhöhten Flüssigkeitsumsatzes und einer erniedrigten Nierenperfusion neigen Kinder zu einer Hypovolämie.

Hypovolämie Der Flüssigkeitsumsatz von Kleinkindern ist deutlich höher als bei Erwachsenen, da dieser eng mit dem Grundumsatz korreliert. Zudem sind der renale Blutfluss und die glomeruläre Filtrationsrate (GFR) bei Neugeborenen und Säuglingen deutlich reduziert. Daher kann es im Rahmen eines inadäquaten Flüssigkeitsverlustes wegen der eingeschränkten Kompensationsfähigkeit rasch zu Kreislaufproblemen kommen.

Diagnostik

Durch eine standardisierte klinische Untersuchung (z. B. mittels **APGAR-Schema**) lässt sich der Allgemeinzustand eines Säuglings rasch abschätzen.

Diagnostik

Sauerstoffsättigung, Puls und Blutdruckwerte sowie Temperatur des Kindes sind 1, 5 und 10 min nach der Geburt zu erheben: **APGAR-Wert** (➤ Tab. 19.1). Die maximal erreichbare Punktzahl beträgt 10. Ein Neugeborenes, das 1 min nach der Geburt einen APGAR-Score von 7 erreicht, wird als adaptiert betrachtet. Warnzeichen einer Hypoxie sind ein APGAR-Score < 4 nach 1 min und < 6 nach 5 min.

LERNTIPP

APGAR: A = Atmung, P = Puls, G = Grimassieren, A = Aktivität, R = Respiration
Der APGAR-Score wurde 1952 von der US-amerikanischen Anästhesistin Virginia Apgar vorgestellt und später nach ihr benannt. Er wird 1, 5 sowie 10 min nach der Geburt erhoben und stellt ein Punkteschema zur standardisierten Beurteilung des klinischen Zustands von Neugeborenen dar.

TAB. 19.1

Tab. 19.1 APGAR-Score

Punkte	A (Aussehen)	P (Puls)	G (Grimassieren)	A (Aktivität)	R (Respiration)
0	blau/blass	keiner	keine Reaktion	schlaff	keine
1	Körper rosig, Extremitäten blau	< 100/min	schwaches Grimassieren	träge, Flexionsbewegungen	schnappend, unregelmäßig
2	rosig	> 100/min	lebhafte Reaktion, Schreien	gute Eigenaktivität	regelmäßig, ca. 40/min

Therapie

Adäquate **Vorsorgemaßnahmen** (z. B. Vorwärmen des Untersuchungsraums und Hygienemaßnahmen) verbessern die Geburtsbedingungen für das Kind maßgeblich.

Therapie

- Vorheizen des Gebärzimmers (mindestens 25 °C), ggf. Wärmelampe anschalten
- Mutterpass überprüfen und abwägen, ob Unterstützung von einer erfahrenen Person zur Betreuung des Kindes notwendig werden könnte (z. B. bei Lageanomalien)
- Material überprüfen. Sind vorgewärmte Tücher verfügbar?
- Hände waschen, Handschuhe
- Stoppuhr/APGAR-Uhr nach vollständiger Entwicklung des Kindes starten

Das Kind wird mit vorgewärmten Tüchern abgetrocknet. Ein Absaugen ist nicht bei jedem Kind erforderlich. Wenn gesunde Termingeborene innerhalb der ersten 60 s nach der Geburt atmen, der Muskeltonus gut entwickelt und das Fruchtwasser klar ist, kann auf das Absaugen von Mund und Rachen verzichtet werden. Unnötiges Absaugen ist für das Kind unangenehm, kann zu Schleimhautläsionen führen und gelegentlich reflektorisch Bradykardien und Apnoen verursachen.

LERNTIPP

Folgende Punkte sollten beim Abnabeln beachtet werden: Die Abnabelung erfolgt etwa 15 cm distal des Kindes. Spontan geborene und reife Neugeborene sollten frühestens nach 1 min abgenabelt werden. Liegt eine Reanimationssituation beim Kind vor, ist die Abnabelung unverzüglich durchzuführen. Zur Vermeidung einer neonato-plazentaren Transfusion sollte das Neugeborene vor der Abnabelung nicht über das Plazentaniveau gehalten werden.

Vorgehen bei gestörter Adaptation

Zu den Maßnahmen, die bei einer normalen Adaptation durchgeführt werden, kommen je nach Zustand des Kindes weitere hinzu (> Abb. 19.1). Eine korrekte Lagerung auf dem Rücken mit dem Kopf in leichter Reklination ist wichtig, um die Durchgängigkeit der Atemwege zu optimieren. Eine Hyperextension oder eine Flexion des Kopfes sollte vermieden werden, da dadurch die Atemwege eingeengt werden (Kehlkopfhochstand).

Zur **Weitung der Atemwege** sollte der Kopf **leicht rekliniert** werden. Starke Überstreckung oder Beugung ist zu vermeiden.

Absaugung Es sollte ein Katheter (10 Ch) ohne Seitenlöcher (bei kleinen Frühgeborenen Ch 8) sowie Mundsaugkolben oder mechanische Vorrichtungen mit Falle verwendet werden, um den Mund und, falls notwendig, beide Nasenöffnungen abzusaugen. Ein Absaugmanöver sollte nicht länger als 5 s dauern und dabei ein Sog von 0,2–0,25 bar eingehalten werden. Der Magen wird nur bei adäquater Oxygenierung und stabilisierter Atmung und unter folgenden Bedingungen abgesaugt: bei Polyhydramnion, Atemnotsyndrom oder schaumigem Speichel.

Das Absaugen von Atemwegen und Magen sollte kurz gehalten werden und ist, wenn möglich, zu vermeiden.

CAVE

Wiederholtes, langes Absaugen erschwert das Einsetzen einer Spontanatmung des Kindes. Die Berührung der **Rachenhinterwand** kann einen **vagalen Reflex** mit reflektorischer **Bradykardie** auslösen. Das Absaugen von **mehr als 20 ml Magenflüssigkeit** ist verdächtig für eine obere **gastrointestinale Obstruktion.** Bei stark **mekoniumhaltigem Fruchtwasser** und deprimierter Atmung sollte vor der ersten Maskenbeatmung das Mekonium abgesaugt werden, um eine Verlagerung des Mekoniums in die peripheren Atemwege zu verhindern.

CAVE

Maskenbeatmung Bei **Schnappatmung** oder **fehlender Atmung** werden nach Öffnen der Atemwege fünf Beatmungen abgegeben. Ein Sauerstofffluss von 4–5 l/min sollte eingestellt werden. Indikationen zur Beatmung sind: Schnappatmung, fehlende Atmung, zentrale Zyanose. Der Beatmungsdruck liegt bei 20–40(–60) cmH_2O, die Frequenz zwischen 40 und 60/min.

Bei gestörtem Atemantrieb oder Zyanose sollte eine Maskenbeatmung oder Intubation des Kindes erfolgen.

Intubation Wenn die **Herzfrequenz** nach einigen Beutelbeatmungen (20–30 s) < **60/min** bleibt oder **keine Spontanatmung** oder Besserung des Hautkolorits nach Maskenbeatmung einsetzt, wird das Kind **endotracheal intubiert.** Die Intubationsindikation ist abhängig von der klinischen Situation (z. B. Zwerchfellhernie), Ausmaß der Atemdepression, Gestationsalter, Effizienz der Maskenbeatmung und – nicht zuletzt – der Intubationserfahrung. Eine Intubation sollte nur durch eine geübte Person ausgeführt werden. Die orale Intubation ist einfacher und rascher; deswegen ist sie zur Behebung einer akuten Hypoxämie und/oder Bradykardie vorzuziehen.

MERKE

Indikation zur Intubation: persistierende Bradykardie und Ausbleiben der Spontanatmung.

MERKE

Venöser Zugang Bei intubierten oder kardiopulmonal instabilen Neugeborenen muss ein venöser oder alternativ ein intraossärer Zugang gelegt werden. Eine weitere Möglichkeit ist die Nabelschnurkatheterisierung.

Alternativ zu einem Venenzugang kann auch ein intraossärer oder ein Nabelschnurzugang angelegt werden.

MERKE

Die Basisinfusionsrate in der Akutsituation beträgt 10 ml/kg KG/h. Nach Stabilisierung des Kreislaufs wird die Infusion mit einer 10-prozentigen Glukoselösung mit 3–4 ml/kg KG/h fortgesetzt.

MERKE

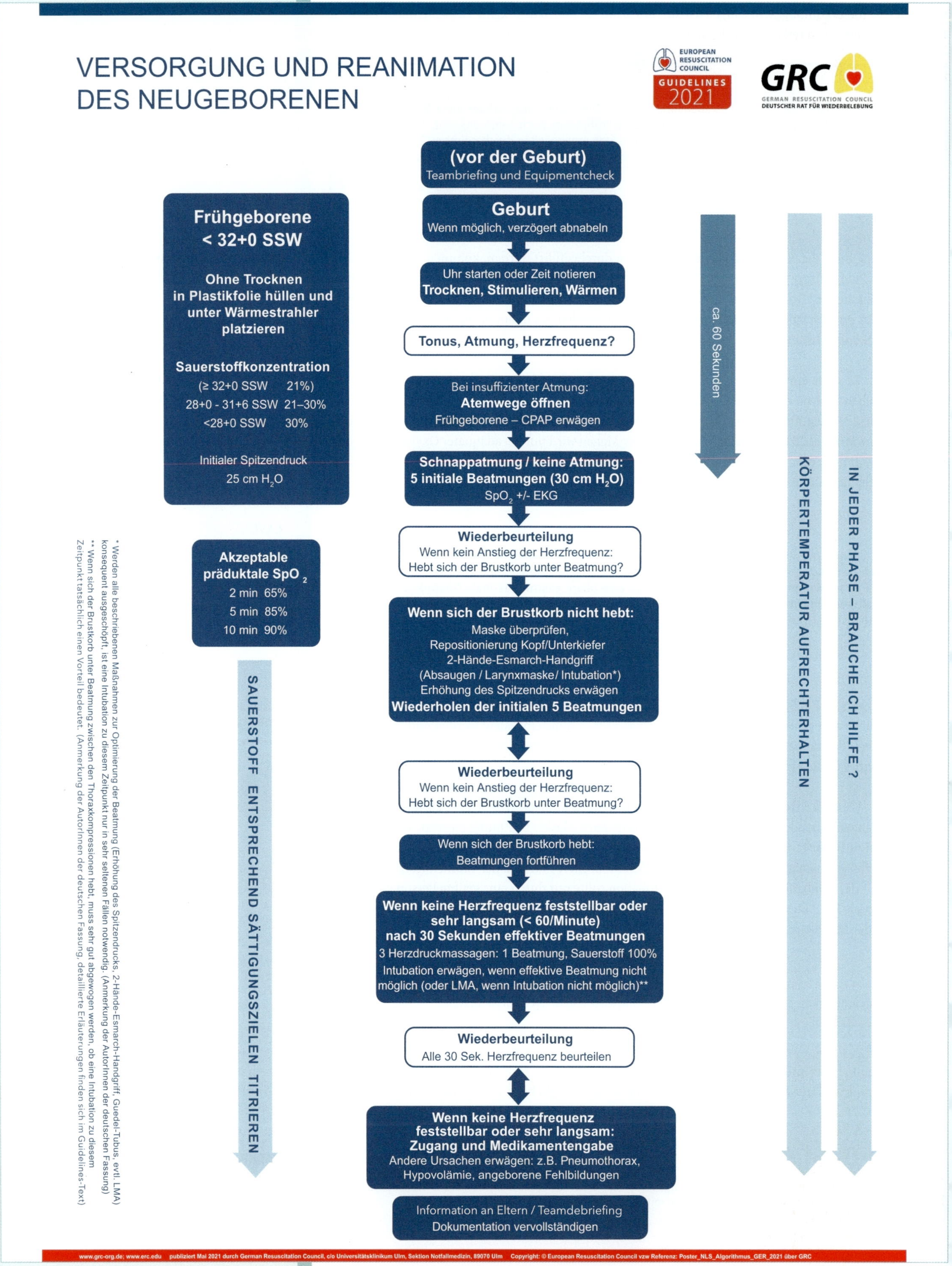

Abb. 19.1 Algorithmus zum Vorgehen bei gestörter Adaptation [F781-040]

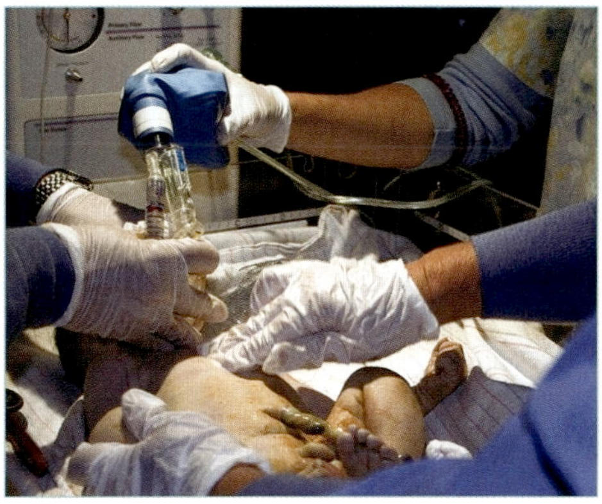

Abb. 19.2 Versorgung eines Kindes mit Anpassungsstörung [G045-002]

Kardiopulmonale Reanimation Indikation und Durchführung der kardiopulmonalen Reanimation werden in ➢ Kap. 13.1 thematisiert. Nach aktuellen Empfehlungen ist zunächst eine **Ventilation mit Raumluft** durchzuführen (➢ Abb. 19.2).

MERKE

Eine Beatmung von reifen Neugeborenen sollte immer mit einer Sauerstoffkonzentration von 21 % begonnen werden. Kommt es trotz effektiver Beatmung nicht zu einem Anstieg der Herzfrequenz oder zu einer zufriedenstellenden Sauerstoffsättigung, kann eine Erhöhung der Sauerstoffkonzentration erwogen werden.

MERKE

19.2 Subglottische Laryngitis (Krupp-Syndrom)

Epidemiologie

Respiratorische Notfälle können bei Kindern rasch zu schwerwiegenden Komplikationen führen, da ihre pulmonalen Reserven, vor allem im Säuglings- und Kleinkindesalter, gering sind. Der frühzeitigen Erkennung und adäquaten Behandlung respiratorischer Notfälle kommt deshalb eine entscheidende Bedeutung zu.

19.2 Subglottische Laryngitis (Krupp-Syndrom)

Epidemiologie

Kinder besitzen nur eine **geringe Lungenreserve,** sodass schneller hypoxische Komplikationen auftreten können.

MERKE

Folgende anatomische Besonderheiten beim Säugling und Kleinkind sind relevant: großer Kopf, kurzer Hals, große Zunge, höherstehender Kehlkopf, lange Epiglottis, hyperplastische Tonsillen, relativ kurze Trachea, engste Stelle des Kehlkopfs: Ringknorpel (subglottisch).

MERKE

Vom Krupp-Syndrom sind i. d. R. Kinder zwischen dem 3. Lebensmonat und dem 5. Lebensjahr (Lj.) betroffen. Der Altersgipfel liegt zwischen dem 1. und 3. Lj.

Insbesondere Säuglinge und Kleinkinder sind vom Krupp-Syndrom betroffen.

Pathologie und Pathophysiologie

Das Krupp-Syndrom (Syn. **Pseudokrupp, Laryngitis subglottica**) ist eine i. d. R. **viral** (durch Parainfluenza-, RSV- oder Adenoviren) ausgelöste Erkrankung der Larynx- und Trachealschleimhaut. Auch allergische Prozesse werden als Auslöser diskutiert. Triggerfaktoren können zudem externe Noxen wie z. B. Zigarettenrauch sein. Die Laryngotracheitis tritt gehäuft in den Herbst- und Wintermonaten auf. Durch eine Inflammation kommt es zum **Anschwellen der Schleimhaut unterhalb der Stimmritze** und hierdurch bedingt zu einer akuten subglottischen Stenose (➢ Abb. 19.3). Der Verlauf ist i. d. R. harmlos.

Pathologie und Pathophysiologie

Pathophysiologisch kommt es zu einer **subglottischen Schleimhautschwellung** durch respiratorische Stressfaktoren wie z. B. **Virusinfektionen** (vor allem Parainfluenzaviren), **Allergien** oder **Zigarettenrauch.**

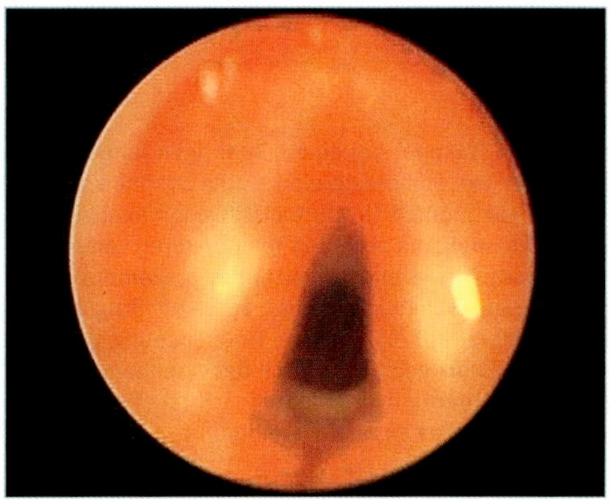

Abb. 19.3 Laryngoskopiebefund beim Krupp-Syndrom [R356]

Studentische Sicht

TAB. 19.2

Tab. 19.2 Charakteristika von subglottischer Laryngitis (Pseudokrupp) und akuter Epiglottitis (supraglottischer Laryngitis)

	Pseudokrupp	Akute Epiglottitis
Auslöser	RSV, (Para-)Influenzaviren	*H. influenzae* B (Impfung von der STIKO empfohlen)
Typisches Alter	1–3 Jahre	2–6 Jahre
Beginn	langsam – subakut	plötzlich, fulminant
Fieber	kein oder gering	hoch
Husten	trockener, bellender Husten	kein Husten
Schluckbeschwerden	nicht vorhanden	vorhanden
Sekretion	keine	Speichelfluss
Stridor	inspiratorisch + exspiratorisch	inspiratorisch
Stimme	Heiserkeit	kloßige Sprache
AZ	gut bis leicht reduziert	stark reduziert
Therapie	Anfeuchtung der Atemluft, Adrenalin-Inhalation, Kortikoide	O_2-Gabe, Antibiotikatherapie

Diagnostik

Die **anfallsartige Symptomatik** beginnt mit **bellendem Husten** sowie in- und exspiratorischem **Stridor** und kann bis zu schwerer **Dyspnoe** reichen.

Diagnostik

Der Symptombeginn ist plötzlich und anfallsartig. Es kommt zu einem rauen und bellenden **Husten** und **Heiserkeit,** in- und exspiratorischem **Stridor** sowie **Dyspnoe** (➤ Kap. 19.3.3).

Die Symptome können in vier Stadien eingeteilt werden:

- **Stadium I:** bellender Husten
- **Stadium II:** Stridor und Einziehungen
- **Stadium III:** Dyspnoe, Tachykardie, Blässe, Unruhe, Einziehungen
- **Stadium IV:** Stridor, schwerste Dyspnoe, Tachykardie, Zyanose, Vigilanzstörungen, Einziehungen

MERKE

MERKE

Typische Zeichen einer Dyspnoe und/oder Obstruktion bei Kindern sind: interkostale und juguläre Einziehungen, Nasenflügeln, Einsatz der Atemhilfsmuskulatur sowie eine reklinierte Kopfhaltung.

Die charakteristischen Symptome führen zur Diagnose, (➤ Tab. 19.2). Grundsätzlich soll eine Manipulation des Mund-Rachen-Raums vermieden werden, da sie zu einer reaktiven Schleimhautschwellung und Verschlechterung der Symptomatik führen kann. Gegebenenfalls kann eine transkutane Messung der Sauerstoffsättigung mittels Pulsoxymeter erfolgen.

Therapie

Therapeutisch sollte **kühle Luft** zugeführt und der **Oberkörper hochgelagert** werden. In schweren Fällen kann durch **Inhalation von Adrenalin und Glukokortikoiden** ein Abschwellen der Schleimhäute erreicht werden. Invasive Eingriffe im Mund-Rachen-Raum (z. B. Intubation) können zusätzliche Schwellungen verursachen und sollten vermieden werden.

Therapie

Das Kind sollte in **Oberkörperhochlagerung** behandelt werden. **Feuchte, kalte Luft** wirkt abschwellend (Wasser im Badezimmer laufen lassen und Fenster öffnen). Eine zusätzliche Inhalation mit Adrenalin (3–5 ml Adrenalin 1 : 1000 unverdünnt) bewirkt eine weitere Abschwellung der Schleimhäute. **Steroide** (z. B. 100 mg Prednisolon rektal) sollen ab Stadium III verabreicht werden. Ab einem Schweregrad III sollte immer eine stationäre Überwachung erfolgen. Bei Ateminsuffizienz ist eine **Maskenbeatmung** zu präferieren, eine Intubation sollte aufgrund der schwierigen Ausgangssituation und der hohen Komplikationsrate nur in Reanimationssituationen durchgeführt werden.

INTERPROFESSIONELLE KOMPETENZ

Gerade bei Pseudokrupp muss unbedingt Ruhe bewahrt und eine entspannte Atmosphäre geschaffen werden. Hilfreich kann es z. B. auch sein, das Kind auf dem Schoß der Eltern vor ein geöffnetes Fenster zu setzen. Unbedingt sollte jede Stresssituation, soweit möglich, vermieden werden.

FALL

Die Alarmierung des Notarztes erfolgt im Rahmen einer akuten Atemnot bei einem 3-jährigen Jungen. Der eintreffende Notarzt findet das Kind auf dem Schoß der Mutter vor. Es besteht eine starke Dyspnoe mit inspiratorischem Stridor, der Blickkontakt mit dem Jungen ist möglich. Durch die Mutter ist zu anamnestizieren, dass der 3-Jährige bereits seit einigen Tagen einen fieberhaften Infekt mit erhöhten Temperaturen von bis zu 39 °C hat. Im Verlauf sei es nun zu einer zunehmenden Atemnot mit bellendem Reizhusten gekommen. Die Herzfrequenz liegt bei 150/min, klinisch zeigen sich interkostale Einziehungen, die Sauerstoffsättigung ist normwertig. Aufgrund der stabilen Situation verzichtet der Notarzt auf eine weitere Untersuchung vor Ort; Mutter und Kind werden zur Überwachung in die nächste Kinderklinik gebracht. Durch fiebersenkende Maßnahmen, eine regelmäßige Inhalation sowie die Einleitung einer Steroidtherapie stellt sich rasch eine Besserung ein, und Mutter und Kind können einige Tage später nach Hause entlassen werden.

19.3 Epiglottitis

Epidemiologie

Aufgrund der breitflächigen Anwendung der *Haemophilus-influenzae*-Typ-B-(HiB-)Impfung und der hohen Immunisierungsrate ist die Epiglottitis ein seltenes Krankheitsbild des Kleinkindes geworden.

Pathologie und Pathophysiologie

Die Epiglottitis ist eine akute, meist fulminante Entzündung der Epiglottis, die i. d. R. **bakteriell** durch *Haemophilus influenzae* **Typ B** verursacht wird. Seltenere Erreger sind Staphylokokken und Streptokokken. Es kommt zu **supraglottischer Ödembildung und dadurch bedingt zu einer Verengung bis hin zu einem Verschluss der Atemwege.** Das Krankheitsbild tritt binnen weniger Stunden auf.

Diagnostik

Die Symptomatik ist charakterisiert durch ihren raschen Beginn und fulminanten Verlauf. Zunächst klagen die Patienten über **starke Halsschmerzen,** ein **inspiratorischer Stridor** stellt sich ein. Zudem liegt **hohes Fieber** vor. Im Gegensatz zum Pseudokrupp liegt keine Heiserkeit vor, durch die Schwellung kommt es zu „**kloßiger Sprache**" und **Dysphagie** mit **Hypersalivation.** Die Gefahr besteht in der Möglichkeit einer **rasanten Atemwegsverlegung.**

Die charakteristischen Symptome (➤ Tab. 19.2) führen zur Diagnose. Grundsätzlich soll eine Manipulation des Mund-Rachen-Raums vermieden werden, da sie zu einer reaktiven Schleimhautschwellung und Verschlechterung der Symptomatik führen kann.

> **MERKE**
> Bei allen Krankheitsbildern mit Schwellungspotenzial im Bereich der Atemwege ist eine Manipulation durch Inspektion des Mund-Rachen-Raums kontraindiziert!

Therapie

Bei V. a. eine Epiglottitis sollte eine intensivmedizinische Überwachung erfolgen. Das Kind sollte in **Oberkörperhochlagerung** und, falls möglich, zur Beruhigung im Beisein der Eltern behandelt werden. Das Vorhalten von **Sauerstoff** bessert die Symptomatik leicht. Bei Ateminsuffizienz ist eine **Maskenbeatmung** zu bevorzugen; eine Intubation sollte aufgrund der schwierigen Ausgangssituation und der hohen Komplikationsrate nur in Reanimationssituationen bzw. unter kontrollierten Bedingungen in der Klinik stattfinden. Der zügige Transport in eine geeignete Klinik ist essenziell.

Die medikamentöse Therapie besteht aus einem Antipyretikum, z. B. Paracetamol Supp. (Säuglinge: 125 mg, Kleinkinder: 250 mg, Schulkinder: 500 mg). Zudem sollen eine hoch dosierte Glukokortikoidtherapie (z. B. mit Prednisolon), die Epinephrin-Inhalation (z. B. Infektokrupp Inhal®) und ggf. eine antibiotische Therapie (Mittel der Wahl Cefotaxim oder Ceftriaxon) begonnen werden.

> **LERNTIPP**
> Die subglottische Laryngitis und die akute Epiglottitis sind beliebte Themen der schriftlichen und mündlichen Prüfung. Zu den Besonderheiten der beiden Erkrankungen im Vergleich: ➤ Tab. 19.2.

19.4 Asthma bronchiale

Das Krankheitsbild Asthma bronchiale wird in ➤ Kap. 14.14 behandelt.

19.5 Fremdkörperaspiration

Das Krankheitsbild der Fremdkörperaspiration wird in ➤ Kap. 14.17 behandelt.

19.6 Fieberkrampf

Epidemiologie

Fieberkrämpfe, die mit etwa 50 % häufigste Form des kindlichen Krampfanfalls, treten im Rahmen eines fieberhaften Infekts (Fieber > 38 °C) auf. 2–5 % aller Kinder erleiden bis zu ihrem 5. Lj. einen Fieberkrampf. Der **Häufigkeitsgipfel** liegt zwischen dem **14. und 18. Lebensmonat.**

Studentische Sicht

19.3 Epiglottitis

Epidemiologie

Pathologie und Pathophysiologie

Eine Epiglottitis (**supraglottische Laryngitis** mit Schleimhautödem) tritt meist im Rahmen einer **Infektion mit *Haemophilus influenzae* Typ-B** auf. Durch die **verfügbare Impfung** ist die Erkrankung selten geworden.

Diagnostik

Klinisch finden sich **akut einsetzende Halsschmerzen, inspiratorischer Stridor, starkes Speicheln, kloßige Sprache und Fieber.**

MERKE

Therapie

Wie beim Krupp-Syndrom: **Oberkörperhochlagerung, medikamentöse Abschwellung** und ggf. Sauerstoffgabe. Hinzu kommt eine **antibiotische Therapie** (z. B. mit Cephalosporinen der 3. Generation).

19.4 Asthma bronchiale

19.5 Fremdkörperaspiration

19.6 Fieberkrampf

Epidemiologie

Fieberkrämpfe im Kleinkindesalter sind häufig und treten **vor allem im 2. Lj.** auf.

Pathologie und Pathophysiologie
Fieber verringert die Krampfschwelle, was sich in generalisierten tonisch-klonischen Anfällen äußern kann.

Diagnostik
Anhand des klinischen Bildes unterscheidet man **unkomplizierte** von **komplizierten** Fieberkrämpfen.

TAB. 19.3

Pathologie und Pathophysiologie

Fieber führt zu einer Reduktion der Krampfschwelle, bei deren Überschreitung es zu einem meist generalisierten tonisch-klonischen Krampfmuster kommen kann. Krampfanfälle ohne korrespondierendes Fieber können die Erstmanifestation einer Epilepsie sein (➤ Kap. 16.2).

Diagnostik

Die Diagnose kann klinisch gestellt werden. Wichtig ist die Unterscheidung zwischen unkompliziertem (70 %) und kompliziertem (30 %) Fieberkrampf (➤ Tab. 19.3).

Tab. 19.3 Unterscheidung des unkomplizierten und komplizierten Fieberkrampfes

	Unkompliziert	Kompliziert
Alter	6 Mon. bis 5 Lj.	< 6 Mon. oder > 5 Lj.
Klinik	generalisierter tonisch-klonischer Anfall	fokaler Anfallsverlauf
Dauer	< 15 min	> 15 min
Häufigkeit	max. 1 Anfall in 24 h	mehrere Anfälle in 24 h

Wichtige **Differenzialdiagnosen sind Epilepsie und Meningitis,** sodass eine infektiologische Fokussuche, ein EEG sowie eine Blut- und Liquordiagnostik erfolgen sollten.

Im Anschluss kommt es meist zu einer typischen postiktalen Symptomatik mit Müdigkeit und Schlaf. Bei komplizierten Fieberkrämpfen liegt häufig eine zerebrale Vorschädigung zugrunde.

Eine weitere Diagnostik ist nicht immer notwendig. Gegebenenfalls kann neben Fokussuche, Blutzuckerbestimmung und Laborentnahme ein EEG geschrieben werden. Eine invasive Diagnostik (z. B. Lumbalpunktion) ist bei kompliziertem Fieberkrampf oder V. a. Meningitis indiziert.

Therapie
Meist tritt eine **Spontanremission** ein. Darüber hinaus sollte das **Fieber gesenkt** und ggf. ein **Antikonvulsivum** verabreicht werden (z. B. Diazepam rektal oder nasal).

Therapie

Der Fieberkrampf ist i. d. R. nach 2–3 min selbstlimitierend. Befindet sich das Kind noch im Krampf, ist ein **Antikonvulsivum** (z. B. Diazepam als Rektiole: 10 mg > 15 kg KG, 2–5 mg < 15 kg KG) indiziert. Eine nasale Applikation ist ebenfalls möglich. Darüber hinaus kann eine **antipyretische Therapie** mit z. B. Paracetamol Supp. (Säuglinge: 125 mg, Kleinkinder: 250 mg, Schulkinder: 500 mg) begonnen werden.

AMBULANTER PATIENT
Bei jedem erstmaligen Fieberkrampf ist eine Krankenhauseinweisung zum Ausschluss einer schwerwiegenden Differenzialdiagnose indiziert. Handelt es sich um ein bekanntes, rezidivierendes Geschehen ohne Anzeichen eines komplizierten Fieberkrampfs (➤ Tab. 19.3), können eine häusliche Behandlung und Weiterversorgung erfolgen.

19.7 Exsikkose

Epidemiologie

19.7 Exsikkose

Epidemiologie

Dehydratation bleibt weltweit ein Hauptgrund für die Morbidität und Mortalität bei Säuglingen und Kindern. Dabei liegt die Mortalität bei 4,9 Kindern pro 1000 pro Jahr in den ersten 5 Jahren. In den westlichen Ländern ist die Exsikkose eher selten und vor allem im Rahmen einer Gastroenteritis vorzufinden.

Pathologie und Pathophysiologie
Häufigste Ursache für eine Exsikkose bei Kindern ist eine Gastroenteritis.

Pathologie und Pathophysiologie

Bei Kindern ist die Wasser- und Elektrolythomöostase sehr störanfällig. Die **häufigste Form** ist mit ca. 70 % die **isotone Dehydratation,** meist durch Gastroenteritis, aber auch durch Blutverlust oder Vernachlässigung bedingt. Zur **hypotonen Dehydratation** kommt es durch Salzverluste (Mukoviszidose, Niereninsuffizienz). **Hypertone Dehydratation** basiert meist auf einer inadäquaten Ernährung (hyperosmolare Milchnahrung).

Diagnose
Klinisch zeigen sich trockene Schleimhäute, Oligurie, Verhaltensveränderungen und ggf. eine eingesunkene Fontanelle.

Diagnose

Symptome der Exsikkose sind: Trockenheit von Haut und Schleimhäuten (stehende Hautfalten), Oligurie bis hin zur Anurie, Hypotonie, halonierte Augen, Agitiertheit und Vigilanzstörungen. Bei Säuglingen mit noch offener Fontanelle kann diese eingesunken sein.

Therapie
Eine **Flüssigkeitssubstitution** sollte langsam mit kristalloiden Elektrolytlösungen erfolgen (ca. 10–20 ml/kg KG).

Therapie

Ziel der Therapie ist eine **adäquate Rehydratation.** Die Rehydratationsmenge richtet sich nach der Summe aus Basisbedarf und Defizit (Basisbedarf 1500 ml/m² KOF/d). Eine orale Rehydratation kann bis zu einer Dehydratation von < 10 % versucht werden. Die Rehydratation sollte in einer Kinderklinik langsam (über 48 h) mit einer 1:1-Mischung aus Glukose 5 % und NaCl 0,9 % erfolgen. Ist ein erfahrener

Notarzt vor Ort, kann auch hier bereits mit der Rehydratation über einen i. v. Zugang mit 10–20 ml/kg KG Vollelektrolytlösung begonnen werden; ansonsten ist ein zügiger Transport in eine Kinderklinik anzustreben.

19.8 Sudden Infant Death Syndrome (SIDS)

Das Sudden Infant Death Syndrome (SIDS), auch als plötzlicher Kindstod bezeichnet, beschreibt den **unvorhergesehenen Tod** eines Säuglings im Schlaf, ohne dass in der Obduktion eine adäquate Todesursache nachweisbar ist.

Epidemiologie

Die Inzidenz des SIDS in Deutschland liegt bei 0,2/1000 mit einem Häufigkeitsmaximum zwischen dem **2. und 4. Lebensmonat.** Dies entspricht einem Rückgang der Zahl der zwischen 1991 und 2015 unter der Diagnose „plötzlicher Säuglingstod“ verstorbenen Kinder um ca. 90 %.

Pathologie und Pathophysiologie

Es werden endogene (autonome Regulationsschwäche, perinatale Asphyxie, Frühgeburtlichkeit) und exogene (Überwärmung, Bauchlage, Nikotinexposition während der Schwangerschaft) Faktoren als Ursachen vermutet. Aktuell ist auch der Enzymmangel von Butyrylcholinesterase (BChE) ins wissenschaftliche Interesse gerückt.

Diagnostik

Auffinden des toten Kindes mit oder ohne sichere Todeszeichen.

Therapie

Beim Fehlen sicherer Todeszeichen sollte mit der Reanimation begonnen und das Kind in die nächste geeignete Kinderklinik transportiert werden. Bei sicheren Todeszeichen empfiehlt es sich, zeitnah ein Kriseninterventionsteam einzuschalten. Beim plötzlichen Kindstod besteht **Obduktionspflicht.**

CAVE

Grundsätzlich sollte die Reanimation eines Kindes ohne sichere Todeszeichen stets bis in die Klinik erfolgen und nicht vor Ort abgebrochen werden.

19.8 Sudden Infant Death Syndrome (SIDS)

Beim SIDS (auch **„plötzlicher Kindstod“** genannt) ist die genaue Todesursache nach wie vor unklar.

Epidemiologie

Der Häufigkeitsgipfel liegt im Alter von 2 bis 4 Monaten.

Pathologie und Pathophysiologie

Die **Risikofaktoren sind unspezifisch** und umfassen Geburtskomplikationen, Frühgeburtlichkeit, Überwärmung, Bauchlagerung und Rauchexposition.

Diagnostik

Therapie

Wird ein Kind leblos ohne sichere Todeszeichen aufgefunden, sollte eine Reanimation erfolgen.

CAVE

19.9 Apparent Life-Threatening Event (ALTE)

Pathologie und Pathophysiologie

Das „apparent life-threatening event“ (ALTE) oder die sog. Frühgeborenenapnoe bezeichnet ein lebensbedrohliches Ereignis. Die Ursachen sind noch nicht endgültig geklärt. Einige Prädilektoren wurden jedoch bereits nachgewiesen: Blutungen oder Parenchymschäden des Gehirns, Atemwegsinfektionen, Reflux, Elektrolytstörungen, kardiovaskuläre Erkrankungen, Frühgeburtlichkeit und Temperaturregulationsstörungen.

Diagnose

Die Ereignisse treten plötzlich und unerwartet auf. Es kommt zu Apnoe, Leblosigkeit und Zyanose. Das Kind ist stets zur weiteren Diagnostik in eine Klinik zu transportieren, da auch Differenzialdiagnosen wie eine Epilepsie oder Herzrhythmusstörungen (z. B. QT-Syndrom) ausgeschlossen werden müssen.

Therapie

Beim Eintreffen des Rettungsdienstes ist die Symptomatik meist schon abgeklungen. In der Regel ist eine **taktile Stimulation** ausreichend, ansonsten muss eine Sauerstoffgabe bzw. Beatmung erfolgen.

19.9 Apparent Life-Threatening Event (ALTE)

Pathologie und Pathophysiologie

Bei einem „apparent life-threatening event“ kommt es beim Säugling zu **multifaktoriell bedingten Apnoephasen** mit zentraler Zyanose.

Diagnose

Differenzialdiagnostisch müssen kardiale Arrhythmien und Krampfleiden bedacht werden.

Therapie

Studentische Sicht

IMPP-Schwerpunkte

!! APGAR-Score eines Kindes nach der Geburt
Subglottische Laryngitis (Krupp-Syndrom)
Akute Epiglottitis
Fremdkörperaspiration

ÜBUNGSFRAGEN FÜRS MÜNDLICHE MIT LÖSUNGSHILFEN

1. Sie führen die Erstuntersuchung eines Neugeborenen durch. Auf welche Kriterien müssen Sie achten?

Sie beurteilen Aussehen, Puls, Grimassieren, Aktivität und Respiration des Kindes. Hieraus errechnet sich der APGAR-Wert, der unmittelbar nach Geburt sowie nach 5 und 10 min erhoben werden sollte.

2. In Ihrer Notaufnahme stellt sich eine Mutter mit ihrem 4-jährigen Kind mit akuter Dyspnoe vor. Welche Ursachen kommen differenzialdiagnostisch infrage?

Folgende Ursachen kommen differenzialdiagnostisch in Betracht: akute Epiglottitis, Pseudokrupp, Fremdkörperaspiration oder Asthmaanfall. Für eine akute Epiglottitis sprechen eine AZ-Minderung, hohes Fieber, eine kloßige Sprache sowie ein plötzlicher, fulminanter Verlauf. Kardinalsymptome des Pseudokrupps sind ein bellender Husten, Heiserkeit und ein meist harmloser Verlauf.

3. Wie behandeln Sie den noch andauernden kindlichen Fieberkrampf?

Der Fieberkampf ist meist selbstlimitierend. Bei protrahiertem Verlauf kann ggf. ein Antikonvulsivum (z. B. Diazepam als Rektiole: 10 mg > 15 kg KG, 2–5 mg < 15 kg KG) indiziert sein. Zudem sollte zur Vorbeugung weiterer Krampfereignisse eine antipyretische Therapie mit z. B. Paracetamol Supp. (Säuglinge: 125 mg, Kleinkinder: 250 mg, Schulkinder: 500 mg) begonnen werden.

KAPITEL

20 Intoxikationen

Julia Schneller und Tobias Helfen

So vielseitig die positiven Wirkungen von Medikamenten und anderen Substanzen auf unseren Körper auch sein mögen, so gefährlich können sie sein, wenn man sie in der falschen Dosis einnimmt. Dabei steht eine Vergiftung nicht selten in Zusammenhang mit eigentlich gut gemeinten therapeutischen Empfehlungen und kann dir später im Alltag überall begegnen: im Nachtdienst auf der Krankenstation, in der Notaufnahme oder auch einfach am öffentlichen Bahnhof. In kaum einem anderen Bereich der Notfallmedizin ist die Überschneidung mit den physiologischen und pharmakologischen Grundlagen so groß. Diese Grundlagen erleichtern dir zugleich das Verständnis vieler Arzneimittelnebenwirkungen, die fachübergreifend relevant sind. Auch wenn dich der Umfang dieses Kapitels zunächst abschrecken sollte, so kannst du sicher sein, dass du bei der Vielzahl an Erkrankungsbildern auch Informationen findest, die dir im Studium und im späteren Berufsleben weiterhelfen werden.

Unabhängig von den Substanzklassen können Gifte ingestiv, inhalativ, transdermal oder intravasal inkorporiert werden. In der westlichen Welt ist die häufigste Intoxikationsform die Medikamentenfehldosierung, gefolgt von der Drogenintoxikation. In diesem Kapitel stehen die häufig vorkommenden Intoxikationen im Vordergrund, deutlich seltenere Intoxikationen werden in den jeweiligen Kapiteln besprochen (z. B. die Kohlenmonoxidvergiftung im Zusammenhang mit thermischen Notfällen in ➤ Kap. 21).

Die Aufnahme einer toxischen Noxe in die Blutbahn kann auf verschiedenen Wegen erfolgen (z. B. Ingestion, Inhalation, Injektion oder transdermal), was die Schwere der Vergiftung oftmals beeinflusst.

20.1 Medikamentenintoxikationen

20.1.1 Allgemeines

Epidemiologie

Jedes Jahr werden in Deutschland ca. 200.000 stationäre Patienten wegen einer Medikamentenintoxikation behandelt.

Pathologie und Pathophysiologie

- Der Wirkmechanismus hängt im Wesentlichen von der Pharmakokinetik und -dynamik des eingenommenen Präparats ab. Bei der **primären Schädigung** kommt es zur unmittelbaren Beeinträchtigung der Zielorgane, z. B. zu einem zentralen anticholinergen Syndrom (ZAS) nach Neuroleptikaüberdosierung (➤ Kap. 20.3). Die **sekundäre Schädigung** führt zur Beeinträchtigung nicht direkt von der Noxe adressierter Systeme wie z. B. die Apnoe durch Atemwegsverlegung bei Zurückfallen der Zunge nach Benzodiazepinüberdosierung.

20.1 Medikamentenintoxikationen

20.1.1 Allgemeines

Epidemiologie

Die häufigste Ursache für akute Intoxikationen in Deutschland ist eine Medikamentenüberdosierung. Vor allem bei psychischen Erkrankungen treten sie häufig auf.

Pathologie und Pathophysiologie

Man unterscheidet **primäre Schädigungen** (direkte Wirkung der Noxe am Zielorgan) von **sekundären Schädigungen** (Wirkung der Noxe an Nachbarorganen).

Diagnostik

Da die **Symptomatik oft unspezifisch** ist (z. B. Vigilanzminderung, vegetative und motorische Störungen), sollte zur Klärung der Intoxikationsursache eine **ausführliche Anamnese** erhoben werden.
Zudem sollten die **Vitalwerte kontrolliert** und stabil gehalten werden.

Labordiagnostisch lässt sich die Noxe in Blut oder Körpersekreten nachweisen.

Therapie

Therapeutisch sind die **Beherrschung der jeweiligen Symptome** (z. B. Kontrolle der Herzfrequenz, Volumensubstitution, Sedierung) und die **Sicherung der Vitalfunktionen** zentral. Im Zweifelsfall lohnt sich die Kontaktierung einer **Giftnotrufzentrale.**

MERKE

Je nach Substanz lässt sich eine Entgiftung durch **beschleunigte Ausscheidung** (induzierte Diurese, Emesis oder Diarrhö), **Magenspülung, Neutralisation** (Verdünnung und Aktivkohle) oder medikamentöse **Antagonisierung** erreichen.

20.1.2 Antidepressiva

Epidemiologie

Gerade bei Antidepressiva stehen hinter einer Medikamentenintoxikation oft Suizidabsichten.

Diagnostik

Präklinik

Wichtigste diagnostische Kriterien bei der Detektion von Intoxikationen sind die Anamnese (Eigen- und/oder Fremdanamnese) mit Fokus auf dem Zeitpunkt der Einnahme sowie eine Begutachtung der Situation durch den Notarzt vor Ort. Häufig erlauben leere Blister oder Medikamentenpläne vor Ort Rückschlüsse auf die eingenommene Substanz; eine Asservierung sollte erfolgen.

Die eigentlichen Symptome können angesichts der Vielzahl von auslösenden Substanzen und deren Kombinationen fast alle Arten von lokalen und systemischen Krankheitszeichen umfassen und sind daher häufig nicht wegweisend für die Diagnose. Der Kontrolle der Vitalparameter inkl. 12-Kanal-EKG zum Monitoring von Herzrhythmusstörungen kommt ein hoher Stellenwert zu.

Bereits präklinisch sollte im Zweifel eine der Giftnotrufzentralen kontaktiert werden.

Klinik

Klinisch können toxikologische laborchemische Tests aus Erbrochenem, Blut und Urin durchgeführt werden.

Therapie

Präklinik

Die präklinische Therapie besteht i. d. R. in einer symptomatischen Therapie. Bei bewusstlosen Patienten mit erloschenen Schutzreflexen muss ggf. eine Schutzintubation erwogen werden. Gerade bei Medikamentenintoxikationen kann die präklinische Gabe von Aktivkohle in Betracht gezogen und begonnen werden. Bei Benzodiazepin- oder Opioidintoxikation besteht die Möglichkeit der Antagonisierung.

MERKE

- Eine präklinische Magenspülung ist obsolet!
- Induziertes Erbrechen ist bei Säuren- und Laugenverätzungen kontraindiziert!

INTERPROFESSIONELLE KOMPETENZ

Deutschlandweit gibt es zehn Giftnotrufzentralen, drei davon zusätzlich speziell für pädiatrische Intoxikationen. Sie haben eigene Notrufnummern, die u. a. über die Rettungsleitstellen zu erfahren sind. Es besteht 24-h-Bereitschaft. Selten wird die Giftnotrufzentrale bereits am Einsatzort kontaktiert.

Klinik

Sofern die Noxe bekannt ist, kann eine Entgiftung selektiv durchgeführt werden. Hierbei stehen mehrere Optionen zur Verfügung, die auch in Kombination Anwendung finden:

- **Induziertes Erbrechen** ist nur bei bewusstseinsklaren Patienten mit Schutzreflexen anwendbar und nur innerhalb der ersten Stunde nach Klinikaufnahme sinnvoll. Apomorphin i. v. oder Ipecacuanha-Sirup p. o. dienen als Emetika.
- Eine **Magenspülung** ist nur unmittelbar nach Ingestion sinnvoll und beim bewusstseinsgetrübten oder bewusstlosen Patienten nur nach Intubation durchzuführen.
- Ziel der **Neutralisation** ist die Umwandlung in nichtresorbierbare oder weniger toxische Substanzen. Hierzu zählen u. a. die Gabe von Entschäumern (Simeticon, z. B. Sab simplex®) oder die Verdünnung mit Flüssigkeiten p. o. Aktivkohle ist ein wichtiges Mittel zur Entgiftung, da sie sowohl neutralisierende als auch eliminierende Eigenschaften hat.
- Die **Elimination** beschleunigt die Giftausscheidung. Hierzu zählen die Sauerstoffüberdruckbeatmung bei CO-Intoxikation oder die forcierte Diurese bei Medikamentenintoxikationen. Man unterscheidet die **primäre** (induziertes Erbrechen, Magenspülung, Kohleapplikation) von der **sekundären** (forcierte Diurese, induzierte Diarrhö, Hyperventilation) Elimination.
- Die **Antidotgabe** führt zur Rezeptorinaktivierung durch Rezeptorblockade, Noxenbindung, -umwandlung oder Verstoffwechselung.

20.1.2 Antidepressiva

Epidemiologie

Trizyklische Antidepressiva (TZA) werden häufig in suizidaler Absicht eingenommen. 2020 wurden in deutschen Apotheken 25 Mio. Packungen Antidepressiva verkauft.

Pathologie und Pathophysiologie

Die Pathophysiologie hängt von der eingenommenen Substanz ab: TZA haben eine **anticholinerge Wirkung,** Monoaminoxidase(MAO)-Inhibitoren hemmen den **Katecholaminabbau,** selektive Serotonin-Reuptake-Inhibitoren (SSRI) hemmen die **präsynaptische Serotonin-Wiederaufnahme.** Die eigentliche Wirkung der Antidepressiva ist stimmungsaufhellend und anxiolytisch.
Symptome der Überdosierung sind:

- **TZA** (z. B. Amitriptylin): heiße, rote, trockene Schleimhäute, Mydriasis, Tachykardie, Arrhythmie, Hypotonie, Erregungszustände und Krampfanfälle
- **MAO-Inhibitoren** (z. B. Moclobemid): Muskelspasmen, Tremor, Tachykardie, Mydriasis oder Hyperthermie.
- **SSRI** (z. B. Fluoxetin): führen zum Serotonin-Syndrom (charakteristische kognitive und Verhaltensstörungen).

Diagnostik

Wichtig bei der Intoxikation mit TZA ist die Durchführung eines 12-Kanal-EKG, da u. a. bei der Einnahme von Amitriptylin, Nortriptylin, Desipramin oder Mirtazapin signifikante QT-Zeit-Verlängerungen im EKG beschrieben sind. Ein ZAS mit allen klinischen Symptomen der Parasympathikolyse kann ebenfalls vorliegen.

MERKE

Die Durchführung eines EKG nach Intoxikation mit TZA ist notwendig, um eine Störung der kardialen Erregungsausbreitung und damit das Risiko für schwere Herzrhythmusstörungen zu erkennen.

Therapie

Die Therapie erfolgt weitgehend symptomatisch. Bei Ateminsuffizienz werden Intubation und Beatmung notwendig, bei Hypotonie erfolgt die Volumensubstitution mit 500–1500 ml Vollelektrolytlösung i. v. Die Therapie von Herzrhythmusstörungen wird in ➢ Kap. 14.11 und ➢ Kap. 14.12 beschrieben. 50–100 g Aktivkohle p. o. zur Eliminierung, falls keine Aspirationsgefahr besteht.

MERKE

Bei einem ZAS ist 1–2 mg **Physostigmin** i. v. als Antidot der Wahl indiziert. Innerklinisch kommt zudem **Natriumbikarbonat** bei Laktatazidose zur Anwendung. Physostigmin ist bei QRS-Verbreiterung kontraindiziert, da es die Herzrhythmusstörungen verschlimmern kann. Zudem kann es zu einer ausgeprägten Bradykardie kommen.

20.1.3 Barbiturate

Epidemiologie

Die Ursachen von akuten Vergiftungen unterliegen aktuell einem zeitlichen Wandel. Im Gegensatz zu früher sind Vergiftungen mit Barbituraten heute eher eine Seltenheit.

Pathologie und Pathophysiologie

Derivate der Barbitursäure (Pentobarbital, Phenobarbital, Thiopental) führen zur Stimulation von Gamma-Aminobuttersäure (**$GABA_A$-Rezeptoren**). Sie haben eine antikonvulsive und hypnotische Wirkung. Barbiturate erzeugen dosisabhängig jedes Stadium einer zentralen Depression.

Diagnostik

Symptome der Barbituratvergiftung: Symptome eines ZAS, Müdigkeit, Vigilanzstörungen, Hypotonie, Hypothermie, Hypoxie und die Bildung von Hautblasen.

Therapie

Die Therapie erfolgt symptomatisch. Bei Ateminsuffizienz werden Intubation und Beatmung notwendig, bei Hypotonie die Volumengabe mit 500–1500 ml Vollelektrolytlösung i. v. Die forcierte Diurese mit z. B. 40–80 mg Furosemid i. v., die Aktivkohlegabe sowie abführende Maßnahmen führen i. d. R. zu einer raschen Eliminierung. Bei Reanimationspflichtigkeit ist die Wiederbelebungszeit verlängert!

MERKE

Die letale Dosis liegt bei 4–6 g Phenobarbital. Das vermutlich bekannteste Opfer einer Barbituratvergiftung ist die 1962 verstorbene Schauspielerin Marilyn Monroe.

Studentische Sicht

Pathologie und Pathophysiologie

Toxische Effekte trizyklischer Antidepressiva:

- **Anticholinerg** (vor allem bei Amitriptylin): heiße trockene Haut, Mydriasis, Tachykardie, Krampfanfälle, fehlende Darmgeräusche
- **Hyper-katecholaminerg** (vor allem bei MAO-Hemmern): Muskelspasmen, Tremor, Mydriasis, Tachykardie, Hyperthermie
- **Hyper-serotonerg** (vor allem bei SSRI): Diarrhö, innere Unruhe, Tremor, Verhaltensstörung

Diagnostik

MERKE

Therapie

Die Behandlung richtet sich nach den jeweils dominanten Symptomen.

MERKE

20.1.3 Barbiturate

Epidemiologie

Durch eine größere Verfügbarkeit anderer Sedativa sind Barbituratvergiftungen heute selten geworden.

Pathologie und Pathophysiologie

Barbiturate wirken direkt **GABA-mimetisch** und somit dämpfend auf das ZNS.

Diagnostik

Klinisch finden sich Vigilanzminderung, Atemdepression, kutane Blasenbildung und die Symptome eines zentralen anticholinergen Syndroms.

Therapie

Barbituratvergiftungen werden symptomatisch behandelt.

20.1.4 Benzodiazepine

Epidemiologie

Pathologie und Pathophysiologie

Anders als Barbiturate wirken Benzodiazepine als **allosterische GABA-Agonisten,** sodass sie **weniger toxisch** sind.

Diagnostik

Mit steigender Dosierung kommt es zu Anxiolyse, Sedierung, Antikonvulsion und Muskelrelaxation.

MERKE

Therapie

Als Antidot steht **Flumazenil** zur Verfügung.

20.1.5 Neuroleptika

Epidemiologie

Pathologie und Pathophysiologie

Toxische Effekte von Neuroleptika (gerade alten Neuroleptika) sind vielfältig und reichen von **extrapyramidalmotorischen Störungen (EPMS)** bis hin zu **vegetativen** und **zentralnervösen Beschwerden.**

MERKE

Diagnostik

Therapie

EPMS können mit Biperiden (Anticholinergikum) behandelt werden. Andere Therapiemaßnahmen erfolgen symptomorientiert.

20.1.4 Benzodiazepine

Epidemiologie

Gegen Ende der 1960er-Jahre wurden anstelle der toxischeren Barbiturate vermehrt Benzodiazepine als Schlafmittel eingesetzt, was auch den Anstieg in der Statistik der Suizidmittel erklärt. Heute zählen Benzodiazepinpräparate weltweit zu den am häufigsten verordneten Arzneimitteln. In Deutschland nehmen 10–17 % der Bevölkerung einmal im Verlauf eines Jahres Benzodiazepine ein.

Pathologie und Pathophysiologie

Benzodiazepine sind bizyklische Verbindungen (Diazepam, Flunitrazepam, Oxazepam), die zur Stimulation der **GABA$_A$-Rezeptoren** führen – allerdings **nur, wenn GABA zur Verfügung steht** (≠ Barbiturate).

Diagnostik

Die eigentliche Wirkung der Benzodiazepine ist anxiolytisch, antikonvulsiv, sedativ, amnestisch, muskelrelaxierend. Im Falle einer Intoxikation kommt es zu Müdigkeit, Vigilanzstörungen, Hypotonie, Zyanose, Hypoxie, vereinzelt auch zum ZAS.

> **MERKE**
> Bei der Benzodiazepinintoxikation liegt meist neben der Vigilanzstörung eine **Miosis** vor!

Therapie

Die Therapie erfolgt weitgehend symptomatisch. Leichte bis mittelschwere Intoxikationen werden nur absorptionsreduzierend mit Aktivkohle und/oder Magenspülung behandelt. Als Antidot schwererer Verläufe werden 0,2–0,4 mg **Flumazenil** i. v., ggf. repetitiv bis zu 2 mg i. v., verabreicht. Bei Reanimationspflichtigkeit ist die Wiederbelebungszeit verlängert!

20.1.5 Neuroleptika

Epidemiologie

Die Prävalenz der täglichen Einnahme von Neuroleptika liegt in Deutschland bei 1–2 %.

Pathologie und Pathophysiologie

Ältere Neuroleptika wie Phenothiazine (Promethazin) oder Butyrophenone (Haloperidol) führen häufig, die neueren, sog. atypischen Neuroleptika weniger oft zu **extrapyramidalen Störungen (EPMS).** Die Wirkung aller Neuroleptika ist zentral antidopaminerg.

> **MERKE**
> Frühdyskinesien treten in der ersten Woche nach Behandlungsbeginn auf. Nach langjähriger Neuroleptikaeinnahme kann eine tardive Dyskinesie (Spätdyskinesie) auftreten.

Diagnostik

Symptome einer Überdosierung sind: Müdigkeit, Vigilanzstörungen, Krampfanfälle, Dyskinesien (➤ Kap. 16.5), Hypothermie, Tachykardie, Arrhythmie, Hypotonie bis hin zur Ateminsuffizienz.

Therapie

Die Therapie erfolgt überwiegend symptomatisch:

- Bei Extrapyramidalsymptomatik werden 3–5 mg Biperiden i. v. appliziert, zudem wird die Elimination angestrebt.
- Bei Hypotonie erfolgt die Volumengabe mit 500–1500 ml Vollelektrolytlösung i. v.
- Bei der in diesem Kontext häufig auftretenden Torsade-de-Pointes-Tachykardie: 2 g Magnesium i. v.
- Das Antidot beim ZAS durch trizyklische Antidepressiva ist 1–2 mg Physostigmin i. v. Innerklinisch kommt zudem Natriumbikarbonat bei Laktatazidose zur Anwendung. Physostigmin ist bei QRS-Verbreiterung kontraindiziert, da es die Herzrhythmusstörungen verschlimmern kann. Zudem kann es zu einer ausgeprägten Bradykardie kommen.

20.1.6 Methylxanthine

Epidemiologie
Bei der Vergiftung mit Methylxanthinen handelt es sich um eine Rarität.

Pathologie und Pathophysiologie
Die Alkaloide Theophyllin, Koffein und Theobromin führen zur Hemmung der **Phosphodiesterase III** und sind ein **Adenosin-Rezeptor-Antagonist.** In adäquater Dosierung wirken sie bronchodilatatorisch, positiv inotrop und chronotrop sowie peripher vasodilatatorisch.

Diagnostik
Bei Überdosierung kommt es zu Tachykardie, Arrhythmie, Hypotonie, Verwirrtheit, Übelkeit, Erbrechen, Vigilanzstörungen, Krampfanfällen.

Therapie
Die Therapie erfolgt analog zu den o. g. Medikamentenintoxikationen symptomatisch.

MERKE

In der Regel ist auf den notarztbesetzten Rettungsmitteln die Minimalbestückung nach der sog. Bremer Liste verladen. Es handelt sich um Atropin (gegen Organophosphate, Nervenkampfstoffe), 4-DMAP (gegen Cyanide), Naloxon (gegen Opioide), Toloniumchlorid (Methämoglobinbildner) und Aktivkohle (divers). Darüber hinaus werden für den innerklinischen Bereich etwa 15 weitere Antidota standardisiert vorgehalten.

20.1.6 Methylxanthine

Epidemiologie

Pathologie und Pathophysiologie

Vergiftungen mit Phosphodiesterase-III-Hemmern treten selten und vor allem im Rahmen von medikamentös therapierten obstruktiven Atemwegserkrankungen auf.

Diagnostik

Therapie

MERKE

20.2 Drogenintoxikationen allgemein

In Deutschland haben 15,2 Mio. Erwachsene zwischen 18 und 64 Jahren und etwa 480.000 Jugendliche zwischen 12 und 17 Jahren zumindest einmal in ihrem Leben eine illegale Droge konsumiert. Drogenintoxikationen machen vor allem in städtischen Problembereichen einen großen Teil der präklinischen Arbeit aus. In 2020 wurden 1581 Drogentote verzeichnet. Die Behandlungen und insbesondere die Therapiekriterien zur Antagonisierung können je nach Erfahrung mit dem Patientengut und regionalen Überwachungsmöglichkeiten variieren.

20.2 Drogenintoxikationen allgemein

Drogenintoxikationen spielen vor allem in dicht besiedelten Regionen eine wichtige Rolle.

20.2.1 Alkohol

Epidemiologie
In Deutschland sind schätzungsweise 2,5 Mio. Menschen alkoholabhängig. Der durchschnittliche Alkoholkonsum liegt bei 11,8 Litern puren Alkohols pro Jahr.

Pathologie und Pathophysiologie
Ethanol wirkt an **mehreren Rezeptoren** agonistisch. Er wird durch die Alkoholdehydrogenase abgebaut: ca. 0,1 ‰/h; u. a. wird die **hepatische Glukoneogenese** (**cave:** Diabetiker) gehemmt. Die Wirkung ist enthemmend, stimulatorisch, stimmungsmodulatorisch, peripher vasokonstriktorisch.

MERKE

Die Toleranz gegenüber Alkohol ist individuell unterschiedlich und hängt von vielen Faktoren ab (z. B. Geschlecht, ethnische Herkunft etc.). Blutalkoholkonzentrationen (BAK) > 5 ‰ sind i. d. R. letal.

Diagnostik
Die Symptome sind charakteristisch für das Krankheitsbild. Grundsätzlich muss mit einem erhöhten **Aggressionspotenzial** gerechnet werden. Es gibt vier Stadien der Intoxikation mit unterschiedlicher Symptomatik:

1. **Exzitation:** 1–2 ‰ Blutalkoholkonzentration (BAK) → reduzierte Schmerzwahrnehmung, Enthemmung, Koordinationsstörungen
2. **Hypnose:** 2–2,5 ‰ BAK → Aggression, Muskelschlaffheit, Amnesie
3. **Narkose:** 2,5–4 ‰ BAK → Bewusstlosigkeit, unkontrollierter Stuhl- und Harnabgang
4. **Asphyxie:** > 4 ‰ BAK → Koma, Bradypnoe, Hypothermie

20.2.1 Alkohol

Epidemiologie

Alkohol ist das in Deutschland mit Abstand **am meisten konsumierte Rauschmittel.**

Pathologie und Pathophysiologie

Neben der **euphorisierenden** und **stimulatorischen** Wirkung im akuten Rausch **hemmt** Alkohol die **Glukoneogenese,** was bei Diabetikern zu Hypoglykämien führen kann.

MERKE

Diagnostik

Dosisabhängig kommt es im Verhalten von Patienten zu Anregung (1–2 ‰) über Schläfrigkeit (2–4 ‰) bis hin zum Koma (> 4 ‰).

Therapie

Therapie
Die Therapie erfolgt symptomatisch.
- Bei Hypoglykämie: 8 g Glukose i. v., 8 g in die Infusion
- Bei Hypotonie: 500–1500 ml Vollelektrolytlösung i. v., Wärmeerhalt

AMBULANTER PATIENT

AMBULANTER PATIENT
Auch wenn der intoxikierte Patient nicht akut vital bedroht ist, muss eine potenzielle Eigen- oder Fremdgefährdung (z. B. unkontrolliertes Laufen auf die Straße) stets beurteilt und der Patient ggf. zum Eigen- und Fremdschutz entweder von der Polizei oder vom Rettungsdienst an einen geeigneten Ort verbracht werden.

20.2.2 Amphetamine

Epidemiologie

Pathologie und Pathophysiologie
Amphetamine wirken **sympathomimetisch** und **antriebssteigernd** über eine erhöhte Dopamin- und Noradrenalintransmission.

Diagnostik

Therapie
Hauptkomplikation sind **Tachyarrhythmien,** die mit Metoprolol behandelt werden können.

20.2.2 Amphetamine

Epidemiologie
Der bundesweite epidemiologische Suchtsurvey hat für das Jahr 2018 eine Lebenszeitprävalenz für Amphetamine von 4,1 % ermittelt – Tendenz steigend. 2018 waren Amphetamine die Hauptproblemsubstanz bei Suchtabhängigen.

Pathologie und Pathophysiologie
Stammverbindung der Amphetamine ist das vollsynthetische **α-Methylphenethylamin** (Speed). Hiervon abstammende Substanzen sind: Ecstasy (z. B. 3,4-Methylendioxy-N-methylamphetamin, MDMA), Methamphetamin oder Propylhexedrin. Wirkmechanismus ist die **Freisetzung von Noradrenalin und Dopamin** im ZNS. Amphetamine wirken antriebssteigernd und appetitzügelnd.

Diagnostik
Auch wenn sich die genaue Substanz in der Akutsituation oft nicht ermitteln lässt, kann die Substanzklasse zumindest eingegrenzt werden. Intoxikationssymptome sind: Euphorie, Unruhe, Erregungs-/Verwirrtheitszustand, Vigilanzstörungen, Krampfanfälle, Tremor, **Mydriasis,** Tachykardie, Hypertonie, Übelkeit, Erbrechen, Hyperthermie, Dehydratation.

Therapie
Die Therapie ist symptomatisch. Bei Hyperthermie oder Dehydratation sollten initial 500–1500 ml Vollelektrolytlösung i. v. infundiert werden, bei Tachyarrhythmie: 2,5–5 mg Metoprolol i. v. (**cave:** Bedarfstachykardie!) Bei Hypertension sind 25–50 mg Urapidil i. v. Medikament der Wahl. Bei Unruhe kann eine Sedierung mit z. B. Haloperidol sinnvoll sein, bei Krämpfen ggf. Diazepam. Zur Verminderung der Resorption bei oraler Einnahme kann die Applikation von Aktivkohle und/oder eine Magenspülung erfolgen.

20.2.3 Cannabinoide

Epidemiologie
Cannabis gehört zu den am häufigsten konsumierten Drogen in Deutschland.

Pathologie und Pathophysiologie
Die zwei wichtigsten Cannabinoide sind Tetrahydrocannabinol (vor allem psychoaktiv und anregend) und Cannabidiol (vor allem sedierend); sie wirken über endogene Cannabinoidrezeptoren.

Diagnostik
Die **Rauschsymptomatik ist sehr variabel.** Behandlungsbedürftig sind insbesondere **Psychosen** und Erregungszustände.

Therapie

20.2.3 Cannabinoide

Epidemiologie
Von den illegalen Drogen wird Cannabis in Deutschland am häufigsten konsumiert (12-Monats-Prävalenz bei Jugendlichen und Erwachsenen: 6,1 %).

Pathologie und Pathophysiologie
Δ^9-Tetrahydrocannabinol (THC) und Cannabidiol (CBD) sind Extrakte der Hanfpflanze. Sie werden meist als Gemisch in Form von Marihuana oder Haschisch konsumiert. Es kommt zu einer Agonisierung am **endocannabinoiden System** des ZNS. THC wirkt psychoaktiv und „bewusstseinserweiternd", CBD sedierend.

Diagnostik
Intoxikationssymptome sind: Psychosen, Halluzinationen, Panikattacken, paranoide Erregungszustände, gestörte Körperwahrnehmung, Tachykardie, Hypertension, Mydriasis, Tremor, Hyperthermie. Häufig ist der typische süßliche „Grasgeruch" festzustellen.

Therapie
Die Therapie ist symptomatisch. Bei Hyperthermie oder Dehydratation sollten initial 500–1500 ml Vollelektrolytlösung i. v. infundiert werden, bei Tachyarrhythmie: 2,5–5 mg Metoprolol i. v. (**cave:** Bedarfstachykardie!).

20.2.4 Halluzinogene Pilze

Epidemiologie
Im Jahr 2018 betrug die Langzeitprävalenz von Pilzen in der Bevölkerung der Bundesrepublik Deutschland insgesamt 3 %. 2011 war die Altersgruppe der 25- bis 29-Jährigen mit 7,1 % am häufigsten betroffen, 2018 war es mit 5,8 % die Gruppe der 30- bis 39-Jährigen, was die Generation als einen Cofaktor der Konsumkultur nahelegt.

Pathologie und Pathophysiologie
Zu den halluzinogenen Pilzen zählen: **Fliegenpilze, Kahlköpfe, Mutterkorn und Risspilze.** Weltweit sind annähernd 200 Pilzarten bekannt, die die psychoaktiven Substanzen Psilocybin und Psilocin enthalten und bei Verzehr eine psychotrope Wirkung, ähnlich der von LSD, entfalten. Die Pathophysiologien können dabei variieren. Fliegenpilze modulieren am **muskarinergen Acetylcholinrezeptor;** Kahlköpfe sind **5-HT$_{2A}$-Rezeptor-Agonisten,** wohingegen Mutterkorn einem **hoch komplexen Wirkmechanismus** folgt. Es kommt zu intensiverem Erleben, verändertem Zeit- und Umweltempfinden und zu Halluzinationen.

Diagnostik
Intoxikationssymptome sind: Halluzinationen, Panikattacken, paranoide Erregungszustände, gestörte Körperwahrnehmung, Tachykardie, Hypertension, Mydriasis, Tremor, Hyperthermie.

Therapie
Die Therapie ist weitgehend symptomatisch. Bei paranoiden Erregungszuständen werden 5–10 mg Haloperidol i. v. appliziert, bei Tachyarrhythmie 2,5–5 mg Metoprolol i. v.

> **MERKE**
> Antidot für Fliegenpilze ist 1–2 mg Physostigmin i. v, für Risspilze 1–2 mg Atropin i. v. titriert.

20.2.5 Lysergsäurediethylamid (LSD)

Epidemiologie
Das Jahr 1970 markiert den historischen Höhepunkt des LSD-Konsums. Die aktuelle Lebenszeitkonsumprävalenz liegt bei 1 %.

Pathologie und Pathophysiologie
LSD gehört zur Gruppe der **serotoninartigen Ergoline.** Ein Synonym ist „Acid". Es wirkt agonistisch am **5-HT$_{2A}$-Serotonin-** und am **D$_2$-Dopaminrezeptor.** Es ist eines der stärksten Halluzinogene und führt zu intensiverem Erleben, verändertem Zeit- und Umweltempfinden sowie zu Halluzinationen.

Diagnostik
Im Rahmen der Intoxikation kann es zu sog. Horrortrips mit mehrstündigem Verlust der Ich-Kontrolle, Panikattacken und Halluzinationen bis hin zu Wahnvorstellungen kommen. Eine begleitende vegetative Symptomatik mit Tachykardien und Hypertonie sowie Rhythmusstörungen sind möglich.

Therapie
Die Therapie ist symptomatisch. Bei Hyperthermie oder Dehydratation sollten initial 500–1500 ml Vollelektrolytlösung i. v. infundiert werden, bei Tachyarrhythmie: 2,5–5 mg Metoprolol i. v. (**cave:** Bedarfstachykardie!). Bei Hypertension ist Urapidil, 25–50 mg i. v., das Medikament der Wahl. Bei Unruhe kann eine Sedierung mit z. B. Haloperidol sinnvoll sein, bei Krämpfen ggf. Diazepam.

> **KOMMUNIKATIONSKOMPETENZ**
> Wichtig in der Akutsituation ist, eine sichere Atmosphäre zu schaffen und beruhigend auf den Patienten einzureden („Talking-down"). Zudem sollte eine Reizabschirmung erfolgen.

20.2.6 Kokain

Epidemiologie
Die Lebenszeitprävalenz des Kokainkonsums lag 2018 in der Gesamtbevölkerung bei 4,1 %.

Studentische Sicht

20.2.4 Halluzinogene Pilze

Epidemiologie

Pathologie und Pathophysiologie
Bestimmte Pilze enthalten halluzinogene Substanzen (z. B. Psilocybin), die über verschiedene Rezeptoren im ZNS wirken und **Wahrnehmungsverzerrungen** verursachen.

Diagnostik

Therapie
Behandlungsbedürftig sind schwere vegetative Symptome oder Erregungszustände.

MERKE

20.2.5 Lysergsäurediethylamid (LSD)

Epidemiologie

Pathologie und Pathophysiologie
LSD wirkt **halluzinogen** und aktiviert vor allem Serotonin- und Dopaminrezeptoren.

Diagnostik
Gefürchtet sind sog. **Horrortrips,** bei denen die Wahrnehmungsveränderungen als stark bedrohlich und angsteinflößend erlebt werden.

Therapie
Therapiebedürftig sind vor allem vegetative Begleitbeschwerden sowie Erregungszustände, denen mit **Reizabschirmung** und ggf. **Sedierung** (z. B. mit Haloperidol) begegnet wird.

20.2.6 Kokain

Epidemiologie

Studentische Sicht

Pathologie und Pathophysiologie

Kokain wirkt ähnlich wie Amphetamine **stimulierend und sympathomimetisch.** Meist wird es nasal oder inhalativ als „Crack" konsumiert.

Diagnostik

Die Symptome (Mydriasis, Tachykardie, Unruhe etc.) sind durch den erhöhten Sympathikotonus erklärt und können bei schweren Verläufen medikamentös behandelt werden.

Therapie

20.2.7 Lösungsmittel

Epidemiologie

Pathologie und Pathophysiologie

Flüchtige Lösungsmittel finden sich in Farben, Lacken und Klebstoffen. Bei Inhalation können sie anregend wirken, sind jedoch stark **neuro- und hepatotoxisch.**

Diagnostik

Therapie

20.2.8 Nikotin

Epidemiologie

Pathologie und Pathophysiologie

Nikotin bewirkt in niedriger Dosis eine Aktivierung und in hohen Dosen eine Hemmung des vegetativen Nervensystems.

Zentralnervös werden **dopaminerge Neurone des Belohnungssystems erregt,** was schnell zu einer Abhängigkeit führen kann.

Diagnostik

Beim Zigarettenrauchen verbrennt der Großteil des Nikotins. Wird der Tabak jedoch geschluckt, kann schnell eine lebensbedrohliche Vergiftung mit Vigilanz- und Herz-Kreislauf-Störungen entstehen.

Pathologie und Pathophysiologie

Kokain besteht aus dem Tropanalkaloid; eine häufig vertretene Form, das „Crack", ist eine Mischung aus Kokainhydrochlorid und Natriumbikarbonat. Es kommt zur Freisetzung von **Dopamin, Noradrenalin** und **Serotonin** mit einer starken stimulatorischen, euphorisierenden, aktivitätssteigernden und halluzinogenen Wirkung. Die Applikationsformen sind vielfältig: oral, intranasal, intravenös, inhalativ.

Diagnostik

Die Symptome in Kombination mit der (oft erschwerten) Anamnese sind richtungweisend. Auch wenn sich die genaue Substanz in der Akutsituation oft nicht ermitteln lässt, kann die Substanzklasse eingegrenzt werden. Intoxikationssymptome sind: Mydriasis, Angst, Unruhe, Panik, Übelkeit, Erbrechen, Hyperthermie, Tachykardie, Arrhythmie, Hypertension, Krampfanfälle, Vigilanzstörungen.

Therapie

Die Therapie ist symptomatisch. Bei Hyperthermie oder Dehydratation sollten initial 500–1500 ml Vollelektrolytlösung i. v. infundiert werden, bei Tachyarrhythmie: 2,5–5 mg Metoprolol i. v. (**cave:** Bedarfstachykardie!).

20.2.7 Lösungsmittel

Epidemiologie

Die Inhalation von flüchtigen Lösungsmitteln findet insbesondere bei Jugendlichen Anwendung. Etwa 10 % der Jugendlichen haben schon einmal flüchtige Lösungsmittel inhaliert.

Pathologie und Pathophysiologie

Flüchtige Lösungsmittel finden sich in gewöhnlichen Produkten wie z. B. Lacken, Farben, Klebstoffen oder Reinigungsmitteln. Der darin enthaltene **chlorierte Kohlenwasserstoff** wird meist p. i. geschnüffelt, akzidentell auch p. o. aufgenommen. Die Wirkung ist ähnlich wie die von Inhalationsnarkotika und führt zu einer Stimulation des ZNS. In niedrigen Dosen wirken sie euphorisierend, in hohen Dosen sedierend. Der Langzeitgebrauch kann u. a. eine Neuropathie und Hepatotoxizität verursachen. Bei regelmäßigem Gebrauch kann sich neben einer Toleranz auch eine psychische Abhängigkeit entwickeln, die jedoch nicht zu einer Entzugssymptomatik führt.

Diagnostik

Intoxikationssymptome können Euphorie, Vigilanzstörungen, Tachykardie und/oder Hypotonie sein. Bei chronischer Anwendung kann es zu einer Rötung der Haut im Mund-/Nasenbereich kommen, dies wird auch als Huffer-Ekzem bezeichnet.

Therapie

Die Therapie erfolgt symptomatisch.

20.2.8 Nikotin

Epidemiologie

Die Prävalenz der Nikotinabhängigkeit liegt in der deutschen Bevölkerung bei 30 %. Es handelt sich daher um eine der häufigsten Abhängigkeitserkrankungen.

Pathologie und Pathophysiologie

Nikotin ist das **Alkaloid** der Tabakpflanze und anderer **Nachtschattengewächse.** Die Wirkungen in **niedriger Dosis** bestehen in einer **Ganglienstimulation an Sympathikus und Parasympathikus** (nikotinerge Acetylcholinrezeptoren) und einer Katecholaminfreisetzung. In **hohen Dosen: Sympathiko- und Parasympathikolyse.**

Durch Stimulation der nikotinergen Acetylcholinrezeptoren kommt es im ZNS zu einer Freisetzung von Serotonin und Dopamin und damit zu einer Aktivierung des endogenen Belohnungssystems. Die tödliche Dosis beim Erwachsenen liegt bei ca. 40–60 mg (Ingestion von 5 Zigaretten), beim Kind: ca. 10 mg (Ingestion von 1 Zigarette). Nikotin wirkt antriebssteigernd, positiv inotrop und chronotrop sowie blutdrucksteigernd.

Diagnostik

Vereinzelt, gerade bei akzidenteller Aufnahme, können Menge und Art der aufgenommenen Substanz gut eruiert werden. Bei suizidaler Einnahme ist die Anamnese oft erschwert. Intoxikationssymptome sind: Kopfschmerzen, Tremor, Vigilanzstörungen, Krampfanfall, Speichelfluss, Übelkeit, Erbrechen, Diarrhö, Tachy- oder Bradykardie, Hyper- oder Hypotonie.

Therapie

Bei **Ingestion** soll Erbrechen induziert werden (Ipecacuanha-Sirup: Kinder 10–20 ml p. o., Erwachsene 30 ml p. o.), danach Applikation von 50–100 g Aktivkohle p. o. Bei **inhalativer Aufnahme** wird ggf. die Blockade der zentralen Dopaminrezeptoren mit 0,625–1,25 mg Dehydrobenzperidol (DHB) i. v. notwendig. Bei Bradykardie: 0,5–1 mg Atropin i. v., bei Hypotonie: 500–1500 ml Vollelektrolytlösung i. v.

Therapie
Bei einer Ingestion sollte Erbrechen induziert werden.

MERKE
Antidota von Nikotin sind: Natriumsulfit, Aktivkohle und Atropin.

20.2.9 Opioide

Epidemiologie

Die Prävalenz opioidabhängiger Personen in Deutschland lag im Jahr 2020 bei ca. 166.000. Aktuellen Daten zufolge sind in den letzten Jahren immer mehr Opioide rezeptiert worden, vor allem bei chronischen Schmerzpatienten und nach Operationen. Rund 78.800 Abhängige befinden sich derzeit in einer Substitutionstherapie.

Epidemiologie
Gerade im Rahmen chronischer Schmerzbeschwerden findet oft ein Missbrauch von Opioiden statt.

Pathologie und Pathophysiologie

Das Morphin als Grundsubstanz ist das Extrakt der **Schlafmohnpflanze.** Heroin ist ein aus Morphin hergestelltes Diacetylmorphin. Methadon ist ein vollsynthetisches Opioid. Alle Opioide wirken agonistisch an allen **vier Opioidrezeptoren** (μ_1, μ_2, δ, κ). Die Wirkung ist euphorisierend, analgetisch und schlaffördernd.

Pathologie und Pathophysiologie
Opiate stammen von der Mohnpflanze ab und wirken über endogene Rezeptoren, die eine **euphorisierende, analgetische** und **sedierende** Wirkung vermitteln.

Diagnostik

Intoxikationssymptome können Euphorie, Unruhe, Erregungs-/Verwirrtheitszustand, Vigilanzstörungen, Krampfanfälle, Tremor, Miosis, Tachykardie, Hypertonie, Übelkeit, Erbrechen, Hyperthermie und Dehydratation sein.

Diagnostik
Klinisch richtungweisend ist die Trias aus **Miosis, Atemdepression** und **fehlenden Darmgeräuschen.**

MERKE
Morphine und deren Derivate sind im Blut für ca. 24 h nachweisbar, im Urin sogar bis zu 1 Woche. Bei häufigem Konsum lassen sich Anreicherungen auch in den Haaren nachweisen.

Therapie

Die Therapie ist weitgehend symptomatisch. Bei Ateminsuffizienz als Hauptproblem ist eine (assistierte) Beatmung notwendig.

CAVE
Die **Antidotgabe** von 0,4–0,8 mg **Naloxon** titriert i. v. + i. m. als Depot kann erwogen werden (Gefahr: kürzere Halbwertszeit des Antidots, lebensgefährliche Entzugssymptomatik).

FALL
Am Hauptbahnhof wird ein 22-Jähriger als leblos gemeldet. Die Bundespolizei ist bereits vor Ort. Der Mann ist laut Polizeiregister als Betäubungsmittelkonsument bekannt. Sein GCS beträgt 3, die Atemfrequenz 5/min, Blutdruck und Herzfrequenz liegen im Normbereich. Es besteht die Verdachtsdiagnose einer Betäubungsmittelintoxikation. Zunächst benötigt der Patient eine assistierte Beatmung. Da unklar ist, welche Substanz eingenommen wurde und die Klinik vordergründig für eine Opioidintoxikation spricht, erfolgt zunächst ein Antagonisierungsversuch mit Naloxon. Durch die Gabe von 0,2 mg Naloxon i. v. und 0,2 mg Naloxon s. c. (sinnvolles Depot aufgrund der kürzeren Antidot-Halbwertszeit) wird der junge Mann rasch wieder vigilanzgebessert; damit bestätigt sich die Verdachtsdiagnose. Der Patient wird zur weiteren Überwachung hospitalisiert. Grundsätzlich muss eine Antagonisierung bei BtM-Konsumenten kritisch abgewogen werden. Bei respiratorisch und kardiozirkulatorisch stabilen Verhältnissen kann auch der einfache Transport in eine klinische Überwachung ausreichend sein.

Studentische Sicht

20.3 Zentrales anticholinerges Syndrom (ZAS)

20.3.1 Epidemiologie

20.3.2 Pathologie und Pathophysiologie

Ein zentrales anticholinerges Syndrom tritt oft als unerwünschte Nebenwirkung von **psychotropen Medikamenten** (z. B. Hypnotika, Antipsychotika, Antidepressiva) auf.

20.3.3 Diagnostik

Es kommt zu einem **erhöhten Sympathikotonus** mit Verwirrtheit, innerer Unruhe, Tachykardie und trockener, heißer Haut bis hin zu generalisierten Krampfanfällen.

20.3.4 Therapie

Mit Acetylcholinesterase-Hemmern (z. B. Physostigmin) kann der Symptomatik entgegengewirkt werden.

IMPP-Schwerpunkte

! Spitzenreiter des Themenkomplexes Intoxikationen sind Vergiftungen durch Opioide und ihre (Antidot-)Therapie.
Außerdem werden gelegentlich gefragt: Benzodiazepinintoxikation, Intoxikation durch Antidepressiva und die Amphetaminintoxikation

20.3 Zentrales anticholinerges Syndrom (ZAS)

20.3.1 Epidemiologie

Epidemiologische Daten zur Prävalenz eines ZAS existieren nicht. Dies liegt insbesondere daran, dass ein anticholinerges Syndrom häufig nicht erkannt wird. Speziell ältere Menschen sind davon betroffen; zudem kommt ein ZAS schätzungsweise bei 1–10 % aller Narkosen vor.

20.3.2 Pathologie und Pathophysiologie

Das ZAS basiert entweder auf einer cholinergen Hemmung oder einer anticholinergen Überaktivität. Ist der Neurotransmitter Acetylcholin nicht ausreichend vorhanden, kommt es zu einer Reihe neurologischer Symptome. Unter dem anticholinergen Syndrom wird ein Symptomkomplex subsumiert, der durch eine Überdosierung anticholinerger Medikamente hervorgerufen wird. Auslösende Substanzen können sein:

- **Psychopharmaka:** z. B. Haloperidol
- **Sedativa:** z. B. Diphenhydramin
- **Hypnotika:** z. B. Propofol
- **Belladonna-Alkaloide:** z. B. Atropin
- **Opiate:** z. B. Morphin
- **Trizyklische Antidepressiva:** z. B. Amitriptylin

20.3.3 Diagnostik

Charakteristisch für das Krankheitsbild sind die Symptome in Kombination mit der Medikamenten-/Giftanamnese. In den meisten Fällen sind lediglich einzelne Symptome vorhanden, das Vollbild eines ZAS tritt eher selten auf. Man unterscheidet zentrale von peripheren Symptomen:

- **Zentrale Symptome:** Unruhe, Erregungs- und Verwirrtheitszustand, Vigilanzstörungen, Krampfanfälle und Hyperthermie
- **Periphere Symptome:** Tachykardie, Mydriasis sowie trockene Haut und Schleimhäute

20.3.4 Therapie

Neben der symptomatischen Therapie kommt als Antidot **1–2 mg Physostigmin** initial, 1–4 mg als repetitive Dosis, wenn nach 15–20 min keine Besserung eintritt, zur Anwendung.

LERNTIPP

Das ZAS nimmt aufgrund seiner vielen potenziellen Auslöser einen hohen Stellenwert in der Toxikologie und somit auch in Prüfungen ein.
In älteren Examina wurden oft auch sehr spezielle Antidota abgefragt, die selbst der Spezialist nur mithilfe zusätzlicher Lektüre lösen konnte. Diese Fragen sind zum Glück in den letzten Jahren beinahe verschwunden. Dafür solltest du mit den „gängigen“ Antidota gut vertraut sein.

ÜBUNGSFRAGEN FÜRS MÜNDLICHE MIT LÖSUNGSHILFEN

1. Welche Möglichkeiten der Giftelimination kennen Sie?

Man unterscheidet die primäre (induziertes Erbrechen, Magenspülung, Kohleapplikation) von der sekundären (forcierte Diurese, induzierte Diarrhö, Hyperventilation) Elimination.

2. Nennen Sie typische Symptome eines anticholinergen Syndroms.

Man unterscheidet zentrale (Unruhe, Erregungs- und Verwirrtheitszustand, Vigilanzstörungen, Krampfanfälle, Hyperthermie) von peripheren (Tachykardie, Mydriasis, trockene Haut und Schleimhäute) Symptomen. Das Vollbild eines ZAS ist eher selten.

3. Welche EKG-Veränderungen sind bei Intoxikationen mit trizyklischen Antidepressiva möglich?

Für die trizyklischen Antidepressiva Amitriptylin, Nortriptylin, Desipramin, Mirtazapin sind signifikante QT-Zeitverlängerungen im EKG beschrieben.

4. Nennen Sie präklinisch häufig vorgehaltene Antidote der sog. Bremer Liste.

Die Bremer Liste umfasst: Atropin (gegen Organophosphate, Nervenkampfstoffe), 4-DMAP (gegen Cyanide), Naloxon (gegen Opioide), Toloniumchlorid (Methämoglobinbildner) und Aktivkohle (divers).

KAPITEL 21 Thermische Notfälle

Julia Schneller und Tobias Helfen

21.1 Hypothermie

Hypothermie ist definiert als eine Körperkerntemperatur (KKT) ≤ 35 °C.

Epidemiologie

Generell ist im Rahmen einer Hypothermie ein erhöhtes Mortalitätsrisiko beschrieben. Hierbei gilt: je ausgeprägter der Schweregrad der Hypothermie, desto geringer ist die Überlebenswahrscheinlichkeit. Bei einer KKT von < 32° liegt die Todesrate bei nahezu 100 %.

Pathologie und Pathophysiologie

Die Ursachen sind vielfältig und werden unterteilt in **Wassernotfälle,** definiert als Ertrinkungsunfall, langer Aufenthalt im Wasser, Einbruch auf dem Eis; Aufenthalte in **kalter Umgebung** (z. B. bei desorientierten oder verletzten Personen im Freien), falsche oder nasse Bekleidung, Lawinenopfer oder **sonstige Ursachen** wie z. B. Intoxikationen oder Schock.

Bei der Hypothermie werden zunächst mehrere Stoffwechselprozesse zur Energie- und Wärmegewinnung aktiviert. Durch Muskelzittern wird ebenfalls versucht, Wärme zu produzieren. Es kommt zu einem **Anstieg** des **Sauerstoff- und Glykogenverbrauchs** und der **Ketonkörperbildung** mit den Folgen einer Hypoxie, Azidose und Hypoglykämie. Dauert die Hypothermiephase länger an, werden alle Stoffwechsel- und Körperfunktionen so weit reduziert, bis es letztendlich zum Herz-Kreislauf-Stillstand kommt.

> **MERKE**
> Besonders anfällig für Hypothermie sind Kinder, alte sowie obdachlose Menschen.

> **CAVE**
> Gerade bei Hypothermiepatienten werden „Vita-minima"- oder Scheintodfälle beschrieben, bei denen Stoffwechsel und Kreislauf in der Hypothermiephase so weit reduziert waren, dass sich keine Atmung und kein Puls feststellen ließen.

Diagnostik

Die Symptomatik wird temperaturabhängig in vier Stadien eingeteilt (➤ Tab. 21.1).

Studentische Sicht

Im Alltag sind finden sich viele Umwelteinflüsse, die potenziell eine akute Gesundheitsschädigung bewirken können. Extreme Temperatureinwirkungen auf den Körper sind für die Notfallmedizin von zentraler Bedeutung, da ihre Ursachen – von Grill- über Bade- bis zu Lawinenunfällen – vielfältig sind und sie jeden Menschen betreffen können. Also ganz gleich, in welchem medizinischen Fachbereich du später arbeiten wirst, solltest du thermische Notfälle rasch erkennen, ihre Gefahrenlage einschätzen und über die medizinischen Erstmaßnahmen entscheiden können. Auf den folgenden Seiten findest du hierfür alle wichtigen Informationen. Damit kannst du bei deinen späteren Patienten sowohl akute Kälte- als auch Hitzeschäden und Verbrennungen souverän behandeln und in jeder Situation einen kühlen Kopf bewahren. Insbesondere Verbrennungen werden auch in Prüfungen gerne ausführlicher abgefragt, sodass sich ein systematisches Lernen der verschiedenen Notfallbilder lohnt.

21.1 Hypothermie

Hypothermie: Körperkerntemperatur < 35 °C

Epidemiologie

Bei Unterkühlung steigt das generelle Sterberisiko eines Patienten.

Pathologie und Pathophysiologie

Häufige Ursachen sind Wasserunfälle und zu dünne Kleidung bei kalten Außentemperaturen.

Gegenregulatorisch steigt die Stoffwechselaktivität, was Sauerstoff sowie Glykogen verbraucht und Ketonkörper entstehen lässt. Letzte Konsequenz bei anhaltender Unterkühlung sind Organversagen und Herz-Kreislauf-Stillstand.

MERKE

CAVE

Diagnostik

Studentische Sicht

TAB. 21.1

Tab. 21.1 Stadien der Hypothermie

Abwehrstadium KKT 35–34 °C	Erschöpfungsstadium KKT 33–31 °C	Lähmungsstadium KKT 30–27 °C	Scheintod KKT < 27 °C
• Sympathikotonus ↑ • Stoffwechsel ↑ • Periphere Vasokonstriktion • Tachykardie • Hypertonus • Tachypnoe • Muskelzittern	• Sympathikotonus ↓ • Stoffwechsel ↓ • Periphere Vasokonstriktion • Bradyarrhythmie • Hypotonus • Bradypnoe • Muskelstarre • Vigilanzstörungen	• Bewusstlosigkeit • Ausfall der Schutzreflexe • Ausfall des Schmerzreizes • Schwerste Bradyarrhythmie • Schwerste Bradypnoe • Gefahr: Kammerflimmern	• Asystolie • Apnoe • Schlaffer Muskeltonus • Weite, lichtstarre Pupillen

MERKE

MERKE

Ab **< 32 °C Körperkerntemperatur** kann ein paradoxes Wärmegefühl entstehen: Die Patienten geben eine innere Hitze an oder entkleiden sich. Hypothermie wirkt sich jedoch auch **neuroprotektiv** aus: Bei 28 °C ist der Sauerstoffverbrauch um ca. 50 % und bei 22 °C um ca. 75 % reduziert.

Diagnostisch sollte ein Monitoring von Herzfunktion (typische J-Welle im EKG), Hypoxie und Azidose sowie Elektrolytverschiebungen (vor allem Hyperkaliämie) erfolgen.

Auffindesituation und Anamnese sind oft charakteristisch für eine Hypothermie. Zur Beurteilung der Hypothermie ist die präklinische Temperaturmessung entscheidend. Die Pulsoxymetrie ist meist nicht möglich. Im EKG ist gelegentlich eine J-Welle (Osborn-Welle) am Beginn einer ST-Strecke sichtbar. Innerklinisch sind die drohende Hypoxie, metabolische Azidose sowie Elektrolytverschiebungen zu monitoren. Insbesondere eine Hyperkaliämie im Rahmen der Wiedererwärmung muss engmaschig kontrolliert werden.

Therapie

Bei der Bergung eines unterkühlten Menschen ist auf **Selbstschutz** und ein geschütztes Umfeld für den Patienten zu achten. Eine **Erwärmung** muss **kontrolliert und graduell** (z. B. **passiv** mit Wärmedecken oder **aktiv** mit erwärmten Infusionen bis hin zu extrakorporaler Zirkulation) erfolgen.

Therapie

Bei der Rettung ist besonders auf den Eigenschutz zu achten (z. B. Einbrechen im Eis). Die Rettung des Patienten soll unter größtmöglicher **Immobilisation** erfolgen; **nasse Kleidung** muss **entfernt** und ein Wärmeerhalt bzw. eine dosierte Wiedererwärmung, präklinisch z. B. mit **warmen Infusionen,** begonnen werden.

Die Wiedererwärmung kann aktiv und passiv erfolgen. Die **passive Wärmeerhaltung** beinhaltet den Wärmeerhalt (Decken, Silberfolie usw.), die **aktive Wiedererwärmung** die innere Wiedererwärmung (warme Infusionen, falls möglich warme Getränke, warme Umgebung; klinisch ist z. B. die extrakorporale Erwärmung durch eine Herz-Lungen-Maschine oder extrakorporale Membranoxygenierung [ECMO] möglich); äußere Wiedererwärmung (warme Umschläge, Wasserbäder, Wärmflaschen).

MERKE

MERKE

Durch die Beeinträchtigung der Stoffwechselvorgänge wirken alle Medikamente in der Hypothermie schlechter. Das Abkühlen des menschlichen Körpers senkt den Sauerstoffverbrauch der Zellen um ca. 6 % pro 1 °C Abnahme der KKT.

CAVE

CAVE

Die Wiedererwärmung sollte langsam erfolgen (passive Wiedererwärmung ca. 0,5–2,0 °C pro Stunde), um einen „Afterdrop" zu verhindern. Dieser kann z. B. auch durch eine stärkere Bewegung entstehen; im schlimmsten Fall kann hieraus ein Bergungstod resultieren (➤ Kap. 21.2).

21.2 Bergungstod und Reanimation

Der Begriff Bergungstod bezeichnet lebensbedrohliche Komplikationen während laufender Rettungsmaßnahmen (z. B. durch kältebedingte Herzrhythmusstörungen).

Epidemiologie

Pathologie und Pathophysiologie

21.2 Bergungstod und Reanimation

Als Bergungstod werden Komplikationen während der Rettung bezeichnet.

Epidemiologie

Etwa 20 % der Todesfälle durch Immersion in kaltem Wasser treten kurz vor, während oder kurz nach der Bergung auf und werden daher einem Bergungstod zugeschrieben.

Pathologie und Pathophysiologie

Durch eine zu schnelle Wiedererwärmung und/oder eine zu starke Bewegung kommt es zu einer Vasodilatation mit Rückfluss kalten Blutes aus den Extremitäten zum Körperkern. Hierdurch wird eine zusätzliche Verstärkung der Hypothermie bedingt. Die periphere Vasodilatation kann zudem mit

Hypotonie bis hin zu Kreislaufversagen einhergehen. Das hypotherme Herz hat eine geringe Flimmerschwelle. Kommt es durch Bewegung bei der Rettung zur schnellen Mischung des kälteren Blutes der Peripherie (Schalenblut) mit dem wärmeren Blut des zentralen Kreislaufs, kann dieser Reiz Kammerflimmern induzieren.

MERKE

Auch nach der Rettung muss mit einem weiteren Abfall der KKT um bis zu 3 °C gerechnet werden: **Nachkühlung („Afterdrop").**

MERKE

Diagnostik

Höchste Priorität bei der Diagnostik unterkühlter Patienten hat die Überwachung der Vitalparameter. Eine Herzrhythmusstörung kann im EKG detektiert werden.

Diagnostik

Therapie

Wichtig ist die Prävention des Bergungstodes. Dazu gehören Regeln wie die beginnende Wiedererwärmung am Körperstamm, ein äußerst vorsichtiger Transport und die vorsichtige Lagerung des schwer Unterkühlten. Da das Herz erst ab einer bestimmten Temperatur suffizient schlagen kann und Medikamente und die Defibrillation ebenfalls erst ab einer gewissen Temperatur optimal wirken, werden Reanimationsmaßnahmen bis zur Wiedererwärmung des Patienten durchgeführt. Durch die reduzierte Stoffwechsellage liegt eine größere Hypoxietoleranz vor. Kälte ist für das neurologische Outcome protektiv. Immer wieder werden Fälle beschrieben, bei denen Menschen nach 30 min Aufenthalt in kaltem Wasser ohne neurologisches Defizit erfolgreich reanimiert wurden.

Therapie

Therapeutisch ist die **Überwachung der Vitalzeichen** zentral. Unter Umständen können hierbei eine Reanimation und Defibrillation notwendig werden.
Aufgrund der Unterkühlung ist der **Sauerstoffbedarf des Gehirns reduziert,** sodass eine größere Hypoxietoleranz besteht.

MERKE

Im Rahmen der Hypothermie gilt der Satz: „Nobody is dead until he is warm and dead!"

MERKE

CAVE

Eine Medikamentengabe sowie die Defibrillation sind bei einer KKT von ≤ 30 °C kontraindiziert. Hier muss zunächst eine adäquate Wiedererwärmung auf mindestens 30 °C stattfinden.

CAVE

FALL

Am Morgen nach einer Neujahrsfeier wird ein junger Mann als vermisst gemeldet. Die Bergwacht findet ihn im Schnee liegend mit einem GCS von 3, lichtstarren Pupillen, Asystolie sowie nicht messbarer Ohrtemperatur vor und alarmiert Sie als Notarzt. Bis zu Ihrer Ankunft wird der Patient durch die Bergwacht reanimiert. Bei Ihrem Eintreffen wird die Reanimation fortgeführt, da sich der Patient aller Wahrscheinlichkeit nach noch im Scheintodstadium befindet. Zusätzlich wird lediglich ein venöser Zugang etabliert und der Atemweg gesichert. Die Medikamentengabe und ggf. eine Defibrillation erfolgen erst ab einer KKT von 30 °C. Dies ist auch der Grund, warum die Reanimation bis in die Klinik und dort bis zur adäquaten Wiedererwärmung fortgeführt werden muss. Die Reanimationsmaßnahmen erweisen sich als erfolgreich; unter entsprechender Therapie stellt sich ein ROSC ein.

21.3 Erfrierungen

21.3 Erfrierungen

Epidemiologie

Erfrierungen kommen hierzulande sehr selten vor. Meist liegt ein inadäquater Kälteschutz (z. B. Obdachlosigkeit), ein Unglücksfall oder eine Intoxikation zugrunde.

Epidemiologie

Pathologie und Pathophysiologie

Erfrierungen entstehen durch strukturschädigendes hypothermes Einwirken auf die verschiedenen Gewebe unterschiedlicher Toleranzen. Betroffen sind meist schlecht geschützte Körperregionen und die Akren. Durch die Kälte kommt es zum sog. Sludge-Phänomen (**Erythrozytenaggregation**) sowie zu **Endothelschäden.** Die Folge sind **Mikrozirkulationsstörungen,** die bis zur Gewebsnekrose führen können. Bis zum Erfrierungsgrad II (➤ Tab. 21.2) sind die eintretenden Gewebeschäden jedoch reversibel.

Pathologie und Pathophysiologie

Erfrierungen sind **lokalisierte Kälteschäden** an bestimmten Organen (meist an den Akren). Hierbei tritt oft ein sog. **Sludge-Phänomen** mit Erythrozytenaggregation und Endothelläsionen auf.

Studentische Sicht

Diagnostik

TAB. 21.2

MERKE

Therapie
Neben einer symptomatischen Therapie sollte ggf. auch eine chirurgische Sanierung erfolgen.

MERKE

21.4 Hyperthermie

21.4.1 Sonnenstich (Insolation)

Epidemiologie

Pathologie und Pathophysiologie
Der sog. Sonnenstich beschreibt eine reversible **hitzebedingte Reizung der Hirnhäute.** Ursache ist häufig ein fehlender Sonnenschutz bei warmem Wetter mit starker Sonneneinstrahlung.

Diagnostik

Die Auffindesituation und die Anamnese sind charakteristisch für eine Erfrierung. Erfrierungen werden klinisch in vier verschiedene Grade eingeteilt (➤ Tab. 21.2):

Tab. 21.2 Stadien der Erfrierung

Grad I	Grad II	Grad III	Grad IV
• Blasse Haut • Ödembildung • Hyperämie nach Wiedererwärmung • Brennender Schmerz	• Blasenbildung (Frostbeulen) • Ödembildung • Schmerzen	• Haut blass-blau • Gefühllosigkeit auch nach Wiedererwärmung • Hautnekrose (➤ Abb. 21.1)	Schwerste Vereisung mit Nekrose des gesamten Wundgebiets

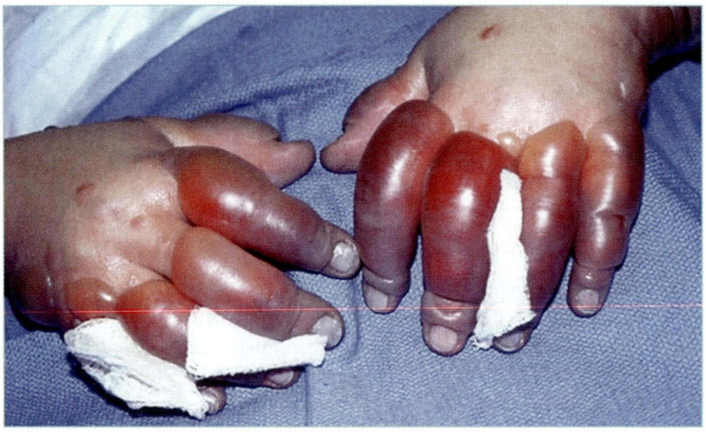

Abb. 21.1 Drittgradige Erfrierungen beider Hände [G643-002]

MERKE
Da ab **Grad III** (➤ Tab. 21.2) aufgrund des hier stattfindenden Untergangs von Nervengewebe kein Schmerz mehr spürbar ist, ist eine genaue Untersuchung der gefährdeten Bereiche essenziell.

Therapie

Die präklinische Therapie ist in erster Linie symptomatisch. Betroffene Körperareale sollen gut gepolstert werden, um Druckstellen zu vermeiden.

MERKE
Die Wiedererwärmung durch heißes Wasser oder Reibung ist kontraindiziert, da der Patient durch das reduzierte Schmerzempfinden eine Dosierung nicht adäquat beurteilen kann.

In der Klinik muss eine engmaschige klinische Kontrolle des Lokalbefunds und im Verlauf ggf. eine chirurgische Sanierung/Amputation erfolgen.

21.4 Hyperthermie

21.4.1 Sonnenstich (Insolation)

Epidemiologie

2018 lag die Rate an hitzebedingten Todesfällen in Deutschland insgesamt bei ca. 12/100.000 Einwohner. Die Dunkelziffer, insbesondere bei älteren Patienten, wird jedoch weitaus höher geschätzt.

Pathologie und Pathophysiologie

Ein Sonnenstich ist ein **saisonal** auftretendes Krankheitsbild, bei dem es durch UV-Strahlung zu einem reversiblen Hitzeschaden im **Bereich der Hirnhäute** kommt. Besonders betroffen sind alte Menschen, Kinder (➤ Abb. 21.2) und längere Zeit ohne Sonnenschutz exponierte Personen. Allen voran wird die **Dura mater** mit der Folge einer **lokalen Inflammation** gereizt. In schweren Fällen können Hirnödeme und sogar ein Anstieg des intrakraniellen Drucks resultieren.

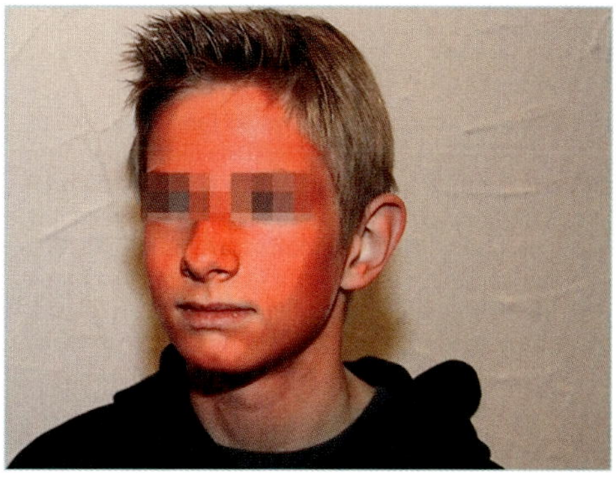

Abb. 21.2 Kind mit Sonnenstich [M597]

Diagnostik

Auffindesituation und **Wetterlage** sind charakteristisch für das Krankheitsbild. Es kommt zu einer Reihe **neurologischer Beeinträchtigungen:** Kopfschmerzen, Übelkeit, Erbrechen, Unruhe, Schwindel, Meningismus, aber auch zu kardiozirkulatorischen Komplikationen wie Tachykardie und Tachypnoe.

MERKE

Bei einem Sonnenstich bleibt die Körperkerntemperatur konstant!

Therapie

Der Patient soll in den Schatten verbracht werden. Feuchte Umschläge und schattige Umgebung sorgen für Kühlung. Die weitere Therapie erfolgt symptomatisch. In schweren Fällen mit Bewusstlosigkeit kann ggf. eine Beatmung notwendig werden.

21.4.2 Hitzschlag

Epidemiologie

Der Hitzschlag stellt die gravierendste Form der hitzebedingten Erkrankungen dar. Die Letalität liegt bei etwa 50 %. Besonders betroffen sind ältere Menschen und Säuglinge.

Pathologie und Pathophysiologie

Ein Hitzschlag entsteht bei **exogener Wärmezufuhr in Kombination mit endogener Wärmebildung,** z. B. beim Aufenthalt in warmer Umgebung mit unverhältnismäßig warmer Bekleidung. Es kommt zu einer Dysbalance zwischen der Wärmeaufnahme und der Wärmeabgabe des Körpers. Die Folge ist eine Dysfunktion der körpereigenen Temperaturregulationsmechanismen.

Diagnostik

Auffindesituation und **Wetterlage** sind charakteristisch für das Krankheitsbild. Charakteristisch ist eine **trockene, warme Haut.** Vigilanzveränderungen (Ataxie), kardiozirkulatorische und respiratorische Dekompensationen sowie Hyperthermien ≥ 40 °C sind möglich (Unterschied zur Insolation!).

MERKE

Bei allen die Thermoregulation mittel- und unmittelbar tangierenden notfallmedizinischen Krankheitsbildern ist die Temperaturmessung (präklinisch nur im Ohr möglich) indiziert!

Therapie

Das Verbringen des Patienten in den Schatten sowie die **forcierte Kühlung** durch Umschläge bewirken eine Senkung der Körperkerntemperatur (Ziel: die KKT um **1 °C/15 min** zu senken). Der Transport in eine Klinik zur weiteren Therapie ist unumgänglich. Eine isotone Rehydratation kann je nach Vigilanz oral und/oder parenteral (500–1500 ml Vollelektrolytlösung) erfolgen.

MERKE

Das Erreichen einer KKT von < 38,9 °C steigert das Outcome bezüglich des Überlebens signifikant!

Studentische Sicht

Diagnostik

Die Symptome umfassen **unspezifische** neurologische Störungen und Herz-Kreislauf-Beschwerden.

MERKE

Therapie

Meist genügen als Therapie die Schaffung eines schattigen Umfelds und eine lokale Kühlung.

21.4.2 Hitzschlag

Epidemiologie

Ist der **gesamte Körper hitzebedingt überwärmt,** spricht man von einem „Hitzschlag“, wobei hier die Letalität mit ca. 50 % hoch ist.

Pathologie und Pathophysiologie

Bei äußerer Erwärmung des Körpers ohne die Möglichkeit, eigene Wärme nach außen abzugeben, kommt es zu einem Versagen der Thermoregulation.

Diagnostik

Oft findet sich eine **messbare Überwärmung des Körpers** mit Vigilanzstörung.

Therapie

Therapeutisches Ziel ist die Abkühlung des Patienten (ca. 1 °C/15 min, z. B. mit feuchten Umschlägen).

FALL

Sie werden im Sommer in ein Freibad gerufen. Auf der Liegewiese krampft eine etwa 35 Jahre alte Frau tonisch-klonisch. Angehörige finden sich keine; fremdanamnestisch lässt sich ermitteln, dass die Patientin seit etlichen Stunden im Freibad ist. Die Haut fühlt sich heiß und trocken an. Grundsätzlich sind hier mehrere Ursachen möglich. In Gesamtschau der Befunde kann von einem Hitzekrampf bei Hitzschlag ausgegangen werden. Medikamente der Wahl sind Benzodiazepine (z. B. 1–2 mg Clonazepam i. v.), darüber hinaus kristalloide Infusionslösungen (z. B. 500–1500 ml Ringer-Lösung) zur Rehydratation. Da in diesem Zusammenhang eine Hyperthermie von ≥ 40 °C vorliegen kann, ist das Temperaturmonitoring essenziell. Nach entsprechender Therapie lässt das Krampfgeschehen nach, die Patientin wird zur weiteren Therapie in ein Krankenhaus verlegt.

21.4.3 Hitzeerschöpfung

Epidemiologie

Die Anzahl der an Hitzeerschöpfung erkrankten Patienten hängt im Wesentlichen von den vorherrschenden Temperaturen, der Höhe der Luftfeuchtigkeit und der Dauer der Hitzeperioden ab. Etwa die Hälfte der Patienten ist jünger als 15 Jahre.

Pathologie und Pathophysiologie

Studentische Sicht: Gerade bei trockenem, heißem Wetter kommt es aufgrund von **Flüssigkeitsverlusten** oft zu Erschöpfungsphänomenen. Man unterscheidet hierbei **hypotone** (Elektrolytmangel) von **hypertonen Dehydratationen** (Wassermangel).

Durch **starkes Schwitzen in heißer Umgebung** resultiert ein **Volumenverlust.** Die Hitzeerschöpfung entsteht durch hypotone oder hypertone Dehydratation in Kombination mit Hyperthermie. Diuretische Dauertherapie, Erbrechen oder Diarrhö verstärken die Hitzeerschöpfung. Man unterscheidet eine Salzmangel-Hitzeerschöpfung (**hypotone Dehydratation**) von einer Wassermangel-Hitzeerschöpfung (**hypertone Dehydratation**). Diese ist die Vorstufe zum Hitzschlag (➤ Kap. 21.4.2).

Diagnostik

Auffindesituation und **Wetterlage** sind charakteristisch für das Krankheitsbild. Hauptsymptom ist die **allgemeine Erschöpfung.** Es kann zu Vigilanzveränderungen sowie zu kardiozirkulatorischer und respiratorischer Erschöpfung kommen. Im Rahmen einer hypertonen Dehydratation entsteht ein ausgeprägtes Durstgefühl.

MERKE

Bei einer Hitzeerschöpfung kann die Körperkerntemperatur erhöht sein!

Therapie

Studentische Sicht: Neben einer Kühlung des Patienten sollten eine Rehydratation und Elektrolytsubstitution erfolgen.

Das Verbringen des Patienten in den Schatten sowie die Kühlung durch Umschläge führen zur Senkung der Körperkerntemperatur. Eine isotone Rehydratation kann je nach Vigilanz oral und/oder parenteral (500–1500 ml Vollelektrolytlösung) erfolgen.

21.5 Verbrennungen

Studentische Sicht: Verbrennungen der Haut sind häufige Unfallverletzungen, die **lebensbedrohlich** verlaufen können und sich stark auf die Lebensqualität des Patienten auswirken.

Verbrennungen werden zu den thermischen Verletzungen gezählt. Sie treten ab einer Einwirktemperatur auf den Organismus von ca. 53 °C auf. Die Schädigung der Haut und der Hautanhangsgebilde ist dabei vom Medium, von der Dauer der Exposition sowie der Höhe der Temperatur abhängig. Thermische Verletzungen kommen häufig vor. Auch flächenmäßig kleine Verbrennungen können bereits zu einer erheblichen Narbenbildung führen. Die langen Behandlungs- und Rehabilitationszeiten sind nicht nur von gesundheitsökonomischer Relevanz, sondern prägen auch die Lebensqualität des Patienten. Hieraus ergeben sich hohe Anforderungen sowohl an die präklinische Versorgung als auch an die komplexe, interdisziplinäre Versorgung des jeweiligen Verbrennungszentrums.

Epidemiologie

Studentische Sicht: Man unterscheidet **Verbrennungen** im eigentlichen Sinne (durch direkte Flammeneinwirkung) von **Verbrühungen** (durch Kontakt zu heißer Flüssigkeit).

Die Inzidenz der Verbrennungen in Deutschland beträgt etwa 20.000 Patienten pro Jahr. Frauen sind hierbei mit einem Drittel aller Fälle deutlich seltener betroffen als Männer. Die meisten Verbrennungen ereignen sich hierbei im häuslichen Umfeld (65 %) oder sind Folge eines Arbeitsunfalls (21 %). Lediglich ein geringer Prozentsatz ist weiteren Ursachen wie z. B. Verkehrsunfällen, Suizidversuchen oder Straftaten geschuldet. Die häufigste Ursache der **Verbrennung** stellt die direkte Flammeneinwirkung (45 %) dar, gefolgt von der **Verbrühung** (Kontakt mit heißen Flüssigkeiten) (25 %).

Pathologie und Pathophysiologie

Ursachen für Verbrennungen können sein: Flammenexposition (Feuer), heiße Flüssigkeiten (Verbrühung), heiße Feststoffe (z. B. Herdplatte), Pflanzen (z. B. Riesenbärenklau), Chemikalien (Säuren oder Basen), Strahlung (UV-Strahlung, ionisierende Strahlung) oder Stromunfälle (Gleichstrom, Wechselstrom). Die Verbrennungstiefe wird in vier Grade unterteilt, wobei Grad II eine outcomerelevante Unterklassifizierung beinhaltet (➢ Tab. 21.3; ➢ Abb. 21.3).

Tab. 21.3 Verbrennungsgrade

Grad I	• Wegdrückbare Hautrötungen • Ödembildung • Schmerzen • Abheilung ohne Narbenbildung
Grad II a	• Wegdrückbare Hautrötungen • Blasenbildung (Schädigung der Epidermis) • Feuchter Wundgrund • Schmerzen • Abheilung ohne Narbenbildung
Grad IIb	• Nicht wegdrückbare Hautrötungen • Blasenbildung (Schädigung von Oberhaut und Lederhaut) • Trockener Wundgrund • Geringe Schmerzen (je geringer der Schmerz, desto größer die Schädigung) • Abheilung mit Narbenbildung • Spontanheilung möglich
Grad III	• Nekrosen (Schädigung bis in die Subkutis) • Schorfbildung • Kein Schmerzempfinden (Schmerzrezeptoren zerstört) • Narbenbildung • Keine Rekapillarisierung
Grad IV	• Verkohlung bis zur Muskulatur und zum Knochen

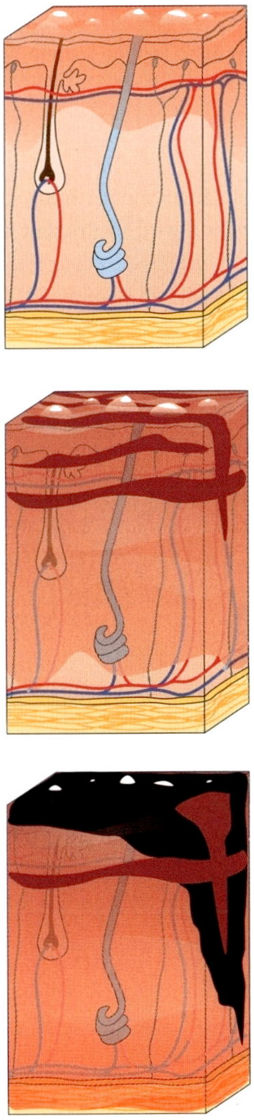

Abb. 21.3 Schematische Darstellung der Verbrennungsgrade [L231]

Studentische Sicht

Pathologie und Pathophysiologie

Der **Schweregrad** wird von der Tiefe und dem Flächenausmaß der Schädigung bestimmt.

TAB. 21.3

LERNTIPP

Um später die richtige Therapie einer Brandwunde einzuleiten, ist es wichtig, dass du die einzelnen Verbrennungsgrade gedanklich abrufen kannst. Beim Lernen kann es helfen, die Tiefe des Gewebeschadens auf die jeweilige anatomische Hautschicht zu beziehen. Mit diesen Stufen von geschädigter Epidermis, Dermis und Subkutis bis letztlich zur Muskulatur lassen sich die konkreten pathologischen Veränderungen der Verbrennung dann leicht herleiten.

Durch die Gewebeläsion wird das **Gerinnungssystem aktiviert,** was bis zu einer disseminierten intravasalen Koagulopathie reichen kann. Zudem kommt es oft zu **Volumenverlusten, starker Immunaktivierung** und **Multiorganversagen.**

Im **kapillären System** entstehen Endothelschäden mit Extravasation und Ödembildung. Durch die Verbrennung kommt es u. a. zur Freisetzung von Histamin und Serotonin und zu einer Aktivierung der **Gerinnungskaskade.** Die Folge kann eine **disseminierte intravasale Koagulopathie** (DIC) sein. Es können lebensbedrohliche **Volumenverluste** über die Wunde und durch die Endothelschäden auch ins Interstitium resultieren. Durch den thermischen Reiz entstehende lokale Entzündungsreaktionen aktivieren die immunologische Kaskade. Die Folge ist eine **immunologische Inkompetenz,** die zu einem schnelleren und leichteren Eindringen von Erregern führt. Das Versagen einzelner Organe bis hin zum **Multiorganversagen** („multi-organ dysfunction syndrome", **MODS**) sind häufige outcomerelevante Folgen einer Verbrennung.

Diagnostik

Je nach Schwere der Verbrennung kann eine Schockraum- und Intensivbehandlung erforderlich sein.
Auch sollte an Begleitläsionen (z. B. Inhalationstraumata) gedacht werden.

Diagnostik

Unabhängig von der Schwere der Brandverletzung muss der Unfallmechanismus immer mitberücksichtigt werden. Diagnostische wie therapeutische Erstmaßnahmen folgen dem Advanced Trauma Life Support (ATLS®) oder vergleichbaren Versorgungskonzepten.

Präklinik

Häufig können die Anamnese und die Einsatzstelle weitere Auskünfte zur Unfallursache und zum Unfallmechanismus bzw. weiteren Begleitverletzungen geben.

MERKE

MERKE

Ist ein Verbrennungspatient nicht bei Bewusstsein, muss immer auch an eine weitere Ursache/Verletzung gedacht werden (ICB, SHT, Hypoglykämie, kardiale Ursache etc.). Die Verbrennung wäre dann als ablenkende Verletzung anzusehen.

Das Verbrennungsausmaß kann über die sog. **Neuner-Regel** abgeschätzt werden.

Verbrennungsausdehnung Das Verbrennungsausmaß ist abhängig von der Höhe der Temperatur, der betroffenen Fläche, der Eindringtiefe sowie der Einwirkdauer und wird in **Prozent** angegeben. Bei Erwachsenen gilt die **Neuner-Regel** nach Wallace (➤ Abb. 21.4), bei Kindern ist diese entsprechend den unterschiedlichen Proportionen und dem in Relation erheblich größeren Kopf modifiziert. Bei der Handflächenregel entspricht die Handfläche des Patienten 1 % der KOF. Sie eignet sich insbesondere bei kleinen, eher verteilten Verbrennungen.

ABB. 21.4

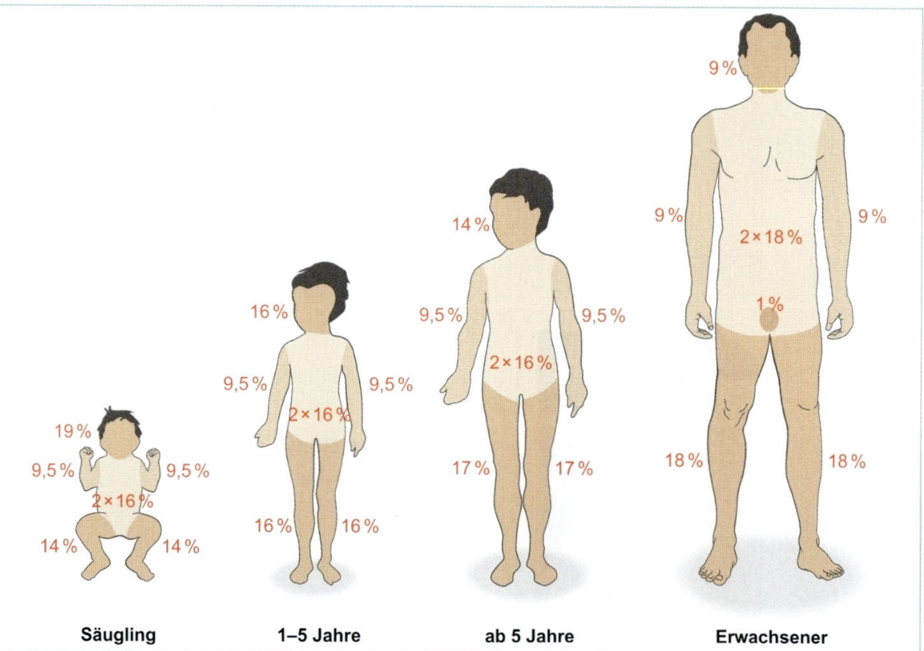

Abb. 21.4 Neuner-Regel nach Wallace [L231]

Verbrennungsschwere Bei der Klassifikation der Schwere der Brandverletzung fließen sowohl die Verbrennungsausdehnung als auch die Verbrennungstiefe ein. Sie wird in vier Klassen unterteilt (➤ Tab. 21.4).

Tab. 21.4 Einteilung der Verbrennungsschwere

leicht	mittelschwer	schwer	schwerst
• Verbrennung I. Grades < 20 % KOF • Verbrennung II. Grades < 10 % KOF • Verbrennung III. Grades < 2 % KOF	• Verbrennung I. Grades > 20 % KOF • Verbrennung II. Grades 10–20 % KOF • Verbrennung III. Grades < 10 % KOF • Alle Verbrennungen an Händen, Füßen und Genitale	• Verbrennung II. und III. Grades > 20 % KOF • Verletzungen durch Verätzungs-, Strom- und Blitzunfall	Schwere Brandverletzung in Kombination mit Poly- oder Inhalationstrauma

TAB. 21.4

Klinik

Die Schockraumversorgung erfolgt ebenso standardisiert wie bei jeder anderen Verletzung. Falls präklinisch noch nicht oder inkomplett erfolgt, werden Kleidung und Verbände in Analgosedierung oder Narkose entfernt. Somit kann das Verbrennungsausmaß von entsprechendem Fachpersonal begutachtet und dokumentiert werden. Oftmals sind erste chirurgische Eingriffe (Débridement, Escharotomie etc.) Bestandteile der klinischen Erstversorgung. Mikrobiologische Abstriche sind zu entnehmen.

Verschmutzte Brandwunden sollten chirurgisch gesäubert werden.

Eine Einschätzung des prognostischen Überlebens von Verbrennungsopfern bietet der **ABSI-Score** (Abbreviated Burn Severity Index, ➤ Tab. 21.5).

Tab. 21.5 Abbreviated Burn Severity Index (ABSI) [F857-002]

Punktesystem des ABSI	Punkte
Je 10 % verbrannte Körperoberfläche (VKOF)	1
Für das Vorliegen von Verbrennungen III°	1
Für das Vorliegen eines Inhalationstraumas	1
Je 20. Lebensjahr	1
Für weibliches Geschlecht	1
Für schwerwiegende Begleiterkrankungen	1
Auswertung	
Gesamtpunktzahl	**Überlebenswahrscheinlichkeit [%]**
2–3	99
4–5	95
6–7	90–80
8–9	70–50
10–11	40–20
> 11	20–0

FALL

Eine 42-jährige Patientin hat sich in suizidaler Absicht mit leicht entflammbarem Spiritus überschüttet und angezündet. Die dadurch entstandene Flammenentwicklung führte zu schwersten Verbrennungen von Thorax, Kopf und oberen Extremitäten. Hieraus resultiert eine VKOF von 42 %. Aufgrund der Ausdehnung der Verletzung wird die Patientin präklinisch intubiert und in ein spezielles Verbrennungszentrum verlegt. Während der Intubation lassen sich enoral Rußspuren eruieren, sodass von einem Inhalationstrauma ausgegangen werden muss. Es liegen keine Vorerkrankungen vor. Noch während der Schockraumversorgung werden die Brandwunden gesäubert und steril abgedeckt. Dabei zeigen sich Verbrennungen II–III° (➤ Abb. 21.5).
Die Brandwunden werden von den plastischen Chirurgen nach 5 Tagen mittels Mesh-graft gedeckt. Im weiteren Verlauf entwickelt die Patientin eine Sepsis, die trotz kalkulierter Antibiose sowie weiterer intensivmedizinischer Maßnahmen nicht kontrolliert werden kann. Die Patientin verstirbt 3 Wochen nach dem Unfallereignis an einem Multiorganversagen.

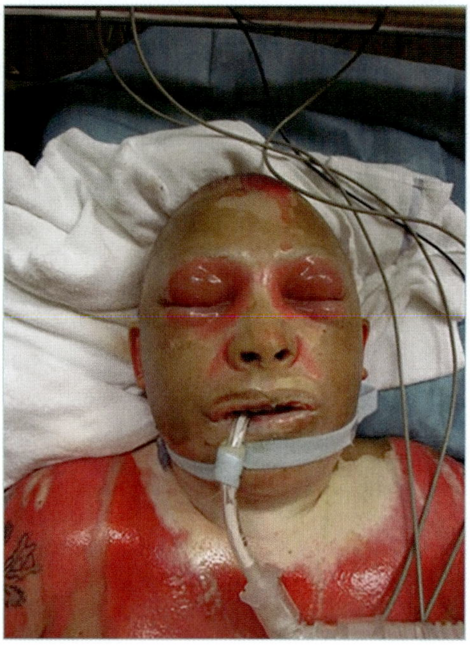

Abb. 21.5 Intubierte 42-jährige Patientin nach Suizidversuch durch entzündeten Spiritus zum Zeitpunkt der Aufnahme auf die Intensivstation [L241]

Therapie

Am Unfallort kann lokal mit sauberem Wasser gekühlt werden.

CAVE

Bei größeren Verbrennungen sollte dringend eine **Volumensubstitution** erfolgen.

MERKE

Wenn möglich, sollte der Patient in ein **spezialisiertes Brandverletzungszentrum** transportiert werden.

Therapie

Präklinik

Eine **lokale Kühlung** mit 15–20 °C kaltem Leitungswasser muss sofort erfolgen und ist nur über 5 min effektiv. Ziel ist das Verhindern eines Nachbrennens (**cave:** Hypothermie!).

> **CAVE**
> Eine Kühlung sollte nur kurzzeitig durchgeführt werden. Häufig erreichen Verbrennungspatienten die Klinik hypotherm, wodurch sich zahlreiche schon durch die Verbrennungskrankheit kompromittierte Systeme weiter verschlechtern. „Nach der Hitze droht die Kälte!"

Die Körpertemperatur muss zur **Hypothermieprophylaxe** engmaschig kontrolliert werden. Wichtig ist im Verlauf die Hypothermieprophylaxe, da die Hypothermie von Schwerbrandverletzten einen wichtigen, prognostisch negativen Faktor für den Behandlungsverlauf darstellt. Angestrebt werden sollte ein normothermer Zustand (> 36 °C). Bei zunehmender Verbrennungstiefe steigt aufgrund des Verlustes der Hautintegrität sowie der körpereigenen Thermoregulation das Risiko für eine Hypothermie. Eine aktive Hypothermieprophylaxe erfolgt durch das Erwärmen der Räume, ein Wärmegebläse, Wärmedecken und/oder vorgewärmte Flüssigkeitslösungen.

Ab einem Verbrennungsausmaß von > 10–20 % VKOF besteht infolge der Reduktion des Plasmavolumens die Gefahr der Entwicklung eines hypovolämisch-traumatischen Schocks. Es empfiehlt sich daher, bei Verbrennungen von > 10–20 % zwei großlumige i. v. Zugänge zur **Volumensubstitution** zu etablieren. Im Rahmen einer balancierten Volumentherapie muss sowohl eine Überinfusion als auch eine unzureichende Flüssigkeitszufuhr mit konsekutiver Minderperfusion der Organe vermieden werden. Zur Berechnung des Volumens eignet sich die Parkland-Baxter-Formel.

> **MERKE**
> Die zu infundierende Volumenmenge orientiert sich entsprechend der **Parkland-Baxter-Formel** am Verbrennungsausmaß:
>
> **4 ml × kg KG × % VKOF in 24 h**
>
> **(Die Hälfte davon soll in den ersten 8 h infundiert werden.)**

Zur chirurgischen **Wunderstversorgung** stehen Brandverbandstücher, metallbedampfte Verbände oder Verbrennungs-Kits zur Verfügung. Wichtig ist ein steriles Abdecken der Wunden. Die weitere Versorgung erfolgt im klinischen Setting.

Für den Transport sollte eine adäquate orale oder intravenöse Analgesie etabliert werden. Bei Verbrennungen von > 20 % KOF beim Erwachsenen bzw. von > 10 % beim Kind sollte eine **Schockraumversorgung** angestrebt werden. Zudem bestehen Kriterien, die einen Transfer des Patienten in ein spezielles **Brandverletztenzentrum** bedingen.

INTERPROFESSIONELLE KOMPETENZ

Im Rahmen der Weiterversorgung eines Verbrennungspatienten ist es essenziell, diesen schnellstmöglich in eine geeignete Zielklinik zu verlegen. Opfer thermischer Verletzungen, bei denen eines der folgenden Kriterien erfüllt ist, müssen in eine **Spezialklinik für Verbrennungen** eingewiesen werden:

- Verbrennungen an Gesicht/Hals, Händen, Füßen, in der Anogenitalregion, im Bereich der Achselhöhlen, über großen Gelenken oder an sonstiger komplizierter Lokalisation
- Mehr als 15 % zweitgradig verbrannter Körperoberfläche
- Mehr als 10 % drittgradig verbrannter Körperoberfläche
- Mechanische Begleitverletzungen
- Inhalationsschaden
- Präexistente Erkrankungen oder Alter < 8 bzw. > 60 Jahre
- Elektrische Verletzungen

INTERPROFESSIONELLE KOMPETENZ

Klinik

Wundversorgung

Im Rahmen der Erstversorgung werden Kleidung und Verbände entfernt; danach erfolgen eine Lavage der Brandwunden sowie eine Fotodokumentation aller Brandwunden.

- Bei Verbrennungen **Grad I und IIa** sollte die Versorgung mittels Polyhexanidverbänden (z. B. Lavasept®, Octenidgel) erfolgen. Aufgrund der stark eiweißhaltigen Exsudation der Verbrennungswunden verbietet sich das alleinige Verwenden von Mullbinden, da diese stark an der Wunde haften bleiben. Da es sich um sterile, keimfreie Wunden handelt, ist eine antibiotische Abdeckung zur Prophylaxe nicht erforderlich.

Versorgung von Brandwunden:

- **Grad I, IIa:** konservativ (antiinfektiöse Verbände).
- **Grad IIb:** häufig operative Sanierung.
- **Grad III, IV:** zwingend operative Sanierung mit Wunddeckung. Bei hoher Wundspannung kann eine **Escharotomie** (entlastendes Einschneiden der Haut) erfolgen.

MERKE

Die konservative Therapie ist bei kleinflächigen Wunden (< 10 %) sowie bis zu einer Verbrennung IIa möglich; hierbei ist von einem guten kosmetischen und funktionellen Ergebnis auszugehen.

- Bei Verbrennungen **Grad IIb** wird meist im Verlauf eine operative Sanierung notwendig. Temporär werden die Wunden durch Fettgaze oder Sulfadiazinsilber (z. B. Flammazine®) abgedeckt. Nekrosen sollten innerhalb der ersten 1–3 Tage chirurgisch abgetragen werden. Die Abtragung erfolgt hierbei tangential bis in Wundschichten mit gut perfundiertem Wundgrund.
- Verbrennungen **Grad III und IV** benötigen immer eine operative Wundversorgung, die eine epifasziale Nekrektomie beinhaltet. Die Wunddeckung erfolgt meist sekundär. Hierbei kommen je nach Größe und Lokalisation eine Spalthautdeckung, eine Lappenplastik oder biosynthetische Ersatzverfahren (Suprathel®, Biobrane®) zum Einsatz.

Das Einschneiden des Verbrennungsschorfes zur Entlastung (Escharotomie, ➢ Abb. 21.6) ist bei zirkulären (mind. ⅔ der Zirkumferenz) Verbrennungen des Rumpfes oder der Extremitäten indiziert. Das subkutane Fettgewebe wird hierbei nicht vollständig durchtrennt, die Muskelfaszien bleiben ebenfalls erhalten.

MERKE

Die Escharotomie dient dazu, Perfusionsstörungen, ein Kompartmentsyndrom oder steigende Beatmungsdrücke zu vermeiden.

MERKE

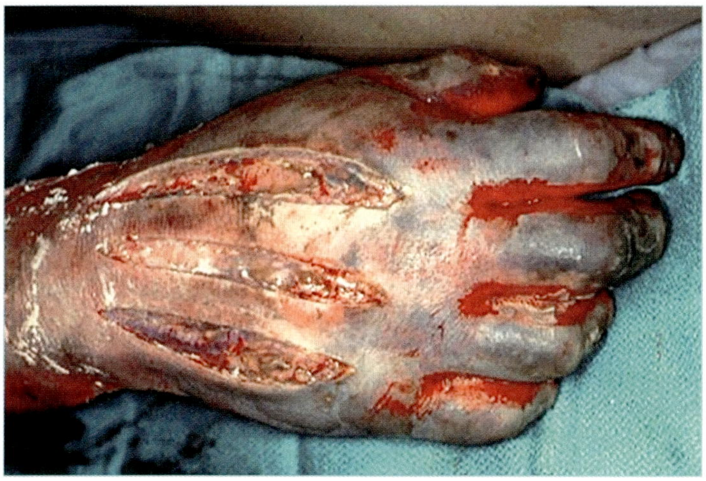

Abb. 21.6 Z. n. Escharotomie einer Verbrennung Grad 3 der rechten Hand [G643-002]

Studentische Sicht

Eine intensivmedizinische Überwachung bei schweren Verbrennungen umfasst die Anlage eines zentralvenösen Zugangs und eines Blasenkatheters, invasive Blutdruckmessungen sowie ggf. eine Intubation.

Weitere klinische Versorgung

Zur weiteren intensivmedizinischen Überwachung und Therapie wird bei allen Patienten mit schweren Verbrennungen ein zusätzliches invasives Monitoring etabliert. Hierzu zählt die Anlage eines **ZVK.** Dieser ermöglicht die ausreichende Volumensubstitution sowie ggf. eine weitere medikamentöse Therapie. Die **invasive Blutdruckmessung** schafft die Möglichkeit einer regelmäßigen arteriellen Blutgasanalyse (BGA). Die Pulsoxymetrie ist bei großflächigen Verbrennungen häufig nicht verwertbar. Die Anlage eines **Blasenkatheters** dient der Flüssigkeitsbilanzierung. Eine **endotracheale Intubation** sollte erwogen werden. Zu den Indikationen der Intubation eines Schwerbrandverletzten zählen: respiratorische Insuffizienz, fehlende Schutzreflexe, Gefahr der Atemwegsverlegung bei schwerem Inhalationstrauma und thermischer Schädigung (**cave:** inspiratorischer Stridor!), zirkuläre Rumpfverbrennungen, zirkuläre Verbrennungen im Hals- und Kopfbereich (Gefahr der Ödembildung infolge der Abflussstörung).

21.6 Inhalationstrauma

Epidemiologie

Gerade bei Bränden in geschlossenen Räumen sind begleitende Inhalationstraumata häufig.

Pathologie und Pathophysiologie

Dabei kommt es zur **Schädigung der Atemwege** durch die inhalierten Gase mit folgender Ödembildung und Ventilationsstörung.

MERKE

Diagnostik

Häufig finden sich Verbrennungen des Gesichts und klinische Zeichen einer Ateminsuffizienz.

MERKE

MERKE

Diagnostisch sollten Blutgasanalysen mit **Bestimmung von CO und Methämoglobin** sowie eine Bronchoskopie und Röntgenbildgebung durchgeführt werden.

21.6 Inhalationstrauma

Epidemiologie

Ein Inhalationstrauma liegt bei 15–30 % aller Schwerbrandverletzten vor und ist insbesondere bei Bränden in geschlossenen Räumen sowie thermischen Verletzungen im Gesichtsbereich zu vermuten.

Pathologie und Pathophysiologie

Das Inhalationstrauma bezeichnet eine durch Einatmen von heißen, ätzenden, toxischen oder tiefkalten Gasen oder Aerosolen entstehende Schädigung der Atemwege. Die Ursachen können **thermisch, chemisch oder toxisch** sein. Durch das Trauma kommt es zu **Endothelschäden** mit Extravasation und Ödembildung. Hierdurch ist die **Ventilation** gestört. Durch die Inhalation toxischer Stoffe besteht die Gefahr des „toxischen Lungenödems“. Es kommt zur Schädigung von Membranen, Alveolen und Endothel. Hierdurch bedingt kann Plasma in den Alveolarraum extravasatieren, wodurch die **Diffusion** gestört wird.

MERKE

Das Inhalationstrauma stellt einen wesentlichen negativen prognostischen Faktor für das Outcome von Schwerbrandverletzten dar.

Diagnostik

Präklinik

Klinische Hinweise auf das Vorliegen eines Inhalationstraumas sind Verbrennungen im Gesicht, eine versengte Gesichts- und Nasenbehaarung, Rußspuren enoral oder im Sputum sowie Zeichen der Atemwegsobstruktion (Stridor, Ödem, oropharyngeale Schleimhautschädigung). Grundsätzlich können jedoch alle **Anzeichen einer respiratorischen Insuffizienz** vorhanden sein: Hustenreiz, Dyspnoe, Hypoxie, Zyanose, Bronchospasmus oder ein Glottisödem. Durch die systemische Wirkung der Noxen können auch **Vigilanzveränderungen** eintreten. Häufig klagen die Patienten über Kopfschmerz, Übelkeit und Schwindel.

MERKE

Die Symptome können mit einer großen Verzögerung (ca. 5 h) eintreten. Daher ist der Patient beim geringsten Verdacht stationär zu überwachen.

MERKE

Die üblicherweise verfügbare Pulsoxymetrie kann nicht zwischen Oxyhämoglobin (HbO_2) und Dyshämoglobinen (CO-Hb, Met-Hb) unterscheiden, weshalb auch bei CO-Intoxikation eine gute Sauerstoffsättigung angezeigt wird. CO-Hb-Detektoren sind erhältlich, jedoch noch nicht flächendeckend verfügbar.

Klinik

Zur weiteren Diagnostik ist eine arterielle BGA inkl. CO und Met-Hb essenziell. Zudem wird leitliniengerecht zur Abschätzung der Schwere eines Inhalationstraumas die fiberoptische Bronchoskopie empfohlen (➤ Tab. 21.6).

Tab. 21.6 Schweregradeinteilung des Inhalationstraumas

Schweregrad	Endobronchialer Befund
I	Schwellung und Rötung der Schleimhaut
II	Blasenbildung, Erosion und/oder Kontaktblutungen der Schleimhaut
III	Nekrosen und/oder Ulzerationen

Weiterhin wird eine Röntgenbildgebung des Thorax innerhalb der ersten 24 h angefertigt, die Aufnahme dient vor allem auch der Verlaufsbeurteilung, da innerhalb der ersten Stunden nach dem erfolgten Inhalationstrauma nicht mit Veränderungen in der radiologischen Bildgebung zu rechnen ist.

Therapie

Präklinik

Die Indikation zur Intubation ist großzügig zu stellen, da von einer zunehmenden Schwellung der Atemwege auszugehen ist. Die Beatmung erfolgt mit einer **FiO_2 von 100 % O_2** und einem PEEP von 5–10 mbar. Bei der Auswahl der Narkoseeinleitung gibt es keine grundsätzlichen Einschränkungen. **Sympathomimetika,** z. B. 2–4 Hübe Fenoterol p. i., max. 12 Hübe/d, können zur Anwendung kommen. Des Weiteren können ggf. Glukokortikoide verabreicht werden.

Klinik

Patienten, die das Krankenhaus beatmet erreichen, werden nach Aufnahme bronchoskopiert, um das Ausmaß der Schädigung zu erfassen. Die Beatmung muss unbedingt lungenprotektiv durchgeführt werden, um das vulnerable Gewebe nicht weiter zu schädigen. Wurde eine Cyanidintoxikation nachgewiesen, kann hoch dosiertes Hydroxycobalamin (Vitamin B_{12}) eingesetzt werden, welches das Cyanid irreversibel in ungiftigen Komplexen bindet, die über die Nieren ausgeschieden werden. Die früher propagierte Gabe von 4-DMAP (Dimethylaminophenol) wird aufgrund des großen Nebenwirkungsspektrums zunehmend kritisch gesehen, zumal es sich bei Inhalationstraumata meist um Mischintoxikationen handelt.

21.7 Strom- und Blitzunfälle

Epidemiologie

Die Anzahl der tödlichen Stromunfälle in Deutschland liegt bei ca. 50–100/Jahr. Durch verbesserte Sicherheitsvorschriften ist die Anzahl gegen Ende des 20. Jahrhunderts deutlich gesunken. Die Wahrscheinlichkeit, einen Stromunfall zu erleiden, beträgt ca. 1 : 1500; die Wahrscheinlichkeit, vom Blitz getroffen zu werden, liegt bei etwa 1 : 10 Mio.

Pathologie und Pathophysiologie

Ursache für Strom- und Blitzunfälle ist der Kontakt mit unter Spannung stehenden Systemen oder Blitzeinschlag (➤ Tab. 21.7).

Tab. 21.7 Übersicht verschiedener Ströme

	Niederspannung		Hochspannung	
	Haushaltsstrom	Starkstrom/Kraftstrom	Schienenverkehr	Blitz
Volt (V)	230	380	15.000	> 100.000.000
Herz (Hz)	50	60	14	–

Die Pathophysiologie ist vielfältig und hängt vom Stromfluss durch den Körper mit seinen Auswirkungen auf die betroffenen Organe oder Gewebe ab. Bevorzugt werden Gewebe mit geringem Widerstand als Erstes betroffen. Den **niedrigsten Widerstand** hat **Nervengewebe,** gefolgt von Gefäßen, Muskelgewebe, Haut, Sehnen, Fettgewebe und zuletzt Knochen.

Diagnostik

In einigen Fällen ist die Gefahr einer freiliegenden Stromquelle erst auf den zweiten Blick ersichtlich!

> **CAVE**
> Liegt der Verdacht eines Stromunfalls nahe, muss zunächst eine Beurteilung des Patienten in gebührendem Sicherheitsabstand erfolgen. In Kraftwerken, Gleisanlagen oder anderen stromführenden Betrieben darf das betroffene Areal erst nach Rücksprache mit dem zuständigen Notfallmanager betreten werden. Der Eigenschutz hat oberste Priorität!

Studentische Sicht

TAB. 21.6

Therapie

Bei Atemversagen sollte **zügig intubiert** und **mit reinem Sauerstoff beatmet** werden. **Bronchodilatatoren** (z. B. Fenoterol) können die Ventilation verbessern.

Bei **Inhalation toxischer Gase** (z. B. Cyaniden) muss neben der respiratorischen Insuffizienz auch die akute Intoxikation behandelt werden.

21.7 Strom- und Blitzunfälle

Epidemiologie

Pathologie und Pathophysiologie

Das **Schadensausmaß** von Stromunfällen **kann stark variieren** und ist abhängig von Spannung und Stromstärke sowie Richtung und Dauer des Stromflusses.

Diagnostik

CAVE

Die Haut kann mit Brandverletzungen aller Schweregrade beteiligt sein. Erregungsbildungs- und Erregungsleitungsstörungen, myokardiale Perfusionsstörungen und Verbrennungsnekrosen sind mögliche kardiale Pathologien. Vigilanzminderungen, Krampfanfälle, Parästhesien oder Lähmungen werden häufig beobachtet. Darüber hinaus werden u. a. tetanische Kontraktionen der Muskulatur, Gasbildung durch Elektrolyse innerhalb der Blutgefäße, kontraktionsbedingte Frakturen oder Verbrennungsnekrosen von Organen gesehen.

Therapie

Therapie

Präklinik

Die Therapie erfolgt je nach Verletzungsmuster symptomatisch; die beiden führenden Krankheitsbilder sind Arrhythmien und Verbrennungen (➤ Kap. 14.3, ➤ Kap. 21.4).

Klinik

Nach einem Secondary Survey erfolgt die Durchführung eines 12-Kanal-EKG, einer BGA und eines Labors (insbesondere Elektrolyte und Myokardmarker). Nach einem Stromunfall erfolgt die Monitorüberwachung für mindestens 6 h, bei Auffälligkeiten für 24 h. Verbrennungen werden entsprechend ➤ Kap. 21.7 therapiert.

Studentische Sicht

Bei Eintreten des Stroms über die Haut finden sich **oft begleitende Verbrennungen.** Zudem können kardiale Arrhythmien und neurologische Störungen auftreten.

Die Therapie ist symptomorientiert und richtet sich nach EKG- und Laborbefund.

IMPP-Schwerpunkte

!!! Verbrennungen; Schwerpunkt: Einschätzung von Verbrennungsausmaß und -tiefe sowie Therapie
!!! Inhalationstrauma
! Notfälle durch Hypo- und Hyperthermie

ÜBUNGSFRAGEN FÜRS MÜNDLICHE MIT LÖSUNGSHILFEN

1. Erläutern Sie den Begriff „Vita minima“.

Bei Hypothermiepatienten werden immer wieder „Vita-minima“-/Scheintodfälle beschrieben, bei denen Stoffwechsel und Kreislauf in der Hypothermiephase so weit reduziert sind, dass sich keine Atmung und kein Puls feststellen lassen.

2. Benennen Sie die Unterschiede zwischen Sonnenstich und Hitzschlag.

Die Körpertemperatur bei einem Hitzschlag kann bis über 40 °C ansteigen, beim Sonnenstich ist die Körpertemperatur normal. Der Hitzschlag wirkt sich systemisch aus, wohingegen der Sonnenstich isoliert das ZNS betrifft (meningeale Reizung). Der Hitzschlag stellt eine vital bedrohliche Erkrankung dar, der Sonnenstich lässt sich mit geringen Mitteln ambulant therapieren.

3. Beschreiben Sie die Verbrennungsgrade.

Die Tiefe der Verbrennung lässt sich in vier Grade einteilen, wobei zweitgradige Verbrennungen nochmals in IIa und IIb unterteilt werden. Ausschlaggebend für die Gradeinteilung sind der Wundgrund, eine Blasenbildung, Schmerzen und die Rekapillarisierung.

4. Was müssen Sie bei der Therapie der Hypothermie beachten?

Die Wiedererwärmung sollte langsam erfolgen (passive Wiedererwärmung ca. 0,5–2,0 °C pro Stunde), um einen „Afterdrop“ zu verhindern. Der Patient muss möglichst immobilisiert und nasse Kleidung muss entfernt werden. Durch die Beeinträchtigung der Stoffwechselvorgänge wirken alle Medikamente in der Hypothermie schlechter.

KAPITEL

22 Wassernotfälle

Tobias Helfen

22.1 Ertrinkungsnotfall

Epidemiologie

Ertrinken ist die häufigste Todesursache im Wasser. Bei Kindern im Alter von 1–5 Jahren stellt es die häufigste, im Alter von 5–10 Jahren nach Verkehrsunfällen die zweithäufigste nichtnatürliche Todesursache dar. Ein weiterer Häufigkeitsgipfel besteht im Alter von 15–19 Jahren.

Pathologie und Pathophysiologie

Als Ertrinken wird die Hypoxie infolge Untertauchens in einer Flüssigkeit bezeichnet. Pathophysiologisch teilt man Ertrinken nach Todesart, Atemwegsbeteiligung oder Wasserart ein (➤ Tab. 22.1).

Tab. 22.1 Übersicht der Ertrinkungsarten

Todesart	Primäres Ertrinken	Tod durch unmittelbare Folgen des Ertrinkens (Asystolie, Hypoxie usw.)
	Sekundäres Ertrinken	Tod durch Spätfolgen des Ertrinkens (Lungenödem, Pneumonie usw.)
Atemwegsbeteiligung	Trockenes Ertrinken	Ertrinken ohne Flüssigkeitsaspiration. In ca. 10 % d. F. dringt aufgrund eines reflektorischen Laryngospasmus keine Flüssigkeit in die unteren Atemwege ein.
	Nasses Ertrinken	Aspiration von Flüssigkeit
Wasserart	Salzwasserertrinken	In die Alveolen dringt hypertones Salzwasser ein. Durch Extravasation von Flüssigkeit in den Alveolarraum kommt es zum alveolären Lungenödem mit Hypoxie.
	Süßwasserertrinken	In die Alveolen dringt hypotones Süßwasser ein. Es kommt zur Intravasation der hypotonen Flüssigkeit mit Surfactantzerstörung, interstitiellem Lungenödem, Hypervolämie, Hämodilution und Hämolyse als Folge.

Diagnostik

Dyspnoe und Husten sind die Hauptsymptome. Durch nasse Kleidung, Haare und Haut entsteht häufig eine Hypothermie; Zyanose und Vigilanzstörungen treten in Kombination auf. Vereinzelt tritt auch beim Überlebenden ein Schaumpilz (eine Mischung aus Wasser, Luft und Bronchialsekret) auf, der durch Atembewegungen entsteht.

Therapie

Präklinik

Nach Rettung bzw. Übernahme des Patienten aus dem Wasser schließt sich an die Sicherung der Vitalfunktionen die symptomatische Therapie an. In der Regel ist ein Wärmeerhalt indiziert. Es muss unbedingt auf Begleitverletzungen geachtet werden (z. B. HWS-Immobilisation bei Kopfsprung ins Wasser, ➤ Abb. 22.1).

Wer fährt im Urlaub nicht gerne an Orte mit Zugang zu großen Gewässern? Gerade hier ereignen sich oft Wasserunfälle, z. B. beim Schwimmen und Tauchen. Die körperlichen Folgeschäden sind in ihrem Ausmaß überschaubar und lassen sich meist gut behandeln, sodass dir dieses Kapitel alles bietet, um auf dem Gebiet gut informiert zu sein. Auch wenn die einzelnen Erkrankungsbilder im notfallmedizinischen Prüfungskanon nur eine Nebenrolle einnehmen, so sind sie doch im Hinblick auf rechtsmedizinische Fragestellungen zum Ertrinken relevant und bieten spannende Schnittbereiche mit der Sportmedizin.

22.1 Ertrinkungsnotfall

Epidemiologie

Ertrinken ist eine häufige Folge von Wasserunfällen und betrifft vor allem Kinder und Jugendliche.

Pathologie und Pathophysiologie

Es kommt zu einer **Hypoxie** mit Schädigung des respiratorischen Systems, wobei man je nach Art der Schädigung verschiedene Formen von Ertrinken unterscheidet.

TAB. 22.1

Diagnostik

Begleitend zur gestörten Atmung finden sich oft **Unterkühlung** und Bewusstseinsstörungen.

Therapie

Bei Sprüngen in kaltes Wasser sollten auch **Wirbelsäulenschäden** ausgeschlossen werden.

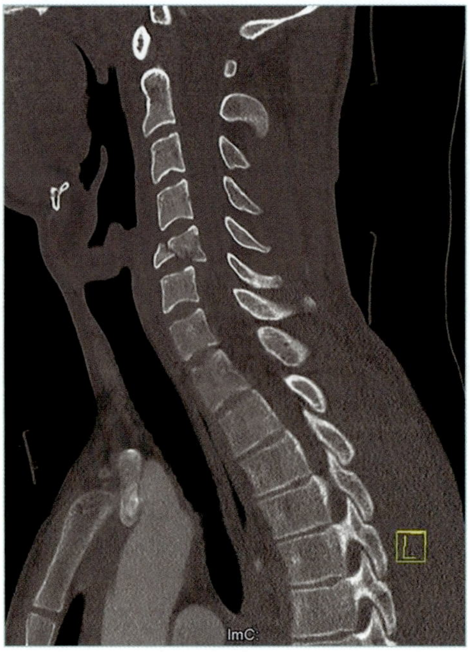

Abb. 22.1 Sagittale CT-Bildgebung der HWS bei einem 21-jährigen Patienten nach Kopfsprung in ein flaches Gewässer. Der Patient war bei der abgebildeten HWK-5-Fraktur mit Kompression des Spinalkanals initial tetraplegisch und ging in der Folge unter. Er konnte nach einer 10-minütigen Suche gerettet werden. [L241]

Klinik

Ein Wärmeerhalt sollte bis zum Erreichen einer normalen Körpertemperatur durchgeführt werden.

Klinik

Der Wärmeerhalt ist bis zum Erlangen einer Normothermie ggf. auch invasiv (z. B. ECMO) fortzuführen. Dies gilt insbesondere beim Vorliegen einer hypothermieinduzierten Reanimationssituation (➤ Kap. 13.1). Gegebenenfalls kann mit einer Diuretikagabe, z. B. 40–80 mg Furosemid i. v., begonnen werden, um das Ausschwemmen des in den Lungen stehenden Wassers zu forcieren.

INTERPROFESSIONELLE KOMPETENZ

INTERPROFESSIONELLE KOMPETENZ

Bei Wassernotfällen sind häufig Spezialkräfte wie Rettungsschwimmer oder Taucher notwendig, um den Patienten sicher aus dem Wasser zu retten. Deren frühzeitige Alarmierung ist essenziell!

22.2 Barotrauma

22.2 Barotrauma

Die Statistiken des europäischen *Divers Alert Network* gehen bei Berufstauchern von etwa 1 Zwischenfall pro 10.000 Tauchgänge aus. Insgesamt muss für die Bundesrepublik mit etwa 500 Tauchunfällen pro Jahr gerechnet werden.

Epidemiologie

Leichte Druckschäden im Nebenhöhlen- und Ohrenbereich treten bei Tauchern häufig auf.

Epidemiologie

Hals-Nasen-Ohren-Barotraumata (Beschwerden im Bereich des Kopfes und der Nasennebenhöhlen) sind die am häufigsten auftretenden Unfälle beim Tauchen. Bei Sporttauchern kommt es in etwa 10 % der Tauchgänge vor. Das schwere Barotrauma ist deutlich seltener.

Pathologie und Pathophysiologie

Durch **schnelle und starke Druckveränderungen in belüfteten Körperhöhlen** (z. B. Mittelohr, Thoraxraum, Nasennebenhöhlen) kann das umliegende Gewebe geschädigt werden.

Pathologie und Pathophysiologie

Barotraumata entstehen durch **Veränderungen des Umgebungsdrucks** in gasgefüllten Körperhöhlen, z. B. in Lungen, Mittelohr oder pneumatisierten Räumen wie den Nasennebenhöhlen. Durch Änderung des Umgebungsdrucks kommt es zu Volumenveränderungen in der Körperhöhle, die diese Veränderungen jedoch nicht kompensieren kann. In den Lungen resultieren Parenchymverletzungen. Die Gefahren sind ein Pneumo- oder Spannungspneumothorax und ein Mediastinalemphysem.

Diagnostik

Beim schweren Barotrauma sind die Atemwege beschädigt, sodass es zu Dyspnoe und Zyanose kommt.

Diagnostik

Dyspnoe und **Zyanose** sind Hauptsymptome des schweren Barotraumas. Blutiges Sputum, thorakale Schmerzen und die klinischen Zeichen eines Pneumo- oder Spannungspneumothorax sind möglich.

Therapie

Bei einem Pneumothorax ist die Anlage einer Thoraxdrainage notwendig.

Therapie

Die Auffindesituation und die Anamnese sind charakteristisch für die Vermutung eines Barotraumas. Die Patienten erhalten Sauerstoff; die Therapie erfolgt symptomatisch, d. h. Intubation bei Bewusstlosigkeit, Anlage einer Thoraxdrainage bei Spannungspneumothorax.

22.3 Dekompressionskrankheit (Morbus Caisson)

Epidemiologie

Die Inzidenz des Morbus Caisson liegt bei 3/10.000 Tauchgängen.

Pathologie und Pathophysiologie

Durch Ausperlen von gelösten Gasen, vor allem **Stickstoff** und **Helium,** bei zu schnellen Druckänderungen entstehen in Körpergeweben disseminierte Traumata. Stickstoff ist ein inertes Gas, das nicht an Stoffwechselprozessen teilnimmt. Daher kann es lediglich durch Abatmung eliminiert werden. In gut perfundierten Geweben wird Stickstoff rasch eingelagert. Bei zu schnellem Auftauchvorgang wird er ebenso rasch wieder vom Gewebe abgegeben. Die Löslichkeit des Stickstoffs reduziert sich jedoch durch die schnelle Druckänderung mit der Folge von Gasblasenbildung in Blut und Geweben.

Diagnostik

Je nach Schwere werden zwei Formen unterschieden:

- die **leichte Dekompressionskrankheit** (Gasblasenbildung im Unterhautfettgewebe), die mit starkem Juckreiz („Taucherflöhe"), Parästhesien, Gelenkschmerzen, Reizhusten und Dyspnoe einhergeht, und
- die **schwere Dekompressionskrankheit** (Gasembolien, vor allem im ZNS) mit Schwindel, Hör- und Sprachstörungen, Vigilanzstörungen sowie Krampfanfällen.

Therapie

Die Therapie erfolgt symptomatisch. Der Patient muss zur Rekompression zügig in eine geeignete Druckkammer transportiert werden (➤ Abb. 22.2), weshalb meist ein Hubschraubertransport indiziert ist.

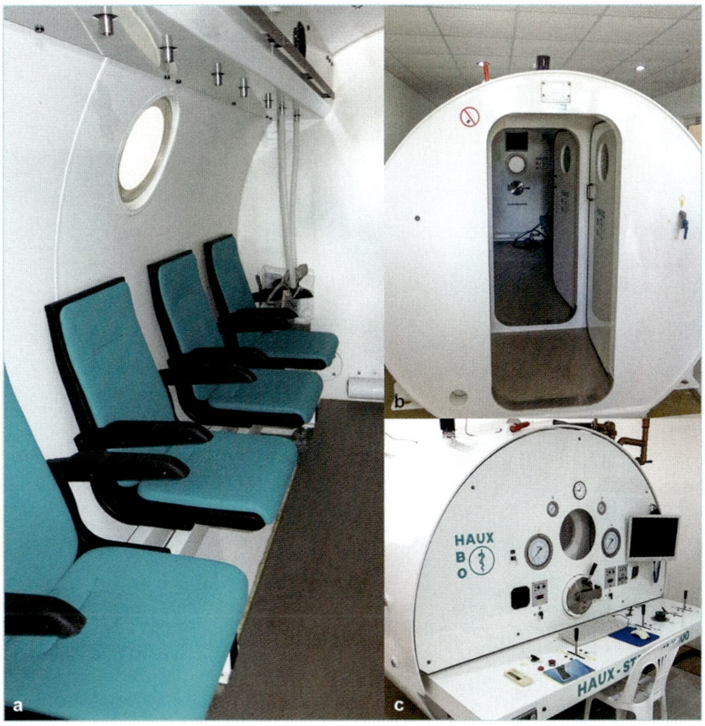

Abb. 22.2 Druckkammer mit Behandlungsplätzen für sitzende Patienten, Vor- und Hauptkammer [P100]

CAVE

Eine „nasse" Rekompression, also das erneute Tauchen mit dem Ziel, den Stickstoff langsam zu lösen, ist absolut kontraindiziert.

LERNTIPP

Barotrauma und Dekompressionskrankheit haben zwar unterschiedliche Ursachen. Die präklinische Notfalltherapie ist aber identisch. Du bist auf der sicheren Seite, wenn du Patienten nach einem Tauchunfall Sauerstoff mit der höchstmöglichen Konzentration verabreichst.

Studentische Sicht

22.3 Dekompressionskrankheit (Morbus Caisson)

Epidemiologie

Pathologie und Pathophysiologie

Bei **plötzlicher Druckabnahme** (z. B. Auftauchen aus tiefem Wasser) können **im Blut gelöste Gase ausperlen** und Embolien verursachen.

Diagnostik

Leichte Formen gehen mit Juckreiz, Husten und Parästhesien, schwere Formen mit ernsthaften neurologischen Beschwerden (z. B. Vigilanzstörung) einher.

Therapie

Die Therapie erfolgt in **Druckkammern,** wo ein hoher Außendruck langsam reduziert wird.

CAVE

KAPITEL

23 Ophthalmologische Notfälle

Tobias Helfen

Wenn man Menschen nach ihrer größten Angst im Leben fragt, dann antworten viele, sie hätten Angst davor, zu erblinden. Dies veranschaulicht, wie wichtig der Sehsinn für unseren Alltag und die Teilhabe am gesellschaftlichen Leben ist. Dementsprechend tragisch ist es, wenn das Augenlicht von Menschen akut durch eine Erkrankung bedroht ist. Um für diesen Fall gewappnet zu sein, sind hier alle Notfallsituationen rund ums Auge kompakt dargestellt. Gerade der Glaukomanfall ist dabei auch für andere Fachbereiche interessant, da er als unerwünschte Wirkung verschiedener Medikamente auftreten kann, jedoch gut therapierbar ist, wenn er rechtzeitig klinisch erkannt wird. Also Augen zu und durch durch diesen Seitenarm der Notfallmedizin mit seiner eigenen Gruppe an Symptomen und komplexen diagnostischen Mitteln!

23.1 Glaukomanfall

Epidemiologie

Das Glaukom ist weltweit – sowohl in Industrienationen als auch in Entwicklungsländern – die zweithäufigste Erblindungsursache. Die Glaukomhäufigkeit nimmt mit dem Alter zu und beträgt bei den > 65-Jährigen ca. 2–4 %. In Deutschland kommt es jedes Jahr zu über 1000 Neuerblindungen durch Glaukom.

Studentische Sicht: Das Glaukomrisiko steigt mit dem Alter, und das Glaukom ist heutzutage für viele Erblindungen verantwortlich.

Pathologie und Pathophysiologie

Im Rahmen eines akuten Glaukomanfalls kommt es zu einer deutlichen, **schlagartigen Erhöhung** des **Augeninnendrucks.** Ursache ist eine Abflussstörung des Kammerwassers, z. B. infolge einer Verengung des Kammerwinkels durch die Iris (Engwinkelglaukom) oder durch einen behinderten Kammerwasserabfluss zwischen Pupille und Linse (Pupillarblock). Durch die akute Abflussbehinderung des Kammerwassers kommt es zu einem rasanten Anstieg des intraokularen Drucks (IOD) bis zu 70 mmHg (Normwert: 10–20 mmHg). Es handelt sich hierbei um einen ophthalmologischen Notfall, da ohne Therapie eine irreversible Schädigung des N. opticus resultieren kann. Einige Medikamente wie Anticholinergika, Antiemetika oder Antidepressiva begünstigen die Entstehung eines Glaukoms.

Studentische Sicht: Beim Glaukomanfall kommt es zu einer **plötzlichen Kammerwasserabflussstörung mit erhöhtem Augeninnendruck,** der den Sehnerv schädigen kann.
Auch Medikamente (z. B. Anticholinergika) kommen ursächlich in Betracht.

Diagnostik

Präklinik

Präklinisch kann man lediglich auf die Anamnese, eine klinische Untersuchung und die Palpation des Augapfels im Seitenvergleich zurückgreifen.

Die Symptomatik eines akuten Glaukomanfalls tritt meist einseitig auf. **Sehstörungen** wie Verschwommensehen, Farbsehen oder ein kompletter Sehverlust und Kopfschmerzen sind häufig. Zudem können **vegetative Symptome** wie Übelkeit, Erbrechen oder Arrhythmien auftreten. Leitsymptome des akuten Glaukomanfalls sind das schmerzhaft gerötete Auge, die **Wahrnehmung farbiger Ringe um Lichtquellen** sowie ein palpatorisch **steinharter Bulbus.** Die Pupille ist meist weit, entrundet und lichtstarr.

Studentische Sicht: Meist finden sich **Sehstörungen** (z. B. farbige Reflexe um Lichtquellen), **vegetative Beschwerden,** ein **verhärteter Bulbus** und eine **gestörte Pupillomotorik.**

Klinik

Die Basisdiagnostik des akuten Glaukomanfalls wird durch die Messung des Augeninnendrucks (Tonometrie) sowie eine Spiegelung des Augenhintergrunds komplettiert. Hier können je nach Ausprägungsform z. B. eine vergrößerte Papillenexkavation oder Papillenrandblutungen sichtbar werden.

Studentische Sicht: Tonometrisch findet sich ein erhöhter IOD, und fundoskopisch sind Veränderungen der Papille detektierbar.

Therapie

Die initiale Kausaltherapie (Acetazolamid i. v. bzw. **Pilocarpin-Augentropfen**) steht präklinisch nicht zur Verfügung. Es kann lediglich eine symptomatische Therapie mit Abdeckung des Auges und adäquater Analgesie, z. B. 5–10 mg Morphin i. v., erfolgen.

Studentische Sicht: Die Kammerwasserbildung kann durch **Acetazolamid** oder **Parasympathomimetika** gehemmt werden.

Studentische Sicht

23.2 Perforierende Augenverletzungen

Epidemiologie

Die Jahresinzidenz perforierender Augenverletzungen liegt in Deutschland bei 3/100.000. Die Verletzung kommt bei Patienten über 65 Jahren signifikant häufiger vor. Im jüngeren Kollektiv liegt eine Häufung im Rahmen von Arbeitsunfällen vor.

Studentische Sicht – 23.2 Perforierende Augenverletzungen – Epidemiologie: Gerade Arbeitsunfälle gehen oft im wahrsten Sinne des Wortes „ins Auge“.

Pathologie und Pathophysiologie

Die Nomenklatur unterscheidet perforierende (in den Bulbus eindringende) von penetrierenden Augenverletzungen (Durchtritt durch den Bulbus; es besteht eine Ein- und Austrittsstelle; ➤ Abb. 23.1). Derartige Verletzungen des Auges entstehen durch **Fremdkörper,** die mit hoher Geschwindigkeit auf das Auge auftreffen und es penetrieren oder perforieren. Vor allem **Steine, Glas-, Metall- und Holzsplitter** führen zu diesen Schädigungen. Die Eindringtiefe ist dabei von der Art und Geschwindigkeit des Fremdkörpers abhängig. Das Verletzungsausmaß hängt von der Eindringtiefe ab. Von der Kornea bis zum N. opticus können alle Strukturen betroffen sein.

Studentische Sicht – Pathologie und Pathophysiologie: Oft werden Splitter von Fremdkörpern in den Bulbus gesprengt und **perforieren bzw. penetrieren** diesen.

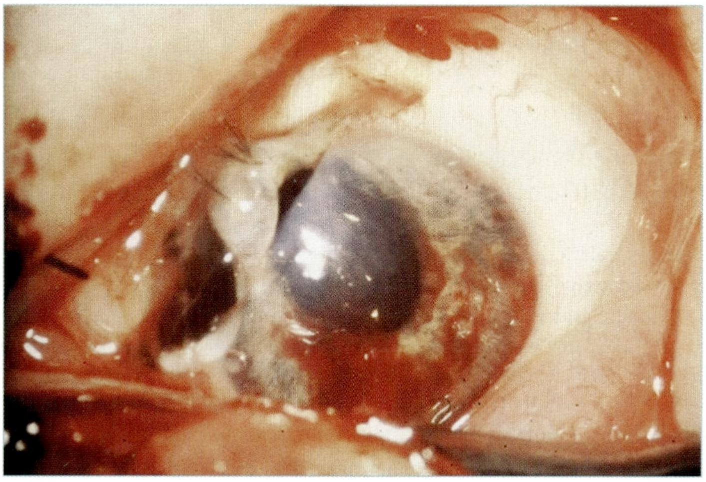

Abb. 23.1 Penetrierende Augenverletzung [M233]

Diagnostik

Die Diagnose wird anhand von Anamnese und Symptomatik gestellt. Führende Symptome sind ein **Fremdkörpergefühl** und ein gestörter Lidschluss. Zudem kommt es zu Photophobie, Tränenfluss, Visusverlust und intraokularen Blutungen.

Studentische Sicht – Diagnostik: Neben einem **Fremdkörpergefühl** finden sich ein gestörter Lidschluss und ein **vermehrter Tränenfluss.**

Therapie

Wunden am Auge sind wie jede andere Verletzung zu behandeln. Auch hier gelten die Grundsätze der Fremdkörperbelassung und sterilen Abdeckung. Symptomatisch steht die Schmerztherapie im Vordergrund, z. B. mit 5–10 mg Morphin i. v.

Studentische Sicht – Therapie: Die Verletzung muss chirurgisch versorgt und der Schmerz adäquat behandelt werden.

23.3 Verätzungen des Auges

Epidemiologie

Zwischen 7 und 20 % aller Augenverletzungen werden durch Verätzungen oder Verbrennungen hervorgerufen.

Pathologie und Pathophysiologie

Augenverätzungen entstehen durch Kontakt mit **Säuren** oder **Laugen.** Im Rahmen beider Verätzungsformen kommt es zur Denaturierung von Proteinen. Bei der Verätzung mit Säuren entsteht eine **Koagulationsnekrose,** bei der Proteine gerinnen (Salzsäure, Schwefelsäure, Essigsäure usw.). Die **Kolliquationsnekrose,** bei der Gewebe verflüssigt wird (Natronlauge, Kalilauge, Ammoniak usw.), ist pathognomonisch für Verätzungen mit Laugen.

Studentische Sicht – Pathologie und Pathophysiologie: Wie Fremdkörperversprengungen können auch toxische Flüssigkeiten (z. B. Säuren, Laugen) das Auge stark schädigen.

> **MERKE**
> Laugenverätzungen sind schwerwiegender als Säureverätzungen, da Laugen das Auge binnen Minuten perforieren können.

Diagnostik

Im Rahmen von Verätzungen kommt es zu Rötungen, Hornhauterosionen, Hornhauttrübungen, Nekrosen und Schmerzen. Auffindesituation und Anamnese sind richtungweisend für die Diagnosestellung. Die schädigende Substanz sollte unbedingt eruiert werden; im Zweifel kann eine Asservierung erfolgen.

Diagnostik
Neben der Beurteilung des Korneastatus sollte die schädigende Substanz identifiziert werden.

Therapie

Therapie

Präklinik

Entscheidend ist die schnelle und **ausgiebige Spülung** des betroffenen Auges. Zu beachten ist der kürzeste Abflussweg der Spülflüssigkeit vom Auge weg. Zudem sollten die sterile Abdeckung und eine Analgesie mit 5–10 mg Morphin i. v. erfolgen.

Das Auge muss ausgiebig gespült werden.

Klinik

Im klinischen Setting kann das Auge unter Applikation eines Lokalanästhetikums geöffnet und weiter gespült und ggf. können Fremdkörper oder andere Substanzen mechanisch entfernt werden. Durch Ektropieren der Augenlider vergrößert sich u. a. auch die spülbare Oberfläche. Antibiotische Augentropfen verhindern eine Superinfektion; Glukokortikoide können eine lokale Entzündungsreaktion hemmen.

23.4 Akuter Visusverlust

23.4 Akuter Visusverlust

Epidemiologie

Die Inzidenz der Zentralarterienverschlüsse ist höher als die der Arterienastverschlüsse und wird auf 0,85/100.000 Einwohner geschätzt.

Epidemiologie

Pathologie und Pathophysiologie

Der plötzliche Sehverlust wird anhand der Schmerzcharakteristik unterteilt in den **plötzlichen schmerzlosen Sehverlust** durch Gefäßverschlüsse, Sehnerverkrankungen und Netzhautablösungen und den **plötzlichen schmerzhaften Sehverlust** nach Glaukomanfall, Hornhautulkus oder Trauma.

Pathologie und Pathophysiologie
Ein akuter Visusverlust kann neben den o. g. schmerzhaften Ursachen auch schmerzlos durch Gefäßverschlüsse oder Retinaschäden bedingt sein.

Diagnostik

Diagnostik

Präklinik

Leitsymptom ist die binnen kurzer Zeit eintretende **Reduktion** bzw. der **totale Verlust** des Augenlichts. Abhängig von der zugrunde liegenden Ursache ist dies schmerzhaft oder nicht.

Präklinisch steht die Anamnese im Vordergrund. Wichtig zu eruieren sind hier Beginn und Dauer der Symptomatik und ob bereits Vorerkrankungen/Voroperationen oder Traumata bestehen. Weiterhin können ggf. Begleitsymptome sowie die Dauermedikation Rückschlüsse auf die zugrunde liegende Ursache geben.

Wichtig ist das Erfragen der Dauer und Auslöser der Symptomatik.

Klinik

In einer Augenklinik können weitere Untersuchungen zur Differenzierung der möglichen Ursachen durchgeführt werden. Hierzu zählt neben Visusbestimmung, Perimetrie und IOD-Messung auch eine Ophthalmoskopie. Letztere ermöglicht die Beurteilung des gesamten Fundus einschließlich Retina, Makula, Fovea, Gefäßen und Papille.

Zur gezielten Behandlung ist eine vorherige ophthalmologische Diagnostik vonnöten.

Therapie

In der Akutsituation besteht lediglich die Möglichkeit einer symptomatischen Therapie, die sich i. d. R. auf die Analgesie beschränkt (z. B. 5–10 mg Morphin i. v.). Klinisch steht die Behandlung der zugrunde liegenden Störungen im Vordergrund.

Therapie

ÜBUNGSFRAGEN FÜRS MÜNDLICHE MIT LÖSUNGSHILFEN

1. Sie werden zu einem 67-jährigen Patienten gerufen, der über starke Kopfschmerzen, Erbrechen und Schmerzen im rechten Auge klagt. Sie stellen die Verdachtsdiagnose eines akuten Glaukomanfalls. Es wurde bereits in der Vergangenheit die Diagnose eines erhöhten Augeninnendrucks gestellt. Der Patient möchte daher am nächsten Morgen seinen Augenarzt aufsuchen. Sind Sie mit dem Vorgehen einverstanden?

Bei einem akuten Glaukomanfall handelt es sich um eine dringliche Notfallsituation. Der Patient muss schnellstmöglich einer augenärztlichen Therapie zugeführt werden, da es sonst zu irreversiblen Schäden des Sehnervs kommen kann.

2. Welche weiteren Symptome können Sie im obigen Fall erwarten?

Patienten mit einem akuten Glaukomanfall klagen über starke Schmerzen des betroffenen Auges, das meist stark gerötet ist und tränt. Der Visus kann gemindert sein bis hin zum vollständigen Visusverlust, auch die Wahrnehmung von farbigen Ringen um Lichtquellen ist möglich. In der Palpation zeigt sich ein im Vergleich zur Gegenseite steinharter Bulbus. Zudem können vegetative Begleitsymptome auftreten.

3. Was ist die vordringlichste Maßnahme bei einer perforierenden Augenverletzung?

Der Fremdkörper muss unbedingt in situ belassen werden, um weitere Schäden wie Blutungen, Infektionen oder einen Glaskörperprolaps zu verhindern. Es erfolgt ein steriles Abdecken, ggf. eine Analgesie oder die Gabe eines Sedativums. Um unnötige Augenbewegungen zu vermeiden, sollte ggf. auch das nicht betroffene Auge abgedeckt werden.

4. Sie kommen als Notarzt zu einer Hausfrau, die beim Eingießen von Waschmittel in die Waschmaschine Spritzer der Chemikalie ins Auge bekommen hat. Das betroffene Auge ist stark gerötet, zudem bestehen Lichtempfindlichkeit, Epiphora (Tränenfluss) und ein Blepharospasmus. Was müssen Sie bedenken? Welche Maßnahmen ergreifen Sie?

Bei Waschmitteln handelt es sich um alkalische Lösungen (Laugen), die eine Kolliquationsnekrose hervorrufen können. Vordringlichste Maßnahme ist die Spülung des Auges.

5. Welche Ursachen für einen plötzlichen Visusverlust kennen Sie?

Man unterscheidet einen schmerzhaften von einem schmerzlosen Visusverlust. Letzterer kann z. B. durch einen Gefäßverschluss, eine Sehnerverkrankung oder Netzhautablösung entstehen. Die Ursache eines plötzlichen, schmerzhaften Sehverlusts kann z. B. ein Trauma oder ein Glaukomanfall sein.

KAPITEL

24 Sonstige Notfälle

Julia Schneller und Tobias Helfen

Jedes Fachgebiet der Medizin hat seine eigenen Krankheitsbilder, die als Notfall auftreten können und rasch behandelt werden müssen. Auch wenn du daher manche Themen dieses Kapitels mit seiner bunten Mischung verschiedener Erkrankungen schon aus anderen Studienkursen kennst, findest du sie hier noch einmal kompakt und übersichtlich präsentiert. Dabei resultieren die dargestellten therapeutischen Maßnahmen oft direkt aus den Ursachen der Notfallsituationen und sind leicht zu verinnerlichen, wenn man diese verstanden hat. Damit hilft dir dieses Kapitel, auch wenn es sich nicht einer spezifischen Prüfung zuordnen lässt, das grundlegende Verständnis für den Umgang mit Notfallerkrankungen zu festigen.

24.1 HNO-Blutungen

Epidemiologie

Epidemiologischen Studien zufolge ist bei 60 % der Bundesbürger schon mindestens einmal in ihrem Leben ein ein- oder beidseitiges Nasenbluten aufgetreten.

Pathologie und Pathophysiologie

Blutungen aus dem **Mund** können von Verletzungen (Zungenbiss), Tumoren (Hypopharynxkarzinom) oder Operationen (postoperativ nach Tonsillektomie) stammen und reichen von harmlosen Symptomen (Zungenbiss) bis hin zu lebensbedrohlichen Situationen (Nachblutung nach Tonsillektomie). Zudem besteht die Gefahr einer Blutaspiration. Eine **Epistaxis** tritt zum einen traumatisch (hier meist durch Verletzung des Locus Kiesselbachii), zum anderen durch Hypertension oder Gerinnungsstörungen auf. Es besteht die Gefahr der Blutaspiration. Blutungen aus dem **Ohr** kommen durch akzidentelle Trommelfellperforation, beim Reinigen mit Wattestäbchen oder nach Trommelfellperforation, z. B. bei Grippe-Otitis, vor. Darüber hinaus weist Blut aus dem Ohr bei einem SHT-Geschehen auf eine Schädelbasisfraktur hin. Eine Liquorbeimengung kann ein Indikator für ein offenes SHT sein.

Studentische Sicht – Pathologie und Pathophysiologie: Blutungen aus dem Mund-Nasen-Raum sind häufig und können von Bagatellverletzungen (z. B. Zungenbiss) bis hin zu schweren Läsionen (z. B. postoperative Nachblutungen, invasive Tumoren) reichen.

Diagnostik

Präklinisch lässt sich die Blutungsquelle häufig nicht lokalisieren, weshalb die Blutungsquelle bzw. -ursache erst innerklinisch festgestellt wird (➤ Abb. 24.1). Einen wichtigen Hinweis kann die Anamnese ergeben (z. B. Z. n. Tonsillektomie). **Enoral** sollte die Inspektion der Zunge sowie, falls möglich, des Rachenraums erfolgen. Bei **Epistaxis** sollte obligat der Blutdruck gemessen werden, da die Ursache oftmals eine hypertensive Krise ist. Bei Blutungen aus dem Ohr kann hier die Anamnese richtungweisend sein: Liegt ein Trauma vor? Grippaler Infekt?

Studentische Sicht – Diagnostik: Eine ausführliche Anamnese und Inspektion des Mund-Rachen-Raums helfen bei der Lokalisation einer Blutung.
Ursächlich kann eine hypertensive Krise vorliegen.

Studentische Sicht

ABB. 24.1

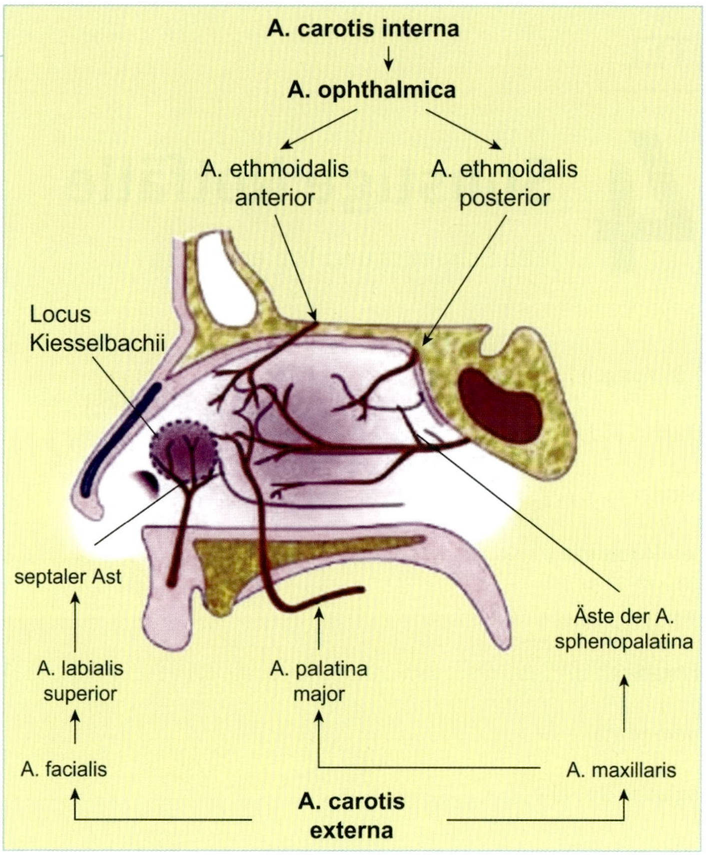

Abb. 24.1 Potenzielle Blutungsquellen der Epistaxis [G160-003]

Therapie

Orale und nasale Blutungen sollten **abfließen und nicht geschluckt** werden, da dies zu Erbrechen führen kann.
Bei schwerer Epistaxis (Nasenbluten) ist das Anlegen einer **Nasentamponade** indiziert.

Therapie

Blut aus dem offenen **Mund** sollte man abfließen lassen, Schlucken sollte vermieden werden; ggf. ist eine Volumentherapie indiziert. Auch bei **Epistaxis** soll das Blut aus dem geöffneten Mund abfließen können; ggf. ist eine mit Adrenalin 1 : 10.000 getränkte Nasentamponade sinnvoll. Eine Nackenkühlung führt zur Vasokonstriktion des arteriellen Gefäßplexus. Zudem ist eine symptomatische Therapie indiziert (Urapidil bei Hypertonus als Ursache, Volumentherapie usw.). Eine Blutung aus den **Ohren** sollte steril abgedeckt und ein SHT ausgeschlossen werden.

CAVE

CAVE

Eine blutige Sekretion aus dem Ohr kann im Rahmen eines SHT auf eine Schädelbasisfraktur hinweisen. Der Patient muss in diesem Fall umgehend in eine Klinik mit neurochirurgischem Hintergrund eingewiesen werden.

MERKE

MERKE

Blutungen im HNO-Bereich bergen stets die Gefahr der Blutaspiration!

24.2 Hörsturz

Epidemiologie

Der Häufigkeitsgipfel eines Hörsturzes liegt um das 50. Lebensjahr.

Pathologie und Pathophysiologie

Ein Hörsturz beschreibt eine **akut auftretende Innenohrschwerhörigkeit,** die mit Perfusionsstörungen der Cochlea und psychischen Belastungsfaktoren in Zusammenhang steht.

24.2 Hörsturz

Epidemiologie

Nach aktuellen Untersuchungen aus Deutschland liegt die Jahresinzidenz zwischen 160 und 400/100.000. Das bevorzugte Erkrankungsalter liegt – mit fallender Tendenz – um das 50. Lj. Männer und Frauen sind gleich häufig betroffen. Im Kindesalter ist der Hörsturz eine Seltenheit.

Pathologie und Pathophysiologie

Der Hörsturz ist meist eine einseitige **Schallempfindungsstörung kochleärer Genese,** die plötzlich und ohne erkennbare Ursache auftritt. Es können verschiedene Bereiche des Hörens betroffen sein: Hochton-, Tiefton-, Mittelohr- und pankochleäres Hören. Als mögliche Ursachen werden eine Durchblutungsstörung der Cochlea, eine zelluläre Dysfunktion der Haarzellen oder eine Entzündung des Innenohrs angesehen. Häufig besteht eine Assoziation mit psychischen Belastungssituationen.

Diagnostik

Leitsymptom des Hörsturzes ist die plötzlich einsetzende, schmerzlose **Schwerhörigkeit.** Zudem kann es zu **Ohrgeräuschen** (Brummen, Rauschen, Pfeifen usw.) und **Schwindel** kommen. Zum Ausschluss einer hypertensiven Ursache sollte obligat eine RR-Messung durchgeführt werden. In der Otoskopie zeigt sich im Rahmen eines Hörsturzes meist ein reizloser Befund. Zur weiteren Basisdiagnostik zählen zudem die Hörprüfung (Stimmgabel, Tonaudiogramm), eine Tympanometrie sowie die orientierende Vestibularisprüfung. In Einzelfällen kann zudem eine weitere speziellere Abklärung, z. B. mittels Serologie oder MRT, nützlich sein.

Diagnostik
Begleitend können Ohrgeräusche und Schwindel auftreten.

MERKE

Der Hörsturz ist eine Ausschlussdiagnose! Eine Klinikeinweisung ist grundsätzlich bei neurologischen und/ oder vestibulären Symptomen erforderlich.

Therapie

Nachdem die Ursache des Hörsturzes unklar ist, existiert keine kausale Therapie. Die grundsätzliche Rechtfertigung für einen Therapieversuch ergibt sich aus der durch den Hörverlust bedingten Einschränkung der Lebensqualität. Ein positiver Behandlungseffekt wird den folgenden Therapieansätzen zugeschrieben: Glukokortikoide (z. B. mit 250 mg Prednisolon über 3 Tage), rheologische Therapie (z. B. mit 500 ml HES 6 % i. v.), hyperbare Oxygenierung und ggf. eine antivirale Therapie. Die Spontanremissionsrate liegt bei 30–80 %.

Therapie
Therapeutisch kommen unspezifische Maßnahmen, z. B. eine Glukokortikoidtherapie, zum Einsatz. Oft tritt auch eine Spontanremission ein.

24.3 Schwindel

Epidemiologie

Auch wenn Schwindel sehr häufig vorkommt, gibt es noch wenige Studien zur Epidemiologie. Es wird angenommen, dass 30 % der über 65-Jährigen im vorangegangenen Jahr mindestens einmal pro Monat an Schwindel litten.

Epidemiologie
Schwindel ist ein **unspezifisches Symptom,** das gerade bei älteren Patienten häufig auftritt.

Pathologie und Pathophysiologie

Unter Schwindel versteht man eine **Gleichgewichtsstörung,** die lediglich ein Symptom, jedoch keine Diagnose darstellt. Die Unterteilung erfolgt nach **Ätiologie** (vestibulär, nichtvestibulär) sowie nach der **Art** des Schwindels (Dreh-, Schwank-, okulärer Schwindel). Der vestibuläre Schwindel wird in zentral-vestibulär (z. B. Läsionen in Hirnstamm oder Kleinhirn, medikamentös/toxisch) und peripher-vestibulär (z. B. benigner paroxysmaler Lagerungsschwindel, Neuritis vestibularis, Morbus Menière) unterteilt. Ursachen für den nichtvestibulären Schwindel können sein: kardiovaskulär (Rhythmusstörungen, Hypertonie, Hypotonie), visuell (Sehstörungen), psychogen, muskuloskelettal (HWS-Syndrom, SHT) oder ein multimodaler Altersschwindel.

Pathologie und Pathophysiologie
Einteilung des Schwindels nach:
- **Ursache** (vestibulär, visuell, kardiovaskulär, psychogen)
- **Art der empfundenen Gleichgewichtsstörung** (Dreh-, Schwankschwindel)

Diagnose

Leitsymptom ist der Schwindel in jeder möglichen Form (➤ Tab. 24.1). Begleitend können Übelkeit und Erbrechen hinzukommen. Oft ermöglicht bereits eine ausführliche Anamnese eine differenzialdiagnostische Eingrenzung. Präklinisch sollten zudem bereits die Erhebung der Vitalparameter sowie eine allgemeine neurologische Untersuchung erfolgen.

Diagnose

Tab. 24.1 Schwindelarten und Grunderkrankungen

Art des Schwindels	Grunderkrankungen
Lagerungsschwindel	• Alterungsprozesse • Traumata • Infektionen • Operationen
Drehschwindel	• Morbus Menière (Trias: Drehschwindel, einseitiger Hörverlust, Tinnitus) • Migräne • Anomalie der Halsarterien • Epilepsie
Sekundenschwindel	• Bradykarde Arrhythmien • Karotissinussensibilität
Schwankschwindel	• Psychogene Ursache • Depression • Angststörungen

TAB. 24.1

Studentische Sicht

Therapie

Begleitend zur Bekämpfung der Ursache sollte eine **antiemetische Therapie** (z. B. mit Dimenhydrinat) erfolgen.

Therapie

Die Therapie richtet sich grundsätzlich nach der Ursache des Schwindels. Eine endgültige Diagnose kann meist erst im klinischen Setting gestellt werden. Daher ist die präklinische Therapie sehr begrenzt und lediglich symptomatisch: Abdunkeln der Umgebung und Schließen der Augen sowie eine **antiemetische Therapie,** z. B. mit 62 mg Dimenhydrinat i. v. Bei einer psychogenen Ursache kann ggf. der Einsatz von Sedativa hilfreich sein.

FALLBEISPIEL

Sie werden zu einem 47-jährigen Patienten mit einer Schwindelsymptomatik gerufen. Bei Eintreffen in der Wohnung finden Sie den Mann im Bett liegend vor. Nach genauer Anamnese lässt sich eruieren, dass es sich um einen Drehschwindel handelt, der nach Umlagerungen im Bett auftritt. Der Schwindel dauert ca. 30 s an und geht mit einer ausgeprägten Übelkeit einher. Sie verabreichen dem Patienten ein Antiemetikum und klären ihn über ihre Verdachtsdiagnose eines benignen paroxysmalen Lagerungsschwindels auf. Sie führen nach vorheriger Aufklärung ein Lagerungsmanöver durch, nach dem die Symptomatik sistiert. Eine weitere Krankenhauseinweisung ist nicht notwendig; bei erneutem Auftreten ist die Vorstellung bei einem HNO-Arzt indiziert.

24.4 Akutes Skrotum

Epidemiologie

Pathologie und Pathophysiologie

Das akute Skrotum beschreibt verschiedene **plötzlich auftretende schmerzhafte Veränderungen des Hodensacks** und seines Inhalts und tritt auch bei jungen Männern oft auf.

Diagnostik

Leitsymptome sind starker Schmerz und Schwellung des Skrotums. Differenzialdiagnostisch sollte auf die Symmetrie der Schwellung und begleitendes Fieber oder Miktionsstörungen geachtet werden.

Das **Prehn-Zeichen** beschreibt die Schmerzdynamik in Reaktion auf das Anheben des Skrotums („positiv" = Schmerzabnahme z. B. bei Orchitis; „negativ" = Schmerzzunahme, z. B. bei Hodentorsion)

Therapie

Aufgrund des starken Schmerzes ist eine analgetische Therapie essenziell.

MERKE

24.4 Akutes Skrotum

Epidemiologie

Die Jahresinzidenz der Hodentorsion bei Männern unter 25 Jahren beträgt ca. 1/4000 Einwohner. In 20–25 % d. F. ist eine Hodentorsion Ursache des akuten Skrotums.

Pathologie und Pathophysiologie

Unter dem Begriff „akutes Skrotum" werden alle Krankheitsbilder subsumiert, die mit Schwellungen und Schmerzen im Bereich des Skrotums einhergehen. Differenzialdiagnostisch kommen Hodentorsion, Skrotalhernie, Epididymitis, Orchitis, Deferentitis, Funikulitis und Skrotalphlegmone in Betracht.

Diagnostik

Starker Schmerz und **Druckdolenz** sind hier die Hauptsymptome. Zudem kann es zu Rötungen und Schwellungen kommen. Anamnestisch wichtig ist das Vorhandensein einer Leistenhernie oder eines Hodenhochstands. Weiterhin differenzialdiagnostisch abzuklären sind Fieber, Abgeschlagenheit, Dysurie, Flanken-/Unterbauchschmerzen, eine begleitende Hämaturie oder kolikartige Beschwerden.

Eine spezifische Diagnostik ist nur in Einzelfällen präklinisch durchführbar. Eine Möglichkeit ist das positive **Prehn-Zeichen** als Diagnostikum. Hierbei wird das Skrotum angehoben:

- **Schmerzabnahme (positives Prehn-Zeichen):** Orchitis, Epididymitis
- **Schmerzzunahme (negatives Prehn-Zeichen):** Hodentorsion

LERNTIPP

Das Prehn-Zeichen wird als klinischer Hinweis für die Ursache eines akuten Skrotums gerne abgefragt. Merke dir, dass ein positives Prehn-Zeichen sich auf eine Schmerzreduktion bezieht, wodurch das Befinden des Patienten „positiver" wird.

Therapie

Die Therapie besteht im Wesentlichen aus der möglichst schmerzfreien **Lagerung des Skrotums;** zudem steht die **Analgesie** im Vordergrund.

MERKE

Bei einer Hodentorsion beträgt das kritische Zeitfenster etwa 6 h (➤ Abb. 24.2). Sie erfordert schnelles Handeln, um einen ischämischen Schaden am Hodenparenchym zu vermeiden. Dennoch gehören Manöver wie die Reposition des Hodens (meist nach lateral) in die Hände von Urologen. Mittel der Wahl sind die offene chirurgische Detorsion sowie eine beidseitige Orchidopexie.

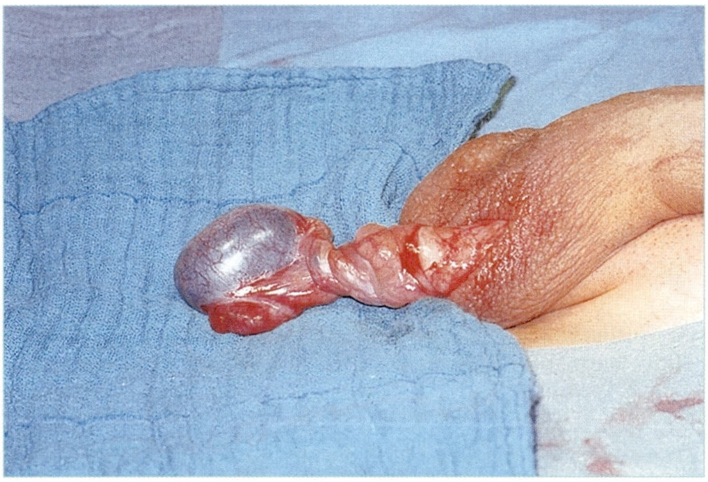

Abb. 24.2 Intraoperativer Situs bei 3 h alter Torsion des linken Hodens [R190-003]

24.5 Harnverhalt

Epidemiologie

Die Jahresinzidenz des Harnverhalts beträgt ca. 14/100.000 Einwohner.

Pathologie und Pathophysiologie

Ein Harnverhalt ist die Unfähigkeit zur Miktion mit konsekutivem Harnstau. Es gibt eine **akute, schmerzhafte Form,** die im Fokus des notfallmedizinischen Einsatzes steht und eine **chronische, meist asymptomatische Form.** Mögliche Ursachen können sein: Entzündungen des Harntrakts (z. B. Zystitis, Urethritis, Prostatitis), medikamentös (z. B. als Nebenwirkung von Anticholinergika), Abflussstauung im Bereich von Harnblase oder Urethra (z. B. bei Steinverlegungen, Tumoren oder Strikturen), psychisch bedingt oder eine neurogene Blasenentleerungsstörung (Polyneuropathie, multiple Sklerose, Querschnittlähmung).

Diagnostik

Anurie oder **Oligurie** bei gleichzeitigem Harndrang sind die Leitsymptome. Zudem resultieren häufig **Schmerzen,** i. d. R. im Bereich des Unterbauchs. An den Seiten aufsteigende Schmerzen deuten auf einen aufsteigenden Prozess in Richtung Harnleiter und Nieren hin. Palpatorisch lässt sich ein Druckschmerz im Unterbauch auslösen. Sonografisch zeigt sich eine deutlich gefüllte Harnblase sowie ggf. ein Harnstau, zudem lässt sich das Ausmaß sonografisch graduieren (➤ Tab. 24.2; ➤ Abb. 24.3).

Tab. 24.2 Graduierung des Harnstaus

Grad I	Erweiterung des Nierenbeckens
Grad II	Erweiterung Nierenbecken + Nierenkelche
Grad III	Grad II + Verschmälerung des Nierenparenchyms
Grad IV	Verlust des Nierenparenchyms, Ausbildung einer hydronephrotischen Sackniere

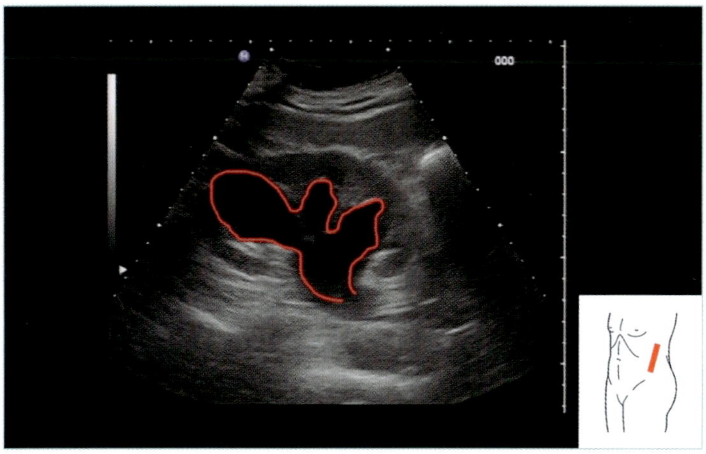

Abb. 24.3 Sonografische Darstellung eines Harnstaus Grad II [T824]

24.5 Harnverhalt

Epidemiologie

Pathologie und Pathophysiologie

Formen des Harnverhalts:
- **Akut:** meist schmerzhaft, Notfallsituation
- **Chronisch:** meist asymptomatisch

Die Ursachen können **entzündlich, obstruktiv** (z. B. Steine, Tumor), **medikamentös** (z. B. Anticholinergika) oder **neurologisch** (z. B. Rückenmarksläsion, Polyneuropathie) sein.

Diagnostik

Meist findet sich eine **Oligurie bis hin zur Anurie** bei bestehendem **Harndrang** und Druckschmerz des Unterbauchs.
Die Einteilung erfolgt sonografisch nach Erweiterungsgrad der ableitenden Harnwege.

Therapie
Wichtig ist eine **rasche Druckentlastung** durch Anlage eines Katheters.

Therapie

Zur Entlastung ist eine Entleerung der Harnblase, z. B. durch eine **transurethrale Katheterisierung,** indiziert. Diese muss jedoch mit Vorsicht erfolgen, da je nach Grunderkrankung Begleitverletzungen entstehen können. Zudem ist eine adäquate **Analgesie** indiziert, z. B. 5–10 mg Morphin i. v.

24.6 Urolithiasis

Epidemiologie

Pathologie und Pathophysiologie
Das Risiko für Harnsteinleiden ist abhängig von der Zusammensetzung (z. B. Hyperoxalurie, Hyperkalzurie), dem pH-Wert (Alkalisierung) und der Abflussgeschwindigkeit des Harns (Zystennieren, Exsikkose).

Diagnostik

MERKE

24.6 Urolithiasis

Epidemiologie

Die Prävalenz der Urolithiasis liegt in Deutschland bei 4,7 %. Die Inzidenz hat sich in den letzten drei Jahrzehnten verdreifacht. Bei fehlender Metaphylaxe liegt das Rezidivrisiko bei 50–80 %.

Pathologie und Pathophysiologie

Durch Bildung von **Konkrementen** (Harnsteinen) resultiert eine partielle oder totale Verlegung harnableitender Strukturen wie **Nierenbecken, Uretheren, Harnblase** und **Urethra.** Die Konkrementbildung wird durch mehrere Faktoren begünstigt: Hyperkalzurie, Hyperoxalurie, Alkalisierung des Harns, Zystennieren, Harnwegsinfekte, Exsikkose usw. In 85 % d. F. handelt es sich um Kalziumsteine.

Diagnostik

Solange es nicht zur Verlegung der Harnwege kommt, sind die Konkremente asymptomatisch.

> **MERKE**
> Ein die Harnwege verlegender Stein führt zum Leitsymptom der **Harnleiterkolik.** Sie strahlt in **Unterbauch, Rücken** und **Skrotum** bzw. **Labien** aus. Die Patienten äußern stärkste Schmerzen.

Mit einem Urinteststreifen lässt sich eine Hämaturie (meist Mikrohämaturie) nachweisen. Im Urinsediment können Kristalle nachweisbar sein; lithogene Substanzen können lediglich im Sammelurin quantifiziert werden. Einen weiteren Stellenwert in der klinischen Diagnostik haben Sonografie, Urethrografie und Computertomografie.

Therapie
Neben Schmerztherapie und Spasmolyse kann eine Steinentfernung mittels Stoßwellenlithotripsie, Zystoskopie oder offener OP erfolgen.

Therapie

Präklinisch besteht lediglich die Möglichkeit der **Analgesie** und der **Spasmolyse,** z. B. mit 1–2,5 g Metamizol, bei ausbleibendem spasmolytischem Effekt zusätzlich 20–40 mg Butylscopolamin. Steine < 5 mm gehen meist spontan ab. Zuletzt besteht die Möglichkeit einer invasiven Steinentfernung (extrakorporale Stoßwellenlithotripsie, perkutane Nephrolitholapaxie, Steinzertrümmerung mittels Zystoskopie/Ureteroskopie oder offene chirurgische Entfernung).

24.7 Atomare Notfälle

Epidemiologie
Atomare Unfälle sind selten, betreffen dann jedoch oft viele Menschen schwer.

24.7 Atomare Notfälle

Epidemiologie

In den letzten 20 Jahren gab es zwei Unfälle in kerntechnischen Anlagen. Bei einem Unfall in Belgien 2006 wurden keine Menschen verletzt. Die letzte große Atomkatastrophe von Fukushima im Jahre 2011 forderte etwa 1200 Todesopfer und brachte mehr als 10.000 Verletzte hervor. Es muss zwischen akut Strahlenkranken und Strahlentoten und den an den Spätfolgen leidenden Patienten unterschieden werden.

Pathologie und Pathophysiologie
Kontamination: radioaktiver Schaden von außen
Inkorporation: innerer Schaden durch Aufnahme radioaktiver Substanzen

Die verschiedenen **radioaktiven Strahlungsarten (α, β, γ)** haben **unterschiedliche Eindringtiefen** und bewirken eine toxische Radikalbildung im Gewebe.

Pathologie und Pathophysiologie

Schäden durch atomare Stoffe entstehen bei Reaktorunfällen, bei Transportunfällen oder bei sonstigem Umgang mit radioaktiven Stoffen. Man unterscheidet hierbei die **Kontamination** (Bestrahlung von außen) von der **Inkorporation** (Bestrahlung von innen durch Aufnahme radioaktiver Stoffe). Wahrscheinlicher als der Reaktorunfall oder eine sonstige Exposition ist die Kontamination in medizinischen bzw. in Laborbereichen.

Man unterscheidet drei Strahlenarten:

- **α-Strahlen** (Heliumkerne): Reichweite von einigen Zentimetern, geringes Durchdringvermögen
- **β-Strahlen** (Elektronen): Reichweite von einigen Metern
- **γ-Strahlen** (Photonen): Reichweite von mehreren Metern

Der Grad der Strahlung ist von der Strahlungsart, der Strahlendosis, der Einwirkdauer und dem Einwirkort abhängig. Bei Eindringen der Strahlung in den Körper wird die Strahlungsenergie an die umliegenden Moleküle im Gewebe abgegeben. Es kommt u. a. zum Aufbruch von Atomhüllen und Radikalbildung. Die hieraus resultierenden Schäden können somatisch, genetisch oder teratogen sein. Eine Folge der Strahlenexposition kann die Strahlenverbrennung sein, die häufig zeitlich stark verzögert auftritt.

Diagnostik

Es werden akute von chronischen Strahlenschäden unterschieden, notfallmedizinisch relevant sind die akuten Schäden.

Das **akute Strahlensyndrom** ist die Folge einer Ganzkörperbestrahlung. Das Krankheitsbild ist vielfältig. Je nach Einwirkdosis unterscheidet man die hämatologische, gastrointestinale und zentralnervöse Form. Betroffen sind vor allem Gewebe mit hoher Zellteilungsfrequenz: Haut, Schleimhäute und hämatopoetisches System. Symptome können sein: Übelkeit, Erbrechen, Kopfschmerzen, Diarrhöen, Fieber, Müdigkeit, Hämatemesis, Meläna etc.

Diagnostik (Studentische Sicht)

Akute Strahlenschäden **betreffen vor allem Wechselgewebe** wie Knochenmark, Schleimhäute und Gastrointestinaltrakt.

MERKE

Das akute Strahlensyndrom tritt ab einer durch den Körper absorbierten Energiedosis von 1 Gray auf. Eine Dosis von > 6 Gray führt innerhalb weniger Tage zum Tod.

Therapie

Die Therapie des Patienten beginnt erst nach dem Transport aus dem Strahlenbereich, Dekontamination und Sicherstellung des Eigenschutzes. Die Behandlung erfolgt ausschließlich symptomatisch.

Therapie (Studentische Sicht)

Wichtig ist ein schnelles Bergen des Patienten aus dem Strahlungsbereich.

24.8 Biologische Notfälle

Epidemiologie

Historische Beispiele für biologische Gefahrenlagen sind der Marburg-Virus-Ausbruch im Jahr 1967 durch Laborunfälle, die Terroranschläge 2001 durch den Versand von Milzbranderregern in den Vereinigten Staaten und die Ausbreitung der Vogelgrippe H5N1 in Deutschland 2006.

Pathologie und Pathophysiologie

Schäden durch biologische Stoffe entstehen durch biologische Krankheitserreger. Sie können u. a. zu Seuchen führen, aber auch als biologische Kampfstoffe eingesetzt werden.

Aus heutiger Sicht gehen Bedrohungen von folgenden Erregern aus:

- Masern, Polio usw. in den Entwicklungsländern
- Grippe: Asiatische Grippe: 1 Mio. Tote (1957); Hongkong-Grippe: 700.000 Tote (1968); Vogelgrippe: 400 Tote (1997 und 2013)
- Milzbrand: *Bacillus anthracis.* Auftauchen terroristisch kontaminierter Briefsendungen in den USA (2001), zudem vereinzelt in kontaminiertem Heroin (2010 und 2012)
- COVID-19 und der Erreger SARS-CoV-2: Viruserkrankung mit zum Zeitpunkt der Kapitelerstellung weltweit 170 Mio. Erkrankungs- und 3,5 Mio. Todesfällen

Pathologie und Pathophysiologie (Studentische Sicht)

Für biologische Notfallsituationen sind vor allem hochvirulente **Infektionskrankheiten** mit von Bedeutung.

Diagnostik

Die Diagnostik erfolgt über die Erkennung der jeweiligen typischen Symptome sowie eine entsprechende Erregertestung.

Therapie

Die Therapie des Patienten beginnt erst nach Isolation/Dekontamination und Sicherstellung des Eigenschutzes der Behandelnden und ist zunächst ausschließlich symptomatisch, da präklinisch weder eine antibiotische noch eine antivirale Therapie zur Verfügung steht. Innerklinisch kann ggf. mit einer antiviralen Therapie (z. B. mit Neuraminidasehemmern) begonnen werden.

Therapie (Studentische Sicht)

Die Therapie richtet sich nach dem jeweiligen Erreger, sollte jedoch immer adäquate Hygiene- und Quarantänemaßnahmen umfassen.

24.9 Chemische Notfälle

Chemische Unfälle ereignen sich wesentlich häufiger als atomare Zwischenfälle, i. d. R. ist die Anzahl der anfallenden Patienten im Rahmen der Individualversorgung zu behandeln. In den 2000er-Jahren ereigneten sich weltweit etwa 15 Chemiekatastrophen mit insgesamt 630 Toten und 11.000 Verletzten.

Pathologie und Pathophysiologie

Schäden durch chemische Stoffe treten dort auf, wo diese transportiert, gelagert oder verarbeitet werden. Darüber hinaus werden sie als Kampfstoffe eingesetzt. Sie können an Haut, Schleimhäuten, Atemwegen, Blut und Nervensystem angreifen.

Studentische Sicht

Diagnostik
Oft bewirken chemische Noxen beim Einwirken auf Gewebe eine Nekrosebildung.

Präklinische Diagnostik und Therapie
Wie bei Intoxikationen sollte eine Neutralisation der schädigenden Substanz erfolgen.

MERKE

Diagnostik

Je nach Art der Kontamination können äußere, innere und Kombinationsschäden entstehen. Häufige destruktive Prozesse sind die **Koagulationsnekrose** (Gerinnungsnekrose in Geweben mit hohem Protein- und Fettanteil) und die **Kolliquationsnekrose** (Verflüssigungsnekrose in Geweben mit hohem Fett- und zugleich Proteinanteil oder auch in Geweben mit hohem Proteinanteil).

Präklinische Diagnostik und Therapie

Die Therapie des Patienten beginnt erst nach Dekontamination und Sicherstellung des Eigenschutzes der Behandelnden und ist ausschließlich symptomatisch. Bei Ingestion besteht die Möglichkeit der Neutralisation (Wasser trinken zur Verdünnung, Aktivkohle zur Bindung). Darüber hinaus erfolgt die Therapie symptomatisch.

MERKE

Bei der Ingestion von Säuren und Laugen ist die Induktion von Erbrechen kontraindiziert, da es zu einem erneuten Kontakt und zur Schädigung des oberen Gastrointestinaltrakts kommt.

ÜBUNGSFRAGEN FÜRS MÜNDLICHE MIT LÖSUNGSHILFEN

1. Sie werden zu einem 39-jährigen Patienten mit stärkstem Schwindel, Übelkeit und Erbrechen gerufen. Eine Migräne ist bekannt. Eine Aura blieb bei diesem Anfall aus, darüber hinaus wird ein bisher unbekannter Drehschwindel berichtet. Welche weiteren Fragen in der Anamnese sind relevant? Wie lautet Ihre Verdachtsdiagnose? Wie behandeln Sie den Patienten?

Es muss die Menière-Trias (Drehschwindel, Hörverlust und Tinnitus) abgefragt werden. Nach Diagnosestellung schlägt eine Akuttherapie mit 62 mg Dimenhydrinat i. d. R. gut an.

2. Welche Arten von Schwindel kennen Sie?

Die Unterteilung des Schwindels erfolgt nach Ätiologie (vestibulär, nichtvestibulär) sowie nach der Art des Schwindels (Dreh-, Schwank-, okulärer Schwindel). Je nach dem können verschiedene Ursachen zugrunde liegen.

3. Ein 62-jähriger Mann klagt über rechtsseitige Flankenschmerzen mit Ausstrahlung in den Mittelbauch. Der Patient wirkt sehr unruhig und ist kaltschweißig. Welche Verdachtsdiagnose haben Sie? Welche Therapie ist angezeigt?

Sie vermuten eine (Nieren-/)Ureterkolik. Hier kann der akute Flankenschmerz auch mit vegetativen Symptomen wie motorischer Unruhe, Schweißausbruch, Kollapsneigung oder Übelkeit einhergehen. Die vordringlichste Maßnahme ist eine suffiziente Analgesie.

4. Sie werden zu einem Jugendlichen gerufen, in dessen unmittelbarer Nähe anamnestisch mit einer Schreckschusspistole geschossen worden sein soll. Der Jugendliche reagiert nicht auf Ansprache, jedoch auf Berührung. Welche Verdachtsdiagnose haben Sie, und wie behandeln Sie den Patienten?

Es besteht der Verdacht eines Knalltraumas mit konsekutiver Trommelfellperforation. Der Jugendliche muss in eine geeignete Klinik mit HNO-Abteilung eingewiesen werden. Das betroffene Ohr wird steril abgedeckt.

KAPITEL

25 Grundlagen der Intensivmedizin

Lars Töpfer

Im Falle einer schweren Erkrankung bedürfen viele Patienten einer besonders engen medizinischen Betreuung. Den Rahmen hierfür stellen Intensivstationen dar, die in vielen Fällen das Überleben von Patienten sichern und damit ein zentrales Element unserer Gesundheitsversorgung bilden. Besonders deutlich wird dies durch die zuletzt vielfach medial thematisierte Knappheit an „intensivmedizinischen Betten", die maßgeblich vorgibt, wie viele elektive Eingriffe in einer Klinik erfolgen können.
Im vorliegenden Kapitel wirst du die Grundzüge der intensivmedizinischen Behandlung kennenlernen und einen Überblick darüber erhalten, wie die Vitalfunktionen von Patienten unterstützt und stabilisiert werden können. Diese Versorgung kritisch erkrankter Patienten ist für die gesamte Medizin bedeutsam und wird dir an verschiedenen Stellen des Studiums immer wieder begegnen. Es lohnt sich also, dieses „intensive" und vielseitige Kapitel genau zu lesen und sich die Inhalte einzuprägen.

25.1 Aufgaben der Intensivmedizin

Auf Intensivstationen werden Patienten mit **gestörten oder gefährdeten Vitalfunktionen** behandelt. Dies kann durch schwere Erkrankungen, Traumata oder postoperativ nach umfangreichen Eingriffen bzw. bei schweren Begleiterkrankungen erforderlich sein. Im Gegensatz zur Normalstation bieten Intensivstationen umfangreiche Möglichkeiten der kontinuierlichen **Patientenüberwachung** und ermöglichen teilweise den **Ersatz von Organfunktionen.** Aufgrund der aufwendigen Therapie ist die Personaldichte auf Intensivstationen hoch. Da Intensivstationen die Weiterbehandlung sowohl von innerklinischen als auch von externen Notfallpatienten übernehmen, ist der Arbeitsalltag häufig nicht vollständig planbar.

Größere Krankenhäuser besitzen häufig spezialisierte Intensivstationen z. B. für Kinder, neurochirurgische Patienten oder Schwerbrandverletzte.

25.1 Aufgaben der Intensivmedizin

Intensivstationen dienen der **Überwachung und Behandlung von vital gefährdeten Patienten;** sie verfügen über einen besseren personellen Versorgungsschlüssel und ausgedehntere Möglichkeiten zur apparativen Diagnostik und Therapie als Normalstationen.

25.2 Untersuchung des Intensivpatienten

Bei der Diagnostik sollte ein **problem- und organbezogenes Stufenschema** angewendet werden (z. B. ABCDE-Schema).

TAB. 25.1

25.3 Intensivpflege

INTER- UND INTRAPROFESSIONELLE KOMMUNIKATION

25.3.1 Aufgaben und Tätigkeiten der Pflegekräfte

Pflegekräfte haben auf der Intensivstation eine noch höhere medizinische Verantwortung als auf der Normalstation.

25.3.2 Physiotherapie

Physiotherapeutisch sollten **möglichst früh eine Atemtherapie und Mobilisation** der Patienten erfolgen.

25.4 Analgosedierung

Um schwer kranke Patienten **von Schmerzen und Stressreizen abzuschirmen,** wird oft eine Analgosedierung mit einer **Kombination aus analgetischer und sedierender Medikation** durchgeführt.
Falls möglich, sollten **regelmäßige Sedierungspausen** erfolgen.

25.2 Untersuchung des Intensivpatienten

In einer Notfallsituation wird wie in der präklinischen Notfallmedizin nach dem ABCDE-Schema (➤ Kap. 12.5) vorgegangen. Diagnostik und Therapie laufen dabei jeweils parallel ab. Die Untersuchung des stabilisierten Intensivpatienten entspricht der üblichen Untersuchungstechnik und wird durch Anamnese und laborchemische sowie apparative Untersuchungen ergänzt.

Neulinge der Intensivmedizin werden von der Fülle der Informationen oft „erschlagen". Versuchen Sie daher am Anfang **organbezogen** vorzugehen und die gesammelten Informationen so zu strukturieren. Einen Anhalt für wichtige Punkte, die Sie untersuchen und beachten sollten, gibt ➤ Tab. 25.1. Alternativ können Sie sich auch bei der Routineuntersuchung am ABCDE-Schema orientieren.

Tab. 25.1 Organbezogene Untersuchung des Intensivpatienten

Organsystem	Untersuchungen
Bewusstsein, Neurologie	Vigilanzniveau, Analgosedierung, Delir, Pupillenstatus, Reflexstatus, Kraftgrade, Meningismus, Paresen
Herz-Kreislauf	Herzfrequenz, Herzrhythmus, Herztöne/-geräusche, Katecholamintherapie, antihypertensive Therapie, Rekapillarisierungszeit, hämodynamisches Monitoring
Atmung	Auskultation, Perkussion, Beatmung invasiv/nichtinvasiv, Beatmungsparameter, Blutgasanalyse, Thoraxdrainage, letzte Thorax-Röntgenaufnahme
Abdomen	Auskultation, Perkussion, Palpation, Rückfluss von Magensaft, Ernährung, letzter Stuhlgang, Anhalt für abdominales Kompartmentsyndrom, Laborparameter
Niere	Stundenurinportionen, Bilanz, Farbe des Urins, Nierenersatztherapie
Sekretdrainagen	Menge, Sekretbeschaffenheit, Anhalt für Komplikationen (z. B. hoher Blutverlust aus einer Drainage)
Haut, Infektionen	Infektfokus, Wundinspektion, Kathetereinstichstellen von Gefäßzugängen, Effloreszenzen, Operationsnarben, mikrobiologische Befunde

25.3 Intensivpflege

INTER- UND INTRAPROFESSIONELLE KOMMUNIKATION

Intensivmedizin ist in jeder Hinsicht Teamarbeit. Üblicherweise kümmern sich die Ärzte und Pflegekräfte der Intensivstation, aber auch Ärzte anderer Fachdisziplinen sowie Physiotherapeuten und manchmal auch Ernährungstherapeuten, Atmungstherapeuten etc. um einen Patienten. Durch die Arbeit im Schichtdienst sind häufig Patientenübergaben notwendig. Innerhalb des Behandlungsteams ist eine gute Kommunikation und gegenseitiges Vertrauen wichtig. Nicht umsonst ist einer der Qualitätsindikatoren der Intensivmedizin eine tägliche multiprofessionelle und interdisziplinäre klinische Visite.

25.3.1 Aufgaben und Tätigkeiten der Pflegekräfte

In den letzten Jahren haben die **Kompetenzen** und die **Verantwortung** des Pflegepersonals auf einer Intensivstation deutlich zugenommen. Oft steuern sie den ärztlichen Anordnungen entsprechend Analgosedierung, Katecholamin-, Beatmungs- oder Ernährungstherapie. Neben der Körperpflege übernehmen sie die Lagerungstherapie zur **Dekubitusprophylaxe** und oft auch die **Wundversorgung.** Zur Prophylaxe nosokomialer Infektionen leisten sie einen entscheidenden Beitrag. Und nicht zuletzt dienen sie den Intensivpatienten und ihren Angehörigen als enge Bezugspersonen.

25.3.2 Physiotherapie

Auch die Physiotherapie nimmt in der Intensivmedizin einen entscheidenden Stellenwert ein. So kann z. B. durch **Atemtherapie** mit Atemgymnastik oder Hustentraining die Sekretolyse verbessert und Pneumonien vorgebeugt werden. Die Physiotherapeuten mobilisieren die Patienten zusammen mit dem Pflegepersonal und den Stationsärzten. Sie können damit die **Eigenaktivität** des Patienten fördern und das **Rehabilitationspotenzial** erhöhen.

25.4 Analgosedierung

Auf der Intensivstation sind Patienten zahlreichen Stressoren ausgesetzt. Ein Teil der Behandlung umfasst daher die kombinierte und **bedarfsadaptierte Gabe von Analgetika und Sedativa.** Ziel dieser sog. Analgosedierung ist neben einer **suffizienten Schmerztherapie** eine **anxiolytische Abschirmung.**

Während früher nahezu alle Patienten tief sediert und teilweise sogar relaxiert wurden, will man den Großteil der Patienten heute nicht mehr in ein tiefes „künstliches Koma“ versetzen.

Der Leitsatz der aktuellen S3-Leitlinie lautet: Intensivstationäre Patienten sollen wach, aufmerksam, schmerz-, angst- und delirfrei sein, um an der eigenen Behandlung und Genesung aktiv teilnehmen zu können.

CAVE

Eine zu tiefe Analgosedierung bringt zahlreiche nachteilige Auswirkungen und sogar eine höhere Sterblichkeit mit sich. Aber auch Schmerz, Angst und Unruhe bergen die Gefahr einer lang anhaltenden psychischen Traumatisierung sowie einer unmittelbaren Dislokationsgefahr von Kathetern und Überwachungsinstrumenten.

CAVE

Bei fehlenden Kontraindikationen sollte ein **täglicher Aufwachversuch mit Sedierungspause** erfolgen, wodurch die Beatmungszeit verkürzt werden kann.

25.4.1 Analgesie

Schmerzfreiheit bzw. ein für den Patienten gut erträgliches Schmerzniveau ist das primäre Ziel jeder Analgosedierung. Wache Patienten können ihre Schmerzstärke anhand einer **numerischen Ratingskala (NRS)** angeben. Bei tiefer Sedierung oder bei Patienten mit neurologischer Einschränkung muss die Einschätzung durch das Stationspersonal getroffen werden. Hierzu werden motorische Reaktionen, Gesichtsausdruck und vegetative Reaktionen wie Herz- und Atemfrequenz, Blutdruck, Pupillenweite und Tränenfluss beurteilt, die z. B. in der **Behavioural Pain Scale (BPS)** zu einem Scorewert zusammengefasst werden.

Zum Einsatz kommen in erster Linie **stark wirksame Opioide** (➢ Tab. 25.2). Daneben kann durch eine **Kombination mit Nichtopioidanalgetika (NOPA) und Regionalanästhesieverfahren** eine Reduktion systemischer Nebenwirkungen erreicht werden.

25.4.1 Analgesie

Die Schmerzsymptomatik von Patienten lässt sich mit einer **numerischen Bewertungsskala** oder **bestimmten Verhaltensmerkmalen** abschätzen.

Neben Opioidanalgetika kommen auch Nichtopioidanalgetika oder eine Regionalanästhesie zum Einsatz.

Tab. 25.2 Opioidanalgetika zur Analgosedierung

Präparat	Charakteristika	Dosierung
Piritramid	• Bolusgabe oder PCA	Bolus: 0,05–0,1 mg/kg
Remifentanil	• Keinerlei Kumulation auch nach längerer Anwendung, organunabhängiger Abbau • Gabe > 3 d nicht empfohlen • Kostenintensiv • Gefahr der opioidinduzierten Hyperalgesie	Kont.: 0,05–0,2 µg/kg/min
Sufentanil	• Geringe Kumulationsneigung • Zusätzlich sedierende Komponente, sodass evtl. eine Verabreichung ohne Sedativum möglich ist	Kont.: 0,05–0,75 µg/kg/h
Fentanyl	• Ausgeprägte Kumulationsneigung	Kont.: 0,5–10 µg/kg/h

TAB. 25.2

25.4.2 Sedierung

Die am besten untersuchte Sedierungsskala ist die **Richmond Agitation Sedation Scale** (RASS, ➢ Tab. 25.3). Durch Beobachten des Patienten, Ansprechen und körperliche Reize (z. B. leichtes Schütteln an der Schulter) wird die Sedierungstiefe klinisch beurteilt.

Ein typisches Sedierungsziel ist RASS 0 oder –1. Zu den wenigen Ausnahmen, die eine tiefere Sedierung notwendig machen, zählen die Akutphase eines Schädel-Hirn-Traumas (SHT) mit Hirndrucksymptomatik, Bauchlage bei schwerem Lungenversagen (ARDS) oder die Unmöglichkeit der Beatmung bei flacher Sedierung.

Eine weitere Möglichkeit der Überwachung bieten EEG-gestützte Verfahren, die aber bislang noch unzureichend evaluiert sind.

Insbesondere für die Kurzzeitanwendung wird häufig Propofol verwendet (➢ Tab. 25.4). Benzodiazepine werden meist diskontinuierlich und kombiniert mit Adjuvanzien eingesetzt. Bei Patienten mit Alkoholkrankheit werden Benzodiazepine als primäre Sedativa empfohlen. Neben der i. v. Gabe ist auch eine inhalative Sedierung mit den volatilen Anästhetika Sevofluran oder Isofluran über spezielle Verdampfersysteme (z. B. Sedaconda®) möglich.

Zukünftig könnten sich die Sedierungsregime durch Zulassung des ultrakurz wirksamen Remimazolam (➢ Kap. 1.1.6) deutlich verändern.

25.4.2 Sedierung

Das Ausmaß von Agitation und Sedierung kann über klinische Parameter anhand der **Richmond Agitation Sedation Scale** getestet werden.

Zur Anpassung der Sedierung können Benzodiazepine oder Propofol verabreicht werden.

Studentische Sicht

TAB. 25.3

Tab. 25.3 Richmond Agitation Sedation Scale (RASS) [G1211]

Scorewert	Bezeichnung	Beschreibung
+4	aggressiv	gewalttätig, unmittelbare Gefahr für das Personal
+3	sehr agitiert	zieht oder entfernt Tubus, Katheter und Drainagen, aggressive Tendenzen
+2	agitiert	häufige, ungezielte Bewegung, atmet gegen das Beatmungsgerät
+1	unruhig	ängstlich, aber Bewegungen nicht aggressiv oder lebhaft
0	wach und ruhig	
–1	schläfrig	schläfrig, aber erwacht > 10 s auf Ansprache, hält Blickkontakt
–2	leicht sediert	erwacht kurz (< 10 s) mit Blickkontakt auf Ansprache
–3	mäßig sediert	Bewegung oder Augenöffnen auf Ansprache, aber kein Blickkontakt
–4	tief sediert	keine Reaktion auf Ansprache, aber Bewegung oder Augenöffnen durch körperlichen Reiz
–5	nicht erweckbar	keine Reaktion auf Ansprache oder körperlichen Reiz

LERNTIPP

Die Richmond Agitation Sedation Scale (RASS) besitzt gerade in der Beschreibung der sedierten Zustände qualitative Ähnlichkeit mit der Glasgow Coma Scale (GCS), die du bereits aus der Notfallmedizin kennst.

TAB. 25.4

Tab. 25.4 Sedativa zur Analgosedierung

Präparat	Charakteristika	Dosierung
Propofol	• Kontinuierliche Gabe zur Kurzzeitsedierung, bei Langzeitsedierung Bolusgabe zusätzlich zu anderen Sedativa • Nur geringe Kumulation • Einsatz nur > 16 Jahre und nur bis max. 4 mg/kg KG/h für max. 7 d, da Gefahr des PRIS (➤ Kap. 1.1.1) • Hohe Zufuhr von Fetten, 2-prozentige Lösung ist daher zu bevorzugen	Kont.: 0,3–4 mg/kg KG/h Bolus: 0,3–1 mg/kg KG
Midazolam	• Ausgeprägte Kumulationsneigung • Amnestische Wirkung	Bolus: 0,05–0,15 mg/kg KG
Lorazepam	• Zur Langzeitsedierung hauptsächlich in den USA eingesetzt • Kumulationsneigung stärker als bei Midazolam • Häufigeres Auftreten von akuten Deliren beschrieben	Bolus: 0,03–0,07 mg/kg KG alle 4–8 h
Lormetazepam	• Keine aktiven Metaboliten → vergleichsweise gut steuerbar • Stärkere anxiolytische Wirkung als andere Benzodiazepine	Bolus: 0,2–0,4 mg

Die sedierenden Substanzen verursachen schnell eine **Abhängigkeit** und sollten daher langsam ausgeschlichen werden.

Viele der zur Analgosedierung verwendeten Substanzen führen nach längerer Verabreichung zur Entwicklung einer körperlichen Abhängigkeit. Daher muss die Dosis nach länger dauernder Analgosedierung langsam reduziert („ausgeschlichen") werden, um eine **Entzugssymptomatik** zu vermeiden.

25.4.3 Adjuvanzien

Um die **Wirkung einer Analgosedierung zu verstärken,** können Adjuvanzien wie z. B. Clonidin oder Esketamin eingesetzt werden.

25.4.3 Adjuvanzien

Zusätzlich zu den genannten Analgosedativa werden adjuvante Substanzen wie Clonidin und Ketamin eingesetzt (➤ Tab. 25.5). Das erst seit ein paar Jahren auf dem Markt befindliche Dexmedetomidin nimmt eine Sonderstellung ein. Es ist nicht nur ein Adjuvans, sondern kann durch seine hochselektive α_2-Rezeptor-Wirkung auch alternativ zu Propofol oder Benzodiazepinen eingesetzt werden.

TAB. 25.5

Tab. 25.5 Adjuvante Substanzen zur Analgosedierung

Präparat	Charakteristika	Dosierung
Clonidin	• α_2-Agonist, wirkt sympathikolytisch • Verringert den Bedarf an Analgosedativa • Reduziert die Entzugssymptomatik bei Entwöhnung	0,5–2 µg/kg/h
Dexmedetomidin	• α_2-Agonist wie Clonidin, aber weitaus stärker selektiv wirksam	0,7–1,4 µg/kg/h
Esketamin	• Wirkt analgetisch und sedierend • Wegen bronchodilatatorischer Wirkung vorteilhaft bei obstruktiven Lungenerkrankungen • Vorteilhaft durch hämodynamische Stabilität • Nur in Kombination mit Benzodiazepin oder Propofol, um psychotrope Nebenwirkungen zu vermeiden	0,5–2 mg/kg/h

25.4.4 Muskelrelaxation

Durch Einsatz von Beatmungsverfahren, welche die Spontanatmung des Patienten unterstützen, ist es meist möglich, das Beatmungsgerät an den Patienten zu adaptieren. Somit ist eine Relaxierung **ausschließlich speziellen Situationen** (Tetanus, Tollwut, SHT, Transport) vorbehalten.

25.4.4 Muskelrelaxation

Eine Muskelrelaxation erfolgt **nur in Ausnahmefällen.**

25.4.5 Delirscreening

Eine Vielzahl von Intensivpatienten entwickelt während des Aufenthalts ein **Delir.** Da dies den Krankheitsverlauf negativ beeinflusst, müssen die Patienten regelmäßig daraufhin untersucht werden. Dabei ist zu beachten, dass neben dem meist offensichtlichen hyperaktiven Delir auch hypoaktive Formen vorkommen. Am häufigsten wird der CAM-ICU (Confusion Assessment Method for the ICU) verwendet (➢ Abb. 25.1).

25.4.5 Delirscreening

Ein Delir ist eine häufige Komplikation bei einer Intensivbehandlung und sollte daher frühzeitig erkannt und behandelt werden.

ABB. 25.1

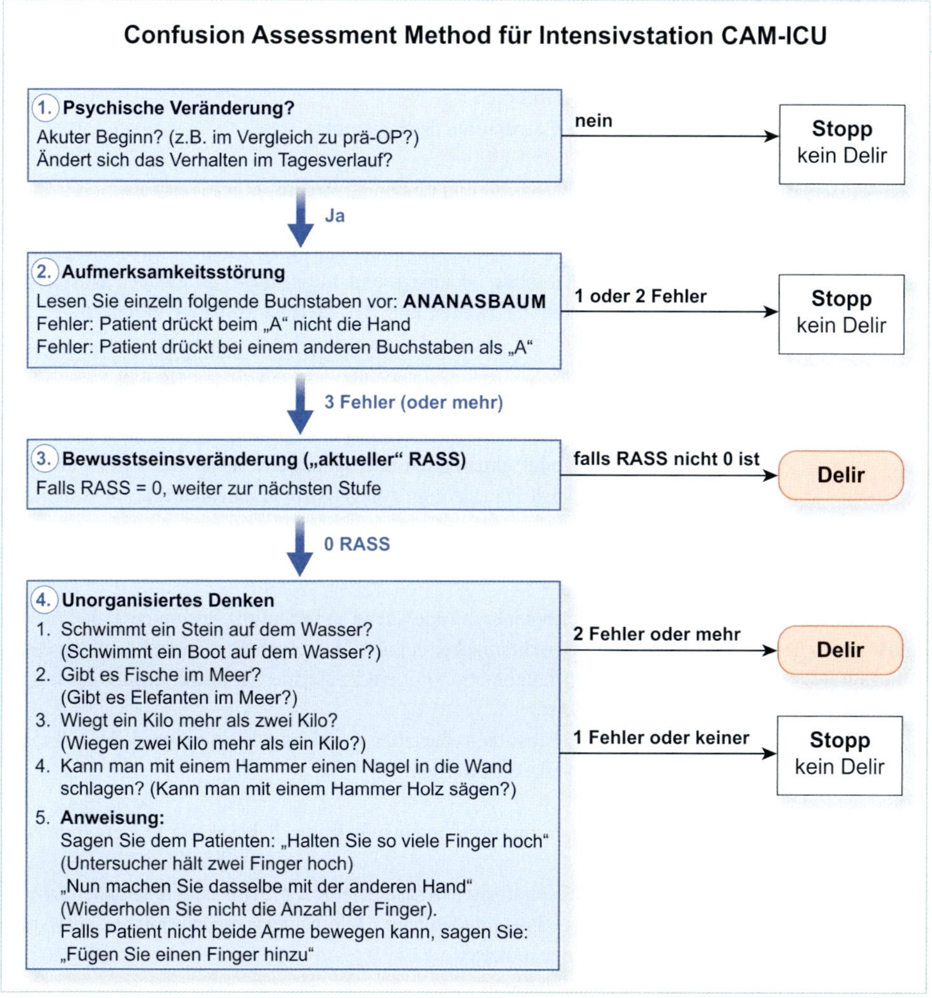

Abb. 25.1 Ablaufschema CAM-ICU [L231]

25.5 Intensivbeatmung

Zahlreiche Erkrankungen der Intensivmedizin machen eine Beatmung des Patienten erforderlich. Dies kann zum einen in der **Störung des pulmonalen Gasaustauschs** begründet sein, wie es bei einem ARDS, schweren Pneumonien oder durch sonstige Faktoren bedingten Störungen des Ventilations-Perfusions-Verhältnisses vorkommt. Daneben führen **neurologische Störungen** wie ein SHT, eine schwere Infektion, eine Intoxikation oder eine erforderliche Analgosedierung zum **Erlöschen von Schutzreflexen** und zu einer verminderten bzw. **fehlenden Eigenatmung.**

Indikationen für eine Beatmungstherapie sind z. B.:

- Atemfrequenz > 35/min
- Sauerstoffsättigung < 90 % trotz O_2-Gabe
- Vigilanzminderung
- Muskuläre Erschöpfung, erkennbar am Einsatz der Atemhilfsmuskulatur

25.5 Intensivbeatmung

Eine Beatmung erfolgt bei schweren Störungen der Atemfunktion und ist z. B. bei **starker Tachypnoe, unzureichender Sauerstoffsättigung** (< 90 %), **gestörter Vigilanz** mit **verringertem Atemantrieb** und **atmungsbedingter Muskelerschöpfung indiziert.**

MERKE

MERKE

Bis auf wenige Ausnahmen wird angestrebt, den Patienten so schnell wie möglich vom Beatmungsgerät zu entwöhnen (Weaning). Die Gründe hierfür sind u. a.:

- Schädigung der Lunge durch die Beatmung (Volu-, Atelekt-, Bio- und Barotrauma)
- Erhöhtes Risiko der nosokomialen Pneumonie unter Beatmung

25.5.1 Atemwegszugänge

Invasive Beatmung

In der Regel erfolgt eine **kurz- und mittelfristige Beatmung über einen orotracheale Tubus.** Diese erhöht jedoch das Risiko für Läsionen und Stenosen im Larynxbereich.

Für eine **längerfristige Beatmung** sollte ein **Tracheostoma** angelegt werden.

Nichtinvasive Beatmung (NIV)

Bei geringem Aspirationsrisiko können auch **engsitzende Beatmungsmasken** angelegt werden, die weniger Atemwegsschäden verursachen.

CAVE

High-flow nasal cannula (HFNC)

Über eine Nasenkanüle kann dem Patienten mit hoher Flussgeschwindigkeit ein Gasgemisch aus Sauerstoff und Raumluft zugeführt werden, das zu einer **besseren Belüftung des pulmonalen Totraums** führt.

25.5.1 Atemwegszugänge

Invasive Beatmung

Die **orotracheale Intubation** ist der Standard der Atemwegssicherung bei einer kurzzeitigen oder mehrtägigen Beatmung in der Intensivmedizin. Ein nasotracheal eingeführter Tubus wird von Patienten zwar häufig besser toleriert, birgt aber ein deutlich höheres Infektionsrisiko.

Eine Langzeitintubation bringt zahlreiche Nachteile und mögliche Komplikationen mit sich:

- Analgosedierung zur Tubustoleranz erforderlich
- Läsionen der Stimmbänder und anderer Strukturen des Kehlkopfes
- Subglottische Stenosen
- Hohe Atemarbeit (geringerer Tubusquerschnitt und größerer Totraum als bei Trachealkanüle)
- Erschwerte Mundpflege

Ist eine Beatmung über längere Zeit (i. d. R. > 7–10 d) absehbar, werden die Patienten meist tracheotomiert. Der optimale Zeitpunkt für eine Tracheotomie ist unklar und muss immer individuell entschieden werden. Eine Tracheotomie wird zwischen der zweiten und vierten Trachealspange durchgeführt, wodurch die mechanischen Komplikationen der oberen Atemwege und des Larynx vermieden werden. Außerdem fällt der durch einen endotrachealen Tubus hervorgerufene Atemwegsreiz weg. Die für eine Tubustoleranz erforderliche Analgosedierung kann beendet werden; dadurch kann der Patient in Spontanatmung überführt und schneller von der maschinellen Beatmung entwöhnt werden. Die Tracheotomie kann **perkutan-dilatativ oder chirurgisch** durchgeführt werden, wobei jedes der Verfahren Vor- und Nachteile aufweist. Die bei der Tracheotomie eingeführte **Trachealkanüle** (➤ Kap. 3.2.4) kommt unterhalb der Glottisebene zu liegen.

Nichtinvasive Beatmung (NIV)

Die nichtinvasive Beatmung hat in den letzten Jahren zunehmend an Bedeutung gewonnen. Dabei werden die Patienten über eine **dicht sitzende Gesichtsmaske,** in Einzelfällen auch über einen Beatmungshelm, mit PEEP (Masken-CPAP) allein oder in Kombination mit einem assistierten Beatmungsmodus mit inspiratorischer Druckunterstützung beatmet.

Dadurch lässt sich die Atemarbeit des Patienten reduzieren, Atelektasen können vermieden oder wiedereröffnet und der Gasaustausch kann verbessert werden.

Einsatzgebiete der NIV sind u. a.:

- Therapie der hyperkapnischen akuten respiratorischen Insuffizienz, z. B. bei akuter Exazerbation einer COPD
- Therapie der hypoxämischen akuten respiratorischen Insuffizienz, z. B. beim akuten kardialen Lungenödem; bei anderen Indikationen wie Pneumonien oder ARDS häufig weniger erfolgreich bzw. nur bei geringer Ausprägung der Hypoxämie indiziert
- Unterstützung des Weanings nach Extubation
- Prophylaxe von Atelektasen nach umfangreichen Operationen

CAVE

Ein unzureichendes Vigilanzniveau ist wegen des hohen Aspirationsrisikos eine grundsätzliche Kontraindikation für eine NIV.

High-flow nasal cannula (HFNC)

Bei der HFNC (im klinischen Sprachgebrauch oft nur als „High Flow" bezeichnet) wird dem Patienten ein **erwärmtes und befeuchtetes Luft-Sauerstoff-Gemisch** über eine spezielle Nasenbrille mit **hohem Fluss (20–60 l/min)** verabreicht.

Anders als bei einer O_2-Insufflation mit niedrigem Fluss (1–8 l/min), bei der sich eine maximale FiO_2 von 0,4 erreichen lässt, kann die **FiO_2** bei der HFNC verlässlich von 0,21 **bis 1,0** eingestellt werden. Außerdem wird durch den hohen Atemgasfluss der HFNC der **anatomische Totraum ausgewaschen** und ein **geringer PEEP** erzeugt.

Die HFNC weist einen hohen Patientenkomfort auf, da Essen, Trinken und Sprechen möglich sind. In der Praxis wird häufig ein Wechsel zwischen NIV und HFNC praktiziert.

Eingesetzt wird die HFNC meist bei hypoxämischer akuter respiratorischer Insuffizienz, bei der (noch) keine Intubation erforderlich ist, oder nach einer Extubation.

25.5.2 Lungenprotektive Beatmung

Ziele der Beatmung sind die Aufrechterhaltung eines suffizienten Sauerstoffpartialdrucks im Blut sowie die Elimination von Kohlendioxid. Gleichzeitig soll aber durch eine protektive Beatmungsstrategie eine Schädigung der Lunge vermieden werden:

- **Niedrige Tidalvolumina:** Zur Verminderung von Scherkräften wird ein Tidalvolumen von 6 ml/kg KG (bezogen auf Standardkörpergewicht) empfohlen.
- **Niedrige Beatmungsdrücke:** Plateaudruck < 30 cmH_2O und inspiratorische Druckdifferenz (endinspiratorischer Atemwegsdruck minus PEEP = „driving pressure") ≤ 15 cmH_2O anstreben, ggf. Inspirationszeit verlängern (I : E 1 : 1 bis 1 : 1,5).
- **Vermeiden eines Alveolarkollapses:** Zur Einstellung eines adäquaten PEEP-Niveaus existieren mehrere Verfahren. Eine Orientierung bietet die Einstellung mittels einer Tabelle in Abhängigkeit von der FiO_2 (➤ Tab. 25.6).
- **Frühzeitiges Weaning:** Beatmungsentwöhnung (Weaning) so früh wie möglich durch Integration von spontanatmungsunterstützenden Beatmungsformen, Weaningprotokollen sowie täglichen Sedierungspausen und Spontanatemtests beginnen.
- **Vermeiden einer Hyperoxie:** Eine Hyperoxie kann negative Auswirkungen wie z. B. das Auftreten toxischer Sauerstoffradikale oder Resorptionsatelektasen haben. Üblicherweise wird die FiO_2 so eingestellt, dass eine Normoxie erreicht wird, also eine SpO_2 zwischen 95 und 99 % bzw. ein paO_2 zwischen 80 und 100 mmHg (10,7–13,3 kPa). Bei einer akuten respiratorischen Insuffizienz können niedrigere Zielwerte akzeptiert werden (SpO_2 90–94 % bzw. paO_2 60–80 mmHg [8,0–10,7 kPa]).
- **Wenn erforderlich, permissive Hyperkapnie:** Um trotz der geringen Tidalvolumina ein ausreichendes Atemminutenvolumen zu erzielen, muss die Atemfrequenz meist erhöht werden. Ein milder Anstieg des p_aCO_2 mit respiratorischer Azidose (pH sollte allerdings je nach Patient ≥ (7,1–)7,15 sein) kann toleriert werden, wenn keine anderen Kontraindikationen für eine Hyperkapnie (z. B. erhöhter intrakranieller Druck) bestehen.

25.5.2 Lungenprotektive Beatmung

Generell sollte eine Beatmung so eingestellt werden, dass zwar ausreichend O_2 aufgenommen und CO_2 ausgeschieden wird, aber die **Lunge möglichst wenig beschädigt** wird. Hierfür sollten das **Tidalvolumen und der Beatmungsdruck niedrig** gehalten, ein **adäquater PEEP** eingestellt und eine **Hyperoxie vermieden** werden. Zudem sollte die **Spontanatmung unterstützt** und der Patient möglichst früh vom Beatmungsgerät entwöhnt werden.

Tab. 25.6 Einstellung des PEEP in Abhängigkeit von der FiO_2

FiO_2	0,3	0,4	0,5	0,6	0,7	0,8	0,9	1,0
PEEP	5	5–8	8–10	10	10–14	14	14–20	20–24

TAB. 25.6

25.5.3 Bronchoskopie

Neben der fiberoptischen Intubation im Wachzustand (➤ Kap. 7.6.3) ermöglicht das flexible Bronchoskop die direkte **Inspektion des Bronchialsystems** sowie die Lagekontrolle des Endotrachealtubus oder der Trachealkanüle. Zusätzlich kann Sekret gezielt abgesaugt und für die mikrobiologische Diagnostik gewonnen werden. Über einen Arbeitskanal können zudem Instrumente wie z. B. eine Biopsiezange eingebracht werden. Zur Unterdrückung des starken Hustenreizes während der Untersuchung ist eine Lokalanästhesie oder eine kurzzeitige Analgosedierung erforderlich.

25.5.3 Bronchoskopie

Mittels Bronchoskopie können die Atemwege beurteilt, bioptische sowie mikrobiologische Proben entnommen und Fremdkörper entfernt werden.

25.6 Kreislauftherapie und Flüssigkeitshaushalt

25.6.1 Kreislauftherapie

Um eine suffiziente Perfusion der lebenswichtigen Organe aufrechtzuerhalten, ist bei Intensivpatienten neben einer **Flüssigkeits- und Volumentherapie** häufig eine Therapie mit **vasoaktiven Substanzen** notwendig (➤ Kap. 1.7, ➤ Kap. 1.8). Sie werden meist über Spritzenpumpen und einen ZVK verabreicht.

In Einzelfällen sind auch mechanische Verfahren wie Herzunterstützungssysteme notwendig. Neben Katecholaminen können bei bestimmten Indikationen auch Antiarrhythmika oder eine elektrische Kardioversion indiziert sein.

25.6 Kreislauftherapie und Flüssigkeitshaushalt

25.6.1 Kreislauftherapie

Neben einer **Flüssigkeits- und Volumentherapie** ist häufig eine **Katecholamintherapie** erforderlich, um die Herz-Kreislauf-Funktion aufrechtzuerhalten.

25.6.2 Volumen- und Flüssigkeitshaushalt

Zu den wohl schwierigsten Aufgaben des Intensivmediziners gehören die Einschätzung und die Steuerung des Flüssigkeits-, Volumen- und Elektrolythaushalts. Insbesondere bei septischen Patienten besteht wegen der gestörten Kapillarpermeabilität häufig ein Flüssigkeitsüberschuss im Interstitium und gleichzeitig ein Volumenmangel im Gefäßsystem. Klassische klinische Hinweise auf einen Flüssigkeitsbedarf wie trockene Schleimhäute, Hautturgor oder Ödeme sind beim kritisch kranken Patienten kaum zu verwerten.

25.6.2 Volumen- und Flüssigkeitshaushalt

MERKE

MERKE

Hinweise auf einen Volumen- bzw. Flüssigkeitsbedarf bieten Surrogatparameter wie:
- Urinausscheidung < 0,5 ml/kg KG/h
- Herzfrequenz ↑, Blutdruck ↓
- Zentralvenöse Sauerstoffsättigung ($ScvO_2$) < 70 %
- Serum-Laktat ↑
- Zentralisierung mit kühlen Extremitäten
- Hoher „Swing" der arteriellen Druckkurve durch beatmungsinduzierte thorakale Druckveränderungen
- ZVD ↓ (nur eingeschränkt verwertbar)

Zur erweiterten Beurteilung der Hämodynamik kann eine **Messung des Herzzeitvolumens** erfolgen.

In Abhängigkeit vom Zustand des Patienten kann daher zusätzlich ein **erweitertes hämodynamisches Monitoring** mit Messung des Herzzeitvolumens indiziert sein (➤ Kap. 3.4.3).

Steht kein erweitertes hämodynamisches Monitoring zur Verfügung, kann der Passive Leg Raising Test (➤ Abb. 25.2) wertvolle Hinweise liefern, ob ein Patient vorteilhaft auf eine Volumengabe reagiert. Dazu werden die Beine des Patienten angehoben und der invasiv gemessene Blutdruck beobachtet. Steigt der Blutdruck durch die Autotransfusion deutlich an, benötigt der Patient Volumen.

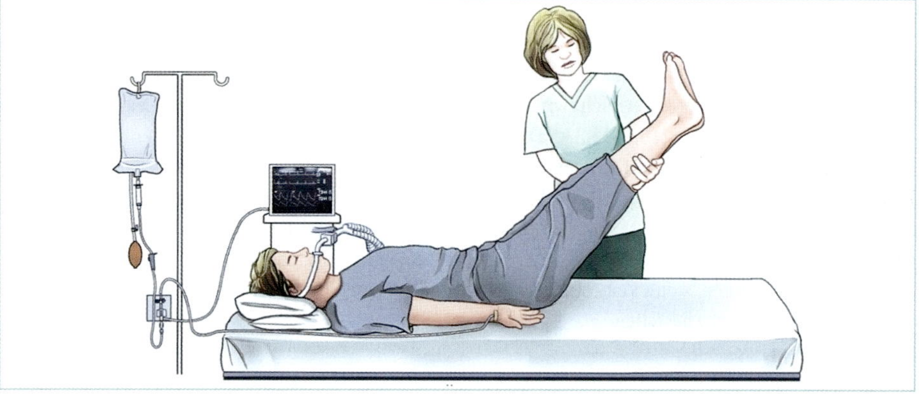

Abb. 25.2 Passive Leg Raising Test [G856]

Der **tägliche Flüssigkeitsbedarf** von Intensivpatienten beträgt **ca. 40 ml/kg Körpergewicht.**

Der tägliche Flüssigkeitsbedarf des Intensivpatienten beträgt 30–40 ml/kg KG und wird durch kristalloide Vollelektrolytlösungen gedeckt.

Hypovolämie

Zum Ausgleich einer Hypovolämie kommen **vorrangig kristalloide Lösungen** zum Einsatz, obwohl diese zu einem großen Teil ins Interstitium diffundieren.

Hypovolämie

Wie ein Volumendefizit ausgeglichen werden soll, ist ein seit Jahren vieldiskutiertes Thema: Kristalloide Lösungen verbleiben nur zu einem geringen Teil im Gefäßsystem und sind daher nicht optimal geeignet. Künstliche Kolloide dagegen werden für Nierenfunktionsstörungen und eine erhöhte Sterblichkeit von Intensivpatienten angeschuldigt. Bei der Sepsis werden künstliche kolloidale Lösungen daher nicht empfohlen.

In der Praxis kommen daher meist kristalloide Lösungen zur Anwendung. In besonderen Situationen mit hohem Volumenbedarf wird auch Albumin als natürliches Kolloid eingesetzt.

Hypervolämie

Erster Schritt zur Begrenzung einer Hypervolämie ist eine **Reduktion der Flüssigkeitszufuhr.** Zusätzlich können **Diuretika** eingesetzt werden (außer bei akutem Nierenversagen); **notfalls** kann eine **Dialyse** erfolgen.

Hypervolämie

Bei einer Hypervolämie sollte zunächst versucht werden, die Einfuhrmenge zu reduzieren. Durch Gabe von Diuretika kann versucht werden, eine Negativbilanzierung herbeizuführen. Besteht ein akutes Nierenversagen mit Oligurie oder Anurie (➤ Kap. 26.3), sollten keine Diuretika eingesetzt werden. Hier erfolgt der Volumenentzug durch eine Dialyse.

FALLBEISPIEL

Sie kommen nach einem längeren Urlaub zum Frühdienst auf die Intensivstation. Ihr Kollege übergibt Ihnen einen Patienten nach dem SBAR-Konzept (➤ Kap. 10), das um das ABCDE-Schema an die Bedürfnisse der Intensivstation angepasst wurde:
- **S:** Herr M., 28 Jahre, seit 12 Tagen intensivmedizinisch behandelt wegen eines schweren ARDS durch Pneumokokken-Pneumonie
- **B:** bis vor 3 Tagen ECMO-Therapie und Bauchlagerung, seither deutliche respiratorische Stabilisierung, Antibiotikatherapie seit 2 Tagen beendet, keine relevanten Vorerkrankungen
- **A:**
  - Airway: aktuell noch über Endotrachealtubus intubiert
  - Breathing: aktuell unterstützte Spontanatmung, FiO_2 0,3, darunter paO_2 80 mmHg (10,7 kPa), PEEP gestern noch 8 cmH_2O, seit gestern Abend reduziert auf 6 cmH_2O, Unterstützungsdruck 8 cmH_2O über PEEP, 1 Thoraxdrainage links wegen rupturierter Bulla, die noch gering fistelt

- Circulation: normofrequenter Sinusrhythmus, Noradrenalin 0,04 µg/kg KG/min
- Disability: zur Tubustoleranz analgosediert mit Sufentanil und Dexmedetomidin, darunter RASS –1, kein Hinweis auf Delir, seitengleiche Motorik und Sensibilität, bisher Mobilisation im Bett
- Environment: kein Fieber, aktuell keine auffälligen Laborwerte, enterale Ernährung aktuell für geplante Extubation pausiert, vorher gut vertragen, Diurese stabil, Negativbilanz –0,5 l über 24 h, ZVK-Liegedauer 3 Tage

• **R:**
- Medikation: Dexmedetomidin beenden, Sufentanil reduzieren, Stressulkusprophylaxe kann beendet werden, da vollständige Ernährung und kein höhergradiges Organversagen mehr
- Interventionen: Tagesziel ist die Extubation, dann NIV und HFNC im Wechsel, Fortführung Negativbilanzierung mit Ziel –0,5 l, Mobilisation in den Stand, orale Kost, wenn nach Extubation mehrere Stunden stabil; wenn morgen weiterhin stabil und dann katecholaminfrei ZVK entfernen
- Untersuchungen: heute keine geplanten Untersuchungen anstehend

25.7 Ernährung

Die Ernährungstherapie ist ein wichtiger Baustein der intensivmedizinischen Therapie. Durch adäquate Ernährung kann ein lang anhaltender kataboler Stoffwechsel mit Abbau von körpereigenen Proteinen vermindert und die Infektionsrate gesenkt werden.

25.7 Ernährung

Ziel der Ernährungstherapie ist eine **Verhinderung eines katabolen Stoffwechsels** mit Abbau funktionstragender körpereigener Proteine.

25.7.1 Nahrungsbedarf des Intensivpatienten

Bei der Ernährungstherapie des Intensivpatienten werden die frühe und späte **Akutphase** und die **Postakutphase,** bestehend aus Rekonvaleszenz/Rehabilitation und chronischer Phase, unterschieden (➢ Tab. 25.7). Der Nährstoffbedarf des kritisch kranken Patienten kann durch indirekte Kalorimetrie gemessen werden, häufiger wird er aber geschätzt. Für Patienten mit einem BMI < 30 kg/m² wird ein **Tagesbedarf von 24 kcal/kg KG** angenommen.

Die Ernährungstherapie muss immer wieder dem klinischen Zustand angepasst werden. Durch Entzündung, Fieber oder eine erhöhte Atemarbeit bei der Entwöhnung vom Beatmungsgerät kann der tatsächliche Bedarf höher liegen. Außerdem sind noch weitere Faktoren wie ein zusätzlich erhöhter Proteinbedarf während eines Nierenersatzverfahrens zu berücksichtigen.

25.7.1 Nahrungsbedarf des Intensivpatienten

Der **Nährstoffbedarf** von Patienten **variiert je nach Erkrankungsschwere** und ist z. B. bei akuten Entzündungen erhöht.
Im Mittel nimmt man **24 kcal/kg KG** an.

Tab. 25.7 Stoffwechselphasen des kritisch kranken Patienten

	Frühe Akutphase	Späte Akutphase (früher: Postaggressionsphase)	Rekonvaleszenz, Rehabilitation
Dauer	wenige Stunden bis einige Tage nach Trauma, Operation, Sepsis oder Schock	ca. 2–4 Tage	Wochen bis Monate
Organdysfunktion	schwer oder zunehmend	stabil oder sich bessernd	weitgehend wiederhergestellt
Pathophysiologie	Insulinsekretion ⇅, antiinsulinäre Hormone ⇈, Insulinantwort ⇅ → Glykolyse, Glukoneogenese, Lipolyse, Proteolyse → Hyperglykämie	Insulinsekretion ↓, antiinsulinäre Hormone ↑, Insulinantwort ↓ → keine Glykolyse, da Speicher erschöpft, dafür Lipolyse, Proteolyse, Glukoneogenese	Insulinsekretion ↑, antiinsulinäre Hormone ↔, Insulinantwort ↔ → Auffüllen der Glykogenspeicher, Proteinsynthese, Lipogenese
Stoffwechsel	katabol	katabol-anabol	anabol
Stickstoffbilanz	negativ	negativ	positiv
Ernährung	Zunächst nur Flüssigkeits- und Elektrolytzufuhr, nach 1 Tag Beginn mit ¾ des errechneten Tagesbedarfs (≙ 18 kcal/kg KG/d)	Schrittweise Erhöhung der Ernährung um 6 kcal/kg KG/d bis zum vollständigen Tagesbedarf Bei einem durchschnittlichen Insulinbedarf von 2–4 IE/h über 24 h Reduktion um 6 kcal/kg KG/d Bei durchschnittlicher Insulindosierung > 4 IE über 24 h Reduktion um 12 kcal/kg KG/d	Ernährung entsprechend dem vollständigen Tagesbedarf

TAB. 25.7

25.7.2 Indikationen

Wird erwartet, dass ein Patient in der frühen Akutphase der Erkrankung, also etwa innerhalb von 3 Tagen, nicht vollständig oral ernährt werden kann, ist eine Ernährungstherapie angezeigt. Diese sollte innerhalb der ersten 24 h nach Aufnahme auf die Intensivstation begonnen werden, sofern keine Kontraindikationen bestehen.

25.7.2 Indikationen

Ist ein Patient erwartbar innerhalb von 3 Tagen nicht in der Lage, sich vollständig oral zu ernähren, sollte eine Ernährungstherapie begonnen werden.

25.7.3 Kontraindikationen

Prinzipiell gibt es nur wenige Kontraindikationen für eine Ernährungstherapie:

- Akutphase schwerer Erkrankungen, akuter Schock
- Schwere Stoffwechselentgleisung (z. B. Azidose, hohes Laktat)

25.7.3 Kontraindikationen

Kontraindikationen sind schwere Stoffwechselentgleisungen und Allergien.

25.7.4 Formen der Ernährung

Die Ernährung kann auf der Intensivstation über folgende Wege gewährleistet werden:

- **Oral:** Selbstständiges Essen stellt den besten Weg dar, Intensivpatienten zu ernähren, ist aber in vielen Fällen nicht möglich.
- **Enteral:** Ist eine orale Kostabnahme nicht möglich, sollte die enterale Zufuhr bevorzugt werden. Dabei werden spezielle Ernährungslösungen über eine Magensonde verabreicht. Die Nahrung durchläuft damit den natürlichen Weg des Gastrointestinaltrakts, wodurch u. a. eine Atrophie der Darmzotten und eine bakterielle Translokation verhindert werden. Die Nahrung wird kontinuierlich oder in mehreren Boli verabreicht.
  Liegen Zeichen einer gestörten Magenmotilität, wie z. B. ein hoher Rückfluss (Reflux) von Magensaft, vor, kann die Ernährung auch kontinuierlich über Duodenal- oder Jejunalsonden verabreicht werden.
  Kontraindikationen für eine enterale Ernährung sind:
  - Akutes Abdomen
  - Schwere GI-Blutung
  - Mechanischer Ileus
  - Darmperforation, Darmischämie
  - Unstillbares Erbrechen oder anhaltende Diarrhö
- **Parenterale Ernährung:** Der Patient erhält eine intravenöse Ernährungslösung unter Umgehung des Gastrointestinaltrakts.

25.7.4 Formen der Ernährung

Falls möglich, sollte die Ernährung **oral** oder **enteral** (über eine Magensonde) erfolgen.

Ist dies z. B. aufgrund einer Läsion des Magen-Darm-Trakts nicht möglich, kommen **parenterale Nährstofflösungen** zur Anwendung.

MERKE

MERKE

Eine parenterale Ernährung ist nur indiziert, wenn eine enterale Ernährung nicht möglich oder kontraindiziert ist.

Patienten, die eine parenterale Ernährung erhalten, weisen eine erhöhte Infektionsrate im Vergleich zu Patienten unter enteraler Ernährung auf. Die meisten parenteralen Ernährungslösungen sind hochosmolar und dürfen nur über einen ZVK appliziert werden. Die üblicherweise eingesetzten „All-in-one"-Lösungen enthalten Kohlenhydrate, Proteine und Fette in einem Infusionsbeutel. Vitamine und Spurenelemente müssen zugesetzt werden.

Um den Kaloriengehalt der Nährlösungen berechnen zu können, ist es hilfreich, den Energiegehalt der einzelnen Bestandteile zu kennen:

- 1 g Glukose liefert ca. 4 kcal.
- 1 g Protein liefert ca. 4 kcal.
- 1 g Fett liefert ca. 9 kcal.

Ist eine vollständige enterale Ernährung nicht möglich, kann auch eine kombinierte enteral-parenterale Ernährungstherapie durchgeführt werden.

25.7.5 Überwachung der Ernährung

Im klinischen Alltag wird die Ernährungstherapie indirekt durch Bestimmung des Blutglukose- und Phosphatspiegels sowie der Serumspiegel von Albumin, Kreatinin, Harnstoff, der Transaminasen, der Cholestaseparameter, der Lipase, der Triglyzeride und des Elektrolythaushalts überwacht. Zusätzlich wird die Verträglichkeit der enteralen Ernährung durch Refluxkontrollen sowie Stuhlfrequenz bzw. -konsistenz überprüft.

25.7.5 Überwachung der Ernährung

Zur Steuerung der Ernährung sollten **laborchemische Bestimmungen von Glukose, Blutfetten, Albumin, Nieren- und Leberwerten** erfolgen.

25.7.6 Glukosestoffwechsel

Hohe Plasmaglukosespiegel sind bei Intensivpatienten mit einer höheren Sterblichkeit verbunden. Vor diesem Hintergrund erhalten viele Patienten **Insulin,** um den Blutzuckerspiegel in einem Zielkorridor zu halten. Der Zielbereich ist nicht gänzlich klar, da auch Hypoglykämien schwere Schäden nach sich ziehen können. Gegenwärtig wird ein **Zielwert** von 80–180 mg/dl (4,4–9,9 mmol/l) empfohlen.

25.7.6 Glukosestoffwechsel

Bei Hyperglykämie sollte Insulin mit einem **Zielglukosewert von 80–180 mg/dl** verabreicht werden.

25.8 Prophylaktische Maßnahmen

Die durch schwere Erkrankungen hervorgerufene Stressreaktion des Körpers, die geringen endogenen Kompensationsmechanismen und die erforderlichen invasiven Maßnahmen machen Patienten auf einer Intensivstation zu Risikopatienten für eine Vielzahl von Komplikationen. Neben der Behandlung der Grunderkrankung ist die Prävention dieser Komplikationen daher ein wesentliches Gebot der intensivmedizinischen Versorgung.

25.8.1 Thrombembolieprophylaxe

Intensivpatienten sind durch Thrombembolien besonders gefährdet. In der Mehrzahl der Fälle gehen einer Lungenarterienembolie keine klinischen Thrombosezeichen voraus.

Neben nichtmedikamentösen Verfahren ist daher stets eine medikamentöse Thromboseprophylaxe indiziert, sofern nicht eine erhöhte Blutungsgefahr besteht.

Die medikamentöse Prophylaxe wird meist mit **niedermolekularem Heparin (NMH)** durchgeführt. Bei Blutungsneigung, Niereninsuffizienz oder unsicherer Resorption wird alternativ intravenös **unfraktioniertes Heparin (UFH)** in niedriger Dosierung verwendet.

MERKE

Wegen des Risikos einer HIT-2 (➤ Kap. 2.5.3) sollte die Thrombozytenzahl beim Einsatz von Heparin regelmäßig kontrolliert werden.

Auch in der Intensivmedizin hat die **Frühmobilisation** einen hohen Stellenwert, ist aber nicht immer leicht umzusetzen. Physikalische Verfahren wie **intermittierende pneumatische Kompressionsgeräte** (also Fuß- oder Unterschenkelpumpen) können zusätzlich eingesetzt werden.

25.8.2 Stressulkusprophylaxe (SUP)

Schwere Erkrankungen können die Mukosa von Magen und Duodenum schädigen und zu einer oberen gastrointestinalen Blutung führen. Die **enterale Ernährung** bietet bereits einen Schutz vor dem Auftreten eines derartigen **Stressulkus.** Zusätzlich erhalten kritisch kranke Patienten, also z. B. solche mit höhergradigem Organversagen, Schock, Koagulopathien oder invasiver Beatmung häufig eine medikamentöse SUP mit **Protonenpumpenhemmern** oder **H_2-Antagonisten.** Allerdings wird diskutiert, ob die Anhebung des Magen-pH nicht auch zu einer erhöhten Pneumonierate führt.

25.8.3 Infektionsprophylaxe

Nosokomiale Infektionen sind schwerwiegende Komplikationen einer Krankenhausbehandlung. Sie verlängern den stationären Aufenthalt und erhöhen die Sterblichkeit. Beatmungassoziierte Pneumonien (VAP) und Katheterinfektionen (z. B. CLABSI für „central line-related bloodstream infection") sind die häufigsten Komplikationen der intensivmedizinischen Behandlung.

MERKE

Die wichtigste Maßnahme zur Vermeidung nosokomialer Infektionen ist die hygienische Händedesinfektion. Sie wird durchgeführt:

- Vor jedem Patientenkontakt
- Vor aseptischen Tätigkeiten
- Nach Kontakt mit potenziell infektiösem Material
- Nach Patientenkontakt
- Nach Kontakt mit der direkten Patientenumgebung

Pneumonieprophylaxe

Kritisch kranke Patienten sind aufgrund von Atelektasen, vermindertem Abhusten mit Sekretstau sowie (Mikro-)Aspirationen besonders gefährdet, eine Pneumonie zu entwickeln. Nosokomiale Infektionen stellen einen weiteren wichtigen Risikofaktor dar. Auf deutschen Intensivstationen erwerben schätzungsweise 30.000 Menschen pro Jahr eine Pneumonie.

Neben der **konsequenten Händehygiene** ist der frühzeitige **Verzicht auf eine invasive Beatmung** entscheidend für die Pneumonieprophylaxe. Obwohl die Datenlage nicht eindeutig ist, besitzt die konsequente **Oberkörperhochlagerung** von 30–45° einen Stellenwert. Sie vermeidet ebenso wie eine **Cuffdruckkontrolle** mit einem Ziel-Cuffdruck von 25 cmH_2O das Risiko von Mikroaspirationen. Mit diesem Ziel kommen auch häufig Tuben oder Trachealkanülen mit der Möglichkeit der subglottischen Sekretab-

---

Studentische Sicht

25.8 Prophylaktische Maßnahmen

25.8.1 Thrombembolieprophylaxe

Wegen der **reduzierten Mobilität** von Patienten sollte eine Thromboseprophylaxe mit **niedermolekularem oder unfraktioniertem Heparin** durchgeführt werden.

MERKE

Zusätzlich kann eine **physikalische Venenkompression** erfolgen.

25.8.2 Stressulkusprophylaxe (SUP)

Aufgrund des bei Intensivpatienten erhöhten Kortisolspiegels kann es zu einem sog. **gastralen Stressulkus** kommen, dem mittels **Protonenpumpeninhibitoren** oder **H_2-Antagonisten** entgegengewirkt wird.

25.8.3 Infektionsprophylaxe

Insbesondere **beatmungs- und katheterassoziierte Infektionen** sind häufige Komplikationen.

MERKE

Pneumonieprophylaxe

Dem **aufgrund von Immobilität und Beatmung gesteigerten Pneumonierisiko** kann durch gründliche Handhygiene des medizinischen Personals, aseptische Mundspülung, Vermeidung von ernährungsbedingter Aspiration, Oberkörperhochlagerung und Atemtherapie entgegengewirkt werden.

saugung zum Einsatz. Eine adäquate Mundpflege mit **antiseptischer Mundspülung** sowie die **frühzeitige enterale Ernährung** sind etablierte Maßnahmen der Prophylaxe. Teilweise wird auch eine selektive Darmdekontamination (SDD) oder eine selektive oropharyngeale Dekontamination (SOD) empfohlen, bei der eine Lösung nichtresorbierbarer Antibiotika über eine Magensonde verabreicht bzw. auf die Mundschleimhaut gegeben wird. **Atem- und Physiotherapie** können die Sekretmobilisation verbessern.

Prophylaxe von Katheterinfektionen

MERKE

Einliegende Katheter wie z. B. ein ZVK sollten **möglichst früh entfernt** werden, um Infektionen vorzubeugen.

Prophylaxe von Katheterinfektionen

> **MERKE**
> Die Prävention von Katheterinfektionen beginnt bereits bei der Katheteranlage. Es muss auf eine streng aseptische Anlagetechnik geachtet werden.

Bei der Anlage eines ZVK sind Kopfhaube, Mund-Nasen-Schutz, ein steriler Kittel sowie sterile Handschuhe zu verwenden. Das Punktionsareal wird großflächig unter Beachtung der Einwirkzeit desinfiziert und dann mit einem großen sterilen Lochtuch abgedeckt.

Vor und nach jeglicher Manipulation an einem Katheter wird eine **hygienische Händedesinfektion** durchgeführt.

Ziel ist es, sämtliche Katheter so früh wie möglich zu **entfernen,** wenn sie nicht mehr zwingend erforderlich sind. Ein routinemäßiger Katheterwechsel wird nicht empfohlen.

25.8.4 Delirprophylaxe

Neben Medikamenten wie **Clonidin** und **Antipsychotika** können **Orientierungshilfen** für Patienten (z. B. Kalender, Uhr) sowie eine verstärkte pflegerische Zuwendung das Delirrisiko senken.

25.8.4 Delirprophylaxe

Das Auftreten eines Delirs ist eine häufige Komplikation bei Patienten mit schweren Erkrankungen. Aber auch Faktoren wie fehlende Orientierungsmöglichkeiten oder Schlafmangel haben Einfluss auf die Häufigkeit eines Delirs. Durch **nichtpharmakologische Interventionen** (Frühmobilisation, Bereitstellen von Orientierungshilfen wie Uhr oder Kalender, Ermöglichen eines ungestörten Nachtschlafs) und bei ausgewählten Patienten auch durch **pharmakologische Maßnahmen** (z. B. α_2-Agonisten wie Clonidin oder Dexmedetomidin, niedrig dosierte Neuroleptika) wird daher versucht, das Risiko für das Auftreten eines Delirs zu verringern.

IMPP-Schwerpunkte

! Kreislauftherapie und Flüssigkeitshaushalt, Ernährung, Delirscreening/-prophylaxe/-therapie

ÜBUNGSFRAGEN FÜRS MÜNDLICHE MIT LÖSUNGSHILFEN

1. Soeben haben Sie einen Patienten, der sich mit einer akuten Pneumonie im Krankenhaus vorgestellt hat, intubieren müssen, da ein Therapieversuch mit NIV nicht erfolgreich war. Die Pflegekraft fragt Sie, welche Medikamente sie für die Analgosedierung vorbereiten und welche Dosierung sie einstellen soll. Sie gehen davon aus, dass sich die Lungenfunktion bei einem guten Verlauf durch die Antibiotikatherapie innerhalb weniger Tage stabilisieren wird. Das Gewicht des Patienten schätzen Sie auf 75 kg.

Aufgrund der kurzen zu erwartenden Dauer der Analgosedierung entscheide ich mich für eine Analgosedierung mit Propofol in einer Dosierung von 300 mg/h (4 mg/kg KG/h) und Sufentanil in einer Dosierung von 35 µg/h (ca. 0,5 µg/kg KG/h). Ich bitte die Pflegekraft, die Dosierung langsam zu reduzieren, bis der Patient wach bzw. erweckbar ist und den Tubus trotzdem toleriert (Ziel-RASS 0 oder –1). Sollte das Niveau der Analgosedierung zu gering sein (RASS ≥ +1), würde ich die Sufentanil-Dosierung bis 0,75 µg/kg KG/h erhöhen und/oder Clonidin als Adjuvans hinzunehmen und mit einer Dosierung von 75 µg/h (1 µg/kg KG/h) beginnen.

2. Sie wollen einen erwachsenen Patienten druckkontrolliert lungenprotektiv beatmen. Er wiegt 75 kg und benötigt aktuell eine FiO_2 von 0,5. Wie stellen Sie das Beatmungsgerät ein?

Ich stelle den inspiratorischen Druck so ein, dass ein Atemhubvolumen von 450 ml entsteht (6 ml × 75 kg). Die Atemfrequenz stelle ich zunächst auf 15/min und passe sie so an, bis ein $paCO_2$ (bzw. wenn keine arterielle Kanüle liegt, ein $etCO_2$) zwischen 35–45 mmHg (4,7–6,0 kPa) erreicht ist. Den PEEP stelle ich zunächst auf 5 cmH_2O und steigere ihn vorsichtig gemäß PEEP-Tabelle auf 8–10 cmH_2O. Die PEEP-Änderungen nehme ich dabei nur schrittweise vor, da sich durch den verminderten venösen Rückfluss die Kreislaufsituation verschlechtern kann. Die FiO_2 stelle ich so ein, dass der Patient eine normwertige Oxygenierung erreicht. Bei einer akuten respiratorischen Insuffizienz hingegen würde ich nicht zwingend Normwerte für die Oxygenierung anstreben, sondern auch niedrigere Werte akzeptieren (SpO_2 90–94 %, paO_2 60–80 mmHg bzw. 8,0–10,7 kPa). Sollte durch das eingestellte Tidalvolumen ein Spitzendruck > 30 cmH_2O entstehen, reduziere ich mein Tidalvolumenziel schrittweise bis auf 300 ml (4 ml × 75 kg) und erhöhe die Atemfrequenz bis max. 25/min.

3. Sie haben vor Kurzem einen Patienten von der Normalstation mit dem Bild einer akut aufgetretenen Sepsis übernommen. Es liegen bereits ein ZVK und eine arterielle Kanüle. Um einen adäquaten Perfusionsdruck aufrechtzuerhalten, ist Noradrenalin in einer Dosierung von 0,3 µg/kg KG/min notwendig. Sie haben bereits 1 Liter kristalloide Flüssigkeit infundiert und überlegen, ob der Patient mehr Volumen benötigt. Wie können Sie dies mit den vorhandenen Möglichkeiten einschätzen?

Zunächst prüfe ich, ob die Extremitäten des Patienten kalt oder warm sind. Auch wenn ein verringertes HZV oft ebenfalls mit kalten Extremitäten einhergeht, spricht dies bei einem septischen Schock in aller Regel für einen Volumenbedarf. Als Nächstes überprüfe ich, ob die arterielle Druckkurve einen „Swing" zeigt. Anschließend hebe ich beide Beine des Patienten an und schaue, ob der Blutdruck dadurch signifikant steigt (Passive Leg Raising Test). Wenn ja, benötigt der Patient Volumen. Ich bitte die Pflegekraft außerdem, eine zentralvenöse BGA abzunehmen. Ist die $ScvO_2 < 70\,\%$ und evtl. auch das Laktat erhöht, spricht dies für einen Volumenmangel.

4. Auf Ihrer Intensivstation versorgen Sie einen ca. 80 kg schweren Patienten, der am Vortag ein schweres Polytrauma (Schädel-Hirn-Trauma, Thoraxtrauma mit Pneumothorax, Beckenfraktur und Frakturen von Ober- und Unterschenkel) erlitten hat. Der Patient ist aufgrund des SHT analgosediert. Wie ernähren Sie ihn?

Da absehbar ist, dass der Patient innerhalb der nächsten Tage nicht selbstständig und vollständig wird essen können, beginne ich eine enterale Ernährung über eine Magensonde. Den Tagesbedarf des Patienten schätze ich auf 1.920 kcal (Körpergewicht × 24 kcal = 80 × 24). Am ersten Tag nach dem Unfall beginne ich mit 75 % des errechneten Bedarfs, also 1.440 kcal, und kontrolliere den Blutzuckerspiegel, weitere relevante Laborparameter und die gastralen Refluxmengen. Wenn der Patient die Ernährung gut verträgt, steigere ich die Zufuhr am nächsten Tag um 6 kcal/kg KG/d, andernfalls reduziere ich sie.

5. Welche Thrombembolieprophylaxe sollten intensivmedizinisch versorgte Patienten erhalten? Was tun Sie, wenn der Patient ein hohes oder sehr hohes Blutungsrisiko hat?

Patienten auf der Intensivstation erhalten üblicherweise eine Thrombembolieprophylaxe mit NMH. Bei hohem Blutungsrisiko wird UFH in niedriger Dosierung intravenös verabreicht. Liegen Kontraindikationen für eine medikamentöse Thrombembolieprophylaxe vor, kommen physikalische Verfahren zum Einsatz.

KAPITEL 26 Spezielle intensivmedizinische Krankheitsbilder

Lars Töpfer

In wenigen Bereichen sind die Fortschritte und Errungenschaften der modernen Medizin so gut erkennbar wie in der intensivmedizinischen Behandlung von Patienten. Dabei ist es faszinierend, dass selbst schwerste Organdysfunktionen durch entsprechendes Verständnis der zugrunde liegenden physiologischen Veränderungen gut therapierbar sind. Die daraus entwickelten Methoden wie z. B. Dialyse und extrakorporale Zirkulationssysteme haben direkte Auswirkungen auf die Heilungsraten von Patienten und verbinden grundlagenwissenschaftliches und klinisches Wissen auf besondere Weise. So findest du in diesem Kapitel sicher auch die eine oder andere Information, die dein Verständnis schwerer Krankheitsbilder erweitert und dir hilft, deine Patienten später gut zu betreuen und zukünftig bei der Entwicklung neuer Therapieansätze mitzuwirken.

26.1 Sepsis

Die im Volksmund oft als „Blutvergiftung“ bezeichnete Sepsis ist die dritthäufigste Todesursache in Deutschland, und die Sterblichkeit von Patienten mit septischem Schock ist mit > 50 % überaus hoch. Ein Teil dieser Todesfälle könnte bei rechtzeitiger Diagnosestellung und Therapie verhindert werden.

26.1 Sepsis

Eine Sepsis ist ein **lebensbedrohliches** Krankheitsbild und muss **schnell adäquat antibiotisch behandelt** werden.

MERKE

Wie bei einem Polytrauma oder Myokardinfarkt handelt es sich auch bei der Sepsis um einen Notfall. Zeit ist ein entscheidender Faktor für das Überleben des Patienten. Bereits die Verzögerung der Antibiotikatherapie um „nur“ 1 h (und die kann im klinischen Alltag sehr schnell vergehen!) erhöht die Mortalität deutlich.

MERKE

Definitionen

Eine Sepsis ist gemäß der Sepsis-3-Definition eine akut lebensbedrohliche Organdysfunktion, die durch eine inadäquate Wirtsantwort auf eine Infektion hervorgerufen wird. Für die Sepsis sind also drei Kriterien entscheidend:

- **Infektion:** Jeder Sepsis liegt eine (auch zunächst banale) Infektion zugrunde. Meist sind Bakterien der Auslöser, eine Sepsis kann aber ebenso durch Viren, Pilze oder Parasiten verursacht werden.
- **Inadäquate (fehlgeleitete) Wirtsantwort:** Die Immunantwort bei einer Sepsis bleibt nicht lokal begrenzt, sondern ist generalisiert und überschießend. Das System aus pro- und antiinflammatorischen Mediatoren ist gestört. Die ausgelösten Signalwege führen zu einer Störung zahlreicher Körperfunktionen, die in ein Multiorganversagen münden können. Neben der Virulenz des Erregers scheint eine genetische Prädisposition eine Rolle zu spielen. Die pathophysiologischen Vorgänge einer Sepsis sind äußerst komplex. Eine vereinfachte Übersicht gibt ➤ Tab. 26.1.
- **Organdysfunktion:** Die generalisierte Infektion läuft bei einer Sepsis derart schwerwiegend ab, dass es zu einer Dysfunktion eines oder mehrerer Organsysteme kommt. Organdysfunktionen betreffen typischerweise folgende Systeme: ZNS, Atmung, Herz-Kreislauf, Leber, Niere, Blutgerinnung, endokrines System. Ob eine lebensbedrohliche Organdysfunktion vorliegt, wird mit dem SOFA-Score (s. „Diagnostik“) ermittelt.

Definitionen

Definitionsgemäß handelt es sich bei der Sepsis um eine **Infektion mit systemischer Immunreaktion und Organdysfunktion.**

MERKE

Bei jeder neu aufgetretenen und nicht näher erklärbaren Organdysfunktion sollten Sie daran denken, dass eine Sepsis ursächlich sein kann.

MERKE

Studentische Sicht

TAB. 26.1

Tab. 26.1 Pathophysiologie der Sepsis

Störung	Folgen
Gefäßsystem	• Verlust der Integrität der Kapillarmembran („Kapillarleck") → Volumenverschiebung in das Interstitium → intravasaler Volumenmangel → arterielle Hypotonie • Freisetzung von reaktiven Sauerstoffradikalen, vasoaktiven und zytotoxischen Substanzen → Vasodilatation bis zur Vasoplegie → arterielle Hypotonie
Kardiales System	• Septische Kardiomyopathie, dennoch HZV ↑ (hyperdyname Kreislaufsituation)
Mikrozirkulation	• Vermindertes Sauerstoffangebot der Organe → Gewebsschädigung
Gerinnungssystem	• Aktivierung der Gerinnung mit Bildung von Mikrothromben und DIC → zusätzliche Störung der Mikrozirkulation und Blutungen durch Verbrauch von Gerinnungsfaktoren
Endokrines System	• Störung des Glukosestoffwechsels • Relative NNR-Insuffizienz
→ Multiorganversagen	

Beim **septischen Schock** kommt es im Rahmen des Infektionsgeschehens trotz angemessener Volumentherapie zu einer Hypotonie, sodass Vasopressoren notwendig werden. Zudem findet sich eine laborchemische Laktaterhöhung.

Ein **septischer Schock** liegt vor, wenn der mittlere arterielle Blutdruck (MAD) beim Vorliegen einer Sepsis trotz adäquater Volumentherapie erniedrigt ist und **Vasopressoren** notwendig sind, um einen MAD von ≥ 65 mmHg zu erreichen. Gleichzeitig muss der **Laktatwert** im Serum ≥ 18 mg/dl (>2 mmol/l) betragen.

CAVE

CAVE

Seit 2016 sollen der früher gebräuchliche Begriff SIRS (Systemic Inflammatory Response Syndrome) und die SIRS-Kriterien nicht mehr für die Diagnose einer Sepsis verwendet werden, da sie zu unspezifisch sind. Auch die Bezeichnung „schwere Sepsis" ist weggefallen.

Symptomatik

Klinisch finden sich meist eine **akute Verschlechterung des Allgemeinzustands** und organspezifische Fehlfunktionen.

Symptomatik

Eine Sepsis kann sich auf zahlreiche Arten manifestieren. Häufig sind ein schlechter Allgemeinzustand und/oder eine rapide Zustandsverschlechterung auffällig. Die meisten Symptome (➤ Abb. 26.1) entstehen durch die eintretenden Organdysfunktionen. Dabei ist die Dysfunktion des ZNS häufig als Erstes wegweisend, da eine Vigilanzminderung oder Verwirrtheit meist schneller offenbar werden als Veränderungen der Laborwerte.

ABB. 26.1

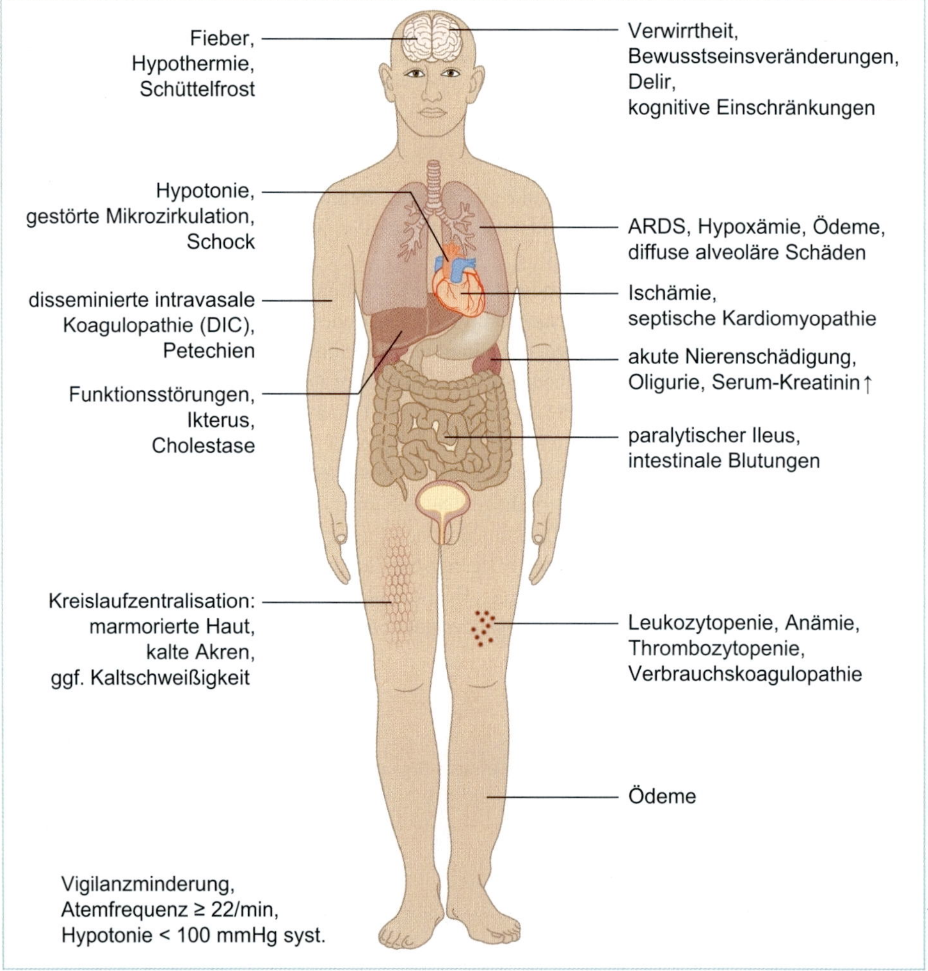

Abb. 26.1 Klinische Symptome der Sepsis [L231]

Diagnostik

Einen eindeutigen „Sepsismarker" gibt es nicht. Die Diagnose beruht auf klinischen und laborchemischen Veränderungen, die im SOFA-Score zusammengefasst sind.

SOFA-Score

Der SOFA-Score (Sequential Organ Failure Assessment, ➤ Tab. 26.2) umfasst sechs Organsysteme und stuft diese nach vier Schweregraden ein. Eine **Veränderung um ≥ 2 Punkte** spricht für das Vorliegen einer Organdysfunktion.

Bei Patienten, die außerhalb des Krankenhauses eine Sepsis entwickeln, stehen oft keine Ausgangswerte zur Verfügung. Wenn unklar ist, ob eine Organdysfunktion schon vorher vorlag, wird im Zweifelsfall als Ausgangswert eine Punktzahl von „0" angenommen.

Tab. 26.2 SOFA-Score (Sequential Organ Failure Assessment) [H017-001]

Organsystem	Parameter	Punktzahl			
		1	2	3	4
ZNS	GCS	13–14	10–12	6–9	< 6
Lunge	paO_2/FiO_2 [mmHg (kPa)]	< 400 (53,3)	< 300 (40)	< 200 (26,7) mit Beatmung	< 100 (13,3) mit Beatmung
Herz-Kreislauf	Blutdruck (MAD) [mmHg] und Katecholamine	< 70	Katecholamine niedrig dosiert*	Katecholamine in mittlerer Dosierung*	Katecholamine hoch dosiert*
Leber	Bilirubin [mg/dl (µmol/l)]	1,2–1,9 (20–32)	2,0–5,9 (33–101)	6,0–11,9 (102–203)	≥ 12,0 (204)
Niere	Kreatinin [mg/dl (µmol/l)]	1,2–1,9 (110–170)	2,0–3,4 (171–299)	3,5–4,9 (300–439)	≥ 5,0 (440)
	Diurese [ml/d]	–	–	< 500	< 200
Blut, Gerinnung	Thrombozyten [/µl]	< 150.000	< 100.000	< 50.000	< 20.000

* Katecholamindosis: niedrig = Dobutamin (jede Dosis) oder Dopamin ≤ 5 µg/kg/min für mind. 1 h; mittel = Adrenalin/Noradrenalin ≤ 0,1 µg/kg/min oder Dopamin > 5 µg/kg/min; hoch = Adrenalin/Noradrenalin > 0,1 µg/kg/min oder Dopamin > 15 µg/kg/min

LERNTIPP

Der SOFA-Score ist für die klinische Diagnostik einer Sepsis sehr wichtig geworden und wird daher auch in Prüfungen gerne abgefragt. Beim Lernen der einzelnen Organsysteme kann es helfen, sich direkt das klinische Bild eines klassischen Sepsispatienten (vigilanzgemindert, dyspnoisch, schwindelig/hypoton) vorzustellen und sich an die standardmäßig bestimmten Laborwerte (z. B. Gerinnung, Nieren- und Leberwerte) zu erinnern.

qSOFA

Der SOFA-Score kann meist nur vollständig bei Patienten bestimmt werden, die auf einer ITS oder zumindest stationär behandelt werden. Um auch Patienten **außerhalb von Krankenhaus und ITS** frühzeitig zu erkennen, kann der qSOFA verwendet werden. Er umfasst die **Parameter:**

- Verändertes Bewusstsein (GCS < 15 Punkte)
- Atemfrequenz ≥ 22/min
- RR_{syst} ≤ 100 mmHg

Ein Verdacht auf eine Sepsis wird gestellt, wenn 2 von 3 Punkten des qSOFA erfüllt sind.

WISSENSCHAFTSKOMPETENZ

Der qSOFA ist aus der Idee entstanden, ein einfaches Screeninginstrument zur Hand zu haben, das überall und ohne zusätzliche Untersuchungen anwendbar ist. Dafür wurden die Daten von 850.000 Patienten retrospektiv aus Krankenhausdatenbanken nach geeigneten Parametern durchforstet, von denen sich die drei o. g. Parameter als am besten geeignet erwiesen haben. Allerdings wurde der Score vor seiner Einführung nicht zusätzlich in prospektiven Studien validiert. Diese wurden erst nach seiner Einführung durchgeführt, und mehrere davon haben gezeigt, dass der qSOFA kein ideales Screeninginstrument ist. Seine Sensitivität liegt bei < 70 %, gleichzeitig ist die Spezifität niedrig. In einigen Ländern wurde der Einsatz des qSOFA daher nie empfohlen, anderswo wurde bereits das Erreichen eines der drei Parameter als hinweisend auf eine Sepsis gewertet. Ende 2021 sind schließlich die internationalen Sepsis-Leitlinien vom qSOFA abgerückt. Er wird nun nicht mehr als alleiniges Screeninginstrument empfohlen. Stattdessen werden National Early Warning Score (NEWS), der Modified Early Warning Score oder die früher bekannten SIRS-Kriterien genannt. Bis zum Beweis des Gegenteils sollten Sie bei V. a. eine Sepsis unmittelbar Folgendes unternehmen:

- Sepsistherapie beginnen oder eine bereits eingeleitete Therapie eskalieren
- Monitoring intensivieren (z. B. durch Verlegung auf ITS)
- Nach Organdysfunktionen mit dem SOFA-Score suchen (➤ Tab. 26.2)

Diagnostik

Zur Diagnosestellung wird eine neu aufgetretene Organdysfunktion mit dem **SOFA-Score** eingeschätzt.
Eine **Veränderung um mindestens 2 Punkte** spricht für eine Sepsis.

TAB. 26.2

Um Patienten auch außerhalb einer Klinik rasch beurteilen zu können, wurde ein **verkürzter Score** (sog. qSOFA) entwickelt, der lediglich **Bewusstseinsminderung, Tachypnoe und Hypotonie** einschließt (Sepsisverdacht bei mindestens 2 erfüllten Kriterien). Seine Wertigkeit ist jedoch umstritten, und seine Anwendung wird seit Kurzem nicht mehr empfohlen.

WISSENSCHAFTSKOMPETENZ

Studentische Sicht

Der **Infektionsherd** kann durch die **klinische Untersuchung** oft näher eingegrenzt werden. Zudem sollten schnellstmöglich **Blutkulturen zur Erregerdiagnostik** abgenommen werden (bestenfalls von mehreren Punktionsstellen).

Fokussuche und Erregerdiagnostik

Wenn Sie bei einem Patienten den Verdacht auf eine Sepsis haben oder die Diagnose bereits bestätigt ist, geben Ihnen die **Anamnese** und die **klinische Untersuchung** häufig Hinweise auf den Infektionsherd der Sepsis (**Sepsisfokus**).

Eine antimikrobielle Therapie ist einer der Grundpfeiler der Sepsistherapie. Da sich jedoch einige Erreger schon kurze Zeit nach einer Antibiotikagabe nicht mehr nachweisen lassen, sollten Sie vorher versuchen, zielgerichtet Kulturmaterial für die **mikrobiologische Diagnostik** zu gewinnen (➢ Tab. 26.3). Dies umfasst in jedem Fall die Abnahme von **periphervenösen Blutkulturen.** Dabei nehmen Sie immer mindestens 2 (besser 3) Blutkultursets ab, wobei ein Set jeweils mindestens 1 aerobe und 1 anaerobe Flasche umfasst. Sie müssen also insgesamt mindestens 4 Blutkulturflaschen abnehmen.

TAB. 26.3

Tab. 26.3 Probenmaterial für die Erstdiagnostik bei Sepsis

Vermuteter Sepsisfokus	Geeignetes Probenmaterial*	Zusätzlich abnehmen*	Ggf. weiterführende Diagnostik und/oder Therapie nach Beginn der antimikrobiellen Therapie (sofern noch nicht erfolgt)
Pneumonie	Atemwegssekret	Periphervenöse Blutkulturen	Röntgen-Thorax, ggf. CT-Thorax, ggf. Bronchoskopie
Infektionen von implantierten Fremdkörpern oder Kathetern	Zusätzlich Blutkulturen aus liegendem Katheter		Katheterentfernung, TEE
Nieren und ableitende Harnwege	Urin		Sonografie, transurethraler oder suprapubischer Blasenkatheter
Intraabdominale Infektion	i. d. R. nicht unmittelbar zugänglich		Abdomensonografie, CT-Abdomen, ggf. explorative Laparoskopie
Meningitis	Liquor		cCT, cMRT
Haut- und Weichgewebe	Abstrich (bei Wunden), ggf. Drainagensekrete, sofern vorhanden		Chirurgische Vorstellung

* Sofern die Abnahme die kausale Therapie nicht wesentlich verzögert

Diese erste Erregerdiagnostik dient im späteren Verlauf vor allem dazu, die zunächst sehr breite Antibiotikatherapie auf einen nachgewiesenen Erreger zu deeskalieren. Gleichzeitig sollte die Diagnostik die Antibiotikatherapie nicht verzögern. Wenn Sie also merken, dass eine Venenpunktion aufgrund eines schwierigen Venenstatus sehr lange Zeit benötigen würde, ist es gerechtfertigt, die Abnahme der Blutkulturen zugunsten der früheren kausalen Therapie zurückzustellen. Wenn Sie keine Vermutung zum möglichen Auslöser der Sepsis haben, sollten Sie die Indikation für weitere Diagnostik stellen, z. B. Röntgen-Thorax, Sonografie, TEE oder CT. Ziehen Sie ggf. auch seltenere Infektionen wie das toxische Schocksyndrom („toxic shock syndrome") in Betracht.

Therapie

Therapie

Eine zentrale Bedeutung kommt der **unverzüglichen Therapie** mit einem **Breitspektrum-Antibiotikum** zu.

Kausal

Antimikrobielle Therapie

Eine der wichtigsten therapeutischen Maßnahmen ist der Beginn einer **kalkulierten antimikrobiellen Therapie mit breitem Spektrum.** Die Gabe soll bei einem septischen Schock spätestens **innerhalb von 1 h nach Diagnosestellung** erfolgen. Bei einer Sepsis soll der Patient das Antibiotikum innerhalb von maximal 3 h erhalten. Das längere Zeitintervall soll die Möglichkeit eröffnen, die Diagnose Sepsis sicher zu bestätigen. Das Antibiotikum oder die Kombination verschiedener Antibiotika soll das für den Fokus zu erwartende Erregerspektrum abdecken und intravenös verabreicht werden. Die Auswahl des richtigen Antibiotikums richtet sich zusätzlich nach möglichen Risikofaktoren des Patienten wie Immundefekten, Alter, Begleiterkrankungen und bei nosokomialen Infektionen auch nach den vorherrschenden Erregern und häufigen Resistenzen. Die allgemeinen Leitsätze der antimikrobiellen Therapie bei einer Sepsis werden in der Tarragona-Strategie gut zusammengefasst (➢ Tab. 26.4).

TAB. 26.4

Tab. 26.4 Leitsätze der Tarragona-Strategie zur antimikrobiellen Therapie bei Sepsis [G1210]

Leitsatz	Erläuterung
Look at your patient	• Berücksichtigung von Anamnese, Vorerkrankungen und individuellen Risikofaktoren des Patienten
Listen to your hospital	• Berücksichtigung der lokalen Resistenzsituation
Hit hard and early	• Beginn der Antibiotikatherapie innerhalb von 1 h nach Diagnosestellung eines septischen Schocks bzw. innerhalb von 3 h nach Diagnosestellung der Sepsis • Beginn mit einer intravenösen, hoch dosierten Breitspektrum-Antibiotikatherapie
Get to the point	• Auswahl eines Antibiotikums, das eine möglichst hohe Wirkkonzentration am Infektionsherd aufbaut
Focus, focus, focus	• Antibiotikatherapie nach Erhalt der mikrobiologischen Befunde und dem bisherigen Verlauf überprüfen: Deeskalation möglich? Umstellung auf orale Therapie möglich?

Studentische Sicht

Die Gesamtdauer der Antibiotikatherapie soll **i. d. R. 7–10 Tage** betragen. Kürzere Behandlungszeiten um 5 Tage sind möglich, wenn

- der Patient sehr schnell auf eine Therapie anspricht (meist orientiert am Abfall des PCT-Werts),
- die Fokussanierung bei intraabdominaler oder urogenitaler Sepsis effektiv war oder
- eine anatomisch unkomplizierte Pyelonephritis vorlag.

Eine längere Behandlungsdauer ist dagegen erforderlich bei:

- Nachweis von *Staph. aureus* in der Blutkultur,
- verzögertem Therapieansprechen,
- persistierenden Infektionsherden,
- bestimmten Pilz- und Virusinfektionen oder
- Immundefizienz inkl. Neutropenie.

Nach Erhalt der mikrobiologischen Ergebnisse sollte in Abhängigkeit vom Zustand des Patienten überprüft werden, ob eine **Deeskalation** des Antibiotikaregimes möglich ist.

Diese Behandlung sollte **über gut 1 Woche** fortgeführt werden.
Zudem sollte, falls nötig, eine **chirurgische Fokussanierung** erfolgen und ggf. das **Antibiotikaregime angepasst** werden.

Fokussanierung

Liegt der Sepsis ein sanierbarer Infektionsherd zugrunde, sollte dieser nach Einleitung einer Volumentherapie umgehend chirurgisch oder interventionell saniert werden („ubi pus, ibi evacua"). Die Fokussanierung sollte **innerhalb von 6–12 h** nach Diagnosestellung durchgeführt werden, z. B. durch Drainage von Abszessen, Laparotomie bei Peritonitis, Entfernung von infizierten Implantaten.

Potenziell infizierte Implantate oder Katheter sollten rasch entfernt werden.

Supportiv

Flüssigkeitstherapie

Die Flüssigkeitstherapie mit **balancierten Kristalloiden** ist ein zentrales Prinzip der Sepsistherapie. Durch die sepsisbedingte Vasodilatation und das Kapillarleck liegt ein absoluter und relativer Volumenmangel vor, der eine Störung der Mikrozirkulation hervorruft. Die Volumentherapie kann die dadurch ausgelöste „Abwärtsspirale" mit Gewebshypoxie und den daraus folgenden Komplikationen abmildern. Nach Diagnosestellung wird empfohlen, dem Patienten innerhalb der ersten 3 Stunden 30 ml Kristalloide pro kg KG zu infundieren. Ziel ist es, einen **MAD ≥ 65 mmHg** und eine **normale Rekapillarisierungszeit** zu erreichen.

Während dieser Zeit sollte man z. B. durch eine Echokardiografie herauszufinden versuchen, ob die hämodynamische Instabilität tatsächlich durch eine Sepsis oder durch andere Faktoren bedingt ist.

Begleitend sollte eine Flüssigkeitstherapie mit **kristalloiden Lösungen** erfolgen (Ziel-MAD ≥ 65 mmHg).

Hämodynamisch wirksame Medikamente

Lässt sich der MAD durch Flüssigkeitsgabe nicht über 65 mmHg anheben, kommt zusätzlich Noradrenalin als Vasopressor zum Einsatz. Ist auch hierunter keine Stabilisierung der Hämodynamik möglich, wird zusätzlich Vasopressin (➤ Kap. 1.8.5) und bei Bedarf Adrenalin (➤ Kap. 1.7) verabreicht. Lässt sich bei einem Patienten mit septischem Schock trotz all dieser Maßnahmen noch immer keine Stabilisierung erzielen, kann zusätzlich die Gabe von Hydrocortison (200 mg/d) erwogen werden.

Bei schwerer Hypotonie sollte zudem **Noradrenalin** verabreicht werden.

FALLBEISPIEL

In der Rettungsstelle stellt sich ein 76-jähriger Patient aufgrund von Abdominalschmerzen und Abgeschlagenheit vor. Anamnestisch sind bei ihm folgende Vorerkrankungen bekannt: arterieller Hypertonus, Diabetes mellitus Typ 2, benigne Prostatahyperplasie. Der Patient nimmt regelmäßig Metoprolol, Enalapril, Metformin und Tamsulosin.

Seine Vitalparameter sind: GCS 15, HF 112/min, Blutdruck 95/65 mmHg (MAD: 75 mmHg), AF 25/min, Sauerstoffsättigung 96 %, Körpertemperatur 39,6 °C.

Im Anamnesegespräch berichtet der Patient, dass er zuletzt am Vortag Wasser gelassen habe. In der klinischen Untersuchung stellen Sie einen suprapubischen Druckschmerz fest. Sie holen das Sono-Gerät, weil Sie den Verdacht auf eine Harnwegsobstruktion verifizieren wollen. Wie so oft, müssen Sie das Gerät zunächst suchen. Als Sie nach einigen Minuten in das Untersuchungszimmer zurückkommen, ist der Patient schläfrig, aber prompt erweckbar (GCS 14 Punkte). Bei der Kontaktaufnahme mit dem Patienten bemerken Sie, dass seine Extremitäten kalt sind und die Haut marmoriert ist. Die Herzfrequenz beträgt nun 123/min und der Blutdruck 80/50 mmHg (MAD: 60 mmHg), die Sauerstoffsättigung unverändert 96 %.

Sie holen umgehend Unterstützung und bitten die Pflegekraft, 1000 ml Vollelektrolytlösung zügig zu infundieren, einen transurethralen Blasenkatheter anzulegen sowie das Antibiotikum Ceftriaxon zur Infusion vorzubereiten. Sie haben den Verdacht auf eine Urosepsis, die durch die Prostatahyperplasie hervorgerufen wurde. Das typische Erregerspektrums umfasst *E. coli* und andere Enterobakterien, sodass Ceftriaxon als Cephalosporin der Gruppe 3 mit seinem breitem Wirkungsspektrum und insbesondere seiner ausgeprägten Wirkung gegenüber gramnegativen Bakterien ein gut geeignetes Antibiotikum darstellt.

Währenddessen nehmen Sie periphervenös 2 Sets Blutkulturen ab. Die Anlage des Blasenkatheters gelingt überraschend unkompliziert. Es entleeren sich 1200 ml Urin, und die Pflegekraft sichert eine Probe für die mikrobiologische Diagnostik. Unmittelbar darauf starten Sie die Infusion des Antibiotikums. Unter der Infusion stabilisiert sich der Blutdruck wieder auf einen Wert von 100/65 mmHg (MAD: 77 mmHg). Sie verlegen den Patienten zur weiteren Therapie auf die Intensivstation, wo er aufgrund der raschen Therapie nur bis zum Folgetag behandelt werden muss.

26.2 Akutes Lungenversagen (ARDS)

Die **Sterblichkeit** an einem akuten Lungenversagen (ARDS) ist mit nahezu 50 % **sehr hoch.** Der Schweregrad wird anhand des **Verhältnisses von arteriellem O_2-Partialdruck und inspiratorischer O_2-Konzentration** ermittelt.

26.2 Akutes Lungenversagen (ARDS)

Das Syndrom des akuten Lungenversagens wurde erstmals 1967 beschrieben. Trotz der Etablierung neuer Behandlungsstrategien ist die Sterblichkeit mit ca. 40–50 % auch heute noch sehr hoch. Anhand des Oxygenierungsindex (Syn. Horovitz-Quotient), des Quotienten aus arteriellem Sauerstoffpartialdruck (in mmHg) und inspiratorischer Sauerstoffkonzentration (paO_2/FiO_2), wird zwischen den verschiedenen Schweregraden eines ARDS („acute respiratory distress syndrome“) differenziert.
Berechnung des paO_2/FiO_2-Quotienten:

- **Gesunder Patient** unter Raumluft (21 % Sauerstoff): paO_2 = 100 mmHg → paO_2/FiO_2 = 100/0,21 = 476
- **ARDS-Patient** unter Beatmung mit 100 % Sauerstoff: paO_2 = 75 mmHg → 75/1,0 = 75

Definition

Definition

Das akute Lungenversagen ist gemäß der Berlin-Definition durch die in ➤ Tab. 26.5 genannten Kriterien definiert.

TAB. 26.5

Tab. 26.5 Definition des ARDS nach der Berlin-Definition 2012

Zeitlicher Verlauf	Beginn innerhalb 1 Woche nach einem auslösenden Krankheitsereignis
Bildgebung	Bilaterale Infiltrate in der Röntgenaufnahme oder CT des Thorax, die sich nicht allein durch Pleuraergüsse, Atelektasen oder Rundherde erklären lassen (➤ Abb. 26.2)
Ursache des Ödems	• Respiratorische Insuffizienz, die sich nicht ausschließlich durch Herzinsuffizienz oder Hypervolämie erklären lässt • Ausschluss eines hydrostatischen Lungenödems (z. B. durch Echokardiografie) erforderlich, wenn das ARDS nicht durch einen typischen Auslöser (➤ Tab. 26.6) hervorgerufen wurde
Oxygenierung	
• Leicht:	paO_2/FiO_2 201–300 mmHg und PEEP/CPAP ≥ 5 cmH_2O, invasive oder nichtinvasive Beatmung
• Mittel:	paO_2/FiO_2 101–200 mmHg und PEEP ≥ 5 cmH_2O, invasive Beatmung
• Schwer:	paO_2/FiO_2 ≤ 100 mmHg und PEEP ≥ 5 cmH_2O, invasive Beatmung

ABB. 26.2

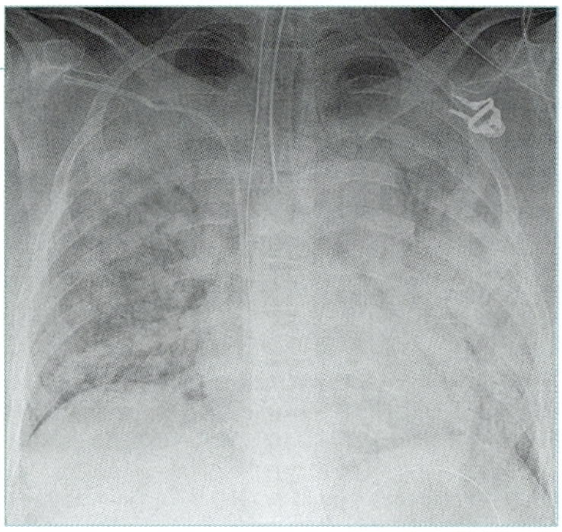

Abb. 26.2 Bilaterale Infiltrate bei ARDS in der Röntgenaufnahme des Thorax [E1099]

Ursachen

Ursachen

Ein akutes Lungenversagen kann durch zahlreiche pulmonale (direkte) und extrapulmonale (indirekte) Einflüsse ausgelöst werden (➤ Tab. 26.6).

TAB. 26.6

Tab. 26.6 Häufige Ursachen des akuten Lungenversagens

Pulmonal	Extrapulmonal
• Pneumonie • Thoraxtrauma mit Lungenkontusion • Aspiration von Magensaft • Inhalationstrauma • Pulmonale Vaskulitis	• Nichtpulmonale Sepsis • Polytrauma • Schwere Pankreatitis • Schwere Verbrennung • Nichtkardiogener Schock • Drogenintoxikation • Massivtransfusion oder TRALI

Pathophysiologie

Beim ARDS ist die Integrität der Blut-Luft-Schranke (alveolokapilläre Barriere) gestört, wodurch proteinreiche Flüssigkeit aus dem Gefäßsystem in die Alveolen übertritt (**Permeabilitätsödem**).

Das zur Reduktion der Oberflächenspannung in den Alveolen benötigte Surfactant wird ausgewaschen und kann nicht mehr ausreichend erneuert werden. Folgen sind ein deutliches **Absinken der Lungencompliance** und eine ausgeprägte Neigung zur Bildung von **Atelektasen,** wodurch ein **Rechts-Links-Shunt** und eine **Hypoxämie** entstehen. Die hypoxische pulmonale Vasokonstriktion (HPV), das interstitielle Ödem und der Verschluss von Kapillaren durch Mikrothromben rufen eine **pulmonale Hypertonie** hervor. Die hierdurch erhöhte rechtsventrikuläre Nachlast und der Abfall des Herzminutenvolumens führen zu einer weiteren Einschränkung des Sauerstofftransports. Zusätzlich kommt es zu einem **fibrotischen Umbau** des Lungenparenchyms.

Durch andauernde Freisetzung von Zytokinen kann das akute Lungenversagen generalisieren und sekundär zu einer Sepsis und Multiorganversagen führen.

Zusätzlich kann aber auch die maschinelle Beatmung, die bei einem ARDS regelhaft notwendig ist, die Lunge schädigen. Sie kann das Krankheitsgeschehen selbst aufrechterhalten und durch **Volu-, Baro-, Bio- und Atelektrauma** zusätzliche Schäden („ventilator-induced lung injury", VILI) verursachen. Therapeutisches Ziel ist daher, diesen zusätzlichen Schaden so gering wie möglich zu halten.

Pathophysiologie (Studentische Sicht)

Aufgrund einer **Störung der alveolären Blut-Luft-Schranke** kommt es zur **Exsudation von Flüssigkeit** mit nachfolgendem Absinken der Lungendehnbarkeit, Ausbildung von Atelektasen und einem **kardialen Rechts-Links-Shunt.** Am Ende stehen eine **Hypoxämie** und **pulmonale Hypertonie.**

Die notwendige **maschinelle Beatmung** des Patienten führt ihrerseits zu **weiteren pulmonalen Schäden.**

Symptomatik

Die im Vordergrund stehenden Symptome beim ARDS sind Folge der **Oxygenierungsstörung** mit einer rasch progredienten **Hypoxie und Dyspnoe.** Wegen des erhöhten pulmonalarteriellen Drucks zeigen die Patienten oft Zeichen der **Rechtsherzbelastung.** Darüber hinaus wird das klinische Bild durch die Grunderkrankung bestimmt.

Symptomatik (Studentische Sicht)

Klinisch imponieren vor allem **Dyspnoe,** Zeichen einer **zentralen Zyanose** und **Rechtsherzbelastung.**

Therapie

Erfolgreich ist die Behandlung des ARDS nur, wenn die **Grunderkrankung** ebenso wie begleitende bzw. auslösende Infektionen **konsequent diagnostiziert und behandelt** werden.

Im Rahmen der erforderlichen Beatmungstherapie ist das Einhalten einer **lungenprotektiven Beatmung** (➤ Kap. 25.5.2) eine der wenigen Maßnahmen, für die eine Reduktion der Sterblichkeit beim ARDS nachgewiesen werden konnte. Gleichzeitig soll das Weaning frühestmöglich durch Integration von spontanatmungsunterstützenden Beatmungsformen begonnen werden.

Bei Patienten ohne septischen Schock konnte durch eine **restriktive Flüssigkeitstherapie** in den ersten Tagen nach Aufnahme auf die Intensivstation eine verkürzte Beatmungsdauer erzielt werden. Bei Patienten mit einem ARDS auf dem Boden einer Sepsis ist dies häufig nicht möglich, da eine Negativbilanzierung zu einer inadäquaten Organperfusion führen kann. Häufig ist daher ein erweitertes hämodynamisches Monitoring sinnvoll.

Etwa zwei Drittel aller ARDS-Patienten reagieren mit einer deutlichen Verbesserung der Oxygenierung, wenn sie in **Bauchlage** verbracht werden. Der Erfolg der Maßnahme erklärt sich u. a. aus der Wiedereröffnung von Atelektasen. Es wird empfohlen, die Bauchlagerung bei einem $paO_2/FiO_2 < 150$ durchzuführen. Die Patienten werden durch ein mehrköpfiges Behandlungsteam um 180° gedreht und verbleiben für mindestens 16 h in dieser Position. Oft wird die Bauchlagerung über mehrere Tage wiederholt durchgeführt.

In Einzelfällen kommen zur Überbrückung einer schweren Hypoxämie **inhalative pulmonale Vasodilatatoren** zur Anwendung, die jedoch nur bei etwa der Hälfte der Patienten die gewünschte Wirkung zeigen. Inhalativ verabreichtes Stickstoffmonoxid (iNO) bewirkt in den ventilierten Lungenbereichen eine selektive Vasodilatation. Bei weitgehend fehlenden systemischen Nebenwirkungen wird der Blutfluss hierdurch aus den nichtventilierten Lungenarealen zugunsten der gesunden Anteile umverteilt, und das Ausmaß des Rechts-Links-Shunts verringert sich. Außerdem wird die Rechtsherzbelastung reduziert.

In spezialisierten Zentren werden bei schwersten Krankheitsverläufen mit therapierefraktärer Hypoxämie auch **extrakorporale Oxygenierungsverfahren** wie die venovenöse extrakorporale Membranoxygenierung (ECMO, ➤ Abb. 26.3) eingesetzt. Empfohlen wird die ECMO als Rescue-Therapie für Patienten mit einem ARDS, die trotz optimaler Therapie eine therapierefraktäre Hypoxämie mit einem paO_2/FiO_2-Quotienten < 80 mmHg, ggf. sogar < 60 mmHg aufweisen.

Therapie (Studentische Sicht)

Es sollte eine **lungenprotektive Beatmung** erfolgen.
Der Lungenödembildung kann durch eine **Flüssigkeitsrestriktion** entgegengewirkt werden; die Ventilation und Perfusion der geschädigten Lunge lassen sich durch **Bauchlagerung** und **inhalative Vasodilatation** verbessern.

In Extremfällen können auch Verfahren zur **extrakorporalen Oxygenierung des Blutes** zum Einsatz kommen.

ABB. 26.3

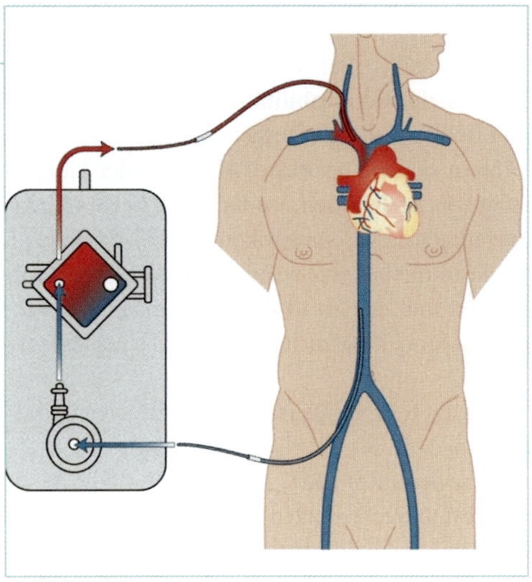

Abb. 26.3 Bei der venovenösen ECMO wird ein Teil des Blutes venös entnommen und extrakorporal über einen Membranoxygenator geleitet, dort oxygeniert und decarboxyliert und schließlich venös zurückgegeben. [E1041]

26.3 Akute Nierenschädigung (AKI)

Etwa **ein Drittel aller Intensivpatienten** entwickelt ein akutes Nierenversagen.

26.3 Akute Nierenschädigung (AKI)

Die akute Nierenschädigung („acute kidney injury", AKI) bzw. das akute Nierenversagen (ANV) ist eine häufige Komplikation schwerer Erkrankungen oder nach umfangreichen operativen Eingriffen. Bis zu **30 % aller Intensivpatienten** erleiden im Rahmen des ITS-Aufenthalts ein akutes Nierenversagen. Es ist nachgewiesen, dass ein Nierenversagen die **Sterblichkeit erhöht,** weshalb die Prävention und vor allem auch die frühe Diagnostik einen entscheidenden Einfluss auf den weiteren Heilungsverlauf haben.

Ursachen und Pathophysiologie
Der häufigste Auslöser ist die **Immunreaktion im Rahmen einer Sepsis.**

Ursachen und Pathophysiologie

Bei Intensivpatienten ist eine **Sepsis** (➤ Kap. 26.1) der häufigste Auslöser einer AKI. Neben den freigesetzten Entzündungsmediatoren besteht zusätzlich eine relative Hypovolämie. Als Schockorgan ist die Perfusion der Niere häufig frühzeitig eingeschränkt. Zusätzlich liegen häufig weitere relevante Risikofaktoren wie eine vorangegangene Untersuchung mit Röntgenkontrastmittel oder eine Therapie mit nephrotoxischen Medikamenten vor, sodass in der Praxis meist eine **Kombination verschiedener Ursachen** als Auslöser angesehen werden muss.

MERKE

MERKE
Zahlreiche Medikamente sind direkt nephrotoxisch oder führen über andere Wege zu einer Verschlechterung der Nierenfunktion. Im klinischen Alltag am häufigsten relevant sind:
- NSAR wie Diclofenac, Ibuprofen
- Schleifendiuretika wie Furosemid, Torasemid
- Antibiotika wie Aminoglykoside (Gentamicin, Tobramycin) oder Vancomycin
- ACE-Hemmer, AT_1-Antagonisten

Viele Patienten haben bereits vor Aufnahme auf die Intensivstation eine eingeschränkte Nierenfunktion, die im Alltag jedoch nicht zu einer Beeinträchtigung führt.

Die Auslöser einer AKI lassen sich in prärenale, renale und postrenale Ursachen einteilen (➤ Tab. 26.7).

Man unterscheidet **prärenale, renale** und **postrenale** Ursachen des Nierenversagens.

TAB. 26.7

Tab. 26.7 Ursachen einer akuten Nierenschädigung

Einteilung	Häufigkeit	Erläuterung	Mögliche Therapieoptionen
Prärenal	50 %	Reduzierter renaler Blutfluss, z. B. Hypovolämie, Herzinsuffizienz, Nierenarterienstenose → Hypoxie, Ischämie	Ausgleich eines Volumendefizits mit kristalloiden Infusionslösungen, ggf. Katecholamintherapie mit Noradrenalin ± Dobutamin, um MAD > 65 mmHg zu erreichen
Renal	40 %	Zellstrukturen des Nierenparenchyms betroffen, z. B. akute Tubulusnekrose, Glomerulonephritis	Aufrechterhalten eines suffizienten Perfusionsdrucks, Absetzen nephrotoxischer Medikamente, Therapie einer Rhabdomyolyse, Therapie der auslösenden Grunderkrankung
Postrenal	10 %	Obstruktion der ableitenden Harnwege, z. B. Prostatahyperplasie oder Nephrolithiasis	Sonografie der ableitenden Harnwege, (Neu-)Anlage Blasenkatheter, ggf. urologische Therapie

Einteilung

Heute ist bekannt, dass auch bereits eine weniger ausgeprägte Nierenschädigung die Sterblichkeit von Intensivpatienten negativ beeinflusst. Dies erklärt auch, warum der Begriff des akuten Nierenversagens vom weiter gefassten Begriff der AKI abgelöst wurde. Die Schweregradeinteilung der KDIGO (Kidney Disease: Improving Global Outcomes) (➤ Tab. 26.8) berücksichtigt auch die „leichteren" Formen der akuten Nierenschädigung. Dabei fließen das **Serum-Kreatinin** und die **Diurese** in die Beurteilung ein, wobei jeweils der schlechtere Parameter für die Einstufung entscheidend ist.

Tab. 26.8 Schweregrade der AKI nach KDIGO [F201-046]

Schweregrad	Serum-Kreatinin	Diurese
1	• Anstieg ≥ 0,3 mg/dl (26,5 µmol/l) innerhalb von 48 h oder • Anstieg auf das 1,5–1,9-Fache des Ausgangswerts innerhalb von 7 Tagen	• < 0,5 ml/kg KG/h für 6–12 h
2	• Anstieg auf das 2–2,9-Fache des Ausgangswerts	• < 0,5 ml/kg KG/h für ≥ 12 h
3	• Anstieg auf das ≥ 3-Fache des Ausgangswerts oder • Anstieg und Kreatinin ≥ 4 mg/dl (353,6 µmol/l) oder • Beginn einer Nierenersatztherapie oder • bei Patienten < 18 Jahren Abnahme der geschätzten GFR auf < 35 ml/min/1,73 m^2	• < 0,3 ml/kg KG/h für ≥ 24 h oder • Anurie für ≥ 12 h

Symptomatik

Die unmittelbaren Auswirkungen einer AKI sind:

- Reduzierte Diurese: **Oligurie, Anurie** → Hypervolämie: Ödeme, Dyspnoe
- **Urämie:** Übelkeit, Erbrechen, Vigilanzminderung bis zum Coma uraemicum, Perikarderguss
- **Elektrolytstörungen:** in der Akutphase insbesondere K^+ ↑ → Herzrhythmusstörungen
- Metabolische **Azidose:** ggf. kompensatorische Hyperventilation

Diagnostik

Leider existieren insbesondere für die Frühphase der AKI keine eindeutigen Marker. Die Diagnosestellung wird daher an der Beurteilung der **Diurese** und der Bestimmung des **Serum-Kreatinins** festgemacht. Um Einschränkungen der Diurese frühzeitig zu erfassen, wird die Indikation zur Anlage eines Dauerkatheters bei Intensivpatienten großzügig gestellt und die Stundenurinportionen regelmäßig überprüft.

> **MERKE**
>
> Das Serum-Kreatinin ist erst erhöht, wenn bereits mehr als 50 % der Nephrone untergegangen sind (kreatininblinder Bereich).

Zusätzlich sollten der Serum-**Harnstoff** und der **Säure-Basen- und Elektrolythaushalt** (BGA, K^+, Ca^{2+}, Mg^{2+}, Phosphat) untersucht werden. Je nach der vermuteten auslösenden Ursache ist eine weitere laborchemische Diagnostik sinnvoll, z. B.

- V. a. Rhabdomyolyse: CK, Myoglobin
- Glomerulonephritis: Autoimmundiagnostik

Immer sollte eine Untersuchung mit einem **Urinteststreifen** und ggf. auch eine Beurteilung des **Urinsediments** erfolgen.

> **CAVE**
>
> Ein postrenales Nierenversagen ist auf der Intensivstation zwar selten, muss aber immer durch eine Lagekontrolle des Blasenkatheters, besser noch durch eine Blasen- und Nierensonografie ausgeschlossen werden.

Ergänzend sollten **anamnestische** Informationen zu den eingenommenen Medikamenten und etwaigen Vorerkrankungen eingeholt werden.

Therapie

Abhängig von der Art des Nierenversagens kommen verschiedene Therapiekonzepte zum Einsatz (➤ Tab. 26.7). Primäres Ziel bei Patienten mit einer Risikokonstellation für eine AKI (z. B. Patient mit septischem Schock, Polytrauma, ausgedehntem operativem Eingriff) sollte immer die **Optimierung des Volumenhaushalts** sein. Sowohl zu viel als auch zu wenig intravasale Flüssigkeit schaden der Niere.

Gleichzeitig sollte die Gabe weiterer **nephrotoxischer Substanzen** und das Auftreten von Hyperglykämien mit Blutzuckerwerten > 180 mg/dl (10,0 mmol/l) vermieden werden.

Bei eingeschränkter Nierenfunktion wird die **Medikamentendosierung** anhand der GFR **an die Nierenfunktion angepasst.** Bei der Berechnung der angepassten Medikamentendosierung leistet z. B. www.dosing.de wertvolle Dienste.

Studentische Sicht

Einteilung

Auch leichtere Nierenfunktionsstörungen wirken sich negativ auf den Krankheitsverlauf von Patienten aus.

TAB. 26.8

Symptomatik

Meist finden sich **Oligurie bis Anurie, Urämie** mit Juckreiz und Übelkeit sowie **Veränderungen im Elektrolyt- und Säure-Basen-Haushalt.**

Diagnostik

Die Einteilung der Erkrankungsschwere erfolgt durch die **Beurteilung der Diurese und des Serum-Kreatinins.**

MERKE

Neben regelmäßigen **laborchemischen Kontrollen** sollte versucht werden, die Ursache des Nierenversagens herauszufinden.

CAVE

Therapie

Ein wichtiges Therapieziel ist ein ausgeglichener Volumenhaushalt der Patienten.
Auch Medikamente, die renal ausgeschieden werden, sollten bedacht und ggf. reduziert werden.

Weder das Serum-Kreatinin noch Formeln zur Berechnung der GFR wie die CKD-EPI-Formel oder die MDRD-Formel sind bei einer AKI sicher zu verwerten, da sie für das chronische Nierenversagen validiert wurden. Genauer ist die Bestimmung der Kreatinin-Clearance. Hierfür wird Sammelurin über eine Zeit von 12 oder 24 h gewonnen.

Weitere medikamentöse Therapieoptionen wie die früher propagierte Gabe von „Dopamin in Nierendosis" haben keinen Vorteil bei der Prävention oder Therapie des Nierenversagens gezeigt.

MERKE

MERKE

Diuretika verbessern die Nierenfunktion und die Prognose der AKI nicht. Sie sind selbst nephrotoxisch und sollten daher zurückhaltend eingesetzt werden. Bei Patienten mit Oligurie können sie aber durch eine erhöhte Diurese eine Hypervolämie vermeiden. Bewirkt ein Versuch mit Schleifendiuretika (z. B. kontinuierliche Gabe von 40 mg Furosemid/h über zunächst 4 h) keine Zunahme der Diurese, wird das Diuretikum abgesetzt.

Ultima Ratio ist eine **Nierenersatztherapie** (z. B. Hämodialyse, Hämofiltration).
Eine Eselsbrücke für die Indikationen einer solchen Nierenersatztherapie biete das **AEIOU-Schema:**
Azidose, **E**lektrolytstörungen, **I**ntoxikationen, **O**verload/Hypervolämie, **U**rämie.

Kommt es nicht zu einer raschen Rekompensation der Nierenfunktion, kann eine **Nierenersatztherapie** erforderlich werden. Sie ist seit vielen Jahren Standard bei der Behandlung sowohl des chronischen als auch des akuten Nierenversagens. Je nachdem, welche Substanzen aus dem Blut eliminiert werden sollen, wird eine **Hämodialyse,** eine **Hämofiltration** oder eine Kombination beider Verfahren durchgeführt (➤ Tab. 26.9).

TAB. 26.9

Tab. 26.9 Unterschiede zwischen Hämodialyse und Hämofiltration

	Wirkprinzip	Treibende Kraft	Molekulargewicht der eliminierten Substanzen
Hämodialyse	Diffusion	Konzentrationsdifferenz	< 1000 Da
Hämofiltration	Ultrafiltration	Konvektion	20.000–40.000 Da (abhängig von Porengröße des Filters)

Um sich die **absoluten Indikationen für ein Nierenersatzverfahren** zu merken, leistet die **AEIOU-Regel** gute Dienste:

- **A**zidose: therapierefraktäre metabolische Azidose mit pH-Wert < 7,1
- **E**lektrolytentgleisung: K^+ > 6 mmol/l mit Herzrhythmusstörungen oder anderen Zeichen der Hyperkaliämie im EKG
- **I**ntoxikation: Elimination toxischer Substanzen, sofern über Dialyse/Hämofiltration möglich (z. B. ASS, Barbiturate, Lithium)
- **O**edeme: diuretikaresistente Volumenüberladung mit Lungenödem
- **U**rämie: Serum-Harnstoff > 200 mg/dl (> 33 mmol/l)

Der optimale Zeitpunkt für den Beginn einer Nierenersatztherapie ist unklar. In einigen Fällen kann es sinnvoll sein zu warten, bis sich eine absolute Dialyseindikation eingestellt hat, in anderen sollte früher begonnen werden.

Prinzipiell sind **kontinuierliche** (z. B. kontinuierliche venovenöse Hämodialyse [CVVHD]) oder **intermittierende Nierenersatzverfahren** möglich. Bei hämodynamisch instabilen Patienten kann die Flüssigkeitsbilanzierung mit kontinuierlichen Nierenersatzverfahren häufig besser gesteuert werden.

Für die Dialyse muss ein **großlumiger zentralvenöser Katheter** (sog. Shaldon-Katheter) angelegt und eine **Antikoagulation** (auch nur regional, d. h. im Dialysegerät möglich) begonnen werden.

Voraussetzung für die Nierenersatztherapie ist ein **großlumiger Dialysekatheter** wie z. B. der Shaldon-Katheter (➤ Abb. 26.4). Bei Patienten mit bereits vorbestehender Hämodialysetherapie kann der vorhandene Dialyseshunt benutzt werden.

Da das Blut bei einem Nierenersatzverfahren mit Fremdoberflächen in Kontakt kommt, ist eine **therapeutische Antikoagulation** erforderlich. In der Intensivmedizin wird bei kontinuierlichen Nierenersatzverfahren üblicherweise eine **regionale Antikoagulation mit Citrat** eingesetzt; alternativ kann **Heparin** in therapeutischer Dosierung gegeben werden.

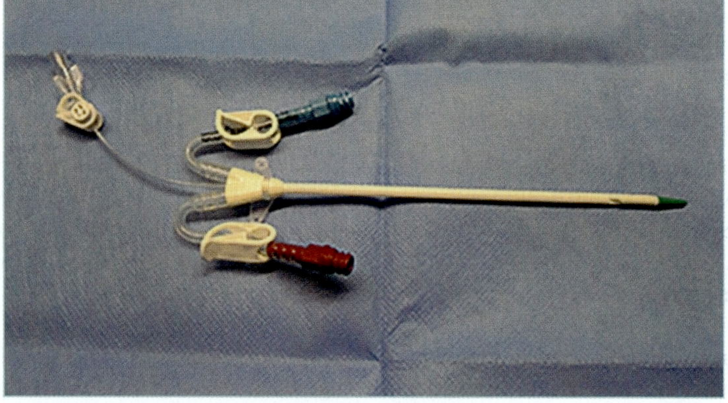

Abb. 26.4 Shaldon-Katheter zur passageren Nierenersatztherapie [O647]

Prognose

Mit Behandlung der Grunderkrankung setzt die Nierenfunktion in den meisten Fällen wieder ein. Dennoch bleibt häufig eine asymptomatisch eingeschränkte Filtrationsleistung zurück, die jedoch das Risiko eines chronischen Nierenversagens erhöht. Seltener geht ein akutes Nierenversagen auch unmittelbar in ein chronisches Nierenversagen mit dauerhaft erforderlicher Dialysetherapie über.

Prognose
Das Risiko für die spätere Entwicklung einer **chronischen Niereninsuffizienz** ist erhöht.

26.4 Akutes Leberversagen (ALV)

Die Leber ist das **zentrale Stoffwechselorgan** des menschlichen Organismus. Ihre Aufgaben liegen u. a. in der Synthese zahlreicher Proteine sowie im Abbau und der Entgiftung. Darüber hinaus hat die Leber einen entscheidenden Anteil an der Speicherung und Verstoffwechselung der Nahrungsbestandteile und ist an der Regulation des Blutzuckerspiegels maßgeblich beteiligt.

26.4 Akutes Leberversagen (ALV)
Die Leber ist das **zentrale Stoffwechselorgan** des Körpers und **bildet eine Vielzahl wichtiger Plasmaproteine.**

Definition

Bislang existiert keine einheitliche Definition des ALV. Der Begriff wird i. d. R. **ausschließlich bei zuvor lebergesunden Patienten** verwendet. In Abhängigkeit vom zeitlichen Verlauf zwischen dem Auftreten eines Ikterus und den Zeichen der hepatischen Enzephalopathie kann in ein hyperakutes (fulminantes), akutes oder subakutes Leberversagen eingeteilt werden.

Bei Patienten mit einer bereits eingeschränkten hepatischen Funktion wird der Begriff akut-auf-chronisches Leberversagen verwendet.

Definition
Das akute Leberversagen ist **nicht eindeutig definiert.** Man unterscheidet je nach Auftrittsgeschwindigkeit der klinischen Symptome verschiedene Schweregrade.

Ursachen

Ein Leberversagen wird in den meisten Fällen **toxisch** oder durch **Virushepatitiden** ausgelöst.

Ursachen
Häufige Ursachen sind **toxische, infektiöse** (i. d. R. virale) oder **stoffwechselbedingte Leberschäden.**

MERKE
Hauptursache eines medikamenteninduzierten Leberversagens ist eine absichtliche oder ungewollte Überdosierung von Paracetamol.

MERKE

Seltener sind Intoxikationen durch Knollenblätterpilze oder eine „Überempfindlichkeitsreaktion" (idiosynkratisches Leberversagen) nach Einnahme von Isoniazid, Ecstasy oder bestimmten Phytopharmaka. Weitere mögliche Ursachen sind die Autoimmunhepatitis oder metabolische Erkrankungen wie ein Morbus Wilson oder ein α_1-Antitrypsin-Mangel. In der Schwangerschaft kann ein HELLP-Syndrom Ursache eines Leberversagens sein.

Pathophysiologie und Symptomatik

Abhängig von der auslösenden Ursache kommt es zu **Nekrosen oder zur Apoptose von Hepatozyten.** Der Zelluntergang bedeutet einen Funktionsverlust des betroffenen Lebergewebes. Neben einer gestörten Entgiftungsfunktion, die sich klinisch in einer **hepatischen Enzephalopathie** (HE) widerspiegelt, ist die Synthesefunktion eingeschränkt. Dies führt u. a. zur Ausbildung einer **Gerinnungsstörung.**

Klinische Merkmale der HE sind **neurologische Symptome** wie Asterixis („flapping tremor") oder ein beeinflusster Reflexstatus sowie **neuropsychiatrische Symptome,** die je nach Ausprägung von leichter Müdigkeit oder verlangsamten Reaktionen bis zum Koma reichen können.

Der **Ikterus** als weiteres Kardinalsymptom der Leberschädigung geht häufig mit einem charakteristischen **Juckreiz** einher.

Bei fortschreitendem Leberversagen wird die zentrale Rolle der Leber als Stoffwechsel- und Immunorgan offensichtlich. Innerhalb kurzer Zeit kann es zu einer generalisierten Entzündungsreaktion und zum Verlust anderer Organfunktionen kommen, im Extremfall resultiert ein **Multiorganversagen.** Schwere Formen der hepatischen Enzephalopathie können in ein lebensbedrohliches **Hirnödem** und sogar im Hirntod (➤ Kap. 26.5) münden.

Pathophysiologie und Symptomatik
Durch den Untergang von Leberzellen kommt es zu einer **Störung von Entgiftungsfunktion** (mit Hyperammonämie, Juckreiz, Ikterus) und **Synthesefunktion** (Hypoalbuminämie, Gerinnungsstörung).

Eine **hepatische Enzephalopathie** wird durch eine gestörte Ammoniakausscheidung hervorgerufen und kann von leichten Vigilanzstörungen bis hin zu Hirnödem und Koma reichen.

Diagnostik

Bei der **klinischen Untersuchung** wird nach den häufig anfänglich nur subtilen Zeichen einer hepatischen Enzephalopathie wie Asterixis oder einer geringgradigen Desorientiertheit gesucht. Ein Ikterus ist in der Initialphase häufig noch nicht stark ausgeprägt und daher oft nur als **Sklerenikterus** zu erkennen. Die typischen Leberhautzeichen wie Spidernävi oder ein Palmarerythem sind Zeichen einer bereits länger bestehenden Lebererkrankung.

In vielen Fällen führt eine detaillierte Anamnese zum Auslöser eines akuten Leberversagens. Kann die Ursache so nicht gefunden werden, bleibt häufig nur eine Leberbiopsie.

Diagnostik
Die klinischen Zeichen eines akuten Leberversagens sind oft nur schwer zu erkennen. Ein **Ikterus** ist als Erstes **in den Skleren** sichtbar.

Transaminasenerhöhungen lassen **keine genaue Beurteilung des Schädigungsausmaßes** zu und sollten daher in Zusammenschau mit Gerinnungsfunktion und Serum-Eiweißen betrachtet werden.

Bei Verdacht auf eine virale oder autoimmune Genese des Leberschadens kann eine **Antikörperdiagnostik** erfolgen.

Eine **Sonografie** (mit Doppler-Untersuchung der Perfusion) erlaubt die Beurteilung etwaiger chronisch-fibrotischer Leberschäden und der Lebergefäße.

CAVE

Bei der laborchemischen Abklärung eines akuten Leberversagens wird zunächst ein umfangreiches „Leberlabor" abgenommen. Viele der **statischen Parameter** sind nur wenig spezifisch und müssen insbesondere beim kritisch kranken Patienten im Gesamtkontext gewürdigt werden:

- Ausmaß des Hepatozytenuntergangs: ALT, AST, GLDH
- Cholestaseparameter: γ-GT, AP, Bilirubin
- Synthesefunktion: Blutzucker, Albumin, Quick, Cholinesterase, Antithrombin, Fibrinogen
- Entgiftungsfunktion: NH_3
- Weitere Organbeteiligung: BGA, Laktat, Kreatinin, Harnstoff, großes Blutbild

In einigen Kliniken stehen darüber hinaus funktionell-dynamische Tests der Leberfunktion wie die Messung der Indocyaningrün-Plasma-Verschwinderate zur Verfügung.

Abhängig vom vermuteten Auslöser werden **weitere laborchemische Untersuchungen** erforderlich:

- Toxikologie: Paracetamol-Spiegel
- Virologie: Hepatitis A–E, HIV, HSV, CMV, EBV, VZV
- Autoimmundiagnostik: ANA, SMA, AMA, ANCA

Um eine vaskuläre Ursache des akuten Leberversagens auszuschließen, sollte eine **Doppler-Sonografie der Lebergefäße** durchgeführt werden.

> **CAVE**
>
> Bei der Diagnostik sollte immer daran gedacht werden, dass das Leberversagen auch ein begleitendes Symptom einer anderen Erkrankung (z. B. eines akuten Rechtsherzversagens) darstellen kann.

Therapie

Bei Intoxikationen sollten jeweilige **Antidota** verabreicht werden (z. B. Acetylcystein bei Paracetamol-Vergiftung).
Bei hepatischer Enzephalopathie wird **zur Verminderung der enteralen Ammoniaksynthese Lactulose** verabreicht.
Die weitere Therapie verläuft symptomatisch.

Therapie

Eine **spezifische Therapie** des akuten Leberversagens ist nur bei wenigen Auslösern verfügbar.

So steht mit **N-Acetylcystein** ein Antidot bei **Paracetamol-Intoxikationen** zur Verfügung. Eine **Knollenblätterpilzvergiftung** wird durch Gabe von **Silibinin** behandelt. Ist eine akute Hepatitis B Ursache des Leberversagens, wird eine antivirale Therapie begonnen.

Die weitere Therapie ist weitgehend **symptomatisch.** Aufgrund der Auswirkungen auf das Herz-Kreislauf-System ist häufig eine invasive hämodynamische Überwachung erforderlich, um die Volumen- und Katecholamintherapie zielgerichtet steuern zu können.

Die Therapie der **hepatischen Enzephalopathie** umfasst außerdem:

- L-Ornithin-L-Aspartat (HepaMerz®): liefert Substrate für die Harnstoff- und Glutaminsynthese intra- und extrahepatisch → NH_3-Entgiftung ↑
- Laktulose: pH-Wert im Darm ↓ → NH_3-Bildung durch Darmbakterien ↓, NH_3-Resorption ↓
- Therapie eines Hirnödems

Eine hochgradige hepatische Enzephalopathie zwingt aufgrund der **Vigilanzminderung** mit **eingeschränkten Schutzreflexen** zur **Intubation** und invasiven Beatmung.

Wegen der **hohen Regenerabilität der Leber** kommt es in vielen Fällen zu einer vollständigen Erholung. In schweren Fällen kann eine Transplantation erwogen werden.

Abhängig vom Ausmaß der Leberzellschädigung ist oft eine **Erholung der Leberfunktion** möglich. Allerdings ist nicht vollständig geklärt, bei welchen Patienten man eine Erholung abwarten sollte und bei welchen die Vorbereitungen zur einzig kurativen Therapie, der **Lebertransplantation** (LTx), erfolgen sollten. Hilfestellung können die King's-College-Kriterien oder für virale Hepatitiden die Clichy-Kriterien geben. Möglichst frühzeitig sollte Kontakt zu einem Transplantationszentrum aufgenommen werden. Zur passageren Unterstützung eines akuten Leberversagens stehen auch **„Leberdialyseverfahren"** wie MARS® (Molecular Adsorbents Recirculation System) oder Prometheus® zur Verfügung, deren Wirksamkeit allerdings nicht nachgewiesen ist.

26.5 Irreversibler Hirnfunktionsausfall (Hirntod) und Organspende

26.5 Irreversibler Hirnfunktionsausfall (Hirntod) und Organspende

Schwere Hirnschädigungen können durch den Ausfall der zerebralen Perfusion, z. B. aufgrund eines nicht beherrschbaren Anstiegs des intrazerebralen Drucks (ICP) zu einer fehlenden Sauerstoffversorgung des Gehirns und damit zum irreversiblen Hirnfunktionsausfall (Hirntod) führen.

MERKE

> **MERKE**
>
> Der irreversible Hirnfunktionsausfall ist definiert als irreversibel erloschene Gesamtfunktion des Gehirns (Großhirn, Kleinhirn und Hirnstamm). Dabei wird die Herz-Kreislauf-Funktion durch kontrollierte Beatmung und andere intensivmedizinische Maßnahmen künstlich aufrechterhalten.

Die Feststellung des Hirntods ist unabhängig von einer Organspende. Der **Hirntod ist als Tod des Menschen** definiert und erlaubt die Beendigung der lebenserhaltenden Beatmung. Bei Vorliegen bestimmter Voraussetzungen kann eine **organerhaltene Intensivtherapie** fortgeführt werden und nach Abschluss vorbereitender Untersuchungen einer **Organentnahme** zur **Transplantation** durchgeführt werden.

26.5.1 Nachweis des irreversiblen Hirnfunktionsausfalls

Die Hirntoddiagnostik ist durch **Richtlinien der Bundesärztekammer** geregelt. Danach muss der irreversible Hirnfunktionsausfall durch **zwei Fachärzte** (davon ein Facharzt für Neurologie oder Neurochirurgie) mit mehrjähriger Erfahrung in der Intensivbehandlung von Patienten mit schwerer Hirnschädigung **unabhängig** voneinander durchgeführt und auf einem standardisierten Protokoll dokumentiert werden. Im Falle einer Organentnahme zur Transplantation dürfen diese Ärzte nicht an der Organentnahme oder Transplantation beteiligt sein. Der Ablauf der Hirntoddiagnostik ist in ➤ Abb. 26.5 schematisch dargestellt.

Studentische Sicht

Der sog. Hirntod **definiert heutzutage unser Verständnis vom unwiederbringlichen Ableben** eines Menschen. So ist in vielen Fällen die **Funktion anderer Organe weitgehend erhalten,** doch gelten die Persönlichkeit, die Kognition und die Erinnerung eines Menschen als zwangsläufig von der Gehirnfunktion abhängig.

26.5.1 Nachweis des irreversiblen Hirnfunktionsausfalls

Zur Diagnose des Hirntods müssen **zwei erfahrene Fachärzte** unabhängig voneinander eine irreversible komplette Hirnschädigung mit entsprechendem Funktionsausfall feststellen.

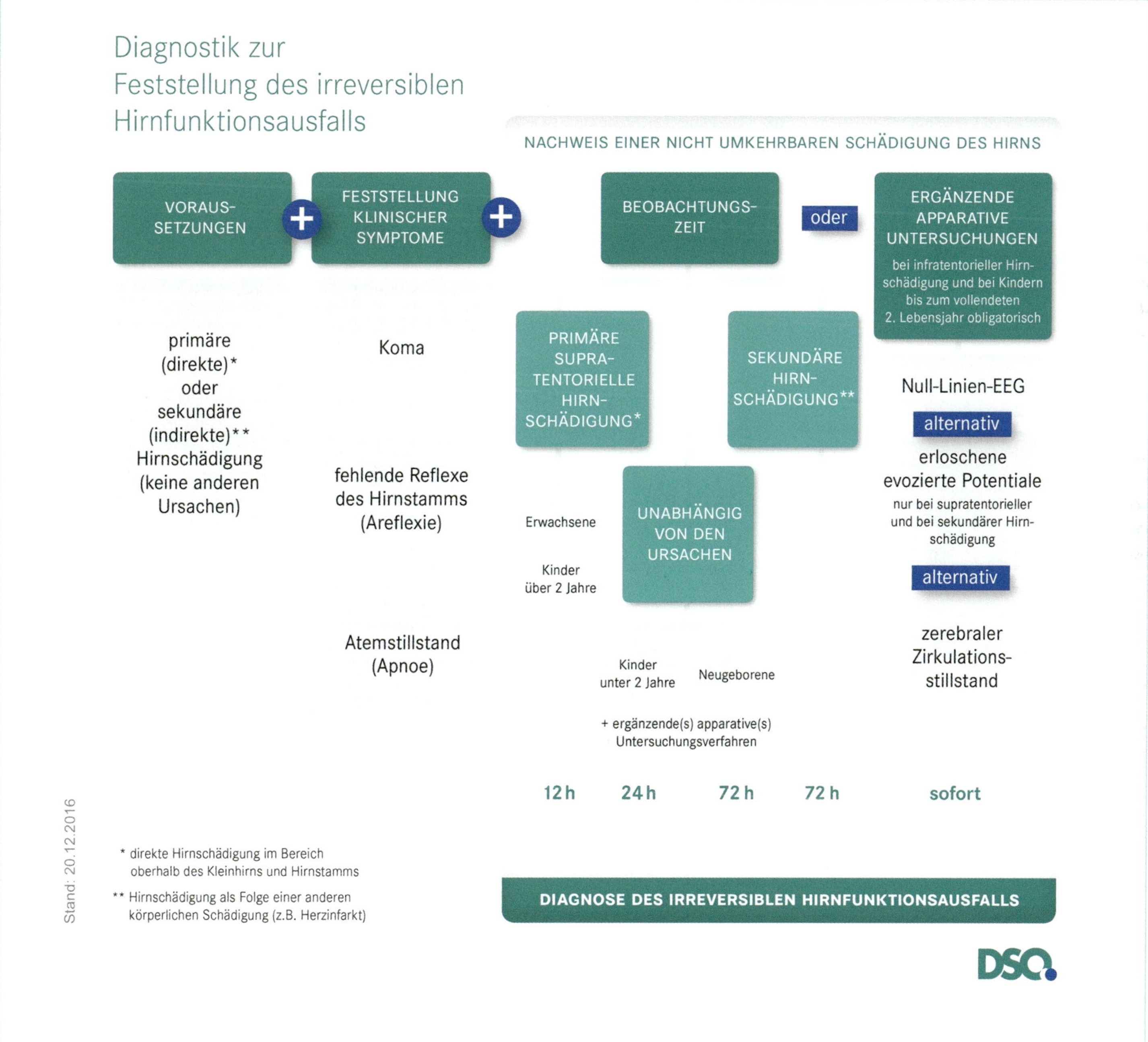

Abb. 26.5 Ablaufschema der Hirntoddiagnostik nach den Richtlinien der Bundesärztekammer [W162]

Folgende **Voraussetzungen** müssen erfüllt sein, um den irreversiblen Hirnfunktionsausfall zu bestätigen:

- Akute Hirnschädigung und
- Feststellung klinischer Symptome und
- Nachweis der Irreversibilität

Akute Hirnschädigung
Für die Einteilung des Hirnschadens unterscheidet man primäre und sekundäre Ursachen und verschiedene betroffene Hirnregionen.

Akute Hirnschädigung

Eine akute schwere Hirnschädigung ist Grundvoraussetzung für den Nachweis des Hirntods. Sie kann **primär** oder **sekundär** entstehen (➤ Tab. 26.10).

Bei der primären Hirnschädigung ist die weitere Unterteilung in eine supratentorielle (zunächst Schädigung des Großhirns, Kleinhirn und Hirnstamm erst später betroffen) und eine infratentorielle Schädigung (zunächst Schädigung von Kleinhirn oder Hirnstamm, Großhirn erst später betroffen) für den Nachweis der Irreversibilität (s. u.) wichtig.

TAB. 26.10

Tab. 26.10 Einteilung der akuten Hirnschädigung

Einteilung	Erläuterung	Beispiele
Primär	Ursache liegt im Gehirn selbst	Intrazerebrale Blutung, Schädel-Hirn-Trauma, Hirninfarkt, Hirntumor
Sekundär	Ursache liegt außerhalb des Gehirns	Hypoxie, Z. n. Reanimation

Klinische Symptome
Klinische Merkmale des unwiederbringlichen Hirntods sind der **vollständige Bewusstseinsverlust** sowie der **Ausfall aller Hirnstammreflexe und der Spontanatmung.**

Klinische Symptome

Die klinischen Symptome (auch: klinisches Syndrom) des Hirntods umfassen:

- Koma
- Ausfall der Hirnstammreflexe (Areflexie)
- Ausfall der Spontanatmung (Apnoe)

CAVE

CAVE

Da die klinischen Symptome auch durch andere Ursachen hervorgerufen werden können, müssen folgende Ursachen vor Durchführung der Hirntoddiagnostik immer ausgeschlossen werden:

- Medikamentenwirkung oder Intoxikationen: Dies beinhaltet auch eine Restwirkung von Analgosedativa oder Muskelrelaxanzien.
- Andere Ursachen für ein Koma wie eine metabolische oder endokrine Genese.
- Primäre Hypothermie.
- Hypotonie durch Schock mit $RR_{syst} \leq 90$ mmHg.

FALLBEISPIEL

Der Notarzt wird unter dem Stichwort Krampfanfall in eine Wohnung gerufen. Er findet einen komatösen 55-jährigen Patienten vor, der sich ohne Medikamente intubieren lässt. In der im Krankenhaus durchgeführten Angio-CT zeigt sich eine raumfordernde Subarachnoidalblutung auf dem Boden einer intrazerebralen Aneurysmaruptur. Die Anlage einer externen Ventrikeldrainage zur Liquordrainage bleibt ohne wegweisenden Erfolg. Aufgrund des Ausmaßes und der Lokalisation der Blutung ist eine Dekompressionskraniektomie als Ultima Ratio nicht indiziert. Auf der Intensivstation wird in einer interdisziplinären Fallkonferenz festgestellt, dass keine weiteren Therapieoptionen bestehen, und die Diagnostik des irreversiblen Hirnfunktionsausfalls eingeleitet. Zwar hat der Patient während der bisherigen Versorgung keine Analgosedativa erhalten, dennoch wird ein toxikologisches und metabolisches Screening beim Labor in Auftrag gegeben, um auszuschließen, dass eine andere Ursache für das Koma vorliegen könnte. Die Zeit bis zum Vorliegen des Ergebnisses nutzen die Intensivmediziner, um den Angehörigen die Situation vorsichtig, aber unzweifelhaft zu erläutern.

Als die Laborwerte vorliegen und keine andere Erklärung für den Zustand des Patienten zeigen, führen eine Oberärztin der Intensivstation und eine Oberärztin der Neurologie unabhängig voneinander die klinische Diagnostik durch und stellen dabei Folgendes fest:

- Bewusstseinsverlust und fehlende Reaktion auf Ansprache und Schmerzreiz → Koma
- Untersuchung der Hirnstammreflexe → Areflexie
  - Lichtreiz in das geöffnete Auge → Pupillen bleiben mittelweit bis weit und zeigen keine Miosis → erloschener Pupillenreflex bds.
  - Bestreichen der Kornea mit einer Kompresse oder einem weichen Tupfer → fehlender Lidschlussreflex → erloschener Kornealreflex bds.
  - Starker Druck auf Kiefergelenkköpfchen oder Schmerzreize an der Nasenschleimhaut → keine Schmerzreaktion → fehlende Trigeminusschmerzreaktionen bds.
  - Passives seitliches Drehen des Kopfes des Patienten → Augen bleiben fixiert (Puppenkopfphänomen) → fehlender okulozephaler Reflex
  - Tiefes endotracheales Absaugen → kein Würgereflex oder Hustenreiz → fehlender Pharyngeal- und Trachealreflex
- Einstellung des Beatmungsgeräts auf FiO_2 1,0 für mehrere Minuten und Einstellung des Atemminutenvolumens, bis in der arteriellen BGA ein $paCO_2$ von 35–45 mmHg (4,7–6,0 kPa) gemessen wird. Dann wird das Beatmungsgeräts diskonnektiert und über den Tubus O_2 mit 8 l/min insuffliert (apnoische Oxygenierung). Nun werden in kurzen Abständen arterielle BGAs durchgeführt → Auch bei einem $paCO_2 > 60$ mmHg (8,0 kPa) setzt die Eigenatmung des Patienten nicht wieder ein. Die Beatmung wird anschließend wieder regulär fortgeführt → Ausfall der Spontanatmung (Apnoetest).

Somit liegt mit einer primären Hirnschädigung die Voraussetzung zur Feststellung des irreversiblen Hirnfunktionsausfalls vor, und auch die klinischen Symptome wurden festgestellt. Diese Feststellungen werden von beiden Ärztinnen dokumentiert. Der Irreversibilitätsnachweis, also der Nachweis einer unumkehrbaren Schädigung des Gehirns, steht noch aus. Die Ärzte entschließen sich dazu, die Beobachtungszeit von 12 h bei der vorliegenden supratentoriellen Hirnschädigung abzuwarten und die Diagnostik dann zu wiederholen. Sie nutzen die Zeit, um mehrere Gespräche mit den Angehörigen zu führen. Dabei erläutern sie, dass aufgrund der klinischen Erfahrung keinerlei Hoffnung besteht, dass der Patient die Erkrankung überlebt. Sie betonen aber auch, dass der Tod erst nach der Beobachtungszeit festgestellt werden darf. Vorsichtig sprechen sie dabei auch das Thema Organspende an. Die Ehefrau sagt, sie fühle sich gerade überfordert, berichtet aber, dass ihr Mann erst vor wenigen Monaten einen Organspendeausweis ausgefüllt hat. Die Intensivmediziner nehmen daher Kontakt mit der Deutschen Stiftung Organtransplantation (DSO) auf.

Nach Ablauf der Beobachtungszeit führen die zwei Ärztinnen die klinische Untersuchung, wie oben beschrieben, erneut durch. Erneut zeigen sich Koma, Areflexie und keine Eigenatmung im Apnoetest. Der irreversible Hirnfunktionsausfall ist nun sicher festgestellt und wird im Protokollbogen sowie im Leichenschauschein dokumentiert.

Die Ärzte führen erneut ein Gespräch mit den Angehörigen, an dem auch ein Koordinator der DSO teilnimmt. Die Ehefrau und die Kinder des Patienten sagen, dass sie in ihrer Trauer immerhin noch die Hoffnung verspüren, ihr Ehemann und Vater könne so anderen Menschen das Leben retten.

Im Anschluss nimmt der Koordinator der DSO seine Arbeit auf. Nach wenigen Stunden fortgeführter Intensivtherapie wird der Patient in den OP gebracht, damit die Organe entnommen und in die Empfängerkrankenhäuser transportiert werden können.

Nachweis der Irreversibilität

Zur Bestätigung des Hirntods muss das Vorliegen der klinischen Symptome bei Erwachsenen und Kindern ab dem 2. Lj. erneut nach einer **Beobachtungszeit** von 12 h (primäre Hirnschädigung) bzw. 72 h (sekundäre Hirnschädigung) nach dem gleichen Ablauf überprüft und entsprechend dokumentiert werden. Erst nach dieser Diagnostik gilt der Hirntod als sicher eingetreten. Alternativ kann eine **apparative Zusatzdiagnostik** den Hirntod nach einer einmaligen klinischen Untersuchung sofort bestätigen. Die Beobachtungszeit entfällt dann. Mögliche Untersuchungsverfahren sind:

- EEG: Nulllinien-EEG über 30 min.
- AEP/SEP: erloschene intrazerebrale Komponenten der akustisch oder somatosensorisch evozierten Potenziale (Untersuchungen nur bei primär supratentorieller oder sekundärer Hirnschädigung zulässig).
- TCD: Zweimalige transkranielle Doppler-Sonografie der Hirnbasisarterien und der extrakraniell hirnversorgenden Arterien zeigt Pendelfluss oder Flussstillstand (dieser ist nur verwertbar, wenn zuvor durch denselben Untersucher ein Flusssignal nachgewiesen werden konnte).
- Perfusionsszintigrafie: Nachweis der fehlenden zerebralen Perfusion, fehlende Darstellung zerebraler Gefäße, keine Anreicherung im Hirngewebe.
- Angiografie oder CT-Angiografie: Kontrastmittelstillstand an der Hirnbasis oder im Anfangsteil beider Karotiden und im vertebrobasilären Kreislauf.

Bei infratentorieller Hirnschädigung oder im Kindesalter gelten abweichende Regelungen (➤ Abb. 26.5).

Nachweis der Irreversibilität

Zur Beurteilung der Irreversibilität muss ein Patient **bis zu 72 h lang überwacht** und dann erneut eingehend untersucht werden. Nur bei unverändertem Zustand ist die Hirntoddiagnose zu stellen.

In einigen Konstellationen kann der klinische Befund alternativ durch **apparative Zusatzdiagnostik** (EEG, evozierte Potenziale, zerebrale Gefäßbildgebung) abgesichert werden.

26.5.2 Organspende und organprotektive Intensivtherapie

Mit Eintreten des Hirntods besteht die Möglichkeit einer Organspende. Vorbereitung und Durchführung der Organspenden wurden in Deutschland der Deutschen Stiftung Organtransplantation (DSO) übertragen. Diese wird nach Feststellung des irreversiblen Hirnfunktionsausfalls informiert, kann aber auch bereits zuvor hinzugezogen werden.

26.5.2 Organspende und organprotektive Intensivtherapie

> **MERKE**
> Die Feststellung des Hirntods ist unabdingbare Voraussetzung für eine Organentnahme.

MERKE

Für eine Organspende ist die Zustimmung des Patienten selbst (z. B. zu Lebzeiten ausgefüllter Organspendeausweis, Patientenverfügung) oder seiner nächsten Angehörigen erforderlich, die im mutmaßlichen Sinne des Patienten entscheiden.

Bei einem nichtnatürlichen Todesfall (z. B. Unfalltod) muss die Polizei bzw. Staatsanwaltschaft einbezogen werden. Im Beisein der Rechtsmedizin kann die Organentnahme i. d. R. dennoch erfolgen.

Kontraindikationen einer Organspende sind gegenwärtig:

- HIV-Erkrankung
- Floride Tuberkulose
- Gesicherte und nicht sanierte Sepsis (mit nachgewiesenen multiresistenten Erregern)
- Nicht behandelbare Infektionen (z. B. Tollwut, Creutzfeldt-Jakob-Erkrankung)
- Nicht kurativ behandeltes Malignom (Ausnahme: Haut- und primäre Hirntumoren)

Im Falle einer Zustimmung zur Organspende wird der Patient bis zur geplanten Organentnahme nach den grundsätzlichen Therapieprinzipien der Intensivmedizin weiterbehandelt. Ziel ist die Aufrechterhaltung der Homöostase. Dabei sollen u. a. Herzzeitvolumen, Perfusionsdruck, Blutgase, Säure-Basen-Haushalt und Diurese im Normbereich gehalten werden.

Eine Organspende ist **nur bei expliziter Einwilligung** durch den Patienten oder dessen Angehörige zulässig. In diesem Fall wird die Behandlung zur Aufrechterhaltung der Organversorgung bis zum Abschluss der Explantation weitergeführt.

Studentische Sicht

Studentische Sicht

LERNTIPP

Wenn der Begriff „chronischer Schmerz" fällt, sollte man bedenken, ob die ursprüngliche Definition (länger als 3 Monate anhaltend) gemeint ist oder ob es eher darum geht, dass der Schmerz schon chronifiziert ist, was auch schon vor Ablauf von 3 Monaten ab Schmerzbeginn passieren kann.

Von alters her werden Tumorschmerzen (➤ Kap. 27.6.1) als Prototyp des chronischen Schmerzes angesehen. Später setzte die Unterscheidung von chronischen Tumorschmerzen und chronischen Nichttumorschmerzen (CNTS) ein.

IMPP-Schwerpunkte

!!! Sepsis
!! ARDS
! Akutes Nierenversagen

CAVE

CAVE

Tumorschmerz ist eine Sammelbezeichnung, und Schmerzen, die im Zusammenhang mit Krebserkrankungen stehen, können akut oder chronisch sein. Chronische Tumorschmerzen wiederum können auch chronifizieren. Dies gilt insbesondere für die Gruppe der Krebsüberlebenden („cancer survivors", definitionsgemäß diejenigen, die nach der Diagnosestellung noch leben, also Patienten, die eine Krebserkrankung überstanden haben). Bei der Chronifizierung spielen neben biologischen auch psychosoziale und spirituelle Faktoren eine Rolle. Spirituelle Faktoren sind solche, welche die Ebene der Sinngebung betreffen; sie sind nicht auf religiöse Orientierungen beschränkt.

Seit dem Beginn des 21. Jahrhunderts spricht man häufiger von Schmerzmedizin als von Schmerztherapie. Damit wird betont, dass Anamnese und Diagnostik einen hohen Stellenwert haben und dass es nicht das oberste Ziel der Therapie chronischer Schmerzen ist, die Schmerzen abzustellen.

27.2 Akute und chronische Schmerzen

27.2.1 Akute Schmerzen

Akute Schmerzen sind i. d. R. **eindeutig auf Läsionen bestimmter Organe zurückzuführen** und dienen der **Schonung dieser Organe** bis zum Ausheilen.

27.2 Akute und chronische Schmerzen

27.2.1 Akute Schmerzen

Akute Schmerzen sind Schmerzen, die erst kürzlich aufgetreten und wahrscheinlich von begrenzter Dauer sind. In der Regel besteht ein identifizierbarer zeitlicher und kausaler Zusammenhang mit einer Verletzung oder Erkrankung.

Beim akuten Schmerz geht es darum, den schädigenden äußeren Reiz zu identifizieren, ggf. abzustellen oder das Ende der vorliegenden inneren Störung abzuwarten bzw. herbeizuführen. Da dies häufig eine Frage der Zeit ist, bezieht sich die Definition des chronischen Schmerzes auf den Zeitfaktor (i. d. R. länger als 3–6 Monate). Das Erkennen der Mechanismen, die eine Transition des akuten zum chronischen Schmerz bewirken, setzt jedoch auch ein pathophysiologisches Verständnis der Chronifizierungsprozesse voraus.

MERKE

MERKE

Akute Schmerzen, die nicht behandelt werden, unterliegen immer der Gefahr der Chronifizierung. Die Kontrolle akuter Schmerzen reduziert also die Gefahr der Schmerzchronifizierung.

27.2.2 Chronische Schmerzen

Chronischer Schmerz dagegen besitzt **meist keinen klaren Bezug zu einem Organschaden.** Die Schmerzwahrnehmung hat hierbei ihre eigentliche **Funktion verloren** und tritt entkoppelt von körperlichen Faktoren als überwiegend nervliches Phänomen auf.
Etwa ein Viertel aller Schmerzpatienten leidet unter chronischen Beschwerden, wobei hierdurch hohe medizinische Kosten verursacht werden.

27.2.2 Chronische Schmerzen

Chronische Schmerzen treten mit oder ohne Gewebsschädigung auf. Die Feststellung, dass Schmerz das ist, was die Betroffenen empfinden und wahrnehmen, bedeutet nicht, dass jeder Schmerz, dessen körperliche Ursache nicht, nicht mehr oder nicht eindeutig benennbar ist, somatoform oder rein funktionell ist. Chronische Schmerzen haben die Warnfunktion, die dem Akutschmerz zu eigen ist, verloren. Sie überdauern ihren eigentlichen Anlass.

Die Anzahl der Menschen mit Schmerzdiagnosen in Deutschland wird auf 37,4 Mio. geschätzt. Die Prävalenz von CNTS liegt bei 26,9 %. Der Anteil der Patienten mit deutlicher schmerzbedingter Beeinträchtigung beträgt demnach 7,3 %. Rund 15 % der Betroffenen mit höherem Schweregrad der Schmerzen verursachen 60 % der Gesamtkosten. Man geht davon aus, dass weltweit mehr als 20 % der erwachsenen Bevölkerung an chronischen Schmerzen leiden.

In der ICD-10 gibt es nur in der deutschen Version eine Kategorie, die bei chronifizierten Schmerzkrankheitsbildern herangezogen wird: die **chronische Schmerzkrankheit mit somatischen und psychischen Faktoren** (F45.41 in der ICD-10-GM).

27.3 Schmerzanamnese und Schmerzdiagnostik

Die Schmerzerfahrung ist individuell und stellt eine Interaktion biologischer, psychischer, sozialer und spiritueller Faktoren dar. Der psychische Faktor verweist darauf, dass Schmerzen nicht objektiv messbar sind, sondern wie Trauer, Hoffnung oder Furcht in ihrer psychischen Dimension in Erscheinung treten.

Andere als biologische Faktoren der Schmerzwahrnehmung treten klinisch in den Vordergrund, wenn die Schmerzverarbeitung erschwert ist. Für die Erkennung dieser Faktoren muss man aber sensibilisiert sein, und dies wiederum ist wichtig, um Warnhinweise auf eine ablaufende oder beginnende Chronifizierung erkennen zu können. Hierbei spricht man von **Yellow Flags.**

27.3 Schmerzanamnese und Schmerzdiagnostik

Neben den rein **biologischen, körperlich bedingten Faktoren** besitzt der Schmerz auch **psychische, soziale und spirituelle Komponenten,** die interindividuell stark variieren können. Manche davon zeigen ein hohes Chronifizierungsrisiko an.

MERKE

Yellow Flags sind psychosoziale und/oder spirituelle Risikofaktoren für Schmerzchronifizierung, z. B.:
- Depressivität, Disstress (berufs-, arbeitsplatzbezogen, z. B.: „Die Angst sitzt mir im Nacken")
- Somatisierungsneigung (psychische Probleme werden körperlich ausgedrückt)
- Schmerzbezogene Kognitionen (Überzeugungen) wie z. B. Hilf-/Hoffnungslosigkeit („Mir kann niemand mehr helfen, ich kann selbst nichts machen"), Katastrophisieren („Mein Schmerz ist eine Katastrophe, die immer schlimmer wird"), Angst-Vermeidungs-Überzeugungen (Fear-Avoidance-Modell, z. B. Kinesiophobie: „Wenn ich mich bewege, schmerzt es, also bewege ich mich nicht mehr oder so wenig wie möglich")
- Suppressives (überaktives) Schmerzverhalten (Avoidance-Endurance-Modell, z. B. „fröhlicher Durchhalter": „Ich lasse mir die Stimmung nicht vermiesen. Da heißt es Zähne zusammenbeißen und durch")
- Anhaltende psychovegetative Spannung („immer unter Strom")
- Biografische Traumata (Ursprungsfamilie, relevante Life-Events, Migration etc.)
- Exklusive somatische Kausal- und Kontrollattribution („Und dann hat es bei der besagten Bewegung geknackt, und seitdem habe ich den Schmerz, und er ist immer besonders stark, wenn ich wieder diese Bewegung mache")

MERKE

Die wichtigste Unterscheidung zu den Yellow Flags sind die Red Flags. **Red Flags** sind Hinweiszeichen auf schwerwiegende Veränderungen, die sofortiges diagnostisches und therapeutisches Handeln erfordern.

MERKE

Red Flags verweisen bei Schmerzen auf schwerwiegende biologische Veränderungen, deren Behandlung keinen Aufschub duldet. Es handelt sich um:
- Frakturen (schwerwiegende Traumata oder Bagatelltraumata, z. B. infolge einer Steroidtherapie bei Patienten mit Osteoporose)
- Tumoren (**cave:** bei höherem Alter, bei Rückenschmerzen Schmerz in Rückenlage zunehmend, Tumorleiden in der Anamnese, starke nächtliche Schmerzen)
- Infektionen (Anzeichen einer Infektion wie Fieber, Schüttelfrost etc., die nicht anders (z. B. respiratorisch) erklärt werden können; gleichzeitiges Vorliegen von Immunsuppression, Zustand nach Infiltrationsbehandlung (z. B. der Wirbelsäule), Vorliegen starker nächtlicher Schmerzen)
- Radikulopathien, die mit Schmerzen im Dermatomverlauf bei einem Kaudasyndrom (Blasen- und Mastdarmschwäche) und mit bilateraler Parese (und Areflexie) einhergehen
- Entzündlich-rheumatische Erkrankung (Alter > 35 Jahre, Gesäßschmerz wechselnd, Ansprechen auf tNSAR, Bewegung bessert den Schmerz, nächtliches Erwachen wegen Schmerzen)

MERKE

CAVE

Kein Arzt muss alle Patienten mit Yellow Flags oder Red Flags behandeln (können), aber er sollte in der Lage sein, diese Zeichen bei Patienten prinzipiell zu erkennen und sie einer passenden Behandlung zuzuführen. Für die nähere Bestimmung der Yellow Flags muss in der multimodalen Schmerztherapie die schmerzpsychologische Anamneseerhebung hinzukommen.

CAVE

27.3.1 Schmerzanamnese und Schmerzdiagnostik bei Akutschmerzen

Anamnese akuter Schmerzen

André Remus

27.3.1 Schmerzanamnese und Schmerzdiagnostik bei Akutschmerzen

Anamnese akuter Schmerzen

Initiale schmerzanamnestische Daten beinhalten Informationen zu Schmerzlokalisation, -dauer, -beginn, -entwicklung, -qualität sowie zu auslösenden oder verstärkenden Faktoren und Begleitsymptomen (➤ Tab. 27.1). Zu bedenken ist, dass akute Schmerzen immer auch im Hinblick darauf betrachtet werden müssen, ob sie bereits zu chronifizieren begonnen haben.

Anhand perzeptioneller Unterschiede können **verschiedene Schmerzformen** unterschieden werden.

TAB. 27.1

Tab. 27.1 Schmerzformen

	Somatischer Schmerz	Viszeraler Schmerz	Neuropathischer Schmerz
Lokalisation	muskuloskelettal, Weichteile	Thorax, Bauchraum, Becken	Versorgungsgebiet geschädigter sensorischer Nerven
Schmerzqualität	bohrend, stechend, spitz	dumpf, drückend, kolikartig	brennend, elektrisierend, einschießend
Lokalisierbarkeit	gut lokalisierbar	schlecht lokalisierbar	gut lokalisierbar
Modifizierbarkeit	bewegungsabhängig	bewegungsunabhängig	häufig Schmerzminderung durch Bewegung

LERNTIPP

Verinnerliche die Einteilung von Schmerzen in somatisch, viszeral und neuropathisch, denn diese ist nicht nur für die klinische Diagnostik von Schmerzen, sondern auch für ihre zugrunde liegende Pathophysiologie und anschließende Therapie bedeutsam. Somatischen und viszeralen Schmerz fasst man dabei als „nozizeptiv“ zusammen.

Eine Schmerzanamnese sollte daher immer **Lokalisation, Dauer, Dynamik** (intermittierend, konstant), **Qualität** (brennend, stechend, ziehend, etc.), **situative Auslöser** und eventuelle **Begleitsymptome** der Beschwerden erfragen.

Folgende **schmerzanamnestische Daten** sollten initial erhoben werden. Hierbei lassen sich bereits mögliche Ursachen und Differenzialdiagnosen des Schmerzes ermitteln:

- **Schmerzlokalisation:**
  - Gut lokalisierbar: Wundschmerz, neuropathischer Schmerz
  - Schlecht lokalisierbar: viszeraler Schmerz
- **Schmerzdauer:**
  - Attacken (Trigeminusneuralgie)
  - Intermittierend (Migräne, Clusterkopfschmerz)
  - Dauerschmerz
- **Schmerzbeginn und -entwicklung:**
  - Plötzlich bei Neuralgien und Wurzelkompression
  - Allmählich bei Rücken- und Tumorschmerzen
- **Schmerzqualität:**
  - Neuropathische Schmerzen: einschießend, elektrisierend, brennend, stechend
  - Entzündliche Schmerzen: pochend, pulsierend
  - Polyneuropathien: kribbelnde Par- und Dysästhesien
  - Zoster- oder posttraumatische Neuralgien: Schmerz bei leichtester Berührung (Allodynie)
- **Auslösende, schmerzlindernde oder verstärkende Faktoren:**
  - Ruhe, Belastung, Stress
- **Typische Begleitsymptome akuter und chronifizierender Schmerzen:**
  - Nervenwurzelkompressionsschmerz: Reflexausfälle, radikuläre Paresen, Sensibilitätsdefizite
  - Migräne: Übelkeit, Erbrechen, Lichtscheu, Lärmempfindlichkeit
  - Clusterkopfschmerz: einseitige Ptose, Lakrimation, Rhinorrhö
  - Komplexes regionales Schmerzsyndrom (CRPS Typ 1 = Morbus Sudeck): livide Hautverfärbungen, verändertes Haar- und Nagelwachstum (Stadium I)
  - Polyneuropathie: verminderte Oberflächensensibilität, Abnahme des Vibrationsempfindens
  - Muskulärer und vertebragener Schmerz: Schon- und Ausweichhaltung
  - Chronifizierender Schmerz: Schlafstörungen, -losigkeit
  - Vegetative Symptome bei Tumorschmerzen

Schmerzdiagnostik bei akuten Schmerzen

Bei anamnestischem Verdacht auf eine körperliche Schmerzursache sollten sich eine detaillierte Untersuchung und organbezogene Diagnostik anschließen.

Schmerzdiagnostik bei akuten Schmerzen

Wenn sich aus der Anamnese und der gezielten körperlichen Untersuchung Hinweise auf eine bislang nicht abgeklärte kausale körperliche Pathologie der akuten Schmerzen ergeben, müssen diese mit den geeigneten Methoden der Labordiagnostik und Bildgebung sowie ggf. unter Hinzuziehung der entsprechenden Fachdisziplinen abgeklärt und therapiert werden (➢ Tab. 27.2).

27.3.2 Anamnese chronischer (chronifizierter) Schmerzen

Die Messung von Schmerzen unterliegt **starken subjektiven Verzerrungen.**
Eingesetzt werden z. B. **numerische Analogskalen** oder **standardisierte Schmerzfragebögen.**

27.3.2 Anamnese chronischer (chronifizierter) Schmerzen

Wilfried Witte und Wolfgang Richter

Nur unter experimentellen Bedingungen können Schmerzen gemessen werden. Bei Patienten, die unter Schmerzen leiden, kann die Schmerzmessung nur approximativ erfolgen, und zwar subjektiv (➢ Abb. 27.1). Dazu werden Schmerzfragebögen benötigt, so z. B. der Deutsche Schmerzfragebogen. Die Gradierung von Schmerzen anhand einer 11-stelligen numerischen Analogskala (Grade von 0 bis 10 oder – in 10er-Schritten – bis 100, dabei 0 = kein Schmerz, 10 bzw. 100 = maximal vorstellbarer Schmerz) taugt

Tab. 27.2 Differenzialdiagnostische Ursachen akuter Schmerzen

Differenzialdiagnosen	Ursachen und Symptome
Verletzungen	Wunden, Frakturen, Perforationen, Hämatome
Blutungen, Ischämien	• Myokardinfarkt, Mesenterialinfarkt, periphere arterielle Verschlüsse, Thrombosen, Lungenarterienembolie, Apoplex cerebri • Intrakranielle Blutungen, intraabdominale Blutungen
Tumoren	• Höheres Alter, Allgemeinsymptome (Gewichtsverlust, Ermüdbarkeit, Appetitlosigkeit)
Infektionen	• Fieber, Schüttelfrost, Krankheitsgefühl • Erhöhte Infektionsparameter im Labor • Gerötete, überwärmte Haut im Schmerzgebiet, Pus
Koliken	• Wellenförmige, krampfartige Schmerzen, ausgelöst durch Muskelkontraktionen von Hohlorganen (z. B. Blasen-, Nieren-, Gallenkoliken bei entsprechendem Steinleiden)
Nervenschäden	• Radikulopathien • (Poly-)Neuropathien

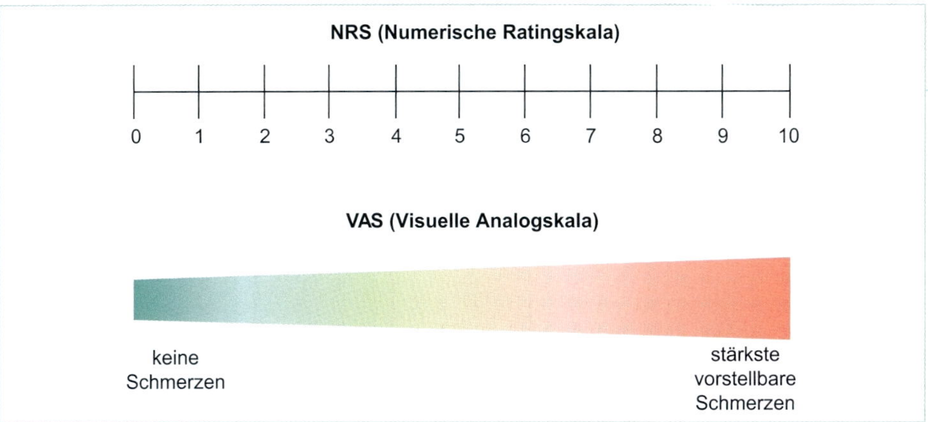

Abb. 27.1 Schmerzskalen [L143]

in der Therapie chronischer Schmerzen nur als grobes Kriterium der Selbsteinschätzung und als Verlaufsparameter.

MERKE

Gerade Rückenschmerzpatienten teilen auf Nachfrage häufig mit, dass sie schon seit Langem unter Schmerzen der Stärke 12 oder 15 von 10 leiden würden. Das belegt nicht ihr fehlendes Beurteilungsvermögen, sondern dokumentiert drastisch ihren Leidensdruck.
Es gibt Patienten, die nicht in der Lage sind, ihren Schmerz numerisch zu gradieren.

Um den Verlauf einer Schmerzerkrankung beurteilen zu können, kann es sinnvoll sein, Schmerztagebücher, die in verschiedener Form standardisiert vorliegen, ausfüllen zu lassen, die im Verlauf jeweils durch Therapeuten ausgewertet werden (➤ Abb. 27.2). Dies wird insbesondere bei episodischer und chronischer Migräne praktiziert.

Chronische Schmerzen sollten möglichst frühzeitig von spezialisierten Fachärzten sowie von spezialisierten Psychotherapeuten untersucht und behandelt werden.

Ein wichtiger Teil der Untersuchung ist die genaue Erfassung der Schmerzen in allen ihren Merkmalen (➤ Tab. 27.3).

Als weiteres Diagnostikum der Erstuntersuchung dient die vom Patienten auszufüllende Schmerzzeichnung, in der Haupt- und Nebenschmerzen, ihre Lokalisation und Ausbreitung, u. U. die Schmerzqualität (dumpf, stechend, brennend etc.) und ggf. Kommentare charakterisiert werden können (➤ Abb. 27.3). Die Aussagekraft der Schmerzzeichnung ist jedoch schwer zu beurteilen.

Bei der Erhebung der Schmerzanamnese zu berücksichtigende Aspekte sind in ➤ Tab. 27.4 aufgeführt. Orientierend ist zudem eine psychodiagnostische Einordnung der Schmerzsymptomatik in die Gesamtpersönlichkeit der Patienten mithilfe unterschiedlicher psychodiagnostischer Fragebogeninstrumente sinnvoll (z. B. *Pain Disability Index).*

In der Einzelfalldiagnostik können zusätzliche diagnostische Verfahren eingesetzt werden, die individuell nach Bedarf (Fragestellungen, Behandlungsschwerpunkt und Dauer) ausgewählt werden sollten (z. B. *Fibromyalgia Impact Questionnaire).*

Im Hinblick auf die Therapieplanung sollten auch spezifische Verarbeitungsstile der Schmerzerkrankung berücksichtigt werden, die sich in unterschiedlicher Weise dysfunktional auf die Bewältigung der

Studentische Sicht

TAB. 27.2

ABB. 27.1

MERKE

Mit speziellen **Schmerztagebüchern** kann der Symptomverlauf erfasst werden.

Eine Schmerzanamnese sollte auch Vorbefunde als Datenquelle einbeziehen.

Oft ist es sinnvoll, Patienten selbst den Schmerzfokus auf einer Körpervorlage einzeichnen zu lassen.

Durch eine grobe Einordnung der **psychischen Verfassung und Persönlichkeitsstruktur** von Patienten kann auf **individuelle Umgangsweisen mit dem Schmerz** rückgeschlossen werden.

EVANGELISCHES
KLINIKUM Bethel

Bethel

UNIVERSITÄTSKLINIKUM OWL
der Universität Bielefeld
Campus Bielefeld-Bethel

Schmerztagebuch

Universitätsklinik für Anästhesiologie, Intensiv-, Notfallmedizin, Transfusionsmedizin und Schmerztherapie

Schildescher Str. 99 | D-33611 Bielefeld

Chefarzt: Prof. Dr. med. S. Rehberg
Oberarzt: Dr. med. J. F. Bußmann
Oberarzt: Dr. med. H.-J. Sommer
Oberarzt: PD Dr. med. W. Witte

Name: ____________________

Woche vom __________ **bis** __________

Datum	***Montag***				***Dienstag***				***Mittwoch***				***Donnerstag***				***Freitag***				***Samstag***				***Sonntag***			
Hatten Sie heute Schmerzen? (bitte ankreuzen)	ja		nein		ja		nein		ja		nein		ja		nein		ja		nein		ja		nein		ja		nein	
10 = unerträglicher Schmerz	10	10	10	10	10	10	10	10	10	10	10	10	10	10	10	10	10	10	10	10	10	10	10	10	10	10	10	10
	9	9	9	9	9	9	9	9	9	9	9	9	9	9	9	9	9	9	9	9	9	9	9	9	9	9	9	9
	8	8	8	8	8	8	8	8	8	8	8	8	8	8	8	8	8	8	8	8	8	8	8	8	8	8	8	8
	7	7	7	7	7	7	7	7	7	7	7	7	7	7	7	7	7	7	7	7	7	7	7	7	7	7	7	7
	6	6	6	6	6	6	6	6	6	6	6	6	6	6	6	6	6	6	6	6	6	6	6	6	6	6	6	6
Schmerzstärke	5	5	5	5	5	5	5	5	5	5	5	5	5	5	5	5	5	5	5	5	5	5	5	5	5	5	5	5
	4	4	4	4	4	4	4	4	4	4	4	4	4	4	4	4	4	4	4	4	4	4	4	4	4	4	4	4
	3	3	3	3	3	3	3	3	3	3	3	3	3	3	3	3	3	3	3	3	3	3	3	3	3	3	3	3
	2	2	2	2	2	2	2	2	2	2	2	2	2	2	2	2	2	2	2	2	2	2	2	2	2	2	2	2
	1	1	1	1	1	1	1	1	1	1	1	1	1	1	1	1	1	1	1	1	1	1	1	1	1	1	1	1
0 = schmerzfrei	0	0	0	0	0	0	0	0	0	0	0	0	0	0	0	0	0	0	0	0	0	0	0	0	0	0	0	0
Na = Nachts, V = Vormittags N = Nachmittags, A = Abends	Na	V	N	A	Na	V	N	A	Na	V	N	A	Na	V	N	A	Na	V	N	A	Na	V	N	A	Na	V	N	A
Schmerzdauer zu den Uhrzeiten	1	7	13	19	1	7	13	19	1	7	13	19	1	7	13	19	1	7	13	19	1	7	13	19	1	7	13	19
	2	8	14	20	2	8	14	20	2	8	14	20	2	8	14	20	2	8	14	20	2	8	14	20	2	8	14	20
	3	9	15	21	3	9	15	21	3	9	15	21	3	9	15	21	3	9	15	21	3	9	15	21	3	9	15	21
	4	10	16	22	4	10	16	22	4	10	16	22	4	10	16	22	4	10	16	22	4	10	16	22	4	10	16	22
	5	11	17	23	5	11	17	23	5	11	17	23	5	11	17	23	5	11	17	23	5	11	17	23	5	11	17	23
	6	12	18	24	6	12	18	24	6	12	18	24	6	12	18	24	6	12	18	24	6	12	18	24	6	12	18	24
Schmerzbewältigung • ***K***örperl. Training/KG • ***T***ens • ***S***chmerzbewältigungs-training • ***A***blenkung • ***M***edikamente/Bedarfs-medikation • ***P***hysikalische Therapie (Massage, Wärme-, Kälte-Anwendungen) • ***N***ervenblockade																												
10 = gute Stimmung	10	10	10	10	10	10	10	10	10	10	10	10	10	10	10	10	10	10	10	10	10	10	10	10	10	10	10	10
	9	9	9	9	9	9	9	9	9	9	9	9	9	9	9	9	9	9	9	9	9	9	9	9	9	9	9	9
	8	8	8	8	8	8	8	8	8	8	8	8	8	8	8	8	8	8	8	8	8	8	8	8	8	8	8	8
	7	7	7	7	7	7	7	7	7	7	7	7	7	7	7	7	7	7	7	7	7	7	7	7	7	7	7	7
Zufriedenheit/ Stimmung	6	6	6	6	6	6	6	6	6	6	6	6	6	6	6	6	6	6	6	6	6	6	6	6	6	6	6	6
	5	5	5	5	5	5	5	5	5	5	5	5	5	5	5	5	5	5	5	5	5	5	5	5	5	5	5	5
	4	4	4	4	4	4	4	4	4	4	4	4	4	4	4	4	4	4	4	4	4	4	4	4	4	4	4	4
	3	3	3	3	3	3	3	3	3	3	3	3	3	3	3	3	3	3	3	3	3	3	3	3	3	3	3	3
	2	2	2	2	2	2	2	2	2	2	2	2	2	2	2	2	2	2	2	2	2	2	2	2	2	2	2	2
	1	1	1	1	1	1	1	1	1	1	1	1	1	1	1	1	1	1	1	1	1	1	1	1	1	1	1	1
0 = schlechte Stimmung	0	0	0	0	0	0	0	0	0	0	0	0	0	0	0	0	0	0	0	0	0	0	0	0	0	0	0	0
Was belastete Sie heute besonders?																												

Anae 013 / 0421

Abb. 27.2 Bielefelder Schmerztagebuch (Richter 2012) [T1264]

Tab. 27.3 Quellen der Schmerzanamnese (W. Richter)

Datenquelle	Informationen zur Schmerzanamnese
Befundanamnese	• Vorangehende ärztliche und psychotherapeutische Behandlungsberichte • Akten des Rententrägers • Akten der beruflichen Versicherungsträger
Bildgebung	• Sichtung und Beurteilung sämtlicher relevanter bildgebender Diagnostik
Einschätzung von Auslöse- und Aufrechterhaltungsfaktoren	• z. B. Funktionsstörungen des muskuloskelettalen Systems (Muskeln, Bänder, Sehnen und Gelenke) • Krankhafte Veränderungen des Nervensystems (z. B. Polyneuropathie oder neurologische Veränderungen nach Hirninfarkt) • Stoffwechselstörungen (z. B. rheumatoide Prozesse, Diabetes mellitus)
Deutscher Schmerzfragebogen	• Schmerzcharakteristika (qualitativ, quantitativ) • Schmerzzeichnung • Kausal- und Kontrollattribution • Komorbiditäten • Vorbehandlungen • Medikamentenanamnese • Soziodemografie, berufliche und sozialrechtliche Situation • Orientierende Psychometrie • Einschränkungen der Lebensqualität
Eigene Befragung	• Erhebung der Schmerzanamnese (mündlich) • Ermittlung des Grades der Chronifizierung (Mainzer Pain Staging Score, MPSS)

TAB. 27.3

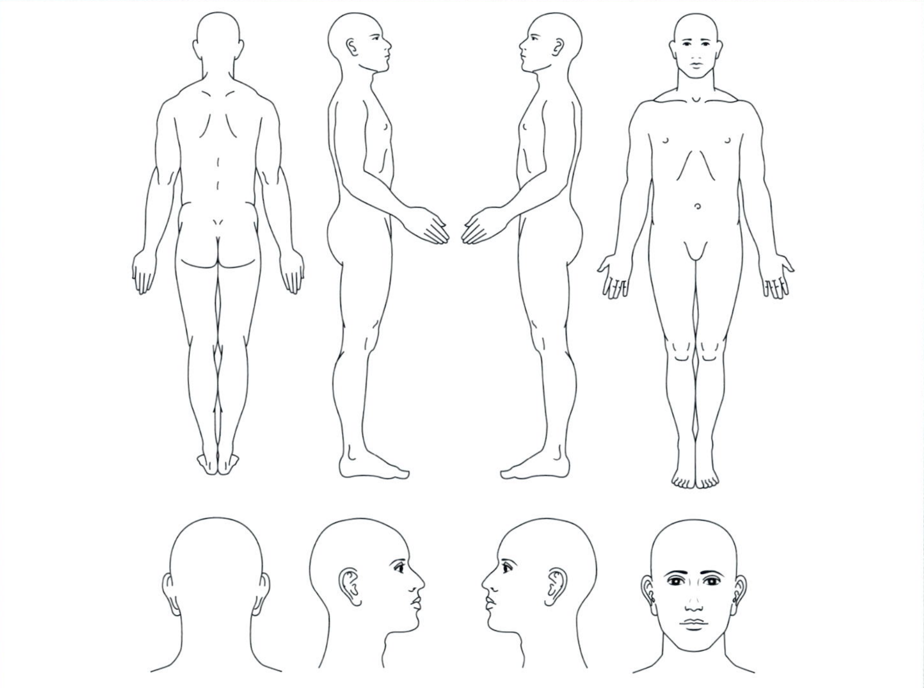

Abb. 27.3 Schmerzzeichnung (aus Dt. Schmerzfragebogen) [L127]

ABB. 27.3

Tab. 27.4 Aspekte der Schmerzanamneseerhebung (W. Richter)

Lokalisation	• Wo, d. h. an welchen Körperstellen, treten die Schmerzen auf? • Wo sind die am stärksten belastenden Schmerzregionen? • Schmerzzeichnung
Häufigkeit	• Wie häufig treten die Schmerzen auf: andauernd, mehrfach täglich oder mehrfach pro Woche, andauernd mit zusätzlichen Anfällen, am Tag und/oder in der Nacht?
Intensität	• Wie stark sind die Schmerzen? (Schmerzskalen)
Schmerzqualität	• Welcher Art sind die Schmerzen: eher brennend, stechend, ziehend, bohrend oder reißend? Oder lassen sich die Schmerzen treffender als quälend, elend oder furchtbar beschreiben?
Schmerzbeginn und mögliche Auslöser	• Wann haben die Schmerzen begonnen: Gab es konkrete Auslöser wie eine Verletzung, einen Gips oder einen Unfall?
Einschränkungen/ Behinderungen	• Gab es andere persönliche Ereignisse und Bedingungen, die mit dem Schmerzbeginn in Zusammenhang stehen, – z. B. Kränkungen und Enttäuschungen, Erschöpfung und Burnout, – Trennung, Scheidung, Todesfälle – Überforderungen, Mobbing am Arbeitsplatz, Kündigung und Arbeitslosigkeit?
Veränderung der Schmerzen	• Wie stark behindern die Schmerzen bestimmte Tätigkeiten und Aktivitäten in Alltag und Beruf? • Unter welchen Bedingungen treten die Schmerzen verstärkt auf?
Schmerzlindernde Verfahren	• Welche Auswirkungen haben eigen- und fremdtherapeutische Verfahren auf das Schmerzerleben, auf die Stimmung, die Lebensqualität und das Erleben im Krankheitsverlauf?
Selbsteffizienz und Selbstmanagement	• Wie haben sich die Schmerzen im Verlauf der Erkrankung verändert?

TAB. 27.4

Symptomatik auswirken können. Diese lassen sich in „fröhliches" und „depressives" Durchhalteverhalten und Überzeugungen sowie Angst- und Vermeidungsmechanismen („fear-avoidance behavior") einteilen (➤ Tab. 27.5).

TAB. 27.5

Tab. 27.5 Spezifische individuelle Schmerzverarbeitungsstile

Chronifizierung durch	Durchhalten	Vermeiden
Gedanken	„Zähne zusammenbeißen" „Da muss man eben durch"	„Ich schaffe das nicht" „Ich muss mich schonen"
Gefühle	Kampfbereitschaft, Anspannung	Hilflosigkeit, Angst
Verhalten	Genussverbote, Ignorieren von Grenzen	Schonung, Rückzug, Klagsamkeit
Folge	Dauerschmerzen durch Daueranspannung	Muskulärer Abbau, Schwermut

Chronifizierungsgrad

Zur Beschreibung der Schmerzchronifizierung stehen **standardisierte Klassifikationssysteme** (z. B. Mainzer Pain Staging Score) zur Verfügung.

Chronifizierungsgrad

André Remus

Der Grad der Chronifizierung lässt sich durch den **Mainzer Pain Staging Score** (MPSS) ermitteln. Auf der Basis von vier Achsen wird ein dreistufiger Score (I–III) errechnet. Die Achsen umfassen:
- Zeitliche Aspekte: Auftretenshäufigkeit, Dauer, Intensitätswechsel
- Räumliche Aspekte: mono-, bi-, multilokulär oder Panalgesie
- Medikamenteneinnahmeverhalten: unregelmäßig bis regelmäßig, mehrere Substanzen, Entzugsbehandlungen
- Patientenkarriere: Arztwechsel, schmerzbedingte Krankenhausaufenthalte, schmerzbedingte Operationen, schmerzbedingte Rehabilitationsmaßnahmen

Je höher der Chronifizierungsgrad, desto höher ist der therapeutische Aufwand und desto schlechter ist gleichzeitig die Prognose für den Therapieerfolg (z. B. Rückkehr an den Arbeitsplatz).

Schmerzdiagnostik bei chronischen Schmerzen

Insbesondere neurologische und orthopädische Störungen sollten bei der körperlichen Untersuchung erkannt werden.

Schmerzdiagnostik bei chronischen Schmerzen

Körperliche Untersuchung

Nach der Anamneseerhebung erfolgt die körperliche Untersuchung, die bei chronischen Schmerzen beim Erstkontakt umfassend sein sollte. Sie gliedert sich in folgende Schritte:
1. Orientierende Inspektion (Körperhaltung, Benutzung von Hilfsmitteln, Bewegungsabläufe, Schonhaltungen etc.)
2. Orientierende Palpation (Triggerpunkte, Muskulatur, Knochen, Gelenke, Gefäße etc.)
3. Neurologische Untersuchung: Hirnnerventestung, Sensibilität (z. B. Vibrationsempfinden, mit der Stimmgabel), Nervendehnungszeichen (z. B. Lasègue-Zeichen, N. ischiadicus), Reflexprüfung (Babinski-Zeichen, Bauchhautreflex, Muskeleigenreflexe), Koordination (z. B. Unterberger-Tretversuch)
4. Orthopädische Untersuchung: Inspektion (Kopfhaltung? Schulterhochstand? Skoliose? Beckenschiefstand? Beinachse Varus/Valgus? Gang beim schnellen Gehen?), Palpation (Spastik? Parese? Druckschmerzhaftigkeit von Strukturen? Blockade? Krepitieren? Druckschmerzhafte Iliosakralregion? Vorbeschriebene Schmerzorte?), Muskelkraftprüfung (Kraftgrade nach Janda 0 bis 5)

Oft findet sich bei Patienten mit chronischen Schmerzen eine lange Krankengeschichte mit vielen diagnostischen Vorbefunden.

Apparative und Labordiagnostik

Auch bei chronischen Schmerzen gilt, dass bislang nicht abgeklärte Pathologien abgeklärt und therapiert werden müssen. In der Regel kommen Patienten mit chronifizierten Schmerzen zur Schmerztherapie jedoch wesentlich eher
- mit vielen, insbesondere bildgebenden Befunden, die unverstanden sind und deren schriftliche Formulierungen für die Betroffenen so klingen wie der Beweis für das Vorliegen vollkommen defekter Organe. Das veranlasst sie häufig zu dem mit Nachdruck vorgebrachten Anliegen,
- noch viel mehr apparative Diagnostik zu erhalten, da nur so der Grund für die Schmerzen gefunden werden könne.

MERKE

MERKE

Meistens ist es dann Aufgabe des Schmerzmediziners, die somatische Fixierung dieses subjektiven Krankheitskonzepts des Patienten aufzulösen.

27.4 Therapieverfahren

27.4.1 Systemische Therapieverfahren

Wilfried Witte und André Remus

Die medikamentöse Therapie bei akutem Nozizeptorschmerz geschieht über folgende Mechanismen:

- Inhibition der Schmerzmediator-Entstehung (insbesondere Prostaglandin E_2)
- Zentrale Dämpfung durch Opioidrezeptor-Stimulation
- Direkte Inhibition nozizeptiver Schmerzfasern (z. B. Hemmung von Natriumkanälen)
- Inhibition der Schmerzweiterleitung sowie der ganglionären Verschaltung

Bei neuropathischen Schmerzen kommen folgende Mechanismen zum Tragen:

- Verstärkung der Wirkung von Neurotransmittern deszendierender inhibitorischer Neurone
- Hemmung der synaptischen Aktivierung aszendierender Neurone

Bei vaskulären Schmerzen ist relevant:

- Gefäßtonusmodulation (z. B. bei Migräne)

Bei Schmerzerkrankungen (chronische Schmerzen) gibt es:

- Spezielle Konstellationen: z. B. Entzündungshemmung über Analgetika, die antiinflammatorisch wirken (z. B. bei der rheumatoiden Arthritis = chronische Polyarthritis, bei Kindern: juvenile idiopathische Arthritis)
- Allgemeine Konstellationen: i. d. R. keine zentrale Bedeutung von Analgetika in der interdisziplinären multimodalen Schmerztherapie

CAVE

Die landläufige Meinung, es sei die Aufgabe von Schmerzmedizinern, ihren Patienten viele und immer stärkere Analgetika zu verschreiben, ist falsch. Häufig ist es gerade in der stationären Schmerztherapie so, dass Opioidentzugsbehandlungen vorgenommen werden. Das bedeutet nicht, dass man die Patienten dann ihren Schmerzen überlässt. Vielmehr bewirken Entzugsbehandlungen häufig eine substanzielle Schmerzreduktion.

Bei der Überlegung, ob ein Analgetikum angesetzt werden sollte oder nicht, sind vier grundsätzliche Fragen leitend:

- Gibt es eine spezifische Indikation? (Bei chronischen Schmerzen ist es nicht spezifisch, dass der Patient Schmerzen hat.)
- Welche Dosis in welchen Intervallen?
- Sind Interaktionen mit anderen Medikamenten zu erwarten und gibt es Unverträglichkeiten?
- Wie lange? (In der Regel sollen Analgetika bei chronischen Schmerzen nicht unbegrenzt verordnet werden.)

Analgetika werden unterschieden in Opioidanalgetika (➤ Kap. 1.3), Nichtopioidanalgetika NOPA, ➤ Kap. 1.4) und Koanalgetika. Koanalgetika sind Medikamente, die für eine andere Indikation entwickelt wurden (z. B. Depression, Epilepsie), aber auch eine analgetische Wirkung haben können (z. B. bestimmte trizyklische Antidepressiva, Antikonvulsiva).

Nichtopioidanalgetika (NOPA)

Die im deutschsprachigen Raum wichtigsten und am häufigsten eingesetzten sind Paracetamol, Metamizol und die nichtsteroidalen Antirheumatika (NSAR), die sich in tNSAR (t = traditionell: ASS, Ibuprofen, Diclofenac u. a.) und Coxibe (COX-2-Hemmer) unterteilen.

Ausführliche Hinweise zur Anwendung der NOPA finden sich in ➤ Kap. 1.4.

Opioide

Zur Pharmakologie der Opioide ➤ Kap. 1.3.

Im Jahr 1984 kamen erstmals retardierte Opioide auf den Markt, die ihre Wirkung über einen längeren Zeitraum entfalten.

CAVE

Retardierte Opioide setzen ihren Wirkstoff über einen längeren Zeitraum frei, z. B. 12 h (je nach Präparat). Der Grundgedanke ist, dass man z. B. mit einer zweimaligen Gabe eines Retard-Opioids für den ganzen Tag eine gleichmäßige Analgesie erreicht. Wesentlich älter sind die Akut-Opioide und -Opiate, die über einen kurzen oder kürzeren Zeitraum wirken und als Bedarfsmedikamente angewendet werden. Akut-Opioide sind relevant für

- postoperative sowie andere akute Schmerzen,
- tumorbedingten Schmerz, dabei i. d. R. in Kombination mit einem retardierten Opioid,
- bei CNTS nur in Einzelfällen zur kurzfristigen und kontrollierten Dosisfindung.

Retardierte Opioide sollten immer nach einem festen Zeitschema angesetzt werden.

Studentische Sicht

27.4 Therapieverfahren

27.4.1 Systemische Therapieverfahren

Ansatzpunkte medikamentöser Therapieverfahren:

Nozizeptiver Schmerz:

- Hemmung der Entzündungsreaktion und Gewebsmediatoren
- Hemmung peripherer Schmerzfasern
- Hemmung der zentralen Schmerzweiterleitung

Neuropathischer Schmerz:

- Verstärkung der intrinsischen Schmerzhemmung
- Hemmung zentraler Schmerzneurone
- Optimierung des Gefäßtonus

Chronischer Schmerz:

- Vereinzelt Entzündungshemmung bei chronisch inflammatorischem Geschehen, jedoch meistens kein Fokus auf medikamentöser Analgesie

CAVE

Bei der Therapieplanung sind Maximaldosierungen, unerwünschte Wirkungen und Interaktionen mit anderen Medikamenten des Patienten zu bedenken.

Nichtopioidanalgetika (NOPA)

Oft eingesetzte **Substanzen** (Beispiele): Ibuprofen, Diclofenac, ASS (COX-1-Hemmer), Coxibe (COX-2-Hemmer), Metamizol und Paracetamol (unklarer Wirkmechanismus).

Opioide

Opioide werden bei stärkeren Schmerzen ergänzend zu NOPA eingesetzt.
Verschiedene Substanzen werden anhand ihrer Wirkstärke bezogen auf Morphin in **stark und schwach wirksam** eingeteilt.

CAVE

Studentische Sicht

Die Steigerung einer Schmerztherapie sollte angepasst an die Symptomatik **in Stufen** erfolgen.

Im Jahr 1986 publizierte die Weltgesundheitsorganisation (WHO) im Rahmen ihres damaligen Krebsschmerzprogramms eine Broschüre mit dem Titel „Cancer Pain Relief“. Ziel dieses didaktischen Instruments war es, Ärzte weltweit dazu zu ermutigen, trotz der Restriktionen durch Betäubungsmittelgesetze bei Vorliegen von Tumorschmerzen Opioide zu verordnen. Zentrales Element in der Broschüre ist die WHO-Stufenleiter. Über die Krebsschmerztherapie hinaus hat sich die WHO-Stufenleiter als Modellvorstellung für die Verschreibung von Opioiden auch bei CNTS etabliert (➢ Abb. 27.4).

ABB. 27.4

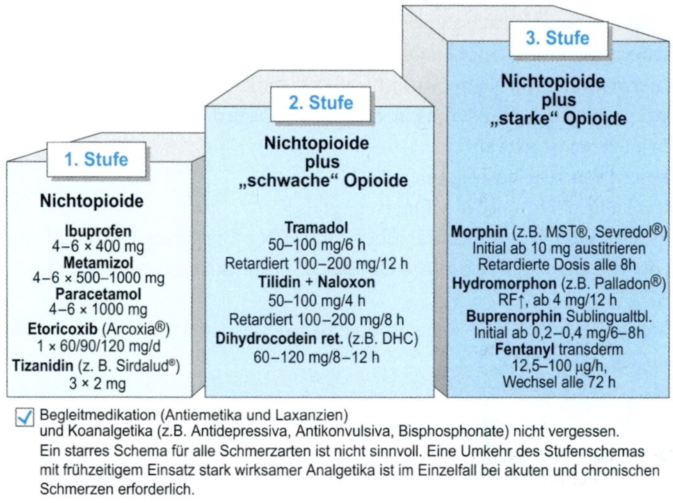

Abb. 27.4 Dreistufiges WHO-Schema [W203]

MERKE

MERKE

Die WHO-Stufenleiter (auch WHO-Stufenschema genannt) wurde für die Behandlung von Tumorschmerzen (tumorbedingte Schmerzen) entworfen. Je nach Stärke der Schmerzen soll die entsprechende Stufe gewählt werden. Das ursprüngliche Schema besagte:
- **Stufe I:** Nichtopioidanalgetika (NOPA) ± Adjuvans
- **Stufe II:** schwache Opioidanalgetika (Tramadol, Tilidin) + NOPA ± Adjuvans
- **Stufe III:** starke Opioidanalgetika (z. B. Morphin, Hydromorphon) + NOPA ± Adjuvans

Adjuvanzien (Koanalgetika) in der Tumorschmerztherapie sind Medikamente wie Antidepressiva, Antikonvulsiva, Kortikosteroide, Bisphosphonate.
Die Einnahme der Medikamente erfolgt nach einem festen Zeitschema („by the clock“), oral („by the mouth“) und abgestuft („by the ladder“).
Nach heutigem Wissensstand bietet die WHO-Stufenleiter keine prinzipielle Handhabe für die Behandlung von CNTS. Sie macht lediglich eine Aussage darüber, wie sich die Eskalation einer Opioidtherapie auch bei CNTS darstellen kann, wenn sie indiziert ist.

Die Opioide werden gemäß dem WHO-Schema in niedrig- und hochpotente Opioide eingeteilt (➢ Tab. 27.6 und ➢ Tab. 27.7). Als Referenzsubstanz gilt Morphin.

TAB. 27.6

Tab. 27.6 Niedrigpotente Opioide

Präparat	Dosierung	Eigenschaften
Tramadol	ED: 50–200 mg TMD: 600 mg	• 0,1- bis 0,2-fache analgetische Potenz von Morphin • Häufig ausgeprägte Übelkeit und Erbrechen in der Initialphase • Zusätzlich analgetisch wirksam durch zentrale Noradrenalin-Wiederaufnahmehemmung
Tilidin	ED: 50–200 mg TMD: 600 mg	• 0,1- bis 0,2-fache analgetische Potenz von Morphin • Wird nur in Kombination mit dem Opioidantagonisten Naloxon zur oralen Applikation angeboten • Naloxon wird durch First-Pass-Effekt in der Leber metabolisiert • Bei i. v. Applikation antagonisiert Naloxon sofort die Wirkung von Tilidin
Codein	ED: 30–50 mg TMD: 200 mg	• 0,2-fache analgetische Potenz von Morphin • Zu 10 % Metabolisierung zu Morphin • Meist als Kombinationspräparat mit Paracetamol oder Diclofenac (z. B. Voltaren® Plus) • Auch als Antitussivum bei Reizhusten • Als Analgetikum schwer dosierbar, da unterschiedlich metabolisiert durch CYP2D6 (von „poor metabolizer“ bis zu „rapid metabolizer“), Effekt auch bei Tramadol nachgewiesen

ED: Einzeldosis; TMD: Tagesmaximaldosis

TAB. 27.7

Tab. 27.7 Hochpotente Opioide

Präparat	Dosierung	Eigenschaften
Morphin	ED: 10–200 mg retardiert; 10–20 mg nichtretardiert	Zur Akutschmerztherapie 0,5–2 mg i. v. titriert nach Wirkung, auch als patientengesteuerte Analgesie („patient-controlled analgesia", PCA) möglich Hoher First-Pass-Effekt bei oraler Aufnahme, i. v. Applikation 3-fach stärker wirksam **Cave:** Akkumulation wirksamer Metaboliten bei Leberinsuffizienz
Piritramid	ED: 0,5–2,5 mg nur i. v.	Nur in der Akut- und perioperativen Schmerztherapie verfügbar 0,7-fache analgetische Potenz von Morphin Häufig für PCA verwendet Nur in wenigen Ländern in Gebrauch (Deutschland, Niederlande, Belgien, Österreich)
Hydromorphon	ED: 4–24 mg retardiert; 1,3–2,6 mg nichtretardiert	5- bis 7-fache analgetische Potenz von Morphin Keine analgetisch wirksamen Metaboliten, Vorteil bei Leber- und Niereninsuffizienz Geringere sedierende Wirkung Geringe Plasmaeiweißbindung, Vorteil bei Multimorbidität und Polypharmazie
Oxycodon	ED: 10–80 mg retardiert; 5–20 mg nichtretardiert	1,2- bis 2-fache analgetische Potenz von Morphin Hohe Bioverfügbarkeit (60–85 %), schneller Wirkeintritt Keine aktiven Metaboliten, geringere Nebenwirkungen, vor allem Übelkeit und Verwirrtheit
Oxycodon/Naloxon	ED: 5–40 mg, nur als Retardform erhältlich	Fixe Kombination: geringere Obstipation durch antagonistische Wirkung von Naloxon im Gastrointestinum TMD 80 mg, bei höheren Dosierungen systemischer antagonistischer Effekt des Naloxons
Tapentadol	ED: 50–250 mg, nur retardiert, nur bis 500 mg TMD zugelassen	µ-Rezeptor-Agonismus und Noradrenalin-Wiederaufnahmehemmung stärker als bei Tramadol Affinität zum µ-Rezeptor etwa 50-fach geringer als von Morphin, analgetische Potenz beim Akutschmerz nur um den Faktor 3 schwächer Durch Wirkung am Noradrenalin-Rezeptor zusätzliche Wirksamkeit bei neuropathischen Schmerzen
Buprenorphin	5–70 µg/h als Pflaster 0,2–0,4 mg als Sublingualtablette	30- bis 40-fache analgetische Potenz von Morphin Partialagonist: Agonist am µ-Rezeptor mit hoher Affinität: wird weder von Agonisten noch Antagonisten aus der Rezeptorbindung verdrängt, Ateminsuffizienz nicht adäquat durch Naloxon antagonisierbar Antagonist am κ-Rezeptor: geringere Sedierung und Dysphorie, geringeres Abhängigkeitspotenzial, milderer Entzug Ceiling-Effekt ab 140 µg/h oder 3,2 mg/d Wird auch in der Substitutionstherapie genutzt
Fentanyl	12–100 µg/h als Pflaster 100–800 µg als Bukkaltablette 50–200 µg als Nasenspray 200–1600 µg als Lutschtablette	100-fache analgetische Potenz von Morphin Als Pflaster in der Therapie chronischer Schmerzen verwendet Schnell wirksame Präparate zur Applikation über die oralen oder nasalen Schleimhäute für Durchbruchschmerzen bei Tumorschmerzen
(Levo-)Methadon	Patientenindividuelle Dosisfindung	Ausweichmedikament bei morphinresistenten Schmerzen Sehr lange HWZ und Wirkdauer: Remorphinisierung nach Naloxongabe möglich Durch langsamen Wirkeintritt und lange Wirkdauer zur Substitutionstherapie geeignet

ED: Einzeldosis; TMD: Tagesmaximaldosis

CAVE

CAVE

Einige Opioide (Morphin, Fentanyl, Tramadol, Codein) können in Kombination mit serotonerg wirkenden Arzneimitteln (besonders selektive Serotonin-Wiederaufnahmehemmer [SSRI]) ein **Serotonin-Syndrom** herbeiführen.

Symptome des Serotonin-Syndroms:

- Bewusstseinsveränderungen (Agitation, Halluzination, Koma)
- Autonome Instabilität (instabiler Blutdruck, Tachykardie)
- Neuromuskuläre Veränderungen (Hyperreflexie, Koordinationsstörungen)
- Gastrointestinale Symptome (Übelkeit, Erbrechen, Diarrhö)

Studentische Sicht

Bei primären Kopfschmerzen, viszeralen und funktionellen Schmerzsyndromen sowie attackenartigen Schmerzen sollten keine Opioide verabreicht werden.
Bei Tumorschmerzen und starkem Akutschmerz dagegen sind sie indiziert.

Die **unkritische Verschreibung von Opioiden ohne entsprechende Indikation** hat in den Vereinigten Staaten zu einer Vielzahl von **Abhängigkeitserkrankungen** geführt (sog. Opioidkrise).

Aus diesem Grund wurde eine **rationale Leitlinie** zum Umgang von Opioiden bei nichttumorbedingten chronischen Schmerzen erstellt.

MERKE

Aufgrund der reduzierten Darmmotilität bei Opioidtherapie sollte eine **Laxanzienprophylaxe** erfolgen.
Zudem ist der **reduzierte Atemantrieb** zu beachten.

Indikationen für Opioide:
- Akutschmerztherapie nach Traumata und Operationen oder internistischen Erkrankungen (z. B. Myokardinfarkt, Pankreatitis) oder ischämischen Schmerzen
- Tumorschmerz
- CNTS gemäß LONTS-Leitlinie

Keine Indikation:
- Primäre Kopfschmerzen (z. B. Migräne)
- Viele viszerale Schmerzsyndrome, z. B. funktionelle Darmerkrankungen, Kolitis
- Kurzfristige, attackenförmige Schmerzen, z. B. Trigeminusneuralgie
- Fibromyalgiesyndrom („chronic widespread pain"), funktionelle Schmerzsyndrome

Opioidkrise

Seit den 1990er-Jahren grassiert die sog. Opioidkrise in den USA und anderen Ländern. Opioidkrise bedeutet, dass es zu einem Anstieg von Opioidverordnungen mit parallel stattfindendem missbräuchlichem/abhängigem Gebrauch der verordneten Opioide gekommen ist. Zwei Drittel der drogenbedingten Todesfälle in den USA sind auf Opioide zurückzuführen.
Gründe für die Opioidkrise in den USA sind:
- Eine unethische aggressive Vermarktung potenter Opioide (vor allem Oxycodon, Fentanyl)
- Fehlende Fachkenntnis der verschreibenden Ärzte
- Eine schlechte postoperative Schmerztherapie, bei der potente Opioide unkontrolliert in großen Mengen verschrieben wurden
- Die trügerische Hoffnung, auch bei CNTS mit der Verschreibung von Opioiden fast immer richtig zu liegen
- Seit 2020 insbesondere die Zunahme von sozialer Isolation, Arbeitslosigkeit, Zwangsräumungen und der Tod von Freunden und Angehörigen im Rahmen der COVID-19-Pandemie

Als Folge der Opioidkrise wurden neue Leitlinien zum Umgang mit Opioiden bei CNTS verfasst. Für Deutschland ist die S3-Leitlinie „**Langzeitanwendung von Opioiden bei nicht tumorbedingten Schmerzen**" (LONTS) maßgeblich.

MERKE

LONTS-Empfehlungen (2020): Opioide bei CNTS

Indikationen für Opioidverschreibung 4–12 Wochen:
- Rückenschmerz
- Arthroseschmerz
- Diabetische Polyneuropathie
- Nichtdiabetische Polyneuropathie
- Postzosterneuralgie
- Restless- Legs-Syndrom

Indikationen für Opioidverschreibung 13–26 Wochen:
- Rückenschmerz
- Arthroseschmerz
- Diabetische Polyneuropathie

Indikationen für Opioidverschreibung › 26 Wochen:
- Rückenschmerz
- Arthroseschmerz
- Diabetische Polyneuropathie

Rückenschmerz: *„Die kurz-, mittel -und langfristige Anwendung opioidhaltiger Analgetika soll auf Patienten mit einem nach ärztlich/psychologisch/physiotherapeutischer Einschätzung relevanten somatischen Anteil in der Schmerzentstehung und Aufrechterhaltung und unzureichendem Ansprechen auf nicht-medikamentöse Therapien beschränkt werden."*

Niedrigpotente Opioide

Die niedrigpotenten Opioide haben eine Tagesmaximaldosis (TMD), da sie dem Ceiling-Effekt unterliegen. Mit Erreichen der Maximaldosis kann die analgetische Wirkung nicht mehr gesteigert werden, es kommt jedoch zum vermehrten Auftreten von Nebenwirkungen (➤ Tab. 27.6). Bei nicht mehr ausreichender Wirkung muss auf hochpotente Opioide übergegangen werden (➤ Tab. 27.7).

Alle niedrigpotenten Opioide sind verschreibungspflichtig, aber nicht BtM-pflichtig. Das heißt, dass kein spezielles Rezept gemäß Betäubungsmittel-Verschreibungsverordnung (BtMVV) ausgestellt werden muss. Dagegen benötigt man für alle hochpotenten Opioide ein BtM-Rezept. Eine Ausnahme von dieser Regel bilden Tilidin-Tropfen.

Hochpotente Opioide

Mit Ausnahme von Buprenorphin spielt der Ceiling-Effekt bei den hochpotenten Opioiden keine Rolle, sodass es hier keine Tagesmaximaldosen gibt.

Bei der Dauertherapie mit Opioiden klagen mehr als 80 % der Patienten über Obstipation, sodass eine begleitende Laxanzienprophylaxe durchgeführt werden muss.

Bei Patienten mit Herzinfarkt oder kardial bedingtem akutem Lungenödem ist i. v. Morphin das Standardnotfallmedikament zur Analgesie. Neben der starken und schnellen Wirkung und der damit verbundenen Stressreduktion wirkt es vorlastsenkend durch die Reduktion des pulmonalen Gefäßwiderstands. Aus diesem Grund ist es auch bei Patienten mit kardial bedingtem Lungenödem indiziert.

CAVE

Suchtgefahren beim medizinischen Opioidgebrauch bestehen vor allem in nicht regelhafter Einnahme und Verabreichung. Die häufigsten Gefahren sind:
- Zu hohe Gesamtdosis
- Unregelmäßige Einnahmezeiten pro Tag
- Unregelmäßige Einzeldosen pro Tag
- Verabreichung unretardierter Opioide
- Längerfristige kombinierte Medikation mit retardierten und unretardierten (Akut-)Opioiden
- Unsachgemäße Einnahme: zur Entspannung, zur Verbesserung des Schlafs, zur Antriebssteigerung, zur Euphorisierung (zur Emotionsregulation)

CAVE

Koanalgetika

Substanzen, deren primäres Indikationsgebiet nicht die Schmerztherapie ist, die bei bestimmten Schmerzformen aber dennoch analgetisch wirksam sind, heißen Koanalgetika.

Indikationen für Koanalgetika:
- Brennende neuropathische Schmerzen: Antidepressiva
- Einschießende neuropathische Schmerzen: Antikonvulsiva
- Schmerzen bei Tumoren: Glukokortikoide
- Schmerzen durch gesteigerten Muskeltonus: Muskelrelaxanzien
- Osteoporose, Knochenmetastasen: Bisphosphonate

Koanalgetika

Begleitend können **je nach Schmerzform zusätzliche Medikamente** die Symptomatik bessern:
- **Antidepressiva, Antikonvulsiva** → gegen neuropathischen Schmerz
- **Glukokortikoide** → gegen Tumorschmerz
- **Bisphosphonate** gegen gestörte Knochenstruktur
- **Muskelrelaxanzien** → gegen Spasmen

Antidepressiva

Vertreter dieser Substanzgruppe kommen bei **brennenden neuropathischen** Schmerzen und Mixed Pain, wie sie bei Rücken- und Tumorschmerzen häufig sind, zum Einsatz. Die schmerztherapeutische Dosis liegt bei 10–50 % der antidepressiv wirkenden Dosis. Benutzt werden trizyklische Antidepressiva (TZA) wie Amitriptylin und Doxepin sowie Venlafaxin und Duloxetin, beide aus der Gruppe der selektiven Serotonin- und Noradrenalin-Wiederaufnahmehemmer. Wegen der möglichen, vor allem anticholinergen Nebenwirkungen wird einschleichend mit niedrigen Dosen begonnen. Alle Antidepressiva können die Krampfschwelle senken (➢ Tab. 27.8).

Antidepressiva sollten aufgrund anticholinerger Nebenwirkungen langsam eingeschlichen werden.

MERKE

Anticholinerge **unerwünschte Arzneimittelwirkungen** (UAW) der TZA: Mundtrockenheit, Obstipation, Harnretention, Akkommodationsstörungen, Potenzstörungen, Müdigkeit, Schwindel, Tremor der Hände, Reizleitungsstörungen am Herzen, Appetitsteigerung.

MERKE

Bei Verwendung von TZA sollte deren jeweiliger Wirkschwerpunkt (Antriebssteigerung, Anxiolyse, Stimmungsaufhellung) je nach vorliegender Affektlage des Patienten berücksichtigt werden (➢ Abb. 27.5).

Bei der Therapieplanung sollte eine depressive Verstimmung oder Antriebsminderung bedacht werden.

CAVE

Bei Suizidalität muss jede Antriebssteigerung durch Antidepressivagabe vermieden werden!

CAVE

Tab. 27.8 Koanalgetika: Antidepressiva

Präparat	Dosierung	Eigenschaften
Amitriptylin	ED: 10–75 mg 1 ×/d abends TMD: 75 mg	Dämpfende Wirkung, auch bei Schlafstörungen indiziert
Doxepin	ED: 10–25 mg 1–2 ×/d TMD: 75 mg	Etwas weniger sedierend als Amitriptylin
Venlafaxin	ED: 1 × 75–225 mg/d TMD: 375 mg	Antriebssteigernde Wirkung
Duloxetin	ED: 30–60 mg TMD: 120 mg	• Antriebssteigernd • Zur Schmerztherapie bei diabetischer Polyneuropathie zugelassen
Mirtazapin	ED: 7,5–45 mg 1 ×/d abends TMD: 45 mg	Schlafinduzierende Wirkung

ED: Einzeldosis; TMD: Tagesmaximaldosis

TAB. 27.8

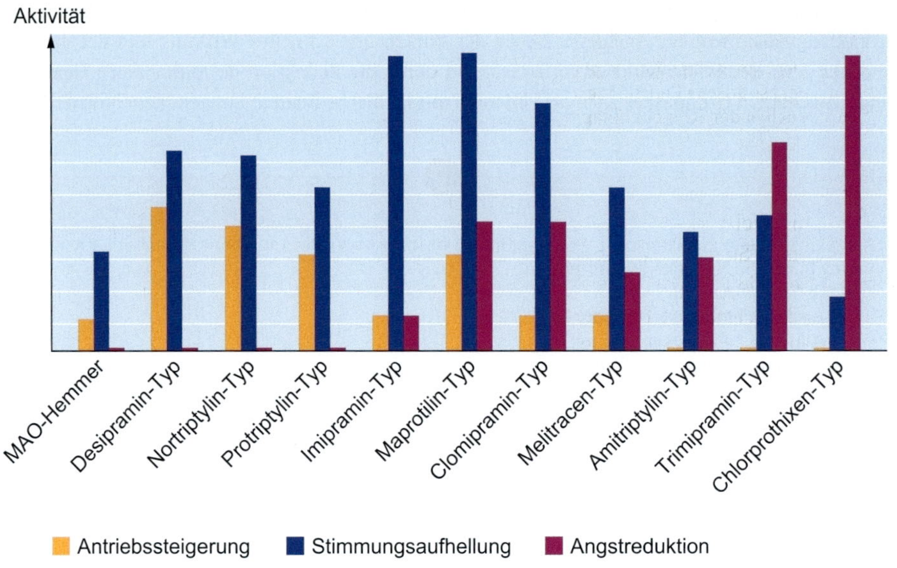

Abb. 27.5 Aktivierungsmerkmale der Trizyklika nach Kielholz (1979) [L231]

Bei Leberschäden, Herzrhythmusstörungen und Schwangerschaft sollten Antikonvulsiva vermieden werden.

Antikonvulsiva

Antikonvulsiva sind besonders bei einschießenden, neuralgiformen Schmerzen indiziert. Auch sie werden einschleichend dosiert, idealerweise über einen Zeitraum von 4 Wochen. Kontraindikationen sind: kardiale Reizleitungsstörungen, Leberfunktionsstörungen, Schwangerschaft. Carbamazepin wirkt als Natriumkanalblocker, Gabapentin und Pregabalin sind Kalziumkanalmodulatoren (➢ Tab. 27.9).

TAB. 27.9

Tab. 27.9 Koanalgetika: Antikonvulsiva

Präparat	Dosierung	Eigenschaften
Carbamazepin	Initial 200–400 mg/d, Steigerung auf 800 mg/d	• Nebenwirkungen (NW): Somnolenz, Sedierung, Schläfrigkeit, Schwindel, Ataxie, Verwirrtheit, Unruhe, Blutbildveränderungen, anticholinerge NW • Medikament der 1. Wahl bei Trigeminusneuralgie
Gabapentin	Initial 1–3 × 100–300 mg/d, Steigerung auf 1800 mg/d	• NW: Müdigkeit, Schwindel, Gangunsicherheit, Ataxie • Kontraindikation: Pankreatitis
Pregabalin	Initial 1–2 × 25–75 mg/d, Steigerung auf 600 mg/d	NW wie Gabapentin; führt nicht zur Erhöhung der Pankreasparameter, soll besser verträglich sein, aber: Abhängigkeitspotenzial

Topische Therapie

Bei der topischen Therapie werden Hautpflaster mit lokaler Wirkung bei örtlich begrenzten neuropathischen Schmerzen verwendet (➢ Tab. 27.10).

TAB. 27.10

Tab. 27.10 Pflasterpräparate zur topischen Therapie

Präparat	Eigenschaften
Capsaicin	• Wirkstoff der Chilischote, starkes initiales Hautbrennen • Indikation: Allodynie bei Postzoster-Neuralgie, HIV-assoziierte Neuropathie • Längerfristige, reversible Deaktivierung hyperaktiver Nozizeptoren • Selektiver Agonist durch Überstimulation der TRPV-1-Rezeptoren
Lidocain	• Keine systemische Nebenwirkung bei niedrigen Plasmaspiegeln • Lokal analgetisch durch Blockade dermaler Natriumkanäle

Bei Tumorschmerzen können Kortikosteroide durch ihre **antiinflammatorische Wirkung** das Schmerzempfinden verbessern.

Kortikosteroide

Bei Tumorerkrankungen mit schlechter Prognose können Kortikosteroide zur Schmerztherapie eingesetzt werden. Die Dosierungen liegen in diesem Kontext häufig oberhalb der Cushing-Schwelle. Die Wirkung erklärt sich durch die abschwellenden, antiödematösen und antiphlogistischen Eigenschaften der Kortikosteroide.

MERKE

Die UAW der Kortikosteroidtherapie wie Blutzuckererhöhung, Gewichtszunahme, Thromboseneigung, Osteoporose, aseptische Knochennekrose, erhöhtes Infektionsrisiko, Magen-Darm-Ulzera und Cushing-Syndrom sind auch in der Schmerztherapie zu beachten.

MERKE

Die Dosierung erfolgt hier häufig initial mit hohen Dosen, die im Therapieverlauf ausgeschlichen werden. **Indikationen** für Steroide bei Tumorschmerz:

- Metastasierende Tumoren, insbesondere Knochenmetastasen
- Organbefall bei malignen Tumoren
- Kopfschmerz bei erhöhtem Hirndruck durch zerebrale Raumforderungen

Bei benignen Schmerzen müssen die erheblichen Nebenwirkungen einer Steroidmedikation gegen den angestrebten Nutzen abgewogen werden. In Einzelfällen kann der Einsatz für folgende Indikationen gerechtfertigt sein:

- Neuropathische Schmerzen
- Gesichtsschmerzen
- Rücken- und Gelenkschmerzen

Verabreicht werden oft hohe Dosen oberhalb der Cushing-Schwelle.

Bisphosphonate

Durch den osteoprotektiven Effekt dieser Substanzgruppe wird eine analgetische Wirkung erzielt. Die Dosierung ist abhängig von der Höhe des Serum-Kalziums. **Indikationen** für eine Therapie mit Bisphosphonaten sind: Tumorosteolysen, ossärer Tumorschmerz, Osteoporose, Morbus Paget. Hypokalzämien und akutes Nierenversagen können als UAW bei fehlerhaften Applikationen auftreten. Ösophagitiden, Übelkeit, Erbrechen, Diarrhö sind ebenso als Nebenwirkungen beschrieben. Infrage kommen Etidronat, Clodronat, Pamidronat und Alendronat.

Wegen der **Hemmung des Knochenabbaus** können Bisphosphonate bei Osteoporose, Knochenmetastasen oder benignen Osteolysen eingesetzt werden.
Als Komplikation kann eine Hypokalzämie auftreten.

Spezifika der medikamentösen Therapie

- **Höheres Alter:** Mit zunehmendem Alter und bei bekannten Organfunktionsstörungen (Leber, Niere) wird eine geringere Dosierung von Analgetika benötigt (erhöhte Bioverfügbarkeit). Die Substanzen Pethidin, Indometacin und Etoricoxib sollten im höheren Alter gemieden werden (siehe auch PRISCUS-Liste = Übersicht potenziell inadäquater Medikation für ältere Menschen).
- Bei **Niereninsuffizienz** ist zu beachten, dass einige Analgetika nephrotoxisch sind, einige teilweise renal ausgeschieden werden, weshalb sie bei Niereninsuffizienz kumulieren können, während andererseits einige Analgetika dialysierbar sind, sodass es während einer Hämodialyse zu einer Abnahme der Wirkung kommt. Um eine Dosisanpassung bei Niereninsuffizienz vornehmen zu können, empfiehlt sich eine Orientierung an den Angaben unter http://dosing.de.
- Schwierig und sehr limitiert ist die medikamentöse Schmerztherapie in **Schwangerschaft und Stillzeit.** Die Charité – Universitätsmedizin Berlin bietet mit www.embryotox.de eine Internetseite an, auf der dazu Informationen zusammengetragen werden.

Spezifika der medikamentösen Therapie

Dosis- und Therapieanpassungen sind insbesondere bei **älteren** oder **schwangeren** Patienten sowie im Falle von **gestörter Substanzausscheidung** (bei Nieren- oder Leberinsuffizienz) zu bedenken.

27.4.2 Nichtmedikamentöse Therapieverfahren

Wilfried Witte und Wolfgang Richter

Schmerzpsychotherapie

Wolfgang Richter

Bei chronifizierten Schmerzen sollte immer auch die Indikation für eine Schmerzpsychotherapie überprüft werden. Im Rahmen der multimodalen Schmerztherapie ist sie obligat. Die angewandten Verfahren entstammen zum größten Teil der Verhaltenstherapie. Sie umfassen Methoden zur kognitiven Umbewertung und Ablenkungsstrategien.

Ziele bei Rückenschmerzen sind z. B. Bewegungstraining statt Bewegungsvermeidung, Wiederherstellung körperlicher und sozialer Funktionen, Veränderung von depressiven und ängstlichen Einstellungen und Veränderung psychosozialer Belastungsfaktoren am Arbeitsplatz.

Ziele der Schmerzpsychotherapie sind:

- Vermittlung eines biopsychosozialen Erklärungsmodells (Edukation)
- Anleitung zur Ermittlung und Selbstbeobachtung von Einflussfaktoren auf den Schmerzen (wie Stress durch z. B. überhöhte Leistungsansprüche oder mangelndes Zeitmanagement)
- Durchführung von Verhaltensanalysen zur Modulation der Schmerzen
- Reflexion von Zielsetzungen im Alltag zur Verhinderung schmerzverstärkender Situationen
- Erlernen und Anwenden von Entspannungsverfahren
- Herstellung eines ausgewogenen Wechsels von Aktivität und Erholung
- Verringerung schmerzverstärkender Kognitionen (z. B. Katastrophisierung)

27.4.2 Nichtmedikamentöse Therapieverfahren

Schmerzpsychotherapie

Im Falle chronischer Schmerzen ist meist eine begleitende Psychotherapie sinnvoll, bei der **über das Erkrankungsbild aufgeklärt** wird und **Entspannungs- sowie Verhaltenstechniken** zur Schmerzreduktion eingeübt werden.

Studentische Sicht

Individuelle Vorstellungen zur Schmerzursache sollten in die Behandlung einbezogen werden.

- Aufbau förderlicher Kognitionen (Ziel: Selbstwirksamkeit und Selbsteffizienz)
- Training sozial kompetenten Stressbewältigungsverhaltens

Grundlage der Schmerzpsychotherapie sind eine detaillierte Schmerzdiagnostik und individuelle Psychodiagnostik unter Einordnung und Würdigung biografischer Hintergründe mit Formulierung eines hypothetischen biopsychosozialen Störungsmodells.

Die an den individuellen Therapiezielen orientierten Verfahren der Schmerzpsychotherapie sind in ➤ Tab. 27.11 aufgeführt. Hauptziel der Schmerzpsychotherapie ist die Konsolidierung eigenständiger Bewältigungsstrategien im Lebensalltag des Patienten.

TAB. 27.11

Tab. 27.11 Grundlegende Verfahren der Schmerzpsychotherapie

Verfahren	Spezielle Themen und Inhalte
Multimodale kognitive Verhaltenstherapie (VT)	• Psychodiagnostik, Edukation, Änderung der Selbstwahrnehmung, Erlernen schmerzreduzierender Bewältigungstechniken • Modifikation körperlicher und sozialer Beeinträchtigungen und schmerzunterhaltender Kognitionen • Einflussnahme auf das emotionale Erleben • Erhöhung der Selbstwirksamkeitserwartung, Ressourcenaktivierung, Reduktion sozialer Isolation
Entspannungsmethoden	• z. B. Progressive Muskelrelaxation (PMR nach Jacobson) • Autogenes Training (Entspannung durch Autosuggestion) • Yoga • Atem-, Meditations-, Körperübungen (Feldenkrais, Qigong, Tai-Chi) • Hypnotherapie: 13 imaginative Transformationen von Schmerzbeschwerden nach Milton Erikson
Edukation	• Modellvermittlung biopsychosozialer Zusammenhänge • Modellvermittlung zu kognitiven und emotionalen Schmerzreaktionen • Veränderung der Kausal- und Kontrollattributionen der Patienten • Entlastung von Schuld- und Selbstvorwürfen • Ermutigung zu Eigenaktivität und Eigeninitiative
Fantasiereisen und imaginative Techniken	• Entspannende Instruktion einer spezifischen Szene • Induktion indirekter mentaler Harmonisierungsprozesse • Vorstellung angenehmer und schmerzinkompatibler Fantasien (imaginative Unaufmerksamkeit) • Imaginative Transformation: mentale Überführung der Schmerzwahrnehmung in den Kontext einer angenehmen Empfindung
Ablenkungsmethoden	• Äußere Schmerzablenkungen: z. B. lesen, Musik hören, fernsehen, Sport treiben, Freunde besuchen • Innere mentale Schmerzablenkungen: Gedichte rezitieren, Urlaub oder angenehme Aktivität planen, Konzentration auf angenehme, reale Erinnerungen (Bilder, Stimmen, Ereignisse) oder konzentriertes Kopfrechnen, Zählen, Reimen oder Dichten • Reduktion der Schmerzfokussierung: bewusste Aufmerksamkeitslenkung auf schmerzhafte Körperzonen bei gleichzeitiger Distanzierung von dieser Wahrnehmung

Darüber hinaus können in der Gruppen- und Einzelpsychotherapie spezifische schmerzpsychotherapeutische Schwerpunktverfahren eingesetzt werden, um individuelle, zwischen Therapeut und Patient abgesprochene Ziele zu erreichen, z. B. gezielte Veränderung der Körperwahrnehmung (Biofeedbacktherapie) oder Aufbau spezifischer Stressbewältigungskompetenzen.

Physikalische Therapie

Physikalische Therapie

André Remus und Wilfried Witte

Eine physikalische Therapie hilft dabei, Funktionsstörungen und Folgebeschwerden durch inadäquates Schonverhalten zu verhindern.

Die Physikalische Therapie ist fester Bestandteil der Therapie akuter und chronischer Schmerzen. Sie dient zum einen dazu, Funktionsstörungen entgegenzuwirken, und hat zum anderen selbst eine analgetische Wirkung (➤ Tab. 27.12).

Musik- und Kunsttherapie

In multimodalen Schmerztherapieprogrammen können Patienten durch Musik- und Kunsttherapie eine bessere Selbstwahrnehmung erlernen und zudem Selbstwirksamkeit erfahren.

Musik- und Kunsttherapie

In der Musik- und Kunsttherapie wird der Ausdruck des Schmerzes und dessen Wahrnehmung nonverbal ermöglicht. Die Musiktherapie setzt keine musikalischen Fähigkeiten beim Patienten voraus. Sie ist aktiv und löst Gefühle aus, die einen neuen Zugang zum Schmerz schaffen können. In der Kunsttherapie werden Bilder oder Plastiken erstellt, die von den Therapeuten oder in der Gruppe gedeutet werden. Auch hier ist keine Kenner- oder Könnerschaft bei den Patienten vonnöten. Es wird Bezug genommen auf den Gestaltungsprozess und auf das fertige Kunstwerk.

Tab. 27.12 Physikalische Therapie

Physiotherapie	• Ziel: Verbesserung der Gelenkbeweglichkeit und Körperwahrnehmung, Stärkung von Kraft und Ausdauer • Passive Bewegungsübungen und Lagerung, aktive Bewegungsübungen, sensomotorische Muskelaktivierung, Rücken- und Haltungsschulung
Manuelle Therapie	• Gesamtkonzept aus diagnostischen und therapeutischen Verfahren, um Funktionsstörungen vorrangig des Haltungs- und Bewegungssystems zu bessern • Bestandteile der Manuellen Therapie: Chirotherapie und Osteopathie: – Chirotherapie: Gelenkmobilisierung steht im Zentrum – Osteopathie: Funktionsstörungen von Muskeln, Faszien und inneren Organen (Gastrointestinaltrakt)
Ergotherapie	• Beschäftigungs- und arbeitstherapeutische Verfahren und Methoden zur Steigerung der praktischen Handlungsfähigkeit • Konzentration auf die soziale Situation (Anpassung an Umweltbedingungen) oder auf körperliche Funktionen (Motorik, Sensomotorik) • Beispiel: Spiegeltherapie zur Behandlung von Phantomschmerzen oder des CRPS
Massage	• Hohe Zufriedenheit beim Patienten (Wohlfühlaspekt), passives Verfahren, funktionell kaum Langzeiteffekte • Steigerung der Lebensqualität
Wärmetherapie	• Muskeldetonisierende Wirkung • Packungen, Bäder, Infrarotlicht oder Ultraschall • Kontraindiziert bei akut-entzündlichen Prozessen
Kältetherapie	• Therapie akut-entzündlicher und degenerativer Zustände • Eis, Eispackungen, Wickeln, Kältegel oder Kältespray • Kontraindiziert bei Durchblutungsstörungen der Extremitäten, Arteriosklerose und bei bewusstseinseingeschränkten Patienten
Elektrotherapie	• Nieder-, Mittel- und Hochfrequenztherapie, Ultraschall • Wichtigste Niederfrequenztherapie: transkutane elektrische Nervenstimulation (TENS) • Aktivierung inhibitorischer Mechanismen im Hinterhorn des Rückenmarks durch Reizung kutaner schnellleitender Fasern • Reduktion der Aktivität nozizeptiver C-Fasern im gleichen Segment
Aerobes Ausdauertraining	• Herzfrequenz im Bereich der aeroben Stoffwechsellage (60–80 % der maximalen Belastbarkeit). Einstieg: z. B. Walking, später: z. B. Laufen und Schwimmen • Mehrere Wiederholungen pro Woche mit individuell angepasster Belastung und Dauer (z. B. je 30–60 min) • Positiver Effekt beim Fibromyalgiesyndrom, bei Rückenschmerzen oder Migräne

27.5 Therapie akuter Schmerzen

Wilfried Witte

27.5.1 Akutschmerzdienst

Das Akutschmerzmanagement ist verbindlicher Teil des Qualitätsmanagements von Krankenhäusern und vertragsärztlichen Praxen. Als Organisationsform zur Umsetzung der postoperativen Schmerztherapie wird allgemein der Betrieb eines **Akutschmerzdienstes (ASD)** präferiert, der von geschultem Pflegepersonal („pain nurses") und Ärzten umgesetzt wird. Kern der Tätigkeit eines ASD, der rund um die Uhr vorgehalten werden muss, ist die Versorgung von Patienten mit kontinuierlichen systemischen und Regionalanästhesieverfahren auf Normalstationen (15–25 % aller operierten Patienten).

MERKE

Kliniken mit chirurgisch-operativem Betrieb benötigen einen Akutschmerzdienst.

27.5.2 Patientenkontrollierte Analgesie

Komplexe kontinuierliche Schmerztherapieverfahren wenden u. a. das Prinzip der patientenkontrollierten Analgesie („patient-controlled analgesia", PCA) an. PCA wird unterschieden von „nurse-controlled analgesia", bei der pflegerisches (oder ärztliches) Personal Schmerzmittel bei Bedarf verabreicht. Für PCA-Verfahren werden spezielle Infusionspumpen benötigt, über die der Patient per Knopfdruck ein Schmerzmittel abrufen kann. Dies geschieht innerhalb vorgegebener Maximaldosen mit programmierter Lock-out-Time, in der keine Gabe vorgenommen werden kann, um die Gefahr von Überdosierungen zu minimieren. Die gängigsten patientenkontrollierten Analgesieverfahren sind die patientenkontrollierte intravenöse Analgesie (PCIA, meist Opioidgabe) und die patientenkontrollierte epidurale Analgesie (PCEA).

Studentische Sicht

TAB. 27.12

27.5 Therapie akuter Schmerzen

27.5.1 Akutschmerzdienst

Einrichtungen, in denen operiert wird, müssen einen spezialisierten Akutschmerzdienst (ASD) vorhalten. Der ASD kümmert sich z. B. darum, ob die Schmerzbehandlung mittels eines Periduralkatheters, der intraoperativ gelegt wurde, funktioniert.

27.5.2 Patientenkontrollierte Analgesie

Bei der patientenkontrollierten Analgesie können Patienten sich **selbst per Knopfdruck analgetische Substanzen verabreichen** (meist über **intravenösen oder Periduralkatheter**). Die Applikationsgeräte beachten dabei Minimalabstände zwischen den Gaben und Tageshöchstdosen.

27.5.3 Periduralanalgesie

Neben einer analgetischen Bolusgabe kann über einen Periduralkatheter auch eine kontinuierliche Applikation zur **selektiven Betäubung bestimmter Dermatome** erfolgen.

27.5.3 Periduralanalgesie

Rückenmarksnahe Anästhesieverfahren (➢ Kap. 6.2) sind fester Bestandteil der operativen Medizin. Sie werden, je nach Operation und sonst relevanten Aspekten, über eine kontinuierliche Analgetikagabe oder als PCA-Verfahren mit Laufrate und Bolusfunktion praktiziert. Verwendet werden meist niedrigdosierte Lokalanästhetika in Kombination mit Opioiden. Ziel ist es, Analgetika in die Nähe der spinalen Segmente zu applizieren, um die Afferenzen aus dem Operationsgebiet zu beeinflussen. Kontinuierliche Verfahren der rückenmarksnahen Regionalanästhesie sind inzwischen in der Therapie chronischer Schmerzen weniger üblich. Single-Shot-Verfahren (auch sakral) werden häufiger angewandt.

27.5.4 Lokale Regionalanästhesie

Regionale Anästhesieverfahren können auch zur Schmerztherapie eingesetzt werden.

27.5.4 Lokale Regionalanästhesie

Über den perioperativen Anwendungsbereich hinaus (➢ Kap. 6.3) werden regionale anästhesiologische Verfahren auch als regionale Schmerztherapie praktiziert (diagnostisch, prognostisch und therapeutisch). Zumeist handelt es sich um einmalige Infiltrationen; das Platzieren von Kathetern ist selten. Unimodal geschieht dies vor allem in der Orthopädie und Neuraltherapie (therapeutische Lokalanästhesie). Im Rahmen der multimodalen Therapie chronischer Schmerzen haben die Verfahren keinen hervorgehobenen Stellenwert (mehr).

FALLBEISPIEL

Kommunikation

Während Sie in der Notaufnahme eines großen Krankenhauses Ihren Dienst als Assistenzarzt der Anästhesiologie verrichten, kommt ein Obdachloser ins Haus. Schnell ist zu vernehmen, wie er die Pflegekräfte bei jeder Gelegenheit unflätig und lautstark mit Worten attackiert. Offensichtlich hat der Patient Schmerzen am linken Unterarm wegen einer schon länger zurückliegenden Fraktur mit beginnender Pseudarthrosenbildung. Der diensthabende Unfallchirurg ist noch anderweitig beschäftigt. Sie werden mit dem Fall betraut (Akutschmerztherapie, Anästhesie-Aufklärung im Rahmen einer OP-Vorbereitung). Ihnen ist es wichtig, die Situation kommunikativ zu beruhigen. Dafür bauen Sie sich vor dem Obdachlosen auf, stemmen die Arme in die Seite und übertönen seine unfreundlichen Äußerungen, indem Sie ihn umso lauter mit folgenden Worten zur Ruhe mahnen: „Jetzt passen Sie mal auf: So geht das nicht. Sie müssen sich an die Regeln halten ..." Keine 5 min später hat der Obdachlose die Notaufnahme wieder verlassen, ohne auch nur im Ansatz untersucht oder behandelt worden zu sein.
Was ist passiert? Der Patient hat sich wahrscheinlich aus Angst und Scham kommunikativ aggressiv-abwehrend verhalten. Sie haben die Gegenübertragung und die Wut, die dadurch bei Ihnen aufgekommen ist, nicht bemerkt. Damit haben Sie den Patienten im Nu so verschreckt, dass er seinen lange aufgeschobenen Entschluss, die Fraktur endlich im Krankenhaus behandeln zu lassen, umgehend revidiert hat.
Medizin erfüllt eine soziale Funktion und ist nicht nur für Beitragszahler, die sich zu benehmen wissen, verantwortlich. Durch Ihr Auftreten wurde dem Patienten im Effekt eine Behandlung verwehrt, die er benötigt hätte.

27.6 Therapie chronischer Schmerzen

Die Therapie chronischer Schmerzen richtet sich nach dem **Ziel einer Verbesserung der Alltagsfunktionalität, der Lebensqualität und der sozialen Teilhabe.** Zur Schmerzreduktion müssen daher nicht zwingend Medikamente zum Einsatz kommen.

27.6 Therapie chronischer Schmerzen

Wilfried Witte, André Remus

Die Therapie chronischer Schmerzen richtet sich nach der jeweiligen Schmerzkrankheit, ihrem Chronifizierungsgrad und dem Vorliegen und ggf. dem Ausmaß der körperlichen (somatischen) Schädigung. Nicht in jedem Fall ist sie medikamentös. Eine medikamentöse Einstellung muss immer individuell vorgenommen werden, es gibt keine festen Schemata. Ziele der Therapie chronischer Schmerzen sind:

- Verbesserung der körperlichen Funktion
- Erhalt der Arbeitsfähigkeit und der sozialen Teilhabe
- Verbesserung der Lebensqualität (inkl. der oft gestörten Schlafqualität)
- Schmerzreduktion (Faustformel: i. d. R. um 30–50 % denkbar)

Im biopsychosozialen Krankheitsmodell wird eine Aktivierung des Patienten angestrebt. Dies geschieht durch Maßnahmen einer besseren körperlichen Anpassung und des Trainings („functional restoration", Konditionierung) sowie durch die Verbesserung der Schmerzbewältigung. Um die Schmerzbewältigung verbessern zu können, werden schmerzpsychologische Verfahren integriert.

FALLBEISPIEL

Eine Patientin (geb. 1945), die Sie schon länger quartalsweise in der Schmerzambulanz sehen, kommt im Frühjahr 2021, als die Corona-Pandemie-Verhältnisse Patientenbesuche in der Ambulanz wieder zulassen, wegen eines Massage-Rezepts zu Ihnen. Sie wissen, dass die Patientin degenerative Wirbelsäulenveränderungen aufweist, die konservativ behandelt werden. Kern Ihrer Therapie ist, edukativ darauf einzuwirken, dass die Patientin sich mehr bewegt und Bewegungsübungen, die sie schon gelernt hat, regelmäßig anwendet. Die Patientin ist sehr fordernd; sie habe schon so viel einstecken müssen im Leben und jetzt auch noch Corona, wo man nichts machen könne und ihre Wassergymnastik auch ausfalle; da stehe ihr doch wohl ein wenig Massage zu.
Wie verhalten Sie sich sinnvollerweise? Sie legen ihr edukativ dar, warum ein eigenes Bewegungsprogramm ihr viel besser helfen könne als eine passive Maßnahme wie Massage, die nur kurzzeitig wirken würde. Sie zeigen Verständnis dafür, dass es natürlich sehr ungünstig für die Patientin ist, dass sie nicht wie gewohnt zu ihrer Wassergymnastik gehen könne, und bieten ihr an, anstelle des Massage-Rezepts ein Physiotherapie-Rezept auszustellen, sodass sie die Gelegenheit bekommt, sich Übungen zeigen zu lassen, die sie zu Hause anwenden kann.

INTERPROFESSIONELLE KOMPETENZ

Ein Internist schickt Ihnen einen 66-jährigen Patienten, der seit einem Autounfall (Aufpralltrauma) schon jahrelang Nackenschmerzen hat, die erst durch die Einnahme eines Opioids kontrollierbar gewesen seien. Er behandele den Patienten seit 5 Jahren. Nichtsteroidale Antiphlogistika hätten nicht geholfen, weshalb er zu einer Opioidtherapie übergegangen sei. Wegen einer Niereninsuffizienz habe er dem Patienten Hydromorphon verschrieben, zunächst 2 × 4 mg/d retardiert, dann bei Wirkverlust sukzessive gesteigert. Inzwischen sei er bei 2 × 22 mg retardiert angekommen. Der Patient klagt nun nicht nur über erneuten Wirkverlust, sondern auch über Schlafstörungen und Tagesmüdigkeit. Er habe zu nichts mehr Lust, die Obstipation sei aber inzwischen kein Problem mehr. Der Internist bittet Sie, den Patienten doch mit richtig starken Substanzen gut analgetisch einzustellen.
Wie verhalten Sie sich im Kontakt zum ärztlichen Kollegen? Das Schleudertrauma (engl. „whiplash injury") ist eine berüchtigte Beeinträchtigung, die in verschiedener Hinsicht in Fachkreisen umstritten ist. Gleichwohl wäre es für Sie ein Leichtes, dem internistischen Kollegen anklagend zu vermitteln, dass er viel zu lange völlig falsch therapiert hat, da hier nicht nur keine Indikation für eine Opioidtherapie bestand, sondern vor allem die ständige Dosissteigerung kontraindiziert war. Es ist davon auszugehen, dass die Probleme des Patienten komplex und nicht durch eine einfache medikamentöse Maßnahme kontrollierbar sind. Hier wäre (schon lange) eine interdisziplinäre multimodale Schmerztherapie indiziert gewesen, und eine Opioidreduktion bzw. ein Opioidentzug (am besten unter stationären Bedingungen) ist notwendig. Sie sollten jedoch bedenken, was schon lange sprichwörtlich geworden ist: Hochmut kommt vor dem Fall. Vermitteln Sie dem Kollegen im Zwiegespräch ohne jeglichen abwertenden Kommentar, was Sie an dieser Stelle für angebracht halten, und erklären Sie sachlich, was Sie in der Entwicklung, die der Patient in den letzten Jahren gemacht hat, für ungünstig halten. Bedenken Sie: Irgendwann werden auch Sie im Beruf Unterstützung benötigen. Niemand ist fehlerfrei.

INTERPROFESSIONELLE KOMPETENZ

27.6.1 Tumorschmerzen

Die Frage, ob Tumorschmerzen entstehen und wie ausgeprägt diese sein können, hängt vom zugrunde liegenden Pathomechanismus ab. Tumoren, die häufig in das Skelettsystem metastasieren, verursachen bei mehr als 80 % der Betroffenen Schmerzen. Lymphome und Leukämien führen bei 25–45 % der Patienten zu Schmerzen. Wie die Schmerzen erlebt werden, ist ein komplexer Vorgang (➤ Kap. 28).
Tumorschmerzen werden nach ihrer Ursache angesehen als:

- **tumorbedingt** (z. B. ossäre Metastasen, pathologische Frakturen, Nerven-, Viszeral-, Weichteilinfiltrationen oder -kompressionen, Ulzerationen und Nekrosen von Haut und Schleimhäuten),
- **therapiebedingt** (Operationen [Nervenläsionen, Stumpf- und Phantomschmerz], Bestrahlung [Strahlenfibrose, Mukositis], Chemotherapie [Mukositis, Mono- und Polyneuropathie]) oder
- **tumorassoziiert** (z. B. paraneoplastische Syndrome, Thrombosen, Embolien, Lymphödeme).

Anamnestisch müssen (nach E. Hoffmann und S. Wirz) in jedem Fall folgende Fragen gestellt werden:

- Wo? Lokalisation und Ausstrahlung
- Wie? Qualität und Intensität (maximaler Schmerz)
- Wann? Tageszeitlicher Verlauf
- Wodurch? Modulierende Faktoren
- Warum? Kausalzusammenhänge
- Was außerdem? Begleitbeschwerden (Übelkeit, Unruhe/Angst, Luftnot, Obstipation etc.)

Die **Therapie** von Tumorschmerzen basiert auf mehreren Prinzipien (➤ Tab. 27.13).
Exazerbierter Tumorschmerz wird unterschieden in:

- **Durchbruchschmerz:** unvorhersehbar kurze (im Schnitt 30-minütige) Schmerzepisoden, auch aus dem Schlaf heraus (Therapie: meist schnell anflutendes Akut-Opioid, z. B. i. v. oder transmukosal).
- **Incident Pain:** durch alltägliche Belastungen hervorgerufener Schmerz (z. B. durch Schlucken, Abführen, Lagewechsel), dieser Schmerz kann nach initialem Auftreten medikamentös antizipiert werden (Therapie: meist Opioid-Bedarfsdosis, 10–20 % der Opioid-Basisanalgesie).
- Bei exazerbiertem Tumorschmerz ist nach Attackenfrequenz pro Tag, durchschnittlicher Attackendauer und Ansprechen auf ein Opioid zu fragen. Der letztgenannte Punkt ist wichtig, da es zwar Erfahrungswissen ist, dass Tumorschmerzen sehr häufig opioidsensibel sind, dies trifft aber nicht in jedem Fall zu.

27.6.1 Tumorschmerzen

Man unterscheidet je nach Beziehung von Tumor und Schmerzsymptomatik **tumorbedingten** (z. B. bei Knocheninfiltration oder Ulzerationen), **tumorassoziierten** (z. B. bei Thrombose oder Paraneoplasie) und **therapiebedingten** Schmerz (z. B. durch Gewebeschäden bei Chemo- oder Strahlentherapie).

Tumorschmerz kann in plötzlichen Attacken auftreten, die entweder durch alltägliche Handlungen bzw. Bewegungen ausgelöst werden (sog. **Incident Pain**) oder situationsunabhängig sind (sog. **Durchbruchschmerz**).

TAB. 27.13

Tab. 27.13 Therapiemöglichkeiten bei Tumorschmerzen	
Kausale Therapie	• Reduktion des Tumorwachstums und der Tumormasse durch Bestrahlung, Chemotherapie und Operation • Operative Therapie der lokalen Folgen des Tumors: Stabilisierung pathologischer Frakturen, Umgehungsanastomosen, Drainagen gestauter Hohlorgane, plastische Deckung
Medikamentöse analgetische Therapie	• Nach WHO-Stufenschema, zusätzlich Koanalgetika bei Bedarf • Retardpräparate bei Dauerschmerzen mit festen Dosisintervallen (8, 12 oder 24 h) • Bei Schmerzspitzen und zur Dosistitration nichtretardiertes Opioid der gleichen Wirkstufe verwenden ($^1/_{10}$ bis $^1/_6$ der Tagesdosis des Retardpräparats als Einzeldosis bis 6 ×/d) • Bei Durchbruchschmerzen schnell- und kurzwirkende Zusatzmedikation (z. B. orale, nasale, bukkale Fentanyl-Präparate) • Wechsel auf Opioid-Pflastersysteme mit 3- bis 7-tägigem Wechsel möglich
Invasive Techniken der Schmerztherapie	• Nervenblockaden, z. B. Ganglion-stellatum-Blockaden bei sympathisch unterhaltenen Schmerzen • Chemische Neurolysen, z. B. Ganglion coeliacum bei Oberbauchtumorschmerzen (Leber, Galle, Pankreas) CT- oder durchleuchtungsgesteuert mit hochprozentigem Alkohol oder mittels Kryo- oder Thermokoagulation • Kathetertechniken, z. B. Plexus brachialis bei Tumorinfiltration, peridurale/intrathekale Analgesie mit Opioiden (als alleinige Substanz oder in Kombination) mittels Pumpen (extern oder implantiert)
Psychoonkologische Betreuung	Patientenzentrierte Gesprächstherapie, verhaltenstherapeutische Schmerzbewältigungstechniken
Physiotherapie	Krankengymnastik, Lymphdrainage, Massage, physikalische Therapie
Adjuvante Therapie bei assoziierten Symptomen	Symptomatische Therapie bei Erbrechen, Appetitlosigkeit, Atemnot, Angst (➤ Kap. 28.3)

Therapeutisch ist bedeutsam, ob der Schmerz vorwiegend nozizeptiv oder neuropathisch ist und ob der Patient bereits mit Opioiden behandelt wurde.

- Dies gilt für **nozizeptiven** Tumorschmerz (Therapie: WHO-Stufenleiter) und für gemischten neuropathischen/nozizeptiven Schmerz (sog. Mixed Pain, Therapie: Koanalgetika); bei **neuropathischen** Tumorschmerzen kommen primär Antidepressiva und Antikonvulsiva zum Einsatz.

Relevant im Hinblick auf die Dosierung ist, ob ein Patient **opioidnaiv** ist oder **opioidgewöhnt** (Einnahme von 80–90 mg Morphin-Äquivalent über > 3 Wochen). Für die Umrechnung von einem Opioid zu einem anderen existieren Umrechnungstabellen, welche die Potenzen in Beziehung zueinander setzen (Internet: LONTS_Praxiswerkzeug_09.pdf; schmerzgesellschaft.de). Sie sind an opioidnaiven Patienten orientiert und geben ungefähre Richtwerte an. Es existieren verschiedene Umrechnungstabellen, die nicht vollkommen identisch sind.

FALLBEISPIEL

Fall 1

77-jährige Patientin mit Mammakarzinom, Z. n. Operation, ossäre Metastasen, keine operative Option, zunehmende Schmerzen. Drückende und stechende Schmerzen in BWS und LWS. Niereninsuffizienz 2. Grades mit GFR 35 ml/min. Medikation bislang: Metamizol 500 mg 1-1-1-1. Bislang opioidnaiv. Nebendiagnose: 1-Gefäß-KHK.

Welches medikamentöse Vorgehen schlagen Sie vor?

- Eine erste Überlegung wäre, mit einem WHO-Stufe-II-Opioid zu beginnen. Hier würde sich am ehesten Tilidin empfehlen, Anfangsdosierung Tilidin comp. retardiert 50/4 mg 1-0-1 mit Bedarfsmedikation Tilidin unretardiert 50 mg max. 1 × ½-stündlich. Dosisanpassung der retardierten Medikation im Verlauf. Da die Clearance bei höhergradiger Niereninsuffizienz jedoch vermindert ist, sollte man ein Opioid nehmen, dessen Elimination geringere Probleme bereitet. Bei Niereninsuffizienz ist das WHO-Stufe-III-Opioid Hydromorphon 1. Wahl. Dosierung: Hydromorphon retard 2 mg 1-0-1, Bedarfsmedikation analog: Hydromorphon unretardiert 1,3 mg max. 1 ×/h. Dosisanpassung der retardierten Medikation im Verlauf (je nachdem, wie viel unretardiertes Hydromorphon abgefordert wurde). Alternativ käme noch Buprenorphin infrage.
- Metamizol weiter.
- Bei schmerzhaften Knochenmetastasen Bisphosphonattherapie. Dann zuvor Vorstellung in der Zahnklinik oder Kieferchirurgie (UAW Bisphosphonate: Kiefernekrose, deshalb müssen die Zähne vor Beginn einer Bisphosphonattherapie saniert sein).
- Bei frakturgefährdeten Wirbelkörpermetastasen Radiatio erwägen.

Fall 2

Bei einem 83-jährigen Patienten mit einem Kolonkarzinom, das exzidiert wurde, werden Metastasen in Leber, Lunge und Peritoneum festgestellt. Seine Opioidmedikation, bestehend aus 2 × 20 mg Morphin retardiert, habe ihm lange gut geholfen, sodass sein Hausarzt zwischenzeitlich schon überlegt habe, das Opioid auszuschleichen. Nun verspüre er aber zusehends mehr Schmerzen am ganzen Körper.

Wie können Sie dem Patienten helfen?

- Sie gehen davon aus, dass der Tumorprogress für die Schmerzzunahme verantwortlich ist, erkundigen sich aber auch, wie seine onkologische Behandlung aussieht (auch im Hinblick darauf, ob neue Diagnostik notwendig ist).
- Sie verordnen eine Steigerung des Opioids auf 2 × 30 mg Morphin retard, vergessen aber im Verlauf nicht zu fragen, ob und, wenn ja, welche Nebenwirkungen unter der Einnahme aufgetreten sind.
- Sie klären den Patienten ausführlich über die Einnahmemodalitäten von Opioiden auf und stellen sicher, dass er Ihre Aussagen auch verstanden hat. Dann setzen Sie für ca. 3 Tage eine Bedarfsmedikation von 10 mg Morphin unretardiert an, max. 1 ×/h und bestellen den Patienten für Tag 4 wieder ein, um zu bilanzieren, wie häufig er die Bedarfsmedikation abgerufen hat, d. h., wie hoch die Gesamtdosis war (retardiert und unretardiert), um danach eine fixe Einstellung über das retardierte Morphin vorzunehmen.
- Sie vermitteln den Patienten an die spezialisierte ambulante Palliativversorgung (SAPV).

27.6.2 Neuropathische Schmerzen

Chronische neuropathische Schmerzen entstehen durch die Schädigung sensorischer nervaler Strukturen im peripheren und zentralen Nervensystem. Etwa 5 % der Bevölkerung leiden an neuropathischen Schmerzen. Es können sensible Ausfälle, Par- und Dysästhesien, brennende Dauerschmerzen, einschießende Attacken und evozierte Schmerzen (Allodynie, Hyperalgesie) auftreten. Mixed Pain bei CNTS findet man häufig bei Rückenschmerzen.

Zur **medikamentösen Therapie** neuropathischer Schmerzen eignen sich Substanzen der folgenden Substanzklassen:

- Antikonvulsiva (Ca-Kanal: Pregabalin, Gabapentin; Na-Kanal: Carbamazepin)
- Antidepressiva (Amitriptylin, Duloxetin, Venlafaxin)
- Opioide (insbesondere Tramadol, Tapentadol)
- Topische Therapie (lokalisierte Schmerzen mit Allodynie)

NSAR sind nicht ausreichend wirksam und bei neuropathischen Schmerzen nicht indiziert.

Chronische neuropathische Schmerzen werden entweder pathophysiologisch oder mechanismusorientiert unterteilt. Mechanismen sind klinische Symptome, die bei unterschiedlichen Erkrankungen gleichermaßen vorkommen, z. B. Allodynie, die sowohl bei der Postzoster- als auch bei der (schmerzhaften) diabetischen Polyneuropathie auftritt.

Postzoster-Neuralgie

Akuter Schmerz tritt auf bei einer neurokutanen Herpes-zoster-Erkrankung (Gürtelrose, Gesichtsrose) mit häufig halbseitigem Hautausschlag (vesikulopapulös) innerhalb einzelner oder weniger Dermatome. Die Therapie ist vorrangig virostatisch.

Treten persistierende Schmerzen über mindestens 3 Monate nach Abheilen der Effloreszenzen auf, so liegt eine Postzoster-Neuralgie vor. Neben einer Allodynie in den betroffenen Segmenten können auch brennende Dauerschmerzen und einschießende, neuralgiforme Schmerzattacken auftreten.

Therapie:

- Antidepressiva: Amitriptylin
- Antikonvulsiva: Pregabalin, Gabapentin
- Opioide
- Topische Therapie mit Capsaicin- und Lidocain-Pflastern
- TENS (transkutane elektrische Nervenstimulation)
- Invasive schmerztherapeutische Verfahren: bei Versagen oder zur Unterstützung der medikamentösen Therapie
  - Blockaden oder Opioidinjektionen am sympathischen Grenzstrang
  - Interkostalnervenblockaden oder Epiduralanästhesie

Diabetische Polyneuropathie

Durchschnittlich jeder dritte Diabetiker leidet an einer diabetischen Polyneuropathie. 13–26 % davon sind schmerzhaft. Die neuropathischen Gebiete befinden sich an den distalen Extremitäten, vor allem an Füßen und Unterschenkeln, und breiten sich dort strumpf- bzw. handschuhförmig aus. Typische Symptome sind Sensibilitätsstörungen, Parästhesien, Dysästhesien und Schmerzen. Diese exazerbieren in Ruhe (nachts) und werden als brennend („burning feet"), bohrend, stechend oder einschießend beschrieben.

Therapie:

- Kausal: Schmerzreduktion durch Normoglykämie in 3–8 Monaten
- Symptomatisch: Antidepressiva, Antikonvulsiva, Opioide, topische Therapie und TENS wie bei der Postzoster-Neuralgie, Duloxetin als zusätzliche antidepressive Option

Phantomschmerz

Phantomschmerzen sind definiert als Schmerzen, die nach dem Verlust einer Extremität, der Mamma, eines Zahns oder eines viszeralen Organs als Sonderform eines **Deafferenzierungsschmerzes** auftreten. Als Deafferenzierungsschmerz (Anaesthesia dolorosa) bezeichnet man Schmerzen nach einer peripheren oder zentralen Nervenläsion, die in den zugehörigen Innervationsgebieten trotz Ausfalls ihrer sensiblen Afferenzen wahrgenommen werden. Die Schmerzen sind stechend, brennend, einschießend, elektrisierend, vor allem in Ruhe.

Therapie:

- Prophylaxe: Schmerztherapie bereits präoperativ beginnen, perioperativer Einsatz von regionalanästhesiologischen Verfahren, Ketamin niedrig dosiert i. v.
- Medikamentös (➢ Kap. 27.4.1)
- Nichtmedikamentös: Ergotherapie (Spiegeltherapie), Physikalische Therapie (z. B. Thermotherapie, Hydrotherapie), Biofeedback

27.6.2 Neuropathische Schmerzen

Ursachen für neuropathische Schmerzen sind **periphere oder zentrale Nervenläsionen.** Oft kommt es in der Folge zu **Plastizitätsmechanismen,** die Sensibilitätsstörungen (z. B. Parästhesien, Allodynie) verursachen können.

Neben typischen **Nichtopioid- und Opioidanalgetika** werden zentralwirksame Substanzen wie **Antikonvulsiva** (z. B. Pregabalin) und **Antidepressiva** (z. B. Amitriptylin) zur Behandlung eingesetzt.

Postzoster-Neuralgie

Durch Befall peripherer Nerven kann sich im Anschluss eines Herpes zoster eine **dermatombezogene Neuralgie** entwickeln.

Diabetische Polyneuropathie

Schmerzen im Rahmen einer Polyneuropathie treten **in Ruhephasen meist verstärkt** auf. Neben einer symptomatischen Therapie sollte im Falle eines Diabetes mellitus die Blutglukoseeinstellung optimiert werden.

Phantomschmerz

Bei **Verlust eines sensibel innervierten Organs** kann es bei starker Nervenverletzung zu chronischem Schmerzempfinden im Bereich dieses Organs kommen, auch wenn dieses längst nicht mehr vorhanden ist (sog Phantomschmerz).
Feedbacktherapien (z. B. mittels Spiegel oder Biofeedback) können die Symptomatik bessern.

Zentraler Schmerz

Zentrale Schmerzen sind definiert als Schmerzen nach einer ZNS-Läsion bzw. als Schmerzen bei ZNS-Dysfunktion.

Häufigste Ursachen für zentrale Schmerzen sind Thalamusinfarkte, Syringomyelie und Schädigung von Rückenmark, Hirnstamm und Thalamus bei MS. Oft sind große Areale an Rumpf, Extremitäten oder Gesicht betroffen. Es können alle Schmerzqualitäten neuropathischer Schmerzen auftreten. Die Schmerzintensität ist meist hoch. Bei Thalamusläsionen sind halbseitige Sensibilitätsausfälle typisch.

Therapie:
- Medikamentös (➤ Kap. 27.4.1)
- Neurochirurgische Therapieoptionen: sondengesteuerte tiefe Hirnstimulation oder neurodestruktive Verfahren

27.6.3 Komplexes regionales Schmerzsyndrom (CRPS)

Beim CRPS (Syn. Morbus Sudeck [CRPS Typ 1], Sudeck-Dystrophie, Algodystrophie, Kausalgie [CRPS Typ 2]) handelt es sich um ein Schmerzsyndrom mit Funktionsverlust und autonomer Störung nach peripheren, gelenknahen Traumata, insbesondere nach distalen Radiusfrakturen. Die Schmerzstärke geht über den durch das Trauma zu erwartenden Schmerz hinaus.

Es werden CRPS Typ 1 ohne Nervenverletzung und Typ 2 mit Nervenverletzung (z. B. Operation oder Schussverletzung) unterschieden. Ursächlich ist eine Funktionsstörung des sympathischen Nervensystems, möglicherweise durch postinflammatorische Kopplung sensibler und sympathischer Fasern. Wiederholte Traumatisierung des Gewebes (Repositionsversuche, Operationen), lokale Hypoxie (abschnürende Verbände) und lang anhaltende Schmerzen sind Risikofaktoren (Chronifizierung). Radiologisch bzw. skelettszintigrafisch sind fleckförmige Entkalkungen der Knochen typisch.

MERKE

Die Diagnose eines CRPS erfolgt klinisch anhand der **Budapest-Kriterien:**
1. **Anhaltender Schmerz,** der durch das Anfangstrauma nicht mehr erklärt wird
2. In der **Anamnese** mindestens ein Symptom aus 3 der 4 folgenden Kategorien:
   a) Hyperalgesie (Überempfindlichkeit für Schmerzreize), Hyperästhesie (Überempfindlichkeit für Berührung, Allodynie)
   b) Asymmetrie der Hauttemperatur; Veränderung der Hautfarbe
   c) Asymmetrie beim Schwitzen; Ödem
   d) Reduzierte Beweglichkeit, Dystonie, Tremor, „Paresen" (im Sinne von Schwäche), Veränderungen von Haar oder Nagelwachstum
3. Zum **Zeitpunkt der Untersuchung** mindestens ein Symptom aus 2 der 4 folgenden Kategorien:
   a) Hyperalgesie auf spitze Reize (z. B. Nadelstich), Allodynie, Schmerz bei Druck auf Gelenke/Knochen/Muskeln
   b) Asymmetrie der Hauttemperatur; Veränderung der Hautfarbe
   c) Asymmetrie im Schwitzen; Ödem
   d) Reduzierte Beweglichkeit, Dystonie, Tremor, „Paresen" (im Sinne von Schwäche), Veränderungen von Haar oder Nagelwachstum
4. Es gibt **keine andere Diagnose,** die diese Schmerzen erklärt.

Stadien und Symptome:
- **I – Entzündungsstadium:** starke brennende Ruheschmerzen, Funktionsstörungen, Hyperalgesie, Allodynie, gelegentlich auch Hypästhesie, Hyperhydrosis und -trichosis, vermehrtes Nagelwachstum, Haut teigig geschwollen, ödematös, überwärmt, livide durch abnorme Hautdurchblutung, Temperaturunterschied < 2 °C („rotes Stadium")
- **II – Dystrophie:** beginnende Gelenkversteifung, Fibrosierung, Weichteil- und Muskelatrophie, blasse, kühle, glänzende Haut („blaues Stadium")
- **III – Atrophie:** irreversible Funktionseinschränkung durch Gelenkversteifung, irreversible Muskelatrophie, Weichteil- und Sehnenschrumpfung, geringe Schmerzen, Haut blass, dünn, atrophisch, zyanotisch („weißes Stadium")

Therapie:
- Medikamentös: Kombination aus antientzündlicher und neuropathischer Schmerzmedikation, zusätzlich Kortikosteroide (**cave:** Calcitonin und Guanethidin nicht mehr indiziert)
- Physio-, Psycho- und Ergotherapie (u. a. Spiegeltherapie)
- Invasiv: Blockade der sympathischen Ganglien (z. B. Ganglion stellatum) mit Lokalanästhetika oder als ganglionäre lokale Opioidanalgesie (GLOA)

Studentische Sicht

Zentraler Schmerz

Zentralnervöse Regionen, die zum Schmerzempfinden beitragen, umfassen die spinale Vorderseitenstrangbahn, den Thalamus und einzelne Teile des Hirnstamms.
Mittels tiefer Hirnstimulation kann bei einer Läsion dieser Hirnregionen (z. B. durch eine intrazerebrale Blutung) eine kausale Behandlung der Schmerzen erfolgen.

27.6.3 Komplexes regionales Schmerzsyndrom (CRPS)

Das komplexe regionale Schmerzsyndrom (CRPS) ist durch eine **lädierte autonome Innervation der Gefäße** mit nachfolgender **Autoregulationsstörung** gekennzeichnet (z. B. nach dislozierten Frakturen).
Bei Fortbestehen der Schädigung kann es zur Chronifizierung kommen.

MERKE

Die Symptomatik beginnt mit lokaler Entzündungsreaktion und brennendem Ruheschmerz (**Stadium I**) und schreitet über eine zunehmende Gewebsfibrosierung und -versteifung (**Stadium II**) bis zu einer irreversiblen Weichteilatrophie (**Stadium III**) fort.

Neben analgetischen sollten auch antiphlogistische Substanzen verabreicht werden (z. B. Kortikosteroide).

FALLBEISPIEL

Ein 24-jähriger Mann hatte sich ursprünglich bei einem Fahrradsturz (Sturz nach hinten) eine mehrfragmentäre distale Radiusfraktur zugezogen, die osteosynthetisch versorgt wurde. Nach der OP wurde der Unterarm für 6 Wochen im Spaltgips ruhiggestellt. Der Arm blieb auch über die Zeit der Ruhigstellung im Gips hinaus geschwollen, die Haut livide verfärbt, die Schweißneigung war verstärkt und das Nagel- und Haarwachstum verstärkt, während der Patient sich nicht traute, die Hand zu bewegen. Es wurde ein CRPS diagnostiziert. Inzwischen, 3 Monate später, liegt noch eine leichte Schwellung vor, eine Einschränkung der Beweglichkeit bei der Rotation und der Fingerbeweglichkeit (u. a. Opponierbarkeit Dig. I auf Dig. V nicht durchführbar), der Faustschluss ist nicht möglich. Der Patient trägt den Arm wie einen Fremdkörper etwas abgespreizt vor sich her und vermeidet Berührungen. Glukokortikoide halfen in der ersten Phase der regionalen Entzündung, Gabapentin reduziert die Schmerzen in Ruhe.

Welche ergotherapeutische Maßnahme sollte jetzt vorgeschlagen werden? Jetzt sollte vor allem eine Spiegeltherapie stattfinden. Diese bezweckt, dass das Spiegelbild der kontralateralen gesunden Extremität anstelle der kranken Extremität als körpereigen aufgefasst wird, sodass die Bewegungsfähigkeit der kranken Extremität sukzessive verbessert wird.

27.6.4 Rückenschmerzen

Rückenschmerzen sind keine medizinische Diagnose, sondern Symptom von Beschwerden unterschiedlicher Ursache. Man unterscheidet den Kreuzschmerz vom Rückenschmerz der Brustwirbelsäule und des Nackens. Der Zeitfaktor wird wie folgt unterschieden:

- Akute Rückenschmerzen: neu aufgetretene Rückenschmerzen oder solche, die bis zu 12 Wochen anhalten, oder diejenigen, die innerhalb der vorvergangenen 12 Monate rezidivfrei geblieben sind
- Subakute Rückenschmerzen: Rückenschmerzen, die an weniger als der Hälfte der Tage des zurückliegenden Halbjahrs aufgetreten sind
- Chronische Rückenschmerzen: Rückenschmerzen, die an mehr als der Hälfte der Tage des zurückliegenden Jahres bestanden (bezogen auf alle Fälle von Rückenschmerzen ca. 2–7 %)
- Rezidivierende Rückenschmerzen: Rückenschmerzen, die nach einem zumindest 6 Monate anhaltenden symptomfreien Intervall erneut auftreten

Plötzlich auftretende Schmerzen im Lendenwirbelbereich werden als **Lumbago** („Hexenschuss") bezeichnet. Schmerzen im Lendenwirbelbereich, die in ein Bein, einen Fuß oder die Zehen ausstrahlen, nennt man **Lumboischialgien** bzw. **radikuläre Schmerzen.** Schmerzen, die nur bis zum Knie ausstrahlen, werden als **pseudoradikulär** bezeichnet (kein direkter Schaden der Nervenwurzel).

Muskel- und Skeletterkrankungen sind der häufigste Grund krankheitsbedingter Fehltage. Rückenschmerzen machen die größte Gruppe der chronifizierten Schmerzen aus.

27.6.4 Rückenschmerzen

Bei der Diagnostik von Rückenschmerzen sind ihre Dauer und Kontinuität wichtig.

Lumbago: plötzlicher Schmerz der Lendenwirbelsäule ohne neurologische Ausfälle.
Strahlt der Schmerz von der Lendenwirbelsäule in die Beine aus, spricht man von einer **radikulären** (mit klarem Dermatombezug, oft auch mit neurologischen Ausfällen) oder **pseudoradikulären Lumboischialgie** (ohne klaren Dermatombezug der Beschwerden).

Spezifische Rückenschmerzen

Bei spezifischen oder klassifizierten Rückenschmerzen liegen eindeutige diagnostische Nachweise (z. B. Infektion, Tumor, Fraktur) mit einer gezielten Therapiemöglichkeit vor. Anamnestische Warnhinweise sind die sog. **Red Flags** (➤ Kap. 27.3). Der Anteil der Red Flags an den Rückenschmerzursachen beträgt maximal 15 %. Liegen sie vor, sind zusätzlich zur körperlichen Untersuchung Bildgebung (i. d. R. MRT) und Labordiagnostik anzusetzen.

Therapie: z. B. antibiotische Therapie, Operation.

Spezifische Rückenschmerzen

Spezifische Rückenschmerzen sind klar auf eine neurologische oder orthopädische Läsion zurückzuführen (Anzeichen hierfür sind die sog. Red Flags).

Nichtspezifische Rückenschmerzen

Nichtspezifische oder nichtklassifizierte Rückenschmerzen lassen einen sicheren kausalen Zusammenhang zwischen Beschwerdeangaben, klinischem Befund und Befunden der bildgebenden Diagnostik vermissen. Nichtspezifisch sind ungefähr 80–90 % der Rückenschmerzen. **Yellow Flags** (➤ Kap. 27.3) zeigen die Gefahr einer (weiteren) Chronifizierung nichtspezifischer Rückenschmerzen an. Eine Bildgebung ist prinzipiell nicht notwendig.

Therapie: Das Hauptaugenmerk der Therapie nichtspezifischer Rückenschmerzen muss auf der Vermeidung bzw. dem Abbau von Inaktivität des Patienten liegen. Aktivierende nichtmedikamentöse Therapieverfahren (regelmäßige körperliche Betätigung, meditative Körpertechniken, aber auch Schmerz-Verhaltenstherapie) stehen im Vordergrund. Schmerzmedikamente können hilfreich sein, um Aktivitäten frühzeitig wieder aufzunehmen oder überhaupt erst durchzuführen. Medikamente, die bei Rückenschmerzen angewendet werden, sind:

- Paracetamol (schlechtes Wirkprofil), Metamizol, tNSAR und Coxibe
- Opioide: Gabe nur nach **LONTS**-Kriterien (➤ Kap. 27.4.1)
- Antidepressiva und Antikonvulsiva bei zusätzlicher neuropathischer Schmerzkomponente

Es besteht aber häufig auch ein Medikamentenfehlgebrauch (nicht indizierte Medikamente, Polypharmazie, ständige Dosissteigerungen, da der erstrebte Effekt ausbleibt).

Nichtspezifische Rückenschmerzen

Nichtspezifischer Rückenschmerz ist **deutlich häufiger** und erlaubt meist keinen eindeutigen Rückschluss von der Symptomatik auf eine körperliche Ursache.
Hier zeigen die sog. Yellow Flags ein erhöhtes Chronifizierungsrisiko an.
Bei der Behandlung sollten Patienten **rasch mobilisiert** werden, um Folgestörungen des Bewegungsapparats zu verhindern.

FALLBEISPIEL

Ein 61-jähriger Mann stellt sich erstmalig vor und gibt an, seit bestimmt schon 20 Jahren unter Rückenschmerzen zu leiden. Wegen einer Spinalkanalenge auf Höhe L5/S1 sei er vor 4 Jahren operiert worden (Dekompression). Für 3 Wochen sei es besser gewesen, danach hätten die Schmerzen noch mehr zugenommen. Der Neurochirurg sehe aber keinen Grund für eine erneute Operation. Inzwischen komme er bei seiner Arbeit als Lagerist kaum noch klar. Heben sei nicht mehr schmerzfrei möglich. Auch das Bedienen des Gabelstaplers falle ihm schwer. Die Arbeit überfordere ihn zunehmend. Seine Stimmung sei schon seit Langem im Keller. Die Kollegen würden ihn schon kritisch beäugen. Seine Frau wisse nichts mehr mit ihm anzufangen. Er mache sich Sorgen, wie er den Kredit für sein Haus weiter abbezahlen solle, wenn er seiner Arbeit nicht mehr nachgehen könne, denn etwas anderes habe er nicht gelernt. Physiotherapie habe er vor längerer Zeit „gehabt"; zu eigenen Übungen fehle ihm die Zeit, abends sei er dafür immer zu „kaputt". Alle Medikamente, die er bislang genommen habe, hätten eigentlich nichts gebracht. Mit Oxycodon habe er den Tag so erlebt, als habe er ununterbrochen einen Schleier vor den Augen. Ibuprofen sei ihm auf den Magen geschlagen, an die anderen Medikamente könne er sich gar nicht mehr erinnern. Wenn er jetzt nicht bald ein sehr starkes Medikament finde, das ihm die Schmerzen nehme, werde er bestimmt bald im Rollstuhl sitzen. Er fragt, ob es nicht doch noch ein Medikament gebe, das ihn von seinen Schmerzen befreit. Die Befunde diverser CT- und MRT-Untersuchungen, die der Patient vorlegt, zeigen keinen gravierenden Befund.

Was schlagen Sie diesem Patienten vor, und was ist das Ziel ihrer Edukation? In der Edukation muss es darum gehen, die Fixierung auf Schmerzfreiheit beim vorliegenden chronifizierten Rückenschmerz als unrealistisch zu kennzeichnen, aber gleichzeitig aufzuzeigen, dass es Wege gibt, die Funktion und die Lebensqualität zu verbessern. Die Angst, im Rollstuhl zu landen, kennzeichnen Sie als unbegründet. Sie erklären das biopsychosoziale Krankheitsmodell und versuchen, dem Patienten eine interdisziplinäre multimodale Schmerztherapie nahezubringen, die stationär oder tagesklinisch stattfinden könnte.

27.6.5 Kopf- und Gesichtsschmerzen

Studentische Sicht:

Primäre Kopfschmerzen (ca. 90 %):
- Spannungskopfschmerz
- Migräne
- Clusterkopfschmerz
- Trigeminusneuralgie

Sekundäre Kopfschmerzen (als Folge einer anderen Grunderkrankung, ca. 10 %):
- Nach Trauma
- Nach Gefäßläsion
- Nach Konsum psychotroper Substanzen (oder bei deren Entzug)

Alle Schmerzformen können **episodisch oder chronisch** auftreten.

Kopfschmerzen kommen nach Rückenschmerzen am zweithäufigsten vor. Die International Headache Society unterscheidet in ihrer Kopfschmerzklassifikation von 2018 (ICHD-3) 276 Kopfschmerzdiagnosen (https://ichd-3.org/classification-outline/). Man unterscheidet primäre von sekundären Kopfschmerzen.

Primäre Kopfschmerzerkrankungen sind (➤ Abb. 27.6):
- Migräne
- Spannungskopfschmerz
- Trigeminoautonome Kopfschmerzen, z. B. Clusterkopfschmerz
- Andere primäre Kopfschmerzen wie z. B. primärer Hustenkopfschmerz oder primärer Kopfschmerz bei sexueller Aktivität

Sekundäre Kopfschmerzerkrankungen sind z. B.:
- Kopfschmerzen nach Trauma
- Kopfschmerzen wegen einer kraniellen oder zervikalen Gefäßkrankheit
- Kopfschmerzen durch Substanzgebrauch oder -entzug
- Kopfschmerzen, die auf psychiatrische Störungen zurückzuführen sind

Bei sekundären (symptomatischen) Kopfschmerzen ist eine organische Ursache benennbar. Unverzichtbar ist es, auf Red Flags für sekundären Kopfschmerz zu achten.

Über 90 % der Kopfschmerzpatienten leiden unter einer primären Kopfschmerzerkrankung; von diesen führt die Migräne am häufigsten zum Arztkontakt.

MERKE

Red Flags, die auf sekundären Kopfschmerz hinweisen und schnell abgeklärt werden müssen:
- Plötzliche, heftigste Kopfschmerzen (**cave:** Subarachnoidalblutung)
- Zunehmende Kopfschmerzen
- Zusätzliche fokal neurologische Zeichen (z. B. Aphasie, Hemianopsie, Paresen)
- Hirndruckzeichen (Erbrechen, Stauungspapille, Bewusstseinsstörungen)
- Meningismus
- Krampfanfälle

Migräne

Studentische Sicht: Die Migräne ist eine Kopfschmerzform, die plötzlich durch gestörte Autoregulation der intrakraniellen Gefäße entsteht. Betroffen sind **vor allem Frauen.**
Oft tritt eine diffuse neurologische Symptomatik vor der Schmerzattacke als sog. **Aura** auf.

Die Prävalenz der Migräne beträgt 12–16 % bei Frauen und 6–8 % bei Männern. Nur die Hälfte der Betroffenen sucht wegen der Migräne einen Arzt auf. 30 % der Betroffenen befinden sich in regelmäßiger ärztlicher Behandlung. Migräne tritt als hemikranieller pulsierender Kopfschmerz mit oder ohne **Aura** in Erscheinung. Eine Aura liegt in ca. 15–20 % vor. Die Aura ist ein fokal-neurologisches Symptom von 5–60 min Dauer, auf die der Kopfschmerz folgt.

Man unterscheidet die **episodische** (< 15 Kopfschmerztage/Monat) von der **chronischen** Migräne (> 15 Kopfschmerztage/Monat). Für die Diagnose einer chronischen Migräne sind in der ICHD-3 exakte Kriterien festgelegt worden, die den Zeitfaktor berücksichtigen und deskriptiv sind, aber keine Aussage zu Chronifizierungsmechanismen enthalten. An chronischer Migräne leiden etwa 1–2 % der Bevölkerung.

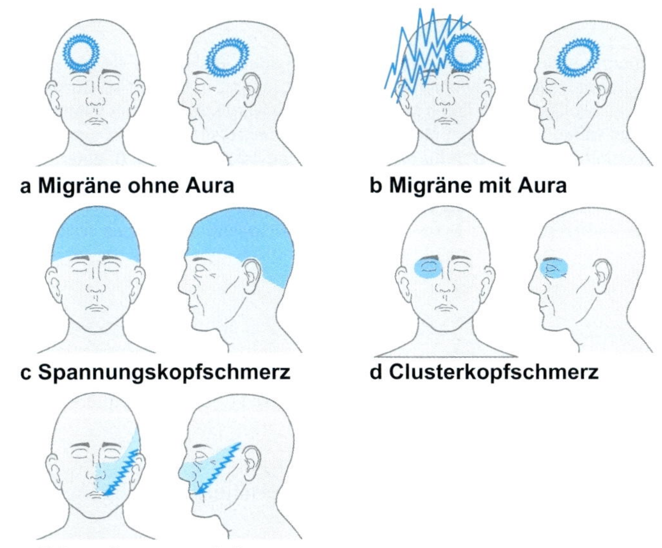

Abb. 27.6 Kopf- und Gesichtsschmerz: a) Migräne ohne Aura, b) Migräne mit Aura, c) Spannungskopfschmerz, d) Clusterkopfschmerz, e) Trigeminusneuralgie [L235]

ABB. 27.6

MERKE

Die exakte Definition einer Migräne als chronische Migräne berücksichtigt viele Faktoren. Merken kann man sich vereinfacht:
Chronische Migräne = Ein Patient leidet länger als 3 Monate an mindestens 15 Tagen im Monat unter Kopfschmerzen, die an mindestens 8 Tagen migräneartig sind.
Diese Definition unterstreicht, dass Migränepatienten selten nur Migränekopfschmerzen, sondern meistens auch Spannungskopfschmerzen haben.

MERKE

Symptome:
- Einseitig, pulsierend, mittlere oder starke Schmerzintensität, Verstärkung durch körperliche Aktivität
- Attacken dauern ohne Medikation 4–72 h
- Übelkeit und/oder Erbrechen, Photo- und Phonophobie während der Attacke
- **Aura:** Vor oder zu Beginn der Kopfschmerzen kommt es zu mindestens einem der folgenden Symptome:
  - Visuelle Symptome: flackernde Lichter, Punkte und Linien oder Sehverlust
  - Kribbelparästhesien oder Taubheitsgefühle
  - Dysphasische Sprachstörungen

Der Schmerz ist meist **einseitig, pulsierend** und **verstärkt sich** bei körperlicher Aktivität oder starken Umweltreizen.

MERKE

Migränetherapie zielt auf die Behandlung der Attacken und auf Prophylaxe ab. Bestandteile der Therapie sind medikamentöse und immer auch nichtmedikamentöse Verfahren. Wann welche Therapie begonnen oder verändert wird und wie die verschiedenen Therapieelemente kombiniert oder präferiert werden sollten, lässt sich nicht pauschal beantworten.

MERKE

Medikamentöse Therapie:
- **Leichte Migräneattacke:**
  Kombination aus Antiemetikum (z. B. Metoclopramid, Domperidon) und Analgetikum (1. Wahl: tNSAR, 2. Wahl: Paracetamol, Metamizol)
- **Schwere Migräneattacke:**
  Selektive Serotonin-Rezeptoragonisten (Triptane): vasokonstriktorische Substanzen mit selektiver Wirkung auf kranielle Gefäße: Sumatriptan, Zolmitriptan, Naratriptan, usw. kontraindiziert bei Gefäßerkrankungen, Schwangerschaft und Stillzeit

In der Akuttherapie werden je nach Symptomschwere **NOPA** und **Antiemetika** oder **Triptane** (Serotonin-Antagonisten) verabreicht.

Prophylaxe:
- Nichtmedikamentös: regelmäßiger Schlaf-Wach-Rhythmus, Ernährung, körperliche Betätigung („Sport"), Entspannungsverfahren, Vermeidung auslösender Faktoren
- Botulinumtoxin A (lokale Infiltration nach Schema)
- Medikamentös p. o.: Betablocker (Propranolol, Metoprolol, Bisoprolol), Kalziumkanalblocker (Flunarizin), Antikonvulsiva (Topiramat), CGRP-Antikörper (z. B. Erenumab, Galcanezumab)

Zur Prophylaxe können **Betablocker, Kalziumkanalblocker** oder CGRP-Antikörper sowie Botulinumtoxin-Injektionen zum Einsatz kommen. Zusätzlich sollten **migräneauslösende Faktoren gemieden** werden.

FALLBEISPIEL

Eine 23-jährige Patientin leidet schon seit Langem unter Migräne. Bislang sei sie ohne Medikamente ausgekommen, inzwischen zeige ihr Kopfschmerzkalender aber, dass sie im Schnitt 18–20 Kopfschmerztage pro Monat habe, wovon an wenigstens 10 Tagen Migräne auftreten würde. Das sei seit 4 Monaten so.

Was ist passiert, was wären notwendige Maßnahmen? Aus der episodischen ist eine chronische Migräne geworden. Es liegt damit eine Indikation für ein Migräneprophylaktikum vor, z. B. einen Betablocker (Metoprolol oder Propranolol). Zur Beantwortung der Frage, ob diese Maßnahme wirksam ist, setzen Sie sie zunächst für 2 Monate an. Wenn dies der Fall ist, machen Sie nach 6–9 Monaten einen Auslassversuch. Begleitend sollten weitere Maßnahmen wie z. B. das Erlernen von Entspannungsübungen ergriffen werden.

Spannungskopfschmerz

Spannungskopfschmerz ist die **häufigste Form** von Kopfschmerzen und tritt i. d. R. **beidseitig ohne Begleitsymptome** auf.

Spannungskopfschmerz

Spannungskopfschmerzen sind die häufigsten Kopfschmerzen. Auch sie werden unterteilt in episodische (< 15 Kopfschmerztage/Monat) und chronische Kopfschmerzen (> 15 Kopfschmerztage/Monat). Lebenszeitprävalenz: episodisch 38–77 %, chronisch ca. 3 %.

Symptome:

- Beidseits, drückend, beengend, nichtpulsierend, leichte bis mittlere Intensität, keine Verstärkung durch körperliche Routineaktivität
- Keine Übelkeit und kein Erbrechen; Photo- oder Phonophobie kann auftreten, aber nicht gemeinsam

Bei episodischen Spannungskopfschmerzen steht ggf. medikamentös die Akutbehandlung im Vordergrund. Beim chronischen Spannungskopfschmerz ist die Therapie vorrangig prophylaktisch, sowohl medikamentös als auch nichtmedikamentös.

Neben **NSAR** können **lokale Kühlung oder Massagen** gegen die Beschwerden helfen.

Therapie:

- Lokale Maßnahmen: Kühlen, Massage, Pfefferminzöl, Wärme etc.
- Nichtmedikamentös: Muskelrelaxation nach Jacobson, Stressbewältigung, körperliche Betätigung („Sport")
- Medikamentös: tNSAR
- Prophylaxe bei chronischem Spannungskopfschmerz: Amitriptylin, Trimipramin, Tizanidin

CAVE

CAVE

Gefahr des **Medikamentenübergebrauchskopfschmerzes** durch tNSAR und insbesondere durch Kombinationspräparate. Daher: Analgetika auf 10 d/Monat begrenzen, bei chronischem Spannungskopfschmerz Analgetika möglichst nur sporadisch.

Clusterkopfschmerz

Clusterkopfschmerz kommt durch **salvenartige autonome Aktivität in Teilen des N. trigeminus** zustande.

Clusterkopfschmerz

Trigeminoautonomer Kopfschmerz, der zumeist vom 20. bis 40. Lj. erstmals auftritt. Prävalenz: 50/100.000 Personen, Männer > Frauen, periodisch (besonders im Frühjahr und Herbst) gehäufte Attacken (Cluster; engl. „Haufen") mit beschwerdefreien Remissionsphasen. In ca. 80 % d. F. **episodisch:** Clusterperioden mit einer durchschnittlichen Dauer von 2 Wochen bis 3 Monaten mit meist täglichen Attacken (15–180 min), gefolgt von Remission. Keine längeren Remissionsphasen bei **chronischem** Clusterkopfschmerz.

Der Schmerz ist meist attackenartig, **einseitig** in der **Augenregion** lokalisiert und von **Rötung oder Ödemen** des ipsilateralen Auges begleitet.

Symptome:

- Einseitig orbital, supraorbital und/oder temporal lokalisierte starke bis sehr starke und heftige Schmerzattacken von 15- bis 180-minütiger Dauer.
- Begleitende ipsilaterale konjunktivale Injektion, Lakrimation, Rhinorrhö, Miosis, Ptosis, Ödem des Augenlids (trigeminoautonome Symptome).
- Der Patient ist unruhig, läuft umher.

Akut helfen Sauerstoff und **Triptane.** Zur Prophylaxe werden Prednisolon und Verapamil eingesetzt.

Therapie:

- Sauerstoff inhalativ, Sumatriptan s. c. oder nasal, Zolmitriptan p. o. oder nasal.
- Opioide und NOPA sind wirkungslos.

Prophylaxe: Prednisolon, Verapamil.

Trigeminusneuralgie

Bei der Trigeminusneuralgie kommt es **durch bestimmte sensorische Nervenreize zu einer kurzen, stechenden Schmerzattacke** im Versorgungsgebiet eines hypersensibilisierten Trigeminusastes (meist N. mandibularis). Typische Auslöser sind Kauen oder Sprechen.

Trigeminusneuralgie

Neuralgiformer Gesichtsschmerz, Altersgipfel 7. und 8. Lebensjahrzehnt, Inzidenz: 4/100.000; mögliche Ursache: Kompression der Trigeminuswurzel durch geschlängeltes oder elongiertes Gefäß (am häufigsten A. cerebelli posterior).

Die Trigeminusneuralgie ist die häufigste kranielle Neuralgie. Die klassische Trigeminusneuralgie wird von der schmerzhaften symptomatischen Trigeminusneuropathie unterschieden. Differenzialdiagnostisch sind u. a. sekundäre Trigeminusneuralgien infolge von Raumforderungen, Demyelinisierungen bei MS, eine Postzoster-Neuralgie oder eine akute Sinusitis maxillaris zu beachten. Sekundäre Formen müssen klinisch-neurologisch und bildgebend ausgeschlossen werden.

Die Schmerzen bei Trigeminusneuralgie sind „**triggerbar**", da Reize wie Berührung, Schlucken oder Zähneputzen selbst nicht schmerzhaft sind, aber unmittelbar schmerzauslösend wirken. Es kommt zu schlagartig einschießenden Schmerzen im Bereich eines oder zweier Äste des N. trigeminus, meist des 2. oder 3. Astes.

Symptome:

- Streng einseitige paroxysmale Schmerzattacken
- Dauer: wenige Sekunden bis 2 min, dazwischen schmerzfrei
- Starke Intensität, scharf, oberflächlich, stechend
- Auslösbar über Triggerfaktoren, z. B. Kauen, Sprechen, Zähneputzen
- Kein neurologisches Defizit

Therapie:

- Medikamentös: Carbamazepin oder Oxcarbazepin; als 2. Wahl Gabapentin
- Invasiv (klassische Trigeminusneuralgie): Dekompressions-OP nach Janetta: Ablösung der komprimierenden Arterie, Erfolgsrate 70 %, häufigste Komplikation: Hirnnervenläsion, bei ca. 5 % anhaltend, vor allem Hörverlust

In vielen Fällen ist die Nervenschädigung auf eine **Druckläsion des Ganglion trigeminale** durch die A. carotis int. zurückzuführen, was neurochirurgisch gut behandelt werden kann (nach Janetta).
Medikamentös wird **Carbamazepin oder Gabapentin** eingesetzt.

27.6.6 Fibromyalgiesyndrom

Das Fibromyalgiesyndrom (FMS) ist häufig; etwa 1,5 Mio. Menschen sollen in Deutschland daran erkrankt sein. Fibromyalgie bedeutet dem Wortsinn nach Faser-Muskel-Schmerz. Die Krankheit ist im Laufe der Jahrzehnte sehr unterschiedlich verstanden und definiert worden. Wegen der Vielzahl an unterschiedlichen Symptomen spricht man heute von einem Fibromyalgiesyndrom. Das Krankheitsbild ist ohne Anwendung des biopsychosozialen Modells nicht verständlich. Aufschlussreich ist häufig die Schmerzzeichnung der Patienten (➤ Abb. 27.3). Es handelt sich beim FMS um eine funktionelle Störung.

Symptome: Es kommt zu Muskelschmerzen in den oberen und unteren Extremitäten, der Wirbelsäule und der vorderen Thoraxwand, die mit Schlafstörungen, chronischer Erschöpfung und kognitiven Beeinträchtigungen gepaart sind.

27.6.6 Fibromyalgiesyndrom

Die Fibromyalgie ist ein **funktionelles Schmerzsyndrom mit diffuser Symptomatik,** die nicht klar körperlich eingegrenzt werden kann. Zudem finden sich häufig chronisches Erschöpfungsempfinden und psychosomatische Begleiterkrankungen.

MERKE

Nach den Kriterien des American College of Rheumatology (ACR) von 2019 wird das FMS wie folgt diagnostiziert:
Generalisierte Schmerzen, näher bestimmt durch

1. Schmerzausdehnung: Schmerzorte auf einer Liste mit 19 möglichen Orten
2. Symptomschwere Score 0–12; spezifische Symptome (gradiert 0–3): Müdigkeit, nicht erholsamem Schlaf, kognitiven Störungen sowie (je 1 Punkt) Kopfschmerzen, Bauchschmerzen, Depression

Die Schmerzausdehnung wird anhand eines *Widespread Pain Index* (WPI) bestimmt: 0 bis 19 Punkte, die Symptomschwere anhand des *Symptom Severity Score* (SSS): 0–12 Punkte. In der Summe können sich 0–31 Punkte ergeben, welche die „fibromyalgianess" (Schmerz und Disstress) ausdrücken.
Ein FMS liegt vor, wenn

- WPI ≥ 7 und SSS ≥ 5
- 4 von 5 Regionen betroffen sind (Regionen: beide Arme, beide Beine, Wirbelsäule; ausgespart: Abdomen, Brust, Kiefer)
- Schmerzen von mindestens 3 Monaten Dauer
- Syndrom nicht durch eine andere Erkrankung erklärbar

MERKE

Therapie:

- Eigene Aktivitäten können die Beschwerden lindern: Selbstmanagement fördern, Ausdauer-/Funktionstraining (regelmäßig, 2- bis 3-mal/Woche, jeweils mindestens 30 min)
- Physiotherapie (Ergotherapie)
- Kognitive Verhaltenstherapie
- Medikamentös: Amitriptylin, Duloxetin, Pregabalin
- Meditative Bewegungstherapie (Tai-Chi, Qigong, Yoga)
- Multimodale Schmerztherapie

Die **Therapie** sollte **multimodal** erfolgen und die Patienten in ihrer Alltagsaktivität unterstützen.

FALLBEISPIEL

Eine 36 Jahre alte Patientin berichtet von Ganzkörperschmerzen, die sie zum Rheumatologen geführt hätten, nachdem bildgebend nichts festgestellt worden sei. Der Rheumatologe habe ihr als Fazit seiner Untersuchungen mitgeteilt, dass sie ein Fibromyalgiesyndrom habe, und zur abendlichen Einnahme 10 mg Amitriptylin verordnet. Damit habe sich ihr Schlaf gebessert. Sie leide nicht unter einer generalisierten Angststörung und nicht unter einer Major Depression.

Die Patientin möchte von Ihnen wissen, welches Medikament sie denn jetzt noch einnehmen könne.

Keines. Sie erläutern das biopsychosoziale Krankheitsmodell und empfehlen ihr anschließend aerobes Ausdauertraining, Entspannungsverfahren, meditative Bewegungstherapie wie z. B. Tai-Chi und eine ambulante Verhaltenstherapie.

27.6.7 Multimodale Schmerztherapie

Ein multimodales Konzept zur Schmerztherapie vereint verschiedene Behandlungsansätze (z. B. Psycho-, Physio-, Pharmakotherapie etc.). Eine solche Behandlung sollte insbesondere bei schweren Krankheitsverläufen, psychischen Begleiterkrankungen, hohem sozialem Druck und Chronifizierungsrisiko erfolgen.

27.6.7 Multimodale Schmerztherapie

Die interdisziplinäre multimodale Schmerztherapie (IMMST) basiert auf dem Modell der biopsychosozialen Schmerzentstehung und -aufrechterhaltung und ist an den Behandlungszielen der funktionellen Wiederherstellung („functional restoration") orientiert.

IMMST stellt einen integrierten Therapieansatz aus somatischen, psychotherapeutischen, physiotherapeutischen und sonstigen therapeutischen Ansätzen dar. Alle Therapieformen stehen unter ärztlicher Leitung gleichberechtigt nebeneinander.

Indikationskriterien für ein IMMST-Therapieprogramm sind (nach Arnold et al. 2009):

- Hohe Erkrankungsschwere mit erheblichen biopsychosozialen Konsequenzen.
- Bisherige unimodale Schmerzbehandlungen, schmerzbedingte operative oder interventionelle Eingriffe oder Entzugsbehandlungen waren erfolglos.
- Die Lebensqualität ist schmerzbedingt beeinträchtigt.
- Es liegen somatische oder psychosoziale Begleiterkrankungen mit einem nachweisbaren Einfluss auf das Schmerzgeschehen vor.
- Die psychischen und sozialen Belastungen sind nicht Ausdruck einer psychiatrischen oder zerebralen Erkrankung.
- Es liegen Yellow Flags für eine weitere Chronifizierung vor.

IMMST findet stationär, tagesklinisch und unter bestimmten Voraussetzungen auch ambulant statt.

MERKE

MERKE

Bei chronifizierten Schmerzsyndromen ist eine IMMST indiziert. Elemente der IMMST sind:

- Es werden verschiedene Verfahren angewendet.
- Es existiert ein Behandlungsplan.
- Die Arbeit findet im interdisziplinären Team statt.
- Patienten haben Einzelsitzungen, sollen aber auch in Kleingruppen zusammenkommen.
- Das Therapieprogramm wird ärztlich geleitet.
- Disziplinär herrscht Gleichberechtigung.
- Es finden Teambesprechungen statt.
- Die Therapie ist ressourcenorientiert.
- Ziele sind die Wiederherstellung von Funktionalität und Lebensqualität (psychisch und sozial), eine Lebensstilmodifikation und eine Steigerung physischer Aktivität.
- Die Schmerzlinderung ist nicht das primäre Ziel der IMMST.

Ein zentrales Element der multimodalen Schmerztherapie ist die **Edukation.** Damit ist nicht gemeint, dass man den Patienten aus einer vermeintlich allwissenden Perspektive heraus so „erzieht", wie man ihn haben möchte. Es geht stattdessen darum, in einer Sprache, die der Patient mutmaßlich verstehen kann, über die vorliegende Schmerzerkrankung aufzuklären und über Diagnose, Pathogenese, Krankheitsverlauf und zur Aufrechterhaltung des Schmerzes beitragende Faktoren zu informieren. Dabei soll ein Grundwissen über Schmerzwahrnehmung, Schmerzverarbeitung und Sensitivierungsmechanismen, die den Schmerz unterhalten, vermittelt werden. Edukation findet nicht einmalig, sondern im Therapieverlauf wiederholt statt, sowohl durch Schmerzmediziner als auch durch Schmerzpsychologen.

ÜBUNGSFRAGEN FÜRS MÜNDLICHE MIT LÖSUNGSHILFEN

1. Erläutern Sie die WHO-Stufenleiter und schildern Sie, worin ihr Nutzen liegt.

Die WHO-Stufenleiter ist ein didaktisches Instrument, das in den 1980er-Jahren entwickelt wurde, um Ärzten die Angst vor einer Opioidtherapie bei Tumorschmerzpatienten zu nehmen. Metaphorisch wird sie heutzutage auch auf andere Schmerzkrankheitsbilder ausgedehnt, wenn dort eine Opioidtherapie erfolgt. Im strengen Sinne gilt sie jedoch nur für Tumorschmerzen. Ihr Nutzen liegt darin, dass man eine Vorstellung davon bekommt, wie man mit Opioiden und Nichtopioiden kombiniert ein abgestuftes Vorgehen bei Tumorschmerzen planen kann.

2. Stellen Sie dar, wie ein CRPS diagnostiziert wird.

Ein komplexes regionales Schmerzsyndrom (CRPS) wird anhand der sog. Budapest-Kriterien klinisch diagnostiziert. Der Schmerz muss anhaltend sein und ist nicht durch das ursprüngliche Trauma erklärbar. Ferner muss eine bestimmte Anzahl von anamnestisch erhobenen Faktoren sowie eine bestimmte Anzahl von Faktoren zum Zeitpunkt der körperlichen Untersuchung vorliegen. Es darf keine andere Diagnose geben, die das Schmerzkrankheitsbild erklären kann.

3. Was versteht man unter episodischer und was unter chronischer Migräne?

Eine Migräne mit weniger als 15 Kopfschmerztagen im Monat bezeichnet man als episodisch; bei mehr als 15 Kopfschmerztagen pro Monat spricht man von chronischer Migräne. Bei Letzterer wird unterstellt, dass Chronifizierungsmechanismen die treibende Kraft sind. Dies bildet sich jedoch nicht in der Definition ab, die am Zeitfaktor orientiert ist.

4. Wofür steht die Abkürzung LONTS, und was ist der Inhalt von LONTS?

LONTS ist das Akronym für „Langzeitanwendung von Opioiden bei nicht tumorbedingten Schmerzen". Es handelt sich um die aus Deutschland stammende S3-Leitlinie für die Anwendung von Opioiden bei Nichttumorschmerzen. LONTS basiert auf der Erkenntnis, dass es für viele Schmerzkrankheitsbilder keine oder nur sehr eingeschränkte Evidenz für die Anwendung von Opioiden gibt. Auf der Grundlage von LONTS kann man eingrenzen, ob und ggf. wie lange eine Opioidtherapie sinnvoll sein könnte. In den seltensten Fällen sollen Opioide bei Nichttumorschmerzen unbegrenzt verordnet werden.

5. Was ist der Grundgedanke der multimodalen Schmerztherapie?

Der Grundgedanke der multimodalen Schmerztherapie ist, dass bei chronifizierten Schmerzen der Zugang zum Patienten immer auf der Grundlage des biopsychosozialen Krankheitsverständnisses erfolgen muss. Bei der multimodalen Schmerztherapie geht es vor allem um die Wiederherstellung von Funktionalität und um die Verbesserung der Lebensqualität, nicht um die Reduktion oder Beseitigung von Schmerzen. Multimodale Schmerztherapie ist interdisziplinär.

IMPP-Schwerpunkte

!!! Tumorschmerztherapie, Migräne
!! Rückenschmerzen, CRPS
! Kopf- und Gesichtsschmerzen, neuropathische Schmerzen

KAPITEL

28 Palliativmedizin

Wilfried Witte, Wolfgang Richter und André Remus

Die Betreuung von Patienten am Lebensende stellt medizinisches Personal aller Disziplinen vor besondere Herausforderungen. Für diesen unumgänglichen Kontakt mit dem Tod hat sich in den letzten Jahrzehnten die Palliativmedizin als ein Konzept entwickelt, das den Patienten mit seinen individuellen Wünschen, Ängsten und Empfindungen in den Mittelpunkt der Behandlung stellt, ohne dabei großes Augenmerk auf Langzeiteffekte zu legen, die außerhalb der vermuteten Lebenserwartung liegen.
Dieses Konzept wird von Patienten nahezu durchweg wertgeschätzt und gewinnt mehr und mehr Zuspruch, sodass viele Palliativstationen und Hospize lebhaft frequentiert werden. Auch im klinischen Alltag ist es daher hilfreich, ein grundlegendes Verständnis von palliativmedizinischen Prinzipien zu haben, um so den Fragen von schwer kranken Patienten begegnen zu können. Dabei steht das naturwissenschaftlich-medizinische Verständnis oft weniger im Vordergrund als ethisch-moralische Auffassungen von Therapiezielen, was eine aufschlussreiche Perspektive auf jeden einzelnen Patientenfall erlaubt.

28.1 Palliativmedizin und Hospiz

Wilfried Witte

Palliativmedizin kommt von lat. „pallium“ = Mantel bzw. lat. „palliare“ = umhüllen, aber auch bemänteln.

Im deutschen Sprachgebrauch bezeichnet **Hospiz** eine (primär nicht medizinische) Einrichtung der Sterbebegleitung.

Palliativmedizin bietet durch klinische Behandlung, Versorgung und Unterstützung die Vorbeugung und Linderung von Leiden für Menschen mit einer lebenslimitierenden oder lebensbedrohenden Erkrankung. Ziel ist es, die Lebensqualität des Kranken zu erhalten oder zu verbessern. Parallel findet sich die englische Bezeichnung „**Palliative Care**“. Es hat sich eingebürgert, „Palliative Care“ als Palliativversorgung zu übersetzen. Palliativmedizin wird neben ambulanten und klinikinternen Palliativ-Konsiliardiensten, Hospizen und Palliativstationen als Teil der Palliativversorgung angesehen.

28.1 Palliativmedizin und Hospiz

Palliativmedizin beschreibt einen medizinischen Ansatz, bei dem **nicht Heilung** im Mittelpunkt steht, sondern **Symptomkontrolle und das körperlich-seelische Wohlbefinden** des Patienten.

MERKE

Palliativversorgung ist die aktive, umfassende Versorgung eines Patienten, dessen Erkrankung auf eine kurative Behandlung nicht anspricht. Oberstes Ziel ist die Kontrolle bzw. Linderung von Schmerzen, anderen Symptomen sowie von sozialen, psychischen und spirituellen Problemen. Palliativversorgung ist in ihrem Ansatz interdisziplinär und umfasst den Patienten und seine Zugehörigen. In diesem Sinne bietet Palliativversorgung das grundlegendste Konzept der Versorgung – dasjenige, das sich an den Bedürfnissen des Patienten orientiert, wo immer er betreut wird, sei es zu Hause oder im Krankenhaus. Palliativversorgung bejaht das Leben und sieht das Sterben als normalen Prozess; weder beschleunigt noch verhindert sie den Tod. Sie strebt danach, die bestmögliche Lebensqualität bis zum Tod zu erhalten (Definition der European Association for Palliative Care [EAPC] 2011).

MERKE

Die „Deutsche Gesellschaft für Palliativmedizin“ (DGP) besteht seit 1994 (www.dgpalliativmedizin.de).

CAVE

In beiden Tätigkeitsbereichen – Hospizarbeit und Palliativmedizin – geht es darum, Patienten beizustehen, die dem Tod ins Auge blicken. Da wir das im Alltag ein ganzes Leben lang i. d. R. nicht tun und die Endlichkeit des Lebens zu ignorieren geneigt sind, ist die Konfrontation mit dem eigenen Sterben und Tod häufig erschütternd und schwierig. Diese Perspektive steht auch Menschen vor Augen, die chronisch schwer krank sind und nur noch eine begrenzte Lebensperspektive haben, etwa bei fortgeschrittener Herzinsuffizienz. Unabhängig davon, ob man an ein Leben nach dem Tod glaubt oder nicht, ist das endgültige Verlassen dieser Welt i. d. R. alles andere als einfach und meistens wiederholt angstauslösend.

CAVE

Man kann Palliativmedizin also *kommunikativ* und unter ethischen Gesichtspunkten nicht im geschäftsmäßigen Stil betreiben, so als würde man sachliche Punkte abarbeiten, was *inhaltlich* naturgemäß aber Teil der palliativmedizinischen Aufgaben ist.

28.2 Ambulante und stationäre Versorgung

Stationär werden Patienten auf **spezialisierten Palliativstationen** betreut. **Ambulant** dagegen finden sich **palliative Versorgungsdienste** (sog. SAPV), die Patienten zuhause betreuen.

28.2 Ambulante und stationäre Versorgung

Wilfried Witte

Die stationäre palliativmedizinische Versorgung findet auf Palliativstationen in Krankenhäusern und in Hospizen statt.

Die ambulante Palliativversorgung wird unterteilt in die **allgemeine ambulante Palliativversorgung (AAPV)** und die **spezialisierte ambulante Palliativversorgung (SAPV).** Grundgedanke ist, eine ambulante Versorgung so lange und so gut wie möglich in der Häuslichkeit umzusetzen. Bei der AAPV übernimmt der Hausarzt die ärztliche Behandlung und der bisherige Pflegedienst die pflegerische Versorgung. Die SAPV ist vorgesehen, wenn die Möglichkeiten der AAPV überschritten werden:

- **AAPV** wird *„durch diejenigen Grundversorger und Spezialisten erbracht, die Patienten mit lebensbedrohlichen Krankheiten betreuen und über ein fundiertes Grundwissen und entsprechende Basisfertigkeiten in palliativen Behandlungskonzepten verfügen."* Spezifische strukturelle Voraussetzungen sind nicht notwendig.
- **SAPV** *„wird von spezialisierten Versorgungsanbietern für Patienten angeboten, deren komplexe Anforderungen durch andere Behandlungsmöglichkeiten (einschließlich der allgemeinen Palliativversorgung) nicht hinreichend abgedeckt werden. Spezialisierte Angebote der Palliativversorgung erfordern einen Teamansatz, der ein multiprofessionelles Team mit einer interdisziplinären Arbeitsweise kombiniert."* Dabei muss die Verfügbarkeit über 24 h gewährleistet sein (Definitionen der Deutschen Gesellschaft für Palliativmedizin (DGP) und des Deutschen Hospiz- und PalliativVerbandes e. V. vom 15.1.2009).

Die palliativmedizinische Versorgung richtet sich insbesondere an Patienten mit schwerer, nicht heilbarer Erkrankung und zeitlich absehbar begrenzter Lebenserwartung.

Anspruch auf SAPV haben nach § 37b SGB V (Sozialgesetzbuch Fünftes Buch) folgende Personen: *„Versicherte mit einer nicht heilbaren, fortschreitenden und weit fortgeschrittenen Erkrankung bei einer zugleich begrenzten Lebenserwartung, die eine besonders aufwändige Versorgung benötigen."*

Die Krankheitsschwere wird dabei nach einer „ausgeprägten" Symptomatik bemessen: Schmerzen, neurologische/psychiatrische/psychische Symptome, respiratorische/kardiale Symptome, gastrointestinale Symptome, ulzerierende Wunden oder Tumoren, urogenitale Symptome.

MERKE

MERKE

Die Festlegung der Voraussetzungen für die Möglichkeit einer SAPV-Versorgung, dass eine „weit fortgeschrittene Erkrankung" vorliegen müsse, darf nicht darüber hinwegtäuschen, dass in der Palliativmedizin der Grundsatz der **„Early Integration"** gilt, d. h. der frühen Einbindung in palliativmedizinische Strukturen im Verlauf einer progredienten Erkrankung mit begrenzter Lebenserwartung.
Verallgemeinert bedeutet „Early Integration", dass die Therapie der progredienten Grunderkrankung ab Diagnosestellung von einer palliativen Versorgung begleitet wird.

In der SAPV arbeiten spezialisierte Pflegedienste, Ärzte, andere Therapeuten in ambulanten Palliative-Care-Teams zusammen. Obligat sind regelmäßige Teambesprechungen und Supervision.

CAVE

CAVE

Den Antrag zur SAPV muss der behandelnde Vertragsarzt stellen (Ausnahme: Entlassmanagement einer Klinik). Anders als bei vielen anderen behördlichen Vorgängen ist das Verordnungsformular als „Verordnung Muster 63" über die Internetseite der DGP frei zugänglich (www.dgpalliativmedizin.de/images/stories/pdf/000000_Verordnung_Muster_63_4_2009.pdf bzw. einfach über „Muster 63" googeln).
SAPV wird bundesweit in unterschiedlichen Organisationsformen angeboten. So gibt es Einrichtungen mit anderen Bezeichnungen (z. B. Home Care Berlin) oder alternative Modelle (z. B. Palliativnetz Bielefeld), welche die Aufgaben eines palliativmedizinischen Konsiliardienstes erfüllen.

Patienten sollten frühzeitig in die Planung ihrer Therapie einbezogen werden (Advance Care Planning).

Ein zentrales Element der Palliativmedizin ist **Advanced Care Planning** (Behandlung im Voraus planen, BVP), d. h. eine mit den Betroffenen (Patient, Angehörige) koordinierte Festlegung, welche medizinischen Maßnahmen umgesetzt werden sollen, wenn sich der Patient dazu krankheitsbedingt nicht mehr selbst äußern kann (z. B. maschinelle Beatmung, Nierenersatztherapie).

28.3 Symptomkontrolle

André Remus und Wilfried Witte

28.3.1 Schmerzen in der Palliativmedizin

Die medikamentöse Schmerztherapie in der Palliativmedizin unterscheidet sich prinzipiell nicht von der bei Patienten, die nicht palliativmedizinisch versorgt werden (➢ Kap. 27). Schmerzen in der Palliativmedizin sind allerdings ein komplexes Phänomen. Darin gleichen sie chronifizierten Nichttumorschmerzen, während sich die biopsychosozialen Aspekte anders darstellen; denn im Angesicht der limitierten Perspektive kann der Umgang mit lang anhaltenden Schmerzen weniger ein Zulassen und Akzeptieren sein.

Zu Schmerzen in der Palliativmedizin existiert das spezifische Konzept des „**Total Pain**" (➢ Abb. 28.1).

28.3 Symptomkontrolle

28.3.1 Schmerzen in der Palliativmedizin

Die Schmerztherapie bei Palliativpatienten sollte **neben hinreichender körperlicher Schmerzabschirmung auch ausreichende psychosoziale Unterstützungsangebote** umfassen, die der komplexen biopsychosozialen Genese des Schmerzes gerecht werden.

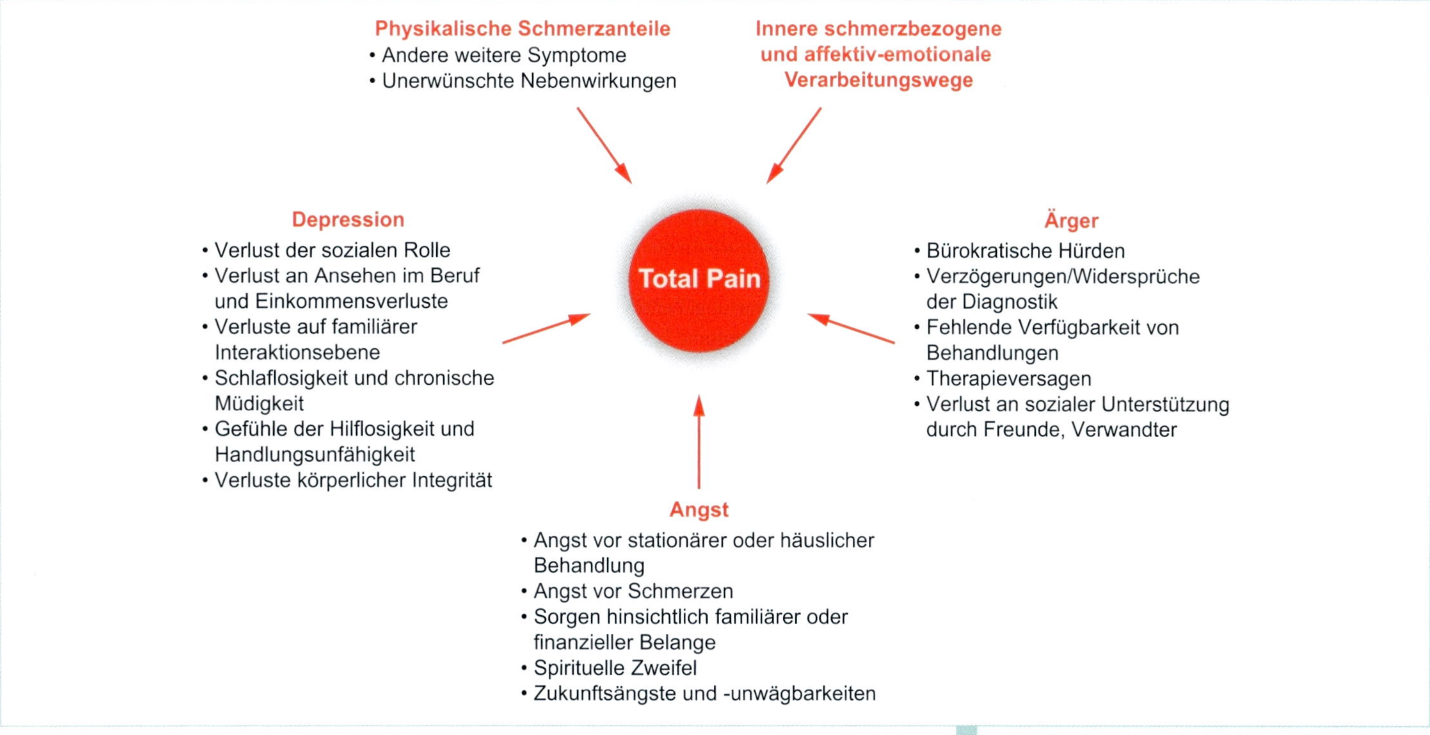

Abb. 28.1 Faktoren, die die Schmerzverarbeitung des Patienten in der Palliativmedizin beeinflussen: das „Total-Pain"-Konzept (freie deutsche Übersetzung nach Twycross und Lack 1984, zit. in Fallon et al. 2006) [L231]

In einer palliativmedizinischen Konstellation setzt „Total Pain" dann ein, wenn neben dem physischen (somatischen) Schmerz die emotionale Verarbeitung der Gesamtsituation das Gefühl von Schmerz verabsolutiert. Dies geschieht auch durch besondere Vorgänge im Leben, die zu Ärger, Angst oder Depression führen. Im Resultat wird das Leiden am Gesamtzustand als „Schmerz" beschrieben. Bei Vorliegen von „Total Pain" wäre eine ausschließlich medikamentöse Schmerztherapie nur eingeschränkt erfolgreich, da die Aspekte, die durch Medikamente nicht oder nicht ausreichend angesteuert werden können, außen vor blieben. Nötig ist in einem solchen Fall z. B. auch psychoonkologische Unterstützung (➢ Kap. 28.4).

Psychische, soziale und spirituelle Aspekte des Schmerzes können bei Palliativpatienten zu Gefühlen von Ausweg- und Hoffnungslosigkeit führen („**Total Pain**").

FALLBEISPIEL

72-jährige Patientin mit metastasiertem Sigmakarzinom und Zweittumor im Kolon (Erstdiagnose vor 14 Jahren). Metastasen im kleinen Becken, in der rechten Leiste, Ummauerung inguinaler Gefäße, Infiltration des Plexus lumbosacralis. Z. n. drei Operationen, Z. n. Chemotherapie, Z. n. Radiatio. Angegeben werden einschießende und brennende Schmerzen in der rechten Leiste: numerische Analogskala (NAS) 7/10; außerdem liegt ein Lymphödem des rechten Beins vor.

- **Schmerzanalyse:** „mixed pain" (nozizeptiv, neuropathisch)
  - *Medikation:* Morphin retard 60 mg 6-stündlich, Metamizol 3000 mg/d, Amitriptylin 20 mg 0-0-0-1, Lactulose 3 × 1 Esslöffel
  - *UAW:* keine.
- **Schmerzzunahme:** Die Pat. verzagt, wird depressiv, beklagt sich, dass alle Bekannten sie im Stich ließen. Ihr Leben sei verpfuscht, jetzt komme das dicke Ende, sie habe solche Angst vor den Schmerzen, die doch immer mehr zunähmen. Die Sorgen raubten ihr zusehends den Schlaf.
  - *Religiöse Pat.:* Ein regelmäßiger seelsorgerischer Beistand wird organisiert. Mehrmals wird die Psychoonkologie eingeschaltet. Gespräche mit Angehörigen finden statt, die sich daraufhin mehr um die Pat. kümmern. Die Pat. wirkt in der Folge wesentlich ausgeglichener.

- *Änderung der Medikation:* Morphin idem, Carbamazepin 150 mg retard 1. bis 3. Tag, dann Steigerung um 150 mg 3-tägig, Dexamethason 16 mg 1. Woche/8 mg 2. Woche/4 mg 3. Woche, Naproxen 500 mg 1-0-0-0, bei Bedarf Morphin unretardiert 20–40 mg oral, Lymphdrainage.
- *Folge:* Schmerzreduktion auf NAS 2/10 in Ruhe, UAW: keine.

- **Tumorprogress nach 3 Monaten:**
  - *Medikation:* Opioidrotation; statt Morphin retardiert Fentanyl-Pflaster bis 400 µg/h, Dexamethason 8 mg/d, Naproxen 500 mg/d, Amitriptylin 75 mg/d, Metamizol 5000 mg/d, Carbamazepin idem, bei Bedarf Morphin unretardiert oral 60 mg oder 20 mg s. c.
  - *Folge:* Analgesie nicht ausreichend, UAW treten auf.
  - *Ergänzt wird:* Ketamin-Racemat, zunächst über Spritzenpumpe, dann über externe Schmerzpumpe via implantiertem Venenport rechtsthorakal. Bolus 10 mg = 240 mg/d, Dauerinfusion 10 mg/h = 240 mg/d.
  - *Folge:* Schmerzfreiheit, Aufstehen ist möglich, Toilettengang ist möglich, keine UAW mehr.
- Dann pathologische Oberschenkelhalsfraktur rechts/vordere Beckenringfraktur nach banalem Trauma:
  - *Radiologisch:* Osteolysen Schenkelhals, Acetabulum, Os ilium, Os pubis
  - *Medikamentöse Therapie:* Dosiserhöhung Ketamin-Racemat; PCA-Pumpe: Dosierung 15 mg/h = 360 mg/d, Bolus 10 mg
  - *Folge:* schmerzfreie Lagerung möglich. Dekubitusmatratze, Toilettenstuhl, 21. Tag posttraumatisch Mobilisation in den Rollstuhl im Haus, 70. Tag posttraumatisch ausschleichende Dosierung Ketamin-Racemat, kleine Gänge mit Rollator möglich

28.3.2 Sonstige Symptome und Symptomkontrolle

Es kann eine Vielzahl von Begleitsymptomen auftreten, die ebenfalls behandelt werden sollten.

Typische Symptome und ihre Therapie:
- Appetitverlust → Prednisolon, Cannabinoide
- Starke Müdigkeit und Antriebslosigkeit → Antidepressiva, Psychostimulanzien (z. B. Methylphenidat)
- Obstipation → Macrogol, Lactulose
- Diarrhö → Loperamid, Kohletabletten
- Übelkeit, Erbrechen → Dimenhydrinat, Metoclopramid, Butylscopolamin, Granisetron
- Dyspnoe, Rasselatmung → Butylscopolamin, Glykopyrronium

28.3.2 Sonstige Symptome und Symptomkontrolle

Bis zu 60 % der Tumorpatienten haben begleitende Symptome, die ihre Lebensqualität in hohem Maß einschränken. Dies gilt auch für andere Patienten mit einer weit fortgeschrittenen Erkrankung und begrenzter Lebenserwartung. Zentrale Aufgabe der Palliativmedizin ist die Symptomkontrolle.

Die typischen Symptome beziehen sich auf viele Organsysteme. Sie sind gastrointestinal, respiratorisch, urogenital, dermatologisch, neurologisch oder psychiatrisch. Ihre Therapie kann einfach, aber auch komplex sein und hängt auch von der Lebensphase der Patienten ab (➤ Kap. 28.5).

Bei der medikamentösen Symptomkontrolle kommen häufiger Arzneimittel außerhalb ihrer Zulassung zum Einsatz (Indikation, Anwendungsdauer, Applikationsweg, Mischung). In diesen Fällen sind Aufklärung, Therapieüberwachung und die Dokumentation der beobachteten Effekte wichtig.

Optionen für das Vorgehen bei verschiedenen Symptomen:

- **Anorexie, Appetitlosigkeit:** häufig durch Schmerzen, gastrointestinale Beschwerden oder Geschmacksstörungen bedingt. Befindlichkeits- und geschmacksmodulierende Medikation:
  - Kortikosteroide, z. B. Methylprednisolon 4–8 mg am Morgen
  - Cannabinoide, z. B. Dronabinol 2 × 3 Tropfen (25 mg/ml, Dosierhilfe 1 Tropfen = 0,83 mg)
- **Schwäche, Fatigue:** Psychotherapie, Ernährungstherapie, Mobilisation, Transfusion (EKs), Absetzen sedierender Medikamente, Kontrolle der Schilddrüsenhormone:
  - Opioidrotation oder Dosisneueinstellung
  - Antidepressiva mit antriebssteigernder Wirkung
  - Stimulanzien (Methylphenidat, Modafinil)
  - Ginseng panax 1,5 % 2 × 1 g
- **Obstipation:** häufig verursacht z. B. durch Immobilität, Schwäche, Dehydratation, Hypokaliämie, Opioide, Antidepressiva, Neuroleptika. Häufig verwendete Laxanzien:
  - Macrogol (Movicol®): Wasserbinder, 1–3 Beutel/d
  - Natriumpicosulfat (Laxoberal®): 10–20 Tropfen am Morgen, Wirkverlust bei Dauergabe
  - Lactulose (Bifiteral®): 2–3 × 15 ml, häufig Meteorismus
  - Bisacodyl (Dulcolax®): 10 mg oral oder rektal
- **Diarrhö:** Infektionen, Bestrahlung, Antibiotika, Zytostatika, chronisch entzündliche Darmerkrankungen, Pankreasinsuffizienz und viele andere Ursachen können zu Diarrhö führen. Symptomatische Therapiemaßnahmen können in Rehydrierung, Elektrolytsubstitution, Ballaststoffgabe, in medikamentösen oder nutritiven Maßnahmen bestehen:
  - Kohlekompretten bis zu 4 × 500–100 mg/d
  - Loperamid (Imodium®): 2–12 mg/d
  - Butylscopolamin (Buscopan®) als Parasympatholytikum, TMD 60 mg
  - Pektin (Diarrhoesan®) als künstlicher Schleimbildner
  - Pankreatin (Kreon®) bei Pankreasinsuffizienz
  - Mesalazin (Salofalk®) bei entzündlich bedingter Diarrhö
- **Übelkeit, Erbrechen:** Hirndruck, metabolische Entgleisung oder Ileus als Ursachen für Nausea und Emesis können zum Teil kausal therapiert werden. Eine symptomatische Therapie kann durchgeführt werden mit:
  - Prokinetika: Metoclopramid (Paspertin®, MCP) bis 4 × 10 mg/d oder Domperidon (Motilium®) 4 × 10–20 mg/d
  - Antihistaminikum: Dimenhydrinat (Vomex®) TMD 400 mg/d
  - Parasympatholytikum: Butylscopolamin (Buscopan®) TMD 60 mg
  - Neuroleptika: Haloperidol (Haldol®) TMD: 3 mg, Promethazin (Atosil®) TMD: 150 mg

  - Serotonin-Rezeptor-Antagonisten: Ondansetron (Zofran®) ED 4–32 mg, Granisetron (Kevatril®) ED 1–3 mg
- **Dyspnoe:** In der Terminal- und Finalphase tritt häufig Luftnot auf. Diese ist oft mit erhöhter Atemarbeit verbunden. Die möglichen Ursachen sind vielfältig: Obstruktion, Sekretverhalt, Pleuraerguss, Herzinsuffizienz, Muskelschwäche, Lungenembolie u. a. Opioide (meist Morphin) sind zur symptomatischen Therapie der Luftnot gut wirksam. Durch die beruhigende, angstlösende Wirkung bessert sich die subjektive Luftnot. Zusätzlich wirkt der atemantriebsmindernde Effekt, sodass die Hyperventilation abnimmt und es zu einer ökonomischeren Atemarbeit kommt. Kausal kann bei Pleuraergüssen an eine Pleurapunktion oder Pleurodese gedacht werden. Bedarfsmedikation Morphin $^1/_6$–$^1/_4$ der bestehenden Tagesdosis, bei opioidnaiven Patienten beginnend mit 5 mg s. c.
- **Rasselatmung:** Rasselndes ex- und inspiratorisches Atemgeräusch, das durch Sekretverhalt im Hypopharynx und in der Trachea zustande kommt, weil das Sekret aufgrund von Schwäche nicht mehr abgehustet werden kann. Fraglich ist, ob die Patienten dadurch beeinträchtigt sind. Belastend für Angehörige und Betreuer. Rasselatmung tritt nicht nur in der Terminal- und Finalphase auf, wird aber mit dem nahenden Todeseintritt assoziiert. Mögliche Therapie:
  - Butylscopolamin 20 mg s. c. bei Bedarf (ggf. alle 4 h), 40–60 mg/d s. c. über Spritzenpumpe
  - Glykopyrronium 0,2 mg alle 6 h s. c., 0,6 mg/d s. c.
  - Scopolamin 0,4 mg s. c. alle 4 h, 1,2–2,4 mg/d s. c. über Spritzenpumpe

UAW: paradoxe Wirkung (cholinerges Syndrom)

28.4 Psychoonkologie

Wolfgang Richter

Die Indikation zur begleitenden psychoonkologischen Betreuung von Tumorschmerzpatienten besteht in folgenden Situationen:
- Bei und nach Diagnosemitteilung
- Bewältigung plötzlicher krankheitsbedingter Einschränkungen
- Therapienebenwirkungen
- Akute Ängste und Depressionen
- Familiäre Probleme
- Sterbebegleitung und Aufstellen einer Lebensbilanz
- Complianceprobleme zwischen Arzt/Pflegepersonal und Patient

Tumorschmerzpatienten befinden sich häufig in einem ihre Erkrankung kennzeichnenden malignen Teufelskreis schmerzverstärkender und schmerzaufrechterhaltender Momente psychischen Erlebens, die erstmals von Joachim Schara (1986) in einem Circulus vitiosus zusammengefasst wurden (➤ Abb. 28.2).

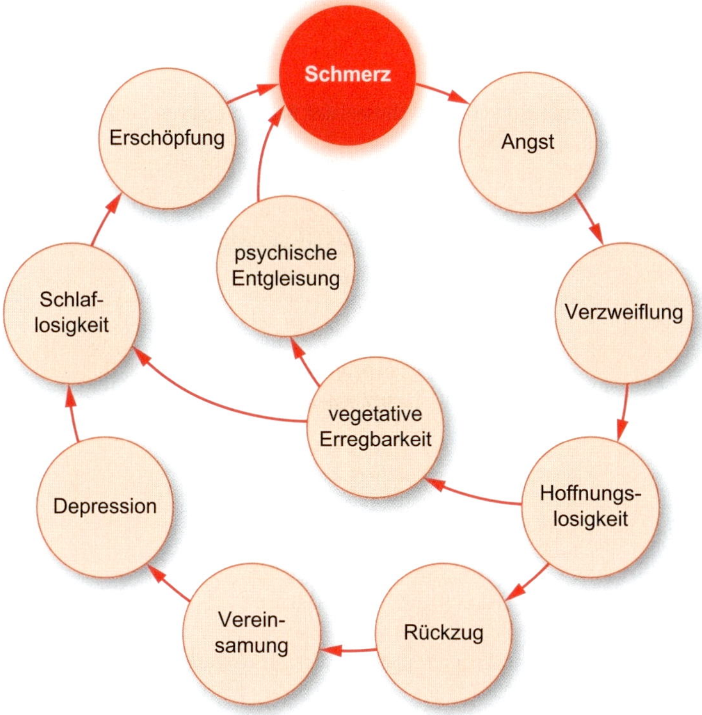

Abb. 28.2 Teufelskreis emotionaler Aufrechterhaltungsmomente bei Krebsschmerzen (mod. nach Joachim Schara 1986, zit. nach Richter et al. 2000, 2004) [L231]

28.4 Psychoonkologie

Zudem sollte jedem Patienten eine psychoonkologische Betreuung angeboten werden. Hier stehen emotionale Unterstützung, Erarbeitung eines individuellen Krankheitsverständnisses mit dem Patienten und Akzeptanz der Krankheitssituation im Vordergrund.
Auf jeden Fall sollte auf **individuelle Wünsche und Vorstellungen des Patienten** eingegangen werden.

ABB. 28.2

Hauptproblem in der Interaktion mit Tumorschmerzpatienten sind häufig die für das psychische Erleben und Überleben notwendigen Verdrängungsmechanismen, z. B.:

- Verleugnung, Ausblendung, Verdrängung
- Problemvermeidung
- Projektion gegen Behandler
- Selbstbeschuldigung
- Rationalisierung, mentale Bagatellisierung
- Illusionäre Machtfantasien
- Paradoxe Verkehrung ins Gegenteil

Deshalb wird die Kommunikation mit den betroffenen Patienten durch vielfältige Gefahren und Fallstricke beeinträchtigt, z. B.:

- Flucht des Kranken, aber auch der Behandler vor der Wirklichkeit des Todes.
- Organfunktionen stehen mehr im Vordergrund als der Mensch in seiner Gesamtpersönlichkeit.
- Routineabläufe des Krankenhausalltags verhindern eine wahrhaftige Auseinandersetzung mit Tod und Sterben.
- Fortwährend besteht die Gefahr des Gesprächsabbruchs und damit der Isolation und Entfremdung des Kranken.
- Die Folge ist ein Sich-selbst-Überlassensein anstelle von Selbstbestimmtheit.

MERKE

MERKE

Gespräche mit von einer Tumorerkrankung mit und ohne Schmerzbeschwerden betroffenen Patienten bedürfen notwendigerweise der solidarischen Zuwendung und des empathischen Verständnisses. Hierbei bedeutet

- Solidarität das Selbstverständnis, jederzeit auch selbst in der Lage und Situation des betroffenen Patienten sein zu können, und
- Empathie das emotionale Einfühlen in die Erlebnisrealität des Betroffenen und die vorurteilsfreie Wertschätzung und Akzeptanz des Gegenübers.

Notwendig zum Gelingen guter Gespräche sind Zeit, Wahrhaftigkeit und Information.

Kernpunkte des therapeutischen Zugangs in der Psychoonkologie sind:

- Im Mittelpunkt der Behandlung: die Autonomie und Würde des Patienten
- Erkennen und Berücksichtigen von Abwehrmechanismen
- Vermittlung von Hoffnung als Grundsatz der Behandlung (Hoffnung ist nicht auszuschließen)
- Einbezug von Angehörigen

MERKE

- Fantasie ist schlimmer als die Wirklichkeit.
- Sprechen und Schweigen haben je ihre Zeit.
- Ein Klagelied ist ein Lied zum Zuhören, nicht zum Kommentieren.

(nach Linus Geisler 2005)

Die einzelnen Teilprozesse im Rahmen der psychosozialen Behandlung von Tumorschmerzpatienten sind in ➤ Tab. 28.1 dargestellt.

TAB. 28.1

Tab. 28.1 Teilprozesse im Rahmen der psychosozialen Behandlung von Tumorschmerzpatienten

Prozessphase	Behandlungsfokus
Annahme der Erkrankung im lebensgeschichtlichen Kontext	• Aufbau von Vertrauen (Compliance) • Ist-Situationsanalyse • Selbstwahrnehmung • Trauerarbeit • Angstbewältigung unter Berücksichtigung individueller und sozialer Ressourcen
Aktivierung	• Bewusstmachung und Bearbeitung von Verleugnungen, Blockaden, Mustern • Selbstentdeckung • Wahrnehmung der gesunden Anteile • Erschließung persönlicher Kraftquellen • Nutzung sog. heilender Vorstellungen
Neuorientierung	• Nutzen der gesunden Anteile • Wahrnehmung und Erfahrung des eigenen Lebenswerkzeugs mit einem veränderten (möglicherweise durch Krankheit versehrten) Körper • Entwicklung von Zukunftsperspektiven • Sinnfindungsprozesse
Stabilisierung	• Entwicklung und Erarbeitung zusätzlichen Lebenswerkzeugs, um Lebensqualität zu gewinnen • Begleitung bis hin zu einer neuen und tragfähigen Stabilität (Übergang in therapeutische Gruppen/Selbsthilfegruppen) • Auf-/Ausbau und Nutzung des sozialen Netzwerks

CAVE

Nicht alle Methoden der klassischen Psychotherapie sind für eine Behandlung von Krebspatienten geeignet, z. T. sind sie sogar kontraindiziert. Die Erkrankten benötigen zunächst eine Unterstützung im Hier und Jetzt; daher sind handlungsorientierte Therapieverfahren indiziert.

28.5 Lebensphasen in der Palliativmedizin

Wilfried Witte

Die allgemeine Bezeichnung „Palliativpatient" lässt sich inzwischen gut nach der Lebensphase spezifizieren, in der sich der Patient befindet. Ingeborg Jonen-Thielemann (Palliativmedizinerin, Köln) unterscheidet bei Patienten mit weit fortgeschrittenen Erkrankungen und begrenzter Lebensdauer typischerweise vier Phasen der letzten Lebenszeit. Jeder Phase können medizinische Aspekte zugeordnet werden (➤ Tab. 28.2).

Tab. 28.2 Lebensphasen in der Palliativmedizin

Phase	Aktivität	Prognose	Medizinische Aspekte
Rehabilitationsphase	weitgehend normale Teilhabe am gesellschaftlichen Leben	viele Monate bis Jahre	prinzipiell keine Einschränkung bei medizinischen Maßnahmen
Präterminalphase	aktive Teilhabe immer eingeschränkter	mehrere Wochen bis Monate	invasive Maßnahmen (z. B. Operation) sind noch denkbar
Terminalphase	Bettlägerigkeit, innerer Rückzug, Ruhelosigkeit	wenige Tage oder eine Woche	immer neue Krankheitsschläge, keine Erholung mehr
Finalphase	Bewusstsein ganz auf die Innenwelt gerichtet (im Sterben liegen)	einige Stunden bis ein Tag	keine Umkehrbarkeit mehr, zunehmend Komplikationen
Trauerphase (Angehörige)			

ÜBUNGSFRAGEN FÜRS MÜNDLICHE MIT LÖSUNGSHILFEN

1. Wie ist der Begriff Palliativmedizin definiert?

Palliativmedizin bietet durch klinische Behandlung, Versorgung und Unterstützung eine Vorbeugung und Linderung von Leiden für Menschen mit einer lebenslimitierenden oder lebensbedrohenden Erkrankung. Ziel ist es, die Lebensqualität des Kranken zu erhalten oder zu verbessern. Palliativmedizin ist Teil der Palliativversorgung („palliative care"). Palliativversorgung ist die aktive, umfassende Versorgung eines Patienten, dessen Erkrankung auf eine kurative Behandlung nicht anspricht. Im Vordergrund steht die Symptomkontrolle, also auch die Kontrolle des Symptoms Schmerz.

2. Was besagt das Konzept der „Early Integration" in der Palliativmedizin?

„Early Integration" besagt, dass die Betroffenen ab Diagnosestellung eine palliative Versorgung zeitgleich zur üblichen onkologischen Therapie erhalten. Verallgemeinert bedeutet „Early Integration", dass die Therapie einer progredienten Grunderkrankung ab Diagnosestellung von einer palliativen Versorgung begleitet wird.

3. Was ist Advanced Care Planning?

Advanced Care Planning (ACP) ist die vorausschauende Planung der Behandlung eines Palliativpatienten und damit Teil der „Early Integration". Bei ACP handelt es sich um eine mit den Betroffenen (Patient, Angehörige) koordinierte Festlegung, welche medizinischen Maßnahmen umgesetzt werden sollen, wenn der Patient sich krankheitsbedingt nicht mehr selbst dazu äußern kann.

CAVE

28.5 Lebensphasen in der Palliativmedizin

Je nach Fortschritt einer infausten Erkrankung unterscheidet man verschiedene palliativmedizinische Lebensphasen.

TAB. 28.2

IMPP-Schwerpunkte

! Symptomkontrolle, insbesondere Schmerztherapie

4. Was ist unter „Total Pain" zu verstehen?

„Total Pain" liegt in der Palliativmedizin dann vor, wenn das gesamte Krankheitsgeschehen als „Schmerz" bezeichnet wird, dies aber Ausdruck der emotionalen Verarbeitung der Gesamtsituation ist und nicht nur Ausdruck des somatischen Schmerzes. Bei „Total Pain" ist eine rein medikamentöse Therapie unzulänglich.

5. Nennen Sie Indikationen für eine psychoonkologische Betreuung.

Indikationen für eine psychoonkologische Betreuung liegen in folgenden Situationen vor: bei und nach der Diagnosemitteilung, bei der Bewältigung plötzlicher krankheitsbedingter Einschränkungen, bei Therapienebenwirkungen, akuten Ängsten und Depressionen, familiären Problemen, bei der Sterbebegleitung und beim Aufstellen einer Lebensbilanz sowie bei Verständigungsschwierigkeiten zwischen dem Patienten und dem medizinischen Personal.

Register

D

E

F

G

H

N

T

U

V

W

X

Z

E-Book hoch2

So wechseln Sie bequem zwischen Haupt- und Randspalte hin und her

Laden Sie das E-Book in Ihren Reader und öffnen Sie das Werk.

1. In der Navigationsspalte können Sie das Inhaltsverzeichnis anwählen.
2. Wählen Sie hier das Kapitel, das Sie lesen möchten. Es öffnet sich dann das ausgewählte Kapitel in der Hauptspalte. In welcher Spalte Sie sich befinden, erkennen Sie an der Überschriftenfarbe. In der Hauptspalte ist sie blau.
3. Zum Blättern nutzen Sie bitte die Pfeiltasten unten links und rechts.
4. Wenn Sie in die Spalte **Studentische Sicht** wechseln möchten, klicken Sie auf eine beliebige Überschrift. Sie gelangen dann an die entsprechende Stelle in der Randspalte. Die Überschriftenfarbe dieser Spalte ist orange.
5. Wenn Sie zurück an die entsprechende Stelle in der Hauptspalte wechseln möchten, klicken Sie wiederum auf eine Überschrift. Sie werden dann an genau diese Stelle in der Hauptspalte zurückgeführt.

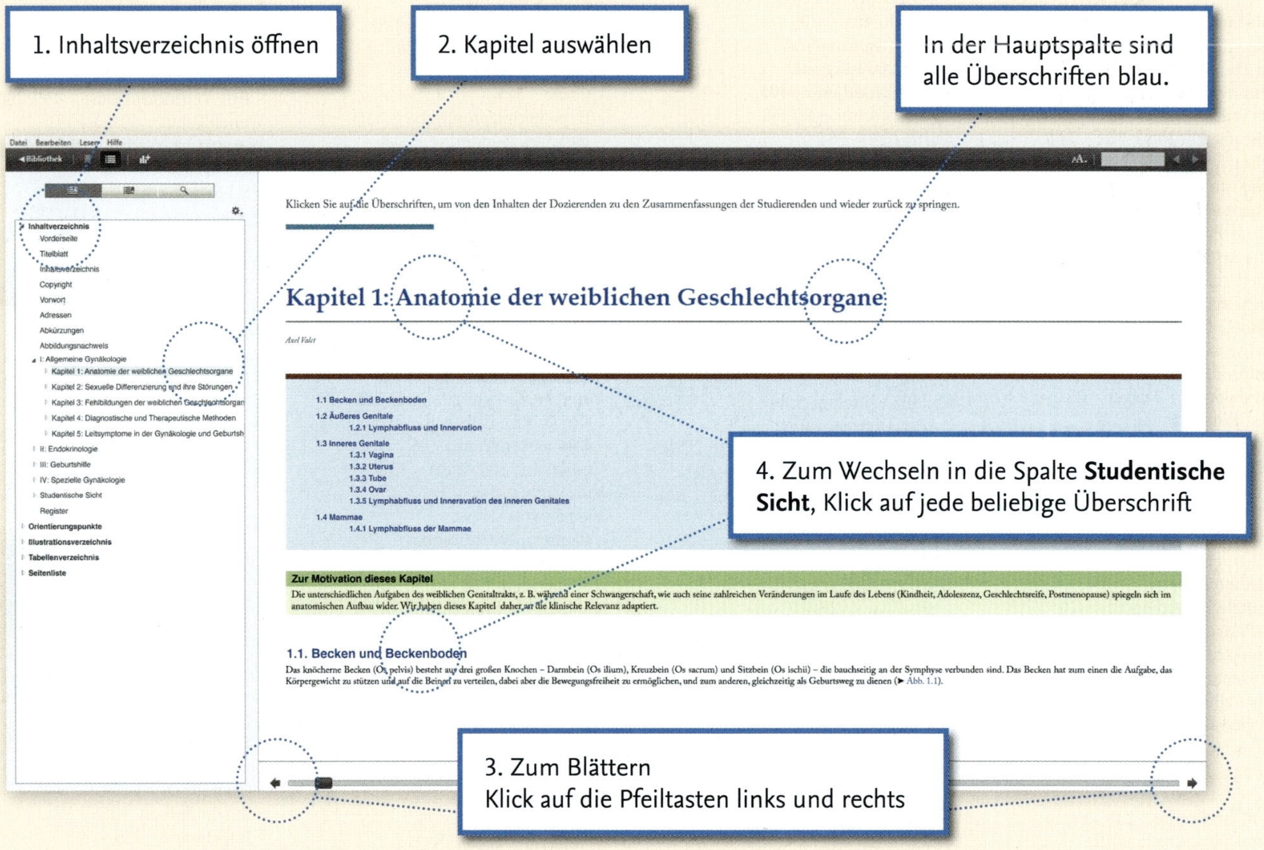

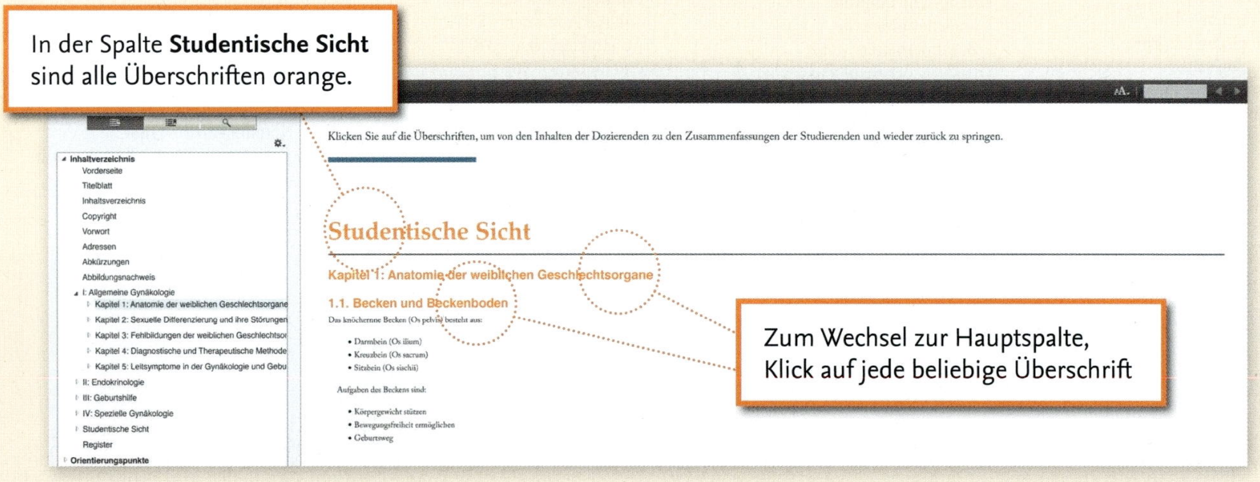

Je nach Art des Lesegeräts oder Readers kann die Ansicht etwas abweichen.